现代脑血管病诊疗与进展

（上）

李 丹等◎主编

吉林科学技术出版社

图书在版编目（ＣＩＰ）数据

现代脑血管病诊疗与进展/ 李丹等主编. -- 长春 ：
吉林科学技术出版社，2016.3
ISBN 978-7-5578-0153-3

Ⅰ．①现… Ⅱ.①李… Ⅲ.①脑血管疾病 -- 诊疗
Ⅳ. ① R743

中国版本图书馆CIP数据核字(2016) 第026333号

现代脑血管病诊疗与进展
XIANDAI NAOXUEGUANBING ZHENLIAO YU JINZHAN

主　　编　李　丹　聂靖炜　张晓愉　闫文军　周红霞　于　兰
副 主 编　马金浩　张　磊　王　浩　王　炎
　　　　　李　珂　别红军　李立新　刘　颖
出 版 人　李　梁
责任编辑　孟　波　张　卓
封面设计　长春创意广告图文制作有限责任公司
制　　版　长春创意广告图文制作有限责任公司
开　　本　787mm×1092mm　1/16
字　　数　998千字
印　　张　41
版　　次　2016年3月第1版
印　　次　2017年6月第1版第2次印刷

出　　版　吉林科学技术出版社
发　　行　吉林科学技术出版社
地　　址　长春市人民大街4646号
邮　　编　130021
发行部电话/传真　0431-85635177　85651759　85651628
　　　　　　　　　85652585　85635176
储运部电话　0431-86059116
编辑部电话　0431-86037565
网　　址　www. jlstp.net
印　　刷　虎彩印艺股份有限公司

书　　号　ISBN 978-7-5578-0153-3
定　　价　160.00元

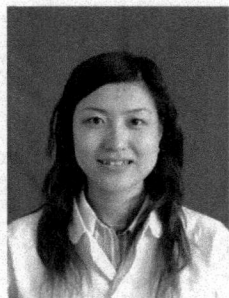

李　丹

　　1981年出生。华北理工大学护理与康复学院讲师，硕士。现从事康复本科教学工作，主要研究方向神经康复。获得河北省教育科学研究优秀成果奖1项；唐山市科学技术进步奖1项；河北煤炭工业科学技术奖2项。主持市级课题2项，参与国家级课题1项，省部、地市级课题5项，发表文章10余篇，参编教材3部，著作2部。

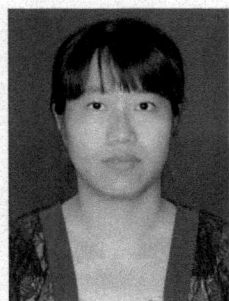

聂靖炜

　　1981年出生。山东省兖矿集团总医院神经内科，主治医师，硕士研究生。从事神经内科工作8年余，2007年毕业于哈尔滨医科大学老年医学专业，2014年于宣武医院进修学习1年，擅长脑血管病、痴呆、癫痫的诊治。

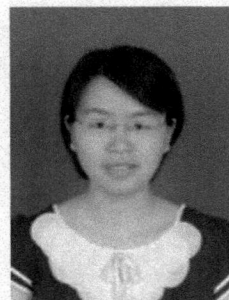

张晓愉

　　1985年出生。毕业于天津医科大学，现就职于邢台市人民医院神经内一科。研究方向：脑血管病。发表论著2篇，参编专著1部。

编　委　会

前　言

　　神经内科疾病是内科疾病常见的疑病症之一，其发病率与现代社会的生活方式密切相关，其对人体的健康危害极大，给患者带来很大痛苦与生活不便，是医学工作者应重点关注的疑难疾病。

　　随着医学的发展，各种诊疗手段不断丰富和进步，治疗药物不断涌现、更新和康复治疗技术的不断进步，使神经内科疾病治疗方法得到极大的改进。这一切的发展均也为神经内科疾病的研究、临床诊疗效率的提高带来了便利。

　　本书从神经内科疾病的病理生理、病因病机以及神经内科疾病的诊断及鉴别诊断，到神经内科疾病的中西医结合治疗、预防等进行了详尽系统的论述。侧面也对神经内科疾病在重症监护和介入方面作了介绍，内容详实，实用性强。为临床医师在临床工作中提供借鉴，解其疑、避其险、排其难，启迪思路，拓展视野，以达到提升临床技能的效果。

　　本书从临床实用出发，希望读者阅读后能学到临床工作必要的基础知识，掌握临床基本技能，从而使自身得到全面的发展与提高。我们希望本书能成为对临床工作者有所帮助的参考书。

　　本书由诸多临床一线专家共同完成，为使本书内容更加详实、完善，编写时引用了国内外同仁的一些研究成果，在此一并表示感谢。由于水平及时间所限，书中疏漏之处在所难免，真诚地希望读者批评指正。

编　者
2016 年 3 月

目　录

第一篇　神经内科疾病的诊断方法

第二篇　神经内科的常见疾病

第三篇 神经内科疾病的护理及康复

第一篇　神经内科疾病的诊断方法

第一章　神经内科疾病诊断方法

第一节　神经内科疾病诊断原则

临床医师通过周详的病史采集、细致的全身和神经系统检查以及有关的辅助检查后，根据收集来的资料，进行全面的综合分析，方可对疾病做出初步诊断。神经系统疾病的诊断原则应当包括：确定诊断方向（定向诊断），明确病变部位（定位诊断），弄清病变性质和原因（定性诊断）。只有完成了这一过程，才能制定出全面、妥善的治疗措施。

一、定向诊断

确定某种疾病是否为神经系统疾病或病变是否主要累及神经系统是神经科医师首先需要解决的问题。及时进行定向诊断，有利于患者尽快得到恰当的处理。因为许多神经系统症状是由其他系统疾病所引起，例如，头痛可能为眼科或耳鼻喉科疾病所诱发，短暂的意识障碍可能为肝性脑病的表现，脑梗死可能为心房纤颤的首发症状等。另外，神经系统的疾病也可能以其他系统或器官的症状作为主诉，如格林—巴利综合征常以四肢乏力到内科就诊，重症肌无力的复视常到眼科就诊等。实际上，心血管、呼吸、内分泌等内、外、妇、儿科疾病常合并有神经系统损害，还有些疾病，如骨、关节、周围血管结缔组织等疾病，其症状也可类似神经系统疾病。因此，临床医师确定神经系统疾病诊断时，要强调整体观念，避免只重视局部而忽视整体的片面观点，要全面了解病情和病损可能累及的器官和系统，确定诊断方向，这样才能做出正确的诊断，才能够抓住主要矛盾，进行及时处理。

二、定位诊断

根据临床上所表现的神经症状和体征，结合神经解剖、生理和病理等方面的知识，常可确定神经病变所在的部位。神经系统的病变部位根据其病损范围可分为局灶性、多灶性、弥漫性及系统性病变四类。局灶性病变指只累及神经系统的一个局限部位，如面神经炎、尺神经麻痹、脊髓肿瘤、脑梗死等。多灶性（播散性）病变系指神经损害分布在两个或两个以上的部位或系统，如多发性硬化常常在视神经、脊髓、脑部等部位有多发病灶，急性播散性脑脊髓炎可在脑及脊髓出现多处分散的病灶。弥漫性病变常比较弥漫或对称性分布，其临床表现多种多样，受侵部位的次序也无规律，因此诊断时可根据较广泛的症状和体征，做出弥漫性病变的定位，如病毒性脑炎、中毒性脑病、脑动脉硬化症等。系统性病变是指某些传导束或神经功能系统（锥体束、后索、脊髓丘脑束等）的细胞或纤维的变性，如肌萎缩性侧索硬化，其病变有选择性地累及脊髓前角细胞、脑神经的运动神经核及锥体束等。

在分析病变的分布和范围之后，还需进一步明确其具体部位，如病变是在中枢（脑、脊髓）还是在周围神经？病变在脑部或脊髓哪一个节段上？对于颅内病变，应分析病灶在脑膜，还是脑实质？在脑内还应进一步判断在哪一个部位？对于椎管内的病变，在定位诊断时应力求确定病灶的上界、下界、髓内、髓外、硬膜内、硬膜外。如为脑神经损伤，应确定是核上病变、核性病变抑或核下病变？周围神经病变则应判明是根性病变、神经丛病变还是神经干病变等。现将大脑、脑干、小脑、脊髓以及周围神经病变的主要特点分述于下。

（一）大脑病变

临床主要表现有意识和精神活动障碍、失语症、失认症、偏瘫、癫痫发作、偏身感觉障碍、偏盲等。各脑叶病变亦有各自不同的特点，如额叶损害主要表现为随意运动障碍、局限性癫痫、运动性失语、智能障碍等症状；顶叶损害主要为皮质型感觉障碍；颞叶损害主要表现为精神症状、精神运动性癫痫、感觉性失语等；枕叶损害主要表现为视野缺损及皮质盲。此外，还可出现各种锥体外系症状。

（二）脑干病变

一侧脑干病变多表现有交叉性瘫痪或交叉性感觉障碍，其病变的具体部位是根据受损脑神经平面来判断的。脑干两侧或弥漫性损害时常引起双侧多数脑神经和双侧长束症状。

（三）小脑病变

小脑蚓部损害主要引起躯干的共济失调，小脑半球损害则引起同侧肢体的共济失调。

（四）脊髓病变

一般以横贯性损害较多见，表现为双侧运动障碍（截瘫或四肢瘫）、传导束型感觉障碍和自主神经症状（二便障碍）。

（五）周围神经病变

由于脊神经是混合神经，受损时在其支配区有运动、感觉和自主神经障碍的症状和体征。运动障碍为下运动神经元性瘫痪。

（六）肌肉病变

病变损害肌肉（如进行性肌营养不良症）或神经—肌肉连接点时，可出现运动障碍，表现为下运动神经元瘫痪，无感觉障碍。

三、定性诊断

定性诊断是建立在定位诊断的基础上，将年龄、性别、病史特点、体检所见以及各种辅助检查结合在一起，进行分析。病史中特别要重视起病情况和病程特点这两方面的资料。一般而言，当急性发病，迅速达到疾病的高峰，应考虑血管病变、急性炎症、外伤及中毒等。当发病缓慢，逐渐恶化，病程中无明显缓解现象，则多为肿瘤或变性疾病；呈间歇发作性发病形式，则多为癫痫、偏头痛或周期性瘫痪等。当病程中出现缓解与复发交替发病，常为多发性硬化的表现。现将神经系统几类主要疾病的临床特点列述于下。

（一）脑血管病

起病急骤，症状可在几秒、几分、几小时或几天内达到高峰。多见于中老年人，既往常有高血压病、动脉粥样硬化、心脏病、糖尿病及高脂血症等病史。神经症状中以偏瘫较多见。如年轻患者突然头痛、出现脑膜刺激症状者，多为脑动脉瘤或血管畸形破裂引起的蛛网膜下腔出血。

（二）感染性疾病

起病呈急性或亚急性，病情多于数日、少数于数周内达高峰。神经系统症状较广泛弥散，多伴有全身感染中毒的症状。有针对性地进行微生物学、血清学，寄生虫学及脑脊液等有关检查可进一步明确感染的性质和原因。

（三）外伤

多有明显外伤史，呈急性起病。但也有外伤较轻，经过一段时间以后发病，如慢性硬膜下血肿。要详细询问外伤经过，以区别其是否先发病而后受伤，如癫痫发作后或脑卒中后的头部外伤。X线及CT检查有助于诊断。

（四）肿瘤

起病缓慢，病情呈进行性加重。但某些恶性肿瘤或转移瘤发展迅速，病程较短。颅内肿瘤除常有的局部定位症状外，尚有颅内压增高的征象。脊髓肿瘤时，可出现逐渐进展的脊髓压迫症状和脑脊液蛋白增高。X线、同位素扫描、B型超声波检查有助于发现转移瘤原发病灶。

（五）变性

起病及病程经过缓慢，呈进行性加重，有好发的年龄段，其病理改变有系统性，如肌萎缩性侧索硬化、遗传性共济失调等。过去曾将多种原因不明的慢性进行性神经系统疾病归为变性病，由于检测手段的进展，已将其中的一些疾病逐渐确定与代谢障碍、遗传、慢性病毒感染以及免疫异常等有关。

（六）其他

有中毒、代谢和营养障碍、遗传性疾病等。神经系统中毒性疾病可呈急性或慢性发病，其原因有化学品、毒气、生物毒素、食物及药物中毒等，诊断中毒时必须结合病史调查及必要的化验检查方能确定。代谢和营养障碍发病缓慢，病程较长，在全身症状的基础上出现神经症状。某些代谢和营养障碍常引起较固定的神经症状，如维生素B_1缺乏常发生多发性神经炎、Wernicke脑病，维生素B_{12}缺乏发生亚急性联合变性，糖尿病引起多发性神经病等。神经系统遗传病多于儿童及青年期发病，家族中可有同样疾病，其症状和体征繁多，部分具有特征性症状，如先天性肌强直症出现的肌强直、肝豆状核变性出现的角膜色素环等，为这些疾病的诊断提供了重要依据。

四、临床思维方法

神经科领域是整个医学领域的重要组成部分，其本身也必然符合医学科学发展的一般规律，同时神经科又有其发展的特殊性而使之有别于其他医学学科，因此，建立符合神经科本身特点的临床思维方法对神经科疾病的诊断治疗至关重要，所以神经科医生应有意识地锻炼自己的临床思维过程，使之科学合理，更加符合神经科的内在规律。

具体来讲，神经科医生宜按如下几个步骤进行临床思维的培养锻炼：①进行详细的问诊、查体以及实验室检查，获取可靠的翔实的临床资料，为进一步临床工作打下基础。②利用所学的神经科基础知识，明确患者的症状与体征，如"三偏征""脑膜刺激征""失语"等，首先进行症状诊断的临床思维。③将上述症候汇总分析，利用神经解剖学、生理学的基础知识，尽可能合理地解释出病变的部位，例如："三偏征"常定位于内囊病变，"脑膜刺激征"常定位于脑膜病变，"失语"常定位于皮层语言中枢病变等等，进行定位诊断的临床思维。④根据病变的部位、临床的病史与体征以及相关的实验室检查结果，最终分析判断疾病的病因，即为定性诊断的思维过程。⑤明确疾病性质后，可根据疾病的性质、部位、患者的综合状态等因素进而评估疾病对患者本身生理功能、心理状况、社会适应能力等方面的影响，评定患者的预后，这一过程就是功能诊断的思维过程。

上述培养神经科临床思维的过程绝不是一成不变的教条，要始终把握"具体问题具体分析"的总原则。

在临床中，神经科医生要善于抓住疾病的主要矛盾，透过现象抓住其本质特征，这也是一个需要长期锻炼的过程。有些神经系统症候群是由于本系统疾病造成，而有时相同的症候群则可能由于系统以外的疾病因素造成。例如，昏迷的患者，查 MRI 有时仅见底节区的个别腔隙梗死，再加上一侧锥体束征，即不假思索地按血管病处理，这种做法是不可取的。而有的医生善于使用矛盾分析的方法，抓住主要矛盾。对昏迷患者的神经影像学检查是完全必要的，但必须要客观判定检查结果：个别的腔隙性梗死灶能否成为昏迷的病因？一侧锥体束征是否可用腔隙性梗死解释？昏迷是否还有别的原因？因此，这位医生在分析病情之后，急查血糖、渗透压、胸片等，发现患者高渗，血糖增高，即按糖尿病高渗昏迷处理，患者很快痊愈。从本质上讲，临床思维的过程就是认识矛盾的过程，也是抓主要矛盾的过程，总的来说就是矛盾分析。

对疾病的认识还是一个实践过程，同时疾病也是一个不断发展变化的过程，医生的检查技巧、患者的状态、疾病所处的不同时期等因素均影响着医生对病情的判定，所以，一次或几次体格检查、实验室检查的结果不是一成不变的，因此临床医生对疾病的掌握应通过"实践—认识—再实践—再认识"的过程获得。有效的治疗依赖于正确的诊断，而正确的诊断来自于对症候的识别和分析。例如，真性眩晕和假性眩晕；部分性癫痫持续状态的异常运动与锥体外系疾病的运动异常；Horner's 征与动眼神经不全麻痹等，任何两者间的混淆均可导致完全不同的诊疗结果。因此，仔细观察病情变化，反复查体以明确疾病症候是十分必要的。有人甚至说：再次查体是对神经系统疑难病症的一种最可靠的实验室检查。

（张晓愉）

第二节 神经系统疾病的病史采集和体格检查

神经系统疾病的病史采集和体格检查是神经科医师需要掌握的重要基本功。尽管现代有着许多先进的医疗诊断仪器，如神经影像学方面的计算机断层扫描（computed tomography，CT）和核磁共振（Magnetic resonance imaging，MRI），神经病理学方面的光镜和电子显微镜技术，神经电生理方面的脑电图（Electroencephalogram，EEG）、肌电图（Electromyogram，EMG）和诱发电位（Evoked potential，EP），实验室方面的细胞、生化和分子生物学检查等，都能对诊断起到重要的辅助作用，但仍需要和临床结合，才能对患者做出正确诊断。因此，不管现代科技发展到了什么样的阶段，将来的诊断仪器多么样的先进，患者的病史采集和体格检查都有着不可替代的作用。

从另一方面讲，如果没有病史采集和体格检查，临床医师不可能对患者的病情和诊断有一个基本思路，也不可能知道下一步应该用什么样的手段和仪器来完善检查。这就意味着病史采集和体格检查是医疗实践中医师和患者发生联系的第一步，这一步所得出的信息对诊断特别重要。但必须熟练掌握病史采集和体格检查的方法，才能获得正确的临床资料和信息，才能引导出正确的诊断结果。

一、神经系统疾病的病史采集

神经系统疾病的病史采集和一般病史采集基本相同，但因为神经系统疾病往往有着自己的独特症状和病程，在询问病史时应予以重视。完整、准确的病史是神经系统疾病诊断的重要依据，对病变的定位和定性、病情的分析及预后的推断有着重要意义。从病史了解中可抓住神经疾病的诊断线索，如：①症状是功能性还是器质性。②病变的部位及范围。③病变的性质。④病变发生的原因等。和其他临床学科相比，神经科疾病的诊断对病史的依赖性更大。许多神经系统疾病并无异常的体征和实验室发现，但确切的病史常可获得病变性质和受损部位的初步印象，如癫痫、偏头痛和三叉神经痛等常查不到阳性体征，而根据病史往往可以做出诊断。

神经系统病史采集应全面系统而又重点突出，主要注意以下几个方面：①尽可能让患者自己陈述疾病的主要痛苦和经过，患者在陈述时一般不要打断，要集中精力地边听边思考，等患者讲完后，对病史进行综合、分析和提炼，获得一个初步印象，再沿着这一初步印象和思路对患者没有谈及的而且对诊断有意义的问题进行提问，提问时切忌暗示。②对昏迷或有智能、语言等障碍不能自己陈述病情的患者，让其家属尤其是最亲近的家属进行病情陈述。③不管患者自己还是家属陈述，检查者要善于引导患者按时间先后讲述每个症状出现的具体时间及演变情况，尤其是要善于并有耐心接待那些文化程度较低、语言表达较差的患者。④在病史采集过程中，遇有患者使用医学术语，如"眩晕"、"复视"、"视野缺损"、"感觉障碍"等时，因有可能患者所使用的医学术语与实际病情不符，应仔细询问具体指的是什么，以免造成误解。⑤检查者在询问病史时要态度和蔼，尊重患者，如遇到涉及患者隐私的问题，要给予适当的解释，取得患者的信任，以得到可靠的病史。

在病史采集时患者的基本情况应包括：性别、年龄、职业、左利手、右利手、双利手或先左后矫正为右利手等。

（一）主诉

主诉是患者在患病过程中感到最痛苦的部分，包括主要症状和发病时间。因此，主诉是医师在诊断和治疗疾病过程中的主要依据之一。在临床实践中，大部分患者能直接提供明确主诉，但也有慢性多种（多种慢性）疾病重叠的患者，在叙述疾病时症状零乱，也有神经症患者在叙述时症状极为繁杂，需要临床医师进行分析、归纳。

（二）现病史

现病史是主诉的注释和延伸，是病史中最重要的部分，主要包括疾病中主诉症状和其他重要症状，以及每个症状发生的时间、方式和性质，有无明显的致病或诱发因素，症状的进行、发展或消失，既往治疗的方法、经过及其效果，病程是缓解还是恶化，各个症状的相互关系及与环境的关系。

在病史采集过程中一是要注意需要重点询问的问题，以免遗漏疾病的线索，造成分析错误。二是要注意神经科最常见症状，在询问时应给予充分的重视，这些症状如果存在，则要重点描述，如果不存在，也须注明。

1. 病史采集中需要重点询问的问题　①初发症状的发生时间（疾病症状的起始时间）。②症状的特点及其严重程度。③发病的方式：是突然起病（患者能够正确回答出起病的日期和时间）、急性起病、缓慢起病还是发作性抑或周期性起病等。④症状的部位和范围。⑤症状发生的顺序。⑥伴发的全身症状（有无发热等）。⑦患者想到的可能原因或诱因。⑧症状加重和减轻的因素。⑨既往的药物治疗及其效果。⑩病程经过：有无恶化、停滞、改善、缓解复发和周期性发作。

通过对上述病史的询问，能够初步得出一个疾病类型的判断，有助于对病因的分析和对疾病的诊断。疾病突然发生，神经症状迅速出现，经治疗部分症状消失，部分遗留，可能为脑出血、脑梗死等血管障碍，或急性炎症，如急性感染性多发性神经炎、急性脑膜炎等。发病缓慢，逐渐恶化，病程中无明显缓解现象，则多为肿瘤，如脑瘤、脊髓瘤、肌萎缩性侧索硬化等，或变性疾病如阿尔茨海默病和帕金森病。间歇发病者，发作性神经症状之后迅速恢复，如间歇发生的意识障碍和抽搐，是癫痫的表现，间歇发生的肢体瘫痪，提示周期性瘫痪等，间歇发生的面部疼痛，提示三叉神经痛。病程中也可有愈后复发或暂时缓解，其经过呈波浪型，常为脱髓鞘病的特征。

2. 神经系统疾病的常见症状　了解神经系统疾病的常见症状对问诊和病史采集特别有用，现将几个常见的症状介绍如下。

（1）头痛：是神经系统疾病最常见的症状之一。在询问时需要了解：①头痛部位：整个头痛还是局部头痛，如为局限性，可具体询问是在一侧、前额、头顶、枕后还是部位变换不定，如发作性一侧头痛则可能为偏头痛。②头痛时间：是早晨还是晚上：如脑瘤患者早晨易有头痛，丛集性头痛易在夜间入睡后发生。③头痛性质：是胀痛、钝痛、隐痛，还是跳痛、裂开痛、箍紧痛、钻痛、割痛等。如血管性头痛常为跳痛，脑瘤常为钝痛，蛛网膜下腔出血常为裂开痛等。④头痛类型：是波动性、持续性还是周期性。在询问病史时，如头痛有阵发性加重，须注意头痛与时间、体位、情绪及疲劳的关系。如有周期性发作，则应注意与季节、气候、饮食及睡眠的关系。⑤头痛加重因素：有无在用力、低头、咳嗽、喷嚏等使颅内压增高的情况下头痛加重，有无在月经周期头痛程度发生变化等。⑥头痛程度：是否到了影响睡眠和工作的程度。⑦头痛伴发症状：有无恶心、呕吐、视物不清、耳鸣、失语、瘫痪等。⑧头痛先兆症状：有无暗点、亮光、异彩、幻觉等视觉先兆。

（2）视力障碍：在询问时需要了解是视物不清还是全盲。视物不清的诉说可能提示视野缺损、复视和眼球震颤，应进一步查清种类。如为全盲，有可能为眼科疾病。单眼盲有可能为眼动脉或视网膜中央动脉闭塞。

（3）脑神经症状：第Ⅰ对脑神经（嗅神经）损害主要产生嗅觉障碍。第Ⅱ对脑神经（视神经）损害主要产生视力障碍、视野缺损和视乳头异常。第Ⅲ、Ⅳ、Ⅵ对脑神经（动眼、滑车和展神经）损害主要产生眼球运动障碍、复视和瞳孔异常。第Ⅴ对脑神经（三叉神经）损害主要产生面部感觉障碍和咀嚼肌瘫痪。第Ⅶ对脑神经（面神经）损害（一侧，周围性）主要产生患侧额纹变浅或消失、眼裂变大、鼻唇沟变浅、口角下垂、口角偏向健侧，皱额、皱眉、闭眼、示齿、吹哨、鼓颊等动作不能。中央前回下部一侧性损害或皮质延髓束损害引起的中枢性面瘫仅有对侧眶部以下的诸肌麻痹。第Ⅷ对脑神经（听神经）损害主要产生眩晕、平衡障碍、眼球震颤、耳聋和耳鸣。第Ⅸ、Ⅹ对脑神经（舌咽、迷走神经）损害主要产生发音嘶哑、吞咽困难或呛咳、咽部感觉丧失和咽反射消失等。第Ⅺ对脑神经（副神经）损害（一侧，周围性）主要产生患侧肩下垂，胸锁乳突肌和斜方肌萎缩，转颈（向对侧）和耸肩（同侧）乏力。由于副神经基本上受双侧皮质延髓束支配，因此一侧中枢性损害不出现症状。第Ⅻ对脑神经（舌下神经）一侧中枢性损害主要产生伸舌偏向患侧。两侧麻痹，则伸舌受限或不能。周围性舌下神经麻痹时，舌肌明显萎缩。

（4）眩晕：询问时应注意分清是眩晕还是头昏。眩晕是一主观症状，是机体对于空间关系的定向感觉障碍或平衡感觉障碍，是一种运动幻觉，有学者称之为运动错觉。患者感外境或自身在旋转、移动及摇晃。询问病史或检查时应注意患者有无平衡失调、站立不稳、眼球震颤（视物模糊）、指物偏向、倾倒、恶心、呕吐、面色苍白、出汗及血压脉搏的改变。另外应分清是前庭系统性眩晕（亦称真性眩晕）还是非前庭系统性眩晕（亦称头晕）。前者为真性眩晕，常有视物旋转和自身摇晃感，由前庭神经系统病变（包括末梢器、前庭中枢及其中枢）所引起，也可由椎－基底动脉供血不足引起。后者常为头昏，有头重脚轻、眼花缭乱等诉说，但并无外境或自身旋转的运动幻觉，常由脑血管疾病、心血管系统疾病、全身中毒性疾病、代谢性疾病、眼病、贫血甚至神经衰弱等引起。

（5）痴呆：询问时应注意智能和认知情况。痴呆是由于脑功能障碍而产生的获得性智能损害综合征，具有以下精神活动领域中至少三项受损：语言、记忆、视空间技能、情感、人格和认知（概括、计算、判断等）。主要表现为记忆力下降，不能进行正常的思维和判断，对时间、地点、人物不能做出正确判定，计算力减退，性格行为异常，忧郁或欣快，语言能力下降甚至完全丧失。对痴呆患者不仅需要询问病史和体格检查，还需要心理量表检查，如简易智能量表（Mini - mental state examination，MMSE）、长谷川智能量表（Hasega-was dementia scale，HDS）和日常生活量表（Activity of daily living，ADL），才能对患者智能做出一个客观的评价。对有认知功能障碍者，常需进行影像学和其他相关检查，以明确病因。

（6）疼痛：疼痛是神经科很多疾病的主要症状，需要认真询问病史和仔细体格检查。首先应该清楚的几个问题是：①疼痛部位：是皮肤、肌肉、关节，还是难以描述部位的，是固定的还是游走的，尤其注意有无沿着神经根或周围神经支配区的疼痛放射现象。②疼痛性质：是酸痛、灼痛还是闪电样疼痛；是放射性疼痛、扩散性疼痛还是牵涉性疼痛；是发作性还是持续性疼痛。③疼痛规律：与气候和冷暖变化有无关系等。

疼痛如是伴发症状或是疾病过程中多个症状之一时，诊断应具体分析。起病以瘫痪为主要症状，应询问瘫痪前后有无疼痛。如急性四肢瘫伴有疼痛，可能为急性感染性多发性神经炎；如有急性瘫痪而不伴有疼痛时，可能为急性脊髓炎或急性脊髓灰质炎；如疼痛区域与神经根支配区域一致，且在咳嗽、喷嚏等动作时加剧，则表明有根痛，提示有脊髓压迫症如髓外肿瘤、脊椎结核、椎间盘突出等。

（7）瘫痪：询问病史时应了解：①瘫痪发病的急缓：如为急性疾病，应问及有无发热、抽搐和外伤史，有无伴随疼痛症状，过去有无类似症状发作。如为慢性疾病，应问及发展的速度和过程。②瘫痪发病的部位：应注意瘫痪的分布是全身还是半身，一侧肢体还是肢体的某一部分或仅涉及某个动作，是在肢体的近端还是远端。③瘫痪的程度：应仔细检查瘫痪肢体的无力程度（分为0、Ⅰ、Ⅱ、Ⅲ、Ⅳ、Ⅴ级），以及瘫痪是否影响了坐起、站立、行走、上下楼甚至构音、进食和呼吸等动作，或仅影响手部的精细动作。④瘫痪伴发的症状：有无语言障碍、皮肤改变、疼痛、麻木、挛缩、肌肉萎缩和排尿困难等。

（8）肌肉萎缩：肌肉失去正常的形态，容积变小时称为肌肉萎缩。肌肉萎缩的确定主要依靠视诊、触诊和肢体周径测量。从组织学观点来看，男性成人肌纤维直径在35μm以下（正常为48~65μm），女性成人肌纤维直径在28μm以下（正常为33~53μm）者，诊断为肌肉萎缩。由于长期慢性疾病及营养不良引起的全身消瘦不属于肌萎缩。肌萎缩分为两类，肌源性肌萎缩和神经源性肌萎缩（表1-1）。

表1-1 神经源性肌萎缩与肌源性肌萎缩的鉴别诊断

鉴别要点	神经源性肌萎缩	肌源性肌萎缩
发病年龄	成年人	小儿或青年
家族性	少	极多
受累肌肉	远端肌多，如上下肢的远端	近端肌多，如肩胛带、骨盆带
肌纤维束震颤	常有	无
感觉障碍	常有	无
假性肌肥大	无	可有，如假性肥大型肌营养不良症
血清酶	轻度上升	明显上升
肌电图	神经源性变化	肌源性变化
肌肉活检	神经源性病变	肌源性病变

肌源性肌萎缩主要见于肌营养不良症、营养不良性肌强直症、周期性瘫痪、多发性肌炎、代谢性肌病、内分泌性肌病、药源性肌病、神经肌肉接头病等。神经源性肌萎缩主要见于脊神经疾病、脊髓前角疾病、脊髓空洞症、脊髓内肿瘤、脊髓炎、脊髓内出血、进行性脊肌萎缩症、肌萎缩性侧索硬化症、脑干血管性病变、脑干脑炎，也可见于多发性硬化症等。

（9）不自主运动：指患者意识清楚，而不能自行控制的病态骨骼肌动作。主要依视诊来进行诊断，分为以下几类：①舞蹈动作：以舞蹈样不自主动作为特征，多见于舞蹈病和脑部炎症，以及某些全身性疾病如感染、营养不良、代谢障碍、肝脑病变、一氧化碳中毒等。②手足徐动症：是手、足的不自主运动，以手部多见，表现为掌指关节过伸，手指外展，随之缓慢转入屈曲、对掌、手部旋前，重者合并有臂部回缩和腕关节屈曲。在婴儿主要见于先天性手足徐动症、苍白球－黑质变性、髓鞘形成障碍与婴儿偏瘫症等。在儿童和成人见于脑炎、麻疹后播散性脑脊髓炎、核黄疸、肝豆状核变性，也可见于糖尿病性神经病变、脊髓空洞症、亚急性联合变性与多发性硬化等。③扭转痉挛：指变形性肌张力不全，表现为肢体与（或）躯干顺纵轴扭转的畸形不随意运动。见于原发性扭转痉挛，也可见于症状性扭转痉挛，如感染疾病中的包涵体脑炎、结核性脑膜炎，血管疾病，如脑动脉硬化、风湿性脑病，中毒疾病，如一氧化碳中毒和吩噻嗪类药物过量，代谢性疾病，如，肝豆状核变性，其他如颅脑外伤、脑占位性病变等。

（10）抽搐：在询问病史时应仔细清楚地知道抽搐的全过程：①抽搐最初发作的年龄。②诱发因素，与睡眠、情绪、饮食、月经等之间关系。③抽搐发作有无先兆，如先感到某处麻木、眼前闪光、怪异气味、胃气上升等，也应通过家人或目睹者询问患者发作时有无潮红、瞪视、无意识的动作和言语等。④是全身性抽搐还是局限性抽搐，如为全身性抽搐应问及从何处起始，又如何波及全身。⑤抽搐时症状，有无肢体伸直、屈曲、阵挛；有无全身旋转动作；有无尖叫、口吐白沫和血沫、大小便失禁；有无眼、颈、躯干向一侧旋转；有无舌咬破、跌倒、跌伤和小便溺身等情况。⑥抽搐时有无意识丧失，如有则应询问持续时间。⑦抽搐发病后症状，有无昏睡、头痛和肢体瘫痪等。⑧抽搐前病史，病前有无脑部炎症性疾病、脑血管病、遗传性疾病、头部外伤等。⑨抽搐发作的频率和持续时间，应询问自发作以来的发作频率，注明每年、每月、每天发作次数，以及每次发作的时间。⑩发作间歇期有无症状。另外，还要询问过去的治疗和效果。

（11）震颤：震颤主要依靠视诊。震颤是指循一定方向的节律性来往摆动动作，常发生于人体某一部分，如肢体、头部，少数波及全身。常分为以下几种：①静止性震颤：震颤出现于肌肉静止而又松弛的状态下，起动后消失，见于震颤麻痹、老年性震颤。②体位性震颤：震颤出现在身体某部（多为肢体）维持一定体位时，变换体位后消失，见于生理震颤的变异和原发性震颤。③动作性震颤：震颤在自主动作时明显出现，当肢体接近目的物时，震颤频率、幅度增加，见于小脑病变，有时为功能性震颤。④混合性震颤：同一病例合并有动作性、静止性与体位性震颤，大多为中毒（如锰、汞、铅、磷、一氧化碳、钡、乙醇等）、感染（伤寒、乙脑、神经梅毒等）或代谢性疾病（肝昏迷早期、肝豆状核变性、尿毒症、充血性心力衰竭并发红细胞增多症等）的从属症状。

（12）感觉异常：询问时应注意是否有浅感觉（痛、温觉）、深感觉（运动觉、位置觉、振动觉）和复合感觉（形体觉、定位觉、两点辨别觉）的异常。在检查感觉时应注意有无感觉障碍的抑制性症状和刺激性症状。抑制性症状包括感觉缺失和感觉减退，感觉缺失有痛觉、温度觉、触觉和深感觉缺失等，感觉减退主要指感觉敏感程度的降低。刺激性症状主要包括感觉过敏、感觉倒错、感觉过度、感觉异常和疼痛。如有感觉平面常常见于横贯性脊髓病变，如有四肢手套袜套样感觉障碍，常见于末梢神经炎。

（13）麻木：询问麻木的部位及性质，是某一部位还是全身，麻木的性质应与感觉障碍中的感觉减退、感觉缺失、感觉异常、感觉性痛性发作、根痛进行区别和联系。另外还应询问麻木是否伴有无力等症状。

（14）睡眠障碍：询问有无嗜睡或失眠，有无梦游，有无入睡困难或易唤醒情况，有无影响睡眠的各种因素，并确切记录一天睡眠总的时间。

（15）内脏障碍：询问有无腹痛、呕吐、尿急、尿潴留、尿失禁、便秘、阳痿等，有无营养障碍如消瘦、肥胖、厌食、易饥饿等。

（16）括约肌障碍：询问有无大小便费力、潴留、失禁，有无继发感染及持续时间，有无携带导尿管。

（三）既往史

准确的既往史对神经系统疾病的病因和鉴别诊断有着重要意义，其采集主要包括以下内容。

1. 生长及发育史（对儿童患者尤为重要）　患儿母亲怀孕时的状况和年龄，当时有无严重感染、持续呕吐、营养缺乏、阴道出血、子痫等。患者出生情况：是第几胎，是否足月顺产，是否在生产时用过麻醉药或产钳，是否有青紫、窒息、惊厥、黄疸及发音异常。问及发育时应注意儿童时代有无疾病，发育里程和标志，在校学习成绩等。

2. 过去病史　重点需要问及的有：①高血压如有，血压有多高，从何时发病用药情况。②糖尿病如有，血糖有多高，从何时发病用药情况。③感染曾否患过流行病、传染病和地方病，如乙型脑炎、森林脑炎、各种脑膜炎、传染性肝炎、流行性结膜炎、风湿热、结核病、血吸虫病、囊虫病、钩端螺旋体病等；有无慢性感染性疾病，如中耳炎、乳突炎、副鼻窦炎、肺脓肿、支气管扩张等；有无反复发作的口腔或皮肤溃疡等。④血管疾病有无心脏疾患如房颤、周围血管栓塞等。⑤肿瘤有无恶性肿瘤病史及正在发生的性质未明的可疑肿瘤。⑥中毒有无铅、汞、苯、砷、锰、有机磷等毒物的接触或中毒史。⑦过敏有无荨麻疹、药疹、支气管哮喘及其他过敏史。⑧外伤有无头部或脊椎外伤，有无外伤后骨折、昏迷、抽搐和瘫痪，有无残留症状。⑨癫痫有无癫痫发作史，如有，则应询问其频率等。

（四）个人史

1. 社会经历　主要包括出生地、居住地和居留时间（尤其是疫源地和流行病区）、教育程度和经济生活等。

2. 职业与工作环境　主要包括工种、劳动环境等。

3. 习惯与嗜好　包括卫生习惯，饮食质量，烟、酒嗜好与摄入量，有无吸毒或应用毒麻药品史。

4. 月经史　如为女性应询问月经史并记录。

（五）家族史

神经系统遗传性疾病如进行性肌营养不良和遗传性共济失调等，大多有明确的家族史。另外还有一部分与遗传有关的疾病如癫痫、周期性瘫痪、偏头痛、帕金森病、阿尔茨海默病等，在询问病史时应注意患者家庭成员和亲属中这些疾病的分布情况，也应注意有无直系亲属中近亲结婚的情况。

神经系统遗传病常常发生在有血缘关系的家庭成员中。如两代以上出现相似疾病，或同胞中有两个以上在相近年龄出现相似疾病，应考虑到遗传病的可能性。

发现遗传病后，应绘制成家系图谱，供临床参考。

二、神经系统体格检查

体格检查是指医师对患者的客观检查。实际上，医师在询问病史时已经做了初步的客观检查，如对患者的精神状态、体位、姿势、表情、发音、言语、反应能力等已经做了观察。

神经系统体格检查的核心要求是检查者必须应用熟练、精确的基本功来获取正确的能反映患者本来现象的临床资料。这种信息的可靠性如何，直接关系到对疾病的正确诊断，因此，必须重视和熟练地掌握这一最重要的基本功。除此之外，还需要医师耐心细致地取得患者的信任和配合，这也是取得正确结果的重要一步。

检查前需准备一些必要的工具。普通用具：叩诊锤、棉絮、大头针、音叉、双规仪、试管（测温度用）、电筒、压舌板、带尺、皮肤铅笔、听诊器、视力表、眼底镜、视野计。特殊用具：嗅觉试验瓶（薄荷水、樟脑油、香水、汽油）、味觉试验瓶（糖、盐、奎宁、醋酸）、失语症试验箱（梳子、牙刷、火柴、笔、刀、钥匙、各种颜色、各式木块、图画本等）。

神经系统检查顺序一般为先查精神和认知，然后是头部和脑神经（包括头皮上的触诊、叩诊和听诊）、颈部、四肢运动和反射及各种感觉机能，最后查步态及小脑机能（如指鼻、Romberg 征等）。检查既要全面，又要根据病史掌握重点。如患者病情较重或处于昏迷状态，在必要检查后应立即抢救，待患者病情稳定后再做补充检查。

（一）一般检查

神经系统症状仅为全身性疾病的一部分，因此不应忽视全身体检。关于全身体格检查的详细内容可参考诊断学，本节只对与神经系统疾病密切相关的全身检查做简要介绍。

1. 一般情况　观察患者意识是否清晰，检查是否合作，是否有发热、抽搐、全身或局部剧烈疼痛等，有无血压、脉搏、呼吸等生命体征的变化。另外应注意有无精神症状，对话是否正确，情绪是否紧张，有无痛苦面容，异常步态或不自主运动等。

然后观察全身发育状态及有无畸形，有无肢端肥大或矮小、侏儒，有无明显的骨骼畸形，有无消瘦、恶病质或明显肌肉萎缩，有无肥胖或不均匀的脂肪组织增多。观察畸形时，让患者解开衣服，一些明显的畸形便很清楚，如遗传性共济失调的弓形足、神经纤维瘤病的体积和外形以及咖啡斑，脊柱畸形的侧凸、后凸、前凸等。另外，对脊柱可作压触和叩诊，检查有无压痛和叩痛。

2. 意识状态　意识状态的判定，首先应观察患者是否属于正常的清醒状态。患者意识异常一般分为两种情况：一是以觉醒状态改变为主的意识障碍如嗜睡、昏睡、昏迷等；二是以意识内容改变为主的意识障碍如意识模糊、谵妄和醒状昏迷等，可根据具体的标准来进行判定。

3. 精神状态　脑部疾病常常出现精神症状，因此精神状态检查是一个重要项目，下面简述精神状态检查的几个步骤。

（1）一般仪表和行为：观察精神是充沛还是倦怠，以及个人卫生、衣着、举止等行为，得出一个大略印象。

（2）精神状态检查：①意识水平的确定：在精神状态检查中，首先进行觉醒水平的确定。正常的意识应该是机体处于觉醒状态，对痛、触、视、听及言语等刺激均能迅速、正确地做出反应。②精神异常的确定：需进行粗略的语言功能检查。两项检查较为敏感：命名能力（视物命名、色命名、反应命名、列名等）和写一句话，如有一项不正常，则应进一步进行全面语言功能测试，包括回答问题、叙事、复述、命名、听理解、阅读和书写等。③定向功能：主要包括时间、地点和人物定向检查。④视空间功能：这一活动要求大脑半球许多不同静区的功能，而这些区域遭受破坏时，一般的神经病学或精神状态检查方法常不能发现，可用临摹立体图形的方法来检查。⑤运用能力：运用是人类在内外神经冲动的刺激下，做出有目的的、合乎要求的活动。这种反应必须具备先天的各种感觉、运动系统的完整和自幼生活的实践。失用是后天获得性运用功能障碍，由于脑损害而不能按指令做有目的的或熟练的动作，而患者无运动障碍、无共济失调或震颤、无严重听理解障碍、无明显意识障碍、无严重痴呆。检查方法是患者能不能用面、口、手、足等做出已习得的灵巧的运动动作。⑥记忆力：记忆是指生活经历和学习经历在脑内的储存和保留能力。有许多检测记忆功能的成套测验，现介绍几种简便的方法：a. 立即回忆测验（注意力测验）：典型方法为数字距亦即数字广度实验。检查者说出一串数字令受试者复述，能说出5个以上为正常，低于5个为注意力不集中。另一方法是说4个不相关的词，如紫颜色、图书馆、足球场、西红柿，立即要求受试者说出这四个词，正常应能立即说出3~4个词。只能说出1个，甚至1个也说不出，视为异常。b. 近记忆力测验：检测近记忆有许多方法。可用上述4个无关词（紫颜色、图书馆、足球场、西红柿），让患者重复2~3次，几分钟后回忆。正常应能记住3个词以上，只记住1~2个词视为异常。另一个简单的方法是检查者告诉患者自己的姓名，几分钟后问患者"我叫什么?"，有近记忆障碍者不能回忆，甚至说未告诉他。c. 远记忆测验：可提问个人重要经历，但这需要亲属或知情者证实患者说得是否对。也可问社会重大事件，但这也需注意患者文化水平及生活经历。⑦情感：检查是否有情感淡漠、低落、欣喜、兴奋、不稳、稚气等。情感包括心境和表情两个方面。心境指内在的感受，而表情是感受的外在表现，情绪是上述二者的联合。心境如何可通过询问"你内心感受如何?""你现在感觉怎么样?"另外，还要注意患者有无抑郁，现在或过去有无自杀的念头。最后检查患者对未来的计划和预见。⑧人格：人格是整个行为的体现，检查时观察是礼貌、热情、大方，还是粗暴、冷漠、刻薄，以及衣着和举止等。通过这些检查，对患者的人格做出一个客观评价。⑨思维内容：检查有无错觉、幻觉、妄想等。

4. 脑膜刺激征和神经根征

（1）颈强直：检查时嘱患者仰卧，用一手托住枕部，并将其颈部向胸前屈曲，使下颌接触前胸壁，正常人应无抵抗存在。颈强直为脑膜受激惹所致，表现为颈后肌痉挛，尤其以伸肌为重，被动屈颈时遇到阻力，严重时其他方向的被动动作也受到限制。主要见于各种脑膜炎、蛛网膜下腔出血、脑脊液压力增高等。另外还可见于颈椎病、颈椎关节炎、颈椎结核、骨折、肌肉损伤等。

（2）Kernig 征：嘱患者仰卧，先将一侧髋关节和膝关节屈成直角，再用手抬高小腿，正常人膝关节可被伸至135°以上。阳性表现为伸膝受限，并伴有疼痛与屈肌痉挛（图1-1）。

（3）Brudzinski 征：嘱患者仰卧，下肢自然伸直，医生一手托患者枕部，一手置于患者胸前，然后使头部前屈，阳性表现为两侧髋关节和膝关节屈曲（图1-2）。

（4）Lasègue 征：检查时嘱患者仰卧，双下肢伸直，医师一手置于膝关节上，使下肢保持伸直，另一手将下肢抬起。正常人可抬高至70°角以上，如抬不到30°，即出现由上而下的放射性疼痛，是为 Lasègue 征阳性，为神经根受刺激的表现。见于坐骨神经痛、腰椎间盘突出或腰骶神经根炎等。

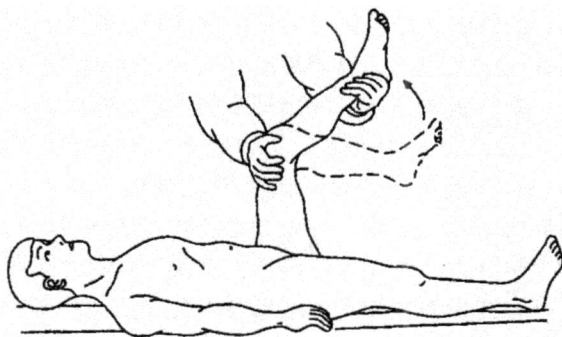

图 1 - 1　Kernig 征检查方法

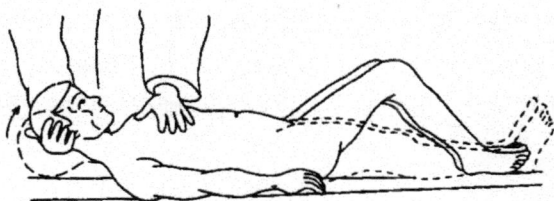

图 1 - 2　Brudzinski 征检查方法

5. 头部和颈部

（1）头颅：观察头的形状、对称性、大小和有无畸形及发育异常。头颅的大小异常或畸形成为一些疾病的典型体征，常见类型如下：①小颅：小儿囟门多在 12～18 个月内闭合，如过早闭合即可形成小头畸形，并伴有智能发育障碍。②尖颅：头顶部尖突而高起，与颜面比例失调，见于先天性疾患如尖颅合并指（趾）畸形，即 Apert 综合征。③方颅：前额左右突出，头顶平坦呈方形，见于小儿佝偻病或先天性梅毒。④之下颜面很小，见于脑积水。⑤长颅：头顶至下颏部的长度明显增大，见于肢端肥大症。⑥变形颅：发生于中年人，以颅骨增大变形为特征，同时伴有长骨的骨质增厚与弯曲，见于变形性骨炎。

（2）面部：面部需要观察的内容很多，从神经科角度主要检查有无口眼歪斜、血管色素斑、皮脂腺瘤、皮下组织萎缩、肌病颜面、重症肌无力的特征性面容和帕金森病的面部表情减少。

（3）五官：观察眼部有无眼睑肿胀、眼睑下垂、眼球突出、眼球下陷、巩膜黄染、结膜炎、角膜 K - F 环等；耳部有无外形异常、脓血流出和乳突按痛；鼻部有无畸形、鼻出血和副鼻窦按痛；口部有无口唇颜色苍白或青紫、溃疡、唇裂和疱疹样病变。

（4）颈部：检查时应取舒适坐位，解开内衣，暴露颈部和肩部。检查内容主要有：①颈部的外形：有无粗短和后发际低，如有则见于先天性畸形疾病，如颅底凹陷症。②颈部的姿势与运动：正常人坐位时颈部直立，伸屈转动自如。如检查时头不能抬起，见于重症肌无力、肌炎、脊髓前角灰质炎、进行性脊肌萎缩或严重消耗性疾病的晚期。头部向一侧偏斜称为斜颈，见于先天性颈肌痉挛或斜颈、颈肌外伤、瘢痕挛缩等。

（5）头颈部杂音：患者取坐位，应用钟形听诊器，详细和系统地对头顶、眼眶、乳突、锁骨上窝进行听诊。如有杂音，应注意其部位、强度、音调、传播方向和出现时间，以及颈部位置和姿势变化对杂音的影响。脑动静脉畸形的患者可在眼眶或颅部听到杂音。在颈部大血管区若听到血管性杂音，应考虑颈动脉或椎动脉狭窄。区别颅颈部杂音的生理和病理性对于临床诊断十分重要。正常儿童颅骨杂音的出现率较高，并非代表疾病的发生。如果成人出现，应查找原因。

（6）躯干及四肢观察内容有：①胸部：胸廓有无畸形，呼吸动作的幅度、力度和对称性，同时须观察两侧胸部肌肉有无萎缩，并触摸腋下淋巴结有无肿大。②腹部：是否膨隆，触摸是否柔软，有无肝、脾肿大，有无腹股沟压痛和淋巴结肿大。③背部：有肩胛骨异常或后突见于肌营养不良，有脊柱弯曲和伸直等运动受限见于强直性脊柱炎，有脊柱前凸、后凸和侧凸见于先天性异常、灰质炎、脊髓空洞症和外伤，有脊柱关节压痛见于感染性疾病，有脊柱局部强直见于坐骨神经痛和腰椎间盘突出，有下背部皮肤凹陷和异常毛发见于隐性脊柱裂或脊膜膨出。④四肢：四肢有无瘫痪，有无陈旧骨折、关节强直、杵状指和弓形足，有无双侧肢体发育失对称。注意四肢尤其是末端的颜色和温度，触摸桡、足背等动脉的搏动。⑤皮肤：有无皮肤多发性肿瘤、色素斑、毛细血管扩张、紫癜、褥疮、痤疮、带状疱疹等。注意皮肤粗细程度、颜色深浅和出汗多少。触摸有无硬皮病皮肤过紧、松皮病的皮肤过松和囊虫病的皮下结节。

（二）脑神经检查

脑神经检查是神经系统检查中的一个重要部分，异常的发现往往是神经系统疾病中最早出现的症状，结合其他体征，对定位有重要意义。检查者应耐心地取得患者合作，以取得正确的检查结果。

脑神经检查应注意以下问题：①脑神经损伤是在脑干内还是在脑干外颅腔内（如小脑桥脑角或海绵窦）。②脑神经损伤是否由全身性疾病所引起（如重症肌无力）。③脑神经损伤是否为多发性损害（如多发性硬化、脑血管病、颅底脑膜炎）。在中枢神经系统疾病诊断中，脑神经的损伤有极为重要的定位意义，比如检查眼即能推断从视神经到枕叶的全部通路上的异常。而且，脑干内脑神经核的损伤可作为病变水平的一个标志，尤其是第Ⅲ、Ⅳ、Ⅵ、Ⅶ和Ⅻ对脑神经。比如当舌和面受到损伤并且和偏瘫同侧，病变一定在第Ⅻ和Ⅶ神经核以上。

1. 嗅神经　检查时须两侧鼻孔分开试验。将对侧鼻孔填塞，请患者闭目，用松节油、醋、酒、香皂置于鼻孔前，让患者用力嗅闻，说出气味的名称，然后检查另一侧。有些物质如氨水、福尔马林等，因刺激三叉神经末梢，不能用于嗅觉试验。有鼻腔炎症或阻塞时，也不宜做此检查。

嗅觉正常时可明确分辨测试物品的气味。一侧不能正确识别称单侧嗅觉丧失，双侧不能称双侧嗅觉丧失。单侧嗅觉丧失见于鼻塞、嗅球和嗅丝损害，前颅凹占位病变、颅底脑膜结核等。双侧嗅觉丧失的常见原因是：鼻塞（如感冒）、创伤、老年人嗅觉减退、帕金森病等。

2. 视神经

（1）视力：视力改变可有黑矇（失明）、光感、指动、指数、减退（以视力表上的数字表示程度）或正常，临床上以视力减退多见。

视力分为近视力和远视力两种，检查时应两眼分别测试。查近视力时，以国内通用的近视力表，置于患者眼前 30cm 处，两眼分别按顺序自上而下认读表上符号，直到不能辨认的一行为止，前一行即代表患者的视力。视力表视力有 0.1 ~ 1.5，小于 1.0 为视力减退。远视力检查用国际远视力表，通常用分数表示其视力，分子表示检查患者的距离，一般为 5m，分母表示正常人看到该该行的距离。例如 5/10 指患者在 5m 处仅能看清正常人在 10m 处应能看清的一行。

视力减退到不能用视力表检查时，可嘱患者在一定距离内辨认检查者的手指（数指、手动），记录为几米数指、手动。视力减退更严重时，可用手电筒检查，以了解有无光感，完全失明时光感也消失。

视力减退的常见原因为眼部本身疾病，如屈光不正、玻璃体混浊、白内障等。即使中枢神经病变引起的视力变化也可能混杂有眼部病变。在视神经疾病中，视力的检查很重要，如球后视神经炎时视力的变化较眼底变化为早。另外，视力检查也可作为视乳头水肿或视神经萎缩的随访方法。

（2）视野：视野是眼睛保持固定位置时所能看到的空间范围。当用单眼向前凝视时，正常人均可看到向内约 60°，向外 90°~100°，向上 50°~60°，向下 60°~75°，外下方视野最大。检查方法分为两种：

1）手试法：①大体视野测定：嘱患者双眼注视检查者的双眼，检查者将双手向外伸出约 50cm，高于眼水平 30cm 左右，并伸出双食指，此时检查者双手指应出现在患者双上颞侧视野。询问患者说出哪一侧手指在动，是左、右还是双侧。然后在眼水平以下 30cm 重复本动作。如果检查者双手运动而患者只看到一侧，即有视野缺损存在（图 1-3）。②单眼视野测定：大的物体比小的物体容易看到，白色比红色容易看到，因此视野也随物体的大小和颜色而变化。检查时嘱患者相距约 60cm 面对而坐，双方同时闭合或用手指遮住相对应的眼（如患者为左眼，则检查者为右眼），另一眼互相固定直视。检查者用棉签或其他试标在两者中间分别自上、下、颞侧、鼻侧、颞上、颞下、鼻上、鼻下八个方向，从外周向中心移动，请患者一看到试标时立即说明。检查者以自己的视野作为标准而与患者比较，即可测知患者的视野有无缺损（图 1-4）。

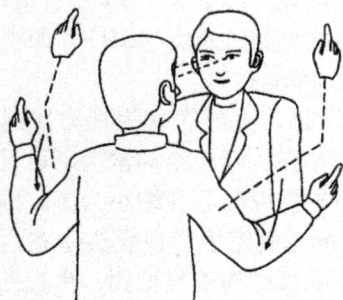

图 1-3 视野双手测定方法

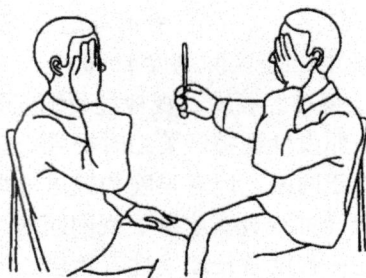

图 1-4 视野单手测定方法

2）视野计：患者单眼注视视野计中央的一点，然后把试标循着视野计某子午线逐步向中央点移动，瞳孔与中央点或试标间的距离固定在 330mm。试标的大小，一般白色的直径在 1~5mm。白色的视野为最大，依次为蓝色、红色、绿色（最小）。用颜色视标常可较早地发现视野变化。

视野的变化可分为视野缩小和盲点两类。视野向心性缩小严重时呈管状视野，可见于视神经萎缩或色素性视网膜变性，但更提示疲劳、照明不足或癔病。局部性缩小可分为偏盲

（占视野的一半）和象限盲（占视野的 1/4）。单眼全盲常见于视神经的病变（血管和炎症病变），双颞侧偏盲见于垂体瘤、颅咽管瘤的压迫，一侧鼻侧盲见于一侧视交叉侧部病变（如颈内动脉粥样硬化时压迫视交叉的外侧部），双眼对侧同向偏盲见于颞叶肿瘤向内侧压迫时，双眼对侧同向上象限盲见于颞叶后部肿瘤或血管病，双眼对侧同向下象限盲见于顶叶肿瘤或血管病，双眼对侧同向偏盲但有黄斑回避（偏盲侧光反射仍存在，同时视野的中心部保存）见于枕叶肿瘤或血管病。

盲点表示正常或相对正常的视野中间的视力缺失区。生理盲点扩大见于视乳头水肿和视神经炎。病理盲点，亦称暗点，有许多种类。中心暗点见于黄斑区或其纤维病损，如球后视神经炎和中毒性黑蒙。环状暗点常见于视网膜细胞的病变，如色素性视网膜变性。弓形或楔状暗点见于视网膜神经纤维的病变。

3. 眼底　眼底检查应在不散瞳的情况下进行，以免影响瞳孔反射的观察。检查时，宜使患者背光而坐，固视正前方，勿移动眼球。检查右眼时，检查者可用右手持眼底镜，并用右眼观察眼底。检查左眼时，检查者用左手持眼底镜，并用左眼观察眼底。检查者与患者眼睛的距离不能超过 2.5cm。检查时应注意：①视乳头的形态、大小、色泽、隆起、边缘等。②血管的粗细、弯曲度、动静脉粗细比例、动静脉交叉处情况等。③视网膜的水肿、出血、渗出物、色素沉着等。正常眼底视乳头呈圆形或卵圆形，淡红色，边缘清楚，有一中央凹陷，外围常有一圈色素沉积。视乳头的病理变化主要为水肿和萎缩。

（1）视乳头水肿：早期视乳头水肿在眼底检查时常不易发现，需结合临床表现和颅高压征象。常见的眼底改变有：①视乳头边缘模糊，先见于鼻侧，后为颞侧。②视乳头充血。③静脉充盈，静脉与动脉之比可为 4：2 甚至 5：2（正常为 3：2）。

重度视乳头水肿可见生理凹陷全部消失，视乳头边缘十分模糊，直径增大，静脉怒张，并可出现迂曲。视乳头及其周围的血管因水肿而不甚清楚，视乳头也有不同程度隆起，周围可出现片状出血或渗出物斑块。视乳头隆起的高度可用屈光度（D）记录，即视乳头突出的最高点的屈光度和周边视网膜的屈光度的差距，例如用眼底镜片黑字 2（+2）看清视乳头，而用镜片红字 1（−1）看清周边视网膜，则可得出差距为 3 个屈光度（3D），即视乳头水肿为 3D，相当于实际高度 1mm。

（2）视神经萎缩：视神经萎缩是视神经纤维变性的结果，主要表现为视力减退和视乳头苍白。原发性视神经萎缩时视乳头呈白色或灰色，边缘整齐，筛板结构常清晰可见，萎缩经常出现于两眼，但有早晚和轻重之别。初期引起的视野缺损以向心性缩小为多。眼底常无其他改变（如视乳头水肿、视网膜病变等）。在继发性视神经萎缩中，视乳头呈苍白或边缘模糊，苍白程度常较原发性者稍轻，因胶质组织增生致使筛板结构不复见到，生理凹陷也不明显，血管变得细小。

（三）动眼、滑车和展神经

1. 眼睑　嘱患者平静地睁眼，观察双眼裂是否等大，有无增大或变窄，眼睑有无下垂。睑垂常见于动眼神经瘫痪，重症肌无力，肌营养不良等。

2. 瞳孔　瞳孔的大小是由动眼神经的副交感纤维和颈上交感神经节的交感纤维调节，主要检查其外形和反射。

（1）瞳孔外形：①大小：正常人瞳孔直径约为 3～4mm，小于 2mm 为瞳孔缩小，大于 5mm 为瞳孔扩大。单侧瞳孔缩小见于动眼神经受到刺激或颈交感神经破坏。双侧瞳孔缩小可见于婴儿、老年、动脉硬化、桥脑病变、糖尿病、深昏迷、颅内压增高，以及睡眠状态等。单侧瞳孔扩大见于天幕裂孔疝、动眼神经损伤。双侧瞳孔扩大见于中脑病变、脑缺氧、疼痛、深昏迷、阿托品中毒等。②形状：正常人瞳孔为圆形，边缘整齐。形状变化有卵圆、不规则、切迹、锯齿等，见于虹膜睫状体炎、虹膜前或后粘连、手术后或先天异常。

（2）瞳孔反射：①光反射检查有两种方法：一种是嘱患者向光亮处注视，检查者用手掩盖其双眼，然后交替地移开一手，观察瞳孔变化。另一种方法是用电筒照射患者瞳孔，观察检查侧（直接）和对侧瞳孔（间接）是否收缩、敏捷程度及收缩持续时间。检查侧有视神经损害时，表现为双瞳不收缩或反应迟钝。检查侧动眼神经损害时，直接光反射消失，但对侧间接光反射仍存在。②调节反射：嘱患者先向远处直视，然后注视放在眼前仅数厘米距离的物体，引起两眼球会聚（内直肌收缩）及瞳孔缩小，是为调节反射。调节反射的缩瞳反应丧失见于白喉（损伤睫状神经）、脑炎（损伤中脑）。会聚动作不能见于帕金森综合征（由于肌强直）等。缩瞳反应和调节反射不一定同时被损害。阿 – 罗瞳孔（Argyll – Robertson pupil）为光反射丧失，调节反射存在，见于神经梅毒、糖尿病、脑炎、脑外伤、中脑肿瘤、多发性硬化、酒精性脑病等。

3. 眼球运动　检查眼球动作时，先请患者注视检查者移动着的手指向各个方向转动眼球，最后检查其辐辏动作。在检查中注意有无眼球向某一方向运动障碍。眼球运动神经的损害有周围性、核性、核间性和核上性四种。如眼肌麻痹仅限于眼外肌而瞳孔括约肌功能正常者，称为眼外肌麻痹；相反，则称为眼内肌麻痹，两者都存在则称为完全性眼肌麻痹。

（1）周围性眼肌麻痹：①动眼神经麻痹：上睑下垂，外斜视，瞳孔散大，对光及调节反射消失，眼球不能向上、向内运动，向下运动亦受到很大限制。②滑车神经麻痹：即上斜肌麻痹，临床上少见，眼球活动限制较少，但向下向外运动减弱，并有复视。③展神经麻痹：内斜视，眼球不能向外侧运动。④动眼、滑车、展神经合并麻痹较为多见，此时眼球固定于中央位置，各方运动均不能，并有瞳孔散大、对光及调节反射消失。

（2）核性眼肌麻痹：多伴有邻近部位神经组织的损害。例如展神经损害常累及面神经、三叉神经和锥体束，产生同侧的展神经、面神经、三叉神经麻痹和对侧偏瘫（交叉性瘫痪）。动眼神经核病变可选择性损害个别眼肌功能如内直肌、上直肌，而其他动眼神经支配的肌肉则不受影响。

（3）核间性眼肌麻痹：主要表现为眼球的水平性同向运动遭到破坏，一侧眼球外展正常，另侧眼球不能同时内收，但两眼内直肌的内聚运动仍正常。病因为连接一侧眼球的外直肌和另侧眼球的内直肌的脑干内侧纵束受到损害所致。

（4）核上性眼肌麻痹：主要表现为两眼同向偏斜。眼球水平性同向运动的皮质中枢（侧视中枢）位于额中回后部（第8区），该区一侧的刺激性病灶（如癫痫）引起两眼向对侧偏斜，破坏性病灶（如中风）则向同侧偏斜。脑桥的侧视中枢在展神经核附近，支配两眼向同侧的侧视，受对侧皮质侧视中枢来的纤维的控制，故破坏性病灶引起眼球向健侧（对侧）同向偏斜，方向关系同皮质中枢相反。

（四）三叉神经

1. 运动功能　首先观察双侧颞肌及咬肌有无萎缩，然后以双手触按颞肌及咬肌，嘱患者做咀嚼动作，如果双侧咀嚼肌瘫痪，则下颌下垂，不能完成这一动作。另嘱患者露齿，以上下门齿的中缝线为标准，观察张口时下颌有无偏斜，以测试翼内、外肌的功能。一侧三叉神经运动支受损时，病侧咀嚼肌力弱或出现萎缩，张口时下颌偏向病侧，为核性或核下性病变。双侧三叉神经运动支病变时，肌萎缩不明显，下颌前后左右运动受限，下颌反射亢进，见于双侧皮质延髓束病变。

2. 感觉功能　以针、棉絮以及盛冷、热水的玻璃管等测试面部三叉神经分布区域内皮肤的痛觉、触觉及温度觉，并进行两侧对比，评定有无过敏、减退或消失，并判定出感觉障碍的分布区域，是三叉神经的周围分布，还是节段性分布。

3. 角膜反射　嘱患者向一侧注视，以捻成细束的棉絮轻触其对侧角膜，由外向内，避免触碰睫毛、巩膜或直接触碰瞳孔前面，检查另眼时嘱患者调换注视方向，方法相同。正常反应为双侧的瞬眼动作。角膜反射的传入通过三叉神经眼支，至脑桥而经面神经传出，故三叉神经感觉和面神经运动支病变、三叉神经和面神经病变均可使角膜反射消失。

4. 下颌反射　患者略微张口，检查者将手指放在其下颏中部，以叩诊锤叩击手指。反应为双侧咬肌和颞肌的收缩，使口部闭合。反射中枢在桥脑，传入和传出均经三叉神经。正常反应大都轻微，双侧皮质延髓束病变时反应亢进。

（五）面神经

1. 运动功能　先观察患者额纹及鼻唇沟是否变浅，眼裂是否增宽和口角是否低垂或向一侧歪斜，然后嘱患者作睁眼、闭眼、皱眉、示齿、鼓腮、吹哨等动作，以判断两侧是否对称及有无瘫痪。怀疑瘫痪时，可在闭眼或鼓腮时施加阻力，以观察肌肉收缩有无减弱。一侧面神经周围性（核或核下性）损害时，病侧额纹减少，眼裂较大，闭眼不拢，鼻唇沟变浅，示齿时口角歪向健侧，鼓腮及吹口哨时病变侧漏气。中枢性（皮质延髓束或皮质运动区）损害时，只出现病灶对侧下半部面肌瘫痪，上半部面肌因受两侧皮质运动区支配，皱眉及闭眼动作不受影响。

2. 味觉　嘱患者伸舌，检查者用棉签蘸取食糖、食盐、醋或奎宁溶液涂在舌前部的一侧，为了防止舌部动作时溶液流到对侧或舌后部，辨味时不能缩舌和说话，可令患者指出事先写在纸上的甜、咸、酸、苦四字中的一个，每次用过一种试液要漱口，舌的两侧要分别对照，面神经损害时舌前 2/3 味觉丧失。

（六）听神经（耳蜗神经和前庭神经）

1. 耳蜗神经　耳蜗神经的检查基本上限于听力。用手掩住一侧耳后，对另一侧耳用耳语、表音或音叉检查，声音由远及近，至听到声音，测其距离，再同另一侧比较，并和检查者比较，必要时可做电测听检查。

音叉（128 Hz）检查可鉴别传导性聋（外耳或中耳病变引起）和神经性聋（内耳或蜗神经引起），常用两种方法：①Rinne 试验，将震动的音叉放在耳后乳突上，患者听不到后再移至耳旁，如能听到，则为：Rinne 试验阳性。正常为气导大于骨导。神经性耳聋时，气导也大于骨导，但两者时间均缩短。检查时应两侧分别试验。如震动的音叉骨导声音消失，置于耳旁仍听不到，则应先试气导，再试骨导，若骨导大于气导，则为 Rinne 试验阴性，为传导性聋。②Weber 试验，将震动的音叉放在患者的前额或颅顶正中。正常时两侧感受相同，传导性耳聋时感到病侧较响，是为 Weber 试验阳性，神经性耳聋时健侧较响，是为Weber试验阴性。

2. 前庭神经　损害时主要产生眩晕、呕吐、眼球震颤和平衡失调。①平衡障碍：主要表现为步态不稳，向患侧倾倒，Romberg 征和指鼻试验均向患侧偏倚等，此由于前庭与小脑有联系纤维之故。②眼球震颤：眼球震颤多见于前庭及小脑病变。前庭性眼震的方向因病变部位、性质和病程而不同。急性迷路病变（如内耳炎症、出血）引起冲动性眼震，慢相向病侧，快相向健侧，向健侧注视时重，向病侧注视时轻。中枢性前庭损害（如脑干病变）时眼震方向不一，可为水平、垂直或旋转性，两眼眼震可不一致。③前庭功能检查：a. 旋转试验：让受试者坐转椅中，头前倾30°，两眼闭合，将椅向左旋转10次（20s内）后急停，并请患者睁眼注视远处，正常时可见水平冲动性眼震，其快相和旋转方向相反，持续约30s，少于15s时表示前庭功能障碍。b. 变温试验：以冷水（通常为 15 ~ 20℃）灌洗外耳道，可产生眼球震颤，快相向对侧。眼球震颤停止后，可用温水（35℃左右）灌洗外耳道，也产生眼球震颤，但快相向同侧。眼球震颤在冷、温水灌洗后可持续 1.5 ~ 2min。前庭受损后反应减弱或消失。

（七）舌咽、迷走神经

舌咽、迷走神经因解剖生理上关系密切，常同时受累，一般同时检查。

1. 运动　检查时注意患者有无发音嘶哑和鼻音，询问有无饮水呛咳和吞咽困难。然后令患者张口，发"啊"音，观察两侧软腭是否对称，扁桃体是否居中。一侧麻痹时，该侧软腭变低，发音时扁桃体偏向健侧，同时咽后壁由患侧向健侧运动，称幕布征。声嘶者必要时可用间接喉镜检查声音运动情况，以除外迷走神经的分支—喉返神经麻痹。

2. 感觉　主要检查两侧软腭和咽后壁的感觉，常用棉签进行测试。舌后 1/3 味觉为舌咽神经所支配，可用铜丝作为阳极导入微弱的直电流（0.2 ~ 0.4mA），正常时引起酸味觉。舌咽、迷走神经损害时，可有软腭、咽后壁和舌后部的感觉减退或消失。

3. 咽反射　嘱患者张口，发"啊"音，用压舌板分别轻触两侧咽后壁，观察有无作呕反应。此反射传入和传出均为舌咽及迷走神经，故此两神经损害时，患侧咽反射减退或消失。

（八）副神经

副神经由单纯运动神经，支配胸锁乳突肌和斜方肌组成。胸锁乳突肌的功能在于将头部旋向对侧，双侧同时收缩时颈部前屈，检查时可在头部向两侧旋转时施加阻力，同时注意收缩时肌肉的轮廓和坚硬度。斜方肌的功能为将枕部向同侧倾斜，抬高和旋转肩胛并协助臂部的上抬，双侧收缩时头部后仰。斜方肌的下部将肩胛骨向中线固定。检查时可在耸肩或头部向一侧后仰时加以阻力，并请患者将臂部高举。斜方肌瘫痪时该侧上臂不能抬过水平位，强举时肩胛内缘离开胸壁，称为翼状肩胛。副神经由双侧皮质支配，一侧瘫痪现象提示核性或核下性病变，或者肌病。

（九）舌下神经

舌下神经也是单纯运动神经，支配所有舌外和舌内肌群。检查时观察舌在口腔内的部位及其形态，然后请患者伸舌，并向各个方向做动作，并隔着腮部顶住检查者的手指，感觉其力量是否正常。在核下性病变中，可见明显的束性颤动，伸舌时健侧的颏舌肌将舌前部推向病侧。在核上性病变时，伸舌有偏斜，亦因健侧颏舌肌将舌推向偏瘫侧，但偶因伴舌部失用症而不能伸舌。双侧舌肌瘫痪者舌部完全不能动作。

三、运动系统检查

（一）肌肉体积和外观

注意有无萎缩和肥大，如有则应确定其分布及范围，是全身性、偏侧性、对称性还是散发性，是限于某个周围神经的支配区，还是限于某个关节的区域。而后则应确定具体部位是舌部、颈部、肩部、手部、腿部还是足部，具体肌肉则应确定是胸锁乳突肌、斜方肌、冈上肌、冈下肌、三角肌、二头肌、三头肌、骨间肌、股四头肌、胫前肌、腓肠肌还是伸趾短肌等，并做两侧对称性比较。右利手者，右侧肢体略粗，一般不超过2cm，检查时应注意这些生理变异。

（二）肌张力

指肌肉静止松弛状态下肌肉的紧张度，检查时可根据触摸肌肉的硬度及被动伸屈肢体时的阻力来判断。肌张力减低时，肌肉松弛，被动运动时阻力减少，关节运动的范围增大。锥体束损害时痉挛性肌张力增高，特点为上肢的屈肌和下肢的伸肌增高明显，被动运动开始时阻力大，终了时变小（折刀现象）。锥体外系损害所致的肌张力增高，伸肌和屈肌均等增高，被动运动时所遇到的阻力是均匀的，呈铅管样肌张力增高，伴有震颤者，出现规律而连续的停顿，犹如两个齿轮镶嵌转动，称为齿轮样强直。

肌张力减低见于肌源性疾患如进行性肌营养不良和肌炎，周围神经病变如格林－巴利综合征和多神经炎或单神经炎，后根和后索疾患如脊髓痨，脊髓疾患如前角灰质炎，小脑疾患等。肌张力增高见于锥体束病变如脑出血，锥体外系疾患如帕金森病，脑干病变如炎症和脱髓鞘等，以及其他疾患如破伤风等。

（三）肌力

肌力指患者在主动运动时肌肉的收缩力。因为有些肌肉部位过深，肌肉的功能又常有重叠，临床上只能对一部分主要肌肉或肌群进行检查。一般以关节为中心检查肌群的伸、屈力量或外展、内收、旋前、旋后等功能。这些检查适用于上运动神经元病变或多发性周围神经损害引起的瘫痪，但对单个的周围神经病变（如尺神经、正中神经、桡神经、腓总神经麻痹等）或较局限的脊髓前角病变（如脊髓灰质炎等），尚需对相关肌肉进行检查。

检查时嘱患者做某种运动并施以阻力，以判断其肌力的级别。或让患者维持某种姿势，检查者用力使其改变，也可观察肌力的强弱。如患者肌力明显减弱达不到抵抗阻力时，则应观察肌肉能否产生动作和能否抗引力而抬起肢体，如无抗引力肌力，则应观察肢体在平面上的运动程度。

常用的肌力分级标准为：0级：完全瘫痪；1级：肌肉可轻微收缩，但不能产生动作，仅在触摸中感到；2级：肢体能在床面上移动，但不能抬起，即所产生的动作不能胜过其自身重力；3级：肢体能抬离床面，但不能抵抗一般阻力；4级：能作抗阻力动作，但较正常差；5级：正常肌力。

1. 肌群肌力检查　测定肌群的肌力时，可选择下列运动：①肩：外展、内收。②肘：屈、伸。③腕：屈、伸。④指：屈、伸。⑤髋：屈、伸、外展、内收。⑥膝：屈、伸。⑦踝：背屈、跖屈。⑧趾：背屈、跖屈。⑨躯干：仰卧位抬头和肩，检查者给予阻力，观察腹肌收缩力量，俯卧位抬头和肩，检查脊柱旁肌肉的收缩情况。

2. 肌肉肌力检查 和测定肌群肌力不同的是，各块肌肉的检查方法需要具体的动作才能完成。应根据病情重点检查。例如手部肌肉的分别检查仅在发现手部周围神经或有关节段的病损时施行，而一般情况下，仅用握力即可满足临床需要。

3. 轻瘫检查 有些轻度瘫痪用一般方法不能肯定时，可用下列方法帮助诊断。

上肢：①上肢平伸试验：患者平伸上肢，掌心向下，数秒钟后可见轻瘫侧上肢逐渐下垂而低于健侧，并有旋前和掌心向外动作。②轻偏瘫侧小指征：双上肢平伸，掌心向下并维持这种状态时，常见轻瘫侧小指轻度外展。③数指试验：嘱患者手指全部屈曲，然后依次伸直，做计数动作，或手指全部伸直后顺次屈曲，轻瘫侧动作笨拙或不能。④手指肌力试验：嘱患者拇指分别与其他各指组成环状，检查者以一手指快速将其分开，测试各指肌力。

下肢：①外旋征：嘱患者仰卧，两腿伸直，轻瘫侧下肢呈外展外旋位。②膝下垂试验：嘱患者俯卧，膝关节屈成直角，数秒钟后轻瘫侧下肢逐渐下落。③足跟抵臀试验：嘱患者俯卧，尽量屈曲膝部，并使足跟接近臀部，病侧往往不能完成这一动作。④下肢下落试验：嘱患者仰卧，两下肢膝、髋关节均屈曲成直角，数秒钟后轻瘫侧下肢逐渐下落。

（四）共济运动

协调作用的障碍称为共济失调，主要见于小脑半球本身病变或其与对侧额叶皮质间的联系损害、前庭功能障碍、脊髓后索病变以及周围神经疾病。另外，不自主运动、肌张力增高和轻度瘫痪者也会影响动作的正常执行，检查前需排除。

共济运动可以通过患者的日常生活来观察，如穿衣、系扣、取物、进食等。共济失调患者在空间和时间上的控制失常导致了辨距不良、动作分解、语言迟缓或讷吃、书写字体过大或笔画不匀等，共济运动的检查方法有下列几种。

1. 指鼻试验 嘱患者将一侧上肢外展，用伸直的食指尖端触及自己的鼻尖，然后再试另一侧上肢。以不同的方向、速度、睁眼、闭眼重复进行，并进行两侧比较。小脑半球病变可看到同侧指鼻不准，接近鼻尖时动作变慢，或出现动作性震颤，且常常超过目标（辨距不良）。感觉性共济失调的特征是睁眼和闭眼时有很大差别，睁眼时仅见轻微障碍，而失去视力帮助时则很难完成动作。

2. 误指试验 患者上肢向前平伸，食指放在检查者固定不动的手指上，然后将手指抬至一定高度的垂直位置，再复下降至检查者的手指上，始终维持上肢伸直。先睁眼，再闭眼检查。两侧可分别或同时试验。前庭性共济失调者，双侧上肢下降时均偏向病变侧。小脑病变者，患侧上肢向外侧偏斜，感觉性共济失调者，闭眼时寻找不到目标。

3. 轮替动作试验 嘱患者快速、反复地做下列动作：①前臂的内旋和外旋，例如用手的掌侧和背侧交替地接触床面或桌面。②伸指和握拳，或其他来回反复动作。小脑性共济失调动作速度缓慢和节律不匀。

4. 跟膝胫试验 嘱患者仰卧，抬起一侧下肢，然后以足跟置放于对侧的膝盖上，最后沿胫骨向下移动。小脑性共济失调在抬腿触膝时呈现辨距不良，沿胫骨下移时摇晃不稳。感觉性共济失调患者寻找膝盖困难，下移时不能和胫骨保持接触。

5. 反跳试验 嘱患者用力屈肘，检查者握其腕部向相反方向用力，随即突然松手，正常人因为有对抗肌的拮抗作用前臂屈曲迅即终止。小脑病变时缺少这种拮抗作用，屈曲的前臂可碰击到自己的身体。

6. 平衡性共济失调实验 ①Romberg 征：嘱患者双足并拢站立，双手向前平伸，然后闭目，观察其姿势。感觉性共济失调特征为闭目后站立不稳，而睁眼时能保持稳定的站立姿势，称 Romberg 阳性。小脑性共济失调睁闭眼都站立不稳，但在闭眼时更为明显。具体地说，一侧小脑病变或一侧前庭病变向病侧倾倒，小脑蚓部病变则向后倾倒。②无撑坐起试验：嘱患者从仰卧位不用手支撑而试行坐起，正常人于屈曲躯干的同时下肢下压，而小脑性共济失调患者反而将髋部（患侧尤为明显）和躯干同时屈曲，称为联合屈曲现象。

（五）不自主运动

观察有无舞蹈样运动、手足徐动、震颤（静止性、动作性）、抽搐、肌束颤动、肌阵挛等骨骼肌的病态动作。如果发现这些异常，必须注意其部位、范围、时限（经常还是间歇发生）、强度（是否几个关节甚至整个身体）、规律和过程，以及与各种生理状态如休息、情绪、寒冷、疲劳和睡眠的关系。

（六）姿势和步态

观察患者平卧、站立和行走的异常。平卧时可见上运动神经元病变引起的上肢瘫痪，呈肘部、腕部、指部屈曲，前臂内旋的姿态，患者常用健侧的手去握持它。下肢的瘫痪，即使是轻微时一般也有小腿外旋的倾向。站立时的姿势异常主要依靠视诊，帕金森病患者头部前倾，躯干俯曲。小脑蚓部病变常前后摇晃，小脑半球或前庭病变向病侧倾倒。

步态检查时可嘱患者先做普通行走，然后根据需要可直线行走、后退行走、横向行走、跑步等，必要时做闭目行走。检查者观察起步和停止情况、抬足和落下的姿势、步基的大小、行走的节律和方向。另外还需要观察身体的动态，包括肢体和骨盆部的动作。常见的步态异常有以下几种（图 1-5）。

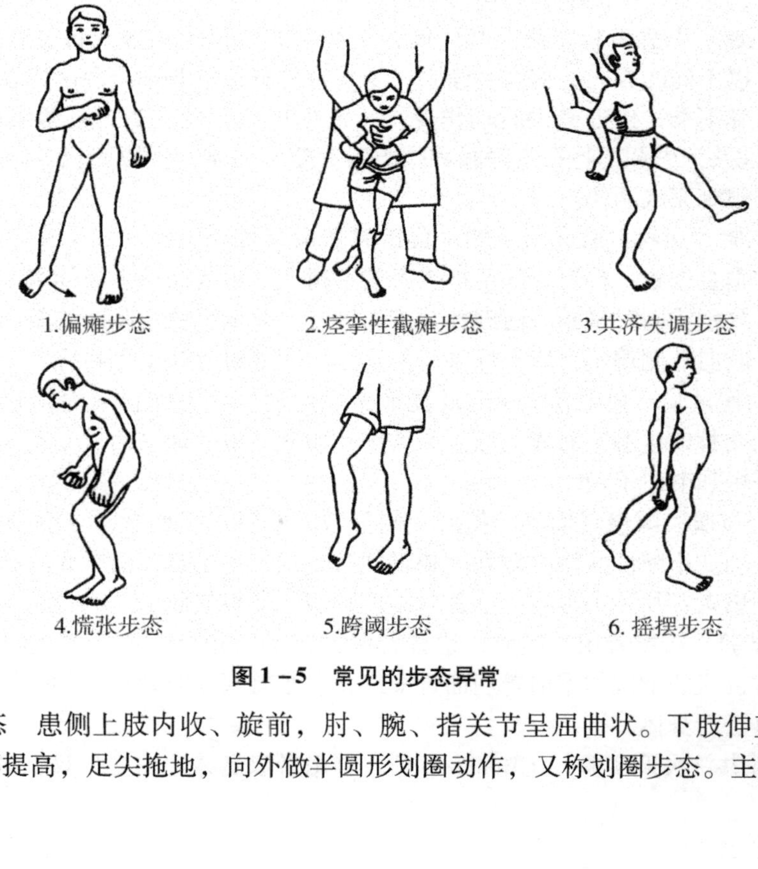

1.偏瘫步态　　2.痉挛性截瘫步态　　3.共济失调步态

4.慌张步态　　5.跨阈步态　　6.摇摆步态

图 1-5　常见的步态异常

1. 偏瘫步态　患侧上肢内收、旋前，肘、腕、指关节呈屈曲状。下肢伸直并外旋，行走时患侧骨盆部提高，足尖拖地，向外做半圆形划圈动作，又称划圈步态。主要由于一侧锥

· 22 ·

体束损害引起，见于脑卒中等脑性偏瘫（图1-5-1）。

2. 痉挛性截瘫步态　行走时双下肢强直内收，交叉呈剪刀样，故又称"剪刀步态"。主要见于先天性痉挛性截瘫和脑性瘫痪等患者（图1-5-2）。

3. 共济失调步态　行走时两腿分开，因重心掌握困难，故左右摇晃，前扑后跌，不能走直线，方向不固定，上下身动作不协调，犹如酒醉，又称"醉汉步态"。小脑半球或前庭病变时向患侧偏斜，直线行走时尤甚。深感觉障碍时可有抬腿过高和落地过重，但睁眼时明显改善（图1-5-3）。

4. 慌张步态　全身肌张力增高，起步和停步困难，走路时步伐细碎，足擦地而行，双上肢前后摆动的联带运动丧失。由于躯干呈前倾状而重心前移，致患者行走时不得不追逐重心而小步加速前冲，形似慌张不能自制，故又称"小步步态"或"前冲步态"。主要见于震颤麻痹（图1-5-4）

5. 跨阈步态　周围神经病变时常出现足部下垂而不能背屈，行走时或是拖曳病足，或是将该侧下肢抬得很高，落脚时足尖先触地面，主要见于腓总神经麻痹（图1-5-5）。

6. 摇摆步态　行走时有明显的脊柱前凸，常因臀中、小肌软弱而致骨盆部摇摆过度，称为摇摆步态，见于肌营养不良症（图1-5-6）。

四、感觉系统检查

感觉系统检查是神经系统检查中最为冗长而又最容易发生误差的部分，需要耐心和细致。由于检查的结果主要根据患者表述，开始前应给患者解释检查的全过程和要求，以取得合作。检查中切忌暗示和提问，以免影响患者的判断。在检查中要注意两侧、近远的对比，一般从感觉缺失区向正常区进行检查。

（一）感觉检查

1. 浅感觉

（1）触觉：用一束棉絮在皮肤上轻轻掠过，有毛发处可轻触其毛发，嘱患者说出感受接触的次数。

（2）痛觉：以大头针轻刺皮肤，嘱患者感到疼痛时做出反应，须确定感觉到的是疼痛还是触觉。如发现痛觉减退或过敏的区域，需从各个方向用针尖在患区皮肤向外检查，以得到确切的结果。

（3）温度觉：用盛有冷水（5~10℃）及热水（40~45℃）试管交替接触皮肤，嘱患者报告"冷"或"热"。

2. 深感觉

（1）运动觉：患者闭目，检查者轻轻夹住患者指趾的两侧，上下移动5°左右，嘱其说出移动的方向，如发现有障碍可加大活动的幅度，或再试较大的关节。

（2）位置觉：患者闭目，将患者一侧肢体放一定位置，让患者说出所放位置，或用另一肢体模仿。

（3）振动觉：应用128Hz的音叉，振动时置于患者的手指、足趾，以及骨隆起处如桡尺茎突、鹰嘴、膝盖、锁骨、髂前上棘、胸骨、脊椎棘突等，询问有无振动的感受，注意感受的时限，两侧对比。老年人足部振动觉常减退，并无明确的临床意义。

（4）压觉：用不同的物体交替轻触或下压皮肤，令患者鉴别。

3. 复合感觉（皮质感觉）

（1）触觉定位觉：患者闭目，以手指或其他物体轻触患者皮肤，嘱患者用手指点出刺激部位。

（2）两点辨别觉：患者闭目，用钝脚的两角规，将其两脚分开达到一定距离，接触患者皮肤，如患者能感觉到两点，则再缩小两脚的距离，一直到两脚的接触点被感觉成一点为止。正常身体各部位辨别两点的能力不尽一致：指尖为 2～4mm，指背 4～6mm，手掌 8～12mm，手背 2～3cm，前臂和上臂 7～8cm，背部、股腿更大。检查时应注意个体差异，必须两侧对照。

（3）形体觉：患者闭目，可将常用物体如钥匙、纽扣、钢笔、硬币、圆球等放在患者一侧手中，任其用单手抚摸和感觉，并说出物体名称和形状，左、右分试。

（4）重量觉：用重量不同（相差 50% 以上）的物体先后放入一侧手中，令患者区别。有深感觉障碍者不做此检查。

（二）感觉障碍的类型

1. 周围神经型　为限于该神经支配皮肤区域内各种感觉的缺失。如果损害是部分性的，则可表现为该区域中的感觉减退、感觉过度、感觉异常或自发性疼痛。多发性周围神经病变中，感觉障碍以四肢末端最为明显，呈手套、袜套型分布。

2. 后根型　脊神经后根的损害可产生区域性的感觉缺失、减退或过敏，其范围按节段分布。后根受到压迫或刺激时常有放射性疼痛。

3. 脊髓型　横贯性脊髓病变出现损伤平面以下各种感觉缺失，但脊髓不完全损害则可出现分离性感觉障碍，如白质前联合的病变损害两侧的痛、温觉交叉纤维，后角的病变损害一侧尚未交叉的痛、温觉纤维，相应地产生双侧或单侧的痛、温觉缺失，而其他感觉正常或仅轻度受损。周围神经病变也偶有分离性感觉障碍，但如障碍呈节段型分布，则病变应在脊髓。

4. 脑干型　桥脑下部和延髓病变也可发生分离性感觉障碍，偏外侧病变（主要包括三叉神经及其脊束核、外侧脊丘束）可产生同侧面部和对侧身体痛温觉缺失。中央的病变可能损害一侧或双侧内侧丘系产生深感觉障碍。到脑干上部，内侧丘系、三叉丘系和脊丘束已经聚合，则产生面部和半身麻木。

5. 丘脑型　丘脑病变感觉障碍的特征是偏身麻木、中枢性疼痛和感觉过度。

6. 内囊型　内囊病变也可以产生对侧偏身麻木，一般不伴有中枢痛。

7. 皮质型　顶叶感觉皮质的病变一般产生部分性对侧偏身麻木。复合感觉和深感觉的障碍比较严重，浅感觉变化轻微，分布也多不完整，往往仅限于一个肢体，即使偏身感觉障碍，也常以肢体远端部分明显。

五、反射系统检查

检查时应将被检查部位暴露，肌肉放松，并进行两侧反射的比较。在神经系统检查中，反射检查比较客观，但有时受到紧张情绪的影响，仍需患者保持平静、松弛。反射活动还有一定程度的个体差异，在有明显改变或两侧不对称时意义较大，一侧增强、减低或消失有重要的定位意义。

（一）深反射

又称腱反射，强弱可用下列来描述：消失（－）、减弱（＋）、正常（＋＋）、增强（＋＋＋）、阵挛（＋＋＋＋）及持续阵挛（＋＋＋＋＋）。

1. 肱二头肌反射（$C_{5~6}$，肌皮神经） 患者坐或卧位，前臂屈曲90°，检查者以手指（右侧时中指，左侧时拇指）置于其肘部肱二头肌腱上，以叩诊锤叩击手指，反应为肱二头肌收缩，前臂屈曲（图1-6）。

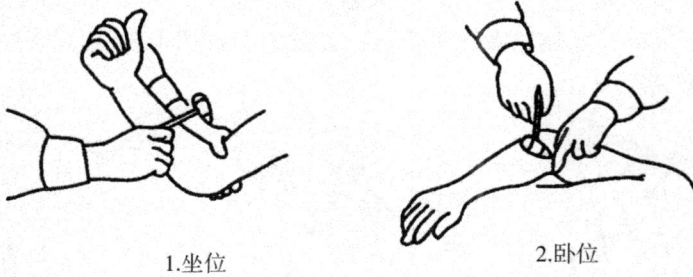

1.坐位　　　　　　　　　2.卧位

图1-6 肱二头肌反射

2. 肱三头肌反射（$C_{6~7}$，桡神经） 患者坐或卧位，肘部半屈，检查者托住其肘关节，用叩诊锤直接叩击鹰嘴上方的肱三头肌腱，反应为肱三头肌收缩，肘关节伸直（图1-7）。

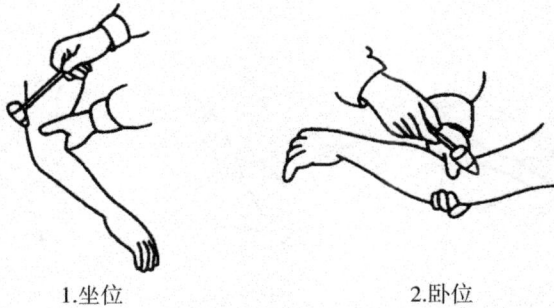

1.坐位　　　　　　　　　2.卧位

图1-7 肱三头肌反射

3. 桡反射（$C_{5~6}$，桡神经） 又称桡骨膜反射。患者坐或卧位，前臂摆放于半屈半旋前位，叩击其桡侧茎突，反应为肱桡肌收缩，肘关节屈曲、旋前，有时伴有指部的屈曲（图1-8）。

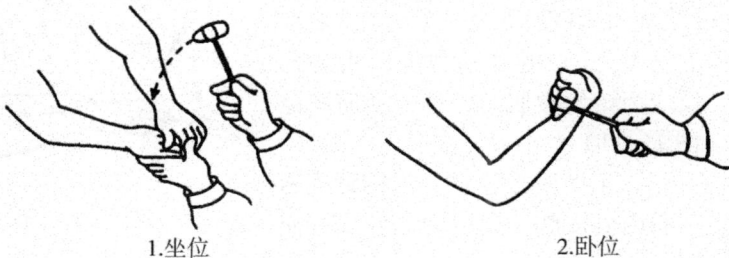

1.坐位　　　　　　　　　2.卧位

图1-8 桡反射

4. 膝反射（$L_{2\sim4}$，股神经）　患者坐于椅上，小腿弛缓下垂与大腿成直角，或取仰卧位，检查者以手托起两侧膝关节，小腿屈成 120°，然后用叩诊锤叩击膝盖下股四头肌腱，反应为小腿伸展。如患者对下腿注意过度不易叩出时，可一腿置于另一腿上，嘱其两手勾紧向两方用力牵拉，此为常用的加强方法（图 1-9）。

5. 踝反射（$S_{1\sim2}$，胫神经）　又称跟腱反射。患者仰卧位，股外展，屈膝近 90°，检查者手握足，向上稍屈，叩击跟腱，反应为足向跖侧屈曲。如不能引出，令患者俯卧，屈膝 90°，检查者手的拇指和其他各指分别轻压两足足跖的前端，而后叩击跟腱。也可嘱患者跪于凳上，两足距凳约 20cm，检查者用手推足使之背屈，再叩击跟腱（图 1-10）。

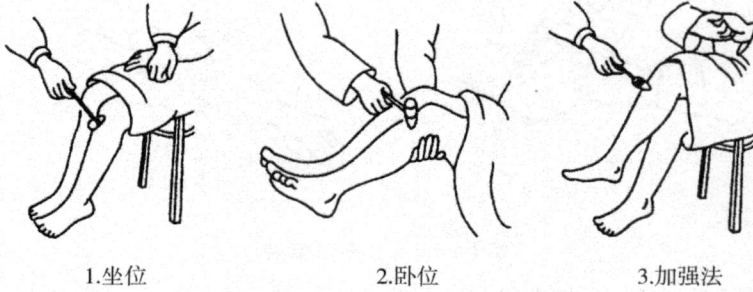

1.坐位　　2.卧位　　3.加强法

图 1-9　膝反射

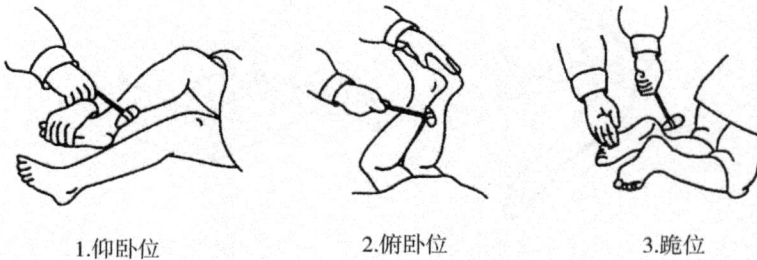

1.仰卧位　　2.俯卧位　　3.跪位

图 1-10　踝反射

（二）浅反射

1. 腹壁反射（$T_{7\sim12}$，肋间神经）　患者仰卧，下肢膝关节屈曲，腹壁完全松弛，双上肢置于躯体的两侧。检查以钝针或木签沿肋缘下（$T_{7\sim8}$）、平脐（$T_{9\sim10}$）及腹股沟上（$T_{11\sim12}$）的平行方向，由外向内轻划腹壁皮肤，反应为该侧腹肌的收缩，使脐孔略向刺激部位偏移（图 1-11）。

2. 提睾反射（$L_{1\sim2}$，生殖股神经）　用钝针或木签由上向下轻划上部股内侧皮肤，反应为同侧提睾肌收缩，睾丸向上提起。

3. 跖反射（$S_{1\sim2}$，胫神经）　膝部伸直，用钝针或木签轻划足底外侧，自足跟向前方

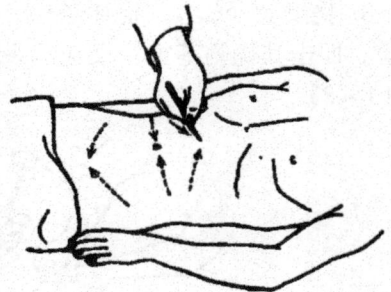

图 1-11　腹壁反射

至小趾根部足掌时转向内侧，反应为各个足趾的屈曲（图 1 - 12 - 1）。

4. 肛门反射（S_{4-5}，肛尾神经）　用大头针轻划肛门周围，反应为肛门外括约肌收缩。由于肛门括约肌可能受双侧中枢支配，故一侧锥体束损害，不出现肛门反射的障碍，而双侧锥体束或马尾等脊神经损害时，该反射减退或消失。

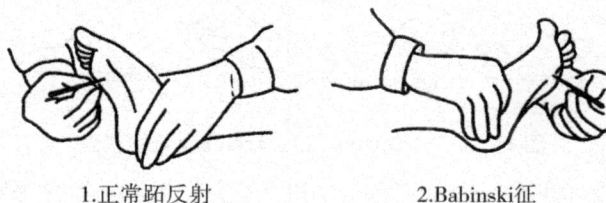

1. 正常跖反射　　　　　　　2. Babinski 征

图 1 - 12　跖反射和 Babinski 征的检查方法

（三）病理反射

传统意义上病理反射有 Babinski 征、Chaddock 征、Oppenheim 征、Gordon 征、Schöeffer 征、Gonda 征等。但临床中把阵挛和牵张反射如 Hoffmann 征、Rossolimo 征等习惯上也列入病理反射之列。

1. Babinski 征　方法同跖反射检查，但足趾不向下屈曲，蹬趾反而较缓地向足背方向背曲（也称跖反射伸性反应），可伴有其他足趾呈扇形展开，是为 Babinski 征阳性。一般认为本征为上运动神经元病变的重要征象，但也可见于两岁以下的婴儿和智能发育不全、昏迷、深睡、中毒、严重全身感染、足趾屈曲肌瘫痪、疲劳，甚至少数正常人。临床意义需结合其他体征一并考虑（图 1 - 12 - 2）。

2. Chaddock 征　用钝针或木签轻划外踝下部和足背外侧皮肤，阳性反应同 Babinski 征（图 1 - 13）。

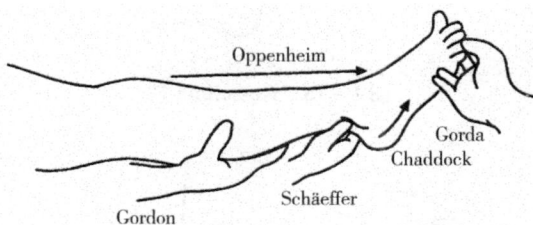

图 1 - 13　病理反射的各种检查方法

3. Oppenheim 征　以拇指和食指沿患者胫骨前面自上而下加压推移，阳性反应同 Babinski 征（图 1 - 13）。

4. Gordon 征　以手挤压腓肠肌，阳性反应同 Babinski 征（图 1 - 13）。

5. Schaeffer 征　以手挤压跟腱，阳性反应同 Babinski 征（图 1 - 13）。

6. Gonda 征　紧压足第 4、5 趾向下，数秒钟后再突然放松，阳性反应同 Babinski 征（图 1 - 13）。

以上六种测试，方法虽然不同，但阳性结果表现一致，临床意义相同。一般情况下，在锥体束损害时较易引出 Babinski 征，但在表现可疑时应测试其余几种以协助诊断。

7. Hoffmann 征　患者腕部略伸，手指微屈，检查者以右手示、中指夹住患者中指第二指节，以拇指快速地弹拨其中指指甲，反应为拇指和其他各指远端指节屈曲然后伸直的动作。如检查者用手指从掌面弹拨患者的中间三指指尖，引起各指屈曲反应时，称 Trömner 征（特勒姆内征）（图 1 - 14）。

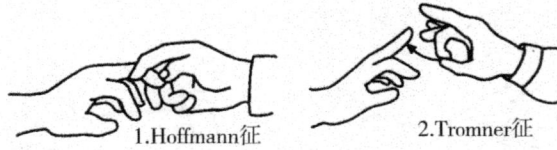

图 1 - 14　**Hoffmann 征和 Trömner 征检查法**

8. Rossolimo 征　患者仰卧，两腿伸直，用叩诊锤叩击足趾基底部跖面，亦可用手指掌面弹击患者各趾跖面，阳性反应同 Babinski 征（图 1 - 15）。

9. 阵挛　阵挛是在深反射亢进时，用一持续力量使被检查的肌肉处于紧张状态，则该深反射涉及的肌肉就会发生节律性收缩，称为阵挛。①髌阵挛：检查时嘱患者下肢伸直，医生用拇指和食指捏住髌骨上缘，用力向远端方向快速推动数次，然后保持适度的推力。阳性反应为股四头肌节律性收缩，致使髌骨上下运动，见于锥体束损害（图 1 - 16）。②踝阵挛：嘱患者仰卧，髋关节与膝关节稍屈，检查者左手托住腘窝，右手握住足前端，突然推向背屈方向，并用力持续压于足底，阳性反应为跟腱的节律性收缩反应。见于锥体束损害（图 1 - 16）。

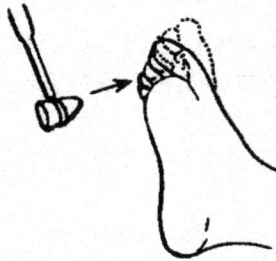

图 1 - 15　**Rossolimo 征**

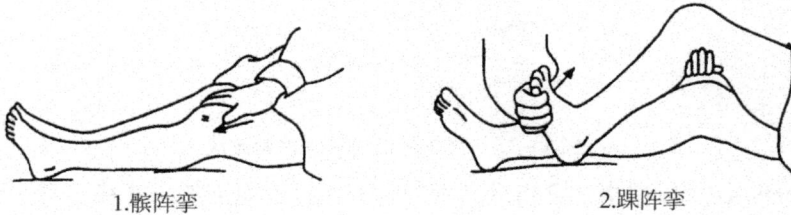

图 1 - 16　阵挛的检查方法

六、自主神经（植物神经）功能检查

（一）一般观察

1. 皮肤与黏膜　注意观察以下内容：有无色泽变化如苍白、潮红、红斑、紫绀、色素减少或沉着等；有无质地变化如变硬、增厚、脱屑、潮湿、干燥等；有无水肿、溃疡、褥疮等。

2. 毛发与指甲　毛发有无过度增生或脱失，有无分布异常。指甲有无变脆、失去正常光泽和起条纹等。

3. 排汗与腺体分泌　观察有无局限性多汗或少汗、无汗，有无泪液和唾液等腺体分泌的过多或过少。

4. 体温、血压、呼吸、心率变化　注意 24h 内体温变化情况，观察各种体位的血压变化，以及心率和呼吸在不同条件下的变化。

（二）括约肌功能

有无排尿障碍如尿急、费力、潴留、充盈性失禁、自动膀胱，有无膀胱膨胀及其膨胀程度，有无排便困难等。

（三）自主神经反射

1. 眼心反射　患者仰卧休息片刻后，数 1min 脉搏次数，然后闭合眼睑，检查者将右手的中指及食指置于患者眼球的两侧，逐渐施加压力，但不可使患者感到疼痛，加压 20～30s 后计数 1min 脉搏次数，正常每分钟脉搏可减少 6～8 次，减少 12 次/min 以上提示迷走神经功能增强，减少 18～24 次/min 提示迷走神经功能明显亢进。如压迫后脉率不减少甚或增加，称为倒错反应，提示交感神经功能亢进。

2. 卧立位试验　在患者平卧时计数 1min 脉搏数，然后嘱患者起立站直，再计数 1min 的脉搏数，如增加 10～12 次/min 为交感神经兴奋增强。由立位到卧位称为立卧试验，前后各计数 1min 脉搏数，若减少 10～12 次/min 为副交感神经兴奋增强。

3. 竖毛反射　将冰块放在患者的颈后或腋窝皮肤上数秒钟之后，可见竖毛肌收缩，毛囊处隆起如鸡皮状。竖毛反射受交感神经节段性支配，颈8～胸3支配面部和颈部，胸4～7支配上肢，胸8～9支配躯干，胸10～腰2支配下肢。根据反应的部位可协助交感神经功能障碍的定位诊断。

4. 皮肤划纹征　用钝针或木签适度加压在皮肤上划一条线，数秒以后皮肤就会出现白色划痕（血管收缩）并高起皮面，正常持续 1～5min 即行消失。如果持续时间超过 5min，提示有交感神经兴奋性增高。经钝针或木签划压后很快出现红色条纹，持续时间较长（数小时），而且逐渐增宽或皮肤隆起，则提示副交感神经兴奋性增高。

（聂靖炜）

参考文献

［1］王拥军. 神经内科学. 人民军医出版社，2014.

［2］董为伟. 神经系统与全身性疾病. 北京：科学出版社，2015.

［3］李云庆. 神经科学基础. 北京：高等教育出版社，2010.

［4］梁庆成，易芳，李进. 神经内科速查. 北京：人民军医出版社，2009.

［5］ 万琪．神经内科疾病诊断流程与治疗策略．北京：科学出版社，2007.

［6］ 曾进胜．神经内科疾病临床诊断与治疗方案．北京：科学技术文献出版社，2010.

［7］ 李倩．重复经颅磁刺激在癫痫治疗中的研究进展．神经损伤与功能重建，2007，2（5）：302.

第二章　神经系统电生理检查

第一节　脑电图

一、脑电图基本概念

1. 概述　脑电图是指在头皮或皮质记录到大脑神经细胞和顶树突突触后电位的生物电活动综合。主要用于癫痫、炎症、颅内占位、昏迷、脑死亡等疾病时脑功能状态诊断或评估。临床分析根据脑电频率、波幅、波形、相位、调节、调幅进行综合判断。

2. 脑波频率分类　δ波0.3～3.5Hz；θ波4～7.5Hz；α波8～13Hz；β波14～30Hz；γ波 >30Hz。

3. 波幅的分级　低波幅 <25μV；中等波幅25～75μV；高波幅75～150μV；极高波幅 >150μV。

4. 正常成年人脑电图类型

（1）α-脑电图：α波占优势，特别是在枕、顶部。α波频率的变动范围不超过1.5Hz，多在1Hz以内，占正常脑电图的大多数。

（2）β-脑电图：占正常脑电图的6%左右。由16～25Hz，20～30μV的快波组成，α波仅是散在性或短暂性发作，β波一般出现于全部导联，但在额、中央区其波幅最高。

（3）平坦脑电图（或去同步化脑电图）：见于正常人的10%。α波振幅低于（不超过20μV）出现率也低，β波振幅亦很低（不超过10μV）。也可以混有少数波幅在30μV以下的θ波，一般称为低电压脑电图，当快波较多时称为去同步化脑电图。

（4）不规则脑电图：α波不规则，在额部振幅较高，频率变动范围在3Hz以上，一般混有少数低幅θ波。如混有较多的，振幅较大α波多属于异常脑电图。基本节律有时由α波和β波组成。

二、脑电图在颅脑外伤中的应用

1. 颅脑损伤特点　病情变化快，并发症多，死残率高。多为交通事故、建筑、斗殴等暴力直接或间接作用于头部的结果，可分为闭合性颅脑损伤和开放性颅脑损伤，按损伤发生的时间和类型分为原发性颅脑损伤和继发性颅脑损伤。颅脑外伤时，受伤部位、外力的种类、方向和强度、骨折、意识、脑组织挫裂、血肿等因素都将不同程度地导致脑功能的变化，而脑电图是了解脑功能状态的客观指标之一，对临床医生鉴别脑震荡和脑挫伤，以及闭合性脑损伤、对冲性脑损伤、外伤性癫痫、颅内血肿等颅脑外伤的诊断都有一定的帮助。

2. 脑震荡的脑电图

（1）特点：脑震荡伤后30min的脑电图多为正常，而伤后立即记录可见低幅、频率慢化的脑波，数分钟后可出现广泛性 δ 波、θ 波，患者清醒后 δ 波、θ 波减少，α 波就逐渐增多，但在临床中很难做到受伤后立刻行脑电图检查。

（2）脑电图表现：

1）正常脑电图：占 70%，但部分患者因出现脑水肿在伤后 1 周内可见一侧或两侧散在性 θ 波或短暂的节律性 θ 波，一般在 2~3 周恢复至正常的 α 节律。

2）泛化性 α 波：占 15%，频率慢化（8~9Hz）、波幅 50~100μV 的 α 波出现于各导联，调幅欠佳，1 周左右好转，可能与受伤引起的短暂间脑功能障碍有关。

3）广泛性高幅快波：占 5%，因大脑皮质兴奋性增高，各导联以中高幅快波节律为背景，伴少量 α 波。伤后 3d 开始恢复至正常节律。

4）去同步化脑电图：占 10%。主要表现为广泛的低幅快波，伴极少量的低幅 α 波或 θ 波。脑震荡患者清醒后，中脑网状结构往往处于兴奋状态，此时脑电图呈去同步化，一般经很长时间也不易恢复正常节律。

3. 脑挫伤 脑挫伤时脑电图的表现：损伤部位引起局限性异常，大脑整体对外伤反应引起的泛化性异常两类。根据损伤部位、范围、程度、时间、年龄的不同，脑电图表现各异。

（1）轻、中型脑挫裂伤：伤后 24h 内脑电图有泛化性和局限性两种改变。

1）泛化性异常：慢波主要是两侧性散在性高幅 δ 波和 θ 波，但可以一侧为优势。损伤较轻一侧主要显示 θ 波。伤后伴有昏迷、意识障碍等患者，脑电图多示两侧 α 波抑制或广泛性基本节律慢化（5~7Hz），一般需 2 个月左右才能恢复至正常脑电图。在脑挫伤的慢性恢复期，约有 20% 的患者为正常泛化性 α 波节律。脑电图的好转与临床症状的恢复一般成平行关系，若临床症状改善而脑电图仍然异常则预示预后不良。

2）局限性异常：局限性异常波常见于损伤部位和（或）对冲性损伤部位，以 δ、θ 波慢波为主，在轻型脑挫伤伴局限性快波、α 波减弱现象。伤后急性期多为一过性局限性慢波，1 周后逐渐恢复，1~2 个月恢复正常，如不恢复则应考虑有硬膜下血肿存在的可能性。

（2）重型脑挫裂伤：重型脑挫伤后伴有严重的意识障碍，此时脑电图呈无基本节律的平坦波，随着脑机能的恢复，逐渐过渡到泛化性 δ 波。若出现脑疝时 δ 波可大量增加，合并脑干损伤时两侧同步的阵发性 δ 波发放。在急性期因意识障碍，表现为泛化性 δ 慢波，而局部脑损伤部位的局限性异常波被遮盖，此时采用声音、痛觉等诱发试验，损伤部位可见异常脑波发放。

重型脑挫伤昏迷患者夜间脑电图若显示较正常的睡眠波，则其预后较好，若显示单纯的广泛性慢波或广泛性快波，则其预后不佳。

重型脑挫伤后急性期脑水肿期间脑电图可长时间、持续性表现为基本节律慢化，多在 1 个月以内消失。随着临床症状的好转，在基本波上出现 α 波，α 波频率和数量将逐渐增加，往往成为广泛性 α 波。

4. 间脑、脑干损伤

（1）间脑损伤：一侧视丘损伤所引起的异常波多为 θ 波，可经过联系纤维投射到病侧额叶的广泛部位或整个半球，患者虽然处于昏迷状态，但异常波尤其是阵发性异常波仍以 θ 波为主。

（2）轻度脑干损伤：受伤早期在昏迷患者也可以记录到波幅较低、频率较慢的 α 波，有时可见正常睡眠时的纺锤波和峰波，但给予刺激也不能使他苏醒过来，这一点与正常睡眠有区别。以后可过渡到泛化性慢波，其临床预后一般较好。

（3）严重脑干损伤：脑电图可见两侧大脑半球的广泛性 δ 波，这与大脑皮质的广泛性损伤不易区别，但脑干损伤时除有广泛性 δ 波外，还可以出现两侧同步的阵发性 θ 波。

5. 颅内血肿 多数病例由于合并脑挫伤，脑电图改变较复杂，主要以局限性多形性 δ 波或低幅 δ 波发放，但一侧性脑水肿有时显示与颅内血肿类似的脑电图表现，因而需行脑电图的追踪观察才能加以区别。脑水肿的脑电图特点是可逆性的，而颅内血肿脑电图改变则在一定时间内是进行性的。对于脑挫裂伤患者，若伤后 1 周左右异常波增多，应考虑合并颅内血肿或继发性脑水肿的存在。

6. 外伤性癫痫

（1）发病率：伤后 7d 内发生的癫痫称为早期癫痫，发病率为 4%～25%；发病于伤后 1 个月至数年成为晚期癫痫，发病率为 9%～42%。外伤性癫痫的脑电图泛化性异常较原发性癫痫为轻，往往仅显示局限性异常，且另有约 30% 的患者为正常脑电图。因此根据脑电图结果来预测外伤后癫痫的发病率，实际上较困难，因为颅脑损伤后多数病例呈现泛化性或局限性异常脑电图，而这些患者不可能都发展成为癫痫。而有些病例，虽然先期脑电图表现为正常，亦无癫痫发作史，但数月乃至数年后仍有可能出现癫痫发作。所以对于颅脑损伤预后合并外伤性癫痫，应在伤后急性期、癫痫潜伏期和伤后第一次发作后等不同阶段的脑电图基础上进行综合分析。

（2）脑电图表现：来自大脑皮质的发作波包括棘波、尖波或棘慢波、尖慢波。起源于癫痫致痫起始区域的发作波通常为较高波幅的散在性或阵发性的阴性棘波、棘慢波；远离致痫起始区域的异常脑波多为较低波幅的阴性或阳性尖波或尖慢波。

（3）致痫灶定位：对于致痫源性病灶的定位诊断，应根据波形、波幅、位相、发作波出现的时间并结合病史及临床表现综合分析。大脑半球两侧非同步的发作波独立出现应考虑两个以上的致痫病灶存在；而对于同步的两个以上发作波，根据波形、波幅和位相等相关的重要因素分析，应考虑可能是来自一个致痫病灶。

（王　浩）

第二节　诱发电位

一、概述

诱发电位（EPs）或称诱发反应，是指神经系统（包括外周或中枢，感觉或运动系统）接受内、外界"刺激"所产生的特定电活动。换句话说，是指对神经系统某一特定部位（包括从感受器到大脑皮层）给予相宜的刺激，或使大脑对刺激（正性或负性）的信息进行加工，在该系统和脑的相应部位产生可以检出的、与刺激有相对固定时间间隔（锁时关系）和特定位相的生物电反应。

由此可见，EPs 有其空间、时间和相位特征，即 EPs 必须在特定的部位才能检测出来，各种 EPs 都有其特定的波形和电位分布；再者，这些 EPs 的潜伏期与刺激之间有较严格的锁时关系；而且是在给予刺激时，几乎可立即或在一定时间内瞬时出现。这与自发脑电（EEG）长时、自发、周期性的出现是有区别的。当然这种区别也只是相对而言。

二、EP 的类型

EPs 分为两大类：外源性的与感觉或运动功能有关的刺激相关电位（SRP）和内源性的与认知功能有关的事件相关电位（ERP）。本节主要介绍外源性刺激相关诱发电位（SRPs），按刺激的类型和模式将其分为两种。

1. 感觉诱发电位

（1）视觉诱发电位（VEPs）：包括模式刺激 VEP，弥散光刺激 VEP，其他刺激的 VEPs 3 种。

（2）听觉诱发电位（AEPs）：分为短潜伏期 AEP，中潜伏期 AEP，长潜伏期 AEP，其他 AEPs。

（3）躯体感觉诱发电位（SEPs）：刺激上肢神经的 SEP；刺激下肢神经的 SEP；其他 SEPs。

2. 运动诱发电位（MEPs）

（1）电刺激 MEP。

（2）磁刺激 MEP。

三、EP 的神经生理基础

临床上传统的 EPs 的定位是以其幅度、分布及神经解剖为基础的。无论 AEP、SLSEP 和 PRVEP，各波发生源，仍有不少争议，因此大部分 EP 反应波的发生源，目前只有一个大致的确定。

四、EP 参量的生理与病理生理含义

1. 潜伏期　主要反映被测试的感觉或运动系统的粗径有髓纤维的传导功能。潜伏期延长，说明传导速度减慢。无论中枢性或周围性受损均可使潜伏期延长。

2. 波幅　一般反映受刺激后，感觉或运动系统引起同步性放电神经元的数量的多少。从动物实验与实践中已明白波幅的变化是早期病理性功能改变的敏感标志之一。

3. 时程　诱发反应的时程延长，可见于几种病理情况。

4. 波形　EP 波形不能确切地给出定义，所以它不是 EP 异常的可靠指征，只要波形可以辨认，而且潜伏期正常，EP 一般均认为属正常范围。波形部分缺失有较为重要的临床意义，提示在该传导路径的某处传导被阻断。如果排除了技术故障，又无严重的外周系统病损，而 EP 完全缺失，就可以认为是相应中枢神经皮质有较严重的病理改变。

五、视觉诱发电位

1. 概述　枕叶皮质对视觉刺激产生的电活动可以用头皮电极检出，称为视觉诱发电位（visual evoked potential 或 visually evoked potential，VEP），也称视觉诱发反应（visual e - voked cortical potential）。

2. 方法　正常人从 O_2 和枕外粗隆记录出的典型的模式翻转视觉诱发电位（PRVEP）是由一个三相复合波所组成的。该三相波按各波成分的极性被命名为 NPN 复合波，按各自的平均波峰潜伏期而定，分别为 N75，P100，N145。

3. VEP 在颅脑外伤中的应用价值 在复杂颅脑外伤中，往往只重视生命体征而忽视了视神经的检查与诊断，从而导致伤者严重的视力障碍。外伤性视神经损伤患者具有伤情重、易漏诊、需及时明确诊断及预后差等特点，临床上早期诊断是影响该病预后的关键因素，而早期诊断的必要指标之一就是视神经功能的评价。视力下降、视野缺损是视神经损伤的直接后果，但视力和视野的检查常常会受到鉴定人主观因素的影响，在伪装的情况下，很难通过视力下降来确定其神经损伤。因此，VEP 检查显得更为重要，VEP 可以较为准确地反映视神经各段损伤情况，对于初步估计伤者视力情况及有无外伤、伪盲有一定价值。此外视神经压迫病变手术时，VEP 是一有用的视神经功能监测手段。

六、躯体感觉诱发电位

1. 概述 感觉神经诱发电位（somatosensory evoked potential，SEP），简单地说就是记录感觉传导系统对于刺激（通常是电刺激）引发的反应。刺激外周神经引发的感觉冲动经脊髓上传至大脑，在整个传导通路上的不同部位放置记录电极，所记录的神经传导信号经过监测仪信号放大器放大后的波形就是感觉诱发电位。

2. 方法 临床上，下肢 SEP 常用电刺激踝部胫神经，上肢 SEP 常以刺激腕部内侧正中神经；记录电极通常用表面电极或针电极，安放位置常以脑电图（EEG）国际 10～20 系统为标志。如刺激上肢正中神经时，常在 Cz 后 2cm 或 2.5cm 向左、右各旁开 7cm 处记录（刺激侧的对侧记录）通常以 N20 开始；刺激下肢神经时常在 Cz 正中后 2cm 或 2.5cm 记录，通常以 P40 开始。

3. SEP 在神经外科外伤中的应用价值 SEP 不受意识、睡眠、中枢神经系统抑制等因素影响，能真实地反映皮质及皮质下感觉传导通路的完整性及其功能状态。外周神经严重外伤时，感觉神经动作电位（SNAP）在最初数月难以记到，如果有部分轴索与中枢的连续性，则通过上述中枢放大作用，可记录到相应的一级体感皮质原发反应（S1PR）。虽然这时 S1PR 波幅低、潜伏期延长，但这是受损神经轴索与中枢保持连续性的唯一的客观依据。SEP 从电生理角度反映脑神经的功能情况对预后判断有价值。SEP 在脊髓外伤时的应用较广：①与脊髓损伤程度之间相关性较好。②对胸腰髓外伤者，同时检测上肢和下肢 SEP，可对损伤的纵向范围作一大致的判断。③急性期或早期 SEP 均可记录者提示预后良好；而且 SEP 的恢复先于临床运动功能的恢复；反之，则预后不佳。

七、运动诱发电位

1. 概述 运动诱发电位（motor evoked potential，MEP）系用电或磁刺激脑运动区或其传出通路，在刺激点下方的传出径路及效应器－肌肉所记录到的电反应。根据所采用的刺激器的不同，有经颅电刺激（transcranial electric stimulation，TES）和经颅磁刺激（transcranial magnetic stimulation，TMS）两种运动诱发电位。

2. 方法 最常选择的记录部位为上肢的小指外展肌（AMD）和拇短展肌及下肢的趾短伸肌和胫前肌（TA）；刺激部位一般为大脑皮质、颈神经根、腰骶神经根、周围神经（包括上肢的 Erb 点、肘点以及下肢的臀点、腘窝）；可以测定中枢运动传导时间（CMCT 即从皮质到肌肉的潜伏期减去 Cz 至肌肉的潜伏期）。

3. MEP 在神经外科外伤中的应用价值 MEP 的主要诊断价值是将常规周围神经运动传

导测定向枢端段延伸，利用 MEP 可测定近端段神经传导，特别是测定锥体束（皮质脊髓束）的传导功能。MEP 在外伤性脊髓病中的应用：脊髓损伤的中央出血性坏死，可影响该节段前角细胞所支配的肌肉，检测多节段肌肉的 MEP 可协助定位诊断损伤的范围，而刺激各皮节神经 SEP 其定位的准确性较低。MEP 的早期出现是脊髓损伤预后良好的指征，MEP 恢复常先于临床运动功能的改善。特别在外伤后内固定过程中，MEP 是尤为有用的无创伤性技术，且适用于任何水平的脊髓手术。

八、脑干听觉诱发电位

1. 概述　脑干听觉诱发电位（brainstem auditory evoked potential，BAEP）是通过声音刺激听神经，听觉传入冲动经耳蜗毛细胞、螺旋神经节、第Ⅷ对脑神经听觉部分进入耳蜗核，再经上橄榄核、外侧丘系、下丘和内侧膝状体到达大脑听觉皮质路途中产生的各种反应电位。BAEP 不受受试者不同意识状态（清醒、睡眠、昏迷、镇静药或麻醉等）的影响，在 1～10ms 潜伏期内出现一系列反应波，依次用罗马字来表示即波Ⅰ、Ⅱ、Ⅲ、Ⅳ、Ⅴ、Ⅵ及Ⅶ。其中以波Ⅰ、Ⅲ、Ⅴ最明显，分别代表听神经、脑桥下段和脑桥上段。

2. BAEP 在颅脑外伤中的应用　我们认为早期（创伤后48h内）BAEP 异常提示脑损害为可逆性，追踪（创伤后3～6d）行 BAEP 测试能判定患者的预后。并有助于判断脑干损害的程度和治疗效果。颅脑损伤后，由于出血和血肿引发颅内压升高，加之血流，供氧的障碍可导致脑水肿、脑细胞溶解、弥漫性轴突变性等一系列继发损害。另外脑外伤也能直接造成脑干的损伤，还可通过其他机制引发缺血性损害。有学者发现，BAEP 可敏感地反映脑干的缺血情况，并随缺血程度而发生改变。当临床上表现出脑桥和延髓活动缺失的证据，峰间潜伏期异常或Ⅲ、Ⅳ和Ⅴ波消失而Ⅰ波存在时，则提示脑干功能障碍是由于广泛的结构性损害所致，相就地，预后不良。BAEP 可对昏迷的可逆性做出评价，即使脑电活动呈电静息，正如在药物过量时所见到的那样。相反，当脑电图仍相对正常，而 BAEP 缺如时，可提示无反应状态的不可逆性，说明有脑干结构的广泛性损害。对于创伤后昏迷，通过 BAEP 也可判断预后。

（王　浩）

第三节　事件相关电位

事件相关诱发电位，简称事件相关电位（Eventrelated potential，ERP），是指与兴奋的感觉通道模式（如视觉、听觉等通道）及刺激的物理属性无关，而是大脑进一步对所接受的情报进行处理、加工，对刺激的识别、分辨、期待、判断并准备做出运动反应的过程中相伴随产生的脑电活动。主要包括伴随负变化（Contingent negative variation，CNV），晚期正性成分（P300），N400，失匹配负波（MMN）等经典成分，也有一些新的事件相关电位成分如 N270 等。

一、P300

使能区别开的两种以上的感觉刺激（听觉、视觉、体感觉等均可）随机呈现，两种刺激出现的概率不等，受试者选择性注意两种刺激中小概率出现的刺激——靶刺激，在靶刺激呈现后约250～500ms 内从头皮上记录到的正性电位称为 P300。P300 也叫晚期正性成分

（Late positive component，LPC），又因为它是晚成分中的第三个正波，所以也称之为 P3。在多种作业中均可记录到 P300。

记录电极（G⁻）一般放在 Fz，Cz，Pz 等位置。为了观察 P300 成分的空间分布，可以按国际 10 - 20 系统在头皮上放置多个电极。参考电极（G⁺）通常用两耳联合电极作为参考电极。地线可以放置在头的前额部。

听觉刺激所诱发的 P300 波形如图 2 - 1 所示，大概率及小概率两种刺激均可在刺激后 100ms 记录到一个明显的负波，称为 N100。N100 之后在小概率刺激可以记录到 P200、N200 和 P300，随后是负性慢波（Slow wave，SW）。而在大概率刺激所诱发的 N100 之后，除了可以记录到很小的 P200 之外，记录不到很明确的波形。

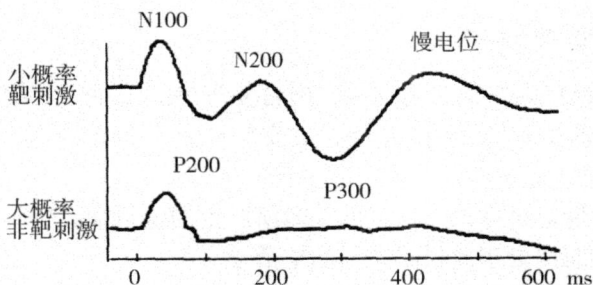

图 2 - 1 事件相关电位 P300

P3 成分在各种痴呆患者会出现潜伏期的延长和波幅降低，此种改变与抑郁症引起的"假性痴呆"不同，抑郁症主要表现为 P300 成分的振幅减低，而 P300 的潜伏期则在正常范围之内，可资鉴别。皮层性痴呆多表现为 N2、P3 成分潜伏期的延长，而皮层下痴呆的患者多同时伴有 N1 潜伏期的延长。

二、冲突负波

近年我们在刺激特征匹配试验的研究中发现了一个与刺激冲突相关的负性电位 N270。当前后成对出现的两个视觉刺激的特征不同时，在第二个刺激出现后的 270ms 左右能在头皮广泛电极部位记录到一个负性成分，将之命名为大脑信息冲突电位 N270。

比较是大脑认识事物的一个重要手段，通过比较可以发现事物间存在的差异从而将事物区分开来。事物间存在的差异对大脑来说是信息冲突。最初发现当一个给出的数字答案与算术式的实际答案不符时（信息冲突），可以在答案刺激呈现后 270ms 左右记录到一个广泛分布，以双侧枕、额、颞振幅为最大的负波，即 N270。在以后的研究中，我们发现 N270 不仅可以由数值不同的数字对引出，而且可以由颜色、形状、图片不同以及空间位置的不同而诱发出。总之，N270 既可以由两个外来的刺激物之间的特征冲突引出，也可以由外来刺激信息与人脑内源产生的信息之间的冲突引起，因此 N270 反映了大脑对信息冲突的识别，而且这种冲突并不局限于哪种模式、哪种刺激特征，可以说只要有冲突出现就有 N270 的产生。因而 N270 可作为一项无创性的检测指标用于对患者轻微认知障碍的诊断以及脑机能评价，它是一种值得推广的神经电生理检查方法。

（张晓愉）

第四节 肌电图

一、概述

肌电图学（electromyography）有广义和狭义之分，广义肌电图包括神经传导检查（nerveconduction studies，NCS）、重复神经电刺激、F反射、H反射、瞬目反射、单纤维肌电图、巨肌电图等；狭义肌电图学指传统的常规同心圆针电极肌电图。是诊断和评估神经功能和肌肉病变的重要手段。

二、肌电图检查技术

肌电图是将针电极插入受检肌肉观察肌肉自发产生的或主动收缩引起的运动单位电位，通过观察肌肉的电活动从而了解肌肉本身及其支配神经的功能情况。针电极肌电图检查包括4个步骤。

1. 插入电活动　针电极插入肌肉或移动时所产生的电活动。
2. 自发电活动　肌肉处于放松状态下的电活动。
3. 轻收缩时的运动单位电位（motor unit potentials，MUP）　肌肉轻收缩时的电活动。
4. 大力收缩时的募集和干扰电活动　观察肌肉大力收缩时的电活动变化。

三、神经传导速度检查

应用表面电极或针电极记录在神经干受到刺激时神经或肌肉产生的电活动为神经传导速度检查，神经传导速度反映的是有髓感觉传入纤维的情况，临床上常包括感觉神经传导速度（SCV）、运动神经传导速度（MCV）测定。

1. 运动神经传导速度　刺激电极置于待测的神经表面，通常选用两个及以上的刺激点进行刺激，记录电极置于该神经支配的远端肌肉，通过各点的超强刺激在远端肌肉记录到诱发出的混合肌肉动作电位（compound muscle action potential，CMAP）。临床中常规分析潜伏期（latence）、传导速度（conduction velocity）和波幅（amplitude）。潜伏期指刺激开始到肌肉动作电位起始点之间的时间，常用毫秒（ms）表示。波幅指峰－峰值，常用毫伏（mV）表示。神经传速度＝近、远端刺激点的距离/（近端潜伏期－远端潜伏期），用m/s表示。

2. 感觉神经传导速度　有顺向法和逆向法。顺向法指在神经远端刺激，近端记录的感觉神经电位。逆向法则是近端刺激，远端记录。临床上常采用顺向法，常规分析潜伏期、波幅、传导速度。潜伏期指刺激伪迹开始到感觉电位起始点之间的时间，常用毫秒（ms）表示。波幅采用峰－峰值，常用毫伏（mV）表示。神经传速度＝刺激点到记录点的距离/潜伏期，用m/s表示。

四、F波、H反射、瞬目反射等检查

1. F波　是指对神经干进行超强刺激，在肌肉动作电位M波后出现的一个低波幅的动作电位。它反映的是运动神经近端的传导功能。

2. H反射　是指在低于诱发M波的刺激强度下出现，出现在M波之前，开始时H反射波幅随刺激强度增大而增大，但当波幅到达最大时，刺激强度继续增大，H反射波幅反而减小至消失，M波波幅则继续增大。它反映的是感觉传入和运动传出通路情况。

3. 瞬目反射 是脑干反射的一种，主要反映面神经、三叉神经以及延髓和脑桥功能。在三叉神经眶上支刺激，眼轮匝肌记录，观察早发反应 R_1 和迟发反应 R_2。

4. 重复神经电刺激 主要用于神经肌肉接头部位的诊断，如重症肌无力、肉毒素中毒等。

5. 单纤维肌电图 是用特殊的单纤维针电极记录到的肌纤维的动作单位，可测定颤抖值、纤维密度及是否伴有阻滞。颤抖和阻滞主要反映神经肌肉接头病变；纤维密度反映的是神经再生支配情况，临床多用于重症肌无力、颈椎病、鉴别肌源性或神经源性损害等。

五、正常肌电图

1. 插入电位 针电极插入肌肉或移动时，由于针电极对肌纤维所产生的机械性刺激而产生的短暂电活动。正常肌肉的插入电位为清脆阵响声，持续时间短（300ms左右）。

2. 电静息 肌肉完全放松时，除终板区外不出现任何电位，示波器显示一条直线。终板电位（endplate potential，EPP）分为终板噪声（endplate noise）和终板棘波（end－plate spike）。终板噪声波幅低，起伏不定。终板棘波波幅高，间断发放。当针电极插入终板区时，示波器上可显示终板活动，患者可感到明显疼痛，轻轻移动针尖疼痛减轻。

3. 运动单位电位（MUP） 肌肉轻收缩时的电活动，可观察到孤立的运动单位电位。分析运动单位电位的主要参数包括以下几种。

（1）时限（duration）：指从电位最初偏离基线到又回到基线的时间过程，通常以毫秒（ms）计算，超过正常值±20%为异常，时限反映的是肌纤维同步活动的程度。

（2）波幅（amplitude）：最高负峰与负峰之间的距离。在正常情况下不超过5mV，波幅反映的是针极附近活动的肌纤维数目。

（3）相位（phase）：电位与基线交叉的次数再加1而得。正常情况下运动单位电位为2～4相，多于4相者为多相波，正间肌肉多相电位为12%，超过20%为异常，但部分肌肉如胫前肌、三角肌除外。

（4）募集电位：相形包括单纯相、混合相、干扰相。单纯相指轻度用力收缩出现的孤立的运动单位电位；混合相指中等用力参加的运动单位数目增加，发放频率也增加，肌电图上有些电位不能分开，有些能分开；干扰相指大力收缩时参加的运动单位数目更多，各个电位交错密集，不能分出单个运动电位。

六、异常肌电图

1. 插入电位延长和减少 插入电位延长指针电极停止移动插入活动并不立即消失，常见于神经源性损害。插入电位减少见于肌肉纤维化或肌肉严重萎缩。

2. 纤颤电位 纤颤电位为三相或双相棘波，时限为1～5ms，波幅20～200μV，起始为正相。多见于神经源性损害，但也可在肌源性损害中出现。

3. 正锐波 起始为正相，其后接一时限较长的负相波，时限10～30ms，波幅20～200μV，临床意义同纤颤电位。

4. 束颤电位 为一个运动单位电位的随机、不规则发放，波幅高，时限宽，频率慢，节律性差,有时肉眼可见,但在肌肉深部的束颤需通过肌电图检查才能发现。束颤电位只有与纤颤电位、正锐波等同时出现时才有临床意义。多见于前角细胞病变,也可见于神经根病变、嵌压性神经病变等。

5. 群放电位 一组肌束或肌群的自发放电,是节律出现的一组运动单位电位,多伴不自主运动出现,频率为 4～11Hz。多见面肌抽搐,帕金森病等。

6. 肌强直样电位和肌强直电位 肌强直样电位是插入电位的特殊形式,高频发放,通常频率和波幅呈先增强后减弱。扬声器发出的声音似俯冲的轰炸机声或摩托车发动或减速的声音。肌强直样电位系高频电位,突然出现,突然消失,无频率和波幅变化,声音似机关枪声。肌强直样电位和肌强直电位多见于肌强直疾病。

7. 运动单位电位时限、波幅、数量、大小、节律改变 运动单位电位时限超过正常的20% 为异常,波幅超过 5mV,时限增时为巨大电位。神经源性损害运动单位电位时限增宽,波幅增高。肌源性损害时时限缩短、波幅降低,数量减少。时限延长,波幅降低多为周围神经损伤。多相电位增多,时限短,波幅低系肌源性损害,但伴时限宽,波幅高时为神经源性损害。

8. 募集电位 单纯相为神经源性损害;病理干扰相,相型为干扰相,但波幅低,肌力与肌电图的密度不成比例,多见于肌源性损害。

七、肌电图在颅脑损伤中的应用

颅脑外伤死残率高,根据病情常可导致不同的神经功能障碍,如偏瘫、失语、感觉障碍等,而脑神经损伤常见于面神经、三叉神经、动眼神经等,肌电图是诊断和评估上述神经损伤的客观指标之一,对于颅脑损伤的临床救治及预后判断有较大的指导意义。

1. 面神经损伤 患者面部表情肌功能障碍,如前额纹消失、闭眼不全、眼裂增宽、鼻唇沟平坦等。检测方法如下。①肌电图:眼轮匝肌、口轮匝肌、额肌、颊肌。②运动神经传导速度:记录电极置于鼻旁肌,对侧鼻旁肌作为参考电极,于乳突后方刺激,当怀疑一侧面损伤时,需两侧对比。③瞬目反射。

2. 三叉神经损伤 检测方法如下。①肌电图:咬肌。②感觉神经传导速度:前额外侧刺激,眶上缘记录。③瞬目反射。④咬肌反射。

3. 动眼神经、滑车神经、外展神经损伤 检测方法为肌电图:眼外肌。

4. 瞬目反射 瞬目反射是脑干反射的一种,反射弧的传入支是三叉神经,传出支是面神经。当颅脑损伤影响到反射环路时,特别是三叉神经、面神经和脑干受损,瞬目反射均可表现为异常。

(1)传入通路受损:三叉神经是瞬目反射传入神经,当三叉神经受损时,刺激一侧,同侧 R_1、R_2 和对侧 R_2' 均消失或延长;而刺激对侧时各波潜伏期正常。

(2)传出通路受损:瞬目反射传出神经是面神经,当面神经受损时,刺激一侧时,同侧 R_1、R_2 波潜伏期延长或消失,对侧 R_2' 正常;刺激另一侧时同侧 R_1、R_2 波潜伏期正常,而对侧 R_2' 波潜伏期延长或消失。

(3)脑干损伤:刺激双侧 R_1 均正常,而 R_2 及 R_2' 波潜伏期延长或消失。

(4)如果瞬目反射改变均不属于上述 3 种典型改变,则预示三叉神经、面神经及脑干的广泛性损害。

5. 肌张力障碍（dysonia，DYT） 也称肌张力不一或肌紧张异常，是一组肌肉持续性不随意收缩而引起的扭曲、重复运动或姿势异常综合征。颅脑损伤、肿瘤、脑血管病等所致的脑局灶病损可引起肌张力障碍，围生期脑损伤是儿童 DYT 的常见病因。检查方法：根据临床特征行相应的肌电图、神经传导速度检查进行诊断。

（张晓愉）

第五节 脑磁图

一、概述

脑磁图（magnetoencephalography，MEG）集超导、生物、电子、信息、医学等尖端技术于一体，是一种完全无侵袭、无损伤的利用低温超导技术探测大脑生物磁信号的脑功能检查。脑磁图技术使人类研究大脑复杂功能、治疗脑部疾病的能力达到了前所未有的境界。随着技术的不断成熟，已经被广泛地应用于神经科学领域。在神经外科，主要应用于癫痫诊断、功能区皮层定位、帕金森病、精神病和戒毒等神经疾病临床诊断和评估。

二、发展历程

人类首次记录生物磁场是在 1963 年，由美国的 Maule 与 Mcfee 两人使用 200 万匝的诱导线圈测量心脏产生的磁信号。1968 年美国麻省理工学院的 Cohen 首次在磁屏蔽室内进行脑磁信号记录，为现代脑磁图的研究奠定了基础。1969 年 Zimmerman 和同事发明了点接触式超导量子干涉仪，使探测磁场的灵敏度大大提高。1988 年通过体感诱发磁场准确定位中央沟，并通过皮质电刺激验证。

初期脑磁图为单信道传感器装置，在检查时需要不断移动传感器探头来完成全头检测，操作复杂、耗时、可信度与准确性差。20 世纪 90 年代出现全头型多信道采集系统，它具有数十至数百信道，覆盖整个头部，一次性采集全头的脑磁场信号并进行快速的收集、处理和分析数据，这提高了结果的可信度和精度。2002 年以后，脑磁图逐渐从实验研究过渡到临床应用。

三、原理

1. 生物磁场的形成与特点 神经元由胞体、突起和终末 3 部分组成，神经元之间的联系是依靠突触完成的，突触后膜上的电位变化称为突触后电位。神经元的电流活动可以产生磁场，电流与磁场在空间分布上相互垂直，符合物理学上的右手定律。脑电活动主要有 3 个来源：跨膜电流、细胞内电流与细胞外容积电流，脑磁图所测量的磁场反映了所有电流成分的磁场叠加。由于细胞膜内外的电流大小相等、方向相反，所产生的磁场相互抵消，跨膜电流不能产生磁信号。细胞外容积电流在球形导体内所产生的磁场在球形导体外为零，头颅内表面近似球形，所以产生的磁场也为零。因此，只有细胞内电流的正切成分才能产生可探测的磁场，我们所说的脑磁场实际上是与头颅表面呈垂直关系的电流偶极子产生的正切磁场，为兴奋性突触后电位或抑制性突触后电位所产生磁场的总和。

2. 超导量子干涉仪的工作原理 脑组织神经元产生的磁场非常微弱，单位面积脑皮质中数千个锥体细胞几乎同时产生神经冲动，从而产生集合电流，形成与电流方向正切的脑磁场。当 10^5 个神经细胞同步活动时所产生的电流强度为 10nAm，磁场强度约为 10fT，为地球磁场的亿万分之一。测定如此微弱的脑磁信号只能用超高敏感度的低温超导装置。把铌探测线圈组成的生物磁力计和超导量子干涉仪浸入充满液氦的杜瓦瓶中可以有效地减少阻抗。超导量子干涉仪是唯一具有测量生物磁场敏感度的探测器，它利用超导约瑟夫效应将微弱的磁信号转化为电信号。

3. 脑磁图的设备组成　脑磁图主要包括：①磁场屏蔽系统：由两层 μ 金属板和一层铝板构成，同时屏蔽低频和高频噪声的干扰。②磁场探测系统：由采集线圈和超导量子干涉仪组成，处于 –269℃ 液氦中的超导工作状态，确保磁通道量产生的微弱电流信号不损耗。③综合信息处理系统：通过计算机不仅将获得信号转换成曲线图，等强磁力线图，而且可以与 MRI 等解剖学影像信息叠加整合，形成脑功能解剖定位图。

4. 脑磁信号的分类　主要分为自发脑磁信号和诱发脑磁信号两大类，记录的结果相应的称为自发脑磁图与诱发脑磁图。自发脑磁图即通过超导量子干涉仪在颅外记录到的神经细胞内电流形成的磁场信号。诱发脑磁图正如诱发电位一样，在机体某一特定部位给予适宜刺激，通过平均叠加技术，在中枢神经系统相应部位检出的与刺激有锁时关系的磁场变化，包括听觉诱发磁场（auditory evoked magnetic field，AEF）、视觉诱发磁场（visual evoked magnetic field，VEF）、体感诱发磁场（somatosensery evoked magnetic field，SEF）、运动诱发磁场（motor evoked magnetic field，MEF）、事件相关磁场（relatedevent magnetic field，REF）等。

5. 脑磁图的分析方法　等效偶极子法是先设定偶极子模型和头模型，然后由脑磁图推断出偶极子的位置、大小和方向。偶极子由源（source）和汇（sink）组成，它只是脑中区域源的近似，在这一模型中，将处于兴奋态的神经元看作电流偶极子的电源。一个偶极子由偶极子的大小、方向和三维位置这五个参数确定其特征。棘波发放时，许多神经元超同步化过度兴奋，作为整体而言，这群神经元兴奋时，其分布组合等价于一个电流，其正负电荷的中央称为等价电流偶极子。等价电流偶极子（equivalent current dipole，ECD）磁场源定位法是一种传统的大脑生物磁场信号源的计算机软件定位方法，它可以简便地构造脑内电磁活动模式的数学等效模型，从而推算出脑内信号源所在位置。这种方法的缺点是不利于对大脑深部神经元及多处神经元进行定位。

合成孔径磁场测定法（synthetic aperture magnetometry，SAM）是一种使用空间滤波器测定因脑的电磁活动而产生的脑磁图信号源的分析方法，是一种融合了脑信号源定位及图形化的计算机算法，其理论基础是数理统计的线性制约最小变数聚束算法，用于从脑磁图信号来评估大脑信号源的活动。SAM 大幅度提高了脑磁图信号的信号噪声比。它可以从三维空间上检测整个大脑的功能活动的影像信息，相对于等价电流偶极子法，它能提高大脑深部信号源的定位精度。

6. 脑磁图的记录伪迹　脑磁图的记录伪迹包括外源性干扰和内源性干扰信号。外源性干扰：脑磁图设备附近衣服移动摩擦等产生静电干扰，汽车通过或电机工作产生电磁波干扰，从而引起脑磁波漂移及 50Hz 的交流电干扰。内源性干扰主要是颞部与额顶部肌肉收缩产生的肌电伪迹。此外还有心电伪迹、刺激伪迹、电极和皮肤界面伪迹、患者体内金属干扰（牙科材料，动脉瘤夹分流装置）、眼动伪迹等。

四、脑磁图特点以及与脑电图的比较

脑磁图是一种无创性生物磁学新技术，与电生理技术如脑电图密切相关又有很大区别，它主要反映神经细胞在不同功能状态下所产生的磁场变化，因此能直接反映神经元活动，提供脑功能瞬时变化的信息。脑磁图探测的是神经元突触后电位产生的磁场变化，不受头皮、软组织与脑脊液的影响，具有极高的时间分辨率与空间分辨率。

脑磁图的优点：①高灵敏度——能探测极其微弱的脑磁信号。②高时间分辨率——能实时测量功能神经活动，是 PET/CT 的 10 万倍。③高空间分辨率——能对脑功能区或病灶精确定位，是 PET/CT 的 3 倍以上。④安全——完全无侵袭和损伤性的检测技术。⑤可重复性。

脑磁图与脑电图的比较如下。

（1）脑电图测量细胞外的电流，用于电位差的测量，包括径向和切向，检测的是脑回锥体细胞电活动，信号受脑组织导电率的影响产生信号变形和衰减，使得检查阳性率降低。

（2）脑磁图测量细胞内的电流，主要用于正切磁场的测量，或者是斜向电流的切线成分，检测的是脑沟内的锥体细胞的磁场活动，脑磁图信号和脑组织的导电率无关，脑磁图信号在穿过头皮后不会产生任何失真，空间分辨率 2mm、时间分辨率 1ms。

五、脑磁图在颅脑损伤中的应用

在临床工作中，目前脑磁图技术除应用于癫痫诊断、癫痫致病灶定位诊断、抗癫痫药物疗效评价、抗癫痫新药的开发研究，颅内肿瘤、脑血管病等患者的大脑语言、运动、感觉、听觉及视觉功能区定位及帕金森病、老年性痴呆、精神病等功能性神经系统疾病的诊断外，随着科学工作者的深入研究，也逐渐过渡到颅脑损伤后大脑功能的评估、缺血性脑血管病的预测和诊断、心理障碍疾病的诊断、司法鉴定和测谎等临床应用。

1. 颅脑损伤的特点 颅脑损伤是神经外科常见疾病之一，亦是影响人类健康的重要疾病，其特点是病情变化快，并发症多，死残率高。病因多为交通事故、建筑、斗殴等暴力直接或间接作用于头部的结果，可分为闭合性颅脑损伤和开放性颅脑损伤，按损伤发生的时间和类型分为原发性颅脑损伤和继发性颅脑损伤。脑组织及其神经轴突因挫裂、压迫、牵拉或扭转而致伤，形成一系列原发及继发性颅脑损伤，伤后即刻或数小时内可出现脑内代谢和离子平衡改变、脑水肿、颅压增高、神经递质释放改变、氧自由基的产生等一系列病理生理变化，造成神经细胞变性坏死、脑移位和脑疝等继发性损害。掌握颅脑损伤病理生理变化，并及时正确有效地处理，对于治疗的结果有着重要意义。

2. 影像学检查特点

（1）头颅 X 线平片：头颅平片简单易行，能发现不同部位、程度的骨折情况，但不能了解颅内损伤情况。

（2）CT：对于颅脑损伤患者，CT 扫描能实时显示受损的性质、部位、范围，了解脑挫裂伤、血肿等颅内损伤情况，在指导临床及时救治有着非常重要的意义。

（3）MRI：对于评价亚急性、慢性颅内损伤和脑干、颅底及颅后窝损伤明显优于 CT。但由于其成像时间较长，危重患者需要及时救治，故急性期多不采用。

（4）对于轻型颅脑损伤尤其在形态学无异常而又有头痛、头晕、认知障碍等神经生理功能改变的患者，CT、MRI 等影像检查很难解释上述临床症状的存在，使许多患者未能得到及时有效地治疗。

（5）CT、MRI 等影像学检查仅能对较重或严重的颅脑损伤做出明确的形态学的诊断，而对其损伤区域及其附近脑功能信息不能做出直接的诊断不能准确评估脑功能情况。

3. 脑磁图在颅脑损伤中的应用　脑磁图能较切实地对颅脑损伤后大脑功能损害程度进行科学评估和准确定位及预后判断，以帮助临床医生及时实施正确合理的治疗方案，从而提高颅脑损伤的救治水平。

（1）在轻型颅脑损伤中的应用：

1）轻型颅脑损伤：CT、MRI 等影像检查结果一般为阴性，绝大多数患者脑电图也表现正常或极少数轻度异常，不能解释头痛、头晕、恶心、认知下降等临床症状。以至于许多患者很容易被漏诊，延误最佳治疗或预防时机。脑磁图是一种对脑功能的测量很敏感的检查方法。

2）脑磁图：正常人脑磁图与脑电图频率基本一致，主要由 $\geq 8Hz$ 的 α、β 频率组成。轻型颅脑损伤患者脑组织受损部位表现 $<8Hz$ 的低频率磁信号，能客观地反映损伤部位的病理生理改变。当轻型颅脑损伤患者在得到及时合理治疗的过程中，反映脑功能情况的频率、波幅等脑磁图结果与症状改善基本同步，因此，MEG 可作为轻型颅脑损伤伤情的较重要的评估指标之一。

3）磁源性影像（MSI）：是脑磁图数据与 MRI 数据叠加融合的结果。Lewine 等人研究结果表明应用 MS1 评价轻型颅脑损伤患者脑功能较 EEG 或 MRI 更为敏感，并与症状恢复程度成正相关。磁源性影像对轻型颅脑损伤的敏感性比 CT、MRI 等影像学检查高。当脑部未受创伤出现症状时，磁源性影像则无异常表现。

4）脑磁图与脑电图：两者在临床评估中均有一定的作用，但脑电图（EEG）主要检测神经细胞外电流的变化，易受头皮、颅骨等传导介质的影响导致结果失真、定位精确度差，结果不如脑磁图真实准确。但只凭脑磁图频率变化也不能准确反映大脑功能状况，因为低频率磁信号不是脑功能障碍的特异性表现，许多无颅脑损外伤的其他神经疾病患者（如卒中、癫痫）也有低频率磁信号现象。因此，对于评估轻型颅脑损伤患者大脑功能的损伤程度，应结合脑磁图数据、磁源性影像及临床症状等资料综合分析判断。

（2）在重型颅脑损伤中的应用：

1）脑磁图对预后的判断：重型颅脑损伤部分患者脑磁图表现为 $4 \sim 6Hz$ 的低频率磁信号，若有脑挫裂伤，受损部位同时还伴有局灶性的电磁信号改变。当受伤后 48h 内出现低频率磁信号，或完全和持久的神经细胞生物电磁活动减少，都提示预后不良，48h 后出现低频率磁信号，大部分患者预后较好。重型颅脑损伤后弥漫性低频率脑磁信号的患者，随着治疗的进展，其低频率由慢到快得到一定程度的恢复，但要恢复到正常频率有的患者需要数周至3 个月，另一部分患者甚至 1 年或数年时间。与脑电图预后判断基本相似，只是脑磁图的敏感性更高。

2）脑磁诱发反应：客观正确评估重型颅脑损伤后脑功能损伤程度与预后，特别是严重颅脑损伤后昏迷早期阶段的存活率和后期治疗康复阶段的功能恢复的情况，是重型颅脑损伤临床救治的关键因素，而诱发电位的应用为临床医生了解脑功能损伤程度提供了一个客观指标，目前临床上主要通过体感、运动诱发电位、脑干听性反应来评估脑功能情况，但部分患者因颅骨缺损或脑组织凹陷等因素致诱发电位准确率降低。而磁场不受非均匀电传导介质的影响，对体感、运动、视觉、听觉、语言皮质等大脑功能中枢定位精确度达毫米级，其敏感性明显优于诱发电位。当大脑功能区受损时，通过脑磁图技术能较精确地评估大脑功能区域受损的程度、范围，为临床治疗提供客观可靠的依据。但目前真正应用于临床的技术仅局限于体感诱发磁场，对于运动、听觉、语言等皮质诱发磁场反应在颅脑损伤中应用还有待进一步探索。

3）体感诱发磁场反应：体感诱发电位短潜伏期来源于脑中央沟附近区域，通过脑磁图计算模式等效电流偶极子观察体感区域电磁信号强度来评估大脑皮质体感功能。方法：刺激正中神经，将采集到的大脑电磁信号叠加、平均等处理后与 MRI 数据叠加融合。重型颅脑损伤伴躯体感觉与运动障碍：N20m 的峰潜伏期延长，而 P30m、N45m 的峰潜伏期小于正常成年人。N20m、P30m 的电流偶极子小于正常人，N45m、P60m 的电流偶极子则大于正常人。重型颅脑损伤后续植物生存：脑磁图结果显示体感诱发反应减弱、潜伏期明显延长、波幅显著降低甚至有的波幅消失，表明植物生存状态的患者脑的某些区域仍保留部分功能。

（3）在外伤性癫痫中的应用：

1）发病率：癫痫是颅脑外伤后严重并发症之一，外伤性癫痫发病率 4% ~ 10%，伤后7d 内发生的癫痫称为早期外伤性癫痫；发病于伤后 1 个月至数年称为晚期癫痫。

2）致痫灶定位：来自大脑皮质的发作波包括棘波、尖波或棘慢波、尖慢波。起源于癫痫致痫起始区域的发作波通常为较高波幅的散在性或阵发性的阴性棘波、棘慢波；远离致痫起始区域的异常脑波多为较低波幅的阴性或阳性尖波或尖慢波。由于脑磁图的敏感性远较脑电图高，对于致痫源性病灶的定位诊断，根据痫波波形、波幅、位相、时间进行数模处理后与 MRI 数据融合、重建，可获得直观、可靠的磁源性影像信息，能从解剖学角度明确显示脑外伤后形态学改变、致痫灶及脑功能区的相互位置关系，在此基础上结合病史及临床表现综合分析评估，为临床的进一步治疗尤其是手术治疗提供精确可靠的客观依据。

4. 展望　脑磁图直接检测自发或诱发的大脑神经细胞内生物电磁活动的功能信息，能科学地观察、追踪、评估和定位颅脑损伤后脑功能状况及各种治疗方法对神经功能恢复的效果并提示预后。随着科技水平的提高，脑磁图技术在颅脑损伤的救治中将发挥更为重要的作用。

（闫文军）

参考文献

[1] 刘学伍，迟兆富，焉传祝，等．神经病学新理论新技术．北京：人民军医出版社，2009.

[2] 蒋国卿，麻继红，景利娟，等．神经内科疾病诊疗手册．上海：第二军医大学出版社，2009.

[3] 史福平，邱卫英，邱鸿雁，等．神经内科疾病诊断与治疗．上海：第二军医大学出版社，2010.

[4] 刘运林，王凤霞，张庆春，等．神经内科诊疗技术及典型病例分析．天津：天津

科学技术出版社，2010.

［5］李倩．重复经颅磁刺激在癫痫治疗中的研究进展．神经损伤与功能重建，2007，2 （5）：302.

［6］张玉莲，崔元武，王颖．脑卒中平衡功能测评方法述评．河南中医学院学报，2008，23（137）：99－101.

［7］宋为群，李永忠，杜博琪，等．低频重复经颅磁刺激治疗视觉空间忽略的临床研究．中国康复医学杂志，2007，22（6）：483.

第二篇　神经内科的常见疾病

第三章　神经内科常见症状与体征

第一节　意识障碍

一、意识障碍的概念

意识是中枢神经系统对内外环境中的刺激所做出的有意义的应答能力。它通过人的语言、躯体运动和行为表达出来。使人体能正确而清晰地认识自我和周围环境。对各种刺激能做出迅速、正确的反应。当这种应答能力减退或消失时就导致不同程度的意识障碍。

完整的意识由两个方面组成，即意识的内容和觉醒系统。意识的内容是大脑对来自自身和周围环境的多重感觉输入的高水平的整合，是高级的皮质活动，包括定向力、感知觉、注意、记忆、思维、情感、行为等，使人体和外界环境保持完整的联系。意识的觉醒系统是各种传入神经冲动激活大脑皮质，使其维持一定水平的兴奋性，使机体处于觉醒状态，临床上常说的昏迷、昏睡、嗜睡、警觉即视为不同的觉醒状态。

意识的改变从概念上分为两类，一类累及觉醒，即意识的"开关"，出现一系列从觉醒到昏迷的连续行为状态。临床上区别为清醒、嗜睡、昏睡及昏迷，这些状态是动态的，可随时间改变而改变，前后两者之间无截然的界限，其中昏睡和昏迷是严重的意识障碍；另一类累及意识的内容，即大脑的高级功能，涉及认知与情感，此类意识改变涉及谵妄、精神错乱、酩酊状态、痴呆和癔症等。

二、意识障碍的诊断

对意识障碍患者的评价首先要明确意识障碍的特点（如急性意识错乱状态、昏迷、痴呆、遗忘综合征等），其次就是明确病因。现将诊断步骤概括如下。

（一）病史采集

尤其对昏迷患者的病因判断极为重要，应尽可能地向患者的朋友、家属、目击者、救护人员询问患者发病当时的情况，既往病史以及患者的社会背景、生活环境。

1. 现病史　注意了解患者昏迷起病的缓急。急性起病，昏迷为首发症状，历时持久常为脑卒中、脑创伤、急性药物中毒、急性脑缺氧等。急性昏迷、历时短暂，提示痫性发作、脑震荡、高血压脑病、阿—斯综合征等。慢性昏迷或在某些疾病基础上逐渐发展变化而来，提示脑膜脑炎、脑肿瘤、慢性硬膜下血肿、感染中毒性脑病、慢性代谢性脑病（如尿毒症、肝性脑病、肺性脑病）等。

注意了解昏迷前出现的症状：昏迷前有突然剧烈头痛的，可能为蛛网膜下隙出血。昏迷前有突然眩晕、恶心、呕吐的，可能为脑干或小脑卒中。昏迷前伴有偏瘫的，可能为脑卒中、脑脓肿、脑肿瘤或某些病毒性脑炎、脱髓鞘脑病等。昏迷前伴有发热的，可能为脑膜脑炎、某些感染中毒性脑病、中暑、甲状腺危象、癌肿恶病质等。昏迷前伴有抽搐，可能为脑卒中、脑动静脉畸形、脑肿瘤、中枢神经系统感染、高血压性脑病、癫痫、妊娠子痫、脑缺氧、尿毒症、药物或乙醇戒断。昏迷前伴有精神症状，可能为肝性脑病、尿毒症、肺性脑病、血电解质紊乱、某些内分泌性脑病（肾上腺危象和甲状腺功能减退）或 Wernicke 脑病、脑炎、药物戒断。昏迷前伴有黑便的常见于上消化道出血，肝硬化患者常可诱发肝性脑病。昏迷前有恶心呕吐的，应考虑有无中毒的可能。

2. 既往史　更能提供意识障碍的病因线索。应尽可能地向家属，有时是通过既往的经治医生来询问。

（1）心血管系统：卒中、高血压、血管炎或心脏病或许能提示意识错乱状态和多发梗死性痴呆的血管性原因。

（2）糖尿病史：糖尿病患者认知紊乱常由高渗性酮症状态或胰岛素诱发低血糖所致。

（3）癫痫发作：癫痫病史对持续痫性发作、发作后意识模糊状态或意识障碍伴有脑外伤患者可能提供病因诊断。

（4）脑外伤史：近期脑外伤常致颅内出血，时间久些的脑外伤可产生遗忘综合征或慢性硬膜下血肿伴痴呆。

（5）乙醇史：对乙醇依赖的患者更易出现急性意识错乱状态，原因有乙醇中毒、戒断、醉酒后、醉酒后脑外伤、肝性脑病及 Wernicke 脑病。酗酒患者慢性记忆障碍可能为 Korsakoff 综合征。

（6）药物史：急性意识错乱状态也常常由药物所致。如胰岛素、镇静催眠剂、鸦片、抗抑郁药、抗精神病药、致幻觉剂，或镇静药物的戒断。老年人对某些药物认知损害的不良反应更为敏感。而年轻人往往有很好的耐受性。

（7）精神疾病史：有精神障碍病史的患者出现的意识障碍常常是由于治疗精神病药物过量。如苯二氮䓬类药、抗抑郁药、抗精神病药。

（8）其他：对于性乱者、静脉注射药物者、输入被感染的血液及凝血因子血制品者及上述这些人的性伴侣、感染母亲的婴儿都有感染 AIDS 的危险。

发病时的周围环境和现场特点也应在病史中问及：①冬季，如北方冬天屋内生活取暖易导致 CO 中毒。②晨起发现昏迷的患者，应想到心脑血管病、CO 中毒、服毒、低血糖昏迷。③注意可能发生头部外伤的病史和现场。④注意患者周围的药瓶、未服完的药片、应收集呕吐物并准备化验。⑤周围温度环境，如高温作业、中暑等。

（二）一般体格检查

目的在于寻找昏迷的可能病因。

（1）生命体征：注意血压、脉搏、体温和呼吸变化。

（2）皮肤及黏膜。

（3）头部及颈部。

（4）口部及口味异常。

（5）胸、腹、心脏及肢体。

（三）神经系统检查

仔细查体，搜寻定位体征，以确定病变的部位。

（四）观察患者

观察患者是否处于一种自然、合适的体位，如果和自然的睡眠一样，意识障碍的程度可能不深。哈欠、喷嚏也有助于判断意识障碍的深浅。张口及下颌脱落常提示患者的意识障碍可能较重。

意识状态有以下几种情况。

（1）意识模糊：是一种常见的轻度意识障碍。有觉醒和内容两方面的变化，表现为淡漠、嗜睡、注意力不集中，思维欠清晰，伴有定向障碍。常见的病因为中毒、代谢紊乱，也有部分患者可以表现大脑皮质局灶损害的特征，尤其当右侧额叶损害较重时。

（2）谵妄：是一种最常见的精神错乱状态，表现为意识内容清晰度降低。特点为急性起病，病程波动的注意力异常，睡眠觉醒周期紊乱，语无伦次、情绪不稳，常有错觉和幻觉。临床上，谵妄必须与痴呆、感觉性失语及精神病相鉴别。

（3）嗜睡：觉醒的减退，是意识障碍的早期表现。对言语刺激有反应，能被唤醒，醒后能勉强配合检查，简单地回答问题，刺激停止后又入睡。

（4）昏睡：较重的痛觉或大声的语言刺激方可唤醒，并能做简短、含糊而不完全的答话，当刺激停止时，患者立即又进入昏睡。

（5）浅昏迷：仍有较少的无意识自发动作，对疼痛刺激有躲避反应及痛苦表情，但不能回答问题或执行简单的命令。各种反射存在，生命体征无明显改变。

（6）深昏迷：自发性动作完全消失，肌肉松弛，对外界刺激均无任何反应，各种反射均消失，病理征继续存在或消失，生命体征常有改变。

三、昏迷的鉴别诊断

（一）判断是否为昏迷

通过病史询问和体格检查，判断患者是否有昏迷。一般不会很困难，但一些精神病理状态和闭锁综合征，也可对刺激无反应，貌似昏迷，需加以鉴别。

（1）醒状昏迷：患者表现为双目睁开，眼睑开闭自如，眼球可以无目的的活动，似乎意识清醒，但其知觉、思维、语言、记忆、情感、意识等活动均完全丧失。呼之不应，而觉醒一睡眠周期保存。临床上包括：①去皮质综合征。多见于缺氧性脑病和脑外伤等，在疾病的恢复过程中皮质下中枢及脑干因受损较轻而先恢复，皮质广泛损害重仍处于抑制状态。②无动性缄默症。病变位于脑干上部和丘脑的网状激活系统，大脑半球及其传出通路则无病变。

（2）持久植物状态：是指大脑损害后仅保存间脑和脑干功能的意识障碍，多见于脑外伤患者，经去大脑皮质状态而得以长期生存。

（3）假性昏迷：意识并非真正消失，但不能表达和反应的一种精神状态，维持正常意识的神经结构并无受损，心理活动和觉醒状态保存。临床上貌似昏迷。

（4）心因性不反应状态：见于癔症和强烈的精神创伤之后，患者看似无反应，生理上觉醒状态保存，神经系统和其他检查正常。在检查者试图令患者睁开双眼时，会有主动的抵抗，脑电图检查正常。

（5）木僵状态：常见于精神分裂症，患者不言、不动、不食，甚至对强烈的刺激亦无反应。常伴有蜡样弯曲、违拗症等，并伴有发绀、流涎、体温过低、尿潴留等自主神经功能紊乱，缓解后患者可清晰回忆起发病时的情况。

（6）意志缺乏症：是一种严重的淡漠，行为上表现不讲话，无自主运动，严重的病例类似无动性缄默症，但患者能保持警觉并意识到自己的环境。

（7）癫痫伴发的精神障碍：可出现在癫痫发作前、发作时和发作后，也可以单独发生，表现有精神错乱、意识模糊、定向障碍、反应迟钝、幻觉等。

（8）闭锁综合征：见于脑桥基底部病变，患者四肢及脑桥以下脑神经均瘫痪，仅能以眼球运动示意。因大脑半球及脑干背盖部网状激活系统无损，故意识保持清醒，因患者不动不语而易被误诊为昏迷。

（二）判断病变部位

根据昏迷患者有无神经系统损害表现、颅内压增高和其他系统的表现，可推测导致昏迷的病因是在颅内还是颅外，颅内病变又可根据其范围和性质分为幕上、幕下，局灶性病变还是弥漫性病变。

四、昏迷的病因

昏迷是最严重的意识障碍，并不都是原发于中枢神经系统的损害，也多见于其他各科疾病中。了解昏迷可能的病因对于临床医生工作中配合抢救、处理昏迷患者具有指导意义。

五、昏迷的实验室检查

（一）常规检查

有助于昏迷病因的定性和鉴别诊断。包括血、尿、便分析，尿素氮和肌酐的测定，快速血糖、血钙、血钠检测及血气分析、肝功能、酶学、渗透压、心电图和胸片等。

（二）毒物的筛查

可对患者的尿、胃肠内容物进行毒物的检测。包括鸦片、巴比妥盐、镇静剂、抗抑郁药、可卡因和乙醇等。

（三）特殊检查

1. 头颅X线片　因价廉、操作简便、快速而不失为基层医院常用的检查手段，对脑外伤具有重要的诊断价值。能发现颅骨骨折，有无颅内异物和颅内积气。如果见到脑回压迹、颅缝分离、蝶鞍吸收和扩大、颅骨普遍性吸收萎缩、蛛网膜粒压迹增大等常提示有颅内压增高。

2. 脑电图　疑似脑炎、癫痫发作后昏迷状态的患者，可行脑电图检查。此外还有助于昏迷与闭锁综合征、癔症、紧张症的鉴别及脑死亡的判定。

3. **腰椎穿刺** 高热伴脑膜刺激征者或暂时原因不明的昏迷患者应做腰椎穿刺以明确诊断。颅内压增高行腰椎穿刺后脑疝的发生率为 1% ~ 12%，如怀疑患者脑疝形成，应先行头颅 CT 检查，各好静脉注射甘露醇及抢救措施，以防发生脑疝。颅内压显著增高者，留取2~3ml 脑脊液供生化、常规、涂片、培养用。对有出血倾向患者，穿刺可诱发脊髓硬膜外血肿。

4. **头颅 CT 检查** 能迅速显示颅内结构，特别适用于颅脑外伤的急诊检查。在脑卒中的鉴别诊断中更有意义，虽然在脑梗死早期（24h 以内）可能难以完全显示梗死的部位，但对有无出血、出血的范围、中线结构有无移位、是否破入脑室等信息的提供有高度的准确性。不足之处对幕下结构显示不佳，对早期脑梗死、脑炎及等密度硬膜下出血等易漏诊。

5. **磁共振成像（MRI）** 对后颅凹病变、脑肿瘤及脱髓鞘病灶比 CT 具有更高的灵敏度和准确度，尤其对脑肿瘤的诊断要优于 CT。对急性脑出血不如 CT，检查时间较长，因躁动或呼吸困难常使头位改变而影响图像质量。

6. **数字减影脑血管造影（DSA）** 适用于疑似蛛网膜下隙出血的患者，可发现有无颅内动脉瘤或动静脉畸形。DSA 为有创性检查，并有一定的风险性。

（李 珂）

第二节 视觉障碍

一、概述

视神经病变可有视力、视野、眼底不同程度的改变，但眼球活动受动眼神经、滑车神经、展神经等脑神经支配，如这三对脑神经有病变，必可出现视觉障碍，故视觉障碍包括视力、视野、复视和眼睑四个部分。

二、临床类型

①视神经受损时出现受损侧视力减退或丧失。视交叉的一侧外部受损出现一边鼻侧盲；交叉部受损则出现二颞侧盲；视束受损出现双眼对侧偏盲；枕叶视觉中枢受损出现双眼对侧偏盲，与视束受损不同的是中心视力保存；顶叶有视辐射上部通过，颞叶有视辐射下部通过，故这两个部分分别受到损害时可产生下或上 1/4 部分性偏盲。②眼球活动受 3 对神经支配。展神经支配外直肌，动眼神经支配上直肌、下直肌、内直肌、下斜肌和瞳孔括约肌、睫状肌。滑车神经支配上斜肌。凡是上述神经或上述肌肉有病变，在检查眼球活动时可发现瘫痪肌外，两眼视物也可出现复视（一物视二），看到两像中有真像、假像，瘫痪肌所属眼所见的必是假像。根据视物时物件在两眼视网膜上成像的情况来测定假像必定在真像的外侧，据此可推知哪块肌肉瘫痪；如需精细定位，可请眼科医生做红绿灯检查。③两眼能同向活动或内聚还受大脑、脑干的同向凝视或内聚中枢控制。如大脑凝视中枢破坏性病变，则两眼向大脑病变侧凝视；脑桥病变时，则向脑桥病变的对侧凝视（由于脑桥一侧病变，锥体束到延髓时才交叉到对侧，所以肢体瘫痪在脑桥病变对侧，因此两眼即向肢体瘫痪侧凝视）；上下垂直凝视中枢在四叠体，该处病变可出现上下凝视障碍；动眼神经、滑车神经、展神经脑干的核性损害，则常可表现为病变侧的脑神经瘫和对侧肢体瘫的交叉性瘫的症状。Foster

Kennedy 综合征时，一侧嗅觉丧失，视神经萎缩，对侧视乳头水肿。④在普通光线下瞳孔两侧等大，正常直径为 3～4mm，交感神经径路上的损害则瞳孔缩小，常伴眼裂变小、眼球内陷等，称 Horner 综合征。脑桥中部病变时，两侧瞳孔常呈针尖样缩小。Argyll Robertson 瞳孔为对光反应丧失，调节反射存在，多见于神经梅毒。Adie 瞳孔（又称强直性瞳孔）常见一侧瞳孔散大，瞬间对光反应消失，然而在暗处持续性强光刺激后可有缓慢收缩反应。动眼神经病变时常见瞳孔扩大，上眼睑下垂和眼球上下、内收活动障碍。

（李　珂）

第三节　失语症、失用症、失认症

大脑器质性病变引起高级神经活动障碍如失语症、失用症和失认症。这些症状单独或相伴出现，如 Broca 失语可伴面—口失用。

一、失语症

（一）失语症的理解

1. 语言交流的基本形式　听、说（口语理解及表达）、读、写（文字理解及表达）。口语表达包括自发谈话、复述和命名。

2. 失语症的概念　意识清晰，受损或丧失了后天获得性的对各种语言符号（口语、文字、手语等）的表达及认识能力，即脑损害导致语言交流能力障碍。

患者无精神障碍或严重智能障碍，视觉及听觉正常。无发音器官肌肉瘫痪，共济运动正常，不能听懂别人或自己的讲话，不能说出要表达的意思，不理解亦写不出病前会读、会写的字句等。

3. 构音障碍

（1）构音障碍：因发音器官神经肌肉病变引起发音器官肌无力及运动不协调导致发声困难、发音不清、声音、音调及语速异常等。但能正常理解言语，保留文字理解（阅读）和表达（书写）能力，通过文字能进行交流。

构音障碍是纯言语障碍，不属于失语症，患者具有语言形成及接受的能力，仅在言语形成阶段不能形成清晰的言语。

（2）常见疾病：如肌营养不良症、重症肌无力等；延髓性麻痹和面、舌瘫，小脑病变及帕金森病。

（二）失语症的分类

参照 Benson 近代失语症分类法，依据失语症的临床特点及病灶部位，结合我国的实际情况，制定国内常用的失语症分类。

（1）外侧裂周围失语综合征：病灶在外侧裂周围区，共同特点是均有复述障碍，包括：①Broca 失语（BA）。②Wernicke 失语（WA）。③传导性失语（CA）。

（2）经皮质性失语：又称分水岭区失语综合征，病灶在分水岭区，共同特点是复述相对保留，包括：①经皮质运动性失语（TCMA）。②经皮质感觉性失语（TCSA）。③经皮质混合性失语（MTA）。

（3）完全性失语（GA）。

（4）命名性失语（AA）。

（5）皮层下失语综合征：包括：①丘脑性失语（TA）。②底节性失语（BGA）。

（三）失语症的临床特点

大脑病变引起的失语症有6个方面的障碍：听理解、自发谈话、阅读、书写、复述、命名。因病因及病变部位不同，失语症类型多以一种语言障碍为主，伴有不同程度的其他语言功能障碍，或表现为全部语言功能受损，可伴有失用、失认或肢瘫等。

1. Broca 失语（运动性失语）　临床特征：口语表达障碍非常严重。

（1）相对较好的理解口语。

（2）特征性的电报式语言：语量少，仅限于实质词且缺乏语法结构。

（3）非流利型口语：即讲话费力，发音、语调障碍，找词困难。

（4）复述、命名、阅读及书写的不同程度障碍。

（5）较难理解有语法词及秩序词的句子：如分不清"猫比狗大和狗比猫大"。

（6）病位：优势半球 Broca 区（额下回后部），还可累及相应皮层下白质及脑室周围白质甚至顶叶及岛叶。

2. Wernicke 失语（感觉性失语）　临床特征：口语理解障碍十分明显。

（1）口语理解障碍：不能理解别人和自己讲的话，或仅理解个别词。

（2）答非所问。

（3）错语：患者不断地说，但因错语较多，不易被人理解。

（4）流利型口语：发音清晰，语法结构缺乏实质词，语量多，讲话不费力，正常语调。

（5）命名、朗读及文字理解障碍。

（6）复述及听写障碍：与理解障碍同时出现。

（7）病位：优势半球 Wernicke 区（颞上回后部）。

3. 传导性失语　临床特征：明显的复述不成比例受损。

（1）听理解正常。

（2）伴不同程度的书写障碍。

（3）自发讲出正常的句子：患者口语清晰，语法结构、语义完整。

（4）错语复述：多为语音错语（如将"铅笔"说成"先北"）。

（5）病位：优势半球缘上回皮质或深部白质内的弓状纤维。

4. 经皮质性失语　临床特征：复述较其他语言功能好。根据病变部位和临床表现分为经皮质运动性失语、经皮质感觉性失语、经皮质混合性失语。

5. 命名性失语　临床特征：不能命名的失语。

（1）选择性命名障碍：口语找词困难、缺实质词，多以描述物品功能代替说不出的词，表现出赘语和空话较多，在所给的供选择名称中能选出正确的名词。

（2）理解及复述正常或近于正常：与 Wernicke 失语不同。

（3）病位：多在优势半球颞中回后部的颞枕交界区。

6. 完全性失语（混合性失语）　临床特征：所有语言功能均有明显障碍。

（1）刻板性语言：口语表达障碍明显，只能发出"吗"、"吧"、"哒"等声音。

（2）理解、复述、命名、阅读和书写均严重障碍。预后差。

（3）通过学会非语言形式交流：如结合语境、表情、手势、姿势、语调变化等进行。

（4）病位：较大范围的优势侧大脑半球病变，如大脑中动脉分布区的大片病灶。

7. 皮质下失语（尚存争议）　皮质下结构参与语言的过程，其病变影响了皮质语言中枢的血供及代谢从而产生失语。

CT 和 MRI 证实，局限于优势侧皮质下结构（如丘脑及基底节）病变引起的失语，但较皮质病变少见，症状不典型。

（1）基底节性失语：自发性言语受限，且音量小，语调低。

（2）丘脑性失语：音量小、语调低、表情淡漠、不主动讲话，且有找词困难，可伴错语。

二、失用症

（一）失用症概述

1. 概念　指脑部疾患时，患者无意识及智能障碍，无运动麻痹、共济失调、肌张力障碍和感觉障碍，但在企图做出有目的或细巧的动作时不能准确执行其所了解的随意性动作。

患者不能正确地使用肢体功能完成已经形成习惯的动作，如不能按要求做洗脸、伸舌、吞咽、划火柴等简单动作，但在不经意的情况下却能自发地完成此类动作。

2. 左侧缘上回　是运用功能的皮质代表区，该处发出的纤维至同侧中央前回，再经胼胝体到达右侧中央前回。因此左侧顶叶缘上回病变产生双侧失用症，从左侧缘上回至同侧中央前回间的病变引起右侧肢体失用，胼胝体前部或右侧皮质下白质受损时引起左侧肢体失用。

在运动的意念指导下，一个复杂的随意运动，通过上、下运动神经元和锥体外系及小脑系统的整合而完成。

（二）临床类型及表现

1. 观念运动性失用症

（1）日常生活不受影响：最常见的失用症，可自动地、反射地做有关运动。

（2）复杂的随意动作或模仿动作：不能按照指令完成。患者知道和说出如何做，但不能按指令做伸舌、刷牙等动作；进食时，可无意地自动伸舌舔留在唇边的米粒。

（3）病位：多在左侧缘上回，或运动区及运动前区病变，可能与动作观念的形成区（缘上回）和执行动作的中枢间的纤维通路中断相关。

2. 观念性失用症

（1）弄错动作的前后程序：失去做复杂精巧动作的正确观念，只能做复杂动作中的单一行为或一些分解动作，日常活动显得不正常。

（2）无模仿动作障碍：与其他失用症可同时发生。

（3）综合感觉缺失。

（4）病因：多为脑部弥漫性病变，如中毒、动脉硬化性脑病、帕金森综合征或神经症。

（5）病位：左侧顶叶后部、缘上回及胼胝体病损，或双侧病变所致。

3. 结构性失用症

（1）空间关系的结构性运用障碍：患者能认识和理解建筑、排列和绘画的各个构成部分及位置关系，但构成整体的空间分析和综合能力出现障碍。

（2）与视觉性失认症可能有关。

（3）病位：非优势半球枕叶与角回间联合纤维中断所致。

4.肢体运动性失用症

（1）表现：多限于上肢远端，简单动作笨拙；失去执行精巧、熟练动作的能力，患者被动执行口令，模仿及主动自发动作障碍，如不能书写、扣衣和弹琴等。

（2）病位：双侧或对侧运动区（4区及6区）及该区发出的神经纤维或胼胝体前部病变所致。

5.面—口失用症

（1）表现：不能按指令或模仿检查者完成面部动作，如眨眼、舔唇、伸舌、吹灭火柴等；但不经意时能自发地完成上述动作，运用实物的功能较好。

（2）病位：局限于左运动皮层的面部区域，则失用仅限于面部肌肉，可伴言语失用或Broca失语；位于左缘上回底面或左联合运动皮层区，可伴有肢体失用。

6.穿衣失用症

（1）表现：不能正确的穿脱衣裤，可合并结构性失用、偏侧忽视或失语等。

（2）病位：多由右侧顶叶病变产生，与视觉性空间定向障碍有关。

三、失认症

（一）失认症的概念

指脑损害时，患者在无视觉、触觉、听觉、智能及意识障碍等情况下，不能通过感觉辨认熟悉的物体，但能通过其他感觉通道认识该物。如看到手表，虽不知为何物，经过触摸表的外形或听到表走动的声音，而知其为手表。

（二）临床类型及表现

1.视觉失认

（1）表现：初级视觉无丧失，但对视觉对象本身与其概念间的联系中断，不能正确认识、描述和命名眼前看到的熟悉物品；包括物品失认、面孔失认、颜色失认、纯失读、同时性失认。

（2）病位：后枕叶、纹状体周围区和角回病变。

2.听觉失认

（1）表现：听力正常，不能辨别原来熟悉的声音。

（2）病位：双侧听觉联络皮质（如精神聋）、双侧颞上回中部皮质、左侧颞叶皮质下白质（如纯词聋）。

3.触觉性失认

（1）表现：患者触觉、本体感觉和温度觉正常，但不能单纯通过用手触摸来认识手中感觉到的熟悉的物体。

（2）病位：双侧顶叶角回、缘上回。

4.体象障碍

（1）表现：视觉、痛温觉和本体性感觉完好，但不能认识躯体各个部位的存在、空间位置及各组成部分之间的关系。表现为自体部位失认、偏侧肢体忽视、病觉缺失、幻肢症及半侧肢体失存症等。

（2）病位：非优势半球（右侧）顶叶病变。

5. Gerstmann 综合征

（1）表现：双侧手指失认、肢体左右失定向、失写和失算。

（2）病位：优势半球顶叶角回病变。

（李　珂）

第四节　头痛

头痛是神经系统临床常见的最常见症状之一，引起头痛的病因较多。

一、病史

（一）头痛部位

全头痛提示高血压、脑肿瘤、颅内感染及肌紧张性头痛；一侧头痛提示偏头痛、耳源性头痛、牙源性头痛、颞动脉炎等；前头痛多提示鼻窦炎、痛性眼肌麻痹。

（二）头痛性质及程度

波动性头痛常见于偏头痛；剧烈头痛见于蛛网膜下腔出血、偏头痛及急性颅高压；中度头痛见于慢性炎症、肿瘤；轻度头痛多为紧张性头痛。

（三）病程

头痛时间越长，症状波动，功能性头痛可能性大；头痛时间短，症状持续并有加重趋势，器质病可能性大。

（四）起病速度

急性起病多为偏头痛，脑出血、蛛网膜下腔出血；慢性起病为肿瘤、慢性炎症。

（五）伴随症状

头痛伴恶心、呕吐可为偏头痛、脑出血、蛛网膜下腔出血；伴头晕多为颅后窝病变；伴动眼神经麻痹多为动脉瘤。

（六）诱发、加重和缓解因素

咳嗽后加重多为高颅压；坐起头痛加重多为低颅压；紧张、睡眠不足可诱发紧张性头痛；压迫颞动脉可缓解偏头痛。

二、症状体征

头痛无神经系统体征多是功能性头痛；伴脑膜刺激征见脑膜炎、蛛网膜下腔出血；眼球突出、眼外肌麻痹、球结膜充血见于痛性眼肌麻痹；伴 Brun 征多为第四脑室活瓣性病变；一侧头痛伴对侧肢体运动障碍脑出血可能性大；慢性头痛伴癫痫发作提示脑囊虫病、脑肿瘤等。

（李　珂）

第五节　眩晕

眩晕这种症状是机体对空间关系的感觉障碍或平衡感觉障碍。临床上可将其分为 2 种：①前庭系统性眩晕（亦称真性眩晕），是由前庭神经系统病变（包括前庭末梢器、前庭神经及其中枢）所引起，表现为有运动幻觉的眩晕，例如有旋转、摇晃、移动感。②非前庭性眩晕（亦称一般性眩晕），常由心血管疾病或全身性疾病所引起，表现为头昏、头胀、头重脚轻、眼花等，无外环境或自身旋转的运动觉。

前庭系统性眩晕中，通常又将内耳前庭至前庭神经脑外段之间病变所引起的眩晕，称周围性眩晕。前庭神经脑内段、前庭神经核及其联系纤维、小脑、大脑等的病变所引起的眩晕，称为中枢性眩晕。

周围性眩晕表现特征为眩晕呈旋转性或向上、下、左、右晃动的感觉，典型的真性眩晕为感到周围景物向一定方向旋转，即他动性旋转性眩晕，眩晕一般持续数分钟或数日，很少超过数周。眩晕程度多较重，以至于不能超身或睁眼。眼球震颤明显，呈水平性或旋转性，有快、慢相，常伴有耳鸣、听力减退和迷走神经激惹的症状，如恶心、呕吐、脸色苍白、出冷汗、血压下降，躯体多向眼震慢相侧倾倒。前庭功能检查呈无反应或反应减弱。前庭周围性眩晕常见疾病有：内耳眩晕症，良性发作性位置性眩晕，中耳炎所致的迷路炎，前庭神经元炎等。

中枢性眩晕临床表现特征为眩晕呈旋转性或摇摆感、倾斜感、地动感，眩晕持续时间较长，可在数月以上。眩晕程度较轻，眼震呈水平、旋转、垂直或混合性，可无快慢相，眼震可持续数月至数年。眩晕程度与眼震不一致，可伴轻度耳鸣及听力减退，迷走神经激惹症状亦较轻，躯体发生倾倒方向不定。前庭功能检查多呈正常反应，前庭功能各项检查之间表现为反应分离。中枢性眩晕常见于脑干炎症、脑血管病、多发性硬化及颅内肿瘤等。

一、内耳眩晕症

内耳眩晕症又称梅尼尔综合征，为内耳迷路的膜迷路积水所引起。其发病原因可能为血循环障碍、自主神经功能紊乱、代谢障碍、变态反应、病毒感染等。大多数患者初次发病都在 50 岁以前，以发生于青壮年为多，男性多于女性。发病率占眩晕患者的 9.7% ~ 30%。本病临床特征为发作性眩晕，波动性、渐进性、感音性听力减退、耳鸣，耳聋，发作时常伴头痛、恶心、呕吐、腹泻、面色苍白、脉搏慢而弱及血压降低等。眩晕发作时患者往往卧床，不敢睁眼、翻身和转头，每次眩晕发作历时 1 ~2d，即逐渐减轻而自行缓解。发作间歇长短不一，间歇期内一般无症状。

内耳眩晕症的原因至今未明确。治疗方法分为内科治疗与手术治疗 2 大类。

（一）内科治疗

1. 一般治疗　卧床休息，饮食以半流质为宜，酌情给予静脉输液以维持营养，尽可能避开外界环境的各种刺激。

2. 镇静剂及安定剂　应用目的在于清除患者焦虑不安情绪，抑制前庭敏感度，以减轻眩晕，另外尚有止吐作用。常用药物有巴比妥 0.03g，每日 3 次；地西泮 2.5mg，每日 3 次；异丙嗪 25mg，氯丙嗪 12.5 ~25mg 或奋乃静 2mg，每日 2 ~3 次。

3. 影响内淋巴电解质平衡

(1) 限制水和盐分摄入：部分患者可以有效地控制发作或减轻发作强度，24h 液体摄入不超过 1500ml，禁止吃含盐较多的食物，有人建议每日盐限制在 0.8～1.0g。

(2) 利尿剂：是利尿脱水的一种有效方法。研究表明：耳蜗血管及蜗旋韧带和内淋巴管的细胞与肾小管的细胞结构相似，利尿剂可同时影响耳蜗与肾脏的离子交换。常用氢氯噻嗪 25mg，每日 3 次，螺内酯 20mg，每日 3 次，或呋塞米 20mg，每日 1～2 次。乙酰唑胺为碳酸酐酶抑制剂，致使钠钾及重碳酸盐类易于排出，故有减低内淋巴渗透压及利尿作用。于治疗前 3d 控制患者饮水及氯化钠摄入量，首剂为空腹一次服 500mg，以后每次 250mg，每日 3～4 次，10d 为一个疗程。服药后第 8d，可渐增加食物内的氯化钠含量。除口服法外，亦可用乙酰唑胺 500mg 溶于 10% 葡萄糖液 250ml 中做静脉滴注，每 6h 1 次，根据病情可连续应用 3～4 次，然后改用口服法。Jackson 等认为对内耳有毒性作用的利尿药如呋塞米、依他尼酸等不宜应用，眩晕急性发作期间可用肾上腺皮质激素地塞米松 10mg 静脉滴注，每日 1 次，可迅速缓解症状。

4. 影响耳蜗血管壁的渗透性　根据变感神经兴奋性过高导致耳蜗血管纹毛细血管收缩缺氧，继而渗透性增高的学说，可采用血管扩张药，以改善耳蜗血循环，降低毛细血管渗透性。常用地巴唑、罂粟碱、烟酸、倍他司汀、山莨菪碱以及中药毛冬青、葛根等。

5. 钙离子通道拮抗剂　它具有选择性阻断病变细胞膜的钙离子通道，且有改善内耳循环的作用。常用：盐酸氟桂利嗪 5mg，每晚 1 次，口服或尼莫地平等静脉滴注。

6. 影响终末感觉器官和中枢神经系统活动性

(1) 抗胆碱能药物：作用于自主神经系统，对控制前庭症状效果较明显。东莨菪碱 0.3mg，溴丙胺太林（普鲁本辛）15mg，阿托品 0.5mg，口服，每日 3 次；山莨菪碱 5～10mg，肌内注射，每日 1 次。其中以东莨菪碱抗眩晕作用最强，不良反应小，可列为首选药。

(2) 抗组胺药物：控制前庭症状最好。其抗眩晕机制可能系通过对中枢和周围神经系统乙酰胆碱的拮抗作用。常用药物有：苯海拉明每次 25～50mg，异丙嗪每次 12.5mg，茶苯海明片，本品含氨茶碱苯海拉明 50mg/片，每次 1～2 片，每日 3 次，小儿酌减。盐酸氯苯丁嗪（安其敏）每次 25～50mg，每日 2～3 次，作用时间长而持久，具有镇吐作用。除以上常用药物外，曾有人试用桂利嗪和地芬尼多，桂利嗪对前庭功能有显著抑制作用，对外周性病因引起的眩晕效果好，每次 15～30mg，每日 3 次，尚具有镇静作用；地芬尼多抑制前庭神经核的兴奋性，每次 25～50mg，每日 3 次。硫乙拉嗪止吐作用强，口服成人每次 10mg，服用 3～4d 后可完全控制恶心、头晕等症状。

(3) 麻醉类药物：利多卡因对控制自主神经症状、眩晕耳鸣效果明显。急性期应用可明显缓解症状，用法为 1mg/kg 配成 0.5%～1% 溶液，缓慢静推（注入 5～6mg/min），或 40～80mg 溶于 5% 葡萄糖液 500ml 中静脉滴注。

7. 中医治疗　中医学论述眩晕病因以肝风、痰湿、虚损三者为主，治疗方面概括于下：

(1) 由于脏腑失和，痰火上扰，治宜和胆清火，除痰止眩，方剂为温胆汤加减。

(2) 由于脾失健运，水浊中阻，治宜运脾引水，化湿除病，方剂为半夏天麻白术汤加减。

(3) 肝炎盛以泻肝胆，清热为治，如龙胆泻肝汤。

(4) 肾阴不足应滋肾壮水，用六味地黄丸。

8. 间歇期治疗 应注意休息，避免过度疲劳和情绪激动，低盐饮食，对发作频繁者，应继续应用上述药物治疗，以巩固疗效、减少发作次数。

（二）手术治疗

对反复发作的眩晕，或无间歇期已长期不能工作者，或听力丧失至少在 30dB 以上，语言辨别率 <50%，用药物等保守治疗半年以上无效者，应采用手术治疗。治疗原则为破坏迷路的前庭部分，尽可能保留听力。Fish 把内耳眩晕症的手术治疗归纳为 3 种。

（1）保守性：内淋巴囊分流、减压与切开。

（2）半破坏性：前庭神经和前庭神经节切断术。该法可防止眩晕进一步发作而不影响其尚存的听力，用于两侧病变或一侧病变而希望保留其听力者。

（3）破坏性：迷路切除术和耳蜗前庭神经切除术，该法能持久地缓解眩晕症状，但因可导致手术侧耳聋，仅适用于单侧病变，且听力已严重而持久地受损者，双侧病变则不宜采用。

二、良性发作性位置性眩晕

在一个特定头位或头位变换时产生的眩晕称之为位置性眩晕，可分为 2 类，一类由中枢神经系统疾患引起，另一类由前庭外周性病变引起，称为良性发作性位置性眩晕。

良性发作性位置性眩晕常发生于 50~60 岁，女性多于男性。在眩晕患者中占 18%，在睁眼作体位试验所见到的位置性眼球震颤中，有 80% 是本病。眩晕具有周围性、位置性的特点，让患者采取能诱发出眩晕的体位，一般在 3~6s 后即出现眼球震颤，为旋转性或水平旋转性和易疲劳性。有些患者体位试验或在某种头位时可出现短暂的眩晕。本病呈良性、自限性病程，一般为散周或数月，但可复发。治疗原则：

（1）一般药物治疗：如扩张血管剂盐镇静药物，如地西泮、茶苯海拉明等。

（2）眩晕体操：定时做转头或卧于致晕侧，反复、逐渐进行，可以减轻症状。

（3）手术治疗：如眩晕发作较重，影响工作和生活，可以考虑做患侧半规管前神经切断术。

三、前庭神经元炎

该病为前庭神经元病毒感染所致，发病部位在前庭神经节或其上方前庭径路的向心部分，多发于青壮年，发病年龄一般较内耳眩晕症患者为早。43% 患者在发生眩晕之前有上呼吸道感染史，有时两者可同时发生。临床症状表现为眩晕、恶心、呕吐，患者不敢睁眼，闭目卧床，动则症状加重。检查可见持续性眼球震颤，前庭功能变温试验不正常，以病侧前庭功能减低明显。治疗要针对眩晕及感染因素。眩晕的治疗可用镇静剂。若有病毒或细菌感染，可用抗病毒及抗生素治疗，可给予血管扩张剂及激素治疗，预后良好，症状多在 3~4 周内缓解。

四、药物中毒性眩晕

由全身或耳局部应用耳毒性药物引起的眩晕，与药物直接损害前庭束稍感觉细胞有关，耳蜗也可同时受累。常见药物有：降低心输出量药物，降血压药尤其是交感神经节阻滞剂，造成视物或听声失真而引起幻觉的药物，镇静剂中有吩噻嗪、三环类和苯二氮䓬类，催眠类药物以及含乙醇饮料等，均可影响前庭神经系统及运动协调功能。

然而，多数引起眩晕的药物，其诱发眩晕的机制均系其对迷路的毒性作用。常见的有氨基糖苷类抗生素（链霉素、庆大霉素和卡那霉素、新霉素）、利尿剂、水杨酸类和奎宁等。

（李立新）

第六节　痫性发作和晕厥

一、晕厥

晕厥（syncope）是指突发性、短暂性、一过性意识丧失和昏倒，系由许多疾病导致一过性脑供血不足，致使脑组织由常态供氧而迅即陷于缺氧状态所突发，但可呈自然迅速恢复，不留任何后遗症的良性过程。引起晕厥的血流阈值，全脑为 $25 \sim 30ml/$（$100g$ 脑组织·min），而与意识维持有关的脑干网状结构激活系统出现较轻的血流低下即可造成晕厥。

（一）病因及发病机制

1. 神经介导的反射性晕厥　血管迷走神经性晕厥、颈动脉窦性晕厥、条件性晕厥（急性出血、咳嗽、打喷嚏、吞咽、排便、腹痛、排尿后、运动后、餐后等）、神经痛（舌咽神经痛、三叉神经痛）致脑供血不足而引发的晕厥。

2. 直立性晕厥　原发性自主神经调节失常综合征（如单纯自主神经调节失常、多系统萎缩、帕金森病伴有自主神经功能障碍）、继发性自主神经调节失常综合征（如糖尿病性神经病变、淀粉样变性神经病变）、药物和乙醇诱发的直立性晕厥、血容量不足（出血、腹泻、Addison 病）

3. 原发于心律失常的晕厥

缓慢性心律失常：病窦综合征、房室传导系统疾病。

快速性心律失常：阵发性室速、阵发性室上速、遗传性综合征（如长 QT 综合征、Brugada 综合征）、起搏器功能不良、药物促心律失常作用等。

4. 器质性心脏病或心肺疾病　主动脉瓣狭窄、急性心肌梗死/缺血、肥厚型心肌病、主动脉夹层、心房黏液瘤、心包疾患/心脏压塞、肺栓塞/肺动脉高压、先天性心脏病、二尖瓣脱垂、反射性心搏骤停。

5. 脑血管性晕厥　短暂性脑缺血发作（TIA）、锁骨下窃血综合征、脑动脉硬化症、高血压脑病、低血压、颈动脉狭窄、椎 - 基底动脉供血不足、血管性头痛、颅脑损伤、中暑、过度的剧烈运动等，造成脑供血不足而引发晕厥。

6. 血源性疾病　严重贫血、低血糖症、低氧血症、过度换气综合征（低碳酸血症）、低钠综合征、药物毒血症等，因血流量、血含能量（氧、糖）不足及药物毒性作用而导致晕厥。

（二）诊断

1. 临床表现

（1）症状：

1）发作前症状（先兆）：头部、腹部及全身不适、头晕、眼花、耳鸣、心悸、面色苍白、出冷汗、打呵欠、流涎等，如能及时低头平卧，可以防止发作。

2）发作时症状：第一阶段，意识模糊伴眩晕、呕吐、面色发白，肢体无力、摇摇欲坠，头向前垂下。第二阶段，意识丧失，肌张力低下，患者跌倒在地，背伸直，眼球上转。第三阶段，可出现强直性痉挛，历时 1~2 秒，较少见。

3）发作后症状：清醒后感乏力、恶心、头部不适、嗜睡、出汗、面色苍白等。

（2）体征：

1）血压变化：低血压休克、高血压脑病等及各种直立性低血压可有血压变化。

2）颈动脉窦过敏：心率减慢或心脏停跳、血压下降或休克。

3）心血管体征：心律失常、脉搏减弱或消失、心界扩大。

4）呼吸道症状：过度换气型呼吸障碍、连续剧烈咳嗽。

5）神经系统体征：伴阳痿、多汗等自主神经症状，偏瘫、复视、震颤、共济失调多为脑源性晕厥。

6）其他：屏气、用力、吞咽、排尿等动作可诱发晕厥，发作期观察，可见面色苍白、瞳孔扩大。眼底可呈高血压、动脉硬化性眼底。

2. 实验室检查　血液检查可示贫血、低血氧、低血糖、高血糖；血气分析可示低氧、低碳酸血症；血液毒物检测等有助于血源性晕厥的诊断。

3. 特殊检查

（1）心电图示心律失常、心肌缺血或梗死等，有助于心源性晕厥的诊断。

（2）脑电图示广泛同步慢波化（发作期）。

（3）TCD、CVA、SPECT、PET 等项检测，可提示脑血管狭窄，血流不畅，脑供血不足。

（4）脑血管造影可提示血管狭窄及偷漏情况。结合第 2、3 项检查，有助于脑源性晕厥的诊断。

（5）CT、MRI 检查有助于引起脑源性晕厥病变的发现。

（6）X 线检查可发现有颈椎病及颅脊部畸形改变等。

（7）诱发试验：

1）直立倾斜试验：血管迷走神经反射性晕厥多呈阳性。

2）颈动脉窦按摩试验：颈动脉窦性晕厥常呈阳性，行此检查应小心，并应备急救用药。

3）双眼球压迫法：迷走神经兴奋者多呈阳性。

5）深呼吸法：呼吸过度所致血源性晕厥常呈阳性。

6）吹张法：心源性及反射性晕厥常呈阳性。

（三）鉴别诊断

1. 晕厥与其他症状鉴别

（1）晕厥与昏迷：晕厥为短暂、突发一过性意识丧失，而昏迷则多渐起而进行性加重，持续时间长，恢复慢。

（2）晕厥与眩晕：眩晕为自身或周围景物旋转感，无意识障碍。

（3）晕厥与癫痫小发作：癫痫小发作为时更短，终止亦快，常不伴跌倒、抽搐，脑电图示典型 3 周/秒棘慢波。

（4）晕厥与发作性睡病：发作性睡病为不择场合和时间的发作性睡眠，为时较长，可唤醒而无意识丧失。

（5）晕厥与癔症：癔症无意识丧失而具意识范围狭窄，常无阳性体征发现，既往多有类似发作，与精神因素有关，暗示可以加强或终止发作。

2. 各型晕厥的鉴别

（1）心源性晕厥：可检获各种阳性心脏病症，如心律失常、阻塞性器质性心脏病、心电图异常、心瓣膜病等及其相应表现。

（2）血源性晕厥：可检获严重贫血、血糖、血氧含量降低及低血钠、低碳酸血症及其相应表现。

（3）血管源性晕厥：可检测出头颈部血管炎症、狭窄、闭塞、痉挛、偷漏症等致脑供血不足的阳性体征及相应疾病的体征。

（4）反射性晕厥：

1）单纯性晕厥：常因紧张、激动、焦虑、恐惧、疲劳、饥饿、闷热、久立等因素而引起，且常有既往类似发作史。

2）颈动脉窦晕厥：可查出颈部局灶性病变，且颈动脉按摩试验阳性。

3）直立性晕厥又可分为特发性晕厥：具直立性低血压、无汗、阳痿三主症，另可伴多种神经征：复视、震颤、强直、肌萎缩、排尿排便障碍、Horner 征等；症状性晕厥：常见于心血管病，内分泌病，糖、卟啉代谢障碍，脊髓病变及交感神经切除术后，故可获相应病史及体征。

4）药源性晕厥：有服降压药，扩血管药，交感神经阻滞药，肌肉松弛药，镇静、安眠、麻醉药史及其相应表征。

5）排便性晕厥：多见于老年人夜间起床后以机械为手法排便时。

6）咳嗽性晕厥：多发生于剧烈咳嗽数秒钟后，常有呼吸道病史及相应表征。

7）屏气性晕厥：儿童多见，在哭笑过程中发生屏气而起，发作时伴呼吸停止，面色青紫或灰白，屏气试验可诱发。

8）吞咽性晕厥：因咽喉、食管、胃部病变及机械性刺激，引起吞咽动作，激惹迷走神经而发生晕厥。

9）舌咽神经痛性晕厥：常在舌咽神经痛同时突起，并具有心动过缓、血压下降，苯妥英钠及阿托品可终止发作。

二、痫性发作

痫性发作是脑部神经元过度放电而引起的一过性大脑功能紊乱。

根据痫性发作时的大脑病灶部位及发作时间的不同，痫性发作可有多种临床表现。

1. 意识障碍　发作初始，可有突发意识丧失，发作结束后，可有短暂的意识模糊，定向力障碍等；

2. 运动异常　常见有肢体抽搐、阵挛等，依发作性质（如局限性或全面性）可有不同表现，如单手不自主运动、口角及眼睑抽动、四肢强直阵挛等；

3. 感觉异常　发作时感觉异常可表现为肢体麻木感和针刺感，多发生于口角、舌、手指足趾等部位；

4. 精神异常　有些发作的类型可有精神异常，表现为记忆恍惚，如似曾相识和旧事如新等，情感异常，如无名恐惧和抑郁等，以及幻觉错觉等；

5. 自主神经功能异常　发作时自主神经功能异常可表现为面部及全身苍白、潮红、多汗、瞳孔散大及小便失禁等。临床上，痫性发作的病因多种多样，可由原发性神经系统疾病引起，晕厥与痫性发作的临床表现存在一定的相似之处，有时容易混淆，但两者有着完全不同的病因及发病机制，相应的治疗差别很大，因此对它们的鉴别尤为重要。晕厥与痫性发作的鉴别要点见表 3 - 1。

表 3 - 1　晕厥与痫性发作临床特点比较

临床特征	晕厥	痫性发作
先兆症状	较长，可数十秒	短，数秒
发作与体位关系	多站立时发作	无关
发作时间	白天较多	白天黑夜均可，睡眠时较多
发作时皮肤颜色	苍白	青紫或正常
抽搐	少见	常见
尿失禁	少见	常见
舌咬伤	几乎无	常见
发作后意识模糊	少见	常见，可历时较长
发作后头痛	无	常见
神经系统定位体征	无	可有
心血管异常	常有	无
发作间期脑电图异常	罕见	常有

三、治疗

（一）应急处理

（1）立即将患者保持平卧或头低位（10°～15°），并转移到空气新鲜场所，防止受凉。

（2）立即指压或针灸人中、内关、百会、十宣等穴位。晕针者忌用。

（3）立即给予 50% 葡萄糖液 60ml 静脉注射或饮糖水，糖尿病高血糖者忌用。

（4）中枢兴奋药，如嗅吸氨溶液、皮下注射咖啡因 0.25～0.5g。

（5）心率快者可用心肌抑制剂，如普萘洛尔、洋地黄；心率慢者可用阿托品、异丙肾上腺素；心脏停搏者应立即行胸外心脏按压。

（6）密切观察患者血压、脉搏、呼吸、瞳孔、意识变化，检查有无外伤。

（二）非发作时治疗要点

1. 病因治疗

（1）心源性晕厥应治疗各种原发心脏病，必要可安装按需或非同步心脏起搏器。

（2）血管源性晕厥除治疗原发病外，可选用扩血管药物及调整血压、改善血流及脑循环代谢药剂。

（3）血源性晕厥：应治疗贫血，补糖，输氧，排毒，纠正水、电解质及酸碱平衡失调。

（4）反射性晕厥：应防止各种诱因，避免精神刺激、过劳、过热、饥饿等。

（5）直立性晕厥：避免久立及长期卧床者突然体位改变，尽量下身穿着弹力袜、紧身裤。盐酸米多君（管通）对于改善直立性低血压有治疗作用。

2. 心理治疗　对患者进行卫生宣教，了解该病发作规律，避免相关的诱发因素，降低对疾病本身的紧张恐惧情绪。

3. 中医药治疗　属中医厥逆之证，可依据病情选用独参汤、四阳饮、大补元煎、理中汤、安厥汤等，并可配以针灸。

（聂靖炜）

第七节　耳鸣

一、概述

耳鸣是神经科和耳科临床上常见的症状之一，是指外界并无任何音响刺激而患者却有持续音响感觉而言。造成耳鸣的病因很多，发病机制尚不清楚，耳鸣多属主观症状，客观检查较为困难。耳鸣与幻听不同，幻听虽在早期也有以耳鸣为首发症状的，但经历一定时间后就可以有具体的声响出现，如谈话声、流水声、钟表声等。在听觉传导通路上任何部位的刺激性病变均可出现耳鸣。耳鸣可分为低音性和高音性两类。低音性耳鸣表现为嗡嗡之声，与神经系统疾患关系不大，多为外耳道、中耳部病变所致；而高音性耳鸣表现为吹口哨音或蝉鸣，多见于神经系统疾病的早期。神经系统疾病中以小脑脑桥角病变最为常见，如肿瘤（特别是听神经瘤）、蛛网膜炎等。当颅内压增高时，尤其是颅后窝病变，常有耳鸣，多为双侧性，严重程度与颅内压增高的症状平行，当颅内压缓解时，耳鸣也可消失。在面神经麻痹的恢复期，由于镫骨肌发生异常收缩，也可出现耳鸣，为低音调。此外，神经症和精神病也常有耳鸣症状。耳部疾患，特别是内耳眩晕症、耵聍栓塞、中耳炎、鼓膜凹陷等常可伴耳鸣症状，同时常伴耳聋。奎宁、水杨酸和链霉素等药物中毒时所致的耳鸣多为双侧性，高音调，常伴耳聋，且进行性加重。颈部疾病，如颈动脉瘤、颈动脉受压或狭窄、颈静脉球体瘤、颈椎病等所致的耳鸣称为颈性耳鸣，常位于同侧，多为低音调，可与心脏搏动一致，又称搏动性耳鸣，有时在颈部可听到血管性杂音，这种杂音可由于压迫颈动脉而暂时消失。椎-基底动脉供血不足，特别是影响到内听动脉时常可引起耳鸣，常伴有眩晕、耳聋等。此外，噪声也是耳鸣的常见诱因。

二、治疗

（一）手术治疗

对颅后窝占位性病变，特别是小脑脑桥角肿瘤所致的耳鸣，进行手术治疗，切除肿瘤。对颈部的动脉瘤或静脉瘤所致的搏动性耳鸣，也应手术治疗，对用药物治疗无效的严重的内耳眩晕症所致的顽固性耳鸣、眩晕也可采用内淋巴囊减压术或前庭神经切断术等予以治疗。

（二）药物治疗

1. 双氯麦角碱　又称海特琴。日本报道用双氯麦角碱治疗各种原因所致的内耳性耳鸣获得良好效果。双氯麦角碱能改善或增加内耳血流而使症状改善，每次给予双氯麦角碱 2mg，每日 3 次，饭后服用，连用 2～8 周，无明显不良反应。

2. 利多卡因　能改善内耳的微循环而使症状缓解或消失。1～3mg/kg 稀释于 25% 葡萄糖 20～40ml，以每分钟≤20mg 的速度静脉注射。注完后卧床，每日 1 次，5d 为一个疗程，2 个疗程之间隔 2d。Schmidt 报道用利多卡因 4mg/kg 静脉点滴，每日 1 次，连用 5d，共治疗 108 例耳鸣患者，其中持续耳鸣超过 3 个月的慢性耳鸣 78 例，急性耳鸣 30 例，结果 84 例耳鸣减轻，痛苦感严重的耳鸣患者从 60 例减少到 32 例。

3. 乙酰胆碱　除具有扩张末梢血管外，尚有抑制内耳毛细胞的作用，从橄榄核发出的橄榄耳蜗束的大部分末梢终止于毛细胞，毛细胞能分辨最微细的声波频率差异，因此它对耳鸣很敏感。乙酰胆碱能抑制由橄榄核传出的异常冲动，故用于治疗耳鸣。剂量为 1～2ml，皮下注射，每日 1 次。

4. 卡马西平　该药对中枢神经和周围神经均有阻滞作用，可用来降低中枢神经系统兴奋性因而能治疗耳鸣。余增福报道用卡马西平治疗耳鸣 50 例（其中链霉素中毒 4 例、庆大霉素中毒 6 例）。剂量为每次 100mg，每日 2 次。用于 60 岁以下的患者；或者每次 100mg，每日 1 次，用于 60 岁以上的患者。若耳鸣较重，可于当晚睡前加服 50mg，1 个月为一个疗程。总有效率为 80%。在治疗过程中可出现轻微的头晕、恶心、呕吐、上腹部不适、手麻、白细胞减少、嗜睡等不良反应。1～2d 可消失，若 3～5d 后仍不消失，即应减量或停药。

5. 弥可保　该药为维生素 B_{12} 的一种新制剂，含有甲基 B_{12}，日本左藤报道用弥可保治疗 25 例耳鸣患者，发现与精神安定剂并用疗效较好。

6. 胞磷胆碱（CDP－胆碱）　所谓神经性耳聋包括老年性耳聋、暴发性耳聋、听神经损伤、头部外伤后耳聋、药物中毒以及内耳眩晕症等所致的耳聋。神经性耳聋常伴有耳鸣、眩晕等症状。Makishima 等报道用 CDP－胆碱治疗 41 例神经性耳聋患者，剂量为 CDP－胆碱 300mg 加入 25% 葡萄糖 20ml，静脉注射，每日 1 次，连用 12d 为一疗程。总有效率达 67.6%，好转率耳聋占 27%，耳鸣占 71.7%，眩晕占 100%。可见 CDP－胆碱对耳鸣和眩晕的效果更好些。

7. 其他药物　据文献报道用来治疗耳鸣的药物还有血管扩张剂，如尼莫地平每次 30mg，每日 3 次；盐酸倍他啶每次 4～8mg，每日 3 次；桂利嗪每次 25mg，每日 3 次；镇静剂，如丙氯拉嗪每次 5～10mg，每日 3 次；地西泮每次 2.5～5mg，每日 3 次；止吐剂可用甲氧氯普胺每次 10mg，每日 3 次；也可用三环抗抑郁剂，如阿米替林每次 25mg，每日 3 次或盐酸丙米嗪每次 25mg，每日 3 次。

（聂靖炜）

第八节　瘫痪

瘫痪是神经系统障碍的主要症状，是神经科临床最常见的器质性疾病的早期症状。它表现为随意动的障碍，是由上、下运动神经元损害引起的。表现为肢体力弱的瘫痪称为轻瘫或不完全性瘫痪，随意运动完全丧失称为完全性瘫痪。

瘫痪的程度按肌力来分类，临床上常用的是五度六级分类法。其判定方法是：让患者尽力去活动其肢体，观察患者各关节伸屈等动作时肌肉收缩情况及关节的活动和克服阻力的情况。

各种刺激所造成的反射性活动，不能作为判断肌力的标准。各度肌力的表现为如下。

0 度——完全性瘫痪，无任何动作。

Ⅰ度——可见或仅在触摸中感到肌肉轻微的收缩，但不能牵动关节产生肢体运动。

Ⅱ度——肢体仅能在床上移动，不能抬离床面，即只能克服摩擦力，不能克服地心引力。

Ⅲ度——肢体能够抬离床面做主动运动，但不能克服阻力，即只能克服重力。

Ⅳ度——肢体能够克服一定的阻力进行活动，但较正常时差。

Ⅴ度——正常肌力，可因人而异，体力劳动者肌力较强，妇女、老人。

肌力相应较差，所以判定有无肌力减退应与平时情况对照，应与健侧肢体对照。

上、下运动神经元病变均可引起其支配区的肌肉瘫痪，但临床特点却截然不同，二者的鉴别在临床上具有重要的意义，应特别提及的是，在上运动神经元损害时，如为急性病变，常有"神经休克"现象存在。此时表现为类似下运动神经元瘫痪的症状，如肌张力减退、腱反射减弱或消失，病理征不能引出。这些表现一般经 2~4 周逐渐形成上动神经元瘫痪的特点。此现象临床很常见，所以在表现为瘫痪症状的急性患者，应结合运动系统的受累部位及其他系统症状综合判断，才能做出比较准确的定位。比如遇到急性两下肢瘫痪的患者，尽管肌张力低、腱反射消失及无病理反射，也应首先想到脊髓的横贯性损害累及双侧锥体束所致，因为下运动神经无疾病同时累及双侧时的情况较少见，再加上查到了脊髓的感觉平面以膀胱症状为主的自主神经障碍，则定位可以明确。

瘫痪要与疼痛或骨关节病变而引起的肢体活动受限相区别，与锥体外系引起的肢体活动不灵相区别。紧张症的精神患者呈不食、不动的木僵状态，癔症患者的随意运动丧失等均不是真正的瘫痪，应予鉴别。

一、偏瘫

（一）临床表现

偏瘫是由大脑运动区皮质、皮质下白质及内囊损害引起的，包括同侧头面部瘫痪在内的一侧上、下肢瘫。它是临床上最常见的一种偏瘫，在头面部出现病灶对侧的中枢性面瘫和中枢性舌瘫，在躯干和肢体出现病灶对侧的上运动神经元性的上、下肢瘫。

常表现为肌张力增高，腱反射亢进，病理征阳性，常以肢体远端瘫痪更重。由于其邻近结构的损害，常伴有同部位的感觉障碍，如痛、温觉的减退或丧失，深感觉障碍及皮层觉的障碍；有侧视麻痹，表现为双眼偏向病灶侧；主侧半球病变时可伴有运动性或感觉性语言障碍。

临床上一些瘫痪很轻，一般检查方法不易确定时，可采用轻瘫试验来证实。上肢检查时，嘱患者双上肢平伸，掌心向下，短时间持续后可见偏瘫侧小指轻度外展，或者见偏瘫侧肢体轻度下落。下肢检查时，让患者仰卧于检查台上，双髋、膝关节屈曲，下肢悬空可见瘫痪侧肢体轻度下垂。对昏迷患者可观察其体位，偏瘫侧的足有外旋；做坠落试验时，可见偏瘫侧肢体呈自由落体运动，即同时放开抬起的两侧肢体，正常侧肢体下落有一个似放下的过程，而偏瘫侧则无阻力的落下。另外，痛刺激时也可根据肢体反应情况来判断偏瘫侧。

（二）症状鉴别

（1）交叉瘫由脑干病变引起，表现为一侧肢体的偏瘫，同时出现另一侧头面部运动障碍，所以称为交叉瘫，此症状另题讨论。

（2）脊髓半侧病变又称为脊髓半切征或布朗—塞卡（Brown－Sequard）综合征。由于脊髓一侧的各种传导束损害，临床表现为损害平面以下同侧的上运动神经元性瘫痪，同侧的深感觉障碍及对侧的痛、温觉缺失。颈髓的病变可出现病灶同侧的上下肢偏瘫；胸髓以下病变出现病灶同侧的下肢瘫。该症状与截瘫同为脊髓病变的症状，所以把它与截瘫一起讨论。

（三）定位诊断

1. 内囊 该处神经纤维集中，除锥体束的下行纤维外，还有感觉系统的上行纤维、视觉传导纤维通过，所以病变时出现典型的"三偏综合征"，即病灶对侧的偏瘫、对侧的偏身感觉障碍和两侧对侧偏盲。有意识障碍的患者偏盲和偏身感觉障碍不能被发现时，仅表现为偏瘫。内囊区比较小的病灶，如腔隙性脑梗死、多发性硬化也可仅累及运动纤维造成单纯的偏瘫，可不伴感觉和视野障碍。

2. 皮质及皮质下白质 在额叶后部中央前回的运动中枢占有从大脑内侧面旁中央小叶至大脑背外侧部外侧裂处的一个很长的区域，因此病变时常不能同时受损，临床上表现为头面部、上肢、下肢的瘫痪程度不一致，或表现为某一肢体为主的瘫痪，也称为单瘫。皮质及皮质下病变导致的瘫痪常伴有瘫痪区域的感觉障碍。

（四）定性诊断

1. 急性偏瘫

（1）脑出血：系指非外伤性脑实质内出血。内囊是最常见的出血部位，所以大多数患者都表现为偏瘫。该病发病年龄在50～70岁，多有高血压史，寒冷季节发病较多。起病常突然而无预感，多在体力活动或精神激动时发病，大多数在数分钟或数小时内发展至高峰。急性期以颅内压增高而致的头痛、呕吐、头晕、意识障碍等全脑症状为主，常伴有血压明显增高，脑膜刺激征阳性，甚至有脑疝形成。局灶症状与出血部位相关。CT可见高密度出血影。

（2）脑血栓形成：是急性脑血管病中最常见的类型。常以偏瘫为主要表现。它是在颅内外血管壁病变的基础上形成血栓，阻塞血流而致。本病多见于50～60岁以上患有动脉粥样硬化者，多伴有高血脂、冠心病或糖尿病。常于睡眠中或安静休息时发病，多数病例在1～3d内达到高峰，患者通常意识清晰，头痛、呕吐不明显，由于梗死血管不同，症状各异。

脑血栓形成根据其病程和累及范围又分以下几类。①完全性脑卒中：系指起病6h内病情即达高峰，病情一般较重，可有昏迷。②进展性脑卒中：指局限性脑缺血逐渐进展，数天内呈阶梯式加重。③缓慢进展型脑卒中：在起病2周以后症状仍逐渐进展，常与全身或局部因素所致的脑灌流减少侧支循环代偿欠佳及血栓向心性逐渐扩展等有关。④可逆性缺血性神经功能缺失型脑卒中：患者症状体征持续超过24h，但在2～3周内完全恢复，不留后遗症。⑤大块梗死型脑卒中：由于较大动脉或广泛性脑梗死引起，往往伴有明显的脑水肿，颅内压增高，可发生出血性梗死。患者意识丧失，病情严重，常难与脑出血鉴别。⑥腔隙性梗死：

是由直径为 100~400pm 的深穿支血管闭塞而产生的微梗死，而致脑部形成小的囊腔，一般腔隙的直径多在 10mm 以下。多发性的腔隙则称为腔隙状态。因其损害部位较小，临床症状比较单一，一般较轻，甚至无临床症状。脑部 CT 对本病的确诊有帮助。

（3）脑栓塞：指栓子经血液循环进入脑血管而致动脉阻塞引起的脑功能障碍。栓子来源主要为心源性的，如风湿性心脏病、细菌性心内膜炎、心房颤动等，所以患者常伴心衰、心律不齐等心脏症状。另外动脉粥样硬化的斑块、脓栓、脂肪栓、气栓、癌性栓子等均可致病。

其临床表现同脑血栓形成，但突然起病是其主要特征，在数秒或数分内症状发展到高峰，另外可见原发病的相应症状。

2. 急性-过性偏瘫　常见于短暂性脑缺血发作（TIA），是指某一区域脑组织因血液供应不足导致其功能发生短暂的障碍，表现为突然发作的局灶性症状和体征，大多持续数分钟至数小时，在 24h 内完全恢复，可反复发作。如累及的是颈内动脉系统，常见的症状为单瘫或不完全性偏瘫，感觉障碍多为感觉异常或减退，也可表现为失语、偏盲。椎-基底动脉系统症状常为眩晕，视力、视野症状常为双侧性，可出现复视、共济失调、平衡障碍、口吃、吞咽困难等，也可出现交叉性的运动和感觉障碍。

3. 亚急性伴有发热症状　颅内感染的各类脑炎、脑脓肿都可累及一侧半球，出现偏瘫体征，常为几天时间的急性起病，有感染史或发热，有头痛、呕吐、意识障碍等全脑症状，由于病灶常较弥散，各类症状都可出现，如癫痫发作、感觉障碍、失语、颅神经麻痹、共济失调、精神症状等。脑脊液常表现为压力不同程度的增高、蛋白细胞增高，如为细菌性感染还有糖和氯化物的降低。CT 可协助诊断。

4. 逐渐加重的偏瘫　常见于颅内占位性病变，包括脑肿瘤、囊肿、肉芽肿、硬膜下或硬膜外血肿等占位性病，它们如累受了一侧半球的中央前回或其纤维，即可导致偏瘫，临床常有头痛、呕吐、头晕、视力障碍等颅内压高的症状，血肿常伴有外伤史，而炎性肉芽肿常有感染病史。头颅 CT 是确诊的依据。

二、交叉瘫

（一）临床表现

交叉瘫是由一侧脑干病变引起，既累及本侧该平面的颅神经运动核，又累及尚未交叉至对侧的皮质脊髓束及皮质延髓束，出现交叉性瘫，表现为病变平面的同侧下运动神经元颅神经瘫痪及对侧身体的上运动神经元瘫痪。如脑桥病变时，它累及同侧的面神经核及纤维形成同侧周围性面瘫，又引起对侧舌瘫及上下肢的上运动神经元瘫痪。

（二）症状鉴别

在延髓下段由于锥体交叉处的病变引起上下肢的交叉性瘫，均为上运动神经元瘫痪。它由于延髓下段一侧病变时损坏了交叉后支配上肢的纤维及未交叉的支配下肢的纤维，所以出现同侧上肢中枢性瘫和对侧下肢中枢性瘫。

（三）定位诊断

根据脑干不同颅神经的损害可判断脑干病变的位置，颅神经核、脑干内纤维及相邻结构的损害可构成许多综合征。

1. 中脑

（1）中脑腹侧部综合征（Weber 综合征）：位于大脑脚底的内侧，表现为同侧动眼神经麻痹和对侧中枢性面瘫、舌瘫和上下肢瘫。

（2）中脑背侧部综合征（Claude 综合征）：病变位于红核，表现为同侧动眼神经麻痹和对侧的肢体共济失调。

（3）中脑顶盖综合征（Parinaud 综合征）：病变位于四叠体，早期症状主要为两眼不能协同向上仰视或伴两眼会聚麻痹。

2. 脑桥

（1）脑桥外侧部综合征（Millard–Gubler 综合征）：病变位于脑桥的腹外侧部，表现为同侧的外展神经麻痹和周围性面瘫、对侧的中枢性舌瘫和上下肢体瘫痪。

（2）脑桥内部综合征（Foville 综合征）：病变位于一侧脑桥近中线处，表现为同侧外展神经麻痹和对侧上下肢中枢性瘫。

（3）脑桥背盖部综合征（Raymonod–Cestan 综合征）：病变位于脑桥背盖部的背侧部。邻近第四脑室底部，表现为同侧外展神经麻痹、周围性面瘫；病变稍高时出现同侧小脑性共济失调，还表现为对侧肢体本体感觉障碍，也可因损害内侧纵束而产生双眼水平协同运动麻痹。

3. 延髓

（1）延髓背外侧综合征（Wallenberg 综合征）：是延髓中最常见的一种综合征，病变位于延髓背外侧部。主要临床表现为眩晕、呕吐、眼球震颤、饮水呛咳、吞咽困难、声音嘶哑、同侧咽反射消失、同侧共济失调、交叉性感觉障碍及同侧霍纳征。

（2）延髓前部综合征：病变位于延髓前部橄榄体内侧，表现为同侧的周围性舌瘫和对侧上下肢的偏瘫。

（3）延髓后部综合征：病变位于延髓后部一侧近中线处，近第四脑室底部，此处为后组颅神经核所在区，可发生部分颅神经麻痹，病变扩展至脊丘束时，可伴对侧半身痛、温觉障碍。

（4）延髓半侧损害综合征（Babinski Nageotte 综合征）：为延髓半侧比较广泛的损害。表现为病灶对侧偏瘫与分离性偏身感觉障碍、血管运动障碍，病灶的同侧有面部感觉障碍，小脑性共济失调，霍纳征，软腭、咽及舌肌麻痹。

4. 脑干内外损害的鉴别

（1）由脑干内病变所引起的交叉性瘫，一般其颅神经与肢体瘫痪的发生先后及程度往往差别不远，而脑干外病变，颅神经损害症状往往发生早且较明显，对侧偏瘫往往发生较迟而程度较轻。

（2）脑干内病变的颅神经损害多呈核性损害症状，而脑干外病变呈核下性症状。

（3）脑干内病变常有脑干内结构损害表现，如内侧纵束损害引起的核间性眼肌麻痹，交感神经损害引起的霍纳征等。脑干外病变一般无此类症状。

（4）根据颅神经在脑干内外不同的组合来鉴别，比如第5、第7、第8颅神经核在脑干内分布比较散，不易同时受累，而在脑桥小脑角处却比较集中，可同时受损。

（四）定性诊断

1. 急性症状

（1）闭塞性脑血管病：以延髓多见，中脑的侧支循环较丰富，所以闭塞性血管病少见。

小脑后下动脉血栓形成延髓背外侧综合征，为脑血栓形成的一个类型，多数系由椎动脉闭塞引起，部分由椎动脉和小脑后下动脉的合并闭塞所致，少数由小脑后下动脉的单独闭塞引起。其临床表现常为晨起时发现的眩晕、站立不稳、饮水呛咳及吞咽困难、声音嘶哑，检查可发现比较典型的延髓背外侧综合征的症状，临床常见。

（2）脑桥出血：脑干的出血以脑桥最多见，是脑出血的一个类型，常于动态下突然起病。轻症者早期检查时可发现单侧脑桥损害的特征，如出血侧的面和展神经麻痹及对侧肢体弛缓性偏瘫，头和双眼凝视瘫痪侧，出血量常在 5ml 以下，预后较好。重症脑桥出血多很快波及对侧，患者迅速进入昏迷，四肢瘫痪，大多呈弛缓性，少数呈去大脑强直，双侧病理征阳性，双侧瞳孔极度缩小呈"针尖样"，持续高热，明显呼吸障碍，病情迅速恶化，多数在 24～48h 内死亡。

（3）脑桥中央髓鞘溶解症：病变为脑桥基底部有一个大而对称的脱髓鞘病灶，而轴突、神经细胞和血管相对较完整。因主要损害锥体束，故临床表现为迅速进行的假性延髓麻痹及四肢弛缓性瘫痪，其病因不明，一般认为由乙醇中毒及营养不良所引起。

2. 亚急性症状　常见于脑干炎症即脑干炎，与大脑的炎症同时存在即称脑干脑炎。大多数起病较急，可有发热或上呼吸道感染等前驱症状。病变易侵犯脑干背侧位的旁正中区，发生动眼神经及外展神经麻痹，也可引起背外侧区的前庭核损害，腹外侧区的三叉神经感觉及运动核损害，以及面神经和迷走神经的运动核损害。常同时或相继损害 2 个或 2 个以上的颅神经核，病变常局限于一侧脑干或两侧均受损。颅神经损害常为脑干炎的主要表现，传导束也可受累，但较颅神经损害轻，其中以锥体束及前庭小脑束受损而发生偏瘫和共济失调较多见。本病常见于青壮年，起病为急性或亚急性，多个症状同时加重，达一定程度后开始好转，常在数周或数月内恢复，早期脑脊液可有白细胞和蛋白的轻度增加。

3. 慢性症状

（1）常见于脑干肿瘤：小儿多见，病情呈进行性发展，脑桥部位较多，其次为中脑及延髓。起病时可局限于一侧，常表现为单一的颅神经麻痹，因脑干肿瘤多呈浸润性生长的神经胶质细胞瘤，随着肿瘤生长更多的症状相继出现，它们提示了肿瘤生长的速度和方向。症状可累及双侧，而且可以侵犯脑干的任何部位，病情比较严重时常表现为双侧外展神经麻痹、侧视麻痹和双侧锥体束征。大部分病例无视盘水肿，少数至晚期才出现视盘水肿。CT 对确诊有帮助。

（2）神经系统变性病：较其他系统多见，以往曾将多种不明原因的神经系统慢性进等有关。其特点为起病及进展均缓慢，有好发年龄，常选择性地侵犯神经组织某一系统如运动神经元病，它只侵犯上、下运动神经元，而与之相邻的结构毫不受损。①运动神经元病：它的延髓麻痹型表现为第 9、第 10、第 12 颅神经受损，患者表现为言语障碍及吞咽困难，包括讲话不清、带鼻音或声音嘶哑、饮水呛咳不能进食。检查可见舌肌麻痹、萎缩及肌束颤动，软腭声带麻痹，咽反射迟钝或消失。延髓以上双侧锥体束病变时可出现假性延髓性麻痹，也可累及眼外肌与面肌。②延髓空洞症：为脊髓空洞症侵入脑干的病变引起，是一种慢性进行性的变性病，病因未明。延髓病变常损害疑核、舌下神经核及三叉神经脊束核，因此常有一侧或双侧的舌肌麻痹和萎缩，软腭、咽喉及声带麻痹。面部的感觉障碍常自近颈段的节段开始，而鼻尖及口唇部最后才受损。由于前庭核受损，常出现眼球震颤。

三、截瘫

（一）临床表现

从广义上看四肢瘫或两下肢瘫都叫截瘫，一般所谓截瘫多指两下肢瘫。截瘫按病变部位分为脑性截瘫、脊髓性截瘫、周围神经性截瘫。此处重点讨论脊髓性截瘫。脊髓横贯性损害时累及各传导束，表现为典型的截瘫，即损害平面以下双侧上运动神经元性瘫，肌张力增高，腱反射亢进，病理征阳性。如为急性损害可表现为"脊髓休克"。脊髓横贯性损害还表现为损害平面以下的各种感觉减退或丧失，伴以膀胱功能障碍为主的自主神经障碍。病损还会累及一段灰质，所以前角受损时表现为截瘫平面的上端有一段下运动神经元瘫痪的症状，表现为肌束颤动、肌肉萎缩和无力。慢性脊髓病变致痉挛性截瘫，除表现为上运动神经元性瘫外，还出现行走时两腿交叉，即剪刀步态。典型的脊髓半侧损害表现为一侧的肢体瘫痪。但临床上典型症状很少，多为双侧肢体受累，症状与截瘫类似，因为都是脊髓病，所以在此一起讨论。脊髓半侧损害也称脊髓半切征或称为布朗—塞卡（Brown - Seguard）综合征。它表现为病灶损害平面以下同侧肢体的上运动神经元瘫和深感觉障碍，对侧的痛、温觉障碍，在损害平面的上端同侧可有节段性的根性疼痛及感觉过敏带。不典型的病例虽为双侧症状，但常有两侧肢体受累的先后不同、受累的程度不同等特点，与脊髓横贯性损害有一定的区别。

（二）症状鉴别

1. 脑性截瘫　由双侧大脑半球病变引起。旁中央小叶病变双侧旁中央小叶相距极近。容易同时受累，表现为双下肢远端的瘫痪、感觉障碍、排尿障碍，与脊髓截瘫相似，但其病变的上界一般不明显，尤其是感觉障碍无明确平面，再加伴有脑部的其他症状，如头痛、头晕等，可以鉴别。常见病因有大脑镰的肿瘤、大脑前动脉闭塞、上矢状窦血栓等。CT 常可帮助明确诊断。

2. 周围神经性截瘫　由双侧对称的脊神经损害引起。

（1）马尾病变：它为椎管内脊神经根的病变，症状也表现为两下肢瘫痪，但为下运动神经元性瘫，与圆锥病变相似，但它起病常从单侧下肢开始，有神经根的刺激性症状，如发作性的会阴部、股部或小腿部的疼痛，排便障碍常不明显。主要病因为椎管内的肿瘤、囊肿和脊蛛网膜粘连。

（2）周围神经病变：如格林—巴利综合征、多神经炎、糖尿病性神经炎等，它们也可表现为两下肢或四肢弛缓型瘫，但无传导束型感觉障碍，而是末梢型或神经干型的感觉障碍，一般无排便障碍。

3. 肌肉疾病　各种肌肉疾病常累及的是四肢，但多以下肢近端的肌肉为主，在疾病早期最被注重的往往是下肢无力，所以也类似截瘫，但不伴感觉障碍和自主神经障碍，应仔细检查鉴别。

（三）定位诊断

1. 脊髓各节段损害症状

（1）高颈髓（颈$_{1~4}$）：出现损害平面以下各种感觉缺失，四肢呈上运动神经元性瘫痪，括约肌障碍，四肢和躯干多无汗。常伴有枕部疼痛及头部活动受限。颈$_{3~5}$节段受损，将出现膈肌瘫痪，腹式呼吸减弱或消失。此外，如三叉神经脊束核受损则出现同侧面部外侧痛、温觉障碍，如副神经核受累，可见同侧胸锁乳突肌及斜方肌无力和萎缩。病变如向上累及延髓及小脑时，可出现吞咽困难、饮水呛咳、共济失调、眼球震颤，甚至呼吸循环衰竭而死亡。

（2）颈膨大（颈$_5$~胸$_2$）：双上肢呈下运动神经元性瘫痪，双下肢呈上运动神经元性瘫痪，损害平面以下各种感觉缺失及括约肌障碍。可伴有双肩部及双上肢的神经根性疼痛。颈$_8$、胸$_1$受损时常出现霍纳征。上肢腱反射的改变有助于受损节段的定位。

（3）胸髓（胸$_{3~12}$）：胸$_{4~5}$水平是血供较差最易发病的部位。损害时，平面以下各种感觉缺失，双下肢呈上运动神经元性瘫痪，有括约肌障碍；受损节段常伴有束带感。

（4）腰膨大（腰$_1$~骶$_2$）：受损时出现双下肢下运动神经元性瘫痪，双下肢及会阴部各种感觉缺失，括约肌障碍；如损害平面在腰$_{2~4}$则膝反射往往消失；在腰$_3$~骶$_1$则跟腱反射消失；如骶$_{1~3}$受损则出现阳痿。

（5）脊髓圆锥（骶$_{3~5}$和尾节）：损害时出现会阴部及肛门周围感觉缺失，髓内病变可出现分离性感觉障碍，肛门反射消失和性功能障碍。脊髓圆锥为括约肌功能的副交感中枢，该处病变可出现充盈性尿失禁，还可出现阳痿。

2. 脊髓的横位定位

（1）髓内病变：神经根刺激性症状相对少见，症状多为双侧。感觉障碍通常呈下行性进展，常出现分离性感觉障碍，受压节段支配的肌肉萎缩明显，括约肌功能障碍较早出现且程度严重。腰穿时椎管梗阻程度较轻，脑脊液蛋白含量增高不明显。

（2）髓外硬脊膜内病变：神经根刺激或压迫症状发生率高，可能在较长的时间内是唯一的症状。脊髓损害常自一侧开始，早期多表现为脊髓半侧损害症状。感觉障碍呈上行性进展，受压节段肌肉萎缩相对不明显，括约肌功能障碍出现较晚，椎管梗阻程度较重，脑脊液蛋白含量增高明显，一般病程进展较慢。

（3）硬脊膜外病变：可有神经根刺激征，但更多伴随局部脊膜刺激症状。脊髓损害的症状较晚发生，常出现在椎管已有明显或完全梗阻之后，感觉障碍亦呈上行发展，受压节段肌肉萎缩不明显，括约肌功能障碍出现较晚，脑脊液蛋白含量增高不显著。

（四）定性诊断

1. 急性起病

（1）脊髓炎性疾病。

a. 急性脊髓炎：是脊髓的非特异性炎症，以急性横贯性脊髓损害为特征。病前常有感染史，起病较急，于几小时至几天达高峰。病灶常位于胸段，表现为两下肢瘫，也可为颈段，出现四肢瘫并累及呼吸，也见于腰骶段。早期的截瘫常表现为脊髓休克状态，有明确的传导束型深浅感觉障碍，在损害平面有束带感。损害平面以下有自主神经损害症状，膀胱功能障碍较明显，早期常表现为尿潴留，随着脊髓休克的度过，逐渐形成尿失禁，椎管内一般无梗阻，蛋白和白细胞可以正常或轻度增高。经几个月时间大部分患者可基本痊愈，少部分会留有严重的后遗症。

b. 急性硬膜外脓肿：由于其他部位的化脓性病灶通过血行而引起硬膜外脓肿。起病较急，伴高热和全身中毒症状，病灶相应部位的脊柱剧烈疼痛，且有明显压痛和叩击痛。神经系统早期症状常为剧烈的根性疼痛，继而出现截瘫。脑脊液蛋白含量增高，椎管梗阻明显。

c. 急性化脓性脊髓炎：为脊髓化脓性炎症，容易形成脊髓脓肿。多继发于附近组织的化脓性感染、血源性感染和淋巴系统感染。病变多位于胸段，发病时先出现高热、寒战等全身感染中毒症状，继而出现脊髓的横贯性症状，早期为脊髓休克表现。脑脊液呈化脓样改变。

（2）脊髓前动脉闭塞：为急性起病，也可在数小时或数天内逐渐起病。其症状与急性脊髓炎类似，表现为截瘫，偶为单侧性，括约肌功能障碍，痛、温觉障碍常较轻。由于脊髓后索是脊髓后动脉血，所以深感觉保留，这种分离性感觉障碍是该病的特征。

（3）椎管内出血：根据出血的部位，椎管内出血可分为硬膜外、硬膜下、蛛网膜下隙及脊髓内出血。其原因为血管畸形、外伤、出血性疾病、抗凝血治疗的并发症等。硬膜外及硬膜下出血以外伤多见，临床表现为急、慢性的脊髓压迫症表现。脊髓蛛网膜下隙出血表现为突然的剧烈背痛，可有撕裂样神经根痛及暂时的轻瘫，脑脊液呈血性。脊髓内出血起病突然，发生剧烈的背痛，随之数分钟或数小时内出现病变水平以下的瘫痪、感觉丧失及大小便障碍，早期呈现脊髓休克，脑脊液呈血性。

2. 慢性起病

（1）脊髓压迫症：脊髓本身或周围组织的病变压迫脊髓所致脊髓横贯性损害者，称为脊髓压迫症。其临床表现的主要特点是进行性脊髓横贯性损害和椎管梗阻。引起脊髓压迫症的常见病因为脊椎病变，其中以脊柱结核最多见，其次是脊椎肿瘤，大多属转移性，其他为脊柱外伤，如脊椎骨折、脱位或椎间盘脱出；脊髓肿瘤系指椎管内的各种肿瘤。

（2）脊髓蛛网膜粘连：也称脊蛛网膜炎，因各种感染和理化刺激所引起。多为慢性病程，病变多累及脊髓数个节段或全长的蛛网膜。其囊肿型构成脊髓压迫症。粘连型累及神经根，出现下运动神经元瘫和多节段性感觉障碍。脑脊液常有梗阻现象和蛋白的明显增高，椎管造影可明确诊断。

（3）多发性硬化：是一个神经白质脱髓鞘性的自身免疫疾病，起病常在成年早期，具有一种迁延的、不规则的、有时是每况愈下的病程，常为缓解复发的病史。起病形式可急可缓，表现为多个神经部位的症状。视神经和脊髓联合病变在国内最常见，构成了视神经脊髓炎，临床表现为视力障碍，视神经萎缩和急性脊髓炎的表现。其诊断主要依据临床的多病灶和缓解复发的病史。

（4）运动神经元病：它是一组主要侵犯上、下两级运动神经元的慢性变性病，感觉系统不受侵犯。该病多于中年后起病，男多于女，主要临床表现为肌萎缩、肌力弱和锥体束征的不同组合而出现的不同的临床类型。肌萎缩性侧索硬化为最常见的一个类型，首发症状常在上肢远端，逐渐向近端发展，表现为上肢的肌肉萎缩和无力，但肌张力虽低，腱反射往往增高，并可引出霍夫曼征。在肌肉萎缩区可出现粗大的肌束颤动，患者自述为肉跳。双下肢常为上运动神经元损害征。可出现延髓麻痹。

（5）脊髓亚急性联合变性：它是由维生素 B_{12} 缺乏而引起的神经系统变性，主要病变在脊髓的后索、侧索，临床表现以深感觉缺失、感觉性共济失调及痉挛性截瘫为主，常伴有周围性感觉障碍。

（6）遗传性痉挛性截瘫：多呈常染色体显性遗传，大多在儿童期起病，主要表现为逐渐进展的下肢痉挛性瘫痪，呈剪刀步态，多数有弓形足，无感觉障碍。该疾病缓慢进展，晚期上肢和延髓也会受累。

3. 其他脊髓病

（1）放射性脊髓病：是由于应用放射线治疗恶性肿瘤时引起的脊髓病变，它常有一段潜伏期（1个月~6年），起病可急可缓，常先表现为肢体的疼痛和麻木，症状持续进展，则出现受累平面以下的痛、温觉障碍和截瘫，深感觉常无改变。受累的脊髓节段可有前角受累的症状，表现为肌肉萎缩、反射减弱、肌束震颤等。放射治疗后出现脊髓受累的症状体征，为该病诊断的主要依据。

（2）肝性脊髓病：指肝硬化患者继门腔静脉吻合、脾肾静脉吻合术后或自然吻合后出现的脊髓病。多见于30~50岁男性，首先表现为肝硬化的症状和体征，而后表现为反复发作的一过性意识障碍和精神症状（肝性脑病），最后出现脊髓受累。脊髓病变主要表现为锥体束障碍的症状和体征，即下肢出现不同程度的上运动神经元瘫痪。一般无感觉障碍和括约肌障碍。

（3）枕大孔区畸形：它为先天畸形病，常于成年起病，表现为双侧锥体束征、肢体感觉障碍、小脑性共济失调及后组颅神经症状。

四、四肢瘫

（一）临床表现

四肢瘫表现为两侧肢体的瘫，但两侧或上、下肢瘫痪程度可不一致。可由脑部的双侧病变、高颈髓的病变致四肢瘫，而多发性周围神经病和肌肉肌病也可致肢瘫，此处主要讨论后两类的四肢瘫。多发性周围神经病导致的瘫痪多为两侧对称，表现为下运动神经元损害、肌张力减低、腱反射减弱或消失和肌肉萎缩，尤其在慢性周围神经病变时肌萎缩特别明显。它常伴末梢型感觉障碍，表现为手套、袜子样的痛觉减退；还伴有自主神经损害，表现为皮肤、毛发和泌汗的障碍。肌肉疾病所累及的四肢瘫常以近端为主，往往伴有明显的躯干肌肉无力，如颈肌不能支撑头部。它也表现为肌张力的减低，也可因肌无力表现为腱反射减弱，肌肉可出现萎缩，也表现为假性肥大。它不伴客观的感觉障碍和自主神经障碍，可以有肌肉压痛。

（二）症状鉴别

1. 双侧脑部病变　由双侧大脑半球或脑干病变引起，实际上是双侧偏瘫或双侧的交叉瘫，所以四肢都受累，表现为上运动神经元性瘫痪，但临床常表现为两侧病变起病先后不同，症状轻重不同，伴有假性延髓性麻痹症状，患者还常有意识障碍、精神障碍或痴呆等脑的症状。一般认为由各种脑部的血管病、炎症、变性病或肿瘤引起。

2. 颈髓病变　它可累及四肢，两侧症状常为对称。脊髓病变常有明确的感觉平面和以膀胱功能障碍为主的自主神经功能障碍，已在截瘫中论述，这是与其他部位病变造成四肢瘫痪的主要区别。

（三）定位诊断

1. 末梢型神经损伤　表现为四肢远端对称性的运动、感觉和自主神经障碍，以手套、袜子样的痛、温觉障碍为其特点，伴有深感觉障碍、下运动神经元性的瘫痪及皮肤、泌汗改变。

2. 脊神经根型　为两侧不对称性下运动神经元瘫痪，常伴有根性痛，拉塞克征阳性，感觉障碍呈节段型的或末梢型的，常伴自主神经障碍，大小便障碍较少。

3. 肌肉病变　表现为弛缓性瘫痪，腱反射常减弱，无病理反射，无感觉障碍和自主神经障碍。瘫痪常以四肢近端及躯干为主，可以有肌肉萎缩，假性肥大是肌营养不良的特征性表现。

（四）定性诊断

1. 急性起病

（1）急性感染性脱髓鞘性多发性神经根神经病（AIDP）：也称格林 - 巴利综合征。它是由免疫异常引起的周围神经脱髓鞘性疾病。该病在青年和儿童多见，四季都可发生，以夏、秋两季较多。病前常有感染史，呈急性起病，1～2周内达高峰，其突出表现为四肢对称性下运动神经元性瘫痪，常由下肢开始，起病后可很快累及呼吸肌而危及生命。感觉障碍常较轻，以手套、袜子样的痛觉减退和神经根的刺激性症状为主。半数以上病例出现颅神经障碍，多为双侧，各颅神经均可受累，以面神经和舌咽迷走神经最多见，导致面瘫和吞咽障碍，自主神经可受累，出现多汗或少汗，皮肤营养障碍，偶有大小便障碍。它可影响心脏，引起心动过速。脑脊液有蛋白细胞分离现象。

（2）周期性瘫痪：也称为低钾性麻痹，它主要由于血清钾的降低而引起骨骼肌麻痹。本病呈反复发作，每次可持续几小时至几天，主要表现为四肢近端为主的瘫痪，一般不累及头面部肌肉，无感觉障碍，发作时血清钾的明显降低为本病特征。该病可由遗传引起，也可为甲亢、醛固酮增多症、肾小管酸中毒、利尿等引起。

2. 亚急性起病

（1）多发性神经炎：也称末梢神经炎。表现为肢体远端的运动、感觉和自主神经障碍。其病因很多，如感染、代谢、中毒、变态反应、肿瘤等均可引起。

（2）脊髓灰质炎：也称小儿麻痹它为脊髓前角细胞病毒感染所致的下运动神经元性瘫痪，有时表现为四肢瘫，但常为单瘫或不对称性的瘫痪。

3. 亚急性起病伴反复发作　重症肌无力，它是神经肌肉传递障碍的获得性自身免疫性疾病。其临床特征为横纹肌的病态疲劳，表现为晨轻晚重，劳累后加重，休息后减轻。眼外肌受累是最常见的一个类型，表现为单侧或双侧眼睑下垂、眼球活动障碍，咽肌、咀嚼肌也可受累，全身型表现为四肢无力，重症者可出现呼吸肌麻痹。临床诊断除典型表现外，可经疲劳试验或药物试验确诊。注射新斯的明或依酚氯铵症状可明显缓解，肌电图的衰减改变为客观指标。

4. 慢性起病

（1）脊髓性脊肌萎缩症：它为运动神经元病的一个类型，表现为肢体对称性的下运动神经元性瘫痪，有典型的肌束震颤为该病的特征。

（2）多发性肌炎：本病是以骨骼肌的间质性炎症和肌纤维的变性为特征的疾病。一部分伴有皮肤病变，即称为皮肌炎。本病可能与自身免疫有关，也可由肿瘤和结缔组织病引起。该病女性多见，起病隐袭，常伴有低热和关节痛。表现为以肢体近端和躯干肌肉瘫痪为主的症状，肌肉压痛明显，肌肉萎缩出现较晚。急性期可见血清肌酸磷酸激酶和免疫球蛋白增高，尿中肌蛋白出现，肌酸增加。肌电图和肌肉活检有助于诊断。

（3）肌营养不良症：是一组由遗传因素所致的肌肉变性病，表现为不同分布、程度和进行速度的骨骼肌无力和萎缩，也可涉及心肌。分多个型：①假肥大型（Duchenne型），为儿童中最常见的一类肌病，属性连锁隐性遗传，均影响男孩，常于3～4岁起病，表现为缓慢进展的下肢无力，行走缓慢，不能奔跑，易绊倒，行走时呈"鸭步"。②肢带型，呈常染色体隐性遗传，各年龄均可发病，但以 10～30 岁多见，临床主要表现为骨盆带和肩胛带肌肉萎缩和无力，进展较慢，通常至中年时才出现运动的严重障碍。③面肩肱型，性别无差异，为成年人中最常见的肌营养不良症，通常在青春期起病，首先影响面部和肩胛带肌肉，呈现特殊的"肌病面容"。④眼肌型，表现为持续性、缓慢进展的眼外肌麻痹。

五、单瘫、多肢瘫

（一）临床表现

一个肢体的瘫痪称为单瘫。单瘫可由大脑皮质病变引起，也可由脊髓半侧损害所致，更多的为脊髓的前角、周围神经病所引起的下运动神经元性瘫痪。后者为此处重点讨论的内容。由于周围神经为混合性神经，所以常伴有相应区域的感觉障碍。多个不对称的肢体瘫痪称为多肢瘫，它常由几个单瘫的肢体组合而成。一般均为下运动神经元性瘫痪。

（二）症状鉴别

1. 皮质性单瘫　支配上、下肢及头面部的运动中枢在中央前回的皮质有个较广泛的区域，因此各种病变常累及其一段，表现为上运动神经元性单瘫，比如中央前回中段的病变表现为对侧上肢的运动障碍。其临床症状往往是以某一肢体为主的偏瘫，早期常有局灶性癫痫的症状，常伴瘫痪部位的感觉障碍，它的界限不明确，甚至累及整个半身。皮质性单瘫可由大脑半球的血管病、肿瘤、炎症、外伤等引起。

2. 脊髓半侧损害　胸段的脊髓半侧损害可出现同侧下肢的上运动神经元性损害，常伴同侧的深感觉障碍和对侧下肢的痛、温觉障碍，即布郎—塞卡征。临床症状一般不典型，常为不对称性的两下肢症状，其病因为脊髓的各种原因病变，可参阅截瘫内容。

3. 骨、关节病变　如肩周炎、髋关节结核、膝关节病变等，均可影响肢体的运动。但它们并不表现为肌肉的无力，而是由于疼痛、关节活动障碍所致的运动障碍，应给予鉴别。

（三）定位诊断

1. 脊髓前角　表现为下运动神经元性瘫痪，可累及单个肢体或多个肢体，慢性病变可出现肌束震颤，表现为肌肉中少数肌纤维的非节律性不自主收缩，患者感觉该处有肌肉跳动感。前角病变一般不伴根性痛，无感觉障碍。

2. 前根　呈节段性分布，偶有肌束颤动。前根损害的病因大多继发于脊髓被膜或脊椎骨质的病变，因此后根也常同时受损，出现根性疼痛或节段性感觉障碍。

3. 神经丛　神经丛是运动和感觉的混合神经，因此损害后瘫痪与相应的神经丛相关，常为单肢瘫，表现为肌张力低、腱反射减弱及肌肉萎缩，伴相同区域的感觉障碍。臂丛损害出现上肢的瘫痪，腰丛主要支配股肌和大腿肌群，而骶丛支配小腿肌群和臀部肌群。

4. 神经干　为混合神经，损伤后常表现为肌群的瘫痪，如桡神经支配腕伸肌群，损伤后出现腕关节下垂，同时伴有该神经支配的皮肤感觉障碍。神经干损伤多为外伤性，本身病变以神经炎为多。

（四）定性诊断

1. 急性起病

（1）脊髓灰质炎：为脊髓前角的病毒感染性疾病。患者多为儿童，故又称小儿麻痹。

临床表现为早期出现一般感染症状，表现为发热、头痛等，经 1～3d 病毒侵入神经系统后再度出现感染症状和脊髓前角细胞受累症状。肢体呈弛缓性瘫，多发生在下肢；在一侧时，各肌组受累的程度不一致；双侧时，可能不对称。若累及三肢、四肢，程度也不完全一致，感觉和排便正常。早期脑脊液表现为蛋白细胞的轻度增高。

（2）臂丛神经麻痹：外伤是其主要病因，炎症也可累及，表现为肩关节下垂、上臂呈内收内旋、前臂伸而旋前的姿势，伴上肢桡侧皮肤感觉减退。

（3）周围神经麻痹：指上、下肢单发的周围神经瘫痪，最常见的原因是外伤和血液循环障碍，有的原因不明。表现为与该神经相关的肌群瘫痪和斑片样的感觉障碍。其神经的定位可根据损伤的肌群与神经的关系及皮肤感觉障碍区与神经的关系判断为某神经的损伤。

2. 亚急性或慢性起病

（1）脊柱疾病颈椎病：腰椎间盘突出、脊柱裂和脊椎骨质增生、脊柱的肿瘤与结核均可压迫神经根，出现单个肢体瘫痪。

（2）前斜角肌和颈肋综合征：也称胸出口综合征，由臂丛下干和锁骨下动脉被前或中斜角肌、颈肋等压迫所致的症状，主要表现为由肩胛向下放射到手的尺侧和上肢的疼痛，手肌萎缩。也因锁骨下动脉和静脉的压迫出现脉搏的改变、远端发绀、水肿、苍白、静脉怒张等症状。

（3）其他椎管内病变：①脊髓蛛网膜炎：也称脊髓蛛网膜粘连，可累及神经根造成根性的瘫痪节段感觉障碍。②脊髓空洞症：最常累及的是后角，造成节段性感觉障碍，也可累及前角细胞，出现下运动神经元瘫痪。

（4）运动神经元病：常为四肢瘫，但其早期也可为单肢开始，表现为单瘫的症状。

瘫痪的治疗主要靠病因治疗和自然恢复，另外可加康复治疗促进恢复。

（聂靖炜）

第九节　躯体感觉障碍

躯体感觉指作用于躯体感受器的各种刺激在人脑中的反映。一般躯体感觉包括浅感觉，深感觉和复合感觉。感觉障碍可以分为抑制性症状和刺激性症状两大类。

一、抑制性症状

感觉径路破坏时功能受到抑制，出现感觉（痛觉、温度觉、触觉和深感觉）减退或缺失。一个部位各种感觉缺失，称完全性感觉缺失。在意识清醒的情况下，某部位出现某种感觉障碍而该部位其他感觉保存者称分离性感觉障碍。患者深浅感觉正常，但无视觉参加的情况下，对刺激部位、物体形状、重量等不能辨别者，称皮质感觉缺失。当一神经分布区有自发痛，同时又存在痛觉减退者，称痛性痛觉减退或痛性麻痹。

二、刺激性或激惹性症状

感觉传导径路受到刺激或兴奋性增高时出现刺激性症状，可分为以下几种。

（一）感觉过敏

感觉过敏指一般情况下对正常人不会引起不适感觉或只能引起轻微感觉的刺激，患者却感觉非常强烈，甚至难以忍受。常见于浅感觉障碍。

（二）感觉过度

感觉过度一般发生在感觉障碍的基础上，具有以下特点。

（1）潜伏期长：刺激开始后不能立即感知，必须经历一段时间才出现。

（2）感受性降低，兴奋阈增高：刺激必须达到一定的强度才能感觉到。

（3）不愉快的感觉：患者所感到的刺激具有暴发性，呈现一种剧烈的、定位不明确的、难以形容的不愉快感。

（4）扩散性：刺激有扩散的趋势，单点的刺激患者可感到是多点刺激并向四周扩散。

（5）延时性：当刺激停止后在一定时间内患者仍有刺激存在的感觉，即出现"后作用"，一般为强烈难受的感觉，常见于烧灼性神经痛、带状疱疹疼痛、丘脑的血管性病变。

（三）感觉倒错

感觉倒错指对刺激产生的错误感觉，如冷的刺激产生热的感觉，触觉刺激或其他刺激误认为痛觉等。常见于顶叶病变或癔症。

（四）感觉异常

感觉异常指在没有任何外界刺激的情况下，患者感到某些部位有蚁行感、麻木、瘙痒、重压、针刺、冷热、肿胀，而客观检查无感觉障碍。常见于周围神经或自主神经病变。

（五）疼痛

是感觉纤维受刺激时的躯体感受，是机体的防御机制。临床上常见的疼痛可有以下几种。

1. 局部疼痛　是局部病变的局限性疼痛，如三叉神经痛引起的局部疼痛。

2. 放射性疼痛　中枢神经、神经根或神经干刺激病变时，疼痛不仅发生在局部，而且扩散到受累神经的支配区。如神经根受到肿瘤或椎间盘的压迫，脊髓空洞症的痛性麻痹。

3. 扩散性疼痛　是刺激由一个神经分支扩散到另一个神经分支而产生的疼痛，如牙疼时，疼痛扩散到其他三叉神经的分支区域。

4. 牵涉性疼痛　内脏病变时出现在相应体表区的疼痛，如心绞痛可引起左胸及左上肢内侧痛，胆囊病变可引起右肩痛。

5. 幻肢痛　是截肢后，感到被切断的肢体仍然存在，且出现疼痛，这种现象称幻肢痛，与下行抑制系统的脱失有关。

6. 灼烧性神经痛　剧烈的烧灼样疼痛，多见于正中神经或坐骨神经损伤后，可能是由于沿损伤轴突表面产生的异位性冲动，或损伤部位的无髓鞘轴突之间发生了神经纤维间接触。

（张晓愉）

第十节　肌肉萎缩

肌肉萎缩（muscular atrophy）是指肌肉的容积、形态较其正常缩小、变细、组织学上其肌纤维变小或数量减少甚而消失而言。正常成人中，男性肌纤维直径为 $48 \sim 65 \mu m$，女性为 $33 \sim 53 \mu m$，如果男性 $< 35 \mu m$、女性 $< 28 \mu m$，则可认为肌萎缩。

一、病因及发病机制

（一）肌源性疾病

因肌膜功能障碍、肌肉结构异常、神经，肌肉传递障碍或直接压伤而致。

1. 先天性肌病　肌纤维中央轴空性肌病、肌管性肌病、棒状体肌病、良性先天性肌病等。

2. 肌营养不良症　进行性肌营养不良症、营养不良性肌强直症等。

3. 炎性肌病　多发性肌炎、皮肌炎、混合性结缔组织病，以及病毒、细菌、寄生虫等引起的感染性肌炎。

4. 外伤性肌病　直接损伤或局部断裂、挤压、缺血所致。

5. 代谢性肌病

（1）与遗传有关的代谢性肌病：糖原沉积病、家族性周期性瘫痪、脂蛋白异常症、家族性肌球蛋白尿症、脂质代谢异常性肌病等。

（2）非遗传性代谢性肌病：糖尿病性肌病、周期性瘫痪、线粒体肌病、亚急性酒精中毒及营养代谢障碍性肌病。

6. 内分泌性肌病　甲状腺、甲状旁腺功能紊乱，脑垂体功能不足，皮质醇增多症等引起的肌病。

7. 中毒性肌病　亚急性或慢性乙醇中毒性肌病，氯贝丁酯（安妥明）、6-氨基己酸、长春新碱、依米丁、氯喹等药物中毒性肌病等。

8. 其他　缺血性肌病、癌性肌病、恶病质性肌病、激素性肌病、重症肌无力晚期、反射性肌萎缩、失用性肌萎缩、局部肌内注射引起的针性肌病、顶叶性肌萎缩、交感性营养不良症等。

（二）神经源性疾病

系周围神经元病损导致神经营养障碍及失用性肌萎缩。

1. 脊髓前角细胞病损　脊髓灰质炎后遗症、脊髓性肌萎缩症、脊髓空洞症、脊髓内肿瘤、脊髓炎、脊髓卒中、多发性硬化症。

2. 脑干病变　脑干炎、脑干肿瘤、脑干卒中、延髓空洞症、进行性延髓麻痹症等主要引起头面部和眼球运动肌、咽喉肌、舌肌、咀嚼肌萎缩。

3. 脑、脊髓神经根病损　多发性神经根炎、脊膜神经根炎、神经根型脊椎关节病、椎管内脊髓外病损、脑底蛛网膜炎。

4. 脑、脊神经病　脑、脊神经炎，多发性神经炎，单神经炎，神经外伤，神经性进行性肌萎缩症，末梢神经炎，神经丛损伤，胸出口综合征，肘管、腕管、跗管综合征，神经卡压综合征，肩手综合征，斜角肌间隙综合征，周围神经肿瘤，中毒性周围神经病等。

二、诊断

（一）临床表现

1. 症状

（1）起病年龄：先天性肌病多起于儿童或青年，运动神经元疾病多起于壮年。

（2）起病情况：肌炎、多发性肌炎多急或亚急性起病；先天性肌病、遗传性肌病多为隐匿性起病。

（3）家族史：先天性肌病、遗传性疾病常有家族史、遗传史。

（4）萎缩肌的分布：多发性肌炎以颈肌、近端肌为重；肌营养不良症可为面－肩－肱型，肢带型为多见；神经根、神经病损其萎缩与其相应支配部位相符合。

（5）主要表现为受累肌肉易疲劳及肌肉无力感。

（6）其他：肌炎常有疼痛及压痛；神经炎常有压痛及感觉障碍或其他感染（麻风、白喉）、中毒（铅、药毒）等症状及病史；代谢障碍及内分泌疾病亦有相应的疾病史及病症。

2. 体征

（1）病损肌肉呈现萎缩、变细，肌腹变平、不丰满。

（2）肌肥大：肌强直症可呈真性肥大；肌营养不良症可呈假性肥大。

（3）肌肉压痛：炎症性肌病常有压痛。

（4）肌强直：肌营养不良性强直症可见肌强直或叩击性肌强直。

（5）肌张力减退：萎缩肌肉肌张力减退。

（6）肌纤维颤动和肌束震颤：前者见于核性损害，后者见于根性损害。

（7）肌腱反射：肌源性、神经源性病损均呈现病损肌肉腱反射低下或消失。

（8）肌力检查：各种轻瘫试验阳性，肌力减退。

（二）实验室检查

1. 血液检查

（1）肌酶谱检查：血清肌酸磷酸激酶（CPK）、乳酸脱氢酶及其同工酶（LDH 1～5）、丙酮酸激酶（PK）、醛缩酶（ALD）、谷草转氨酶（AST）、谷丙转氨酶（ALT）等均有增高，见于肌源性疾病。

（2）血液生化检查：血钾降低见于周期性瘫痪，血肌红蛋白、肌酐亦可见升高。

（3）其他：血糖、内分泌测定可提示相应的疾病，血抗横纹肌抗体、抗乙酰胆碱受体抗体测定有助于肌炎、重症肌无力症的诊断，风湿、类风湿检查及免疫球蛋白测定有助于判别结缔组织疾病。

2. 尿液　肌肉广泛损害时，尿肌酸多增高。

（三）特殊检查

1. 肌电图检查及脊髓诱发电位测定　有助于鉴别肌肉、神经、脊髓源性疾病。

2. 肌活检　行组织化学或病理检查有助于肌病类型的鉴别。

（四）鉴别诊断

1. 神经源与肌源性肌萎缩的鉴别　见表3－2。

表3－2　神经源与肌源性肌萎缩的鉴别

	神经源性肌萎缩	肌源性肌萎缩
发病年龄	成年	儿童、青年
家族史	无	有
受累部位	远端为重	近端重

	神经源性肌萎缩	肌源性肌萎缩
肌束纤维震颤	有	无
感觉障碍	有	无
肌肥大	无	有
锥体束征	有或无	无
肌酶谱改变	无	升高
肌电图	神经源性损害	肌源性损害
活检	神经源性损害	肌源性损害

2. 肌萎缩与消瘦的鉴别　消瘦因全身营养不良或久病后引起，为全身性普遍表现，肌电图及肌酶谱多属正常。肌萎缩多限于部分区域或以局部为重的特征性分布。

三、治疗

1. 病因治疗　针对感染、缺血、压迫、肿瘤等病因进行针对性治疗。

2. 营养支持疗法　除饮食应加强营养外，尚可予以营养性药物，如大量维生素（B 和 E）、蛋白质、氨基酸、脂肪乳、能量合剂等，必要时可选用胰岛素低血糖疗法。

3. 改善微循环　可用扩血管药物及循环代谢改善药物。

4. 中医药治疗

（1）药物：本症多属中医痿症，中医认为脾主肉、脾主四技，故治法以补脾益肾、补中益气为主，可选用补中益气汤丸、右归丸、黄芪桂枝五物汤等加减或辨证论治。

（2）针灸、水针、电针：治痿独取阳明，故以本经穴为主，常选取肩髃、臂、曲池、尺泽、手三里、外关、合谷、鱼际、环跳、髀关、风市、血海、伏兔、足三里、阳陵泉等。

5. 康复治疗　按摩、推拿、医疗体操及其他理疗。

（张晓愉）

第十一节　不自主运动

一、概述

意识清醒的状态下，出现不能自行控制的骨骼肌异常运动称不自主运动。睡眠时停止，情绪激动时增强。

二、病变部位

在锥体外系。锥体系以外与协调运动相关的结构和下行通路，包括基底节、小脑及脑干中诸多核团均为锥体外系。

三、解剖与生理

（一）联系环路

基底节调节运动功能的主要结构基础是纹状体与运动皮质之间的联系环路。包括：

（1）皮质—新纹状体—苍白球（内）—丘脑—皮质回路。

（2）皮质—新纹状体—苍白球（fib）—丘脑底核—苍白球（内）—丘脑—皮质回路。

（3）皮质—新纹状体—黑质—丘脑—皮质回路。

（二）神经递质

各种神经递质如谷氨酸、多巴胺和 γ – 氨基丁酸等实现其间的联系与功能平衡。

四、临床症状

（一）静止性震颤

1. 概念　指静止时主动肌与拮抗肌交替收缩引起的节律性颤动，多见于帕金森病。

2. 颤动频率　4～6 次/s。

3. 特征性体征　静止时出现，紧张时加重，随意运动时减轻，睡眠时消失，手指震颤如搓丸状；部位：手指、四肢、下颌、唇、颈部等。

（二）肌强直

或称强直性肌张力增高。帕金森患者的伸肌和屈肌张力均增高，出现铅管样强直，即向各方向被动运动遇到的阻力相同；齿轮样强直震颤时，被动运动遇到的阻力断续相间。

（三）舞蹈症

1. 概念　肢体及头面部迅速、无节律、不规则、粗大的不能随意控制的动作称为舞蹈症。

2. 临床表现　转颈、耸肩、挤牛奶样抓握（手指间断性屈伸）、摆手和伸臂等舞蹈样动作。可有扮鬼脸动作，上肢较重；肢体张力低，步态不稳且不规则。重者舞蹈样步态即从一侧向另一侧快速粗大的跳动。

3. 加重或缓解因素　随意运动或情绪激动时加重，安静时减轻，睡眠时消失。

4. 常见疾病　小舞蹈病、Huntington 舞蹈病、药物诱发的舞蹈症如神经安定剂（酚噻嗪类、氟哌啶醇）。偏侧舞蹈症是局限于身体一侧的舞蹈症，脑卒中、肿瘤等常见。

（四）手足徐动症

1. 概念　指肢体远端游走性的肌张力增高或减低的手足徐动动作。

2. 临床表现　手足缓慢如蚯蚓爬行的扭转样蠕动，手指缓慢逐个相继屈曲；伴有肢体远端过度伸张如腕过屈、手指过伸，奇怪的姿势和动作；可伴有异常舌运动的怪相、发音不清等。

3. 常见疾病　神经系统变性疾病最常见，如 Huntington 舞蹈病、Wilson 病、苍白球—黑质色素变性（Hal – lervorden – Spatz）病等，慢性中毒如酚噻嗪类、氟哌啶醇及肝性脑病等；偏侧手足徐动症多见于脑卒中疾病。

（五）偏身投掷运动

1. 临床特征　粗大的无规律的跨越和投掷样运动。

2. 病变部位　对侧丘脑底核及与其联系的苍白球外侧部急性损害，如梗死或小量出血。

（六）肌张力障碍

1. 概念　由于异常肌收缩引起缓慢扭转样不自主运动或姿势异常。

2. 常见疾病　Huntington 舞蹈病、Wilson 病、帕金森综合征、苍白球—黑质色素变性（Hallervorden – Spatz）病、酚噻嗪等药物中毒。

（七）扭转痉挛又称扭转性肌张力障碍

1. 概念　因身体同时收缩某一部位主动肌和拮抗肌，产生姿势固定，特点为躯干和肢体近端扭曲。

2. 临床表现　手过伸或过屈、头侧屈或后伸、足内翻、躯干屈曲扭转、眼睛紧闭及固定的怪异表情，依靠支撑站立和行走。

3. 常见疾病　原发性遗传性疾病如早期 Huntington 舞蹈病、Wilson 病、Hallervorden – Spatz 病等，或继发于产伤、脑炎、核黄疸等。

（八）遗传性变形性肌张力障碍

少见的最严重的一种类型。

（九）痉挛性斜颈

或称局限性肌张力障碍，是扭转性肌张力障碍变异型。由于颈部肌肉痉挛性收缩，头部不自主的缓慢转动和弯曲。

（十）抽动秽语综合征

1. 发病年龄　儿童多见。

2. 临床表现　初起多以面部肌肉突发性快速无目的重复性抽动，逐渐耸肩、扭颈等。伴有不自主发声（发音肌抽搐），或伴有秽语，频繁者一日十几次至数百次抽动，症状的程度呈波动性变化。

（张晓愉）

第十二节　共济失调

一、概念

因小脑、本体感觉和前庭功能障碍引起的运动不协调和笨拙称共济失调。

特点：患者肌力正常，但四肢、躯干及咽喉肌运动不协调，引起姿势、步态和语言障碍。

共济运动：依靠小脑、深感觉、前庭和锥体外系统的参与完成。损害小脑、深感觉、前庭和锥体外系可出现共济失调。

小脑主要参与完成精巧动作。当大脑皮质每发出一次随意运动的指令时，小脑同时发出制动性冲动，协调大脑完成准确的运动或动作。临床上共济失调分为小脑性、深感觉性、大脑性和前庭性。

二、共济失调的分类和表现

（一）小脑性共济失调

1. 小脑的发生、结构联系及功能定位　小脑是皮质下重要的运动调节中枢。与大脑皮质、前庭、脊髓联系密切，古小脑（绒球小结→前庭神经核→前庭小脑）维持躯体平衡及眼球运动；旧小脑（蚓部→脊髓→脊髓小脑）维持躯体平衡；新小脑（半球→大脑皮质→皮质小脑）维持肢体协调运动。小脑不能直接产生运动性冲动，起到调节下行运动系统的作用。

2. 小脑性共济失调　随意运动的不规则（协调运动障碍）如速度、节律、幅度和力量，伴有肌张力减低、言语障碍及眼球运动障碍。

3. 临床表现

（1）姿势和步态的异常：①躯干性共济失调（姿势性共济失调）：小脑蚓部病变。即站立不稳、步态蹒跚、两足远离叉开、左右摇晃不定，并举起上肢以维持平衡。②病位：损害上蚓部易向前倾倒，损害下蚓部易向后倾倒，损害小脑半球时行走向患侧倾斜。严重躯干共济失调者难以坐稳。

（2）协调运动障碍：①临床特征：随意运动的协调性障碍，上肢较下肢重，远端比近端重，完成精细动作较粗大动作困难。在动作的初始和终止时明显表现出运动的速度、节律、幅度和力量不平稳。②辨距不良：两点间的距离辨别不清。③意向性震颤：手或手指运动指向目标时震颤明显。④协同不能：不能协调地完成复杂的精细动作。⑤轮替运动：异常。⑥书写障碍：笔画不匀，字愈写愈大。以上运动异常组成典型的小脑笨拙综合征。

（3）言语障碍：①临床特征：因发音器官的唇、舌、喉肌共济失调所致。②吟诗样语言：说话缓慢，含糊不清，声音断续、顿挫。③爆发性语言：声音呈爆发性。

（4）眼运动障碍：①临床特征：眼球运动肌的共济运动失调引起粗大的共济失调性眼球震颤。损害与前庭的联系时，可产生双眼来回摆动。②下跳性眼震：偶见。③反弹性眼震：偶见。

（5）肌张力减低：①临床特征：不能维持姿势或体位，较小的力量可使肢体移动，运动幅度增大，行走时上肢摆动的幅度增大，腱反射呈钟摆样。②常见疾病：急性小脑病变。③回弹现象：患者前臂在抵抗外力收缩时，如果外力突然撤去，患者前臂不能立即放松，出现不能控制的打击动作。

（二）大脑性共济失调

额桥束和颞枕桥束联系大脑的额、颞、枕叶和小脑半球，损害时出现共济失调，但大脑性共济失调不如小脑性共济失调症状明显，较少出现眼球震颤。

1. 额叶性共济失调

（1）病变部位：额叶或额桥小脑束。

（2）临床表现：同小脑性共济失调，如步态不稳、向后或向一侧倾倒、体位性平衡障碍；对侧肢体共济失调，腱反射亢进、肌张力增高、病理反射阳性，或额叶损害的精神症状、强握反射和强直性跖反射等。

2. 顶叶性共济失调

（1）病变部位：顶叶。

（2）临床表现：对侧患肢共济失调，闭眼时症状明显，深感觉障碍呈一过性或不严重；损害两侧旁中央小叶后部时双下肢感觉性共济失调及大小便障碍。

3. 颞叶性共济失调　较轻，早期不易发现，可一过性平衡障碍。

（三）感觉性共济失调

1. 临床特征　脊髓后索损害引起深感觉障碍，不能辨别肢体的位置及运动方向，重要的反射冲动丧失。

2. 临床表现

（1）站立不稳。

（2）迈步不知远近，落脚不知深浅：常目视地面，黑暗处步行更加不稳。

（3）特点：通过视觉辅助症状可减轻，睁眼时共济失调不明显，闭眼时明显。闭目难立征阳性，当闭眼时身体立即向前后左右各方向摇晃，幅度较大，甚至倾倒；检查音叉震动觉及关节位置觉缺失。

（四）前庭性共济失调

1. 病变部位　损害前庭引起身体空间定向功能丧失所致。

2. 临床表现

（1）平衡障碍为主，当站立或步行时躯体易向病侧倾斜，摇晃不稳，沿直线行走时更为明显，头位改变则加重症状。

（2）四肢共济运动：多正常。

（3）特点：眩晕、呕吐、眼球震颤明显，双上肢自发性指误。

（4）前庭功能检查：内耳变温（冷热水）试验或旋转试验反应减退或消失。

（5）病变越接近内耳迷路，共济失调症状越明显。

（闫文军）

第十三节　步态异常

步态是指患者步行时的姿势，是一种复杂的运动过程。正常姿势和步态表现为：躯干直立，抬头，手臂松弛、自然垂放在两侧，随着行走有节奏地前后摆动，每个手臂随着对侧下肢向前迈进而有节律地向前摆动。两腿轻盈地交替前行，在两只脚彼此交错时双侧内踝几乎相碰，步距均等，足迹成一直线；当一条腿向前迈进时，髋和膝的屈曲与足背屈相协调；同时，向前迈进的下肢的对侧胸部轻度前倾，足踵先着地。上述过程由抗重力支持、迈步、维持平衡和推进力共同维持，这要求神经系统和肌肉的高度协调，同时涉及许多的脊髓反射和大、小脑的调节，以及各种姿势反射的完整、感觉系统和运动系统的相互协调。因此，锥体系、锥体外系、感觉系统、周围神经和肌肉受损后均可出现步态异常。

一、定位诊断和定性诊断

步态异常是由运动或感觉障碍引起，其特点与病变部位有关，因此观察步态可提供重要的神经系统疾病线索，对某些特定的神经疾病诊断有重要的参考意义，但仍然需要结合病史和某些相关辅助检查来进一步判定疾病性质。

（一）异常步态的定位

常可采用两种途径。

1. 步态异常的特点　检查患者如何走路、站立或在床上移动，从动作特点识别病变部位。例如，刻板的偏瘫步态可确定由皮质脊髓束受损所致；前冲慌张步态见于帕金森病；感觉性共济失调步态见于脊髓后索受损；跨阈步态见于腓总神经麻痹、腓骨肌萎缩等。但有些步态可由多种不同病因引起，对病变很难定位。

2. 伴发的神经系统体征也有助于病变的定位　例如患者步态不稳、左右摇晃和向一侧倾斜，伴指鼻试验和跟膝胫实验阳性，提示小脑半球病变；轻偏瘫患者出现病理征也提示皮质脊髓束受损。

（二）异常步态的定性

神经系统疾病不仅可由神经系统本身疾病所致，也可继发于其他系统疾病，故在考虑病变性质时，必须从整体出发，根据起病急缓、病程长短、症状和体征出现的先后次序及其演变过程，参照有关辅助检查的结果进行分析。常见病因有：感染、外伤、血管性疾病、中毒、代谢障碍、肿瘤、变性疾病、先天性疾病等，如感觉性共济失调步态可见于亚急性联合变性、脊髓痨、遗传性共济失调等；痉挛性偏瘫步态可见于脑血管病、脑肿瘤和脑外伤等。

二、步态异常的检查

检查时可请患者普通行走，必要时也可闭眼检查。从前后、左右观察患者，要求患者快速从椅子上起立，先慢走后快走，然后转身，有时可分别用脚尖、脚后跟走以及两脚前后走直线，或令患者突然转弯、停步、绕椅子走等。注意观察身体和头部的姿势、肩部（有无脊柱侧弯和驼背）、双臂回旋（是否对称、协调）、步基（宽、窄）、步幅（是否拖曳、对称）、节奏（规整）、速度、稳定性及转身等。同时也要注意排除由骨骼的畸形及骨、关节、肌肉、血管、皮肤及皮下组织等病变引起的步态异常。

三、常见步态异常的分类

1. 痉挛性偏瘫步态　由单侧皮质脊髓束受损引起，表现为行走时偏瘫侧上肢的协同摆动动作消失，呈内收、旋前、屈曲姿势，下肢伸直并外旋，举步时将骨盆抬高，为避免足尖拖地而向外旋转后移向前方，故又称画圈样步态。多见于脑血管疾病或脑外伤恢复期及后遗症期。

2. 痉挛性截瘫步态　为双侧皮质脊髓束受损所致。因下肢内收肌群张力增高致使步行时两腿向内侧交叉，膝关节几乎紧贴，足前半和趾底部着地，用足尖走路，交叉前进，形如剪刀，故又称剪刀步态。常见于脑瘫患者。慢性脊髓病变也表现为典型的剪刀样步态，如多发性硬化、脊髓空洞症、脊髓压迫症、遗传性痉挛性截瘫、脊髓外伤或血管病及炎症恢复期等。

3. 慌张步态　表现为身体前屈，头向前探，肘、腕、膝关节屈曲，双臂略微内收于躯干前；由于全身肌张力增高，行走时起步困难，第一步不能迅速迈出，开始行走后，步履缓慢，后逐渐加速，走路时步伐细小，双足擦地而行，两上肢前后摆动的联带动作丧失，躯干前倾，重心前移，故以小步急速前冲而行，如追逐重心且不能立即停步，易跌到，状似慌张，又称追重心步态或前冲步态，转身时以一脚为轴，挪蹭转身。慌张步态是帕金森病的典型症状之一。

4. 小脑步态　由于小脑受损所致。因重心不易控制，步行时两腿间距增宽，抬腿后身体向两侧摇摆不稳，上肢常向水平方向或前或后摇晃。有时不能站稳，转换体位时不稳更明显，不能走直线其易向一侧倾倒。倾倒方向与病灶相关，当一侧小脑半球受损时，患者行走向患侧倾倒，双足拖地，步幅、步频规律性差，此种步态又叫做"蹒跚步态"或"醉酒步态"。多见于小脑血管病、肿瘤、炎症、变性、酒精中毒等。

5. 感觉性共济失调步态　此指深感觉障碍引起，传入通路任何水平受损均可导致感觉性共济失调步态，如周围神经病变、神经根病变、脊髓后索受损及内侧丘系受损等。特点是肢体活动不稳、晃动，行走时身体屈曲，仔细查看地面和双腿，寻找落脚点及外周支撑点，两腿间距较宽，提足较高，足道强打地面，双眼注视两足，睁眼时可部分缓解，闭眼时不稳甚至不能行走。常伴有感觉障碍，Romberg 征阳性，见于亚急性联合变性、脊髓痨、慢性酒精中毒、副肿瘤综合征、多发性神经病及多发性硬化等。

6. 跨阈步态　又称"鸡步"，是由于腓总神经损害或胫前肌群病变导致足尖下垂、足部不能背屈，行走时为了使患足尖离开地面，患者向前迈步时患肢抬得很高，脚悬起，落脚时总是足尖先触及地面，如跨越门槛的姿势。见于腓总神经麻痹、脊髓灰质炎或进行性腓骨肌萎缩等。

7. 摇摆步态　又称"鸭步"。由于骨盆带肌及腰肌无力，下肢及骨盆肌的萎缩，站立时使脊柱前凸以维持身体重心平衡，行走时因肌无力，不能固定躯干和骨盆，故臀部左右摇摆如鸭行。见于进行性肌营养不良症，也可见于进行性肌脊萎缩症、少年型肌脊萎缩症等。

8. 舞蹈步态　不经意时表现的面部、躯干或肢体短暂的随意运动，突然改变身体姿势、步行速度和方向时易发生。见于新纹状体的病变。

9. 癔症性步态　可表现为各种奇异步态，不像神经科疾病导致的各种异常步态，无神经疾病的客观体征。临床症状多变且无法解释，体格检查时可发现许多矛盾之处，常伴有其他功能性疾患，尽管有戏剧性蹒跚步态但通常不摔倒或受伤。

10. 星迹步态　当患者闭眼前进时向患侧偏斜，后退时向反方向偏斜，如此前进和后退反复进行，其足迹呈星形。见于前庭迷路病变。

11. 脊髓性间歇性跛行　表现为开始步行无症状，行至一定距离（1~5分钟）出现一侧或两侧下肢无力不伴疼痛，休息后好转。见于脊髓血管病、梅毒性脊髓动脉炎、亚急性坏死性脊髓炎、椎管狭窄等。

12. 老年步态　又称谨慎步态，是伴随年龄老化出现的步态变化，不伴明显脑部疾病。随着年龄增长常见不同程度的行走速度减慢，平衡不稳，正常行走的优美协调姿势减少，变得步伐小而僵硬，轻度宽基底和欲倾倒状。有老年步态者意识到平衡受损，行走时小心翼翼以免摔倒，特征性步态是小步前行，每一步都使足不离开地面，擦地而行，如同在冰面上或黑暗中行走，以更好地保持平衡。

四、治疗

1. 病因治疗　针对营养代谢、肿瘤、感染、卒中等病因进行积极治疗。
2. 手术治疗　特发性脑积水患者可行脑室分流术，可能使患者恢复运动功能。
3. 康复治疗

（1）当肢体僵直重于肌无力时，布洛芬和其他解除痉挛药物如巴氯芬有效，可减轻下肢痉挛。加强下肢肌肉锻炼及减轻体重很有益处。

（2）迷路功能低下，如药物引起或特发性前庭病变导致步态异常可在较大医疗中心，由康复医师进行试验性训练、平衡训练及有效地运用姿势调整和视觉调整可使许多患者得到改善，并能较好地适应日常活动。

（3）本体感觉障碍引起的共济失调步态，在某种程度上，可通过视觉注意及下肢正确放置得到纠正。

（4）所有步态异常患者，如需使用辅助行走器械辅助运动，最好由有经验的体疗学家指导使用器械。

（闫文军）

第十四节　尿便障碍

尿便障碍包括排尿障碍和排便障碍，主要由自主神经功能紊乱所致，病变部位在皮质、下丘脑、脑干和脊髓。

一、排尿障碍

排尿障碍是自主神经系统病变的常见症状之一，主要表现为排尿困难、尿频、尿潴留、尿失禁及自动性排尿等，由排尿中枢或周围神经病变所致，也可由膀胱或尿路病变引起。由神经系统病变导致的排尿障碍可称为神经源性膀胱，主要有以下类型。

（一）无张力性膀胱

1. 感觉障碍性膀胱　是由脊髓排尿反射弧的传入神经病变引起，病变多位于骶髓后索或后根。此时膀胱感觉丧失，毫无尿意。早期表现为排尿困难，膀胱不能完全排空；晚期表现为尿潴留或充盈性尿失禁，即尿液充盈至一定程度出现尿失禁或尿滴沥，有大量的残余尿。多见于脊髓休克期、多发性硬化、亚急性联合变性及脊髓痨等。

2. 运动障碍性膀胱　是由脊髓排尿反射弧的传出神经病变引起，病变多位于骶髓前角或前根。此时膀胱感觉正常，尿意存在。早期表现为排尿困难，膀胱不能完全排空，伴膨胀感，膨胀严重时有疼痛感；晚期表现为尿潴留或充盈性尿失禁。多见于急性脊髓灰质炎、格林—巴利综合征等。

（二）自主性膀胱

又称为"失神经性膀胱"。是由排尿反射弧中断引起，为脊髓排尿反射中枢、马尾或盆腔内脏神经损害所致。早期表现为不能排尿、膀胱膨胀，晚期为充盈性尿失禁。如不及时处理，膀胱可进行性萎缩。患者常诉马鞍区麻木，查体发现感觉消失。多见于腰骶段的损伤、肿瘤或感染。

（三）反射性膀胱

又称为"自动膀胱"，为骶段以上脊髓横贯性损害所致，排尿完全由脊髓反射控制。由于从排尿高级中枢发出至骶部的传出纤维紧靠锥体束，故当两侧锥体束损害时，不仅丧失了控制外括约肌的能力，而且引起排尿动作所需的牵张反射亢进，导致尿频、尿急以及间歇性尿失禁。多见于横贯性脊髓炎、脊髓高位完全性损伤或肿瘤。

（四）无抑制性膀胱

为脊髓以上的较高级排尿中枢受损所致，病变部位可能位于旁中央小叶、内囊、脑干或弥漫性病变。由于高级排尿中枢对排尿反射的抑制作用减弱，在未达到正常膀胱容量的时候即排尿，表现为尿频尿急，常不能抑制，每次尿量少，膀胱膨胀感存在。多见于脑肿瘤特别是旁中央小叶附近的中线肿瘤、脑血管病、多发性硬化、颅脑手术后及脊髓高位损伤恢复期。

二、排便障碍

排便障碍也是自主神经系统障碍的常见症状之一，主要表现为便秘和大便失禁，排便急迫和自动性排便有时也可见到。可以由神经系统病变引起，也可为消化系统或全身性疾病所致。本节主要叙述由神经系统病变引起的排便障碍。

（一）便秘

便秘是指粪便干结、排便困难或排便不尽感和排便次数减少。主要由于大脑皮质对排便反射的抑制增强所致，多见于脑血管病、颅脑损伤、脑肿瘤等；$S_2 \sim S_4$ 以上的脊髓病变也可出现，多见于脊髓横贯性脊髓炎、多发性硬化、多系统变性等。此外，正常人也可出现便秘，其中精神因素及心理障碍是其高危因子；而老年人由于肠蠕动缓慢、肛肠肌肉过度收缩、精神体质欠佳、饮食因素、运动减少等原因，也易出现便秘。

（二）大便失禁

大便失禁是指粪便在直肠肛门时，肛门内、外括约肌处于弛缓状态，大便不能自控，粪便不时地流出。常见于深昏迷或癫痫发作时。此外，老年性痴呆、脑外伤、马尾神经损伤、肛门直肠及会阴部神经损伤等也可出现。部分老年人由于括约肌功能减弱，也可出现大便失禁现象。

（三）自动性排便

$S_2 \sim S_4$ 以上的脊髓病变中断了高级中枢对脊髓排便反射的抑制，使脊髓排便反射增强，而引起的不受意识控制的排便。患者表现每日自动排便 $4 \sim 5$ 次，较自动排尿少见。主要见于各种脊髓病变，如脊髓外伤、横贯性脊髓炎等。

（四）排便急迫

多由躯体疾病引起。神经系统病变出现排便急迫极罕见，有时可见于腰骶部神经刺激性病变如炎症、肿瘤等，此时常伴有鞍区痛觉过敏。

（闫文军）

参考文献

[1] 陈灏珠，林果为，王吉耀．实用内科学．北京：人民卫生出版社，2014．

[2] 吕传真，周良辅．实用神经病学．第4版．上海：上海科学技术出版社，2014．

[3] 黄如训．神经病学．北京：高等教育出版社，2010．

[4] 王维治．神经病学．北京：人民卫生出版社，2006．

[5] 李正仪．神经内科手册．北京：科学出版社，2008．

[6] 刘鸣，谢鹏．神经内科学．北京：人民卫生出版社，2008．

[7] 李云庆．神经科学基础．北京：高等教育出版社，2010．

[8] 李秀娟，李婕，韩海涛，黄瑾明，李美康，陆璇霖，宋宁，林华胜，李雪梅，黄贵华．壮医脐内环穴配合常规针刺治疗肾虚型神经性耳鸣疗效观察．《中国针灸》，2015，4.

第四章 周围神经疾病

第一节 脑神经疾病

一、三叉神经痛

三叉神经痛是一种病因和发病机制尚不完全清楚的三叉神经分布区内的短暂、突发和反复发作的剧烈疼痛，又可称为原发性三叉神经痛。

（一）解剖学基础

三叉神经也称为第Ⅴ对脑神经，是混合神经。感觉纤维来自位于颞骨岩尖三叉神经压迹处、颈内动脉外侧、海绵窦的后方的三叉、神经半月节（trigeminal ganglion）。其周围支随眼支、上颌支、下颌支分布于头皮前部和面部皮肤以及眼、鼻、口腔内黏膜；中枢支进入脑桥后，触觉纤维终止于感觉主核，痛觉和温度觉纤维循三叉神经脊束下降，终止于三叉神经脊束核，然后分别由感觉主核及脊束核的二级神经元发出纤维交叉至对侧成三叉丘系上升，与脊髓丘脑束一起止于丘脑外侧核群中的腹后内侧核，换神经元后发出纤维经内囊后肢，最后终止于大脑皮质中央后回的下 1/3 区。眼支支配颅顶前部头皮、前额、鼻背、上睑、眼球、鼻腔上部的黏膜以及额窦。还支配小脑幕以上的硬脑膜，所以许多脑内病变累及硬脑膜和静脉窦时，可产生额部疼痛。上颌支（maxillary nerve）通过海绵窦外侧壁后，经圆孔出颅腔，穿过翼腭窝，经眶下孔（裂）至面部，支配上颌部的皮肤、上唇、上部牙齿和牙龈、硬腭和软腭、扁桃体窝之前部、鼻腔下部、上颌窦以及鼻咽部黏膜等。下颌支（mandibular nerve）与运动支并行，经卵圆孔出颅后，分布于下颌、舌前 2/3、口腔底部、下部牙齿和牙龈以及外耳道和耳鼓膜等处之皮肤及黏膜。

（二）病因和发病机制

目前尚不完全清楚。以往认为原发性三叉神经痛通常无明确的原因和特殊的病理改变。有学者认为三叉神经痛是一种感觉性癫痫发作，发放部位可能在丘脑－皮质和三叉神经脊束核。近年来在感觉根切除术活检时发现部分神经纤维有脱髓鞘或髓鞘增厚、轴索变细或消失等改变，推测发作性疼痛可能与三叉神经脱髓鞘后产生的异位冲动发放或伪突触传递有关。部分患者影像学或手术发现后颅窝有小的异常血管团或动脉硬化斑块压迫三叉神经根或延髓外侧面，后者手术治疗效果，较好。部分患者手术后症状可复发，因此，以上原因难以解释。

（三）临床表现

1. 发病年龄 以中老年人多见，70%～80%在40岁以上。女性略多于男性，男：女为（2：3）～（1：2）。发病率为4.3/10万。

2. 疼痛的分布 大多数为单侧1支或2支，以第3支受累最多见，其次是第2支，第1

支受累最少见。3 支同时受累者极为罕见。

3. 疼痛的性质 三叉神经分布区内突发的剧烈的放射样、电击样、撕裂样或刀割样疼痛而无任何先兆，突然出现突然停止，每次持续数秒至 1 ~ 2min。口角、鼻翼、上下颌以及舌等部位最明显。轻触即可诱发，故称为"触发点"或"扳机点"。严重者洗脸、刷牙、说话、咀嚼和哈欠等均可诱发，以至于不敢做以上动作，导致面部不洁和疼痛侧皮肤粗糙。每天可发作数次，持续数天、数周或数月不等。疼痛可引起反射性面肌抽搐，称为"痛性抽搐"。严重者伴有面部肌肉的反射性抽搐，口角牵向患侧，并可伴有面部发红、皮温增高、结膜充血和流泪等，可昼夜发作，夜不成眠或睡后痛醒。部分患者可伴有抑郁和情绪低落。

4. 病程 每次发作期可为数日、数周或数月不等；缓解期也可数日至数年不等。病程愈长，发作愈频繁、愈重；很少自愈。

5. 体征 神经系统检查一般无阳性体征。

（四）辅助检查

影像学检查和脑脊液检查等并非三叉神经痛诊断的必须手段，检查的目的是除外多发性硬化、延髓空洞症、桥脑小脑角肿瘤及转移瘤等原因引起的继发性三叉神经痛。

（五）诊断和鉴别诊断

1. 诊断 主要根据疼痛的部位、性质、发作特点及伴有"扳机点"等，而神经系统检查无客观的阳性体征即可确诊。

2. 鉴别诊断

（1）继发性三叉神经痛：多表现为持续性疼痛，神经系统检查可发现面部感觉减退、角膜反射迟钝、咀嚼肌无力萎缩以及张口下颌偏斜等三叉神经麻痹的体征，常合并其他颅神经受累的症状和体征。常见的原因有多发性硬化、延髓空洞症、桥脑小脑角肿瘤及转移瘤等。脑脊液、颅底 X 线平片、头部 CT 或 MRI 检查可有相关疾病的发现。

（2）舌咽神经痛：是局限在舌咽神经分布区内的发作性剧烈疼痛，主要部位在咽喉部、舌根和扁桃体窝，有时可累及外耳道。讲话和吞咽等动作可诱发疼痛的发作。疼痛性质和发作持续时间与三叉神经痛相似。两者在临床上难以鉴别时可用1%的丁卡因喷涂于咽喉壁，对鉴别诊断有帮助，舌咽神经痛可获得暂时缓解。

（3）牙痛：临床上极易误诊为三叉神经痛，部分患者因拔牙后仍然疼痛不止而确诊。牙痛多为持续性钝痛，局限在牙龈部，对冷热食水和食物刺激较敏感，局部 X 线检查有助于诊断。

（4）不典型面痛：又称 Sluder 病。疼痛位于颜面的深部，表现为持续性钝痛，程度较三叉神经痛轻；疼痛的范围明显超出三叉神经分布的区域，可集中于面部的中央区、眼眶和头后部，甚至影响背部。发作时可以伴有鼻塞和流涕。通常伴有精神因素。服用三叉神经痛的药物治疗通常无效，甚至可以加重。用棉签蘸以 1% 丁卡因或 4% 可卡因填塞于鼻中甲后部，可获得止痛效果，有助于诊断和鉴别诊断。

（六）治疗

治疗原则对症处理以止痛为目的。首先选用药物治疗，无效时可用神经阻滞疗法或手术治疗。

1. 药物治疗

（1）抗痫药物：

1）卡马西平（carbamazepine）和奥卡西平（oxcarbazepine）：卡马西平是临床常用的抗惊厥药之一，作用于网状结构-丘脑系统，可抑制三叉神经系统（脊核-丘脑）的病理性多神经元放电或反射。服用方法：首服 0.1g，每天 2 次；以后可每天增加 0.1g，直至疼痛停止后逐渐减量，并采用最小有效量维持。一般为每天 0.6~0.8g，最大量可达每天 1.0~1.2g。70%~80% 有效。不良反应有头晕、嗜睡、口干、恶心、皮疹、消化道障碍和血白细胞减少等，停药后可恢复正常。如出现眩晕、走路不稳、再生障碍性贫血、肝功能障碍等严重不良反应则需立即停药。孕妇忌用。奥卡西平是卡马西平的替代药，前者的一片剂量相当于后者的 1/3 多，首次服用可从 300mg 起始，隔日增加 0.3g 直到疼痛减退或消失。服用期间应注意低钠血症等不良反应。

2）苯妥英钠（phenytoin）：是最早用于治疗三叉神经痛的抗癫痫药物。单独用药的有效率约为 25%~50%。每次 0.1g，每天 3 次，如果无效可加大剂量，每日增加 0.1g，最大量不超过每天 0.6g，疼痛消失 1 周后逐渐减量。不良反应有头晕、嗜睡、齿龈增生及共济失调等。

3）氯硝西泮（clonazepam）：上述两药影响睡眠时可选用该药。每次 2mg，每天 4~6mg，或 2mg 睡前服用。40%~60% 病例有效，症状可以完全控制，25% 显著减轻。主要不良反应（特别是老年人）应注意嗜睡、共济失调及短暂性精神错乱等，停药后可消失。

（2）巴氯芬（baclofen）：是临床较常用的抗痉挛或痛性痉挛的药物，可能通过抑制三叉神经核的兴奋性递质而发挥抗三叉神经痛的作用。一般起始剂量 5~10mg 口服，每天 3 次。隔日增加 10g，直到疼痛消失或不良反应出现。通常的维持量是每天 5~60mg。由于它的半衰期相对较短，对难以控制的疼痛患者，可每隔 4h 服药 1 次。巴氯芬与卡马西平或苯妥英钠合用比单独应用更有效，主要用于单药治疗无效的患者。最常见的不良反应是嗜睡、头晕和胃肠道不适。约 10% 的病例因不能耐受不良反应而停药。长期服药后突然停药可偶尔出现幻觉和癫痫样发作，应在 10~14d 的时间里逐渐减量至停药。

（3）其他治疗用药：扶他捷、阿司匹林及泰诺等。

（4）大剂量维生素 B_{12}：国外文献曾报告大剂量维生素 B_{12} 肌肉注射，可以使多数患者疼痛明显减轻和缓解。近年国内文献也有类似的报道，但机制尚不清楚。肌肉注射的剂量为每次 1 000~3 000μg，每周 2~3 次，连用 4~8 周为 1 个疗程。如果复发可重复使用，剂量和疗程与以往的用法相同。

2. 神经阻滞疗法 将药物注射到三叉神经的分支、半月节、三叉节后感觉根，以达到阻断其传导作用。并非治疗的首选或常规的方法。适应证为药物治疗无效或不能耐受其不良反应者；拒绝手术治疗或身体健康情况不适合手术者；作为过渡治疗为手术创造条件等。注射的药物有无水乙醇、酚、甘油、维生素 B_{12} 等。目前因甘油疗效持久，故都推荐甘油。方法为将注射药物直接注射到三叉神经分支或半月神经节内，使之凝固性坏死，阻断神经传导，使注射区面部感觉缺失而获得止痛效果。但疗效并不持久，仍不能解决疼痛的复发。

3. 经皮半月神经节射频热凝疗法 在 X 线监视下或在 CT 导向下将射频针经皮插入三叉神经半月节处，用射频发生器加热，使针头处加热至 65~75℃，维持 1min。可选择性破坏半月节后无髓鞘的 Aδ 及 C 细纤维（传导痛温觉），保留有鞘的 Aα 及 β 粗纤维（传导触觉），疗效可达90%以上。适于年老健康状况差不能耐受药物治疗和手术的患者。部分患者治疗后可出现面部感觉异常、角膜炎、咀嚼肌无力、复视和带状疱疹等并发症。长期随访复发率为21%~28%，但重复应用仍然有效。

4. **手术治疗** 早年采用的经典手术是三叉神经节后感觉根部分切断术，止痛效果肯定。近年来三叉神经微血管减压术因其创伤小、止痛效果好而逐渐在临床得到推广。手术暴露脑桥入口处的三叉神经感觉根及压迫该处神经的异常走行或扭曲的血管，将此血管分开，并用涤纶薄片、涤纶棉、不吸收海绵或纤维等将两者隔开，即可达到良好的止痛效果。近期疗效可达80%以上，长期随访复发率约为5%。并发症有听力减退或消失、气栓、眼球活动障碍（暂时性）、面部感觉减退和带状疱疹等。

5. **立体定向放射治疗** 近年来国内外开展γ刀照射治疗三叉神经痛，适于药物和神经阻滞治疗无效、手术治疗失败或复发、身体情况不适合手术者，能较有效地缓解疼痛发作，远期疗效有待于大样本的研究和追踪。

二、特发性面神经麻痹

特发性面神经麻痹（idiopathic facial palsy）又称为面神经炎或贝尔麻痹（Bell palsy），是茎乳孔内面神经急性非特异性炎症所致的面神经麻痹。

（一）解剖学基础

面神经（facial nerve）即第Ⅶ对脑神经，为混合性神经。其中包括：①特殊内脏运动纤维，自脑桥尾端被盖腹外侧的面神经核发出，向后近中线绕过展神经核（内膝），向前下行，于脑桥下缘近听神经处穿出，在听神经上方进入内耳孔，再经面神经管下行，横过膝状神经节，最后出茎乳孔。面神经支配除咀嚼肌和上睑提肌以外的面肌以及耳部肌、枕肌、颈阔肌、镫骨肌等。支配面上部肌肉的神经元接受双侧皮质延髓束的控制，支配面下部肌肉的神经元单独接受对侧皮质延髓束的控制。②一般内脏运动纤维，发自脑桥上涎核，属副交感节前纤维，经中间神经、舌神经，至下颌神经节，节后纤维支配舌下腺、颌下腺和泪腺。③特殊内脏感觉纤维即味觉纤维，其胞体位于面神经管内膝状神经节（geniculate ganglion），周围支沿面神经下行，在面神经管内，离开面神经向前形成鼓索支，加入舌神经，中止于舌前2/3味蕾。中枢支形成面神经的中间支进入脑桥，与舌咽神经之味觉纤维一起，终止于孤束核。

（二）病因及病理

尚不完全清楚。部分患者通常在风吹或受凉以及病毒（带状疱疹病毒）感染后发病。可能与局部营养神经的血管痉挛，导致面神经缺血、水肿及在面神经管内受压等有关。早期病理改变主要为面神经水肿和不同程度的髓鞘脱失，在茎乳孔内和面神经管内最明显，严重者可有轴索变性。

（三）临床表现

（1）通常急性或亚急性起病，数小时内可达高峰。任何年龄均可发病，以中年人多见；男性略多于女性。大多数患者表现为单侧受累，双侧通常是 Guillain – Barre 综合征的表现。

（2）症状和体征：大部分患者在起病前几天或病初有同侧耳后、耳内和乳突区疼痛或不适感。患侧面神经受累表现：额纹消失，皱额蹙眉困难；眼裂闭合不全或闭合不能，闭眼时患侧眼球向上外方转动，显露角膜下缘的白色巩膜，称为 Bell 征；患侧鼻唇沟变浅或消失，口角低，示齿时口角偏向健侧；口轮匝肌瘫痪时鼓气和吹口哨不能或漏气；颊肌受累可导致食物残渣滞留于患侧的齿颊之间。面神经在发出鼓索神经支前受累可出现舌前 2/3 味觉丧失；如在发出镫骨支以上受累可出现味觉障碍和听觉过敏。病变在膝状神经节时，还可有患侧乳突疼痛、耳郭和外耳道感觉减退或异常外耳道或鼓膜出现疱疹。称为 Hunt 综合征。

（四）辅助检查

1. 神经电生理检查

（1）肌电图：病变早期在面神经支配的肌肉可见自发电位，继之可出现运动单位时限增宽、波幅增高以及募集电位明显的失神经等神经源性损害的表现。

（2）运动末端潜伏期的测定：主要异常表现为运动末端潜伏期延长、复合肌肉动作电位波幅降低或消失，该检查除了有助于诊断外，还可帮助判断预后。波幅明显降低或消失者预后较差。

2. 影像学检查　头颅 CT 或 MRI 检查的目的是除外其他原因导致的继发性面神经麻痹。乳突的 X 线检查有助于判断是否同时伴有乳突炎。

（五）诊断和鉴别诊断

根据起病的特点、周围性面瘫的症状和体征即可确诊。但应与以下几种主要的疾病鉴别。

1. 急性 Guillain - Barre 综合征　面瘫多为双侧性，同时伴有肢体对称性下运动神经元损害的症状和体征，EMG 和 NCV 可提示周围神经传导速度减慢伴有或不伴有波幅降低、F 波出现率降低、潜伏期延长或消失等异常表现；脑脊液常规检查可见蛋白 - 细胞分离现象。

2. 耳源性面神经麻痹　通常由局部的炎症所致，通常包括中耳炎、乳突炎、迷路炎、腮腺炎或腮腺肿瘤、下颌化脓性淋巴结炎等。详细的询问病史和原发病相应的症状和体征有助于诊断。影像学检查特别是头颅 MRI 可为原发病的诊断提供客观依据。

3. 后颅窝病变　桥脑小脑角肿瘤、转移瘤、颅底脑膜炎等均可引起周围性面瘫，影像学检查和脑脊液的结果有助于诊断。

（六）治疗

治疗原则是减轻水肿、抑制炎症反应和促进神经功能恢复。

1. 药物治疗

（1）泼尼松：急性期可用 1～2 周；剂量 20～40mg 口服，每天 1 次或每次 10mg 一天 2～3 次，逐渐减量至停药。

（2）阿昔洛韦（acyclovir）：急性期可连续服用 3～7d，5mg/kg，每天 3 次，适用于带状疱疹感染引起的 Hunt 综合征。

（3）维生素 B_1 100mg、维生素 B_{12} 500μg，每天 1 次，肌肉注射或按常规剂量口服。

2. 理疗　急性期在茎乳孔附近可行超短波透热疗法、热敷和红外线照射等，有助于水肿减轻和炎症的消退。恢复期做碘离子透入疗法、针灸和电针治疗等。

3. 康复治疗　康复师指导下，或自我功能训练，可面对镜子练习皱眉、闭眼、鼓腮、吹口哨和皱额等动作，还可自我面部肌肉按摩，每日数次，每次 5～10min。

4. 手术治疗　严重面瘫患者，经 2 年或 2 年半以上治疗仍未恢复者，可行面部整容手术。

5. 眼部并发症的预防　如患者不能闭目和瞬目，可采用眼罩、点眼药水或涂眼药膏等方法预防并发症。

（七）预后

大多数面神经麻痹患者的预后良好，通常与以下因素有关：①不完全性面瘫者起病后1~3周开始恢复，1~2个月内逐渐恢复正常。②轻度面瘫和年轻患者预后好。③有受凉史，面瘫1周后镫骨肌反射仍存在者预后较好。④老年人伴有糖尿病、高血压及动脉硬化者预后较差。⑤完全性面瘫不恢复或不完全恢复时，可产生面肌痉挛和联带运动等并发症，而且通常遗留不同程度的后遗症。

三、偏侧面肌痉挛

偏侧面肌痉挛指仅限于一侧面部的阵发性、不自主的阵挛性抽搐。通常无神经系统其他阳性体征。偏侧面肌痉挛也可以是特发性面神经麻痹的暂时性或永久性后遗症。

（一）病因和发病机制

病因和发病机制目前尚不清楚。可能与面神经的异位兴奋点传导所致有关。部分患者是由于面神经进入脑干处被异常微血管袢、动脉硬化斑块压迫所致，减压手术可收到明显的疗效。少数患者可由椎－基底动脉系统的动脉瘤或桥脑小脑角肿瘤压迫所致。

（二）临床表现

起病隐袭，大多数中年以后发病，女性较男性多见。大多数为单侧受累。早期多从眼轮匝肌开始，表现为间歇性轻度抽搐，发作逐渐频繁，程度逐渐加重，而且缓慢地扩散到一侧面肌，口角肌肉最易受累，口角抽搐最易引起注意。严重者可累及同侧的颈阔肌。抽搐的程度轻重不等，精神紧张、情绪激动、劳累和自主运动均可使抽搐加重，入睡后症状消失。神经系统检查除面部肌肉不自主抽搐外，通常无其他阳性体征。

（三）辅助检查

1. 影像学检查　头颅 CT 或 MRI 检查的目的是除外其他原因导致的继发性面肌痉挛，如脑干异常微血管袢和动脉硬化斑块、椎－基底动脉系统的动脉瘤或桥脑小脑角肿瘤等，为减压手术提供客观依据。

2. 神经电生理检查　常规肌电图和神经传导速度除可见运动单位不自主发放外，其余正常。瞬目反射个波潜伏期正常，但可见波幅增高。

（四）诊断和鉴别诊断

根据本病发作的特点、面肌痉挛的表现和神经系统检查无其他阳性体征即可确诊。但需与以下疾病鉴别。

1. 继发性面肌痉挛　各种原因所致的脑干病变、桥脑小脑角肿瘤、延髓空洞症和颅脑外伤等均可出现面肌抽搐。局限性面肌抽搐也可是部分性运动性癫痫的表现。详细的神经系统检查、头颅 CT 和 MRI 及脑电图检查有助于鉴别。

2. Meige 综合征　也称眼睑痉挛－口下颌肌张力障碍综合征。好发于老年女性，通常伴有双侧眼睑痉挛、口舌和喉肌张力障碍。

3. 功能性眼睑痉挛　好发于老年女性，通常仅累及双侧眼睑，而颜面下部通常不受累。

4. 习惯性面肌抽搐 常见于儿童和青壮年。与精神因素有关，通常表现为双侧短暂的面部肌肉收缩。

5. 药物所致的面肌运动障碍 奋乃静、三氟拉嗪等三环类抗精神病类药物及甲氧氯普胺等可导致面肌不自主运动。服药史是确诊的依据。

（五）治疗

1. 药物治疗 原则是对症治疗，试以最小的剂量取得最佳的效果。

（1）氯硝西泮：最常用的治疗肌张力障碍药物之一，口服 0.5mg，每天 2～3 次，逐渐增加剂量至发作控制或出现不良反应，国外成人最大剂量可达 20mg。

（2）卡马西平：口服 0.1g，每天 3 次，剂量逐渐增加至每天 0.8～1.2g，70% 左右的患者有效（不良反应见三叉神经痛的治疗）。

（3）苯妥英钠：口服 0.1～0.2g，每天 3 次（不良反应见三叉神经痛的治疗）。

（4）巴氯芬（Baclofen）：小剂量开始服用，可逐渐加至每天 30～40mg。

2. A 型肉毒毒素（botulinum toxin type A，BTX） 局部注射。在选择的肌肉终板处根据病变的程度选择小剂量 BTX。平均疗效可维持 3～6 个月。常见的并发症是暂时性眼睑下垂、口角下垂；偶尔可见一过性吞咽困难。

3. 手术治疗 以上治疗无效者可行手术治疗，主要的术式有：①面神经主干或分支切断术，其目的是破坏面神经的传导功能，使其支配的肌肉瘫痪，而达到疗效，但也有复发的病例报告。②微血管减压手术，治愈率可达 60%。

四、舌咽神经痛

舌咽神经痛是一种局限于舌咽神经分布区的短暂的、反复发作的剧烈疼痛。本病首先由 Weisenburg 于 1910 年报道，1927 年 Dandy 采用舌咽神经根切断术治疗本病获得了成功，因而开始被视为一个独立疾病。

（一）解剖学基础

舌咽神经为混合神经，感觉神经元在颈静脉孔内的岩神经节和上神经节，周围支传导外耳道、鼓膜后侧的痛、温觉，咽壁、软腭、悬雍垂、扁桃体、鼓室、耳咽管、乳突气室、舌后部、颈动脉窦、颈动脉体的感觉及舌后 1/3 的味觉，除外耳道的痛、温觉纤维进入三叉神经的延髓脊髓束核外，其他纤维都进入孤束核。副交感纤维起自延髓的下泌涎核，节前支通过岩小浅神经核耳神经到达耳节，节后支支配腮腺。舌咽神经与迷走神经的运动支配有些交错，无绝对界限。孤束核的核上纤维交叉到对侧的内侧丘系上行，经丘脑至大脑感觉皮质区，味觉的核上纤维与面神经的味觉纤维上行通路相同。

（二）病因和发病机制

舌咽神经痛分为原发和继发两种。部分原发性舌咽神经痛的病因可能为椎动脉或小脑后下动脉压迫于舌咽神经及迷走神经上，解除压迫后症状可缓解。而部分病例并无明确的原因，可能与局部无菌性炎症或其他理化刺激有关。舌咽及迷走神经的脱髓鞘性变引起舌咽神经的传入冲动与迷走神经之间发生"短路"，引起舌咽神经痛，受损的神经膜对去甲肾上腺素变得敏感，诱发伤害性冲动，引起发作性疼痛。继发性舌咽神经痛指在舌咽神经通路上由任何刺激性因素所造成的舌咽神经痛，占舌咽神经痛的 15%～25%。可继发于外伤、局部感染、肿瘤、过长的茎突或骨化的茎骨舌骨韧带。

（三）临床表现

1. 原发性舌咽神经痛　起病年龄多在 35 岁以后，男性较女性为多见，多数仅累及单侧。疼痛的性质与三叉神经痛相似。疼痛位于扁桃体、舌根、咽、耳道深部，可因吞咽、谈话、呵欠、咳嗽而发作，伴有喉部痉挛感，心律紊乱如心动过缓甚至短暂停搏等症状，少数患者在发作时或发作后短暂时间内出现晕厥。间歇发作，每次持续数秒至数分钟。间歇期相对较长，多数间歇期在 0.5 ~ 9 年间。神经系统检查，舌咽神经的运动、感觉功能均属正常。在同侧咽喉、舌根、扁桃体窝等部位可有痛的触发点，吞咽、与食物或液体接触均可触发。将表面麻醉药可卡因涂于患侧的扁桃体及咽部，可暂时阻止疼痛的发作。间歇期检查无异常。

2. 继发性舌咽神经痛　除有以上特点外，还有疼痛时间长和无明显间歇期等特点。可卡因涂于患侧的扁桃体及咽部不能减轻疼痛或阻止疼痛发作。仔细查体可发现其他脑神经如迷走神经、舌下神经等损害的体征。影像学检查常可发现舌咽神经附近病灶。

（四）诊断和鉴别诊断

根据本病的临床特点诊断并不困难。确定诊断后应进一步确定是原发性还是继发性舌咽神经痛。若疼痛持续，则需与鼻咽癌侵及颅底以及耳咽管肿瘤、扁桃体肿瘤相鉴别。此时，除仔细查体外，可进行颅底摄片、颈静脉孔像、CT 及 MRI 检查，必要时行脑脊液检查及鼻咽部活检。

1. 三叉神经痛　两者的疼痛部位及触发因素不同。三叉神经痛多发生在第 Ⅱ、Ⅲ 支分布区，舌咽神经痛多发生在咽喉部、舌根部、扁桃体区、耳深部、下颌角下方。三叉神经痛患者面部特别是口周区轻度触觉刺激可以诱发疼痛发作，说话、咀嚼、刷牙、洗脸均可诱发三叉神经痛；舌咽神经痛多由吞咽和与食物及液体接触而诱发。有时讲话、呵欠、咳嗽、喷嚏亦可诱发，故患者多不敢咽下口水。但有少数舌咽神经痛患者并发三叉神经痛。三叉神经痛发病以老年为主，舌咽神经痛发病以中年为主。

2. 颞下颌关节痛　20 ~ 40 岁女性常见，临床表现为颞下颌关节咬合运动时出现疼痛、运动异常、弹响或杂音等三大主症。关节处可有压痛，X 线检查可见颞下颌关节间隙变窄或增宽、髁状突畸形增生、骨质破坏和运动受限或过大等。

3. 非典型面痛　多见于青壮年，疼痛的部位多由颜面开始，向颞部、顶部、枕部和颈肩部扩散。疼痛较深在、弥散和不易定位，讲话、咀嚼和吞咽等并不诱发，无扳机点。疼痛发作缓慢，持续时间较长，轻重不一，多为钝痛，也可为刺痛或烧灼痛。发作时常伴有同侧自主神经症状，如流泪、颜面潮红、鼻塞等。

（五）治疗

治疗原发性三叉神经痛的药物亦可应用于本病，卡马西平每次 100mg，每日 2 ~ 3 次口服，可使疼痛发作次数减少，疼痛减轻或消失。最有效及彻底的治疗方法为经颅内切断病侧的舌咽神经根及迷走神经的最上端的 1 ~ 2 根丝。有人主张，如在术中发现有血管压迫舌咽神经，做微血管减压术以解除压迫，亦可有效。

（张晓愉）

第二节　脊神经疾病

一、单神经病及神经痛

单神经病（mononeuropathy）是单一神经病损产生与该神经分布一致的临床症状。神经痛（neuralgia）是受损神经分布区疼痛，分为特发性与症状性两类。特发性神经痛是受损神经分布区的特发性疼痛，通常神经传导功能正常，无病理形态学改变；症状性神经痛是多种病因所致神经病的早期症状，可以无明显感觉及运动功能缺失，需要仔细查找脊椎或神经通路上邻近组织的病变。

（一）病因

单神经病主要由于创伤、缺血、物理性损伤和肿瘤浸润等局部病因所致，也可由全身代谢性或中毒性疾病引起。

（1）创伤：是单神经病最常见的原因。外伤过程中的骨折、脱位、穿通伤及压迫性麻痹均可引起单神经病。急性创伤多为机械性，根据临床表现和病理所见可分为：①神经失用（neurapraxia）：是神经外伤导致的暂时性神经传导阻滞，可分为两种，一种为神经短暂缺血而无解剖改变，引起轻度短暂传导阻滞；另一种为节段性脱髓鞘，轴索正常，症状可在 2 ~ 3 周内恢复。②轴索断伤（axonotmesis）：轴索断离使远端发生华勒变性，围绕轴索的 Schwann 细胞和基底层、神经内膜结缔组织正常，轴索可再生恢复功能。③神经断伤（neurotmesis）：轴索和周围结缔组织支架均断离，仅少部分轴索可再生达到原靶器官，大多数轴索芽支因迷走而形成神经瘤，故恢复慢而不完全。

（2）嵌压综合征（entrapment syndrome）：可以引起单神经病。压迫神经病是因为肿瘤、骨痂、滑膜增厚和纤维带等的压迫所致的周围神经损伤。在上下肢的神经通路中可能通过骨性神经纤维间隙，或纤维间隙、肌肉间隙等，这些间隙由于先天、后天的，或绝对的、相对的狭窄，以及某些动力学因素可造成神经的嵌压。轻微压迫引起脱髓鞘，严重者导致轴索变性。神经通过狭窄的解剖通道并经历反复缩窄性压迫可导致脱髓鞘，称为嵌压性神经病（entrapment neuropathy）。这类疾病常见的有腕管综合征，胸腔出口综合征，肘管综合征，前骨间神经、后骨间神经麻痹，腓管、跗管综合征以及梨状肌综合征等。

（3）肿瘤浸润：多指恶性肿瘤侵犯周围神经，如肺尖肿瘤造成的臂丛神经的压迫称为Pancost 综合征，卵巢癌造成的坐骨神经痛等。

（4）血管炎：可导致神经的营养血管循环障碍，引起缺血性神经病。如结节性多动脉炎、系统性红斑狼疮等。

（5）炎性致病因子：如细菌、病毒、寄生虫等均可侵犯周围神经。

（6）免疫机制引起的神经脱髓鞘性传导阻滞，如多灶性运动神经病（multifocal motor neuropathy，MMN），伴有神经节苷脂周围神经抗体 GM1 的存在。

（7）原因不明的单神经病。

（二）治疗

单神经病因病因而异，可根据神经外伤程度和性质选择治疗，神经断伤需进行神经缝合，疤痕压迫做神经松解术，急性压迫性神经病出现感觉刺激症状，无麻痹体征可保守治疗。神经外伤急性期应用皮质类固醇如泼尼松 30mg/d 以及维生素 B 族、神经生长因子等有助于恢复。

1. 桡神经麻痹　桡神经由 $C_{5\sim8}$ 组成，支配上肢肱三头肌、肘肌、肱桡肌、旋后肌、指伸肌及拇长展肌等，主要功能是伸肘，伸腕和伸指。

（1）病因：桡神经上段紧贴于肱骨中段背侧桡神经沟，由上臂内侧行至外侧，肱骨干骨折时极易损伤，或骨折后骨痂形成压迫受损；睡眠时以手臂代枕、手术时上臂长时间外展、上臂放置止血带不当等均可导致损伤，铅中毒和乙醇中毒也可选择性损害桡神经。

（2）临床表现：运动障碍典型症状是垂腕，损伤部位不同，表现各异。

1）高位损伤：桡神经在腋下发出肱三头肌分支以上受损产生完全性桡神经麻痹症状，上肢各伸肌完全瘫痪，肘、腕和掌指关节均不能伸直，前臂伸直时不能旋后，手掌处于旋前位；肱桡肌瘫痪使前臂在半旋前位不能屈曲肘关节；垂腕时腕关节不能固定使握力减低，伸指和伸拇肌瘫痪。

2）在肱骨中 1/3 处发出肱三头肌分支以下受损时，肱三头肌功能完好。

3）若损伤肱骨下端或前臂上 1/3 时，肱桡肌、旋后肌、伸腕肌功能保存。

4）前臂中 1/3 以下损伤仅伸指瘫痪而无垂腕。

5）接近腕关节的损伤由于各运动支均已经发出，可不产生桡神经麻痹症状。

桡神经感觉支分布于上臂、前臂、手和手指背面，但由于临近神经的重叠，感觉手背拇指和第一、第二掌间隙极小的区域。

桡神经再生功能良好，治疗后可恢复功能，预后良好。

2. 正中神经麻痹　正中神经由 $C_6\sim T_1$ 组成，支配旋前圆肌、桡侧腕屈肌、各指屈肌、掌长肌、拇对掌肌及拇短展肌。主要功能是前臂旋前和屈腕、屈指。该神经位置较深，一般不易损伤。

（1）病因：正中神经损伤常见的原因是肘前区静脉注射药物外渗，以及腕部被利器割伤，肱骨或前臂骨折及穿通伤，腕管综合征压迫所致。

（2）临床表现：运动障碍表现为握力和前臂旋前功能丧失。

1）上臂受损时，正中神经支配的肌肉完全麻痹，前臂旋前完全不能，屈腕力弱，拇指、食指、中指不能屈曲，握拳无力；拇指、食指也不能过伸，拇指不能对掌和外展，大鱼际肌萎缩，状如猿手；因手指功能受到严重损害，持物困难。手指大部分感觉丧失，表明手的伤残很重。

2）损伤位于前臂中 1/3 或下 1/3 时，旋前圆肌、腕屈肌、指屈肌功能仍可保存，运动障碍仅限于拇指外展、屈曲和对掌。

感觉障碍区主要在桡侧手掌及拇指、食指、中指的掌面，无名指的桡侧一半和食指、中指末节的背面。正中神经富于交感神经纤维，故损伤后易发生灼性神经痛。

腕管综合征（carpal tunnel syndrome）的压迫可致正中神经麻痹，腕管由腕屈肌支持带与腕骨沟围成，正中神经走行其间，受压可发生桡侧三指的感觉障碍及麻木、疼痛和鱼际肌瘫痪。多见于中年女性，右侧多见。劳动后加剧，休息后减轻。治疗应局部制动，掌侧用夹板固定腕关节于中间位，可服用吲哚美辛、布洛芬等非类固醇抗炎剂。严重者可在腕管内注射泼尼松龙 0.5mL 加 2% 普鲁卡因 0.5mL，每周 1 次。两次以上无效时，并肌电图显示鱼际肌呈失神经支配，宜手术治疗。

3. 尺神经麻痹 尺神经由 $C_8 \sim T_1$ 组成，支配尺侧腕屈肌、指深屈肌尺侧一半、小鱼际肌、拇收肌及骨间肌等；并支配小指和环指尺侧及尺侧一半手背的感觉。

（1）病因：尺神经损害可见于压迫、外伤、麻风等，它在肱骨内上髁后方及尺骨鹰嘴处最表浅，刀伤或骨折易受累；肱骨内上髁发育异常及肘外翻畸形、长期以肘支撑劳动易损伤之。肘管综合征也很常见，在上肢单神经病的发病率仅次于腕管综合征。

（2）临床表现：尺神经损伤的典型表现是手部小肌肉运动功能丧失，影响手指的精细动作。

1）尺侧腕屈肌麻痹而桡侧腕屈肌有拮抗作用，使手向桡侧偏斜。

2）拇收肌麻痹而拇展肌有拮抗作用，使拇指处于外展状态。

3）由于伸肌过度收缩，使手指的基底节过伸，末节屈曲，小鱼际平坦，骨间肌萎缩凹陷，手指分开、合拢受限，小指动作丧失，呈外展位，各指精细动作丧失，第 4 ~ 5 指不能伸直呈屈曲位，状如爪形手。

4）尺神经在前臂中 1/3 和下 1/3 受损时，仅见手部小肌肉麻痹。

感觉障碍在手背尺侧一半、小鱼际、小指和无名指尺侧一半。尺神经、正中神经、肌皮神经和肱动脉的起始段彼此紧密地连在一起，成为一血管神经束，常合并受伤。

（3）治疗：肘管综合征处理包括：肘部用夹板固定，并用非类固醇抗炎剂，如 3 ~ 4 个月后无效，应考虑手术减压。

4. 腓总神经损害 腓总神经由 $L_4 \sim S_3$ 组成，在大腿下 1/3 从坐骨神经分出，在腓骨头处转向前方，分出腓肠外侧皮神经分布于小腿的侧面，然后形成腓浅神经和腓深神经，前者支配腓骨长肌和腓骨短肌，后者支配胫骨前肌、拇长伸肌、拇短伸肌和趾短伸肌。可使足背屈、足外展及内收、伸拇趾等。

（1）病因：腓浅神经和腓深神经可因外伤、牵拉受损。腓总神经绕过腓骨颈部最易受损，可因穿通伤腓骨头骨折、铅中毒、各种原因的压迫（如石膏固定，盘腿坐、跪位和蹲位的时间过久）等引起。

（2）临床表现：腓总神经麻痹（common peroneal nerve palsy）的临床特点是：①足和足趾不能背屈，足下垂，步行时举足高，足尖先落地，呈跨阈步态；不能用足跟行走。②感觉障碍在小腿前外侧和足背。

（3）治疗：腓神经麻痹内翻垂足可行局部封闭，2% 普鲁卡因 5 ~ 10mL，加的士宁 1mg 在腓骨小头前方阳陵泉穴封闭，或用加兰他敏 2.5mg 封闭，促使肌力恢复。针灸、理疗及药物离子透入等也可应用。严重内翻垂足可带小腿矫形器或穿矫形鞋，完全麻痹保守治疗无效者可行手术矫正。

5. 胫神经损害 胫神经由 $L_4 \sim S_3$ 组成，胫神经支配小腿三头肌、腘肌、跖肌、趾长屈肌、胫骨后肌和足底的所有短肌。

（1）临床表现：

1）足和足趾不能背屈、足尖行走困难、足内翻力弱。

2）感觉障碍主要在足底。

（2）治疗：腓总神经和胫神经麻痹的治疗包括：

1）急性期可用肾上腺皮质激素，如泼尼松每次 10mg，每日 3 次；地塞米松 5 ~ 10mg 静脉滴注或局部封闭，每日1次；神经营养药可用维生素B族、神经生长因子等。

2）垂足内翻严重者可行局部封闭，用2%普鲁卡因5~10mL，加士的宁1mg在腓骨小头前侧阳陵泉穴位封闭；也可用加兰他敏2.5mg封闭，以促使肌力恢复；也可采用针灸、理疗及药物离子透入等。

3）腓神经麻痹产生内翻垂足，可带小腿矫形器或穿矫正鞋；完全麻痹保守治疗无效者可行手术矫正。

6. 枕神经痛　枕大神经、枕小神经和耳大神经分别来自$C_{2~3}$神经，分布于枕部，该分布区内的神经痛统称枕神经痛（occipital neuralgia）。

（1）病因：可为上段颈椎病、脊柱结核、骨关节炎、脊髓肿瘤、硬脊膜炎、转移性肿瘤等，也可由上呼吸道感染或扁桃体炎引起，或病因不明。

（2）临床表现：

1）枕神经痛以一侧较多，起于枕部，可向头顶（枕大神经）、乳突部（枕小神经）或外耳（耳大神经）放射，呈持续性钝痛，可有阵发性加剧，也可呈间歇性发作，头颈部活动、咳嗽、喷嚏时可加剧，在枕外隆凸下常有压痛。

2）枕神经分布区可有感觉过敏或减退。

（3）治疗：除针对病因外，可用止痛剂、局部封闭、理疗等对症治疗。

7. 臂丛神经痛　臂丛由$C_5~T_1$脊神经的前支组成，主要支配上肢的感觉和运动。受损时可产生其支配区的疼痛，称为臂丛神经痛（brachial neuralgia）。

原发性臂丛神经痛或称臂丛神经炎（brachial neuritis），泛指肩胛带及上肢疼痛、肌无力和肌萎缩综合征，又称"神经痛性肌萎缩"。其病因未明，多认为是一种变态反应性疾病，可能与感染和疫苗接种有关。

臂丛神经痛的诊断要点是：

（1）有感染或异种血清、疫苗接种史，多见于成年人。

（2）急性、亚急性起病，病前及发病早期多伴有发热及全身症状。

（3）病初以肩和上肢疼痛为主，继之出现肌无力和肌萎缩。

继发性臂丛神经痛的病因多为臂丛邻近组织病变压迫。神经根压迫可因颈椎病，颈椎间盘突出，颈椎的结核、肿瘤、骨折、脱位，颈髓肿瘤及蛛网膜炎等引起。压迫神经干者有胸腔出口综合征、颈肋及颈部肿瘤、腋窝淋巴结肿大（如转移性癌肿）、锁骨骨折、肺沟瘤等，或因臂丛神经外伤引起。各种原因所致臂丛神经痛的临床表现是：肩部及上肢不同程度的疼痛，呈持续性或阵发性加剧；夜间及活动肢体时疼痛明显。臂丛范围内有感觉障碍、肌萎缩和自主神经障碍，腱反射减低。治疗和预后因病因而异。

颈椎病是由于椎间盘退行性病变和椎体骨质的增生性病变，压迫颈神经根和/或脊髓引起的临床综合征。其临床表现主要有三，即颈痛和强迫头位、臂神经痛及脊髓压迫症状；三种症状可单独或先后合并发生，其中尤以臂神经痛为多见，也是臂神经痛最常见的原因。随着年龄的增长，椎间盘髓核逐渐脱水，髓核周围的纤维环变性而弹性减少，椎间盘退行性变最终可致纤维环破裂而髓核脱出，椎间盘内压力减低而椎间隙变窄，引起前和/或后纵韧带宽松，脱出的髓核使韧带与骨膜分离并嵌入其间，以后逐渐纤维化、钙化而形成骨赘，椎体两侧后外方的Luschka关节也可有骨赘形成，最后可影响整个椎体的周围。理论上任何脊椎都可发生骨赘，但与支持重力和活动程度有关，故以下颈及腰椎体后侧最明显。

由于胸椎比较固定，紧接其上的下颈椎（颈椎4、5、6）的活动范围及损伤机会最大。除年龄因素外，较长时间的颈部不正确姿位，如颈部过仰或过屈（喜卧高枕或某些职业），颈部肌肉紧张（某些职业或睡眠不良、精神紧张等）、上呼吸道感染等可为颈椎病的诱因。髓核脱出和骨赘形成的结果，椎间孔及椎管变小、变形，使经过椎间孔的神经根和/或椎管内脊髓受压，后者参见脊髓压迫症。

由于颈椎病主要影响 $C_{4\sim5}$ 及 $C_{5\sim6}$ 椎间隙，主要表现为压迫 C_5 及 C_6 神经根引起的臂神经痛。压迫感觉神经根时产生根性神经痛，压迫运动神经根产生肌痛性疼痛。根性神经痛为发麻或触电样疼痛，位于上肢远端，大多在前臂桡侧及手指，与神经根支配节段的分布一致，相应区域可有感觉减退。肌痛性疼痛常在上肢近端、肩部和/或肩胛等区域，表现为持续性钝痛和/或短暂的深部钻刺样不适感。大部分病例因疼痛而使肩部运动受限，病程较长者可致凝肩。病程较短者常有肩部附近肌腱压痛。肱二、三头肌反射可减低。

颈椎病常在 40~50 岁起病，男性较多见，病程较缓慢，常可反复发作。诊断主要依据病史及体征，颈椎 X 线平片对诊断有帮助，但 X 线改变与临床症状可不一致，有时神经症状明显而 X 线检查可正常，也可相反。并需与肩周炎及脊柱转移性肿瘤鉴别。颈椎病引起的臂神经痛以保守治疗为主。头颈部位置应予纠正，平时避免颈部过伸过屈，头位固定在某一位置的时间不宜太久，平卧时枕头不宜过高，其位置应垫及部分肩部，以免颈部过屈。

药物可先试用消炎止痛剂如酮洛芬 50mg，合并肌肉松弛剂如艾司唑仑 1mg，每日 3~4 次。也可用 2% 普鲁卡因及泼尼松龙各 0.5~1mL 痛点局部封闭治疗。颈痛和/或强迫头位和肩部痛可试用理疗。用颈托支架或吊带牵引，以减少颈部活动或有帮助。

8. 肋间神经痛　肋间神经痛（intercostals neuralgia）是指肋间神经支配区内的疼痛综合征。原发性者罕见，多为继发性病变。

（1）病因：有胸腔疾病如胸膜炎、肺炎和主动脉瘤等；胸椎及肋骨外伤继发骨痂形成或骨膜炎，胸椎及肋骨肿瘤或畸形，胸髓肿瘤或炎症等；带状疱疹性肋间神经痛在相应肋间可见疱疹，疼痛可出现在疱疹之前，消退之后仍可存在相当长的时间。

（2）临床表现：

1）疼痛位于一个或几个肋间，多呈持续性，可有阵发性加剧。

2）呼吸、咳嗽和喷嚏等可加剧疼痛。

3）可有相应肋间的皮肤感觉过敏和肋骨边缘压痛。

（3）治疗：

1）病因治疗：如切除肿瘤、抗感染治疗等；常见为带状疱疹病毒，可选用阿昔洛伟（acyclovir）静脉滴注，或 α－干扰素肌肉注射等。

2）对症治疗：可用止痛剂、镇静剂、B 族维生素和血管扩张剂地巴唑、烟酸和 654－2 等。

3）胸椎旁神经根封闭、胸椎旁交感神经节封闭和肋间神经封闭等。

9. 股外侧皮神经病　股外侧皮神经病（lateral femoral cutaneous neuropathy）或感觉异常性股痛（meralgia paresthetica）是最常见的一种皮神经炎。

（1）病因：主要病因是受压或外伤、各种传染病、乙醇及药物中毒、动脉硬化、糖尿病、肥胖、腹部肿瘤和妊娠子宫压迫等，有的病因不明。该神经为单纯感觉神经，由 L_2、L_3 神经组成，通过腹股沟韧带下方，在离髂前上棘以下 5~10cm 处穿出大腿的阔筋膜，分布于股前外侧皮肤。

（2）临床表现：

1）男性多于女性，约为3：1，常发生于一侧，可有家族倾向。

2）主要症状是大腿外侧面感觉异常，如蚁走感、烧灼感、麻木针刺感等，或出现局部感觉过敏、感觉缺失、疼痛；常呈慢性病程，预后良好。

（3）治疗：

1）治疗糖尿病、动脉硬化、感染和中毒等全身性疾病，肥胖者减肥后症状可减轻或消失。

2）可用维生素 B 100mg 加 654 - 2 10mg，或2%普鲁卡因 5～10mL，在腹股沟下 5～10cm 该神经穿过阔筋膜部位行浸润封闭，可有较好效果。

3）疼痛严重者可给予口服止痛剂、镇静剂及抗癫药苯妥英钠、卡马西平，或神经营养药如维生素 B 族。

4）理疗、针灸、推拿和按摩等可能有效。

5）疼痛严重、保守治疗无效者可考虑手术治疗，切开使该神经受压的阔筋膜或腹股沟韧带。

10. 坐骨神经痛　坐骨神经痛（sciatica）是沿坐骨神经通路及其分布区内的疼痛综合征。坐骨神经是由 L_4～S_3，神经根组成，是全身最长最粗的神经，经臀部分布于整个下肢。

（1）病因及分类：病因可分为原发性和继发性两大类。原发性坐骨神经痛或坐骨神经炎，原因未明，可能因牙齿、鼻窦、扁桃体等感染病灶，经血流而侵犯周围神经引起间质性神经炎；继发性坐骨神经痛是因坐骨神经在其通路上受周围组织或病变的压迫所致。按病变的部位可分为根性和干性坐骨神经痛。

1）根性者主要是椎管内和脊椎病变，远较干性者多见；最常见为腰椎间盘突出症，其他如腰椎肥大性脊柱炎、腰骶段硬脊膜神经根炎、脊柱骨结核、椎管狭窄、血管畸形、腰骶段椎管内肿瘤或蛛网膜炎等。

2）干性者主要是椎管外病变，常为腰骶丛和神经干邻近病变，如骶髂关节炎、骶髂关节结核或半脱位、腰大肌脓肿、盆腔肿瘤、子宫附件炎、妊娠子宫压迫、臀部肌肉注射不当或臀部受伤、感染等。

（2）临床表现：

1）常见于成年人，青壮年多见。沿坐骨神经径路的典型放射性疼痛为其特点，病变多为单侧性。疼痛位于下背部、臀部，并向股后部、小腿后外侧、足外侧放射，呈持续性钝痛，并有阵发性加剧，为刀割或烧灼样痛，夜间常加重。

2）行走、活动或牵拉坐骨神经可诱发或加重疼痛，患者常采取减痛姿势，如患肢微屈并卧向健侧；在仰卧起立时病侧膝关节弯曲；坐下时先是健侧臀部着力；站立时脊柱向患侧方侧凸。

3）沿坐骨神经的压痛局限于 L_4、L_5 棘突旁、骶髂点、臀点、股后点、腓点、腓肠肌点、踝点等。坐骨神经牵拉试验引发的疼痛为牵引痛，如直腿抬高试验（Lasegue 征）、交叉性直腿抬高试验等；还可发现轻微体征，如患侧臀肌松弛、小腿萎缩、小腿及足背外侧感觉减退、踝反射减弱或消失等。压颈静脉试验（压迫两侧颈静脉至头内感发胀时）亦可激发或加剧下肢疼痛。干性坐骨神经痛的压痛以臀部以下的坐骨神经径路明显，一般无腰椎棘突及横突压痛，压颈静脉及颏胸试验阴性。

（3）诊断和鉴别诊断：根据疼痛的分布、加剧及减轻的诱因、压痛部位、Lasegue 征阳性、感觉和踝反射减退等，诊断不难。临床上需与腰肌劳损、臀部纤维组织炎、髋关节炎等鉴别，因这些病损也可引起下背部、臀及下肢疼痛，但其疼痛和压痛都在局部，无放射、感觉障碍及肌力减退、踝反射减退等。为明确病因应详细询问有关病史，检查时注意脊柱、骶髂关节及骨盆内器官的情况；并区别根性与干性坐骨神经痛。必要时可进行脑脊液、X 线摄片、CT 或 MRI 等检查。

（4）治疗：首先应针对病因。腰椎间盘突出和坐骨神经痛的急性期应卧硬板床休息，使用止痛剂，对严重病例可静脉滴注地塞米松 $10 \sim 15mg/d$，$7 \sim 10d$；一般口服泼尼松 10mg，每日 $3 \sim 4$ 次，$10 \sim 14d$ 为 1 个疗程；也可用 $1\% \sim 2\%$ 普鲁卡因或加泼尼松龙各 1mL 椎旁封闭。可配合针灸及理疗，腰椎间盘突出经保守治疗大多可缓解；疗效不佳时可用骨盆牵引或泼尼松龙硬脊膜外注射；个别无效或慢性复发病例可考虑手术治疗。

11. 股神经痛　股神经由 $L_{2 \sim 4}$ 神经组成，是腰丛中最大的分支，股神经受到刺激可产生股神经痛（femoral neuralgia），又称 Wassermann 征。

（1）病因：股神经及其分支的损伤可见于枪伤、刺割伤、骨盆骨折、股骨骨折、中毒、传染病、骨盆内肿瘤和炎症、静脉曲张和股动脉动脉瘤等。

（2）临床表现：

1）股神经损伤时步态特殊，患者尽量避免屈曲膝部，行走时步伐细小，先伸出健脚，然后病脚拖拉到一起，不能奔跑和跳跃。皮支损伤可产生剧烈的神经痛和痛觉过敏现象。

2）令患者俯卧位，检查者向上抬其下肢，则在大腿的前面及腹股沟部出现疼痛；如患者蹲坐在两脚上也可引起疼痛而需伸直，膝腱反射消失；感觉障碍在大腿前面及小腿内侧，可伴有水肿、青紫和挛缩等营养性改变。

（3）治疗：

1）去除病因：如神经离断伤需行神经缝合，瘢痕等压迫应行神经松解术，盆腔肿瘤、股动脉瘤应行手术切除，解除对神经的压迫；神经外伤可用肾上腺皮质激素消除局部水肿和粘连，有助于外伤恢复；与止痛剂合用有明显的止痛作用。

2）神经营养药：如维生素（B_1、B_6、B_{12}），ATP、地巴唑和神经生长因子等。

3）镇痛药：如索米痛片、阿司匹林和布洛芬等。

二、多发性神经病

多发性神经病（polyneuropathy）以往称为末梢神经炎，主要表现为四肢远端对称性感觉障碍、下运动神经元瘫痪和/或自主神经障碍的临床综合征。

（一）病因和发病机制

四肢周围神经的轴突变性、神经元病及节段性脱髓鞘病变都可表现为多发性神经病。其机制以轴突变性最常见也最为典型，通常轴突变性从远端开始，逐渐向近端发展，故称远端轴突病（distalaxonopathy）。引起多发性神经病的原因很多，其共同特点是这些病因都是全身性的。常见病因如下：

1. 各类毒物中毒

（1）药物：如呋喃类、异烟肼、磺胺类、氯霉素、链霉素、两性霉素、乙胺丁醇、呋嘧唑酮、甲硝唑、苯妥英钠、长春新碱、顺铂、肼苯达嗪、戒酒硫、保泰松、甲巯咪唑和丙米嗪等，长期服用异烟肼可干扰维生素 B_6 的代谢而致多发性神经病。

（2）化学品：如二硫化碳、三氯乙烯、丙烯酰胺等。

（3）有机磷农药和有机氯杀虫剂。

（4）重金属：如铅、砷、汞等中毒。

（5）白喉毒素等。

2. 营养缺乏和代谢障碍　如 B 族维生素缺乏、慢性乙醇中毒、妊娠、慢性胃肠道疾病或手术后等；代谢障碍性疾病也可继发营养障碍，如糖尿病、尿毒症、血卟啉病、黏液性水肿、肢端肥大症、淀粉样变性和恶病质等所致的代谢障碍。

3. 继发于胶原血管性疾病　如结节性多动脉炎、系统性红斑狼疮（SLE）、硬皮病、肉瘤病、类风湿性关节炎（RA）等，多由于血管炎而致病。

4. 自身免疫性　如格兰－巴利综合征、急性过敏性神经病（血清注射或疫苗接种后神经病）等，以及各种结缔组织病并发的多发性神经病，多为血管炎性；炎症性病变如白喉性、麻风性及莱姆病（Lvmedisease）引起的多发性神经病。

5. 遗传性　如遗传性运动感觉性神经病（hereditary motor sensory neuropathy，HMSN）、遗传性共济失调性多发性神经病（Refsum 病）、遗传性自主神经障碍（hereditary dysautomonia）等。

6. 其他　如淋巴瘤、肺癌和多发性骨髓瘤等引起的癌性远端轴突病、癌性感觉神经元病、亚急性感觉神经元病、麻风和 POEMS 综合征。

（二）病理

主要病理改变是轴突变性及节段性脱髓鞘，均以周围神经病远端最明显。轴突变性由远端向近端发展，表现为逆死性神经病。

（三）临床表现

其临床表现可因病因而不同，可为急性、亚急性和慢性经过，但多数经过数周至数月的进展过程，病情发展由肢体远端向近端，病情缓解则由近端向远端。也可见复发的病例。

可发生于任何年龄。神经损害的共同特点是肢体远端对称性分布的感觉、运动和/或自主神经障碍。

1. 感觉障碍　表现为肢体远端对称性各种感觉缺失，呈手套袜子形分布，也可有感觉异常、感觉过度和疼痛等刺激症状。

2. 运动障碍　为肢体远端下运动神经元性瘫痪，表现为肌无力、肌萎缩和肌束颤动等，远端重于近端；下肢肌萎缩以胫前肌、腓骨肌，上肢以骨间肌、蚓状肌、大小鱼际肌为明显；可有手、足下垂和跨阈步态，晚期因肌肉挛缩而出现畸形。

3. 四肢腱反射减弱及消失　为疾病早期的表现，以踝反射明显，并较膝反射减弱出现得早。

4. 自主神经障碍　可有肢体远端皮肤发凉，多汗或无汗，指/趾甲松脆，皮肤菲薄、干燥或脱屑，竖毛障碍，高血压及体位性低血压等，膀胱传入神经病变可出现无张力性膀胱，也可有阳痿、腹泻等。

（四）实验室检查

脑脊液除个别患者可有蛋白含量轻度增高外，一般均为正常；肌电图和神经传导速度测定有助于本病的神经源性损害与肌源性损害的鉴别，也有利于轴突病变与节段性脱髓鞘病变的鉴别，轴突病变表现为波幅降低，而脱髓鞘病变表现为神经传导速度变慢；神经组织活检对确定神经病损的性质和程度可提供较准确的证据。

（五）诊断

多发性神经病的诊断主要依据临床特点，如肢体对称性末梢型感觉障碍、下运动神经元性瘫痪和/或自主神经障碍。神经传导速度测定对亚临床型病例的早期诊断以及鉴别轴突与节段性脱髓鞘变性很有帮助，纯感觉或纯运动性的轴突性多发性神经病提示为神经元病。

本病的病因诊断颇为重要，因其决定患者的病因治疗。可根据病史、病程、特殊症状及有关实验室检查进行综合分析判定。

1. 药物性多发性神经病　以呋喃类药如呋喃妥因以及异烟肼最常见。尿路感染并有肾功能障碍患者应用呋喃类药，易致血药浓度增高而发病，症状常出现于用药后 1~2 周内，为感觉、运动及自主神经功能合并受损，尤以疼痛和自主神经功能障碍最明显。长期服用异烟肼的患者因干扰维生素 B_6 的代谢而致本病，每日剂量 300mg 时本病发生率约 2%，每日剂量 400mg 时为 17%；以双下肢远端感觉异常和感觉减退为主；服异烟肼的同时并用维生素 B_6（剂量为异烟肼的 1/10）可有预防作用。

2. 中毒性多发性神经病　如在一群体或工厂中群集性发病时，应考虑重金属或化学品中毒的可能。砷中毒可从患者尿、头发、指甲等测定砷含量以确诊。

3. 糖尿病多发性神经病　发生率与年龄和病程有关，初诊的糖尿病患者为 8%，25 年病程者可达 50%。可表现为感觉性、运动性、自主神经性或混合性，以混合性最多见，但感觉障碍通常较运动障碍为重。如主要损害小感觉神经纤维则以疼痛为主，夜间尤甚；主要损及大感觉纤维引起感觉性共济失调，并可因反复的轻微外伤、感染和血供不足而发生无痛性溃疡和神经元性骨关节病。也有的病例以自主神经损害表现突出。

4. 尿毒症多发性神经病　尿毒症的毒素或代谢物潴留也可引起多发性神经病，约占透析患者的半数，典型症状与远端性轴突病相同，初期多表现为感觉障碍，下肢较上肢早且严重，透析后可好转。

5. 营养缺乏性多发性神经病　多见于慢性乙醇中毒、慢性胃肠道疾病、妊娠和手术后等。

6. 恶性肿瘤　对周围神经的损害多为局部压迫或浸润，多发性神经病也可见于副肿瘤综合征和 POEMS 综合征（表现为多发性神经病、脏器肿大、内分泌病变、M 蛋白及皮肤损害）。

7. 感染后多发性神经病　如格兰-巴利综合征及疫苗接种后多发性神经病可能是一种变态反应。各种结缔组织病并发的多发性神经病多为血管炎引起的多数性单神经病发展而来，病史及全身症状可提供线索，周围神经活检也有帮助。白喉性多发性神经病系因白喉外毒素通过血循环作用于血-神经屏障较差的后根神经节及脊神经根，引起 Schwann 细胞中毒而致脱髓鞘，多为感觉运动性，常起病于白喉病后 8~12 周，多可于数天或数周内恢复。麻风性多发性神经病系麻风杆菌感染引起，潜伏期长，起病缓慢，特点是周围神经增粗而常可触及，肢体营养障碍较明显，可发生大疱、溃烂和指骨坏死，周围神经活检可确诊。

8. 遗传性多发性神经病　特点是起病隐袭，呈慢性进行性发展，并可有家族史。

（六）治疗

1. 病因治疗

（1）中毒性多发性神经病的治疗原则是：积极采取措施阻止毒物继续进入人体，加速排出和使用解毒剂；药物引起者应立即停药，如病情需要继续用异烟肼者可用较大剂量维生素 B_6；重金属和化学品中毒应立即脱离中毒环境，急性中毒应大量补液，促进利尿、排汗和通便，以尽快排出毒物；重金属砷中毒可用二硫基丙醇（BAL）3mg/kg 肌肉注射，每4～6h 1 次，2～3d 后改为每日 2 次，连用 10d；铅中毒用二硫丁二酸钠，每日 1g，多加入 5% 葡萄糖液 500mL 静脉滴注，5～7d 为 1 个疗程，可重复 2～3 个疗程；也可用依地酸钙钠每日 1g，稀释后静脉滴注，3～4d 为 1 个疗程，停 2～4d 后再重复，一般可用 3～4 个疗程。

（2）营养缺乏及代谢障碍性多发性神经病的治疗原则是：积极治疗原发病；糖尿病性应严格控制血糖，尿毒症性可采用血液透析和肾移植治疗，黏液性水肿性用甲状腺素有效，肿瘤并发的行肿瘤切除后可缓解，砜类药物对麻风性神经病有效，胶原血管性疾病如 SLE、硬皮病和 RA 及变态反应如血清注射或疫苗接种后神经病，可用皮质类固醇治疗。

2. 一般治疗　急性期应卧床休息，特别是累及心肌者，如维生素 B_1 缺乏和白喉性多发性神经病；各种原因引起的均可用大剂量维生素（B_1、B_6、B_{12}）等，重症病例可并用辅酶 A、ATP 及神经生长因子等；疼痛明显者可用各种止痛剂，严重者可用卡马西平和苯妥英钠。恢复期可采用针灸、理疗、按摩及康复治疗等。

3. 护理　重症患者应做好护理，四肢瘫痪者应定时翻身，并维持肢体的功能位，有手足下垂者应用夹板和支架以防瘫痪肢体的挛缩和畸形。

三、急性炎症性脱髓鞘性多发性神经病

急性炎症性脱髓鞘性多发性神经病（acuted inflammatory demyelinating polyneu rovathies，AIDP）又称格兰－巴利综合征（Gnillain－Barre syndrome，GBS），是以周围神经和神经根的脱髓鞘及小血管周围淋巴细胞及巨噬细胞的炎性反应为病理特征的自身免疫性周围神经病。

（一）流行病学

GBS 的年发病率为 0.6～1.9/10 万人，男性略高于女性，各年龄组均可发病。白种人的发病率高于黑种人。美国的发病高峰在 50～74 岁，发病年龄有双峰现象，即 16～25 岁和 45～60 岁出现两个高峰，欧洲国家发病趋势与之相似。我国尚无大规模系统的流行病学资料，以儿童和青壮年多见。国外多无明显的季节倾向，但我国 GBS 的发病似有地区和季节流行趋势，在我国河北与河南交界地带的农村，多在夏、秋季节有数年一次的流行趋势。1974 年在甘肃的张掖、临泽地区，1986 年在河北的清河地区有 GBS 的丛集性发病的报告。国外曾报告过丛集发病的情况，如美国 1977—1978 年的丛集发病与注射流感疫苗有关；约旦的丛集发病主要前驱因素为腹泻，少数为伤寒和肝炎，患者大多为青年。

（二）病因和发病机制

GBS 的病因还不清楚。GBS 患者病前多有非特异性病毒感染或疫苗接种史，最常见为空肠弯曲菌（campylobacter jejuni，CJ），约占 30%，此外还有巨细胞病毒（CMV）、EB 病

毒、肺炎支原体、乙型肝炎病毒（HBV）和人类免疫缺陷病毒（HIV）等。以腹泻为前驱感染的 GBS 患者 CJ 感染率可高达 85%，CJ 感染常与急性运动轴索型神经病（AMAN）有关。CJ 是一种革兰阴性微需氧弯曲菌，有多种血清型，GBS 常见的血清型为 2、4 和 19 型，我国以 Penner 19 型最常见；CJ 感染潜伏期为 24～72h，最初为水样便，后变为脓血便，高峰期为 24～48h，1 周左右恢复，GBS 发病常在腹泻停止之后，故分离 CJ 较困难。也有白血病、淋巴瘤和器官移植后应用免疫抑制剂出现 GBS 的报告，系统性红斑狼疮和桥本甲状腺炎等自身免疫病可合并 GBS。

分子模拟（molecular mimicry）机制认为，GBS 的发病是由于病原体某些组分与周围神经组分相似，机体免疫系统发生错误的识别，产生自身免疫性 T 细胞和自身抗体，并针对周围神经组分发生免疫应答，引起周围神经髓鞘脱失。

周围神经髓鞘抗原包括：

1. P_2 蛋白　是分子量 15kD 的碱性蛋白，因其致神经炎的作用最强，常作为诱发实验性自身免疫性神经炎（experimental autoimmune neuritis，EAN）的抗原。

2. P_1 蛋白　是分子量 18.5kD 的碱性蛋白，它相当于 CNS 的髓鞘素碱性蛋白（MBP），用 P1 免疫动物可同时诱发 EAN 和实验性自身免疫性脑脊髓炎（EAE）。

3. P_0 蛋白　是分子量 30kD 的糖蛋白，是周围神经中含量最多的髓鞘蛋白，致神经炎作用较弱。

4. 髓鞘结合糖蛋白（MAG）　是分子量 110kD 的糖蛋白，CNS 也存在。而神经节苷脂是一组酸性糖脂，由酰基鞘氨醇和寡糖链构成，分布于神经元和轴索的质膜上，尤其在 Ranvier 结及其周围的髓鞘，抗原性较弱。

GBS 的实验动物模型 EAN 可用牛 P_2 蛋白免疫 Lewis 大鼠诱发，病理可见神经根、神经节、周围神经节段性脱髓鞘及炎性反应，严重者可累及轴索；用 EAN 大鼠的 P_2 蛋白抗原特异性 T 细胞被动转移给健康 Lewis 大鼠，经 4～5d 潜伏期也可出现 EAN，与脱髓鞘为主的 AIDP 相似。

（三）临床表现及分型

1. 临床表现

（1）多数患者可追溯到病前 1～4 周有胃肠道或呼吸道感染症状，或有疫苗接种史。

（2）多为急性或亚急性起病，部分患者在 1～2d 内迅速加重，出现四肢完全性瘫痪及呼吸肌麻痹，瘫痪可始于下肢、上肢或四肢同时发生，下肢常较早出现，可自肢体近端或远端开始，多于数日至 2 周达到高峰；肢体呈弛缓性瘫痪，腱反射减低或消失，发病第 1 周可仅有踝反射消失；如对称性肢体无力 10～14d 内从下肢上升到躯干、上肢或累及脑神经，称为 Landry 上升性麻痹。

（3）发病时多有肢体感觉异常如烧灼感、麻木、刺痛和不适感，可先于瘫痪或与之同时出现；感觉缺失较少见，呈手套袜子样分布，震动觉和关节运动觉障碍更少见，约 30% 患者有肌肉痛。也可始终无感觉异常，有的患者出现 Kernig 征和 Lasegue 征等神经根刺激症状。

（4）有的患者以脑神经麻痹为首发症状，双侧周围性面瘫最常见，其次是延髓麻痹，眼肌及舌肌瘫痪较少见，因数日内必然要出现肢体瘫痪，故易于鉴别。

（5）自主神经症状常见皮肤潮红、出汗增多、手足肿胀及营养障碍，严重患者可见窦性心动过速、体位性低血压、高血压和暂时性尿潴留。

（6）所有类型 GBS 均为单相病程（monophasecourse），多于发病 4 周时肌力开始恢复，恢复中可有短暂波动，但无复发 - 缓解。

2. 临床分型　Griffin 等（1996 年）根据 GBS 的临床、病理及电生理表现分成以下类型：

（1）经典格兰 - 巴利综合征：即 AIDP。

（2）急性运动轴索型神经病（AMAN）：为纯运动型。主要特点是病情重，多有呼吸肌受累，24 ~ 48h 内迅速出现四肢瘫，肌萎缩出现早，病残率高，预后差。国外学者将中国发现的这种急性软瘫称作"中国瘫痪综合征"。

（3）急性运动感觉轴索型神经病（AMSAN）：发病与 AMAN 相似，病情常较其严重，预后差。

（4）Fisher 综合征：被认为是 GBS 的变异型，表现为"眼外肌麻痹、共济失调和腱反射消失（ophthalmopleda - ataxia - areflexia）"三联征。

（5）不能分类的 GBS：包括"全自主神经功能不全"和复发型 GBS 等变异型。

（四）辅助检查

（1）脑脊液蛋白细胞分离，即蛋白含量增高而细胞数正常，是本病的特征之一；起病之初蛋白含量正常，至病后第 3 周蛋白增高最明显，少数病例 CSF 细胞数可达（20 ~ 30）×10^6/L。

（2）严重病例可出现心电图异常，以窦性心动过速和 T 波改变最常见，如 T 波低平，QRS 波电压增高，可能是自主神经功能异常所致。

（3）神经传导速度（NCV）和 EMG 检查对 GBS 的诊断及确定原发性脱髓鞘很重要。发病早期可能仅有 F 波或 H 反射延迟或消失，F 波改变常代表神经近端或神经根损害，对 GBS 诊断有重要意义；脱髓鞘电生理特征是 NCV 减慢、远端潜伏期延长、波幅正常或轻度异常；轴索损害以远端波幅减低甚至不能引出为特征，但严重的脱髓鞘病变也可表现波幅异常，几周后可恢复；NCV 减慢可在疾病早期出现，并可持续到疾病恢复之后，远端潜伏期延长有时较 NCV 减慢更多见；由于病变的节段性及斑点状特点，运动 NCV 可能在某一神经正常，而在另一神经异常，因此异常率与检查的神经数目有关，应早期做多根神经检查。

（4）腓肠神经活检发现脱髓鞘及炎性细胞浸润可提示 GBS，但腓肠神经是感觉神经，GBS 以运动神经受累为主，因此活检结果仅可作为诊断参考。

（五）诊断和鉴别诊断

1. 诊断　可根据病前 1 ~ 4 周有感染史，急性或亚急性起病，四肢对称性弛缓性瘫，可有感觉异常、末梢型感觉障碍、脑神经受累，常有 CSF 蛋白细胞分离，早期 F 波或 H 反射延迟、NCV 减慢、远端潜伏期延长及波幅正常等神经电生理改变。

2. 鉴别诊断

（1）低血钾型周期性瘫痪：本病为遗传因素引起的骨骼肌钠通道蛋白的 α 亚单位突变所致的钾离子转运异常，表现为四肢肌肉的发作性、弛缓性瘫痪，发作时伴有血清钾的改变及相应心电图的异常，低钾型最常见，一般发作持续 2 ~ 7d，低钾型给以补钾治疗效果好。

（2）脊髓灰质炎：多在发热数天之后，体温尚未完全恢复正常时出现瘫痪，常累及一侧下肢，无感觉障碍及脑神经受累；病后 3 周 CSF 可有蛋白细胞分离现象，应注意鉴别。

（3）急性重症全身型重症肌无力：可呈四肢弛缓性瘫，但起病较慢，无感觉症状，症状有波动，表现晨轻暮重，疲劳试验、腾喜龙试验阳性，CSF 正常。

（4）中毒性神经炎：包括药物、重金属以及其他化学物品中毒，此类患者常有突出的感觉症状及体征以及明显的植物营养性障碍，运动障碍不如 GBS 重，亦不如感觉障碍明显。

（5）卟啉病：又称血紫质症，是卟啉代谢障碍引起的疾病，为常染色体显性遗传的亚铁血红素生物合成酶的缺陷引起卟啉在体内的聚集。可表现为以运动障碍损害为主的多神经疾病，急性发作，女性多见，常有腹痛。除周围神经病外，患者可有头痛、癫痫发作、精神症状（特别是谵妄）。患者尿液在日晒后呈紫色，血卟啉及尿卟啉阳性。

（六）治疗

主要包括辅助呼吸及支持疗法、对症治疗、预防并发症和病因治疗。

1. 辅助呼吸　呼吸肌麻痹是 GBS 的主要危险，抢救呼吸肌麻痹是治疗重症 GBS 的关键。密切观察患者呼吸困难程度，当出现缺氧症状，肺活量降低至 20～25mL/kg 体重以下，血气分析动脉氧分压低于 9.3KPa，应及早使用呼吸器；通常可先行气管内插管，如 1d 以上无好转，则进行气管切开，用外面围有气囊的导管插管，外接呼吸器。

呼吸器的管理非常重要，需根据患者的临床情况及血气分析资料，适当调节呼吸器的通气量和压力，通气量不足或过大均影响气体正常交换，甚至危及患者生命；需加强护理，预防并发症，保持呼吸道通畅，定时翻身拍背、雾化吸入和吸痰，使呼吸道分泌物及时排出，预防肺不张。

对气管阻塞发生肺不张的患者，可用纤维气管镜取出黏稠的痰块，及时发现及处理患者的憋气、烦躁、出汗和发绀等缺氧症状，一旦出现，应及时检查呼吸器及连接处有无漏气或阻塞，呼吸道有无分泌物阻塞；适当应用抗生素预防呼吸道感染。

患者有恢复迹象后可暂时脱离呼吸器，观察是否有心动过速和发绀，如能长时间脱离呼吸器，可阻塞气管插管观察 1～2d，确定是否适合拔管；拔管前需了解患者的咳嗽反射是否恢复，否则拔管后不能咳嗽，则有痰液窒息危险。呼吸器的湿化和吸痰通常是保证辅助呼吸成功的关键。

2. 对症治疗

（1）重症患者入院后即进行持续心电监护，直至开始恢复；窦性心动过速常见，通常不需治疗；心动过缓可能与吸痰有关，可用阿托品或吸痰前给氧预防；严重心脏传导阻滞和窦性停搏少见，如发生需立即植入临时性心内起搏器。

（2）高血压可能与失神经支配后 β 受体上调有关，可用小剂量 β 受体阻断剂；低血压可补充胶体液或调整患者体位治疗。

3. 预防长时间卧床的并发症

（1）坠积性肺炎和脓毒血症可用广谱抗生素治疗。

（2）保持床单平整和勤翻身以预防褥疮。

（3）可穿弹力长袜预防深静脉血栓形成及并发的肺栓塞。

（4）早期进行肢体被动活动防止挛缩，用夹板防止足下垂畸形。

（5）不能吞咽的应尽早鼻饲，进食时和进食后 30min 取坐位，以免误入气管引起窒息。

（6）尿潴留可做下腹部加压按摩，无效时则需留置导尿，便秘者可用番泻叶代茶或肥皂水灌肠；一旦出现肠梗阻迹象应禁食，并给予肠动力药如西沙必利。

（7）疼痛很常见，常用非阿片类镇痛药，或试用卡马西平和阿米替林，有时短期应用大剂量激素有效。

（8）对焦虑和抑郁应及早识别并适当处理，可用百忧解（氟西汀，Fluoxetine）20mg，每日 1 次口服；并应始终对患者进行鼓励。

4. 病因治疗　目的是抑制免疫反应，消除致病性因子对神经的损害，并促进神经再生。

（1）血浆交换（plasma exchange，PE）：可去除血浆中致病因子如抗体成分，每次交换血浆量按 40mL/kg 体重或 1～1.5 倍血浆容量计算，血容量复原主要靠 5% 白蛋白，可减少使用血浆的并发症，临床试验表明，接受 PE 的患者获得良好的疗效；轻度、中度和重度患者每周应分别做 2 次、4 次和 6 次 PE；主要禁忌证是严重感染、心律失常、心功能不全及凝血系统疾病。

（2）静脉注射免疫球蛋白（intravenous immunoglobulin，IVIG）：已证实 IVIG 治疗 AIDP 是有效的，应在出现呼吸肌麻痹前尽早施行，成人为 0.4g/kg·d，连用 5d；近年国外的临床试验比较了 IVIG、PE 及二者联合治疗，疗效无差异，故推荐单一治疗。禁忌证是免疫球蛋白过敏或先天性 IgA 缺乏患者，先天性 IgA 缺乏患者使用后可造成 IgA 致敏，再次应用可发生过敏反应；发热和面红等常见的不良反应，可通过减慢输液速度而减轻。有个别报告发生无菌性脑膜炎、肾衰和脑梗死，后者可能与血液黏度增高有关；近来发现 IVIG 可引起肝功能损害，但停用 1 个月后即可恢复。

（3）皮质类固醇（eorticosteroids）：研究认为，无论在 GBS 早期或后期用皮质激素治疗均无效，并可产生不良反应。故目前不主张应用皮质类固醇激素治疗。

总之，IVIG 和 PE 是 AIDP 的一线治疗方法，PE 需在有特殊设备和经验的医疗中心进行，而 IVIG 在任何医院都可进行，且适合于各类患者。但两种疗法费用都很昂贵。

5. 康复治疗　可进行被动或主动运动，针灸、按摩、理疗及步态训练等应及早开始。

（七）预后

预后取决于自然因素如年龄、病前腹泻史及 CJ 感染，以及人为因素如治疗方法和时机，应强调早期有效治疗的意义，支持疗法对降低严重病例的死亡率也很重要，及时合理的使用辅助呼吸至关重要。大部分 GBS 患者可完全恢复或遗留轻微的下肢无力，约 10% 患者可出现严重后遗症，多发生在病情严重、进展快、轴索变性和需长期辅助通气的患者。疾病早期的主要死因是心跳骤停、成人呼吸窘迫综合征或辅助通气意外，后期是肺栓塞和感染。条件完备医院的 GBS 死亡率已降至 3%～5%。

四、Guillain - Barre 综合征变异型

Guillain - Barre 综合征变异型（variant form of GBS）包括：①复发型急性炎症性脱髓鞘性多发性神经病。②Miller - Fisher 综合征。③急性运动轴索型神经病。④急性运动感觉轴索型神经病。⑤纯感觉型 Guillain - Barre 综合征。⑥多数脑神经型 Guillain - Barre 综合征。⑦全自主神经功能不全型 Guillain - Barre 综合征。⑧GBS 伴一过性锥体束征或小脑性共济失调等。

（一）复发型急性炎症性脱髓鞘性多发性神经病

复发型急性炎症性脱髓鞘性多发性神经病（relapsing type of AIDP）是 AIDP 患者发病数周或数年后再次出现 GBS 的临床表现。研究发现约有 5% ~9% 的患者可能复发，其中 50% 的患者可能复发 2 次以上。病理表现与单相病程的 GBS 不同，同时可见脱髓鞘与再生以及洋葱头样改变。该型的临床表现与第一次发作基本相同，但进展缓慢，对治疗反应较好。仅少数持续进展或不完全缓解，转变成慢性型。

（二）Miller – Fisher 综合征

Miller – Fisher 综合征（MSF）或称 Fisher 综合征，临床少见。本病以男性青壮年发病率较高，急性或亚急性发病，病前常有上呼吸道或消化道感染史，经数日或数周出现神经系统表现。眼外肌麻痹、共济失调及腱反射消失是其典型表现，称为三联征。但需注意的是个别患者可以出现腱反射活跃。该综合征患者均有抗 GQ1b 抗体存在，具有病理生理学意义。CSF 蛋白轻度或中度增高，病后 2 周最明显，可出现寡克隆带，细胞数正常，呈蛋白 – 细胞分离。电生理检查可见原发性脱髓鞘及轴索损害，四肢周围感觉神经损害及脑运动神经损害为主。腓肠肌神经活检节段性脱髓鞘与轴索损害并存。

MSF 的诊断主要依据眼外肌麻痹、共济失调及腱反射消失三联征表现以及 CSF 蛋白 – 细胞分离。应该与引起眼外肌麻痹的其他疾病相鉴别。治疗可参考 AIDP 的治疗。MSF 是一种良性病程，纯 Fisher 综合征预后较好，大多数患者可以自愈，病后 2 ~3 周或数月内完全恢复。

（三）急性运动轴索型神经病

急性运动轴索型神经病（acute motor axonal neuropathy，AMAN）为纯运动性，以肢体瘫痪为主。AMAN 的病因不明，CJ 感染常与此病相关。AMAN 失神经病变主要发生在神经末梢的远端。其临床表现是病前腹泻史，血清学检查证实 CJ 感染，粪便中分离出 CJ。病情重，以肢体瘫痪为主，24 ~48h 内迅速出现四肢瘫，多合并呼吸肌受累，无感觉症状，可早期出现肌萎缩。预后差。

（四）急性运动感觉轴索型神经病

急性运动感觉轴索型神经病（acute motor sensory axonal neuropathy，AMSAN）也称爆发轴索型 GBS，临床不常见。AMSAN 与 AMAN 的起病方式相似，症状较 AMAN 重，恢复慢，预后差。其电生理表现为运动、感觉神经兴奋性降低及重度失神经改变。诊断主要依据病前 CJ 感染史、临床特征及电生理检查，确诊需病理资料。治疗与 AIDP 相同，研究认为 IVIG 可能要好于 PE。本病预后较差，功能恢复缓慢而不完全。

（五）纯感觉型 Guillain – Barre 综合征

纯感觉型 Guillain – Barre 综合征（pure sensory Guillain – Barre syndrome）主要表现为四肢对称性感觉障碍和疼痛，深感觉障碍较突出。临床特点为起病快，四肢呈对称性感觉障碍，深感觉损害重，可伴有疼痛，无明显瘫痪或仅有轻瘫，腱反射可减弱。CSF 蛋白增高，细胞少或无，呈蛋白 – 细胞分离，神经电生理检查符合脱髓鞘性周围神经病改变，恢复较完全。本病的治疗主要为去除病因，给予神经营养治疗。

（六）多数脑神经型 Guillain – Barre 综合征

多数脑神经型 Guillain – Barre 综合征（multi – cranial nerve type of Guillain – Barre syndrome）是 GBS 伴有多数脑神经受累。主要累及单侧或双侧的脑运动神经，面神经、舌咽及迷走神经多见，其次为动眼、滑车和外展神经，舌下神经也可受累。脊神经受累较轻，可有一过性肢体无力，有的病例表现为颈 - 臂 - 咽肌无力变异性型。

（七）全自主神经功能不全型 Guillain - Barre 综合征

全自主神经功能不全型 Guillain - Barre 综合征（pandysautonimia type of Guillain - Barre syndrome）是急性单纯型自主神经功能不全，表现为急性或亚急性发作的全自主神经系统功能失调。本病的临床表现是患者在病前可完全健康，部分有上呼吸道或其他病毒的感染史，病前数日已恢复正常。表现周身无汗，皮肤、鼻腔、口腔干燥，泪腺、唾液腺分泌减少，便秘及排尿困难、直立性低血压、瞳孔不等大、对光反射消失、阳痿、失张力性膀胱。无感觉障碍和瘫痪，腱反射减弱。约 40% 的患者出现 CSF 蛋白 - 细胞分离现象，肌电图为神经源性损害。腓肠肌活检可见脱髓鞘和部分轴索变性，Schwann 细胞增生和胶原纤维增多，巨噬细胞及单个核细胞浸润等。本病预后良好，呈单相病程，经治疗后数月可完全或基本恢复。

（八）GBS 其他变异型的诊断

GBS 的其他变异型主要表现为临床症状或体征以部分孤立的形式出现、非对称性表现等。如单纯性眼肌麻痹，病变先累及颅神经或上肢后才出现下肢等的受累。目前有学者认为，无论任何 GBS 的变异型均呈急性或亚急性发病的单相病程，常伴 CSF 蛋白 - 细胞分离，电生理及病理表现符合 GBS 的基本特点为特征。临床需注意与某些特殊病因所致的 GBS 相鉴别，如继发于钩端螺旋体病的 GBS。

五、慢性炎症性脱髓鞘性多发性神经病

慢性炎症性脱髓鞘性多发性神经病（chronic inflammatory demyelinating polyneuropathy，CIDP）是周围神经的慢性复发性疾病，也称慢性格兰 - 巴利综合征。CIDP 主要特点是：①慢性进行性或慢性复发性病程。②起病隐匿，很少发现有前驱因素。③病理上炎症反应不明显，脱髓鞘与髓鞘再生可同时并存，Schwann 细胞再生，出现"洋葱头样"改变。④激素的疗效较肯定。

（一）病因和发病机制

CIDP 发病机制与 AIDP 相似而不同。CIDP 的动物模型是用半乳糖脑苷酯与蛋白酶制成，CIDP 患者目前只发现微管蛋白抗体、髓鞘结合糖蛋白（MAG）抗体，而无髓鞘素蛋白、GMI 及其他神经节苷脂的自身免疫证据，也没有针对 CJ 及巨细胞病毒（CMV）等感染因子反应的证据。

（二）临床表现

（1）CIDP 发病率低，国内报告占 GBS 的 1.4% ~4.7%；男女患病比率相似；各年龄均可发病，但儿童很少。

（2）隐匿发病，多无前驱因素，进展期数月至数年，平均 3 个月；其自然病程有阶梯式进展、稳定进展和复发 - 缓解等三种形式，最初病情迅速进展可与 AIDP 相似，当进展超过 4 周时，其慢性特征就变得明显了。

（3）常见对称分布的肢体远端及近端无力，自远端向近端发展，腱反射减弱或消失；从上肢发病的罕见，躯干肌、呼吸肌及脑神经受累少见，偶见复视、构音障碍和吞咽困难

等；大多数患者同时存在运动和感觉障碍：可有痛觉过敏、深感觉障碍及感觉性共济失调，走路蹒跚，容易踩空；肌萎缩较轻，部分患者可较严重；少数病例可有 Horner 征、原发性震颤、尿失禁和阳痿等。

（三）辅助检查

（1）CSF 可见蛋白细胞分离，但蛋白量波动较大，部分患者寡克隆带阳性。

（2）NCV、远端潜伏期、F 波潜伏期等异常通常均较 AIDP 严重，病程不同时间的电生理检查显示脱髓鞘及继发轴索损害的程度不同。

（3）因感觉神经受累较常见，故腓肠神经活检常可发现炎症性节段性脱髓鞘，典型"洋葱头样"改变高度提示 CIDP；但此改变并非 CIDP 的特异性改变，也可见于 Deierine－Sottas 病、Charcot－Marie－Tooth 病、炎症性局限性肥大性单神经病、神经束膜瘤、创伤性神经瘤和神经纤维瘤等。如怀疑糖尿病性周围神经病并发 CIDP，活检发现炎症性脱髓鞘反应更有确诊意义。

（4）MRI 在病程较长的 CIDP 患者可发现神经增粗，强化扫描有助于发现活动性病变。

（四）诊断和鉴别诊断

1. 诊断　CIDP 是一种比 AIDP 更具异质性的疾病，其慢性特点及不对称型 CIDP 使诊断更困难。CIDP 的诊断主要根据临床症状和体征、电生理及 CSF 检查，有时需神经活检来确诊。

2. 鉴别诊断

（1）复发型 GBS：与 GBS 相似，多在 1 个月内进展至高峰，并常有面神经及呼吸肌受累；而 CIDP 的进展平均为 3 个月；复发型 GBS 多有前驱感染因素，而 CIDP 少见。

（2）结缔组织病：如系统性红斑狼疮、血管炎和干燥综合征等由于小血管炎影响周围神经血液供应，而造成慢性进行性多发性神经病，结节病可浸润神经根导致慢性多发性神经病。

（3）异常蛋白血症：合并周围神经病是一组异质性神经病，多伴发于意义不明的良性单克隆丙种球蛋白血症（MGUS），少数患者有潜在的恶性浆细胞增生性疾病、Waldenstrom 巨球蛋白血症、POEMS 综合征等。

（4）多灶性运动神经病（multifocal motor neuropathy，MMN）：是仅累及运动神经的脱髓鞘性神经病，表现为不对称性、节段性 NCV 减慢或阻滞，激素疗效不佳，多需用环磷酰胺治疗。

（5）副肿瘤性神经病（paraneoplastic neuropath）：可见于临床发现肿瘤前，多为纯感觉性或感觉运动性，感觉症状明显，可出现感觉性共济失调。部分患者随肿瘤治疗好转，神经病也有好转。

（6）淋巴瘤和白血病可浸润神经根造成慢性多神经病，淋巴瘤以多神经病为首发症状。

（7）遗传性感觉运动性神经病（HSMN）：家族史及手足残缺、色素性视网膜炎、鱼鳞病和弓形足等体征可帮助诊断，确诊需依靠神经活检。

（8）中毒性周围神经病有长期暴露于可引起周围神经病的药物或毒物病史。

（9）CIDP 可继发于代谢性疾病，应检查肝、肾和甲状腺功能；常与糖尿病性神经病同时存在，电生理有助于鉴别；皮肤活检及用刚果红染色标本可发现原发性和继发性淀粉样蛋白沉积所致神经病；维生素缺乏性神经病可见皮肤及黏膜溃疡、消化及 CNS 症状；CIDP 可与这些疾病同时存在。

（五）治疗

泼尼松是治疗 CIDP 最常用的药物，随机对照试验已证实有效。CIDP 患者应长期口服泼尼松 100mg，每日 1 次，连用 2~4 周；后逐渐减量，大多数患者平均在 2 个月时临床出现肌力改善。隔日用药及隔日减量方案可减轻皮质类固醇不良反应。每 2 周减量 15% 及转换隔日用药方案见表 4-1。

表 4-1　泼尼松早期转换为隔日用药方案

剂量（day1/day2）	治疗的周数	用此剂量的周数
60/60	0	4
60/45	4	2
60/30	6	2
60/15	8	2
60/0	10	2
50/0	12	2
45/0	14	2
40/0	16	2
30/0	18	4
25/0	22	4
20/0	24	4
15/0	28	4
10/0	32	4
7.5/0	36	4
5/0	40	6 或更多

注：初始剂量 60mg，每日 1 次，连用 4 周，逐渐减量每 2 周 1 次。早期转换为隔日方案首先是次日减量。

近来采用地塞米松 40mg 静脉滴注，连续冲击 4 天；然后用 20mg/d，12d；10mg/d，12d；28d 为 1 个疗程，经 6 个疗程后均有缓解，疗效可保持 15~23 个月。地塞米松抗炎作用强、不良反应轻，易出现激素不良反应的患者可考虑应用；因含氟，故伴有风湿性疾病患者慎用。

血浆交换（PE）取静脉注射免疫球蛋白（IVIG）CIDP 患者可每周接受 2 次 PE，连用 3 周，3 周时疗效最明显，但多数患者的反应是暂时的，可多次或定期进行 PE。随机对照试验已证明 IVIG 有效，0.4g/（kg·d），连续 5d。IVIG 与 PE 短期疗效相近，但 IVIG 疗效维持时间较长，与小剂量激素合用疗效维持时间更长。虽然费用较高，但如条件许可时仍不失为可选择的治疗方法。

免疫抑制剂如环磷酰胺冲击治疗、硫唑嘌呤、环孢素 A 及全淋巴系统照射通常在其他治疗无效时使用。难治性患者的治疗始终具有挑战性，目前尚无指导性的成功方案。

（六）预后

Dyck 等对 52 例 CIDP 进行长期观察，发病后 2～19 年因各种并发症死亡为 11%，3 例死于其他疾病。包括最终死亡病例在内，完全恢复者占 4%；有轻度神经系统症状，能正常工作和生活者占 60%；有中度症状，仍能步行，但不能正常工作和生活者占 8%；卧床不起或需坐轮椅者占 28%。

（李　珂）

第三节　血管炎性神经病

一、概述

血管炎是指血管壁炎症、坏死，导致管腔闭塞，血管支配区缺血的一组疾病。血管炎可损害单一或多个器官系统，常累及周围神经系统。系统性血管炎累及中小动脉，因常累及神经表面的动脉，故常引起神经病；而主要累及微血管或大血管的血管炎不常引起神经病。可影响周围神经系统的中小血管炎分为两大类（表 4 -2）。

表 4 -2　损害周围神经系统的血管炎分类

系统性血管炎
　结节性多动脉炎
　变态反应性血管炎（Churg – Strauss 综合征）
　韦格纳肉芽肿病
　系统性红斑狼疮
　风湿性关节炎
　干燥综合征
非系统性血管炎

系统性血管炎又可分为两类：①原发性系统性血管炎，是指没有已知原因的系统性血管炎，包括结节性多动脉炎、变态反应性血管炎、韦格纳肉芽肿病。②继发性系统性血管炎，由病毒、药物或结缔组织病所引起的血管壁炎症，结缔组织病包括系统性红斑狼疮、风湿性关节炎及干燥综合征等。系统性血管炎与非系统性血管炎的一个重要区别是非系统性血管炎常常不致命，但两者在早期不易鉴别，有 10% 的患者在病初似非系统性血管炎，最后为系统性血管炎。

结节性多动脉炎为最常见的血管炎，特征为中小动脉坏死性炎症，累及肾、骨骼肌、肠道、皮肤、周围及中枢神经系统，50%～75% 的患者可出现周围神经系统损害。变态反应性血管炎典型表现为哮喘、嗜酸性粒细胞增多及肺受累。播散性中小血管炎，累及周围神经系统的概率也为 50%～75%。韦格纳肉芽肿病影响上下呼吸道，伴肾小球肾炎及坏死性血管炎，10%～20% 的患者累及周围神经系统，11% 的患者有脑神经和眼外肌麻痹。风湿性关节炎是血管炎性神经病的最常见原因。

经活检证实的血管炎性神经病患者中有 1/3 缺乏系统性疾病或肯定的结缔组织疾病，仅影

·117·

响周围神经及骨骼肌，为非系统性血管炎性神经病。最常见的临床表现为多数性单神经病，其次为非对称性神经病或远端多神经病。起病隐袭，进展缓慢，症状的轻重存在个体差异。诊断需依靠神经及肌肉活检，病理改变与结节性多动脉炎相同，影响肌肉神经的中小动脉。

系统性血管炎患者除全身症状（发热、不适及体重减轻）外，有多系统症状体征。累及周围神经系统者大多以周围神经病作为首发表现。所有血管炎性周围神经病的表现相同，临床上表现为多数性单神经病及远端对称性神经病，感觉运动均受累。最常受累的神经是腓神经（91%），其次为腓肠神经（47%）、胫神经（44%）、尺神经（43%）、正中神经（30%）、桡神经（19%）。

二、诊断

怀疑为血管炎的患者辅助检查应着重于明确潜在的疾病或寻找血清学异常以确定特定的血管炎综合征。检查内容包括：血沉、全血细胞及嗜酸性粒细胞计数、肾功能、尿液分析、肝酶、风湿因子、抗核抗体、可溶出性核抗原（ENA）、血清补体、抗中性粒细胞胞浆抗体、冷球蛋白、乙肝抗原及抗体、丙肝抗体。抗中性粒细胞胞浆抗体对诊断变态反应性血管炎、韦格纳肉芽肿病及显微镜下多血管炎有帮助（80%以上的患者有增高）。

电生理检查有助于了解神经损害类型及损害的对称性，肌电图可提示失神经损害，传导速度相对正常。

脑脊液检查常正常。

血管炎的肯定性诊断需依靠皮神经活检（有时需结合肌肉活检）证实有血管病变，血管炎表现为穿透血管壁的单核炎性细胞浸润（主要为T淋巴细胞及巨噬细胞）和血管壁的坏死。通过免疫染色方法，80%以上的患者可发现免疫球蛋白、补体及膜攻击复合物沉积于血管。神经表现为轴索变性及神经纤维缺失。

三、发病机制

血管炎的发生与免疫机制有关，但导致血管损害的确切免疫过程尚不完全清楚。免疫复合物沉积于血管壁及T淋巴细胞介导的细胞毒性反应是引起血管壁破坏的两个基本免疫机制，也可能涉及抗体介导的免疫机制。产生血管炎性神经病的最终途径都是由 $50\sim300\mu m$ 的神经血管广泛闭塞致神经缺血所引起，神经缺血导致轴索变性，可伴轻度继发性节段性脱髓鞘。

四、治疗

（一）系统性血管炎

对系统性血管炎需立即抑制疾病活动，以限制进一步的器官和神经损害。治疗方法为泼尼松（首选），泼尼松剂量为每天1.0mg/kg，每日早餐后顿服。严重患者可先给予甲泼尼龙（500~1 000mg/d，3~5d），再应用泼尼松口服。临床症状缓解后，泼尼松应在4~6周后减为1mg/kg，隔日1次。获得最佳改善后，泼尼松再逐渐减量。对韦格纳肉芽肿病或危及生命的结节性多动脉炎及变态反应性血管炎（累及心、胃肠道或中枢神经系统）患者，应采用泼尼松加细胞增殖抑制剂（常用环磷酰胺）。环磷酰胺剂量为每天2mg/kg（最大剂量为150mg/d），每日早餐后顿服。环磷酰胺应在疾病活动消失后维持1年时间。

通过以上治疗，系统性血管炎及韦格纳肉芽肿病的缓解率可达 80% ~ 90%。神经恢复比较慢，改善率在半年为 60%，在 1 年为 86%。

环磷酰胺的恶心、呕吐不良反应可给予甲氧氯普胺（10mg，qid）或 5 - HT_3 受体拮抗剂（如昂丹司琼 8mg，bid），严重不良反应有骨髓抑制、泌尿系统毒性、性腺毒性、致癌性及致畸性。

在治疗期间应密切监测全血细胞计数，并通过调节环磷酰胺剂量使淋巴细胞绝对计数维持在 0.75×10^9/L 左右，白细胞总数在 3.0×10^9/L 以上，中性粒细胞总数在 1.5×10^9/L 以上。注意血小板及红细胞计数不要过低。

出血性膀胱炎及移行细胞癌是最严重的泌尿系统毒性。约有一半患者因膀胱炎而出现血尿，血尿是环磷酰胺所致膀胱损伤的敏感指标。膀胱损伤是由于环磷酰胺的代谢产物丙烯醛分泌进入尿液的毒性作用所致，多饮水可减少出血性膀胱炎的发生。移行细胞癌几乎总是发生于血尿后，因此应每 3 ~ 6 个月进行一次尿检，包括停药后，因移行细胞癌可发生于停药后数十年。

血浆置换对危重患者有益，但并不能改善生存率。其他免疫抑制剂的有效证据不多，有时可选择性应用，剂量为：甲氨蝶呤 10 ~ 25mg/周，硫唑嘌呤 100 ~ 250mg/d，环孢素 2 ~ 5mg/（kg·d），霉酚酸酯 1 ~ 3mg/（kg·d），免疫球蛋白 500mg/（kg·d），连用 4d。

（二）非系统性血管炎性神经病

非系统性血管炎性神经病常随时间出现自发恢复，因此，如患者症状较轻或在改善之中则需不治疗。如疾病处于活动期（症状加重或有新症状出现），则需免疫抑制治疗。常采用单一的泼尼松治疗。用法为：40 ~ 60mg/d，症状改善后快速减量至低剂量（常为 10mg/d），以后为隔日疗法。

也可应用硫唑嘌呤，常在泼尼松减量中应用。开始剂量为 1mg/（kg·d）（分次餐后服用以减少恶心反应），以后每月增加 50mg 至剂量达到 2 ~ 2.5mg/（kg·d）。硫唑嘌呤的起效时间可能长达 8 个月。其不良反应参见重症肌无力章节。

也可应用小剂量泼尼松加小剂量甲氨蝶呤。甲氨蝶呤的开始剂量为每周 7.5mg，逐渐增加至每周 15mg。

主要血管炎性神经病的治疗摘要见表 4 - 3。

表 4 - 3　主要血管炎性神经病的治疗要点摘要

血管炎类型	一线治疗药物	不敏感者的二线选择
非系统性血管性神经病（NSVN）		
重（进展快，运动缺陷为主）	诱导（标准疗法） 静脉注射 MP 15mg/（kg·d），共 3 ~ 5d； 口服 CYC 2.0mg/（kg·d） PRD 1.0mg/（kg·d）；2 ~ 4 周后改为 qod； 维持（缓解后） 继续口服 CYC，共 6 ~ 12 个月 PRD 超过 6 ~ 12 个月逐渐减量	①口服或静脉注射，MTX 15 ~ 25mg，qw，共 18 ~ 24 个月 ②IVIg，0.5g/（kg·d），共 4d，然后每 3 ~ 4 周 0.5g/（kg·d），共 6 ~ 12 个月

血管炎类型	一线治疗药物	不敏感者的二线选择
轻（进展慢，感觉障碍为主）	PRD 1.0mg/（kg·d），减量同上	
ANCN 相关性血管炎（WG，MRA）	诱导（标准疗法） 应用 MP、CYC 和 PRD 同 NSVN； 维持（缓解后） ①继续口服 CYC，2.0mg/（kg·d），共 12 个月，然后每 2～3 个月减少 25mg ②将 CYC 改为 AZA，1.5～2.0mg/（kg·d），共 18～24 个月 ③将 CYC 改为 MTX，口服或静脉注射，15～25mg/周，共 18～24 个月	①将口服 CYC 改为脉冲静脉注射 CYC，每 3～4 周，0.5～1.0g/m²，共 12～24 个月 ②将 CYC 改为 MTX，口服或静脉注射，15～20mg/周，共 24 个月 ③IVIg，参见 NSVN ④血浆置换 6～12 次
结节性多动脉炎和变态反应性血管炎（CSS）	①患者有两个以上预后不良因素（肌酐 >1.58mg/dl，蛋白尿 >1g/d；中枢神经系统，胃肠或心脏受累）：治疗同 ANCN 相关性血管炎 ②患者少于一个预后不良因素：单用 PRD，同标准疗法	参见 ANCN 相关性血管炎，INF-α 用于不敏感型 CSS

注：ANCN 为抗中性粒细胞胞质抗体；AZA 为硫唑嘌呤；CYC 为环磷酰胺；IVIg 为静脉注射免疫球蛋白；MPA 为显微镜下多血管炎；MP 为甲泼尼龙；MTX 为甲氨蝶呤；PRD 为泼尼松；WG 为韦格肉芽肿病。

（闫文军）

第四节　药物性周围神经病

药物介导的周围神经病大多以感觉性周围神经病表现为主，多数情况下存在剂量依赖性特点，常见于短期大剂量应用或长期应用某种药剂后。以下几种临床常用药物较易诱发药物性周围神经病。

一、抗肿瘤药物

约半数应用顺铂或卡铂化疗的患者，在化疗开始数周后，即可出现周围神经病的症状。周围神经粗大的纤维成分最易受累，甚至可累及后索而出现 Lhermitte's 征。患者深感觉、触觉受累较痛温觉为著，常常自远端开始，指/趾尖可有麻木、疼痛，而后逐渐向近端发展，有时自主神经也能受累，出现指尖疼痛及颜色改变。病理研究发现，神经纤维发生轴索变性，神经组织中存在铂盐沉积，其中脊神经节的沉积较为明显。可给予神经营养药物治疗，关键在于开始化疗前，医生应对铂剂的周围神经毒性作用予以重视，出现症状后及时减量或减少用药频率。

长春新碱是另一种临床上常用的抗肿瘤药物，应用药物数周后可出现周围神经受损的症状，患者主观感觉异常较重，查体时则客观感觉障碍较少，早期即可出现跟腱反射的减弱或消失。肌无力发生较早，通常累及四肢末端的伸肌肌群，出现不能伸指/趾，严重时肌无力向近端发展，远端症状更为明显，甚至出现足下垂。自主神经可以受累，偶尔也可出现颅神经症状。本病的剂量依赖性较强，通常停药或减量后自行恢复，但恢复较慢。可给予神经营养药物对症治疗。

紫杉萜与紫杉醇常用于卵巢肿瘤及乳腺癌的化疗，长期或过量应用亦可导致周围神经病的发生，其症状与铂剂的症状相近，多以感觉障碍症状为主，病理表现为远端轴索变性，以大纤维为主。本型疾病多为剂量依赖性，停药或减药后多可自行恢复。

二、抗生素类药物

服用异烟肼抗结核治疗时，可诱发周围神经损伤。表现为四肢末端对称性的感觉异常，如麻木、疼痛、烧灼感等。继续发展，可出现感觉减退、四肢远端肌无力等症状，肌无力以下肢为主，同时可伴有四肢腱反射减退。其发病机制为干扰周围神经的吡哆醇的磷酸化代谢，使酶的活性减低。故临床应用异烟肼时给予维生素 B_6 预防其周围神经损害。

呋喃类抗生素也可诱发周围神经损害。病理可见周围神经的轴索变性，感觉神经根尤为明显。患者早期表现为下肢末端的感觉异常，随着病情的发展逐渐波及上肢，严重时出现感觉运动功能的损害。合并肾功能不全时，该药物的周围神经损伤更为明显。

（闫文军）

第五节　副肿瘤综合征性多发性周围神经病

副肿瘤综合征性多发性周围神经病（Paraneoplastic polyneuropathy）是指由肿瘤的远隔效应所导致的多发性周围神经的损害，又称为癌性周围神经病。本型周围神经病其最终结局多呈感觉运动型周围神经病的表现，单纯感觉型仅占本病的 $1/5\sim1/4$。相当一部分病人在发现原位肿瘤的数月~1年前首发周围神经的症状，甚至可以是肿瘤早期的唯一症状，而肿瘤晚期病人本病的发生率更高。许多癌症、淋巴瘤、骨髓瘤以及多种恶性疾病导致的异常蛋白血症等均可导致周围神经病，其中以肺癌常见。

癌性周围神经病的发病机制至今尚未完全清楚。病理资料表明，未能发现肿瘤细胞直接浸润周围神经的证据。病变早期可见周围神经组织中少量淋巴细胞的浸润，病人周围神经的变性程度远端重于近端，病情严重时，可累及神经根，甚至脊神经节。周围神经组织中同时存在髓鞘脱失以及轴索变性的病理征象，但二者之间的因果关系尚不明了。纯感觉障碍症状为主的癌性周围神经病，其病理改变主要限于感觉神经，后根神经节的感觉神经元数量减少，同时伴有炎症反应，最终造成脊神经后根甚至脊髓后索的轴索变性。免疫学及组织化学研究表明，癌性脑脊髓炎的病人体内存在Ⅰ型抗神经元抗体（Anti-neuronal antibody，type Ⅰ），又称 anti-Hu，该抗体主要针对脑、脊髓、脊神经节、自主神经外周神经节中的神经元胞核，可与其内的某些 RNA 结合蛋白相互作用，此外还发现另一些抗体，如 anti-Ma1、anti-Ma2 等，它们也有类似作用。此类抗体 CSF 中的效价远高于血清，提示抗体可能主要产生于神经系统。另外，不同类型的肿瘤其抗体的类型不尽相同，例如 anti-Hu 常见于小细胞性肺癌；同一种类的癌变不一定都存在抗神经元抗体，例如，无神经系统远隔症状的小细胞性肺癌，其体液中 anti-Hu 的浓度也较低。总之，上述研究提示，由肿瘤诱导产生的某些抗神经元抗体可能与癌性周围神经病的发生有关。

副肿瘤综合征性多数性周围神经病的临床表现与一般的周围神经病相似，早期可出现手指或足趾的感觉异常、如麻木、疼痛、烧灼感等，症状可局限于某一肢体，通常远端重于近端，以后症状逐渐发展，并扩展到四肢。肌无力在感觉异常出现的同时或以后发生，也呈末梢型分布，常常合并腱反射减低或消失。严重时可出现肌萎缩，也可合并自主神经症状。单纯感觉型癌性神经病其症状以感觉障碍为主，很少累及运动功能，虽然患者可有力弱主诉，但客观检查大多正常。急性发病，进展较快者，很难与 GBS 鉴别。

实验室检查可见，患者 CSF 中 anti－Hu 抗体升高，异常蛋白血症时患者血清中可出现多克隆异常球蛋白。神经电生理检查可见周围神经轴索变性或髓鞘脱失的改变。

恶性肿瘤病人合并周围神经病变的症状体征时，即可考虑本病，故典型病例的诊断并不难，本病的诊断难点在于临床医生有时容易忽视早期恶性肿瘤的周围神经症状，错过肿瘤的早期诊断与治疗的时机，因此，对于中老年患者，出现不明原因的周围神经损害，特别要排除副肿瘤综合征性多数性周围神经病的可能，对于一时难以确诊者，宜进一步追踪观察。以单纯感觉障碍为主的癌性周围神经病，应与 GBS 相鉴别。本型癌性周围神经损害，虽有肌无力主诉，但客观查体力弱并不明显，而 GBS 多以肌无力症状为主，客观感觉障碍相对较轻；同时 GBS 的 CSF 中存在蛋白－细胞分离现象，而本病亦可见 CSF 蛋白升高，但 anti－Hu 蛋白大多阳性。此外血清中的异种球蛋白升高也有助于本病的诊断。应用化疗药物的癌症患者出现周围神经症状时，应考虑到药物性周围神经病的可能。事实上，恶性肿瘤晚期的化疗病人，其癌性周围神经病与化疗药物引起的周围神经病往往并存。

本病以治疗原发病为主，可同时给与神经营养药物，有报道静点免疫球蛋白或应用血浆置换疗法可以使部分患者的症状减轻。从总体上看，本病的疗效及预后不佳。

（闫文军）

第六节　糖尿病性周围神经病

糖尿病性周围神经病（Diabetic neuropathy）是糖尿病患者周围神经系统的继发病变。临床上，15% 的糖尿病患者可同时出现周围神经病变的症状与体征，约 50% 的患者可有周围神经的症状或出现神经电生理的异常表现。本病常见于 50 岁以上的糖尿病患者，30 岁以下或儿童患者本病少见。Ⅰ型糖尿病患者本病的发生率为 27%，而 2 型患者为 73%。

糖尿病周围神经病的发病机制并不完全清楚。目前认为可能与以下几种情况有关：①代谢异常。患者血糖增高，过剩的糖不能通过三羧酸循环而代谢，从而进入多元醇途径生成山梨醇与果糖，而它们消耗胞内大量肌醇，使得 Na^+/K^+－ATP 酶活性降低，不能维持神经组织的动作电位而产生传导阻滞，应用醛糖还原酶抑制剂或山梨醇脱氢酶抑制剂可以缓解糖尿病周围病的症状。另一方面，山梨醇可造成细胞高渗，从而导致细胞肿胀，易发生变性坏死。②神经营养血管变性，造成神经缺血而导致其功能发生障碍。③研究表明，糖尿病患者的神经营养因子生成与转运障碍，不能对周围神经的生长与再生形成有效的刺激，特别是对自主神经纤维与细纤维的影响最为明显。④实验发现．层黏蛋白可刺激神经元的轴突延展；糖尿病患者层黏蛋白＆基因表达减低，造成层黏蛋白合成异常，因此可能阻碍了神经轴突的生长。⑤自身免疫异常。糖尿病患者周围神经活检可见供应神经的小血管周围存在炎性细胞的浸润，静点免疫球蛋白对部分糖尿病周围神经病疗效较好的现象，也支持这一观点。⑥周围神经组织的蛋白糖基化，造成神经功能的障碍。

　　远端型周围神经病以髓鞘脱失为主要病理特征，此外，节段性脱髓鞘与髓鞘再生合并存在，可有"洋葱球现象"，脊髓后根、后索、交通支、交感神经节也有同样的病理变化。有的还发现神经轴索变性。周围神经内存在小血管内膜增厚及血管透明样变。对糖尿病眼肌麻痹、急性单支周围神经病、亚急性近端型周围神经病的病理检查发现，患者的周围神经干内存在多灶性缺血性微小梗塞，提示这些疾病存在血管病变基础。此外，一些病理还发现神经干内小血管周围有免疫细胞浸润的现象。糖尿病性周围神经病的电生理检查可见神经传导速度减低，甚至神经传导阻滞，亦可发现轴索变性的改变，总之，其定性意义不大。

　　糖尿病性周围神经病患者的临床表现复杂多样，大致归纳以下七种：①糖尿病性急性眼肌麻痹，病人可突发第三对脑神经麻痹，出现复视，有时还可合并外展神经麻痹。本病恢复较慢。②急性单支周围神经病，常见于50岁以上的病人，患者血糖控制差，体重减轻明显。症状多累及某一胸神经或上位腰神经神经根，一般不对称，出现疼痛、麻木、烧灼感等症状，夜间尤著。③痛性胸腹神经神经根病，表现为感觉异常的诸多症状累及多支胸腹部神经。本型临床表现可与②、⑤合并存在。④多发性运动神经病，多累及腰骶神经根，单侧多见，很少累及上肢。常见于50岁以上血糖控制不佳的患者，男性多见，以运动功能障碍为主，症状近端重于远端，亦可伴有感觉异常，常见表现为股神经、腰骶神经支配区的运动功能障碍，腱反射减低或消失，晚期多伴有肌萎缩。⑤亚急性近端型周围神经病，以四肢近端无力为主，可有肌束颤动，严重时可出现肌萎缩。病程多为亚急性或慢性过程，有时伴有感觉障碍。⑥远端型周围神经病，是糖尿病所致的最常见周围神经损伤。本病起病隐袭，常为患者忽略，早期一般检查尚难明确体征，一般需借助神经电生理的手段方能确诊。当患者出现症状时，常常最先感到足部及下肢的麻木、痛痒，夜间尤著，严重时伴有情绪烦躁。常有踝反射减弱或消失，膝反射有时亦消失。病情进展可波及上肢。本病的感觉障碍程度重，运动障碍症状相对较轻，但严重者仍可出现四肢远端的肌力减羸、肌萎缩或肌束颤动。本型可与⑤型合并存在。⑦自主神经型周围神经病，表现为汗腺分泌功能、胃肠道功能、膀胱直肠功能、循环功能的自主神经调节障碍。由于本病自主神经功能受损，故血镨浓度的感受功能亦减低，因此不能感受通常情况下的低血糖状态，从而更易发生低血糖反应。本型可与④、⑤型合并存在。

　　本病的治疗首先在于科学有效地控制血糖浓度，合理应用胰岛素可以有效地减轻患者周围神经感觉异常的症状，如感觉异常影响患者的情绪，可加用三环类药物予以控制。如出现烧灼感、刺痛感等剧烈的感觉异常时，可使用卡马西平对症处理。较大剂量的维生素E具有减低蛋白糖基化的作用，可以试用。应用醛糖还原酶抑制剂可抑制山梨醇的生成，有人应用依帕司他（Epalrestat）治疗本病，据报道疗效较好。此外维生素C也有醛糖还原酶抑制剂的作用，也可用于本病的治疗。有报道静点免疫球蛋白治疗本病有效，目前尚无大宗实验证实。

　　糖尿病周围神经病的预后取决于对原发病的控制。一般来讲，远端型周围神经病的预后时间长短不等，其他类型者所需恢复时间较长，通常在数月或数年。

（闫文军）

参考文献

［1］王维治．神经病学．北京：人民卫生出版社，2006.

［2］吴江．神经病学（八年制）．北京：人民卫生出版社，2010.

［3］曾进胜．神经内科疾病临床诊断与治疗方案．北京：科学技术文献出版社，2010.

［4］刘运林，王凤霞，张庆春，等．神经内科诊疗技术及典型病例分析．天津：天津科学技术出版社，2010.

［5］蒋国卿，麻继红，景利娟，等．神经内科疾病诊疗手册．上海：第二军医大学出版社，2009.

［6］于兰，陈敏，李旭冉，李昕，杨巍巍，于顺．茶多酚及其提取物 EGCG 抑制 MPTP 致 α - 突触核蛋白聚集．《首都医科大学学报》，2015，5.

［7］刘颖，赖利，王新，陆明．动态对比增强磁共振成像脑胶质瘤微血管通透性评价．《第三军医大学学报》，2015，23.

第五章　脊髓疾病

第一节　急性脊髓炎

急性脊髓炎（acute myelitis）是一组原因不明的非特异性炎症性疾病，引起脊髓横贯性损害，导致损害平面以下运动、感觉和自主神经功能障碍。

常继发于病毒感染或免疫接种后，病变常累及几个脊髓节段的灰白质及其周围的脊膜，以胸髓最易受侵害。部分患者起病后，瘫痪和感觉障碍的平面不断上升，最终甚至波及上颈髓而引起四物瘫痪和呼吸肌麻痹，危及生命安全，称为上升性脊髓炎。

病理上有的以软脑膜、脊髓周边的白质炎症和变性为主，有的以中央灰质部受累为主，从轴面损害看，有的横贯性，有的以半侧损害为主。以上胸髓最多见。病变部位的脊髓肿胀、充直、变软，软脊膜充血，混浊，脊髓切面灰白质分界不清，可见点状出血。镜下见有软脊膜充血和炎性细胞浸润。严重者脊髓软化、坏死，后期可有脊髓萎缩和瘢痕形成。

一、临床表现

多发生在青壮年，男女发病率相似，起病前数天或 1~2 周常有发热、全身不适或上呼吸道感染等症状，或有疫苗接种史。起病急，常先有背部疼痛或胸腰部束带感，随后出现麻木、无力等症状，多于数小时至数天内症状发展至高峰，出现脊髓横贯性损害症状。

1. 运动障碍　以胸髓（T_3~T_5）受损害后引起的截瘫最常见，如颈髓受损则出现四肢瘫，并可伴有呼吸肌麻痹。急性期患者出现肢体瘫痪。病变水平以下呈弛缓性瘫痪，肌张力降低，深反射消失，病理反射引不出，尿潴留，此为早期脊髓休克阶段（2~4 周）。约 3~4 周后进入恢复期，脊髓休克现象逐渐消失，过渡到痉挛性瘫痪，肌张力逐渐升高，尤以伸肌张力增高较明显，深反射出现亢进，病理反射明显，与此同时有时肌力也可能开始有所恢复。恢复一般常需数周、数月之久，多数患者最终残留一些症状和体征。病变严重者，脊髓休克阶段可能延长，有的可表现为长期弛缓性瘫痪，一些患者脊髓休克期过后出现痉挛性屈曲性肢体瘫痪，此时肢体屈肌张力增高，稍有刺激，双下肢屈曲痉挛，伴出汗、竖毛反应和大小便自动排出等症状，称为脊髓总体反射。以上情况常提示预后较差，一些患者可终身瘫痪致残。

2. 感觉障碍　损害平面以下肢体和躯干的各类感觉障碍均有，为传导束型感觉障碍。重者所有感觉完全消失，为双脊髓丘脑束和后索受损所致。在感觉缺失区上缘可有一感觉过敏带或束带样感觉异常区。随着疾病恢复感觉平面逐渐下降。

3. 自主神经功能障碍　脊髓休克期，由于骶髓排尿中枢及其反射的功能受到抑制，排尿功能丧失，膀胱对尿液充盈无任何感觉，逼尿肌松弛，而呈失张力性膀胱，尿容量可达 1 000ml 以上；当膀胱过度充盈时，尿液呈不自主地外溢，称为充盈性尿失禁。当脊髓休克期过后，因骶髓排尿中枢失去大脑的抑制性控制，排尿反射亢进，膀胱内的少量尿液（300～400ml）即可引起逼尿肌收缩和不自主排尿，称为反射性失禁。如病变继续好转，可逐步恢复随意排尿能力。此外，脊髓休克期尚有大便秘结，损害平面以下躯体无汗或少汗，皮肤干燥、苍白、发凉，立毛肌不能收缩；休克期过后，皮肤出汗及皮肤温度均可改善，立毛反射也可增强。可出现阴茎勃起异常，指甲松脆或角化过度。

二、实验室检查

1. 外周血象　急性期外周血白细胞计数可稍增高。脑脊液检查，脑脊液压力正常，脑脊液细胞数，特别是白细胞可正常或轻度增高〔（$20 \times 10^6 \sim 200 \times 10^6$）/L〕，以淋巴细胞为主。但也可正常。蛋白含量可轻度增高（$0.5 \sim 1.2g/L$），糖和氯化物含量正常。

2. 电生理检查　①视觉诱发电位（VEP）正常，可与视神经脊髓炎及多发性硬化鉴别；②下肢体感诱发电位阴性或波幅明显降低；③运动诱发电位（MEP）异常；④肌电图呈失神经改变。

3. 影像学检查　脊髓 MRI 是目前唯一能直接显示急性脊髓炎病灶的影像学检查手段，对急性脊髓炎的最后确诊有非常重要的意义。急性脊髓炎 MRI 表现为：①急性期受累节段脊髓增粗；②受累节段脊髓呈长 T_1W 低信号或等 T_1W 等信号，长 T_2W 高信号且比较均匀；③受累脊髓范围长，以上胸段与颈段为主，往往以 $T_3 \sim T_4$ 为中心，上下延至数个节段；④增强检查不增强或轻度增强；⑤慢性期可出现脊髓萎缩。

三、诊断

根据急性起病，病前的感染史或疫苗接种史，横贯性脊髓损害症状、脑脊液变化及影像学改变，不难诊断。

1. 病史及症状　青壮年发病多见，病前两周内有上呼吸道感染症状，或免疫接种史。有受凉、过度疲劳、外伤等发病诱因。首发症状病变相应部位背痛和束带感，病变部位平面以下肢体麻木、无力，感觉障碍，尿潴留和大便失禁。

2. 体检　有脊髓横贯损害的表现：①早期因"脊髓休克期"表现为弛缓性瘫痪，休克期后（3～4周）病变部位以下支配的肢体呈现上运动神经元瘫痪；②病损平面以下深浅感觉消失，部分患者病损平面上方可有感觉过敏带；③自主神经障碍：早期脊髓休克时表现为尿潴留、大量残余尿及充盈性尿失禁，大便失禁。休克期后呈现反射性膀胱，大便秘结，阴茎异常勃起。

3. 辅助检查　①急性期外周血白细胞计数正常或稍高；②脑脊液压力正常，部分患者白细胞和蛋白轻度增高，糖、氯化物含量正常；③脊髓 MRI 示病变部位脊髓增粗，信号异常。

四、鉴别诊断

临床需与下列疾病鉴别。

1. 脊髓压迫症　由脊髓椎间盘突出、血肿、脊髓原发性肿瘤或转移性肿瘤、炎症性肿块压迫所致。脊髓磁共振等检查可以确诊，一般不难鉴别。脊髓原发性肿瘤或转移性肿瘤分为髓内肿瘤和髓外肿瘤。临床上髓内肿瘤的发病缓慢，病史较长，脊髓症状和体征逐步显现，逐渐发展成横贯性脊髓损害症状，脑脊液检查多无异常改变；髓外肿瘤进展过程中，常有神经根性疼痛史，椎管有梗阻。髓内肿瘤 MRI 上表现与急性脊髓炎相似，也可表现脊髓增粗，T_1W 低信号，T_2W 高信号，但下列几点有助于两者鉴别：①急性脊髓炎病变范围长，脊髓增粗较轻，外缘光滑；而髓内肿瘤一般病变较局限，脊髓呈局限性增粗，外缘不规则，瘤体上下段有时可见脊髓空洞形成；②增强扫描，急性脊髓炎多不增强或仅有小斑片状轻度增强，而髓内肿瘤则增强明显，一般来说髓内肿瘤，注射 Gd－DTPA 后多数能看到增强明显的瘤体。硬脊膜外脓肿起病急，但常有局部化脓性感染灶，全身中毒症状较明显，脓肿所在部位有疼痛和叩痛，瘫痪平面常迅速上升，椎管有梗阻。

2. **急性脊髓血管病**　脊髓前动脉血栓形成呈急性发病，剧烈根性疼痛，损害平面以下肢体瘫痪和痛温觉消失，但深感觉正常。脊髓血管畸形可无任何症状，也可表现为缓慢进展的脊髓症状，有的也可表现为反复发作的肢体瘫痪及根性疼痛，且症状常有波动，有的在相应节段的皮肤上可见到血管瘤或在血管畸形部位所在脊柱处听到血管杂音，须通过脊髓造影和选择性脊髓血管造影才能确诊。

3. **视神经脊髓炎**　急性或亚急性起病，兼有脊髓炎和视神经炎症状，如两者同时或先后相隔不久出现，易于诊断。视神经脊髓炎患者感觉异常和运动障碍较轻，且多双侧不对称，极少发生脊髓休克和排尿困难。本病常有复发缓解，脑脊液白细胞数、蛋白量有轻度增高，寡克隆带阳性，视力减退和（或）视觉诱发电位异常。脊髓 MRI 检查病变呈斑片状，以颈胸段脊髓联合病变为主。

4. **多发性硬化**　多发性硬化的病情缓解与复发交替或呈波浪状、阶梯式进展，但累及脊髓时，临床上可出现脊髓炎的表现，在脊髓 MRI 上有时两者表现相似。但多发性硬化，通常 T_2WI 表现为散在高信号斑块，脊髓肿胀不明显，病变累及节段范围短。颅脑 MRI 检查时，可见多发硬化斑，而脊髓炎一般无颅内异常改变。

5. **脊髓损伤**　放射性损伤和外伤后脊髓水肿在 MRI 上也可类似于急性脊髓炎的表现。但结合病史不难鉴别。

6. **急性感染性多发性神经炎**　这是一种自身免疫性疾病。通常发生在病毒感染或免疫接种后，四肢呈弛缓性瘫痪，可有或不伴有肢体远端套式感觉障碍，病理反射消失，脑神经常受损，一般无大小便障碍，起病 20d 后常出现脑脊液蛋白－细胞分离现象。肌电图检查可出现神经传导速度下降或神经轴索损害。

五、治疗

1. 药物治疗

（1）皮质类固醇激素。急性期可以大剂量甲泼尼龙冲击治疗，500～1 000mg 静脉滴注，每日 1 次，连用 3～5d；地塞米松 10～20mg（溶于 5% 或 10% 葡萄糖液 500ml 中），每日 1 次，7～10d 为 1 个疗程。以后改为口服泼尼松 40～60mg，每日 1 次。病情缓解后逐渐减量。

（2）对症治疗。如合并有呼吸道感染或尿路感染可根据药敏结果选择使用抗生素治疗。

（3）改善神经营养代谢功能。维生素 B 族、维生素 C、ATP、辅酶 A、胞磷胆碱、辅酶 Q10 等药物口服、肌注或静脉滴注。

2. 加强护理，防治并发症

（1）呼吸道管理。保持呼吸道通畅，按时翻身、变换体位、协助排痰，必要时作气管切开，如呼吸功能不全，可酌情作呼吸机辅助呼吸。吞咽困难的患者应及时留置胃管，以免吸入性或坠积性肺炎。

（2）褥疮的防治。①避免局部受压。每2h翻身一次，同时按摩受压部位。在骨骼突起处及易受压部位用气圈、棉圈、海绵等垫起保护。②经常按摩皮肤和活动瘫痪肢体。③保持皮肤清洁干燥，对大小便失禁和出汗过多者，要经常用温水擦洗背部和臀部，在洗净后敷以滑石粉。

（3）尿潴留及泌尿道感染的防治。尿潴留阶段，在无菌操作下留置导尿管，每4h放尿一次。鼓励患者多饮水，及时清洗尿道口分泌物和保持尿道口清洁。

（4）预防便秘。鼓励患者多吃含粗纤维的食物，并可服缓泻剂，必要时灌肠。

（5）预防肢体挛缩畸形，促进功能恢复。应及时地变换体位和努力避免发生屈曲性瘫痪。

早期进行肢体的被动活动和自主运动，并积极配合按摩、理疗、体疗及康复锻炼等，促进患者功能恢复。

六、预后

如果没有并发症，在发病3~6个月后可逐渐恢复，可以生活自理；肢体瘫痪严重，6个月仍不恢复，脊髓MRI显示髓内广泛异常信号，肌电图检查仍为失神经改变则预后不良，遗留严重后遗症；上升性脊髓炎，伴有呼吸功能障碍的患者预后差，甚至可以导致患者死亡。

（别红军）

第二节　脊髓损伤

脊髓损伤（spinal cord injury，SCI）是一种严重损伤，可因直接或间接暴力作用于脊柱，造成骨折或脱位而伤及脊髓，也可在无骨折或脱位的情况下，通过挥鞭样运动直接伤及脊髓，或因累及脊髓血液供应而造成脊髓损伤。其发病率每年 11.5/100 万 ~ 23.0/100 万，发病的高峰年龄为 15~40 岁，男性多于女性，比例为 1.4：1~3.0：1。

一、病因

最常见原因为车祸，约占全部脊髓损伤的 50%，多数发生于颈段。其次为坠跌伤，约占全部脊髓损伤的 30%，损伤可发生于颈段，亦可发生于胸腰段。其他原因有体育意外、杂技事故、自然灾害引起的建筑物倒塌和工矿企业中的各种事故等，以及战时的火器（枪弹、弹片）伤和刀戳伤。

二、损伤机制

1. 脊柱纵向受力　如在浅水池中跳水，头顶部触及池底，或从高处坠落，足部或臀部着地，或因塌方，大块泥石压于颈背部，造成椎体压缩性骨折和（或）脊柱过度屈曲，甚至呈"折刀样"向前屈曲，引起后纵韧带与棘上韧带断裂，椎间盘后突，上段脊柱向前移位（图5-1）和（或）骨折片突入椎管内（图5-2），进而压迫神经根或脊髓。

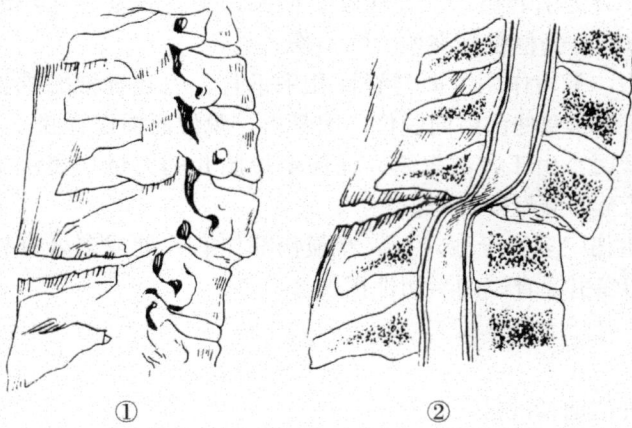

图5-1　Ⅲ～Ⅳ级椎体压缩骨折
①脊椎压缩骨折；②脊髓受压情况

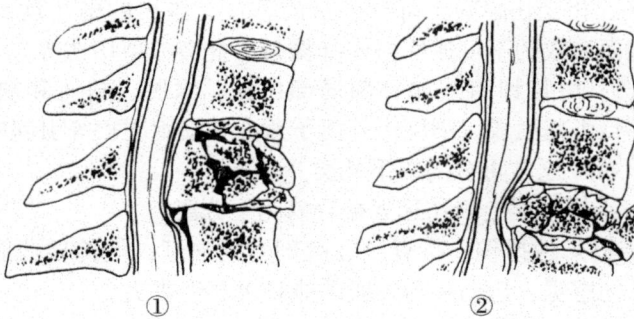

图5-2　Ⅲ～Ⅳ级椎体压缩骨折
①脊椎压缩骨折；②脊髓受压情况

2. 脊柱过伸活动　暴力作用使脊柱发生过伸活动，增厚的黄韧带皱折、向前突入椎管，损伤被挤压于前突黄韧带与骨质增生椎体后缘之间的脊髓（图5-3）。

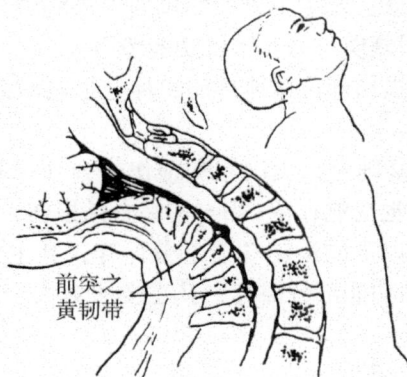

前突之
黄韧带

图5-3　颈脊髓过伸性损伤

3. 鞭索样运动　外力引起躯干加速运动，使颅颈交界处发生强烈的过伸过屈运动，可引起该部韧带、关节囊、寰枢椎和高位颈髓损伤。

4. 脊柱横向受力　暴力作用方向与脊柱几乎垂直，引起脊椎的椎板骨折凹陷、关节突骨折、前后纵韧带撕裂和脊柱前后向脱位，因骨折、脱位而损伤脊髓。

5. 产伤　臀位产时，由于臀部先露，任何牵拉胎儿的力量均集中于颈椎，容易使颈脊髓被拉长而受伤，甚至可撕裂硬脊膜。

6. 火器伤或刀戳伤　多见于战时，火器损伤都伴有一处或多处脊柱伤。脊髓的损害多数为完全性；刀戳伤多引起脊髓的半切性损伤。

三、分类

1. **按照与外界的沟通情况区分**

（1）开放性损伤：指脊髓蛛网膜下腔与外界相交通的损伤，多发生在战时。

（2）闭合性损伤：指脊髓蛛网膜下腔与外界无交通的损伤，多见于平时。

2. **按损伤时限与致伤原因区分**

（1）原发性损伤：指受伤瞬间由脊柱骨折的移位、脱出的椎间盘或移动的骨折片等压迫、冲击或刺入脊髓而造成的不可逆性损伤（撕裂、挫裂或剪切伤等）。

（2）继发性损伤：由各种因素如脊髓局部出血、水肿、缺血和缺血后再灌注，以及血－脊髓屏障破坏、自由基生成、细胞内外离子紊乱和细胞凋亡等引起的脊髓再损伤。

3. **按损伤程度区分**　通常可分为以下几类。

（1）脊髓横断：指解剖学上损伤远近端脊髓完全分离。

（2）完全（即横贯）性损伤：指脊髓在解剖学上连续，但传导功能完全丧失。临床上表现为损伤平面以下的感觉、运动和括约肌功能呈永久性丧失。

（3）不完全性脊髓损伤：指脊髓在解剖学上连续，但传导功能部分丧失，依脊髓横截面上的损伤部位不同，临床上可出现如下不同表现。

1）脊髓半侧损伤综合征：脊髓半侧损伤时，出现脊髓半切综合征。

2）脊髓前部损伤综合征：损伤后立即出现病损节段以下的完全性瘫痪，伴有痛、触觉减退，但深感觉、位置觉、运动觉及振动觉等保留完好。

3）颈脊髓中央损伤综合征：发生于颈椎的过伸性损伤中，伤后出现四肢瘫痪，上肢呈弛缓型瘫痪，下肢多呈痉挛型瘫痪，另有膀胱功能障碍。

4）脊髓后部损伤：出现损伤部位肢体疼痛、神经根刺激症状和损伤平面以下深感觉障碍，少数有锥体束征。

另外，在 Frankel 分级的基础上，美国脊髓损伤协会（ASIA）将脊髓损伤程度区分为：A＝完全性损伤，无运动及感觉功能存留；B＝不完全性损伤，感觉功能保存，无运动功能；C＝不完全性损伤，损伤水平以下的运动功能部分保存，其主要肌力小于 3 度；D＝不完全性损伤，损伤水平以下的运动功能部分保存，其主要肌力大于或等于 3 度；E＝正常，运动及感觉功能正常。

4. **按损伤脊髓的纵向解剖部位区分**

（1）上颈髓损伤（$C_1 \sim C_4$）：损伤后可因波及呼吸中枢而迅速致命；存活者损伤平面以下四肢呈痉挛性瘫痪。

（2）颈膨大部位脊髓（$C_5 \sim T_1$）损伤：①中颈髓损伤（$C_5 \sim C_7$）：表现为上肢弛缓性瘫痪，下肢痉挛性瘫痪。②下颈髓损伤（$C_8 \sim T_1$）：表现为手的小肌肉变化及下肢的痉挛性瘫痪。

（3）胸段脊髓（$T_2 \sim T_{11}$）：表现为损伤平面以下感觉障碍与下肢痉挛性瘫痪。

（4）胸腰段脊髓（$T_{12} \sim S_2$）损伤：表现为损伤平面以下感觉障碍、下肢弛缓性瘫痪，以及膀胱、直肠功能障碍。

（5）圆锥（$S_3 \sim C_1$）及马尾损伤：圆锥损伤表现为肛门及会阴部有鞍状感觉减退，性功能障碍和大、小便失禁或潴留，常无明显的下肢运动障碍与反射障碍。马尾损伤的临床表现与脊髓腰段损伤相似，呈弛缓性瘫痪，但感觉障碍呈根性分布，且两侧不对称。

5. 按临床病理区分

（1）脊髓震荡：系脊髓神经细胞受到强烈刺激而发生超限抑制状态所致，是可逆性的生理紊乱，无肉眼和显微镜下可见的病理改变，表现为受伤后立即出现损伤平面以下感觉、运动及反射的完全丧失，病程自数小时至数周，一般为 1～3 日，以后可自行缓解而完全恢复。

（2）脊髓挫伤或挫裂伤：轻者仅有脊髓挫伤，软脊膜保存完好；重者脊髓和软脊膜均有不同程度的破裂、出血和坏死，若整个脊髓连续性中断，就构成脊髓横断伤。脊髓损伤后，立即出现损伤平面以下的脊髓功能障碍，初期表现为弛缓性瘫痪，数周后逐渐转变为痉挛性瘫痪。

（3）脊髓蛛网膜下腔出血：指损伤后出血弥散在脊髓蛛网膜下腔，多数预后良好，少数可因血液分解产物引起脊髓血管痉挛而引起严重脊髓功能障碍。

（4）脊髓内血肿：指脊髓实质内出血、局限性积聚，产生压迫或破坏脊髓，从而引起脊髓功能障碍。

（5）脊髓缺血：当椎动脉因颈椎过伸或脱位受牵拉，或脊髓血管本身受损时，可引起脊髓供血障碍而造成脊髓缺血、缺氧，甚至坏死。

（6）脊髓受压：系脊椎骨骨折、脱位，或椎管内血肿压迫脊髓所致，表现为不同程度的弛缓性瘫痪。

以上各种脊髓损伤类型可以单独存在，也可合并发生。

四、临床表现

1. 脊髓休克　是脊髓受到外力打击以后，在损伤平面以下立即发生的完全性弛缓性瘫痪，各种感觉、反射、括约肌功能都消失的一种临床现象。在脊髓轻度损伤如脊髓震荡时，这一现象可于数小时内恢复，不留后遗症。但在大多数较重的损伤如脊髓挫伤或挫裂伤时，这种现象将持续很久，需待 3～6 周后，才逐渐出现损伤水平以下的脊髓功能活动。

2. 感觉障碍　视损伤程度出现损伤平面以下各种感觉完全或部分丧失。

3. 运动功能障碍　脊髓横贯性损伤者，在脊髓休克期过后，损伤平面以下的运动功能仍完全消失，但肌张力增高，反射亢进；脊髓部分损伤者，在脊髓休克期过后，可逐步出现肌肉的自主活动，甚至可以达到自己行走的程度。

4. 反射障碍　在脊髓休克期过后，瘫痪肢体的反射可由消失逐渐转为亢进，并可出现总体反射。

5. 自主神经功能紊乱　可出现直肠膀胱功能障碍、阴茎异常勃起、Horner 综合征、内脏功能紊乱（如腹腔与盆腔内脏感觉缺失和肠道蠕动抑制等）、立毛肌反应及出汗反应异常，甚至引起血压下降（见于颈段脊髓完全性损伤病例）。

五、诊断

根据损伤病史及伤后立即出现的截瘫或四肢瘫，受伤平面以下的感觉障碍等，做出脊髓损伤的诊断并不困难。但需注意下述情况。

1. 10%以上的颅脑损伤患者伴有脊髓损伤，但由于患者意识不清，不能诉述症状，故必须根据损伤方式分析，以及仔细检查四肢的运动、感觉、反射及脊柱等情况，以免遗漏诊断。

2. 必须兼顾身体其他部位的合并损伤，不能忽略了更危急的内脏伤、内出血等。腹腔或盆腔内空腔器官穿孔患者，可因脊髓损伤失去内脏感觉而无腹痛症状，需依靠X线检查和腹腔穿刺等来确诊。

3. 凡疑有脊髓损伤的病例，应尽可能作脊柱的X线摄片与脊柱CT，以了解有无脊椎骨的损伤，及其损伤类型与部位。

4. 作脊髓MRI，能直观地显示脊柱的稳定性、椎管的形态与大小、脊髓的损伤程度，以及有否脊髓水肿、出血、空洞、蛛网膜下腔梗阻和脊髓受压等继发改变。MRI上，急性脊髓损伤可表现为出血型、水肿型和挫伤型（出血水肿混合型）。晚期脊髓损伤表现为：①脊髓斑片状信号不匀，提示为不完全性脊髓损伤；②脊髓低信号增宽，表示脊髓内严重变性，大多数为完全性脊髓损伤，少数为不完全性脊髓损伤；③脊髓横断或脊髓损伤段信号很低（表示脊髓损伤段坏死后，由疏松的胶质或纤维组织代替），为完全性脊髓损伤；④脊髓内局限性囊腔大者，多近似完全性脊髓损伤，囊腔小者，为不完全脊髓损伤；⑤脊髓空洞，多为不完全脊髓损伤。

六、治疗

由于脊髓原发性损伤是不可逆的，故脊髓损伤的治疗，实际上就是防治脊髓继发性损伤。

1. 防治脊髓继发性损伤

（1）急救处理：必要时作气管切开和（或）机械通气，以保持呼吸道通畅，保证有效呼吸；防治休克，使平均血压大于90mmHg。

（2）手术治疗：

1）适应证：①开放性脊髓损伤：在纠治内脏出血、休克等前提下，尽早作清创手术，去除压迫脊髓的碎骨片、异物、血块及脱出的椎间盘等，以及清除无生机组织，促使创口I期愈合。②闭合性脊髓损伤：神经系统症状体征进行性发展，特别是影像学检查显示椎管内存在血肿、异物、碎骨片、脱出椎间盘，和（或）脊椎骨骨折脱位压迫脊髓者，小关节突交锁经牵引治疗无好转者，以及（脊髓水肿等引起的）蛛网膜下腔阻塞者。③马尾损伤：宜早期探查减压，可发现和缝合离断的神经，以利恢复。

2）不宜手术者：①伤后立即出现完全性、无反射的截瘫或四肢瘫，辅助检查表明脊髓解剖性横断或脊髓蛛网膜下腔畅通、无脊髓受压者；②颈脊髓中央损伤综合征；③特点为C_2椎弓撕脱性骨折、椎体向前移位，但齿突仍保持完整的悬吊性骨折；④神经系统症状体征好转与严重恶化反复交替出现，提示由血管痉挛引起者；⑤脊髓损伤已 2~3 年以上者。

3）手术方法：通过前、后手术入路施行椎管内血块、异物、碎骨片和脱出椎间盘等清除术，脊椎骨折脱位的整复术或椎板切除减压术，以尽早达到解除脊髓受压和稳定脊柱的目的。手术时应尽量避免牵拉脊髓和损伤脊髓血管。发现脊髓已有中央灰质出血性坏死时，可作损伤区脊髓后索正中切开术，以去除坏死物，并用大量生理盐水冲洗残腔。术中硬脊膜切开者应予缝合，以减少胶质瘢痕形成。

（3）药物治疗：应用脱水剂、类固醇制剂、神经节苷酯、促进神经再生药物、钙离子通道阻滞剂、促红细胞生成素、抗氧化药和自由基清除剂以及阿片受体拮抗剂等药物，以减轻或消除脊髓损伤性水肿，改善脊髓血供，保护脊髓神经元免遭毁坏，以及促进神经修复，从而改善脊髓损伤患者的神经功能。

（4）高压氧治疗：高压氧通过抑制自由基介导的脂质过氧化过程，提高细胞膜脂质结构的抗氧张力，减少细胞外钙离子内流，保护脊髓细胞和组织结构，促进神经纤维再生和传导功能的恢复。动物实验证明，在 2~3 个大气压下给氧，可显著改善损伤后的脊髓功能。

（5）康复治疗：进行肌力（包括呼吸肌）训练、关节运动、坐位训练、移动训练、步态或轮椅训练，排尿、排便处理，疼痛处理，以及日常生活能力训练等康复治疗，以提高患者生活、工作和回归社会的能力。

（6）脊髓功能重建的临床研究：

1）运动功能的重建：应用功能性电刺激方法，促进神经"发芽"，避免发生失神经性或废用性肌萎缩，从而改善患者的运动功能。或应用肌腱转移手术和交叉步态矫正术等方法，来改善脊髓损伤后的运动功能。

2）自主神经功能的重建：可应用选择性骶神经后根切断，并植入刺激器，行骶神经前根刺激来治疗排尿、排便障碍，或应用有正常或接近正常功能神经支配的腹直肌膀胱移植来治疗神经源性膀胱，以及应用阴茎假体植入等治疗勃起功能障碍。

（7）疼痛处理：应用非固醇类镇痛消炎药、阿片类麻醉止痛药止痛，红外线、激光、超声、中或高频电疗等理疗缓解疼痛，抗抑郁药和各种心理疗法治疗疼痛，局部封闭，神经根或神经干阻滞术止痛，脊髓蛛网膜下腔或硬脊膜外腔注入吗啡镇痛，以及脊神经后根切断术、脊髓背根进入带损毁术和脊髓前外侧束切断术等各种手术止痛。

（8）肌肉痉挛处理。可应用可乐定与替扎尼定等药物治疗、直肠电刺激治疗，以及选择性脊神经后根切断术或神经切断术等手术治疗。

此外，还有尚处于实验阶段的细胞移植治疗和基因治疗。

2. 合并伤处理　脊髓损伤常合并其他组织和器官的损伤，特别是颅脑、胸、腹的损伤，严重者常危及生命，应及时邀请有关科室医生会诊，并积极抢救和处理。

3. 并发症防治

（1）褥疮：对于脊髓损伤患者，必须置于平软的床垫上，有条件的可用气垫床，特别是一些骨性突出部，更应垫好细心保护，定期翻身，做好皮肤护理，避免发生褥疮。

若已发生褥疮，应解除压迫，局部换药，以促进肉芽生长与伤口愈合。必要时可切除坏死组织，修平骨性突起，用转移皮瓣闭合伤口。

（2）排尿障碍：应用留置导尿法、间歇导尿法、各种功能性电刺激、膀胱训练方法、药物治疗、电刺激或神经吻合等方法，促进膀胱排尿功能恢复，缓解尿潴留。

（3）泌尿系统感染与结石：维持膀胱排空，防止泌尿系统感染和膀胱结石的产生。对已发生泌尿系统感染者，宜选用敏感抗生素治疗。对小膀胱结石，宜多饮水和服用中草药；膀胱结石小于2cm者，可行膀胱内碎石术；结石较大者，需行膀胱切开取石术。

（4）呼吸道感染：要注意保暖，定时翻身，鼓励患者咳嗽咯痰、做深呼吸及扩胸动作，以防并发支气管肺炎与坠积性肺炎；有呼吸肌麻痹者应用人工呼吸机；有呼吸道分泌物引流不畅者，给予祛痰剂，必要时可作气管切开。对已发生肺炎者，应根据痰培养结果，选用敏感抗生素。

（5）应激性溃疡与消化道出血：静脉给予氢离子拮抗剂和放置胃管，维持胃分泌物低压引流，以防治应激性溃疡与消化道出血。

（6）便秘：发生便秘时，可应用缓泻剂、中药和灌肠等方法处理；便秘1周以上者，则可戴手套涂以润滑剂，将粪块掏出，并训练患者每日作腹部按摩，以促进肠蠕动；在截瘫后期，应训练患者建立反射性排便，以达到自行排便。

七、预防与预后

1. 一级预防　即伤前预防，指采用一切措施，包括强化交通秩序与交通管理法规，严禁酒后驾车及无证驾车，以及增强生产的安全设施，严格安全操作规章，以预防脊髓损伤的发生。

2. 二级预防　即伤后预防，如现场救护时，需采取多人搬动和应用脊柱板运送，以免不当搬运使骨折、脱位部脊柱移位而引起脊髓再损伤，以及通过积极有效的治疗，避免或减轻脊髓继发性损伤。

脊髓损伤的预后与损伤程度、手术时机和方法，以及术者的经验和操作技巧等有关，其中与脊髓损伤程度的关系最为密切。

（别红军）

第三节　脊髓血管病

作为中枢神经系统的一部分，脊髓血管系统一样也可以发生血栓形成、栓塞、缺血、出血、炎症、先天畸形、动脉瘤等情况。脊髓血管病的发生率远低于脑血管病，但其确切的发病率尚不清楚。对脊髓血管病的基础和临床研究亦滞后于脑血管病。虽然两者的疾病谱相似，都可发生出血、缺血、畸形、炎症等病变，但脊髓血液循环有着完全不同的特点，决定了它的临床表现及治疗的明显不同。

脊髓血液循环呈节段性供血，自颈颅交界到圆锥通常有6~8根主要根髓动脉为脊髓提供血流，其充分的侧支循环使脊髓对缺血的耐受性明显高于脑组织。节段性供血的不利因素是在两根动脉供血区域之间存在一个血供的"分水岭"（如T_4和L_2水平），这一区域血供相对较少，因而更易受到缺血性的损害。实验证明颈段和腰段脊髓血流量明显高于胸段，特别是上胸段。

根髓动脉大多起自肋间动脉和腰动脉，胸、腹腔大动脉的压力变化将直接影响脊髓血供，如手术操作、大动脉的阻断均可反应为脊髓缺血。

脊髓静脉回流入胸腹腔，且回流静脉缺乏静脉瓣，胸腹腔的炎症、肿瘤等病变常能轻易侵入椎管腔静脉丛。可以理解，为什么硬脊膜外转移性肿瘤多来自胸腹腔的原发灶。胸腹腔压力的突然变化，可以直接反应为椎管内静脉压力升高，成为椎管内出血的原因之一。

脊髓供血动脉均穿过骨性孔道进入椎管腔，因而这些动脉可因脊椎骨折和椎间盘突出等原因而造成供血动脉被阻断，并因此产生脊髓缺血性损害。脊髓前动脉亦可因后纵韧带钙化等机械因素造成脊髓缺血。

脊髓位于骨性管道之内，且神经结构紧密，即使是较小的血管损害亦可能造成严重的神经功能障碍。

近20年来，由于MRI的问世，选择性血管造影及血管内治疗的广泛应用，显微外科技术的发展，特别是对脊髓显微解剖及血流动力学的研究成果，使人们对脊髓血管病有了更正确的认识，使治疗更趋合理。

一、脊髓缺血

（一）病因

动脉硬化是脊髓缺血的主要原因，而且近年来缺血性脊髓病的发生率趋于上升，对高龄人群的影响更明显。由于血供不足可以造成短暂的脊髓缺血的症状，严重者可发展成为永久性脊髓损害。因其他病因产生的短暂性血压过低，可以使上述病理过程加重或加速发展。但对于自发性脊髓缺血的危险因素知之甚少，而医源性脊髓缺血更为常见。由于脊髓血供大多数来自肋间动脉和腰动脉，主动脉的血流障碍可直接减少脊髓供血，主动脉病变如夹层动脉瘤、损伤和主动脉手术时临时阻断，均可使脊髓缺血加重，甚至产生脊髓软化，造成永久性截瘫。

（二）病理

脊髓缺血相对罕见，临床及实验也均证实脊髓对缺血有较好的耐受性。其明显的抵抗缺血的机制在于大量存在的侧支循环以及脊髓组织对于缺血耐受性的不同。在实验室条件下，狗的脊髓可耐受 $20\sim26min$ 的缺血而不致造成永久性神经损害。间歇性供血不足既可因适当的治疗和休息而得到缓解，又可因继发性缺血加重而致病情恶化。轻度神经损害在供血恢复后可完全消失。严重缺血则造成永久性的脊髓梗死。与脑一样，脊髓血管系统有能力自动调节血流来维持稳定的灌注。脊髓不同部位抵抗缺血能力是不一样的。灰质更容易受缺血的影响，它需要白质的 $3\sim5$ 倍血流。缺血的敏感性在不同节段也是有变化的，在 $T_4\sim T_5$ 相对血流分布不足，因而容易出现低灌注性缺血。

（三）临床表现

下肢远端无力和间歇性跛行为其特点。脊髓也可出现短暂性缺血发作，在腰部表现为短暂性"脊髓性跛行"，下肢无力情况在行走后更加明显，同时可以出现下肢腱反射亢进及病理反射。休息或使用扩血管药物可使无力现象缓解，病理反射也可消失。颈髓的短暂性缺血可出现"跌倒发作"。病情继续进展则造成永久性损害，下肢无力不再为休息和药物治疗所缓解，并出现肌肉萎缩、共济失调和感觉障碍，晚期出现括约肌功能障碍。

（四）诊断

虽然近年来本病的发生率有所上升，但较之其他脊髓疾病依然较低。因此，当出现脊髓功能损害时，应首先考虑其他常见的脊髓疾病，以免延误诊断。根据足背动脉搏动的存在可以与周围血管疾病所造成的间歇性跛行相区别。

（五）治疗

主要针对动脉硬化治疗。轻病例早期增强心脏输出功能和服用扩血管药物都有助于症状的缓解；血压较低的患者可使用腹部束紧的办法，以改善脊髓的血液循环状况。任何原因造成的短暂性低血压均可能使症状加重，应尽量避免。

二、脊髓动脉血栓形成

（一）病因

动脉硬化是老年人动脉血栓形成的主要原因。结节性动脉周围炎、糖尿病、大动脉夹层动脉瘤等也可能成为致病原因。梅毒及结核性动脉炎曾经是动脉血栓形成的主要原因。但是，脊髓动脉血栓形成的机会远较脑动脉为少。轻微损伤能够引起脊髓前动脉血栓形成已被尸检证实。但应首先考虑到椎间盘突出、脊髓肿瘤等对动脉压迫所致的闭塞或出血。轻微损伤导致脊髓血管畸形闭塞或出血的报道亦不鲜见。

（二）病理

肉眼观察可见脊髓动脉呈节段性或区域性闭塞，动脉颜色变浅。病变的早期有脊髓充血水肿，可以发生脊髓前部或后部的大片梗死，这要依脊髓前或是脊髓后动脉受累而定。脊髓梗死的范围可达数个乃至十数个节段。组织学改变取决于发病时间的长短和侧支循环建立的情况。

（三）临床表现

1. 脊髓前动脉综合征　脊髓前动脉综合征（ASAS）是由于脊髓前动脉血流受阻导致其供应的脊髓腹侧 2/3 区域缺血而引起的临床综合征。其发病特点为：①多见于中老年，其次为青少年；②急性起病，症状在几小时内达到高峰。颈椎病致脊髓前动脉综合征，部分患者症状缓慢发展，这可能是因为脊髓前动脉受压程度不严重，脊髓并不是完全性缺血；③一般以剧烈神经根痛为首发症状，疼痛的部位一般在受累节段下缘相应的水平；当主动脉夹层合并脊髓缺血时，患者对痛觉的感觉丧失或减弱，故主动脉夹层的表现可不典型；④病灶平面以下分离性感觉障碍为特征的脊髓部分损害表现；⑤上颈髓受累可出现呼吸困难。

脊髓前动脉综合征的超急性期（6h 以内），MRI 表现多无异常。在急性期（6 ~ 24h）缺血的脊髓在 T_1WI 也呈等信号，DWI 可以发现病灶超急性期信号变化。在发病 24h 后的亚急性期，开始出现广泛水肿，脊髓增粗，脊髓缺血节段前 2/3 呈 T_1WI 低信号、T_2WI 高信号，横轴面扫描部分患者出现典型的脊髓前角圆形病灶，呈"鹰眼征"。缺血加重可累及后角、外侧的后侧索，包括交叉的皮质脊髓束，重症患者可有横贯性损害表现。Gd – DTPA 增强 MRI，对脊髓前动脉综合征有很高的诊断价值，发病第 1 周病灶部位就可出现条索状明显强化或斑片状轻度强化，一般持续 6 ~ 7 周。

目前对脊髓前动脉综合征的诊断，除个别病例尸检病理确诊外，仍以临床症状及体征为主。脊髓血管造影术理论上讲对脊髓前动脉综合征具有确诊价值，但由于急性发病从而限制了这一技术的应用和推广。MRI 能直接显示脊髓缺血性病变的范围，同时在原发病因的鉴别诊断上亦起着重要作用，是脊髓前动脉综合征较有价值的检查手段。

2. 脊髓后动脉血栓形成脊髓　后动脉有较好的侧支循环，因而对血管闭塞有较好的耐受性。当脊髓后动脉闭塞时，经常没有广泛的神经损伤，所以也不构成综合征。临床表现为深反射消失、共济失调、神经根痛和病变水平以下的感觉丧失，但括约肌功能常不受影响。

3. 脊髓中央梗死　梗死可以选择性地累及脊髓中央结构，临床上很难与脊髓前动脉综合征相区别，其介于脊髓前动脉与两条脊髓后动脉之间区域的缺血，可发生于主动脉系统的低灌注条件下。

4. 脊髓的腔隙性梗死　前角的腔隙性梗死可出现亚急性进展性脊髓病的表现，被称为"老年人血管性脊髓病"。典型的症状是下运动神经元性无力，与运动神经元病或脊髓灰质炎相似。

（四）诊断与鉴别诊断

能够造成横断性或部分性脊髓损害的疾病很多，因而为脊髓动脉血栓形成的诊断带来困难。急性脊髓炎的感觉丧失是完全的，没有感觉分离现象，同时伴发热及脑脊液中炎性细胞增加等感染征象，有助于鉴别诊断。如果怀疑有脊髓肿瘤或出血，可借助于腰椎穿刺、脊髓造影、CT 或 MRI 加以鉴别。脊髓静脉梗死也是罕见的，其临床表现与动脉梗死相似。静脉梗死的部位是可变的，表现为亚急性的临床过程，也容易发生出血。

（五）治疗

脊髓动脉血栓形成与脑血栓形成的治疗原则相同。对截瘫患者应注意防止发生褥疮和尿路感染。

三、脊髓血管栓塞

（一）病因

脊髓血管栓塞与脑血管栓塞的病因相同，但其发病率远较后者低。血凝块、空气泡、脂肪颗粒、炎性组织碎块、转移性恶性肿瘤组织和寄生虫都可能成为脊髓血管栓塞的栓子。

（二）临床表现

来自细菌性内膜炎或盆腔静脉炎的炎性组织块所造成的脊髓血管栓塞，除因动脉梗阻产生的局灶坏死外，还可能因炎性栓子的侵蚀造成弥漫性点状脊髓炎或多发性脊髓脓肿，临床表现为严重的截瘫和括约肌功能障碍。

减压病是高空飞行和潜水作业的常见病，气栓栓塞偶尔成为胸腔手术或气胸的并发症。在游离气泡刺激脊髓神经根时，可发生奇痒、剧痛等不愉快的感觉，进而产生感觉障碍，下肢单瘫或截瘫。

转移性肿瘤所致的脊髓血管栓塞，常伴有脊柱和椎管内的广泛转移、根痛和迅速发生的瘫痪为其特点。

（三）治疗

主要治疗措施与脑血管栓塞相同。对截瘫的治疗请参阅有关章节。

四、自发性椎管内出血

椎管内出血不常见。可伴发于外伤特别是脊椎骨折时，或伴发于脊髓血管畸形或椎管内肿瘤等，亦可因腰穿或硬脊膜外麻醉而起病。医源性因素（如使用抗凝剂）或与凝血相关的疾病可使椎管内出血的概率明显增加。患者可因日常活动，如排便、翻身、咳嗽甚至握手等轻微动作而诱发椎管内出血。

（一）硬脊膜外或内血肿

除损伤因素外，硬脊膜外或内血肿的发病大多与抗凝治疗有关，少数与腰穿、肿瘤出血有关。

椎管内血肿大部分为硬脊膜外血肿，血肿几乎全部位于背侧。早期症状为突然发生的背痛，数分钟到数小时之内出现神经根刺激症状，并迅速出现神经损害症状，继而逐步发生脊髓圆锥受累的表现。

除根据典型症状外，腰穿和脑脊液检查、脊髓造影加高分辨率 CT 扫描均有助于确诊。MRI 的诊断意义最大，有条件时可作为首选诊断手段。

所有能引起急性背痛和根性损害的疾病，包括硬脊膜外脓肿及急性椎间盘突出，虽然症状类似，但其感染和外伤史是重要鉴别点。

预后与脊髓损害的程度、患者的年龄及处理是否及时有关。椎管内血肿多采用尽早椎板减压清除血肿的办法。术后近半数病例可望部分或完全恢复。

（二）脊髓蛛网膜下腔出血

自发性脊髓型蛛网膜下腔出血的发病率很低，不及外伤性蛛网膜下腔出血的 1%。常见的出血原因为脊髓动静脉畸形、血管瘤（包括感染性动脉瘤、海绵状血管瘤等）、主动脉缩窄症及脊髓肿瘤，其中许多病例在接受抗凝治疗中发病。突然起病的背痛并迅速出现截瘫，当血液进入颅内时可产生与颅内蛛网膜下腔出血相似的表现。

症状典型者诊断不难。腰穿可获得血性脑脊液。脊髓造影和 MRI 有助于明确病因。本病需与快速累及脊髓的其他脊髓病相鉴别。

如有血肿存在应考虑椎板减压术，同时需注意纠正凝血功能障碍和病因治疗。

（三）脊髓内出血

脊髓内出血（又称出血性脊髓炎）很罕见。通常的致病原因有：①脊髓动静脉畸形；②血友病或其他凝血障碍性疾病；③髓内肿瘤；④脊髓空洞症；⑤其他不明原因。

脊髓内出血起病突然，以剧烈的背痛为首发症状，持续数分钟到数小时后疼痛停止，代之以截瘫，感觉丧失、大小便失控和体温升高。上颈段受累时可发生呼吸停止，重症者可于数小时之内死亡。度过脊髓休克期后出现痉挛性截瘫，轻者可于发病后数日或数周后恢复。但多半会遗留下或轻或重的神经损害，且存在复发的可能性。

急性期主要是对症处理，保持呼吸道通畅，防止并发症。同时注意病因学检查，以确定进一步的诊治方案。

五、脊髓血管畸形

脊髓血管畸形常与其他原因所致的脊髓病相混淆。其临床表现的多变性给诊断带来许多困难。近年来，对脊髓血流动力学和选择性脊髓血管造影的深入研究，使人们对这种疾病有了更正确的认识，治疗也更趋合理。

脊髓血管畸形的分类比较混乱和复杂，常用的有 Heros（1986）的分类，Anson 和 Spetzler（1992）的 4 型分类，以及 Spetzler 等（2002）新的分类系统等。首都医科大学宣武医院根据影像学及临床资料，分析病变的解剖部位、血管构筑、病理生理特点，结合文献中各种分类的优缺点，对以往的分类方法进行改进和补充，提出了新的脊柱脊髓血管畸形的分类标准（表5 – 1）。

表5 – 1　脊柱脊髓血管畸形分类

1. 硬膜内病变
  （1）脊髓海绵状血管瘤
  （2）脊髓动静脉畸形（SCAVM）
    1）髓内型
    2）髓周型
    3）髓内 – 髓周型
  （3）髓周动静脉瘘（SMAVF）
    1）Ⅰ型
    2）Ⅱ型
    3）Ⅲ型
  （4）脊髓动脉瘤
2. 硬脊膜动静脉瘘（SDAVF）
3. 椎管内硬脊膜外病变
  （1）椎管内硬膜外海绵状血管瘤
  （2）椎管内硬膜外动静脉畸形
4. 椎管外病变（包括向髓周静脉、硬膜外静脉和椎旁静脉引流的几个亚型）
  （1）椎旁动静脉畸形（PVAVM）
  （2）椎旁动静脉瘘（PVAVF）
5. 椎体血管瘤
6. 体节性脊柱脊髓血管畸形（Cobb综合征）
7. 伴有脊髓血管畸形的综合征
  （1）Klipple – Trenaunay Weber（KTW）综合征
  （2）Rendo – Osler Weber（ROW）综合征
  （3）Robertson巨肢综合征

脊髓血管畸形对临床的影响取决于许多因素，而且这些因素可以单独起作用或相互叠加。①缺血：是引起脊髓损害症状的主要因素之一，缺血可以是盗血、静脉高压所致脊髓低灌注状态的结果，缺血对神经功能的影响是长期渐进的。②压迫作用：常来自扩张的引流静脉或动静脉畸形血管团或海绵状血管瘤。脊髓对压迫的反应很敏感，因而导致神经损害。③出血：可使脊髓血管畸形呈卒中样起病或病情突然恶化。海绵状血管瘤的多次髓内小量出血，可表现为临床症状的反复发作。④血栓形成：血黏度升高，血流淤滞及血管损伤可能是造成血栓形成的基础。动脉血栓形成造成脊髓急性缺血，而静脉受累则加重了静脉淤滞使脊髓低灌注和受压状况进一步恶化。

（一）脊髓海绵状血管畸形

脊髓海绵状血管畸形，以往称为脊髓海绵状血管瘤，是隐匿性脊髓血管畸形的一种。在CT尤其是磁共振发明后，其病例报道明显增多。

其发生率文献报道不一，约占脊髓血管性疾病的3% ~ 16%。自然史尚不明确，其年出血危险性约为4.5%，一旦破裂出血后，其再出血的年发生率将高达66%。发病年龄5 ~ 78

岁，以 30~50 岁多见，男女比例 2：1。

病因起源及机制同颅内海绵状血管瘤，是一种不完全外显性的常染色体显性遗传疾病，目前多认为是起自毛细血管水平的血管畸形。

1. 病理　根据发生位置病变可分为Ⅰ型：髓内型，最多见；Ⅱ型：硬膜内髓外型；Ⅲ型：硬膜外型，最少见；Ⅳ型：椎体型，亦较多见。血管瘤可发生于脊髓的不同节段，好发于颈、胸段，绝大多数位于脊髓背侧。

病变位于脊髓腔内的分叶状薄壁窦样结构，其间没有神经组织，窦内充满血液，病灶内有时可见数目不等的片状出血及坏死囊变灶。病变常位于脊髓表面，有时部分突出到脊髓外，呈紫红色或红褐色，界限清楚。显微镜下脊髓海绵状血管畸形为由单层柱状上皮所组成的窦样结构，由于血管壁菲薄且有明显透明样变性，缺乏弹力纤维和平滑肌，当管腔内血流增加时容易破裂出血。

2. 临床表现　Gristante 和 Zevgaridis 等报道本病有如下临床特点：①病变可多发并有家族史；②女性多见；③中青年多见。椎管内的 CA 由于代偿空间小，主要症状是局部的神经压迫引起的感觉、运动以及括约肌功能障碍。

根据发病特点分为 4 型：①急性起病型：发病后症状迅速加重，严重者可以出现偏瘫或截瘫，可能与出血造成髓内血肿有关。患者病情进展快，神经功能迅速减退，后果严重。②反复发作型：急性起病，但症状并不十分严重，且有一定缓解，数周或数月后症状又突然加重。可能由于反复微小出血或畸形血管内血栓形成，出现间断、反复发作性神经功能障碍，发作间期神经功能有不同程度的恢复，这是海绵状血管瘤的一个主要特点。③慢性进行型：反复小量出血和出血后反应性胶质增生、再管腔化、钙化等使海绵状血管瘤体积增大以及脊髓微循环功能失调，均可能是症状恶化的原因。④无症状型：偶然发现。

3. 诊断　MRI 是脊髓海绵状血管瘤最有价值的诊断方法，可以清晰显示不同时期出血成分的信号变化。瘤腔内的反复慢性出血和新鲜出血内含稀释的游离正铁血红蛋白，使其在所有成像序列中均呈高信号，病灶内胶质间隔和沉积的含铁血黄素表现为网格状长 T_1W、短 T_2W 信号带，T_2W 最明显，典型者可呈"牛眼征"。陈旧血栓以及反应性胶质增生呈长 T_1W、长 T_2W 信号，由此病灶呈桑葚状混杂信号（图 5-4）。

4. 治疗　目前，手术切除病灶是治疗脊髓海绵状血管畸形的首选方法。与脑海绵状血管畸形不同，因脊髓代偿空间狭小，可因急性出血而导致病情急剧恶化。故手术时机也与脑海绵状血管畸形不同，一旦出现症状，明确诊断，应急诊手术行病灶根治性切除，早期手术可获得较好疗效。

（二）脊髓动静脉畸形

脊髓动静脉畸形（SAVM）很少见，真正的髓内动静脉畸形是其最少的一部分，约占中枢神经系统动静脉畸形的 10%，可见于脊髓任何节段。

SAVM 与脑动静脉畸形一样，几乎都是先天性的。髓内的畸形血管团位于脊髓内，可以为一个或多个独立的畸形血管团，由脊髓动脉供血，异常血管团和静脉曲张一般均较小。根据选择性肋间动脉或腰动脉等造影，将 SAVM 分为团块型（glomous type）和幼稚型（juvenile）。团块型是指畸形团位于脊髓实质内，呈团块状。幼稚型是指畸形团结构疏松，侵及脊髓，范围几乎占据整个椎管。供血动脉可以单纯脊髓前动脉（ASA）、单纯脊髓后动脉（PSA），以及前动脉和后动脉及软膜动脉同时供血。病变可位于颈段、胸段或胸腰段，圆锥部少见。

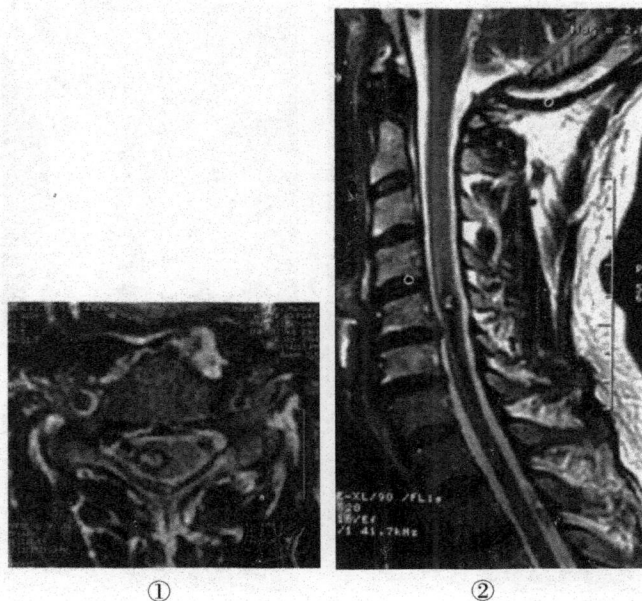

图 5-4 脊髓海绵状血管瘤
①MRI 的轴位；②MRI 的矢状位

1. 临床表现 与硬脊膜外动静脉瘘、硬脊膜下髓周动静脉瘘相比，无明显的性别差异。常出现在年幼儿童，>50% 的患者首发症状出现在 16 岁以下。症状及体征的出现是由于出血（蛛网膜下腔出血或脊髓本身出血）、盗血或静脉占位。因此症状及体征是急性的或进行性的。大约 1/3 的患者是以出血为其首发体征，一半的患者在诊断前有出血。由异常血管团、畸形团内动脉瘤和静脉曲张压迫所引起的损害相对要轻。

2. 诊断 常规 MRI 在脊髓动静脉畸形已是最敏感的方法，而诊断和分型则以选择性脊髓动脉造影检查为金标准。

（1）磁共振：很少报道在 MRI 上能显示真正的 SAVM，但对 SAVM 的检出率可达 94%。MRI 上见到典型的血管病变表现位于髓内，可见到脊髓局部扩张，供应及回流血管显示低信号，圆的、长的及蜿蜒的流空信号（由于血流高速）。在冠状位，在 T_2W 及脑脊液的高信号中显示蛇样充盈缺损。在高倍磁共振研究中，有时可见 T_1W 及 T_2W 上显示一个低信号区。这种现象与先前出血后含铁血黄素残留有关。在静脉高压患者中，其脊髓信号与硬脊膜血管瘘患者相似：T_1W 低信号，T_2W 高信号，脊髓由于水肿变粗。SAVM 的 MRA 研究是 MRI 的重要补充，虽然不能取代 DSA 检查（图 5-5）。

（2）CT 血管造影：CTA 对畸形血管团的范围和引流静脉显示最清晰、准确，可能是由于增强后畸形血管团本身强化明显及静脉血管直径较粗的缘故，并且对于 SAVM 的供血动脉也可准确辨认。

（3）脊髓血管造影：SAVM 治疗前均需先作一个完整的血管造影研究，需要明确：供应动脉的数量及位置、伴随血流量、病灶范围及位置、引流静脉数量及位置、与正常脊髓血管的吻合处，以及正常的动脉供应（图 5-6）。

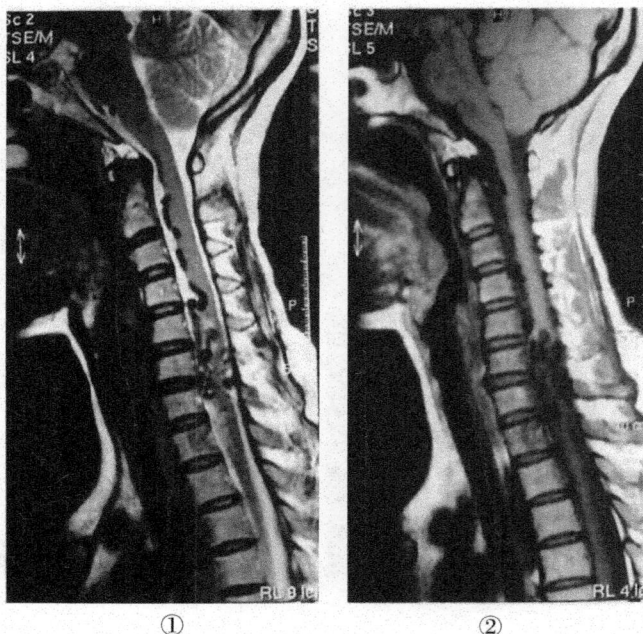

图 5 – 5　脊髓髓内 AVM 图像
①MRI 矢状位 T_2WI；②MRI 矢状位 T_1WI

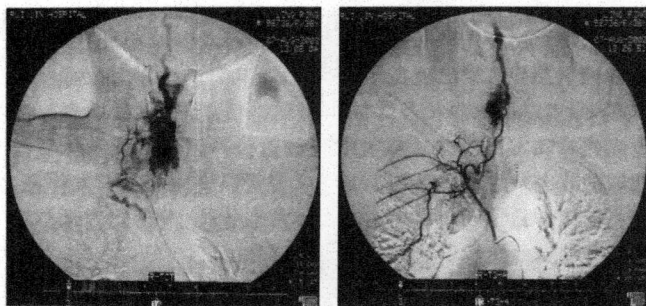

图 5 – 6　脊髓髓内 AVM 的 DSA

3. 治疗　脊髓髓内动静脉畸形治疗原则是尽早去除出血因素，尽可能完全消除畸形血管团，同时保护脊髓功能。目前主要治疗方法有手术、栓塞及手术联合术前或术中栓塞等。如何选择最佳的治疗方式，关键在于对 AVM 的血管构筑进行认真的分析，根据供血动脉及畸形血管团与脊髓实质的位置关系选择治疗方式。

（1）血管内栓塞治疗：对大多数髓内 AVM 经血管内栓塞治疗是目前首选方法。目前常用两种栓塞材料：微粒栓塞物和液体胶。典型的微粒栓塞物质降低了通过畸形血管的血流量，可以减少盗血及降低脊髓缺血危险，使静脉高压得到缓解、恢复，使出血的危险降低或消灭。微粒栓塞物质的主要代表化合物是聚乙烯醇（PVA），有许多不同的直径。使用液体胶可以避免动静脉畸形栓塞后血管再通的缺点。1977 年氰基丙烯酸酯（NBCA）首先成功地应用于脊髓血管畸形的治疗。此液体胶的优点为栓塞区域永久的闭塞而被治愈。其缺点是由于可闭塞正常血管及引起炎症反应而产生较多的并发症。

（2）手术治疗：单独作显微外科手术切除 SAVM 有时会很困难，由于其病变位于髓内及腹侧，会不可避免地发生并发症而引起病情恶化甚至死亡。对已经瘫痪的患者手术也没有帮助。一般完全切除率为 62%，手术前作栓塞更有益手术。手术中应用电生理检查作术中监护，对于保护脊髓功能、降低手术致残情况有很大帮助。

（3）综合性治疗：血管内栓塞和显微外科手术结合是目前治疗颅内动静脉畸形常用的方法，也可以用于脊髓 AVM 的治疗。术前栓塞，可以减少畸形血管团的张力，减少了术中出血，减小畸形团的体积，也可作为术中的标志，使手术更加安全。对进行了多次单纯栓塞后，造影复查仍有残留的 AVM，也可行手术治疗。

（三）髓周动静脉瘘

髓周动静脉瘘（perimedullary arteriovenous fistula，PMAVF）是脊髓动静脉畸形的一种特殊类型，是根髓动脉与脊髓引流静脉之间的直接交通，由脊髓前动脉或（和）脊髓后动脉供血，向髓周静脉引流，其瘘口位于硬脊膜内脊髓表面，不侵犯脊髓实质。男、女性的患病率相差不大，30 ~ 40 岁组发病率最高。可发生于颈髓到马尾的任何节段，以胸腰段多见，占同期脊髓血管畸形患者的 11.42%。尽管发病率低，但常导致患者严重的神经功能障碍，且临床表现常常不典型，容易误诊。

本病病因未明，Gueguen 与 Barrow 认为与手术损伤和先天发育异常有关。髓周血管瘘是在脊髓腹侧或背侧的动静脉短路，是脊髓动脉与脊髓静脉的单一分流而无畸形血管团。供应血管是脊髓前动脉或脊髓后动脉，引流通过非常远的升脊髓静脉到上颈段，甚至到后颅窝。

1. 临床表现　本病在年轻或中年起病，以脊髓损伤为主要临床表现，可表现不同节段的上升性运动、感觉功能障碍，并有括约肌功能障碍，且呈现为非对称性，部分表现为多节段的脊髓神经功能障碍。有三种发病形式：①出血，急性起病，表现为髓内或髓外硬膜下血肿。由于瘘管位于硬脊膜下，脊髓蛛网膜下腔出血也是其偶然出现的体征之一。②缺血表现。③髓外硬膜内占位。

2. 诊断　PMAVF 早期临床表现不明显，定位症状较弥散，行 MRI 检查血管流空影不明确等因素，容易误诊。在出血急性期 PMAVF 可能不出现血管流空现象，而只表现为髓内或髓外硬膜下血肿，因此应当注意在血肿吸收期复查 MRI，有助于减少误诊。而在缺血表现的病例中，MRI 影像表现可能只发现脊髓软化灶，但 PMAVF 常表现进行性加重，此时应注意进行 DSA 检查明确诊断。以占位效应为主的病例中，MRI 影像表现髓外硬膜内占位，但占位影像不典型，强化后可有细点状流空现象。

脊髓动脉造影是髓周动静脉瘘诊断和分型的金标准，对选择恰当的治疗方案至关重要。Merland 等按照其大小、流量及静脉回流，将髓周血管瘘分成三型。

A 型：属于小的动静脉瘘，由一根细长的前脊髓动脉或后侧动脉供应，只有很轻微的血管扩张。血管瘘很小，动脉及静脉的流速也很低（图 5 - 7）。

B 型：属于中等大小的动静脉瘘，由 1 ~ 2 条已有明显扩张的动脉供应，血流速度明显增加，引流静脉明显扩张及弯曲（图 5 - 8）。

C 型：属于一个大的动静脉瘘，有多根大直径动脉供应，血流速度很快，有大的分流量，并有多根扩张的弯曲静脉

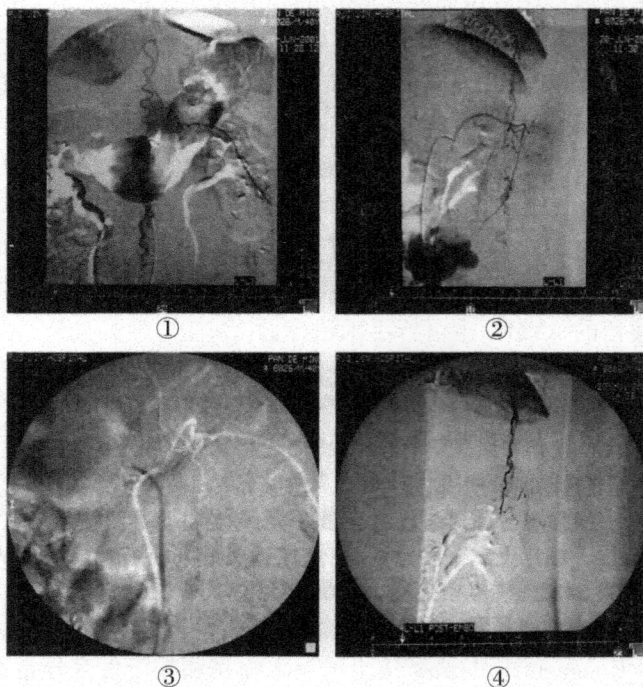

图 5 - 7　L_{11}髓周动静脉瘘 A 型

①DSA 造影；②DSA 造影；③置入微导管；④PVA 栓塞后复查造影。

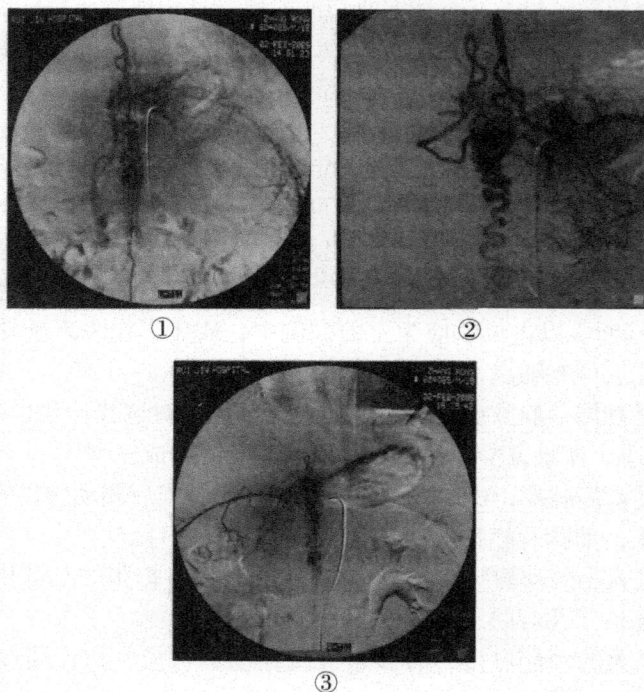

图 5 - 8　髓周动静脉瘘 B 型选择性脊髓 DSA 造影

3. 治疗 对治疗方法的选择，主要依据其不同的临床分型。Ⅰ型和Ⅱ型轻度患者，因瘘口小，供血动脉细长以手术为主。若病灶位于脊髓前方，也可采取血管内介入栓塞瘘口。

对于Ⅱ型重度和Ⅲ型患者，以栓塞为主或者首先进行栓塞。不强求完全栓塞，大部栓塞即可，避免加重脊髓缺血损伤。对于复杂瘘口的患者如栓塞后效果仍不理想可以在大部栓塞后再行手术切除病灶，可以提高治疗效果。

术后随访半年，根据 JOA 术前及术后评分，MeHand 分型Ⅰ型效果最好，脊髓神经功能损伤较小的患者神经功能恢复较好。对Ⅱ型重度和Ⅲ型患者，栓塞治疗效果满意。

（四）脊髓动脉瘤

脊髓动脉瘤（spinal cord aneurysms）很少见，只有很零星的报道，加上有文献将一些血管瘘病例的静脉扩张误当作是动脉瘤，故其发生率很难判断。真正意义上的单纯脊髓动脉瘤很少见。其常伴有脊髓其他血管病变，尤其是脊髓血管畸形。脊髓动脉瘤多位于脊髓前动脉上，血管壁上常有先天缺陷，有时可与脑动脉瘤或身体其他部位动脉瘤共存。在伴有脊髓血管畸形的动脉瘤常见于供应血管上，多为囊状的动脉瘤，破裂出血的危险性很大。

脊髓动脉瘤的诊断可用脊髓磁共振、CT 或脊髓椎管造影，但确诊有赖于选择性脊髓血管 DSA。其治疗方法包括载瘤动脉结扎术、动脉瘤夹闭术或动脉瘤切除术等。在伴有脊髓血管畸形的病例中，如切除畸形血管，动脉瘤常会变小或消失。

（五）硬脊膜动静脉瘘

硬脊膜动静脉瘘（spinal dural arteriovenous fistula，SDAVF）是一种临床最常见的脊髓血管畸形，指供应硬脊膜或神经根的小动脉在椎间孔处穿过硬脊膜时，与脊髓引流静脉直接交通。

SDAVF 的病因尚未明确，一般认为是多因素作用导致的获得性的病变，如感染、脊髓空洞症、外伤和手术等。

脊髓静脉高压是 SDAVF 的主要病理生理学机制。在硬脊膜上形成病理性的慢速、低容量、压力较高的动脉向静脉分流，从而使动脉血直接进入脊髓周围蛛网膜下腔内的静脉。SDAVF 的瘘口常位于硬脊膜内或在神经根袖处，使引流硬脊膜的静脉动脉化，血液流入硬脊膜表面冠状静脉丛，由于该静脉丛与髓内根静脉之间缺乏静脉瓣，血流即可通过根静脉反流至脊髓表面正常的静脉回流系统，使髓周静脉内压力增高而迂曲扩张。这种血管内压力的变化，向邻近的脊髓实质传递，髓周静脉压力增高致使髓内静脉压力也随之增高造成脊髓正常静脉回流障碍，脊髓充血，毛细血管内血液瘀滞，小动脉缺血，脊髓水肿。严重者造成脊髓脱髓鞘或静脉性脊髓缺血坏死，症状突然恶化，逐渐发展成为不可逆损害，称为 Foix - Alajouanine 综合征。

1. 临床表现 SDAVF 的发病率大约是每百万人每年 5～10 例，约是颅内动脉瘤发生率的 1/10，约占所有脊髓动静脉畸形的 70%。发病年龄在 28～83 岁，多见于中老年，约有1/3 的患者在 60～70 岁确诊。本病男性多见，男女发病率之比为 5∶1。SDAVF 可以出现在硬脊膜的任何部位，最常见的部位是胸椎下段和腰椎上段。通常是单发的，出现双瘘道的机会为 1%～7%，没有发现 2 个以上瘘的患者。

SDAVF 没有特异性的症状，临床过程为隐匿起病，进展缓慢，大多数患者的病程 <2～3 年。部分病例在病程中病情突然加重。首发症状是典型的背痛、下肢麻木及肌无力。以两

便功能障碍起病的并不常见，但在诊断时常可见到。严重的坏死或急性起病的很少，SDAVF 病例中呈急性、亚急性进展的约占 10%。神经学检查常发现锥体束损害、深浅感觉障碍和周围神经损害。感觉障碍平面常与实际病变水平不一致，因为感觉障碍平面为静脉回流障碍所致的脊髓水肿平面，而非病灶部位本身。

2. 影像学检查

（1）脊髓 MRI 检查：SDAVF 的初步诊断需要靠脊髓 MRI，而确诊则有赖于脊髓血管造影。MRI 是诊断 SDAVF 的重要依据，主要表现为：①脊髓内呈长 T_2W 信号影；②脊髓周围蚯蚓状迂曲血管流空影，表示扩张的脊髓静脉，可视为 SDAVF 的直接 MRI 征象；③脊髓不均匀斑片状强化。具体表现在 T_2W 上见较长节段脊髓实质的连贯纵行的条状高信号，病灶位于脊髓中心呈"铅笔样"改变和脊髓增粗。在 T_1W 上多呈等信号改变，提示病变以瘀血、水肿为主，说明本病具有可逆性。脊髓病变部位与瘘口常不一致，特别是位于颈、腰骶部脊柱两端的 SDAVF（图 5 - 9）。

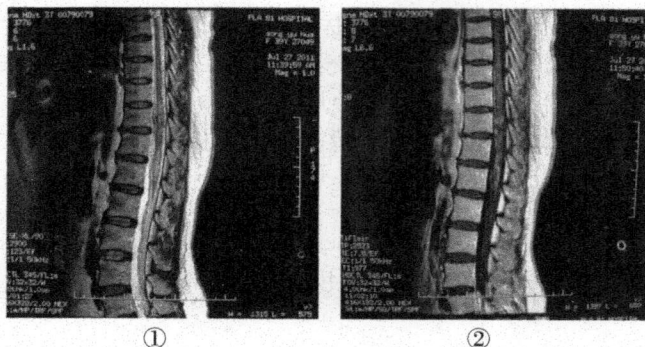

图 5 - 9　T_{10} 硬脊膜动静脉瘘的 MRI
①T_2W 图像；②T_1W 图像

（2）脊髓血管造影：脊髓 DSA 显示根动脉的硬脊膜支在神经根袖套穿过硬脊膜形成动静脉瘘口，其特点是：①位于椎间孔附近的动静脉交通，瘘口多为 1 个，偶可 2 个，多位于上胸段以下至骶段水平，其供血动脉多为 1 支，少数为 2 支；②瘘口后的引流静脉穿过硬脊膜向脊髓表面走行，引流静脉较长，可以上行或下行很长距离，呈迂曲匍行的血管影，汇入脊髓后或脊髓前静脉（图 5 - 10）。

3. 诊断和鉴别诊断　根据患者临床表现结合影像学、脊髓血管造影结果可以确诊。临床上和一些急性、亚急性进展的其他脊髓疾病（如感染、出血、脱髓鞘病变、运动神经原病、脊髓肿瘤等）不易区别。

4. 治疗　本病的治疗原则是完全永久性封闭瘘道。目前主要是通过外科手术和介入血管内栓塞等方法治疗，目前治疗 SDAVF 首选是手术。

（1）手术治疗：直接手术的方法提供了脊髓硬脊膜动静脉瘘的一种简单及成功的治疗。手术治疗的目的是解除椎管内静脉高压，保持脊髓静脉通畅，促进脊髓功能恢复。该手术在显微外科的条件下进行，对脊髓的干扰非常小，显微手术创伤并不大，手术简单易行，术后无复发。

（2）血管内治疗：除了手术治疗，可以经根动脉超选择性插管，将组织丙烯酸栓塞剂注射进供血动脉封闭瘘口方法来治疗，其优势在于创伤小、诊断和治疗可以一次完成。假如闭塞成功，可以不做手术；假如闭塞不能完全成功，可以作部分闭塞的血管瘘切除术。

（3）联合治疗：即先进行血管内栓塞治疗，然后采用手术治疗。如果瘘口被完全封闭，4/5 的患者部分症状会立即好转，其中以运动障碍和疼痛缓解最为突出。

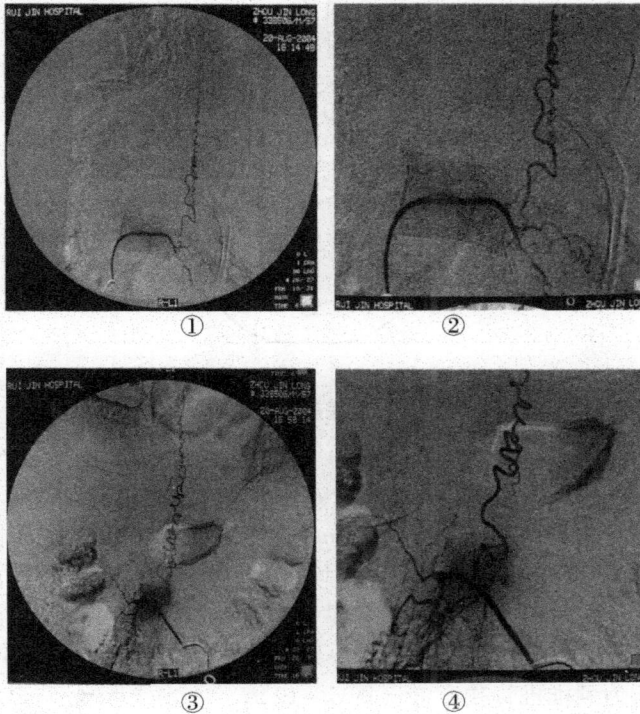

图 5 - 10　硬脊膜动静脉瘘右侧 L$_1$ 选择性脊髓 DSA
①斜位；②斜位放大；③正位；④正位放大

（别红军）

第四节　椎管狭窄症

一、概述

椎管狭窄症是一组慢性进行性脊髓及脊神经根疾病，主要由于脊椎骨的增生性改变，导致椎管的继发性狭窄，压迫脊髓、脊神经根、椎动脉及交感神经丛，使之发生退行性变，并出现相应的神经功能障碍。根据狭窄的部位不同，可分为中央型、侧隐窝型与神经孔型狭窄三类，而根据病因不同，又分为先天性和获得性椎管狭窄。

正常人椎管腔的大小存在着显著的个体差异，即使同一个人，各不同节段的管腔大小亦很不一致。在解剖学上每一个脊椎骨的椎管大小取决于：①椎弓根的高低；②左、右椎弓根的间距；③左、右椎板连合角的大小；④左、右椎板的厚度（图 5 - 11）。此外，椎管的大小在一定程度上取决于上、下关节突的大小及周围软组织，特别是黄韧带的肥厚程度。但是

· 147 ·

单纯先天性（又称发育性）的椎管狭小，一般不致产生脊髓及神经根病变；只有在原有椎管先天性狭小的基础上，再附加有其他病变，使管腔有进一步的不规则狭窄时，才产生神经系统的病变。原有的管腔越窄，引起的神经系统病变进展越快，症状亦越重。

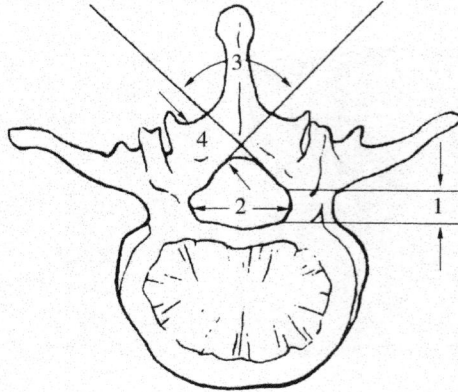

图 5-11　决定椎管大小的因素

1. 椎弓根的高低，2. 椎弓根间距；3. 左右椎板连合的角度；4. 椎板的厚度

一般认为颈椎管腔以 $C_3 \sim C_7$ 段较狭窄，如这段椎管中它的最小矢径在 16mm 以上，基本上不致发生脊髓病变；如最小矢径小于 14mm，则多数患者可出现不同程度的脊髓病变；如最小径被缩小至 8mm 以下，则将无例外地均有脊髓病变的出现。此外，椎管矢径的中径与相应椎体矢径的中径之比，也是决定椎管是否狭窄的指标，正常的比值应为 ≥0.91，如此比值 ≤0.77 则表示有椎管狭窄。如测量 $C_3 \sim C_7$ 各椎骨的此比值，有 3 个以上椎骨管腔比值 <0.75，即可诊断为颈椎椎管狭窄症（图 5-12）。

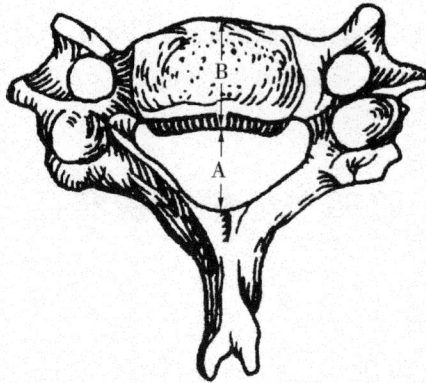

图 5-12　决定颈椎管狭窄的测量指标之一，椎管矢径中径（A）与椎体矢径中径（B）之比

A/B ≥0.91 正常，A/B ≤0.77 狭窄

对腰椎管来说，狭窄最多见的部位是 $L_3 \sim L_5$ 节段，该处的脊髓已经终止而成为马尾，故狭窄引起的影响只限于马尾神经根，可影响其一部分或全部。正常腰椎椎管的矢径应为 22～25cm，在这样大的椎管中，即使有明显的骨赘形成，将不致引起马尾神经的损害。如腰椎椎管的矢径减少到 15mm 以下，则马尾病变的发生机会将大为增加。测定腰椎椎管狭窄

的指标，为椎体骨的横径与矢径的乘积与该椎骨管腔的横径与矢径乘积之比（图 5 – 13）。C×D/A×B≤4.5，如此值 >4.5 可诊断为腰椎管狭窄。

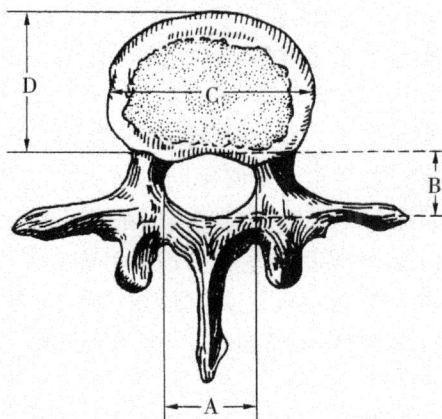

图 5 – 13　决定腰椎管狭窄的测量指标
C×D/A×B 值≤4.5 为正常，此值 >4.5 为狭窄

先天性椎管狭窄的主要病理改变为椎弓根缩短、椎管均匀狭窄。其病因可以是特发性狭窄，也可以由软骨发育不全、黏多糖病、脊髓骨骺发育不全、唐氏综合征等引起，多系胚胎 3 个月 ~3 岁之间形成，但多在成年后才出现症状。

获得性椎管狭窄的病因很多，多为退行性疾患、椎间盘突出、手术创伤及外伤所致。此外全身代谢性病变如 Paget 病、慢性氟中毒、肢端肥大症也可导致椎管狭窄。

椎管狭窄的确切发病率尚不清楚，无症状而行 CT 及 MRI 检查者中，4% ~25% 可见影像学上的腰椎管狭窄。限于篇幅，本节仅对颈椎病、后纵韧带骨化症、胸椎管狭窄症、腰椎管狭窄症和椎间盘突出临床常见的几种疾患进行综合性的介绍。而其他少见类型的疾患，如破坏性脊椎骨关节病变（destructive spondyloarthritis，DSA）、手术及麻醉过程中脊髓或马尾的意外损伤、软骨发育不良症、假性甲状旁腺功能不良症和慢性氟中毒等。

二、临床表现

单纯先天性发育不全造成的椎管狭窄，可没有任何临床症状，但继发外伤、骨质增生、椎间盘突出或韧带肥厚等因素时，椎管狭窄进一步加重后才出现症状。临床上大多数的椎管狭窄为获得性，多数表现为缓慢进展性发展。病史的长短，与受压部位、程度和有无加重狭窄的诱发因素存在关联。

临床表现根据狭窄节段的不同而有差异，主要是脊髓、神经根和血管受压后的缺血性或刺激性表现。

1. 颈椎病（cervical spondylosis）　是一种常见病和多发病，其患病率约为 3.8% ~17.6%，男女之比约为 6：1。病变主要累及颈椎骨、椎间盘和周围韧带及纤维结构，伴有较明显的脊神经根和脊髓病变。第二届全国颈椎病专题座谈会（1992 年，青岛）明确了颈椎病的定义：即颈椎间盘退行性改变及其继发病理改变累及其周围组织结构（神经根、脊髓、椎动脉、交感神经等），出现相应的临床表现。仅有颈椎的退行性改变而无临床表现者称为颈椎退行性改变。此疾病好发于40～60岁之间，外伤与本病的发生有一定关系，有时可成为促使产生临床症状或使症状加重的诱因。

根据受累组织和结构的不同，颈椎病分为：颈型（又称软组织型）、神经根型、脊髓型、交感型、椎动脉型、其他型（目前主要指食管压迫型）。如果以上两种类型同时存在，称为"混合型"。

（1）颈型颈椎病：①颈项强直、疼痛，可有整个肩背疼痛发僵，不能作点头、仰头及转头活动，呈斜颈姿势。需要转颈时，躯干必须同时转动，也可出现头晕的症状。②少数患者可出现反射性肩臂手疼痛、胀麻，咳嗽或打喷嚏时症状不加重。③临床检查：急性期颈椎活动绝对受限，颈椎各方向活动范围近于零度。颈椎旁肌、$T_1 \sim T_7$ 椎旁或斜方肌、胸锁乳头肌有压痛，冈上肌、冈下肌也可有压痛。如有继发性前斜角肌痉挛，可在胸锁乳头肌内侧，相当于 $C_3 \sim C_6$ 横突水平，扪到痉挛的肌肉，稍用力压迫，即可出现肩、臂、手放射性疼痛。

（2）神经根型颈椎病：①颈痛和颈部发僵，常是最早出现的症状。有些患者还有肩部及肩胛骨内侧缘疼痛。②上肢放射性疼痛或麻木：疼痛和麻木沿着受累神经根的走行和支配区放射，具有特征性，因此称为根型疼痛；疼痛或麻木可以呈发作性，也可以呈持续性。有时症状的出现与缓解和患者颈部的位置和姿势有明显关系。颈部活动、咳嗽、喷嚏、用力及深呼吸等，可以造成症状的加重。③患侧上肢感觉沉重、握力减退，有时出现持物坠落；可有血管运动神经的症状，如手部肿胀等；晚期可以出现肌肉萎缩。④临床检查：颈部僵直、活动受限；患侧颈部肌肉紧张，棘突、棘突旁、肩胛骨内侧缘以及受累神经根所支配的肌肉有压痛；椎间孔部位出现压痛并伴上肢放射性疼痛或麻木，或者使原有症状加重具有定位意义；椎间孔挤压试验阳性，臂丛神经牵拉试验阳性。

（3）脊髓型颈椎病：①多数患者首先出现一侧或双侧下肢麻木、沉重感，随后逐渐出现行走困难，下肢各组肌肉发紧，抬步慢，不能快走；继而出现上下楼梯时需要借助上肢扶着拉手才能登上台阶；严重者步态不稳、行走困难，患者双脚有踩棉感；有些患者起病隐匿，往往是自己想追赶即将驶离的公共汽车，却突然发现双腿不能快走。②出现一侧或双侧上肢麻木、疼痛，双手无力、不灵活，写字、系扣、持筷等精细动作难以完成，持物易落；严重者甚至不能自己进食。③躯干部出现感觉异常，患者常感觉在胸部、腹部或双下肢有如皮带样的捆绑感，称为"束带感"，同时下肢可有烧灼感、冰凉感。④部分患者出现膀胱和直肠功能障碍，如排尿无力、尿频、尿急、尿不尽、尿失禁或尿潴留等排尿障碍，大便秘结，可能有性功能减退；病情进一步发展，患者须拄拐或借助他人搀扶才能行走，直至出现双下肢呈痉挛性瘫痪，卧床不起，生活不能自理。⑤临床检查：颈部多无体征；上肢或躯干部出现节段性分布的浅感觉障碍区，深感觉多正常，肌力下降，双手握力下降；四肢肌张力增高，可有折刀感；腱反射活跃或亢进：包括肱二头肌、肱三头肌、桡骨膜、膝腱、跟腱反射；髌阵挛和踝阵挛阳性；上肢 Hoffmann 征、下肢 Babinski 征、Chadock 征可能阳性；腹壁反射、提睾反射减弱或消失。

（4）交感型颈椎病：①头部症状：头晕或眩晕、头痛或偏头痛、头沉、枕部痛，睡眠欠佳、记忆力减退、注意力不易集中等；偶有因头晕而跌倒者。②眼耳鼻喉部症状：眼胀、干涩或多泪、视力变化、视物不清、眼前好像有雾等；耳鸣、耳堵、听力下降；鼻塞、"过敏性鼻炎"，咽部异物感、口干、声带疲劳等；味觉改变等。③胃肠道症状：恶心甚至呕吐、腹胀、腹泻、消化不良、嗳气以及咽部异物感等。④心血管症状：心悸、胸闷、心率变化、心律失常、血压变化等。⑤面部或某一肢体多汗、无汗、畏寒或发热，有时感觉疼痛、麻木但是又不按神经节段或走行分布。以上症状往往与颈部活动有明显关系，坐位或站立时加重，卧位时减轻或消失；颈部活动多长时间低头、在电脑前工作时间过长或劳累时明显，休息后好转。⑥临床检查：颈部活动多正常、颈椎棘突间或椎旁小关节周围的软组织压痛；有时可伴有心率、心律、血压等的变化。

（5）椎动脉型颈椎病：①发作性眩晕，复视伴有眼震；有时伴随恶心、呕吐、耳鸣或听力下降；这些症状与颈部位置改变有关。②下肢突然无力猝倒，但神志清醒，多在头颈处于某一位置时发生。③偶有肢体麻木、感觉异常。可出现一过性瘫痪，发作性昏迷。

2. 后纵韧带骨化症（OPLL）　是日本 Tsukimoto（1960 年）首先报道，临床表现与脊髓型颈椎病相似，现已明确将它作为一种独立的疾病认识。OPLL 的主要病理变化发生于后纵韧带的颈椎上段，沿该韧带向下有不规则的异常骨化。在韧带与椎间盘附着区，骨化可中断或减少，或代之以纤维软骨整个骨化带与其相邻的硬脊膜紧密粘连，并突入硬脊膜腔内，使椎管的矢径明显缩减，造成脊髓的压迫。脊髓前动脉与正中沟动脉亦可被累及，使脊髓前部及两侧的灰质前角供血缺乏，出现两上肢运动障碍重于感觉障碍。由于骨化组织的制动作用，使病变部位的颈椎活动范围受限，而病变以下节段的活动有代偿性增加，容易导致颈椎下段的失稳、劳损，并加速下段颈椎的退行性变及骨赘形成。由此可见 OPLL，与颈椎病常可同时存在，并互相促进。

OPLL 的发展缓慢，病程很长。自出现初期症状至就诊的时间，常超过 1 年甚至可长达数十年。疼痛常不明显，一般均于颈椎过度活动时出现，只限于颈后、肩部等区。初期症状以神经根受压为主，表现有手指麻木、酸胀、伸屈不便及手指活动不灵活等。神经障碍逐渐向颈、肩、上臂等处发展，可以先在一侧扩张，也可两侧同时出现症状。继而出现两下肢麻木、酸胀、沉重，逐渐上肢无力、持物困难、下肢僵硬、步履艰难、四肢肌张力均有增高，并有阵挛。严重者卧床不起，翻身及行动都感困难，排尿功能亦有困难。神经系统的主要体征为四肢的不完全性痉挛性瘫，伴有反射亢进，病理发射阳性。感觉障碍常不规则而弥散，无明显的感觉缺失平面。颈部的伸、屈活动常受限制，如超过此限度可引起疼痛。脑脊液动力试验可以正常、部分阻塞或完全阻塞。脑脊液内蛋白质含量多数正常，但亦有增高者，其他生化指标均属正常。

3. 胸椎管狭窄症　胸椎管腔是整个椎管最狭小的部位，它与脊髓之间的剩余空间亦最小，但这里发生椎管狭窄的情况却最少见。胸椎管狭窄症是临床的罕见病，其原因是胸段脊柱的活动幅度比颈、腰段要小得多。由于受两旁肋骨及前面胸骨的支撑，胸段脊柱的前后伸曲、左右侧弯及旋转运动都受到较大的限制，从而使胸椎骨的慢性劳损、骨赘的形成及后关节的退行性增生等改变都发生较迟而缓慢。另外，病变的进展慢、病程长、症状变化小，常引起患者及医师双方的忽视，导致诊断率低。

临床表现大多发病缓慢，开始时常为一侧或双侧下肢发麻、发凉，逐渐发展为无力。下肢活动僵硬不便，出现跛行。约有半数患者可伴有腰背酸痛，并可累及臀部及大腿，但多不严重。大小便障碍及性功能障碍常见，但一般发生较晚。部分病例可发展为不全截瘫或截瘫。多数患者无外伤史。神经系统检查脑神经及上肢均较正常，下肢肌力可有不同程度的减弱，行走缓慢，呈痉挛性步态。膝、踝反射亢进，病理反射呈阳性，腹壁反射及提睾发射较弱或消失。脊柱多数无明显畸形，少数可有轻度伛偻畸形，或局部压痛。

4. **腰椎管狭窄**　腰椎骨关节肥大性马尾病变（LSS），简称腰椎管狭窄，是在认识颈椎病的基础上才被发现的。20 世纪 50 年代，Verbiest 最早描述了腰椎管狭窄的症状，并对 4 例患者采用椎板切除术治疗，获得了缓解根性疼痛的疗效。

与颈椎病一样，本病是由于腰骶段椎管的先天狭小，再加上腰骶椎骨关节的肥大性改变，使马尾神经根受压及血供障碍所致。椎骨腔的狭小主要决定于矢径的减小，与椎弓根间距的宽窄关系不大。

腰椎管狭窄可分为先天性和继发性两类。前者的特点是椎弓根短且矢状面上椎管直径 < 10mm，最典型的先天性腰椎管狭窄为软骨发育不全；后者椎管直径最初正常，但发病后将前后径在 10 ~ 12mm 之间，腰椎的退行性变如椎板增厚、内侧小关节增生、黄韧带增生等可导致椎管狭窄进行性加重。此外内分泌疾病，例如帕吉特病、肢端肥大症和氟中毒等，也可导致腰椎管狭窄。

本病发展缓慢，常影响多个节段，并伴有明显的关节突粗大，椎板增厚，黄韧带肥厚内突及椎间盘后突等。腰椎管狭窄可发生在 1 个或 2 个节段，也可影响整个腰椎椎管。狭窄最常见的部位为 $L_4 \sim L_5$，其次为 $L_3 \sim L_4$、$L_2 \sim L_3$、$L_5 \sim S_1$，$L_1 \sim S_1$ 较少见。

先天性者的症状出现较早，常在 30 岁或 40 岁左右发病，而继发性者常在 50 岁或 60 岁左右出现根性症状或跛行主诉。病程多较隐袭，发病缓慢。多数患者有长期下背、腰、臀及大腿后部的疼痛史。但疼痛的性质都不很严重，开始是肌肉的疲劳感，稍休息或更换体位可以好转，逐渐发展为间歇性跛行。疼痛的位置亦可逐渐下移到小腿的前外侧，有时伴有麻木及感觉异常，但很少像坐骨神经痛那样典型。咳嗽、打喷嚏通常并不加重疼痛，与负重关系亦不大。多数患者都能提供发病是与某一活动或某种体位有关，而且患者发病时可能无法行走，但却可长时间驾车。患者的临床表现，主要可分为位置性跛行及缺血性跛行两种类型。

（1）位置性跛行：发生于行走或长时间地站立不动时。发病后只要改变体位，将身体前屈或蹲下或弯腰行走，疼痛即消失。因此，患者常保持着弯腰的姿势。这种发作与腰椎的伸曲活动有关，因为腰椎背伸时不仅黄韧带的突入增加，马尾的截面积亦加大，增加了压迫的程度，有些患者不能卧下，俯卧或仰卧均可增加疼痛，只有侧卧屈膝才可使疼痛消除。对于某些不引起伸腰活动的姿势，患者仍能参与，例如骑自行车、打网球等。因此常被误诊为神经症或诈病。这类跛行占 LSS 的大多数。

（2）缺血性跛行：发生于行走或下肢活动时，疼痛呈肌痉挛性，以两小腿前外侧的肌群受累较多。停止行走或下肢的活动时，疼痛即消失。这种发病与腰椎的伸直无关，改变体位将不受影响，但与血内氧张力有明显关系。改变吸入气体中的氧浓度，常可直接影响发作情况。在肌肉活动时有关的脊髓血供增加，相应神经根在传导冲动时需氧量亦大为增加。马尾神经的血供都来自前、后根动脉，都是末梢终动脉，只供应自身神经根，不与其他血管发生侧枝联系。当腰椎管狭窄时，这些根动脉大多受到部分梗阻或压迫，使在活动时不能扩张，引起马尾神经的血供不足而发生症状。停止活动后症状即可改善。这类跛行占 LSS 的少数。

5. **椎间盘突出症**（herniation of intervertebral disc）　是指椎间盘的髓核或部分软骨盘，通过环状韧带的薄弱点向外突出而言。髓核向椎管内突出，临床上都有不同程度的神经根或脊髓受压的表现。

损伤或突然的负重常为椎间盘突出的直接原因，约半数以上的患者，都可以清楚地诉说发病是与一次突然的"扭伤"有关，如发生于拎举重物、扛抬东西、长时间的弯腰活动或摔跌之后。

（1）好发部位：除 $C_1 \sim C_2$ 及骶段因没有椎间盘外，其他部位均可发生。最常见的为颈段，胸段较少见。发生于腰段的椎间盘突出，以 $L_4 \sim L_5$ 最多见，其次为 $L_5 \sim S_1$，$L_3 \sim L_4$ 再次之，$L_1 \sim L_2$ 及 $L_2 \sim L_3$ 较少见。发生于颈段的椎间盘突出以 $C_5 \sim C_6$ 和 $C_6 \sim C_7$ 最多见，其次是 $C_4 \sim C_5$ 和 $C_7 \sim T_1$。发生于胸段的椎间盘突出很少见，发生者以下胸段 $T_9 \sim T_{12}$ 的诸节段相对较多。

（2）髓核突出的程度：自上而下各椎间盘的体积是逐渐增大的。髓核的体积，一般只有整个椎间盘的15%。颈段椎间盘的平均体积约为1.5ml，而其髓核的体积只有约0.2ml。腰段椎间盘体积平均为10ml，髓核的体积可达1.5ml。由此可见同为髓核突出，发生在颈部者要比腰部者小得多，因此造成的大块突出也少得多。髓核突出不伴有环状韧带破裂者称为部分突出，髓核突出伴有环状韧带破裂，并游离于椎管内者称为完全性突出。后者多见于胸段及腰段，颈段者少见。

（3）神经组织的受压：向后外侧突出的椎间盘，可压迫到该侧的神经根。颈部的神经根走向接近水平，故突出的髓核压迫同节段的神经根；例如 $C_5 \sim C_6$ 椎间盘突出，压迫及此间隙的神经根（即 C_6 神经根）；$C_6 \sim C_7$ 椎间盘突出压迫 C_7 神经根，余类推之（图 5 - 14）。在腰段神经根的走向垂直，且椎间孔的位置高于椎间隙的位置，同节段的神经根都在突出的椎间盘以上离开椎管，故压迫的神经根常为其下一节段的神经根；例如 $L_4 \sim L_5$ 椎间盘突出压迫 L_5 神经根，$L_5 \sim S_1$ 椎间盘突出压迫 S_1 神经根，余类推之（图 5 - 15）。

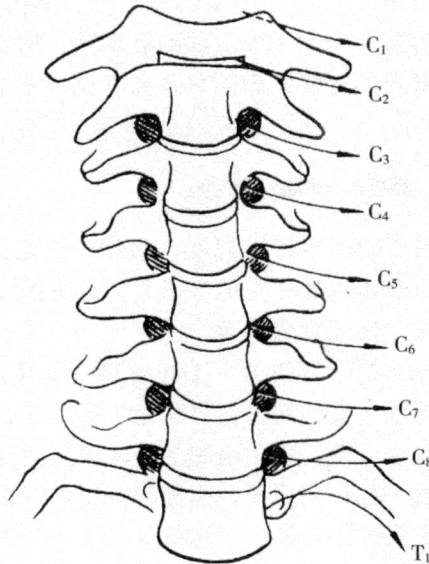

图 5 - 14 颈椎间盘突出的部位与颈神经根的关系（示意图）

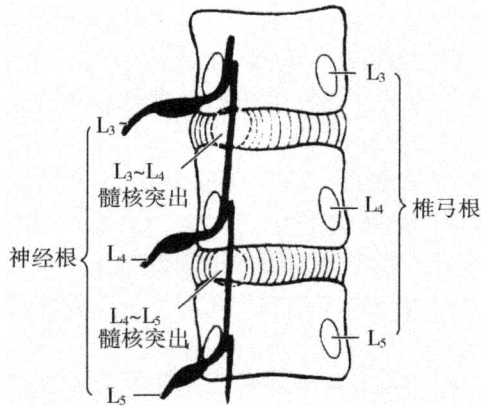

图 5 – 15　腰椎间盘突出的部位与马尾神经根的关系

（4）常见症状和体征：

1）颈椎间盘突出症：主要表现有颈、背、肩胛前胸等部位疼痛，相应节段的肌萎缩，上臂、前壁及手部有麻木或浅感觉减退，肱二头肌、肱三头肌、肱桡肌等的腱反射减退或消失，有时可出现脊髓半切综合征，严重者可有两下肢的进行性痉挛性瘫痪，双侧锥体束征阳性，及膝、踝反射亢进等。体检可见颈神经根牵引试验阳性、颈椎间盘孔压迫试验阳性。颈椎牵引试验时，可使根痛缓解。

2）胸椎间盘突出症：主要表现有神经根痛，常迅速出现下肢的痉挛性截瘫，伴有广泛的感觉、运动与括约肌功能障碍。

3）腰椎间盘突出症：主要表现为长时间的下背部疼痛病史。劳累、弯腰、负重、咳嗽等均可诱发。发作时在小腿、足背及足底等皮肤上有针刺或麻木样感觉障碍。少数者可有小便困难、尿潴留。体检：腰椎的正常前凸曲度消失，椎旁肌肉强直、弯腰动作明显受到限制，背伸动作可诱发或加重疼痛及引起下肢皮肤的麻木感，病变的两旁及棘突处有压痛及叩痛，压迫颈静脉常引起病变部位的疼痛，病侧直腿高举试验不能超过30°及病侧下肢皮肤有感觉减退等。

三、影像学检查及其他辅助检查

1. X线片检查　是判断损伤的疾患严重程度、治疗方法选择、治疗评价的影像学基础。X线片上常见的异常表现包括椎体后缘骨质增生肥大、骨桥形成，椎间小关节肥大，椎管管径变小，后纵韧带骨化或钙化，椎间隙变窄等。

Tsuyama 将 OPLL 的 X 线征象分为四类：①连续型：骨化阴影呈条索状，跨越数个椎体；虽然厚薄不匀，但呈连续性；②间断型：骨化组织呈片状，都位于椎体的后面，在相当于椎间隙处骨化组织中断；③混合型：骨化组织的上段呈连续性，其下段呈间断性；④孤立型：骨化组织较短，限于颈段，且都向后凹，引起脊髓受压（图 5 – 16）。

2. CT 扫描　CT 能清除显示骨赘的部位、范围和大小，以及椎管周围的软组织病变，如椎间盘突出、纤维环膨出、髓核钙化、椎体小关节的关节突骨赘和后纵韧带骨化等，有助于明确导致椎管狭窄的原因、了解脊髓和神经根受压的程度和与脊髓萎缩的鉴别。先天性椎管狭窄时，CT 扫描可见椎弓根发育短小，椎管前后径明显缩短。椎间盘突出时，CT 扫描上可显示突出的部位和程度。

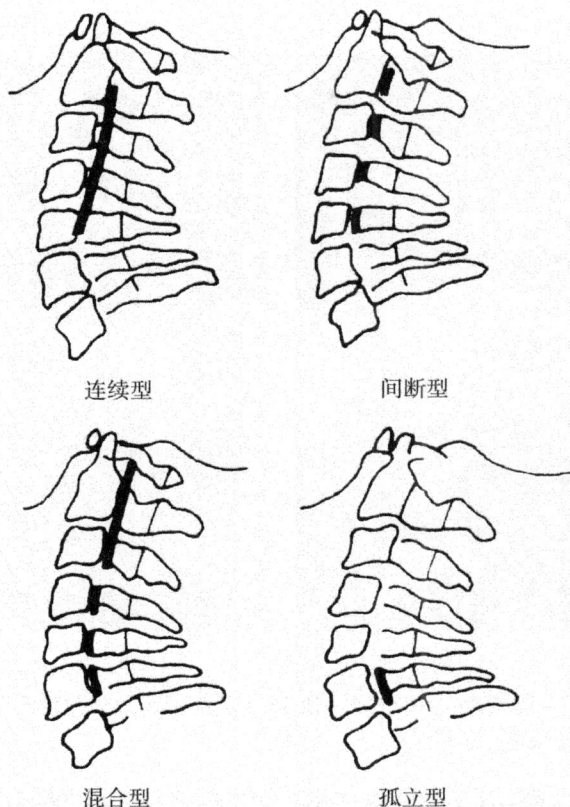

连续型　　　　　　　　间断型

混合型　　　　　　　　孤立型

图 5 - 16　后纵韧带骨化的四种类型

CT 平扫可见椎管管径的窄小。文献报告颈椎椎管 < 10mm 即可确立诊断，腰椎椎管前后径 ≤ 11.5mm 时即可确诊，其面积 < 1.45cm^2 即为异常。此外，椎管狭窄后椎管正常的形态消失，椎管内的组织结构也可发生继发性改变，如硬脊膜外脂肪层变薄或消失，硬脊膜囊受压变形，严重者可有脊髓缺血软化灶形成。

3. MRI 检查　MRI 检查则可以清晰地显示出椎管内、脊髓内部的改变及脊髓受压部位及形态改变，由于 MRI 可矢状面、冠状面和横断面三维成像，对显示软组织的改变更清晰和直接。矢状面上可见蛛网膜下腔变窄、闭塞，脊髓受压变形，以及相应神经根受压（图5 - 17）。同时，显示椎间盘突出的部位、程度以及黄韧带肥厚的形态，较 CT 扫描更清晰（图5 - 18）。但对骨质增生、小关节退行性变及韧带钙化或骨化的观察，则不如 CT 扫描。颈椎病严重者，颈髓可因继发性水肿、炎性改变和缺血性改变而发生软化及胶质增生，在 MRI 的 T_1W 上表现为低信号，而在 T_2W 上表现为高信号。同时，MRI 检查有助于椎管内占位性病变如肿瘤、脓肿、血肿和血管畸形等的鉴别。

4. 其他影像学检查　经颅彩色多普勒（TCD）、DSA、MRA 可探查基底动脉血流、椎动脉颅内血流，推测椎动脉缺血情况，是检查椎动脉供血不足的有效手段，也是临床诊断颈椎病，尤其是椎动脉型颈椎病的常用检查手段。

5. 脑脊液检查　椎管狭窄患者，腰穿脑脊液检查可见蛛网膜下腔程度不同的狭窄，脑脊液蛋白质含量常可有不同程度增高，但细胞数检查无增多。椎管造影可见狭窄的部位，但目前临床上已应用较少。

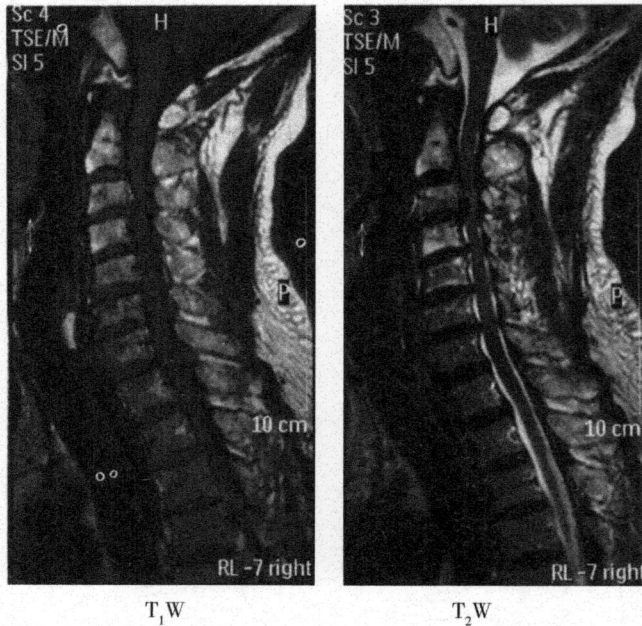

T_1W T_2W

图 5 – 17　颈椎病 MRI 所见（颈 3、4 后纵韧带骨化伴椎间盘突出，相应节段颈髓受压呈线状）

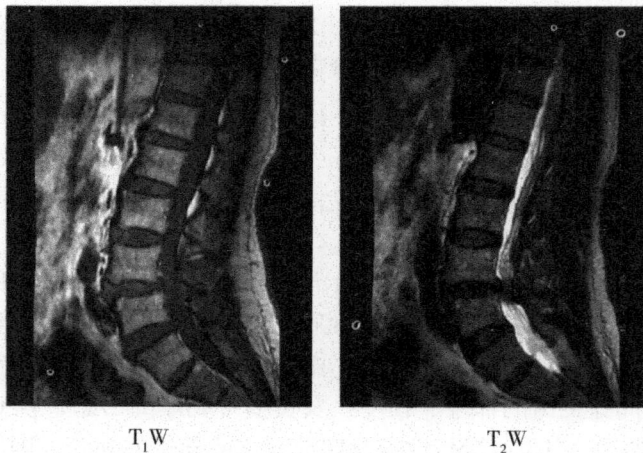

T_1W T_2W

图 5 – 18　腰椎间盘突出合并椎管狭窄 MRI 所见

6. 体感诱发电位（somatosensory evoked potential，SSEP）　有助于术前了解脊髓受压程度和受损的状态，可为治疗策略的制定提供辅助的信息。

四、诊断和鉴别诊断

临床上缓慢起病，主要表现为脊髓、神经根受压症状者，要高度怀疑椎管狭窄的存在。结合前述的 CT 及 MRI 检查所见，不难做出椎管狭窄的诊断。

2007年，中国康复医学会颈椎病专业委员会发布了《颈椎病诊治与康复指南》，有关不同类型颈椎病的诊断标准，请参照《颈椎病诊治与康复指南》的相关内容。

颈椎病和颈椎间盘突出症的临床表现颇多相似之处，但两者的病因及病理并不相同，治疗原则亦有出入，因此应注意加以区别。颈椎间盘突出症远较颈椎病为少见，多为外伤后急性发病，一般只影响单个椎间隙；颈椎病则多为缓慢发病，且常为多节段性病变。颈椎病尚需要与OPLL、肌萎缩侧索硬化、脊髓空洞症、亚急性脊髓炎合并变性、脊髓肿瘤、枕大孔区脑膜瘤、颈肋、前斜角肌综合征、脊柱结核、耳源性眩晕、椎-基底动脉供血不足和椎弓根发育畸形等相鉴别。

腰椎管狭窄：需要与下肢动脉闭塞性疾病做鉴别，特别是髂总动脉的闭塞。髂总动脉闭塞也可引起下背部、腰部、臀部、大腿后部的疼痛。但由于缺血，它常伴有皮肤的苍白发冷；股、腘等动脉波动消失；发作时很少有感觉、运动及反射的改变；没有肌肉痉挛；在动脉阻塞或狭窄部位，可以听到血管性杂音；腰椎X线片中没有椎管腔的狭小；腰穿检查见椎管通畅，脑脊液检查正常，足以与本病鉴别。下肢血管闭塞性脉管炎者，有足背及胫后动脉的脉搏消失，皮肤色泽改变，没有椎骨的变化及神经根症状，不难鉴别。本病长期以来一直与腰椎间盘突出混淆，其实这是两种完全不同的疾病。其主要区别在于椎间盘突出起病较急，有明显外伤的诱发因素，常只影响单个神经根，不伴有椎管的狭小，及对手术与非手术治疗的效果较明显的特点。其他如马尾肿瘤、脊柱结核、脊柱蛛网膜炎等，一般均不引起间歇性跛行，故亦不难鉴别。糖尿病周围神经病变，可能被误诊为腰椎神经根病或神经性跛行。倾向于糖尿病而非椎管狭窄的临床症状包括突然出现的疼痛、夜间痛、烧灼样疼痛和改变姿势无法缓解疼痛。

五、治疗原则和预后

椎管狭窄的治疗有手术和非手术之分。大部分患者经非手术治疗效果优良，仅一小部分患者经非手术治疗无效或病情严重而需要手术治疗。

1. 非手术治疗　目前主要是采用中医、西医、中西医结合以及康复治疗等综合疗法。主要包括中医中药治疗（包括中医辨证处方、中药外治疗法、推拿和正骨手法、针灸疗法）、康复治疗（包括物理因子疗法、牵引治疗、手法治疗、运动治疗和矫形器具）和西医的对症、扩张血管、利尿脱水、营养神经等类药物治疗。对椎管狭窄严重者，切忌过度牵引或推拿，以免造成已受压脊髓组织的急性损害发生。

2. 手术治疗　对非手术治疗无效者，依据造成椎管狭窄的病因不同，采用不同的手术入路和手术治疗策略。总体原则为解除造成椎管狭窄的致病因素，扩大椎管腔，从而缓解脊髓、神经根和相应血管的受压，同时要兼顾脊柱的稳定型，必要时给予植骨固定或（和）异体材料内固定。

主要的手术方法包括前路手术摘除突出的椎间盘、骨化的后纵韧带和骨赘后的椎体融合，后路包括椎板切除术、椎板切开术、椎管扩大成形术、髓核摘除术、椎弓根部分切除术、椎间孔扩大术等。

内镜下髓核摘除术，对部分早期椎间盘突出患者和有经验的术者来说，是种创伤相对较小的手术治疗方法选择。

3. 疗效评估　随着影像诊断技术、微创手术技术、内固定材料和早期康复的发展，椎管狭窄患者早期诊断后及时治疗，手术治疗的疗效也不断提高。手术治疗的预后，与术前有无脊髓组织的永久性缺血损害密切相关，术后的早期康复治疗也是影响预后的主要因素之一。少数患者可能术后复发，而再次手术的疗效则明显差于首次手术。因此在初次手术时，要充分评估患者的临床表现和影像学的结果，考虑稳定性的同时，做到彻底和充分的减压，尽可能避免再次手术。

（李立新）

第五节　脊髓压迫症

一、概述

脊髓压迫症是指发生于椎管内的具有占位性特征的病变，随病情发展而不断扩大，压迫脊髓、脊神经根以及供应血管，从而逐渐导致脊髓功能障碍，出现受损平面以下的运动、感觉、反射及自主神经功能障碍等一系列临床表现。脊髓压迫症的病因以椎管内肿瘤最为常见，约占脊髓压迫症的1/3以上。另外，椎管内脓肿、椎管内结核瘤、脊柱损伤的椎体脱位、骨折和椎管内血肿、椎管狭窄、椎间盘突出症、脊髓血管畸形以及某些先天性脊柱病变等均可引起脊髓压迫症。脊髓压迫症的起病和发展具有较明显的渐进性，根据导致压迫的病因不同，可有急性型、慢性型和亚急性型之分。急性压迫多因脊柱损伤、转移性肿瘤、急性硬膜外脓肿、椎管内出血等原因造成，患者起病急骤，进展迅速，通常在数小时至数天之内脊髓功能即可完全丧失；慢性压迫则见于椎管内良性肿瘤如神经鞘膜瘤、脊膜瘤、脂肪瘤、脊索瘤等以及脊柱结核和有些先天性脊柱畸形，在典型病例中其自然病程可分3个阶段，即根痛期、脊髓部分受压期和脊髓完全受压期。

脊髓压迫症诊断应根据病史和体格检查，并结合适当的辅助检查对病变做出准确的定位、定性诊断。定位诊断包括脊髓压迫节段的定位和髓内、外及硬脊膜内外的定位。定性诊断则需明确造成脊髓压迫的原因，是肿瘤性的还是炎症性的，是良性肿瘤还是恶性肿瘤，这对治疗有很大的指导意义。只要进行全面细致的询问病史和查体，结合各项重要辅助检查的综合分析，上述诊断应不难做出。脊髓压迫症的治疗原则是去除病因，手术是唯一有效的治疗方法。应做到尽早诊断、尽早治疗，尽可能保护患者神经功能，手术后可辅以放疗、药物治疗、物理疗法、加强功能锻炼、加强护理，以促进脊髓神经功能的恢复，对瘫痪或年老的患者应注意预防压疮、尿路感染及肺炎等并发症。

二、椎管内肿瘤

（一）概述

发生于椎管内各种组织的原发性和继发性肿瘤。椎管内肿瘤的发病率约为颅内肿瘤发病率的1/7。椎管内肿瘤的分类方式很多，按肿瘤生长的部位，可分为颅颈交界区、颈段、胸段、腰段和骶段肿瘤；按肿瘤的病理分类，有良性和恶性，原发性和继发性之分；按肿瘤与脊髓、硬脊膜的关系，可分为髓内、髓外硬膜下、硬膜外和所谓的"哑铃型肿瘤"；按肿瘤的组织来源，可分为神经鞘膜瘤、脊膜瘤、胶质瘤、脂肪瘤、先天性肿瘤、血管瘤、转移性肿瘤等。髓外硬脊膜下肿瘤是椎管内肿瘤最常见的一类，主要是神经鞘膜瘤和脊膜瘤，少数为先天性肿瘤；髓内肿瘤主要为星形胶质细胞瘤和室管膜瘤，也可为先天性肿瘤、转移性肿瘤等；硬脊膜外肿瘤多为恶性肿瘤，如肉瘤和转移癌，此外还有脂肪瘤、血管瘤、软骨瘤、骨瘤、神经鞘膜瘤、脊膜瘤和囊肿等；哑铃型肿瘤是指肿瘤骑跨于髓内、外或硬脊膜内、外，呈哑铃状，常见的有神经鞘膜瘤。

椎管内肿瘤逐渐生长而产生的一系列病理生理变化主要有 3 个方面，一是肿瘤不断增大，压迫脊髓及神经根使其受损；二是肿瘤直接浸润、破坏神经组织：三是肿瘤影响脊髓的血液循环。此外肿瘤生长还会影响脊髓蛛网膜下腔脑脊液循环。其中肿瘤对脊髓的压迫是造成这些病理生理变化的基本原因。

(二) 临床表现

椎管内肿瘤根据其发病部位、发病时期以及病理类型不同，可有不同的临床表现。依其病程发展过程可分为 3 个阶段：神经根痛期、脊髓半截综合征期和脊髓横断性损害期。

髓外硬膜下肿瘤占椎管内肿瘤的 60%～70%，好发于胸段及颈段。肿瘤性质以神经纤维瘤及脊膜瘤最多见，其次为血管瘤、上皮样及皮样囊肿、神经胶质瘤以及转移瘤等。临床表现根痛多见，为早期较为突出的症状，随着病情的发展逐渐出现脊髓受压的表现，患者的痛温觉障碍一般由下而上发展，直到病变相应水平。且患者的括约肌功能障碍一般出现较晚。由于肿瘤在蛛网膜下腔生长，椎管梗阻出现较早，脑脊液检查蛋白含量多明显增高，尤其是神经鞘膜瘤。

髓内肿瘤占椎管内肿瘤的 10%～15%。较多发生于胸段及颈段，多为神经胶质瘤，其中以室管膜瘤最为多见，其次为星型胶质细胞瘤。肿瘤由于侵犯脊髓实质，累及脊髓白质前联合，早期可有感觉分离现象，痛温觉障碍由上而下发展，但感觉水平的上界常不恒定，运动障碍亦多呈离心性发展，即先出现于病变节段，逐步向远侧扩展。括约肌功能障碍的出现常较其他肿瘤为早。脑脊液检查蛋白含量变化不大，常在正常范围，其病程常较髓外肿瘤短。

硬脊膜外肿瘤占椎管内肿瘤的 15%～25%。常见的脊膜瘤、神经纤维瘤、骨瘤、软骨瘤、脊索瘤、血管瘤、脂肪瘤以及各种转移性肿瘤等、其中以转移性肿瘤最多见。转移性肿瘤或其他恶性肿瘤一般病程较短，部分病例起病急骤，在较短的时间内即发展至脊髓横断损害期。且患者根痛剧烈，病变节段棘突可有压痛。生长于硬脊膜外的神经纤维瘤及脊膜瘤与生长于脊膜内者临床表现相类似。

(三) 诊断

据上述特点，仔细询问病史并详细地进行神经系统检查，结合必要的辅助检查，如脑脊液检查、脊柱 X 线平片、脊髓造影、CT 及 MRI 检查等，特别是 MRI 和脊髓血管造影检查，对椎管内肿瘤定位及定性诊断不难，但需注意早期诊断对椎管内肿瘤治疗的必要性和重要性。

(四) 治疗

椎管内肿瘤的治疗以手术切除肿瘤为主，对恶性肿瘤，可采用手术辅以放疗、化疗、免疫治疗和中医中药等综合治疗。治疗过程中注意防止并发症和加强功能锻炼。椎管内肿瘤的预后取决于肿瘤的性质、部位、治疗早晚及手术切除程度。

1. 手术治疗　目前认为治疗椎管内肿瘤最有效的方法仍是手术切除。脊髓肿瘤的切除最好能在显微镜下进行，可提高手术成功率，减少术中神经损伤，减少术后并发症。

2. 放射治疗　用于椎管内恶性肿瘤的辅助治疗。近年来大多主张采用大剂量短期治疗方案，如可用每日 500rad，并可同时使用激素及利尿剂，以防止产生严重的脊髓水肿。

3. 化学治疗　也用于椎管内恶性肿瘤的综合治疗。一般根据肿瘤的病理性质选用化疗药物。常用的药物有卡莫司汀（BCNU）或环己亚硝脲（CCNU）等。化疗的同时应注意防止化疗后并发症的发生。

4. 免疫治疗　恶性肿瘤的患者免疫力低下已被证实，目前非特异性免疫疗法已经应用于临床，如卡介苗、转移因子、干扰素及白细胞介素的应用。这对于椎管内恶性肿瘤的治疗也是一个有益的补充。

三、椎管内脓肿

（一）概述

椎管内脓肿（intraspinal abscess）是指发生于硬脊膜外间隙、硬脊膜下间隙或脊髓内的急性化脓性感染。其中以硬脊膜外脓肿最为常见。

（二）病因及发病机制

（1）硬脊膜外脓肿（epidural abscess）：绝大多数为继发性。原发感染灶可为邻近或远隔部位的疮疖、痈肿或蜂窝织炎，或为各脏器感染如肺脓肿、腹膜炎、卵巢脓肿等，也可为全身败血症的并发症。感染途径可为血液或淋巴道传播、直接扩散、手术感染、开放性创伤等。致病菌大多为金黄色葡萄球菌，少数为革兰阳性双球菌、革兰阳性链球菌及乙型溶血性链球菌。病变部位多位于中下胸段及腰段。细菌侵入硬膜外间隙而形成感染，急性期形成脓液积存，使硬脊膜外压力增高，脓液可沿硬膜外间隙纵行扩散，多者达十多个脊柱节段，脓肿除广泛地压迫脊髓和神经根以外，还可阻碍脊髓静脉回流，产生脊髓水肿，引起脊髓及蛛网膜的炎性反应，使脊髓血管内发生炎性血栓，导致脊髓坏死软化；如脓肿感染较轻，病变逐渐局限，则转为亚急性和慢性，亚急性期脓液与肉芽组织并存，慢性期病变部位则无脓液，为肉芽组织所填充，仍可压迫脊髓。

（2）硬脊膜下脓肿（subdural abscess）：硬脊膜下脓肿发生于硬脊膜与蛛网膜之间，临床少见。感染来源多由于血行或直接播散，好发于颈椎、胸椎，致病菌以金黄色葡萄球菌多见。造成脊髓功能障碍的原因仍为直接压迫和血管炎性栓塞。

（3）脊髓内脓肿（intramedullary ahscess）：脊髓内脓肿极罕见，多继发于血行感染如呼吸系或泌尿系感染，其次为感染直接蔓延。致病菌多为金黄色葡萄球菌。好发于胸段脊髓，常累及多个脊髓节段。患者疼痛远不如硬膜外脓肿，但下肢感觉、运动障碍、括约肌功能障碍出现较早，病程发展快，可能数日内即发展至全瘫。

（三）诊断

对有化脓性感染病史，在数小时或短期内出现脊髓功能障碍症状伴高热者，应高度怀疑脊髓硬脊膜外脓肿的可能，再结合 MRI 及实验室检查可予确诊；硬脊膜下脓肿表现与硬膜外脓肿相似；脊髓内脓肿较难诊断，根据有脊髓功能障碍并有化脓性感染病史，结合影像学检查提示髓内占位病变者，应想到脊髓内脓肿的可能。

（四）治疗

（1）硬脊膜外脓肿：硬脊膜外脓肿是一种神经外科急症，手术疗效与治疗时机有密切关系，应在早期尚未出现完全截瘫以前做出诊断，并给予手术治疗则预后较好，一旦延误手术时机而出现完全性截瘫才进行手术，则瘫痪往往难以恢复。因此，对确诊为急性硬脊膜外脓肿的患者，应作急诊手术处理。

（2）硬脊膜下脓肿：凡术前考虑硬脊膜下脓肿的脊髓压迫症，经检查证实有蛛网膜下腔阻塞时，应尽早急诊手术。

（3）脊髓内脓肿：此病极为罕见，多继发于全身其他部位感染。一旦考虑本病，均应早行脊髓探查术。

四、脊髓结核和椎管内结核瘤

脊髓结核是结核杆菌经循环系统或脊柱骨结核累及脊膜、脊髓血管，继而形成蛛网膜炎、结核性肉芽肿等，因压迫供应脊髓的血管产生脊髓缺血，或由肉芽肿压迫脊髓而出现症状。椎管内结核瘤则是指椎管内硬脊膜内、外并侵犯脊髓的结核性肉芽肿，不包括脊柱结核所引起的椎旁脓肿压迫脊髓的情况。

脊髓结核和椎管内结核瘤继发于身体其他部位的结核病变，如肺结核、结核性脑膜炎等，感染途径为血行传播和直接脊髓内播散。可发生于脊髓任何节段及硬脊膜内外。结核瘤除压迫脊髓、神经根和影响脊髓血液循环，产生类似椎管内肿瘤的脊髓压迫症症状外，还可造成蛛网膜、软脊膜、硬脊膜以及脊髓的广泛粘连，并常常直接侵犯脊髓，破坏脊髓神经细胞和传导束。

脊髓结核多数起病缓慢，亦有呈亚急性起病者，出现病变水平以下的肢体瘫痪和大小便功能障碍，这种脊髓损害常为不完全性，早期可出现锥体束损害的表现。腰穿显示脑脊液通畅或有部分梗阻，脑脊液无色透明，白细胞可轻度升高，一旦和细胞增多为主，蛋白质轻度增高，糖及氯化物降低。根据结核病史、慢性或亚急性起病、特殊的脑脊液改变，如再有脊柱 X 线的改变，脊髓结核的诊断一般不难。

椎管内结核瘤发展较快，且以直接侵犯脊髓组织的硬膜内型为多见，其病程常较短，一般为半年以内，很少超过一年。临床表现有根痛、截瘫及病变以下的感觉障碍。腰椎穿刺试验显示不同程度的椎管内梗阻，脑脊液检查蛋白增高，白细胞计数轻度增加，糖及氯化物含量多为正常范围，脊椎 X 线扫描均正常，CT 扫描可发现椎管内有密度增高的影像。椎管内结核瘤因临床表现多样，诊断较为困难，不易与其他椎管内占位病变相鉴别，但仍可能通过结核感染病史、特殊的脑脊液改变及 CT、MRI 检查在术前做出诊断。

治疗方面对处于急性结核性脊膜脊髓炎阶段的患者，明确诊断后应行正规的抗结核治疗。常用方法有异烟肼＋链霉素＋对氨基水杨酸联合应用，或异烟肼＋利福平＋链霉素联合应用。用药原则是长期、足量。对椎管内结核瘤患者，治疗原则是一经诊断尽早手术，且手术切除和正规抗结核治疗相结合。

（李立新）

第六节 脊髓空洞症

一、概述

脊髓空洞症是由于各种原因引起脊髓内囊性空腔形成，导致脊髓功能障碍的一类疾病。脊髓内空腔可与 CSF 通路相通，或不相通而成为一局限性囊腔。当脊髓内囊性空腔扩展到延髓时就称为延髓空洞症。交通性脊髓空洞症多与先天性颅底发育畸形如 Chiari Ⅰ 型畸形有关，而阻塞性脊髓空洞症则可以由脊髓肿瘤、外伤、蛛网膜炎和血管意外引起。

二、病因及发病机制

由于脊髓空洞症形成的原因各异，对各种脊髓空洞症形成及扩大的病理生理有不同的学说。①流体动力学说：基于脊髓空洞症与 Chiari 畸形同时存在，Gardner 提出了流体动力学说，他认为由于第四脑室出口阻塞或狭窄，来源于脉络丛的颅内动脉搏动通过 CSF 被传至脊髓中央管，通过液体冲击作用，使脊髓中央管扩大形成脊髓空洞症。当脊髓中央管进行性扩大时，随着脊髓变薄，脊髓空洞扩大所需的力量也减小。所以维持脊髓空洞所需的压力较最初扩张脊髓中央管时所需的压力大为减少。②颅内 - 椎管压力分离学说：Williams 提出颅内和椎管内存在的压力差是由于小脑扁桃体下疝的单向活瓣作用所致，下疝的小脑扁桃体使 CSF 可以向上流动而难以向下流动。当患者胸腹腔压力增高时，如咳嗽、用力、打喷嚏等，椎旁静脉丛压力增加，椎管内 CSF 压力升高，CSF 推动打开下疝的小脑扁桃体而流入颅内，而当椎管内压力下降时，小脑扁桃体又下疝至枕骨大孔，阻止 CSF 回流入椎管。从椎管内流入颅内的 CSF 经第四脑室出口回流入第四脑室内，由于椎管内压力低于颅内压，CSF 就被吸入脊髓中央管引起脊髓中央管扩张。③脊髓水肿学说：Aboulker 提出，由于有 30% 的 CSF 产生于椎管内，当患者因外伤、出血和炎症而发生脊髓蛛网膜下腔粘连时，CSF 不能向上流动而引起脊髓水肿，后期演变为空洞。CSF 也可沿后根进入区透过脊髓实质内引起脊髓空洞症。

三、临床表现

由于脊髓空洞症进展缓慢，只有极少数脊髓空洞症在儿童期出现症状。主要临床表现有：①节段性感觉分离，表现为受损节段的痛温觉丧失而触觉和深感觉完好。这是由于脊髓白质前联合受累，引起脊髓丘脑侧束功能障碍所致。②混合性运动障碍，表现为受损节段的下运动神经元性损害和受损节段以下的上运动神经元性损害，这是由于脊髓空洞的扩大损害了脊髓前角细胞和皮质脊髓束所致。③自主神经功能障碍，表现为受损节段皮肤干燥、无汗、皮肤溃疡、括约肌功能障碍及霍纳综合征（Homer syndrome）。

四、诊断

有典型的节段性感觉分离、混合性运动障碍和自主神经功能障碍表现的患者，临床诊断不难。MRI 是目前最佳的辅助检查方法，可对本病做出早期诊断。它可显示病变的准确部位，病变的上下界，空洞内分隔，伴有疾病和病变周围情况。

五、治疗

目前，手术是治疗脊髓空洞症的主要办法。但目前尚缺乏公认统一的手术方式，手术效果仍需要较大量病例的实践与较长时间的观察。

其他治疗：B 族维生素、血管扩张剂、神经细胞代谢功能活化剂等均可应用。还可根据病情采用体疗、理疗、针刺疗法，以促进术后神经功能恢复。

（李立新）

第七节 脊髓亚急性联合变性

一、概述

脊髓亚急性联合变性又称后、侧索联合变性，是由于维生素 B_{12} 缺乏引起脊髓后索、侧索及周围神经变性导致的脊髓病。

二、病因和发病机制

人体的维生素 B_{12} 主要从食物中摄取，内因子是胃黏膜分泌的黏蛋白，为人体吸收维生素 B_{12} 所必需。内因子缺乏导致肠道维生素 B_{12} 吸收障碍。多种原因可引起内因子缺乏，如胃、回肠切除术后，原发性或继发性小肠吸收不良综合征、节段性回肠炎、胃黏膜萎缩、恶病质等，恶性贫血常合并本病（但亚洲人不多见），部分患者有轻度缺铁性贫血。

病理主要累及脊髓和周围神经，上胸段及下颈段最先受累，脊髓可有轻度萎缩。镜下见后、侧索轴索变性和脱髓鞘，白质破坏后可形成少量海绵状坏死，伴胶质增生，周围神经和大脑半球也可出现少量类似改变。

三、临床表现

发病于中年，无性别差异，亚急性或慢性起病，进行性发展。以深感觉障碍和周围神经损害为突出症状，如：四肢麻木，针刺感、烧灼感，渐出现下肢无力，行走不稳，感觉性共济失调，走路有踩棉花样感觉，夜间加重。病变累及双侧锥体束，下肢无力会加重，双手动作笨拙，如不治疗，可出现截瘫，晚期可出现括约肌障碍。体检：下肢为主的音叉觉、关节位置觉减退或缺失，Romberg 征阳性；如锥体束损害明显，患者肌张力增高，腱反射亢进，巴氏征（＋）；若周围神经损害为主，也可腱反射减弱，但巴氏征（＋）。

少数患者可有视神经萎缩和视野改变，脊髓以外症状还包括轻度高级神经功能紊乱，易激惹、情绪不稳、幻觉，定向力、记忆力下降或淡漠、嗜睡等。

四、辅助检查

周围血象及骨髓涂片提示贫血，部分为巨细胞性高色素性贫血。注射组胺胃液分析发现抗组胺性胃液缺乏。血清维生素 B_{12} 水平如低于 100ng/L 有助于诊断。

五、诊断及鉴别诊断

中年起病，亚急性或慢性起病，进行性发展，以深感觉障碍，周围神经病变和锥体束损害为主，伴贫血、胃酸缺乏，结合血中维生素 B_{12} 含量降低，可确诊本病。

本病应注意与脊髓压迫症相鉴别，后者多有神经根性疼痛，渐进性脊髓半横贯或横贯性损害，有明确感觉平面，椎管梗阻，MRI 提示病灶；本病与营养不良伴发的周围神经病相鉴别，后者有营养不良病史及表现，一般无脊髓受累表现；本病还应与脊髓型 MS 鉴别，后者病灶局限于脊髓、病灶多发，一般起病较快，锥体束损害突出，常有尿便障碍，无周围神经病变（或偶见），病程中有缓解复发，MRI 可发现脊髓多发性散在长 T_2 信号，诱发电位及头 MRI 可发现脑干、大脑半球白质散在有脱鞘性病灶。

六、治疗

以大剂量维生素 B_{12} 治疗为主，可每日肌注 $500 \sim 1\,000\mu g$，$2 \sim 3$ 周后改每周 2 次；对治疗反应差者，加大剂量和疗程，同时予以维生素 B_1 肌注，周围神经症状改善后改口服，一般疗程不少于半年。对缺血性贫血应辅以铁剂，硫酸亚铁 $0.3g \sim 0.6g$，tid，10% 枸橼酸铁胺 10mg，tid，对伴恶性贫血者，可试用叶酸，$5 \sim 10mg$，tid，但应与维生素 B_{12} 合用。

（别红军）

参考文献

[1] 胥少汀，郭世绂. 脊髓损伤基础与临床. 2 版，北京：人民卫生出版社，2002.

[2] 高绪文，郑明新. 临床脊髓病学. 1 版. 北京：人民卫生出版社，1997.

[3] 史玉泉，周孝达. 实用神经病学. 上海：上海科学技术出版社，2004 年 3 版.

[4] 黄如训，梁秀龄，刘焯霖. 临床神经病学. 北京：人民卫生出版社，2006.

[5] 高绪文，郭明新. 临床脊髓病学. 北京：人民卫生出版社，1997.

[6] 匡培根. 神经系统疾病药物治疗学. 北京：人民卫生出版社，2005.

[7] 高绪文，郑明新. 临床脊髓病学. 北京：人民卫生出版社，1997.

[8] 刘颖，贺嘉，程士凯，付大军，王慧玲，罗福永，张锦华. 小儿神经母细胞瘤伴发急性髓性白血病 1 例报告. 《中国实用儿科杂志》，2015，12.

第六章 脑血管疾病

第一节 自发性脑出血

自发性脑出血（spontaneous intracerebral haemorrhage，ICH）是指非外伤情况下各种原因引起的脑大、小动脉，静脉和毛细血管自发性破裂引起的脑内出血。

一、流行病学

在欧美国家，脑出血患者占全部卒中患者的 10%～20%，病死率和致残率都很高，有资料显示病死率达 23%～52%。在我国，根据 2005 年中国脑血管病防治指南，脑出血发病率为 60～80/10 万人口/年，占全部卒中病例的 30% 左右，急性期病死率约为 30%～40%。大脑半球出血约占 80%，脑干和小脑出血约占 20%。至于复发性脑出血的发生率，根据国外资料，亚洲国家为 1.8%～11%，欧洲国家为 6%～24%，拉丁美洲为 6%～30%。

二、病因和发病机制

（一）病因

脑出血是一种多因素疾病，受环境和遗传因素共同作用。自发性脑出血的最常见原因是高血压，另一些多见的病因为淀粉样变性血管病、先天性血管瘤、动静脉畸形、凝血障碍和各种原因的占位。其他还有 moyamoya 病、结节性多动脉炎、抗凝剂和抗血小板聚集剂的应用和某些药物的使用等。

（二）发病机制

高血压病导致的脑出血多发生在脑内大动脉直接分出的穿通小动脉，如大脑中动脉的豆纹动脉、丘脑穿通动脉等。这些小动脉是管壁薄弱的终末支，承受较多的血流和较大的压力。长期的血压增高和动脉粥样硬化使血管壁血脂沉积，结缔组织透明变性，弹力纤维断裂，纤维蛋白坏死，脆性增加，血管壁变薄，还会使血管壁上形成一些微小动脉瘤，这些因素都易引起出血。高血压性脑出血通常位于基底节区、桥脑和小脑。

先天性血管瘤和动静脉畸形在破裂前许多患者是无症状的，当血管壁的变性达到一定程度破裂时，可引起脑出血或蛛网膜下腔出血。有时动脉瘤一次性完全破裂而血管造影可为阴性。

脑淀粉样血管病（cerebral amyloid angiopathy，CAA）引起的脑出血占 5%～10%，随着年龄增大而发生率增加，在 80 岁时。约 40% 的人脑血管有淀粉样变性，其引起的脑出血多发生于脑叶，以额叶、顶叶为最多见，为多灶出血，易反复发作，而患者无高血压病。载脂蛋白 E 基因多态性是其重要的危险因素，e4 和 e2 是与脑叶出血密切相关的基因型。淀粉样物质沉积在脑血管内，特别是皮质和脑膜中小动脉。淀粉样变性严重的血管呈动脉瘤样扩张，中、外膜几乎完全被淀粉样蛋白取代，弹力膜和中膜平滑肌变性消失，这是产生微血管瘤出血的原因。CAA 的确诊依靠活检或尸检的病理检查。

结节性多动脉炎和一些细菌性、病毒性和立克次体病导致血管壁的炎性改变和坏死，引起脑出血。

占位性病变引起脑出血的主要是脑瘤或脑转移瘤，主要是因为新生的肿瘤血管的破裂。药物因素有抗血小板聚集的阿司匹林和抗凝剂华法林，联合应用时出血危险性增大。

（三）危险因素

目前已肯定的与脑出血相关的危险因素有高血压病、年龄、人种、吸烟、酗酒及华法林治疗。

三、临床表现

自发性脑出血通常发生于 50～75 岁，男性略多于女性，多在活动中急性发病，突然出现局灶性神经功能缺损症状，如偏瘫、偏身麻木，常伴头痛、呕吐、意识障碍，绝大多数患者脑出血时血压升高。有的患者有先兆症状，如头痛、失忆、思维混乱、短暂的肢体乏力或麻木，一般持续数小时。按出血部位的不同，脑出血一般分为壳核、丘脑、尾状核、皮质下（脑叶）、小脑和脑干出血等。

（一）大脑半球深部出血

（1）丘脑出血：是一种严重的脑出血，约占 20%。最初表现为对侧偏身深浅感觉障碍，如果累及内囊，出现对侧偏瘫，下肢重于上肢。出血向中线扩散时，可破入脑室系统，血块阻塞中脑导水管时，引起阻塞性脑积水。出血量大时，患者出现昏迷。出血如果向前侵入，可累及下丘脑和中脑背侧，出现瞳孔缩小、光反应迟钝、眼球上视障碍。主侧丘脑出血时，出现丘脑性失语，表现为言语缓慢不清、发音困难、重复语言、复述差而朗读正常。预后与出血量密切相关，直径大于 3cm 的出血通常是致命的。

（2）壳核出血：是最常见的脑出血，约占 50%～60%，同时影响相邻的内囊，临床表现重。头痛、呕吐的同时，出现对侧偏瘫、偏身感觉障碍、偏盲、双眼向病灶侧凝视。优势半球出血常致失语。尚可出现失用、记忆力和计算力障碍等。出血量大时有昏迷。

（3）尾状核出血：尾状核头部出血占自发性脑出血的 5%。出血扩展到周围脑组织时，出现对侧偏瘫、偏身感觉障碍、凝视障碍和认知异常。该部位出血的原因除了高血压外，动脉瘤和动静脉畸形也有可能，应常规做脑血管造影。该型预后良好。

（二）脑干出血

（1）中脑出血：比较少见。表现为病灶侧动眼神经麻痹，对侧偏瘫，即 Weber 综合征。如果出血量大，则出现双侧体征，严重者很快出现昏迷，去大脑强直。

（2）桥脑出血：突然出现头痛、呕吐、眩晕、复视、交叉性瘫痪、偏瘫或四肢瘫等。通常出血从桥脑中段的被盖开始，出血量大的患者很快陷入昏迷，有双侧的锥体束征和去大脑强直，表现为四联征：发热、四肢瘫痪、针尖样瞳孔和呼吸不规则，重症患者可在数小时内死亡。出血量小的患者有脑干的交叉体征，即一侧的面瘫或其他颅神经麻痹，对侧肢体偏瘫和眼球凝视障碍。与大脑半球的出血不同，桥脑出血的凝视障碍常是永久性的。

（3）延髓出血：非常罕见。轻者表现为头痛、眩晕、口齿不清和吞咽困难，重者突发意识障碍，呼吸不规则，血压下降，继而死亡。

（4）小脑出血：占自发性脑出血的10%左右，50～80岁的人群易发。大多数小脑出血的原因是高血压，其他还有占位性病变、血管畸形、凝血障碍和淀粉样变性。临床表现为后枕部头痛、眩晕、反复呕吐、行走不稳，体检有眼震，肢体或躯干共济失调，但无偏瘫，可出现同侧凝视障碍和面神经麻痹。小脑出血常破入第四脑室和后颅窝，引起颈项强直。如果水肿严重，可压迫脑干，甚至导致小脑扁桃体疝而死亡。大于10ml的小脑出血是神经外科手术的指征。

（5）脑叶出血：约占5%～10%。高血压常常不是主要原因。主要的病因为脑淀粉样血管病变，动静脉畸形和凝血障碍。患者有时有癫痫发作，与其他部位的脑出血相比较，预后较好。

a. 额叶出血：表现为前额部疼痛和对侧偏瘫，偏瘫程度不等，与血肿的大小和部位有关。优势半球出血时有运动性失语。常见局灶性癫痫发作。体检时可见额叶释放征，如吸吮和强握反射。

b. 顶叶出血：同侧颞顶部疼痛，对侧肢体感觉障碍和轻偏瘫。优势半球顶叶出血时，出现Gerstmann综合征，表现为手指认识不能、计算不能、身体左右辨别不能和书写不能。非优势半球出血时，有偏侧忽视、失用等表现。

c. 颞叶出血：表现为对侧中枢性面舌瘫和以上肢为主的瘫痪，常伴性格和情绪改变，主侧受损时有感觉性失语。因为出血可侵及视放射，可有偏盲或象限盲。

d. 枕叶出血：同侧后枕部疼痛，对侧同向偏盲或象限盲，并有黄斑回避现象，可有视物变形。一般无肢体瘫痪和锥体束征。

（6）脑室出血：约占脑出血的3%。常见的病因有血管畸形、动脉瘤、占位病变和高血压病。临床表现为急性头痛、呕吐伴昏迷；常出现丘脑下部受损的症状，如上消化道出血、中枢性高热、尿崩症等；体检示双侧瞳孔缩小，四肢肌张力增高，病理反射阳性，脑膜刺激征阳性。轻者仅有头痛和呕吐，而无其他表现，轻症患者预后良好。

四、实验室检查及特殊检查

头颅CT是脑出血首选的检查，出血后CT能立即显示病灶，怀疑为脑出血的患者应尽早进行CT检查。出血灶在CT上显示为高密度灶，边界清楚，CT值为75～80Hu，数小时后周边出现低密度的水肿带。高血压性脑出血常见于壳核、丘脑、桥脑或小脑。淀粉样变性和血管畸形引起的出血大多位于脑叶。脑出血急性期，头颅CT优于MRI，但MRI检查能更准确地显示血肿演变过程，对某些脑出血患者的病因探讨会有帮助，如能较好地发现脑瘤卒中，动脉瘤和动静脉畸形等。在脑出血后的3～10d，大的出血灶的占位效应明显，幕上病灶引起中线向健侧偏移，水肿带增宽。随着出血的吸收，病灶的密度和信号降低。当出血完全吸收时，CT上留下低密度的软化灶。对于怀疑为动脉瘤和动静脉畸形的患者，应行脑血管造影检查。

五、诊断和鉴别诊断

脑出血一般在活动中，情绪激动时发病，有局灶性神经功能受损的体征，结合典型的头颅CT表现，诊断不难。高血压性脑出血一般发生于50岁以上，有高血压病史，发病时血压很高，常见的出血部位是壳核、丘脑、桥脑和小脑。动静脉畸形引起的出血多在40岁以下，出血常见于脑叶，影像学检查可有血管异常表现。年龄较大，又无高血压病的多发性脑叶出血的患者常为淀粉样血管病，这种出血可反复发作。脑瘤卒中的患者发病前常常已有神经科局灶症状，头颅CT上血肿周围早期出现明显的水肿带。溶栓和抗凝治疗引起的脑出血多见于脑叶或原发病灶附近。

脑出血需与蛛网膜下腔出血、脑梗死、高血压脑病鉴别，有时亦需与脑膜炎等感染性疾病鉴别。头颅CT和MRI能提供可靠的结果。

六、治疗

（一）急性期治疗

自发性脑出血的治疗还没有国际统一的标准。目前普遍认同的观点是，脑出血急性期治疗的基本原则为控制颅内压增高，减轻脑水肿，调整血压，防止再出血，减少并发症，减轻血肿造成的继发性损害，促进神经功能恢复。

（1）基础护理和支持治疗：很重要。保持患者平静，卧床休息，头部少动，确保呼吸道通畅，昏迷患者应将头偏向一侧，以利于分泌物及呕吐物流出，并可防止舌根后坠阻塞呼吸道。吸氧，必要时气管插管或切开，予以机械通气。严密观察患者的生命体征，重症患者用心电监护仪。不能进食的患者予以胃管鼻饲，防止和治疗感染、褥疮和其他并发症，如上消化道出血，高血糖等。

（2）降低颅内压，减轻脑水肿：渗透性脱水剂是治疗的首选。常用的药物为20%甘露醇、甘油果糖和呋塞米，根据出血量、部位和患者的临床表现，决定用药的剂量和频率。甘露醇应用最广泛，其渗透压约为血浆的4倍，用药后血浆渗透压明显升高，使脑组织脱水，其降颅压作用确定可靠，可用20%甘露醇125~250ml快速静脉滴注，6~8h1次，一般用5~7d为宜，但应注意患者肾功能。肾功能不全的患者，可用甘油果糖代替甘露醇，其起作用的时间较慢，脱水作用温和，但持续时间长，可维持6~12h，用法为250~500ml静脉滴注，每日1~2次。呋塞米主要辅助高渗性脱水剂的降颅压作用，在心功能或肾功能不全的患者中应用可减轻心脏负荷，促进体液排泄，一般建议与甘露醇交替使用。有条件的患者，可酌情使用白蛋白，白蛋白提高血浆胶体渗透压，使红细胞压积明显降低，产生血液稀释效应，从而减轻脑水肿。对皮质类固醇激素的使用尚有争议。

（3）调控血压：治疗高血压会降低颅内压，并减低再出血的危险性，但应缓慢平稳降压。如血压大于200/110mmHg时，在降颅压的同时给予降血压治疗，使血压稳定在略高于病前水平或180/105mmHg左右；收缩压在170~200mmHg或舒张压在100~110mmHg，先脱水降颅压，必要时再用降压药；收缩压小于165mmHg或舒张压小于95mmHg，不需降血压治疗。

（4）止血药的应用：对于稳定的脑内出血，周围的脑组织通过提高组织内压，压迫出血区域而止血，止血药无明确疗效。但少数患者出血早期（24h内）有可能继续出血或患者有凝血功能障碍时，可用止血药，时间不超过1周。

（5）并发症的治疗：脑出血患者也可有深静脉血栓形成和肺栓塞，这时抗凝剂的应用应该权衡利弊，根据具体情况而定。上消化道出血可用质子泵抑制剂和H_2受体拮抗剂。出现肺部和泌尿系统感染应选用敏感的抗生素。血糖的一过性升高可能是脑出血的应激反应，可适当应用胰岛素。

（6）外科手术的指征和禁忌症：手术的目的是尽可能迅速和彻底地清除血肿，最大限度地减少脑损伤，挽救患者生命，降低神经功能缺失的程度。应遵循个体化的治疗原则，权衡出血量和出血部位及患者的整体情况来决定是否手术。大脑半球出血大于 30ml，小脑出血大于 10ml 需要考虑手术。手术禁忌症为深昏迷或去大脑强直；生命体征不稳定；脑干出血；基底节或丘脑出血影响到脑干；病情发展急骤，数小时即深昏迷者。

（二）恢复期治疗

在脑出血恢复期，患者除了药物治疗外，还应该接受肢体功能、语言和心理方面的康复治疗和健康教育，康复治疗应尽早进行，最大可能地降低神经功能损伤，减少并发症，改善生活质量，提高患者及家属对脑出血的危险因素、预防和疗效的认识，理解脑出血后的康复治疗是一个长期持续的过程。在有条件的医院，应将患者收入康复卒中单元。也可进行社区康复，提高患者运动功能和日常生活能力。

七、预防

目前没有一种药物对脑出血明确有效，因此预防尤其重要，防治高血压是降低脑出血发病率、致残率和死亡率的最有效措施。

（1）一级预防：相当重要，强化健康教育，使居民提高对高血压病危害性的认识。用药物治疗和控制高血压是预防脑出血最主要的方法，使血压低于 140/90mmHg。同时，中老年人应有健康的生活方式，避免过度劳累、过重的体力工作和情绪激动，多食蔬菜、水果和低脂类食品，增加及保持适当的体力活动，适当减肥，戒烟限酒，保持乐观的生活态度。

（2）二级预防：脑出血后遗症患者除了积极控制高血压外，应适当进行体育锻炼，加强肢体的功能训练。

八、预后

脑出血的预后由出血部位和出血量决定。一般来说，脑干、丘脑、内囊出血和脑出血破入脑室的患者预后较差，出血量越大死亡率越高，存活的也有严重的后遗症，首次哥拉斯哥昏迷量表（GCS）评分越低，预后越差。少量的、位于脑功能静区的脑出血预后可以相当好，可完全恢复。脑出血可复发，如高血压性和淀粉样变性的患者，出血灶可在相同或不同部位。根据两次出血部位的关系可分为脑叶 – 脑叶型、基底节 – 基底节型、脑叶 – 基底节型、基底节 – 脑叶型和幕上 – 幕下型等，以前两型为多见。脑出血以后发生脑梗死也很常见。

（马金浩）

第二节　蛛网膜下腔出血

一、临床表现、病因及其临床特点

（一）概述

是指脑表面血管破裂后大量血液直接流入蛛网膜下腔，又称原发性蛛网膜下腔出血。不同于脑实质出血破入蛛网膜下腔引起的继发性蛛网膜下腔出血。蛛网膜下腔出血均有急性起病，剧烈头痛，呕吐、颈强、克氏征阳性等脑膜刺激征，血性脑脊液等共同的较典型的临床特点。部分患者可出现意识障碍、精神症状、偏瘫、失语、感觉障碍等。

（二）病因及临床特点

原发性蛛网膜下腔出血的原因很多，其中除动脉瘤、高血压动脉硬化、动静脉畸形三个主要原因外，还可由血液病、颅内肿瘤、动脉炎、静脉血栓等多种原因引起，此外，尚有15%～20%原因不明者。确定蛛网膜下腔出血的病因对治疗有重大意义。

1. 颅内动脉瘤　占蛛网膜下腔出血的50%～70%。虽可发生于任何年龄，但80%发病年龄在30～60岁最多见。可有动脉瘤的局灶症状，如动眼神经麻痹、眼球突出、视野缺损、三叉神经痛等，出血量一般较其他病因的为多，脑血管痉挛亦较多见，脑血管造影即可明确诊断。但在少数情况下脑血管造影亦可显示不出动脉瘤，这是由于瘤颈部有痉挛或瘤颈过于狭小或血块阻塞瘤腔，使造影剂充盈困难所致。

2. 高血压脑动脉粥样硬化　占SAH的5%～24%。老年人多见，意识障碍多见，而脑膜刺激征轻，多有高血压史，伴发糖尿病、冠心病者较多。

3. 脑血管畸形　占SAH的5%～10%。属先天性畸形，包括动静脉畸形、海绵状血管瘤、毛细血管扩张症和静脉血管瘤，以动静脉畸形（或动静脉瘤）最常见，好发于青年，93%位于幕上、7%位于幕下，以大脑前和大脑中动脉供血区多见。常并发偏瘫等局灶体征和癫痫发作。确诊靠血管造影。

4. 颅底异常血管网症（Moyamoya病、烟雾病）　是由多种原因引起的颅底动脉慢性进行性加重的狭窄闭塞，伴有脑底双侧异常血管网形成特点的脑血管病。SAH是其常见症状之一，可单独发生，亦可与偏瘫（出血或梗死）、癫痫并发。需靠脑血管造影确诊。

5. 其他原因　占SAH的5%～10%。①出血性疾病如血友病（Ⅷ因子缺乏）、Ⅸ因子缺乏、血小板减少症、抗凝治疗不当等。②白血病和再生障碍性贫血。③各种动脉炎。④静脉血栓形成等。均可通过病史、病前原发病表现与相应实验室检查确诊。

6. 原因不明　占SAH的15%～20%。系指通过临床和脑血管造影找不到原因的一组SAH，有人将其称为"非动脉瘤性蛛网膜下腔出血"，并认为其在急性期几乎不发生再出血和脑血管痉挛，呈良性经过，预后较好，CT仅在中脑环池有少量积血，有时亦可波及脚间池或四叠体池，而其他脑池无积血。

（三）老年人蛛网膜下腔出血的特点

（1）老年人蛛网膜下腔出血发病率高。

（2）意识障碍发生率高（40%～80%）。因老年人脑细胞功能脆弱，对缺血缺氧较敏感，易发生障碍。

（3）头痛、呕吐发生率低，程度较轻。因为老年人痛觉阈值高；意识障碍多，易将头痛掩盖；有不同程度脑萎缩，颅腔缓冲余地较大；出血速度常较慢且量较少。

（4）脑膜刺激征出现率低、程度轻，出现时间晚。这是因为老年人生理功能衰退、反应迟钝、脑萎缩，出血慢且量较少。

（5）发病时血压高较明显。因老年人基础血压较高，加上蛛网膜下腔出血后颅压增高，故血压更高。

（6）并发症多、死亡率高。老年人各脏器功能较差，合并肺部感染、心脏病、糖尿病、消化道出血、肾功能不全、水电解质紊乱者多，死亡率亦较高。

（7）发病原因高血压、动脉粥样硬化占多数（90%左右）。

（8）发病无明显诱因者多（55%～60%），症状不典型误诊率高（40%～50%）。并发脑血管痉挛较少。

二、并发症

蛛网膜下腔出血常见的并发症有：再出血、脑血管痉挛、脑积水、脑室积血、颅内血肿、脑梗死、癫痫和丘脑下部损害等。

1. 再出血　再出血可发生于第一次出血后的任何时间，再出血的原因多为动脉瘤、动静脉畸形、大脑基底异常血管网症的患者。精神紧张、情绪波动、用力排便、剧烈咳嗽、坐起活动、血压过高为常见诱发因素。其临床表现特点为：首次出血后病情稳定或好转情况下，突然再次出现剧烈头痛、呕吐、抽搐发作、昏迷，甚至脑脊液再次呈新鲜红色，脑脊液再次出现大量新鲜红细胞伴中性粒细胞。

2. 脑血管痉挛　发生率为16%～66%。按发生时间分为早发与晚发性，早发性发生于出血后数十分钟至数小时内，晚发性发生于病程4～16d，7～10d达高峰，平均持续2周。按累及血管范围分为局限性和弥散性多节段性，常涉及大脑前动脉，大脑中动脉、颈内动脉，也可发生于椎—基底动脉系统，病灶侧多于病灶对侧。早发性CVS多发生于破裂动脉瘤所在动脉，多为单侧局限性CVS，故有载瘤动脉定位意义；而晚发性CVS多为弥散性多节段性，可为单侧或双侧，对破裂动脉瘤载瘤动脉无定位价值。

3. 脑积水　SAH引起的脑积水分近期与远期脑积水，以远期并发的正常颅压脑积水较多见，但近期并发的急性脑积水也是不可忽视的并发症。SAH后急性脑积水是指发病后1周内发生的脑积水，发生率为9%～27%，无特异性临床症状和体征，通常表现为剧烈头痛、呕吐、脑膜刺激征，并可有意识障碍。而正常颅压脑积水则为SAH的远期并发症，系脑池蛛网膜粘连致脑脊液循环受阻及蛛网膜颗粒回收脑脊液减少所致，发生率为35%左右，临床表现为进行性智能衰退，步态不稳，锥体束征或锥体外系症状，尿急甚至尿失禁。

4. 丘脑下部损害　SAH后继发脑水肿、脑血管痉挛、再出血、脑室积血等均可引起丘脑下部不同程度的损害，导致自主神经、内脏功能及代谢紊乱，临床上出现呕吐、呕血、黑便、急性肺水肿、中枢性神经障碍（潮式呼吸）、心电图改变、心律失常、血压变化、高热或大汗、高血糖、尿崩症等，使临床症状更复杂化，病情更加重。

5. 脑梗死　SAH并发脑梗死见于SAH后迟发性CVS时，CVS程度重引起局部血流量小于18～20ml/100g脑组织，且持续时间过长时可导致脑梗死，个别尚可并发出血性梗死。故对SAH患者伴有偏瘫等病灶体征或意识障碍者，应及早做CT检查。

6. 癫痫　SAH并发癫痫发生率10%～20%，大发作多见，少数不局限性或精神运动性发作。其发生原因与SAH后弥散性脑血管痉挛、脑血流降低、脑缺氧、脑血肿及病变血管的直接刺激等有关。癫痫发作可作为SAH首发症状，应引起注意。

三、辅助检查

蛛网膜下腔出血（SAH）时，电子计算机断层扫描（CT）、数字减影脑血管造影

（DSA）、磁共振成像（MRI）、磁共振血管造影（MRA）、经颅多普勒超声（TCD）、局部脑血流测定（Regionalcerebral bloodr – CBF）、正电子发射断层扫描（PET）、单光子核素断层显像（SPECT）及腰穿刺脑脊液检查等，从各自不同角度对 SAH 及其并发症的诊断有帮助。

1. CT 是诊断 SAH 快速、安全和阳性率较高的检测方法，目前已成为诊断 SAH 的首选辅助检查。SAH 时 CT 可显示脑池、脑裂、脑沟局部或广泛性高密度。出血量大则在脑池形成高密度铸型。对 SAH 合并脑内血肿、脑室积血、脑积水、硬膜下血肿等并发症均能清晰显示，此外，CT 增强扫描有可能显示大的动脉瘤和脑血管畸形。

2. MRI 目前已成为诊断 SAH 的重要检测方法。与 CT 相比，其优缺点是：①MRI（MRA）可直接显示动脉瘤影像，尤其对于造影剂难以充盈的血栓性动脉瘤。②对脑血管畸形在显示血管结构方面亦优于 CT。③在显示脑血管造影不能发现的隐匿性脑血管畸形方面，明显优于 CT。但在显示并发的颅内血肿方面，CT 优于 MRI。此外在价格方面 MRI 明显高于 CT。

3. 脑血管造影、DSA 与 MRA 脑血管造影特别是全脑血管造影是显示颅内动脉瘤、脑血管畸形最好的方法。它可将动脉瘤的大小、数量、形态、痉挛及出血等情况都显示出来；对血管畸形亦能清晰显示，但由于脑血管畸形血循环快，常规的脑血管造影方法有时捕捉不到良好的摄片，不如 DSA 图像清楚。但 DSA 对颅内动脉瘤由于受颅骨的干扰及血管口径细小，其分辨力不如通常脑血管造影灵敏，然而对术后的动脉瘤和血管畸形检查血管分布情况、通畅情况及手术是否彻底等有独特的优点。MRA 是直接显示脑血管的一种无创性检测方法，对直径 0.3~1.5cm 动脉瘤的检出率可达 84%~100%。但目前 MRA 尚不能取代脑血管造影，其主要原因是空间分辨率较差。

4. 腰椎穿刺 长期以来腰椎穿刺是诊断 SAH 的主要手段，但此法容易造成误伤的混淆和偶发脑疝的危险。如今已逐渐被 CT 取代，但尚不能完全取代，因为尚有小部分 SAH 患者，CT 及 MRI 在发病后可无阳性所见，对 CT 阴性的可疑病例，腰椎穿刺仍是重要的补充检查手段；50% 的 SAH 在发病 1 周后 CT 亦可无阳性所见，而 MRI 价格昂贵且不普及，对发病 1 周后的 SAH，腰椎穿刺仍是诊断的重要手段。

5. 局部脑血流测定（Re – gionalcerebral bloodr – CBF） 可做手术后预后判定指标；SAH 时 r – CBF 大多下降，如降低明显，则手术宜延期。

6. 正电子发射断层扫描（PET）、单光子核素断层显像（SPECT）及脑血管多普勒超声（TCD） 可用于 SAH 并发血管痉挛的诊断和预后判断。

四、诊断、鉴别诊断要点

1. 诊断要点 不论何种年龄，突然出现剧烈头痛、呕吐和脑膜刺激征，应高度拟诊蛛网膜下腔出血。腰穿脑脊液呈均匀一致血性、CT 扫描发现蛛网膜下腔有出血高密度影，则可确诊。对于老年人症状不典型时，应及时进行 CT 扫描和腰穿检查，及早确诊。

2. 临床上需要鉴别的疾病有

（1）脑出血：往往也可出现头痛、呕吐，但神经系统局灶征更为明显，脑膜刺激征则较轻。

（2）偏头痛：也可出现剧烈头痛、呕吐，甚至可有轻偏瘫，但一般情况较好，病情很快恢复。

（3）颅内感染：各种类型的脑炎和脑膜炎，可出现类似蛛网膜下腔出血的症状、体征，如头痛和脑膜刺激征等，但有引起感染的病史和体征。

五、治疗

急性期的治疗原则是积极防止继续出血，降低颅内压，防止继发性脑血管痉挛，减少并发症，寻找出血原因，治疗原发病，防止复发。

1. 一般处理 绝对卧床休息至少四周，避免搬动和过早离床。避免用力大小便，必要时可给以通便剂或留置导尿，防止剧烈咳嗽。头痛、兴奋或情绪激动时给予镇静止痛剂。维持血压稳定，有癫痫发作者应给予抗癫痫药物。长期卧床者，应预防褥疮和深静脉血栓的发生。

2. 脱水治疗 常用甘露醇、呋塞米等，详见脑出血一节。

3. 止血及防止再出血 常用药物：①氨甲苯酸。能直接抑制纤维蛋白溶酶。每次 100～200mg 加入 5% 葡萄糖液或生理盐水中静滴，每日 2～3 次，依病情决定用药时程。②6 - 氨基己酸（EACA）。4～6g 溶于 100ml 生理盐水或 5%～10% 葡萄糖液中静滴，15～30min 滴完，维持量为每小时 1g，1 日量不超过 20g，可连续用 3～4d。③酚磺乙胺：能增加血小板数量，促使其释放凝血活性物质。每次 250～500mg 加入 5% 葡萄糖液或生理盐水中静滴，也可肌肉注射，每日 1～3 次依病情决定用药时程。④巴曲酶。具有凝血酶及类凝血酶作用。急性出血时，可静脉注射，每次 2 克氏单位（KU），5～10min 生效，持续 24h。非急性出血或防止出血时，可肌肉或皮下注射，一次 1～2KU，20～30min 生效，持续 48h。用药次数视情况而定，1 日总量不超过 8KU。⑤卡巴克洛。能增加毛细血管对损伤的抵抗力，降低毛细血管的通透性。每次 5～10mg，肌注或静脉注射，每日 2～4 次。依病情决定用药时程。

4. 防止脑动脉痉挛 早期应用钙离子拮抗剂尼莫地平 20～40 mg，每日 3 次，连用 3 周以上。

5. 治疗脑积水 发生急性阻塞性脑积水者，应积极进行脑室穿刺引流和冲洗，清除凝血块。同时应用脱水剂。

6. 病因治疗 是防止再出血的有效措施。蛛网膜下腔出血病因明确后，应进行针对性处理。动脉瘤或脑血管畸形者，可视具体情况行介入或手术治疗。

（马金浩）

第三节 高血压脑病

高血压脑病是一种暂时性急性脑功能障碍综合征。各种原因所致的动脉性高血压，均可引起高血压脑病。目前仍公认高血压脑病是急性脑血管病的一个类型。近年来由于对高血压的诊断越来越重视和抗高血压药物的不断发展，这一综合征已日益少见。

一、概述

高血压脑病常见于原发性恶性高血压、急性或慢性肾小球肾炎、妊娠高血压综合征，也可见于嗜铬细胞瘤、库兴综合征、长期服用降血压药突然停药后、长期服用单胺氧化酶抑制剂（抗抑郁剂）同时服用酪胺（奶油和各种乳酪）等引起的血压增高。发病前有过度劳累、神经紧张或情绪激动的诱发因素。

高血压脑病的发病机制尚未完全清楚。可以肯定的是与动脉血压增高有关，当血压急剧升高时，脑的小动脉发生痉挛、造成血液循环障碍，组织缺血缺氧。而后通过自动调节机制，使脑的血液供应在一定范围内得到纠正。当血压继续恶性升高时，自动调节机制破坏，脑血管完全扩张，血流量增加，造成过度灌注，血管内液体外渗，迅速出现脑水肿和颅内压增高，毛细血管壁变性坏死，点状出血及微梗死，而产生脑功能全面障碍的症状。

二、病理

高血压脑病脑实质最具特征性的变化是表面或切面可见淤点样或裂隙状出血及微梗死灶。脑血管特征性改变是脑内细小动脉节段性、局限性纤维性样坏死；非特征性的改变有脑内细小动脉透明样变性、中层肥厚，大中动脉粥样硬化等，还可见小动脉及毛细血管内微血栓形成。高血压脑病时，脑组织水分增加，冠状切面上见有水肿表现，白质常为淡黄色。显微镜下可见神经组织水肿明显，并有大片脱髓鞘改变。可见神经胶质瘢痕形成。

三、临床表现

临床多见于既往有血高压病史者，可有如下症状和体征：①发病年龄较宽，小儿到老年均可罹患本病。根据年龄的不同而见于不同的原发病，小儿多有急性肾炎，青年孕妇多有子痫，恶性高血压多见于 30～50 岁壮年。②急性起病，病情在 12～48h 达高峰，发病时常有血压急剧升高。以往血压相对正常者，血压突升至 180/120mmHg 时即可发病。慢性高血压者，可能在 230～250/120～150mmHg 以上才会发病。③全脑症状以剧烈头痛、抽搐和意识障碍三联征为主要表现，常伴有恶心、呕吐、烦躁不安或意识模糊、定向障碍、反应迟钝等症状。局灶症状可有短暂视力障碍、偏瘫、偏身感觉障碍和失语等。严重者可死亡。④可有原发病症状，肾炎者常有水肿、血尿、少尿和无尿，子痫者常伴有水肿和高血压等。⑤眼底检查可见视盘水肿，视网膜上有焰状出血及渗出，动脉痉挛变细等。

四、辅助检查

1. 腰穿　可见脑脊液压力升高或正常，蛋白轻度增高，偶有白细胞增多或有少量红细胞。

2. TCD 检查　可因血管痉挛而检测到血流速度改变。

3. CT 检查　可见脑水肿，双侧半球的密度减低，脑室变小，其他结构和位置正常。

4. MRI　可见半球有 T_2 高信号。CT 和 MRI 的改变于几周内完全恢复正常，可与脑梗死和脱髓鞘鉴别。

五、诊断

中青年患者，有高血压或能引起血压增高的其他疾病病史，血压急剧增高以舒张压增高为主，突发剧烈头痛、抽搐和意识障碍，心率慢及心绞痛、心力衰竭。并能通过 CT 或 MRI 除外其他脑血管病，应考虑本病。

六、鉴别诊断

本病需与脑出血、脑梗死及蛛网膜下腔出血鉴别。高血压脑病患者若及时降低血压，症状和体征很快恢复正常。而脑出血、脑梗死及蛛网膜下腔出血除症状不能很快恢复外，还有其特异的影像学或腰穿的改变。此外，既往有肾性高血压患者应与尿毒症脑病鉴别，有糖尿的患者应与糖尿病昏迷或低血糖（及胰岛素后）昏迷鉴别。

七、治疗

本病发病急、变化快，易发生脑疝、颅内出血或持续抽搐而死亡，需尽快采取以下治疗措施。

（一）迅速控制血压

应使血压尽快降至160/100mmHg左右或接近患者平时血压水平。但血压不宜降的太低，以免脑、心供血障碍而发生梗死。

1. 硝普钠 直接松弛周围血管，降低外周阻力。常用50mg加入5%葡萄糖500ml中静滴，初速在50μg/min，逐步加量致血压降至需要水平，最大量为400μg/min。此药作用快，维持时间短暂，须在监护下缓慢静脉滴注，根据血压情况调整用量。

2. 利舍平 1~2mg肌内注射，每日1~3次。注射后1.5~3h才显示降压效果。重症患者不应作为首选。

3. 硫酸镁 常用25%硫酸镁10ml深部肌内注射，6~12h可重复肌内注射1次。重症患者不应作为首选。

4. 压宁定 将12.5~25mg注射剂加入10ml生理盐水或葡萄糖溶液中静脉注射，观察血压变化，15min后如必要可重复注射12.5mg。为了维持疗效或缓慢降压的需要，可将本药注射剂溶解在生理盐水或葡萄糖溶液中静点，滴速一般为100~400μg/min。

当血压下降至需要水平后，可口服降压药物控制血压，以免血压再度升高。

（二）减轻脑水肿、降低颅内压

可用20%甘露醇250ml快速静滴，每6~8h一次，也可用10%甘油500ml静滴或肌注呋塞米等。

（三）制止抽搐

抽搐严重者首选安定10ml静脉缓慢注射。亦可使用苯巴比妥钠、副醛、苯妥英钠等。

（四）治疗原发病

对有心肾病变应者应予相应治疗。妊娠高血压综合征应及早终止妊娠。

（马金浩）

第四节 脑动脉炎

一、钩端螺旋体脑动脉炎

钩端螺旋体（以下简称钩体）脑动脉炎（leptospiral cerebralarteritis）为钩体病感染最多

见的一种严重后发脑血管疾病。钩体感染导致神经系统受累的发生率为 0.86% ~20% ，而钩体脑动脉炎占其中 10% 左右，可无明显、典型急性钩体感染病史，常于钩体病流行数月后发病。

（一）病因及病理生理

钩体脑动脉炎的病因无疑与钩体感染直接相关。其发病机制有钩体直接损害（动脉壁发现钩体及其 L 型）及免疫机制两种学说，或称二者共存。主要侵犯颈内动脉末端，大脑前、中、后动脉的起始端，椎—基底动脉颅内段及其分支的近心端。受累动脉内膜呈同心圆样增厚，外膜、中膜有少量炎细胞浸润，管壁尚可发现钩体及其 L 型，病变呈节段性损害，致管壁粗细不均、管腔狭窄不匀，甚而造成闭塞而导致脑缺血、脑梗死、脑软化、脑萎缩；病变附近毛细血管可代偿增生成异网状。

（二）诊断

1. 症状

（1）多见于儿童及青少年患者，发病数占 80% ~85% 。患者来自钩体病疫区或有疫源接触史。

（2）急性起病：常呈卒中样起病或呈进行性加重（2 天至 2 周）后达高峰，部分患者可呈 TIA 样发作，左右反复交替。

（3）约 1/3 患者有前驱症状：头晕、头痛、乏力、低热、嗜睡、迟钝、性格改变、抽搐、发作性瘫痪等。

（4）常见症状：与病损部位、程度、性质及侧支循环密切相关。主要有：

1）瘫痪：可有单瘫、偏瘫、双偏瘫、双上肢或双下肢瘫，但以偏瘫及双偏瘫为多见，少数患者有假性前臂肌肉周围性瘫痪。

2）失语：可出现运动性、感觉性及混合性失语，以运动性失语为多见。

3）癫痫发作：1/3 患者呈现有多类型癫痫发作，如全身性、部分性发作及持续癫痫发作，部分患者呈间脑发作、肌强直性发作。

4）多动症：10% 患者有一侧或双侧肢体呈舞蹈样或扭转指画样动作。

5）精神症状：早期兴奋，烦躁不安，个别出现幻觉、妄想等类精神分裂症表现；晚期出现反应迟钝、情感淡漠、幼稚、人格改变。

6）意识障碍：多数患者意识清楚，部分患者病程中可有嗜睡、昏睡、意识蒙胧，少数患者晚期呈去大脑皮质状态或昏迷。

7）智能障碍：多为晚期表现，如记忆力、计算力、理解、判断、定向力等障碍。

8）颅高压症状：头痛、呕吐、视物模糊等。

9）椎 – 基底动脉病损症状：眩晕、眼震、吞咽困难、言语讷吃、构音不良、行动不稳、呛咳、反窜等症状。

2. 体征

（1）脑神经受损征：有眼球运动障碍。核间性或核上性眼肌麻痹、中枢或周围性面、舌瘫，真性或假性延髓麻痹征及偏盲、失明。

（2）运动障碍：可呈现偏瘫、单瘫、双偏瘫、交叉瘫征或假性周同性瘫痪征，共济失调、协同不能、多动或少动等锥体、锥体外系、小脑受损病征。

（3）感觉障碍：可出现偏身感觉障碍、交叉感觉障碍等。

（4）其他：颅高压征常见有眼底视盘水肿。脑出血型可现脑膜刺激征。

（三）实验室检查

1. 血液　可有中性粒细胞或嗜酸粒细胞增高，血沉呈轻度增快，血黏度及血小板聚集力增加，血清钩体免疫试验（补体结合、显凝试验）阳性，钩体 L 型培养可呈阳性。

2. 脑脊液　颅高压型有压力增高，1/3 患者白细胞轻度增高，出血型可含红细胞，糖、氯化物多正常。钩体免疫试验呈阳性，免疫球蛋白增高（IgM），钩体 L 型培养亦可呈阳性。

（四）特殊检查

1. TCD　提示病区血流量降低及血管狭窄、闭塞性异常血流。

2. SPECT、PET　可发现病损区脑血流、脑代谢密度改变。

3. 脑血管造影　可见脑底大动脉（C1、C2、C3，M1、M2，A1、A2、P1、P2）及椎动脉、基底动脉颅内段与其分支起始部呈炎性改变，管腔狭窄，内膜粗糙，甚而闭塞不通，末梢不显影，附近可见异网血管呈烟雾状。

4. CT 及 MRI　可见有脑梗死灶、脑萎缩或蛛网膜下腔出血改变。

（五）鉴别诊断

1. 脑炎　常伴发热及意识障碍。流行性乙型脑炎有一定的季节性及特有的流行规律。病毒性脑炎以青壮年为多，发病前多有感染史，且精神症状、意识障碍明显，病情无起伏性，体征不符合血管病规律，脑血管造影无脑动脉炎改变，血清学特异性抗体检查可有助于鉴别。

2. 感染性脑动脉炎（结核、化脓菌、梅毒、真菌）　临床可查获相应的疾病特征，如结核、梅毒、化脓感染的病史及症候，且多伴相应脑膜及脑实质炎性改变，特异性血清免疫反应有助诊断。

（六）治疗

1. 病因治疗

（1）青霉素治疗

1）常规用量为 40 万~80 万 U，肌内注射，2 次/日，成人总量为 2400 万~3000 万 U，儿童为 1500 万~2000 万 U。从小剂量开始，以防赫氏反应发生，对青霉素过敏者可选用庆大霉素、金霉素或氯霉素。

2）大剂量治疗：青霉素对 L 型钩体治疗无效，小剂量尚可诱导原型钩体成 L 型钩体而致病，如早期大剂量应用青霉素，并联合应用广谱作用于细胞质的抗生素，则可防止诱导成 L 型钩体。

（2）庆大霉素：0.2 万~0.5 万 U/kg，静脉滴注，1 次/日，共 10~20 天。

（3）铋剂（次水杨酸铋）：2ml，肌内注射，每 5 天 1 次，共 5 次。

（4）碘剂（10% 碘化钾）：5~10ml，3 次/日，共 1 个月。尚可用 12.5% 碘离子透入。

（5）甲硝唑：15~20mg，/kg，静脉滴注，1 次/日，共 10~12 天；再 7.5~12.5mg/（k·d）分次口服，共 10 天。本药可透过血-脑屏障，且对 L 型钩体亦有效。

2. 激素治疗

（1）氢化可的松：100~200mg，置 5%~10% 葡萄糖溶液中，静脉滴注，1 次/日。

（2）地塞米松：5～10mg，静脉滴注，1 欠／日，共20天。

（3）泼尼松：10～20mg，3 次／日。

3. 扩血管药、抗血小板药、改善微循环药及脑代谢复活剂

4. 中医药治疗　中医药治疗依辨证论治给药，初期肝阳亢盛宜用天麻钩藤饮加减；风痰阻滞宜用涤痰汤加减。恢复期多为气虚血瘀，宜用补阳还五汤或十全大补丸。中医药治法甚多，但均以活血化瘀、通络为主。

5. 对症治疗　脱水、止痛、抗抽搐、制动及抗精神症状疗法应依据病情选用。出血型按出血性脑血管病治疗。

6. 其他　针灸、电针、头针、头部超声波、推拿、按摩、理疗、医疗体育、量子血、高压氧等治疗方法可酌情单独或联合选用。良好的护理及支持基础治疗甚为重要。

二、颞动脉炎

颞动脉炎（temporal arteritis）是一种亚急性炎症性血管病，为全身性全层性动脉炎症，好发于颅部动脉，故又称颅动脉炎。按解剖学分类而命名，因以表浅的颞动脉常见，故名颞动脉炎。其受累血管各层有肉芽肿及巨细胞反应，又称为 Horton 巨细胞性动脉炎。预后一般良好。

（一）病因及病理生理

病因尚不十分清楚，目前一般认为属结缔组织疾病，与自身免疫反应有关，好侵犯颞动脉，并常波及视网膜中心动脉、面动脉，动脉壁三层均受损；内膜损害较重，早期见淋巴细胞浸润，以后浆细胞、多核巨细胞浸润，内弹力层断裂，中膜被结缔组织替代，外膜有炎细胞浸润、神经纤维受损，致其受损动脉壁变硬、增粗，管腔狭窄或闭塞，脑动脉受累亦可发生脑梗死。并可伴多系统受损。

（二）诊断

1. 临床表现

（1）症状

1）好发于中老年人：绝大多数患者发生于 55 岁以上，65 岁以上更为常见，女性多于男性。

2）起病：呈亚急性或急性发病。

3）常见症状

①全身症状：低热、寒战、多汗、厌食、无力、贫血、恶心、呕吐、体重减轻、精神不佳等。

②系统症状：全身疼痛，呈胀痛、跳痛或烧灼样痛，头痛多位于颞额头皮，多发性肌肉及关节疼痛，以肩、颈、髋部为重，且夜间重，晨起发僵。

③眼症状：多因缺血性眼动脉炎及视网膜中心动脉炎所致，常表现为疼痛、畏光、复视、视物模糊，甚而呈一过性或持久性黑蒙。

④神经症状：因患脑动脉炎所致，可表现为颈动脉系受侵犯的偏瘫、偏身感觉障碍，或椎－基底动脉系的眩晕、复视、共济失调、行动不稳。

（2）体征

1）低热：体温常在38℃左右。

2）颞动脉变粗变硬，局部肿胀，血管迂曲，搏动减弱且有压痛。

3）受累肌肉、关节有压痛及叩痛。

4）眼、脑动脉受累可发现眼底及视力改变，偏瘫征、脑神经受损等缺血性脑梗死征。

5）少数患者可伴有心、肾、肺等内脏受损征。

（三）实验室检查

1. 血常规　贫血，少数患者中性粒细胞增高。

2. 血生化检查　CRP 增高，γ 及 α 球蛋白升高，类风湿因子、抗核抗体呈阳性，碱性磷酸酶、AST 增高，肝功能异常。

3. 血沉增快　>50mm/h，常 >75mm/h，CRP 升高较血沉更为敏感，尤其是当血沉正常或轻度增高时。

4. 脑脊液　蛋白、细胞轻度增加。

（四）特殊检查

1. 脑 CT、MRI 及 TCD 检查　有助于发现颅内缺血性脑血管病变。

2. 浅表闭塞血管活检　可获确诊。

（五）鉴别诊断

1. 偏头痛　偏头痛多见青年女性，头痛为发作性，历时数小时到 1 天，间歇期正常，多有家族史，无颞动脉局部征象及全身多处疼痛征。

2. 三叉神经痛　三叉神经痛中老年女性多见，但疼痛剧烈，发作历时短暂，呈刀割样、闪电样疼痛，进食、饮水、说话可诱发，并有扳机点可发现，疼痛与三叉神经分布相符合，并无颞动脉局部损征。

3. 结节性多动脉炎　本病呈慢性进行性发展，受累血管以小动脉之肌层为主，内为白细胞浸润而非巨细胞浸润，可伴多脏器多发性微血管栓塞或微血管瘤病变。

4. 闭塞性血栓性脉管炎　本病多见于下肢，常伴血栓形成，静脉亦可受累，以青壮年男性好发，具四肢远端动脉缺血性症状、体征，如肢端麻木、疼痛、苍白、青紫、脉搏搏动变小或无脉。

（六）治疗

1. 肾上腺皮质激素治疗　本病为自限性疾病，一般预后良好，对皮质激素有良好反应，一般使用激素治疗 1~2 天后头痛出现改善，血沉、CRP 亦随之下降，如治疗反应不明显，需考虑其他疾病。常用：①地塞米松，10~20mg，置生理盐水 250~500ml 中，静脉滴注，1 次/日，共用 3~4 周，逐渐减至口服，维持 3~6 个月，视病情减量及停药。②泼尼松，10~20mg，3 次/日，如视力障碍明显，可按 40~50mg，/（kg·d）用药，逐减至维持量，可持续用至 1~1.5 年。

2. 手术治疗

（1）手术切除病变动脉。

（2）血管周围交感神经封闭、切除术。

3. 对症处理—止痛疗法

（1）一般止痛剂：①颅痛定（罗通定，rotundine）30~60mg，3 次/日。②吲哚美辛（indomethacain）25mg，3 次/日。③强痛定（布桂嗪，AP‑237）60rag，3 次/日；50mg，

皮下注射。④布洛芬（ibprofen）0.2g，3次/日。

（2）局部麻醉止痛剂：①普鲁卡因（procaine）用0.5%~2.0%溶液，5~10ml，局部注射。②利多卡因（lidocaine）0.5%~1%溶液局部浸润。

4. 理疗　可选用一定能量和频谱的电磁波、超声波、激光，可达到抗炎、止痛作用。

5. 中医中药、针灸　可按辨证施治或活血化瘀、疏通经络进行治疗。针灸可选用太阳、阳白、合谷、外关等穴。

三、结节性多动脉炎

结节性多动脉炎（polyartertis nodosa，PAN）是一种累及多脏器的炎性血管病，主要侵犯中小动脉，多发生于20~40岁，男女之比为（2~4）：1。内脏、肌肉、神经内营养血管最易受损，其次为皮肤。

（一）病因及病理生理

本病病因目前认为可能为病毒感染激发的自身免疫性疾病；或为一些药物及异体蛋白致使机体发生过敏反应、血液循环中免疫复合物沉积于血管壁中引起的一种血管炎。病理上为类纤维索性坏死性全层血管炎，内膜增生变厚，管腔变窄，中层玻璃样变；外层纤维组织结节状增生，并可形成微小血栓或微小动脉瘤，从而可导致脑梗死或脑、蛛网膜下腔出血。

（二）诊断

1. 症状

（1）各年龄均可发病，高峰期为30~40岁，男性多于女性。

（2）起病：常呈急性、亚急性或慢性起病，但均呈进行性发展。

（3）全身症状：发热、头晕、头痛、无力、出汗、消瘦、心悸、关节肌肉疼痛、水肿、精神不振。

（4）内脏损害症状：①肾脏，如腰痛、血尿。②呼吸系统，如哮喘、咯血。③消化系统，如恶心、呕吐、腹泻、呕血。④心血管系统，如高血压、心绞痛。

（5）神经系统症状

1）中枢神经症状

①脑部症状：有两种表现。弥散脑症状：为脑、脑膜血管广泛受累所致，常表现为头痛、视物模糊、癫痫发作、意识障碍等。局灶脑症状：为脑部部分血管受损，表现为偏瘫、失语、局限性癫痫等。此外，尚可出现精神症状。

②脊髓症状：可表现为双下肢或四肢感觉、运动障碍及大小便功能失控。

2）周围神经症状：可呈单一或多发性周围神经病损症状，主要表现为四肢远端感觉、运动障碍。脑神经较少受累。

（6）其他：眼部症状常有视物模糊、复视、失明。

2. 体征

（1）全身一般体征：贫血貌、精神委靡、体温增高等。

（2）皮肤体征：可有紫癜、红斑、皮下结节、网状青斑、溃疡、坏疽等。

（3）关节肌肉：关节肌肉压痛，活动时加重，晚期可有肌肉萎缩。

（4）神经系统体征：可有偏瘫、截瘫、四肢瘫、单瘫征，颅内压增高征、脑膜刺激征及大小便障碍、周围神经受损征。

（5）眼部体征：视网膜血管受损表现为渗出、出血、中心动脉阻塞、视神经萎缩；脉络膜、虹膜炎以及因脑动脉受损所致的眼内外肌麻痹；视神经受损等所致的视力、视野、瞳孔舒缩异常。

（6）其他：内脏受损，如心、肺、肝、肾等受累的相应体征。

（三）实验室检查

1. 血液 贫血，白细胞增多，血小板数增高；血浆免疫球蛋白如 IgG 增高，部分患者血 HBsAg 呈阳性；肝、肾功能异常、血沉增快。

2. 尿 因肾受损而表现血尿、蛋白尿及管型尿。

3. 脑脊液 因病损性质而有脑压升高，蛋白升高，白细胞、红细胞增多。

（四）特殊检查

1. 电生理检查 视病情选行肌电图、脑电图、脑地形图、诱发电位、心电图等检查，可见相应阳性结果。

2. 血管造影、血流动力学检查 可查获脑、眼、肾等受累血管的形态及功能异常。

3. 影像学检查（X线、CT、MRI） 可发现肺部病损征及脑部出血或梗死灶。

4. 活体组织检查 可选择病损组织，如皮下结节、肌肉、神经、肾、肝、脑等活检可以确诊。

（五）鉴别诊断

1. 结缔组织疾病 常有明显的风湿样结节、血清类风湿因子滴度增高及其临床特点可以区别。

2. 系统性红斑狼疮 活动期有血清免疫球蛋白增高或混合性冷凝球蛋白增高。此外，尚有抗糖脂抗体、抗心脂素抗体阳性。伴发肾病活动期，血清补体下降。

3. 巨细胞动脉炎 本病不出现肾小球炎、周围神经受损及皮肤结节。

4. 药物过敏性血管炎 有药物过敏史，常影响肺，少见胃肠症状，沿血管无结节。

（六）治疗

1. 肾上腺皮质激素治疗 本病为自限性疾病，一般预后良好，对皮质激素有良好反应，一般使用激素治疗 1~2 天后头痛出现改善，血沉、CRP 亦随之下降，如治疗反应不明显，需考虑其他疾病。常用：①地塞米松，10~20mg，置生理盐水 250~500ml 中，静脉滴注，1 次/日，共用 3~4 周，逐渐减至口服，维持 3~6 个月，视病情减量及停药。②泼尼松，10~20mg，3 次/日，如视力障碍明显，可按 40~50mg/（kg·d）用药，逐减至维持量，可持续用至 1~1.5 年。

2. 手术治疗

（1）手术切除病变动脉。

（2）血管周围交感神经封闭、切除术。

3. 对症处理——止痛疗法

（1）一般止痛剂：①颅痛定（罗通定，rotundine）30~60mg，3 次/日。②吲哚美辛（indomethacain）25mg，3 次/日。③强痛定（布桂嗪，AP-237）60mg，3 次/日；50mg，

皮下注射。④布洛芬（ibprofen）0.2g，3次/日。

（2）局部麻醉止痛剂：①普鲁卡因（procaine）用0.5%～2.0%溶液，5～10ml，局部注射。②利多卡因（lidocaine）0.5%～1%溶液局部浸润。

4. 理疗　可选用一定能量和频谱的电磁波、超声波、激光，可达到抗炎、止痛作用。

5. 中医中药、针灸　可按辨证施治或活血化瘀、疏通经络进行治疗。针灸可选用太阳、阳白、合谷、外关等穴。

（马金浩）

第五节　颅内动脉瘤

颅内动脉瘤是引起自发性蛛网膜腔出血最常见的原因。

一、临床表现

（一）发病年龄

多在40～60岁，女多于男，约为3：2。

（二）症状

1. 动脉瘤破裂出血　主要表现为蛛网膜下隙出血，但少数出血可发生于脑内或积存于硬脑膜下，分别形成脑内血肿或硬膜下血肿，引起颅内压增高和局灶性脑损害的症状。颅内动脉瘤一旦出血以后将会反复出血，每出一次血，病情也加重一些，死亡率也相应增加。

2. 疼痛　常伴有不同程度的眶周疼痛，成为颅内动脉瘤最常见的首发症状；部分患者表现为三叉神经痛，偏头痛并不多见。

3. 抽搐　比较少见。

4. 下丘脑症状　如尿崩症、体温调节障碍及脂肪代谢紊乱。

（三）体征

1. 动眼神经麻痹　是颅内动脉瘤所引起的最常见的症状。可以是不完全的，以眼睑下垂的表现最为突出。

2. 三叉神经的部分麻痹　较常见于海绵窦后部及颈内动脉管内的动脉瘤。

3. 眼球突出　常见于海绵窦部位的颈内动脉瘤。

4. 视野缺损　是由于动脉瘤压迫视觉通路的结果。

5. 颅内血管杂音　不多见，一般都限于动脉瘤的同侧，声音很微弱，为收缩期吹风样杂音。

二、辅助检查

（一）腰穿

腰穿用于检查有潜在出血的患者，或临床怀疑出血而CT蛛网膜下隙未见高密度影患者。

（二）影像学检查

1. 头颅CT　在急性患者，CT平扫可诊断90%以上的出血，并可发现颅内血肿、水肿，脑积水。

2. 头颅 MRI 和 MRA　可提供动脉瘤更多的资料。可作为脑血管造影前的无创伤筛选方法。

（三）脑血管造影

脑血管造影在诊断动脉瘤上占据绝对优势，可明确动脉瘤的部位和形状，评价对侧循环情况，发现先天性异常以及诊断和治疗血管痉挛有重要价值。

三、诊断

既往无明确高血压病史，突然出现自发性蛛网膜下隙出血症状时，均应首先怀疑有颅内动脉瘤的可能，如患者还有下列情况时，则更应考虑颅内动脉瘤可能。

（1）有一侧动眼神经麻痹症状。

（2）有一侧海绵窦或眶上裂综合征（即有一侧Ⅲ、Ⅳ、Ⅵ等颅神经麻痹症状），并有反复大量鼻出血。

（3）有明显视野缺损，但又不属于垂体腺瘤中所见的典型的双颞侧偏盲，且蝶鞍的改变不明显者，应考虑颅内动脉瘤的可能，应积极行血管造影检查，以明确诊断。

四、鉴别诊断

（一）颅内动脉瘤与脑动静脉畸形的鉴别（表 6 - 1）

表 6 - 1　颅内动脉瘤与脑动静脉畸形的鉴别

	颅内动脉瘤	脑动静脉畸形
年龄	较大，20 岁以下，70 岁以上少见，发病高峰为 40 ~ 60 岁	较小，50 岁以上少见，发病高峰 20 ~ 30 岁
性别	女多于男，约 3：2	男多于女 2：1
出血症状	蛛网膜下隙出血为主，出血量多，症状较重，昏迷深、持续久，病死率高	蛛网膜下隙出血及脑内出血均较多，脑脊液含血量相对较少，症状稍轻，昏迷较浅而短，病死率稍低
癫痫发作	少见	多见
动眼神经麻痹	多见	少见或无
神经功能障碍	偏瘫、失语较少	偏瘫、失语较多
再出血	相对较多，间隔时间短	较少，间隔时间长
颅内杂音	少见	相对较多
CT 扫描	增强前后阴性者较多，只有在适当层面可见动脉瘤影	未增强时多数可见不规则低密度区，增强后可见不规则高密度区，伴粗大的引流静脉及供血动脉

（二）有动眼神经麻痹的颅内动脉瘤

应与糖尿病、重症肌无力、鼻咽癌、蝶窦炎或蝶窦囊肿、眼肌麻痹性偏头痛、蝶骨嵴内侧或鞍结节脑膜瘤及 Tolosa - Hunt 综合征鉴别。

（三）有视觉及视野缺损的颅内动脉瘤

应与垂体腺瘤、颅咽管瘤、鞍结节脑膜瘤和视神经胶质瘤鉴别。

（四）后循环上的颅内动脉瘤

应与桥、小脑角的肿瘤，小脑肿瘤及脑干肿瘤作鉴别。

五、治疗

（一）手术治疗

首选手术治疗，由于外科手术技术的不断进步，特别是显微神经外科的发展，及各种动脉瘤夹的不断完善，使其手术效果大为提高，手术的病残率与死亡率都降至比其自然病残率及死亡率远为低的程度。因此，只要手术能达到，都可较安全的采用不同的手术治疗。

（二）非手术治疗

颅内动脉瘤的非手术治疗适用于急性蛛网膜下隙出血早期，病情的趋向尚未能明确时；病情严重不允许作开颅手术，或手术需要延迟进行者；动脉瘤位于手术不能达到的部位；拒绝手术治疗或等待手术治疗的病例。

1. 一般治疗　卧床应持续 4 周。
2. 脱水药物　主要选择甘露醇、呋塞米等。
3. 降压治疗　药物降压须谨慎使用。
4. 抗纤溶治疗　可选择 6 - 氨基己酸（EACA），但对于卧床患者应注意深静脉栓塞的发生。

（别红军）

第六节　脑动静脉畸形

脑动静脉畸形系指一种先天性脑血管发育异常。脑内血管呈集团状的迂回走行，动静脉之间直接沟通或吻合短路，两者之间正常的毛细血管联络结构缺如，又称脑动静脉瘘。

一、病因病理及发病机制

病因为胚胎发育异常的先天性畸形。在胚胎期脑血管胚芽演化过程中即在不同阶段发生病变。由于动脉压力大而静脉压力低，短路血流通畅，其通路日益扩大，畸形血管团的体积范围亦日增，有几条灌注动脉和引流静脉可增粗如索。畸形区的静脉压增高，远端静脉因血液回流不畅而怒张，病变区血管壁菲薄，极易破裂出血。瘘口大小不一，大型者血管畸形成团，通常有核桃大小，甚至拳头大小，可涉及 1～2 个脑叶，呈楔形或三角形。小型者肉眼难见，通常不超过 20～30mm，如米粒大小。绝大部分病变区位于幕上半球浅部，而于中线及深部较少。供血动脉以大脑中动脉为多，而颈外动脉的脑膜支及头皮动脉供血较少。

二、临床表现

1. 头痛　约 60% 的患者表现为长期慢性头痛或突发性加重，常呈搏动性，可伴有颅内杂音，低头时更明显。周期性头痛者可能与血管痉挛有关。
2. 癫痫　约 30% 的患者表现为癫痫大发作或颞叶性精神运动性发作形成。
3. 定位征　天幕上病变可进行性出现精神异常、偏瘫、失语、失读、失计算等局灶症状；天幕下病变可见眩晕、复视、眼球震颤、步态不稳及构音障碍等症状。

4. 脑水肿　约 25% 的患者出现视神经乳头水肿，多继发于出血后导致的脑水肿。

5. 颅内出血　40%～60% 的患者为蛛网膜下腔出血，以 10～40 岁多发，其中约 65% 的患者发病于 20 岁以前。后颅凹动静脉畸形以蛛网膜下腔出血为首发症状者占 80% 以上。

6. 血管杂音　当病灶伸展于大脑表面时，相应头颅骨或眼眶部、颈部听诊可闻及血管杂音，压迫颈总动脉可使杂音减低或消失。

7. 单侧突眼　单侧突眼常是由于静脉压力增高，眼静脉回流不畅所致。

8. 并发症　常见的并发症有颅内动脉瘤、多囊肾、先天性心脏病、肝脏海绵样血管瘤等。

三、辅助检查

1. 头颅 X 线平片　头颅 X 线平片显示颅骨板障血管影明显，或颅骨内板局限被侵蚀而显示模糊影或骨质菲薄，脑膜中动脉沟迂曲变宽，少数病灶伴有病理性环形钙化影。

2. 脑脊液　血管未破裂前脑脊液正常，出血时脑脊液呈均匀血性。

3. 脑血管造影　依靠脑血管造影可发现畸形血管，扩张迂曲而成簇团，如有血肿则常见血管移位，有时显示来自颈外的供血动脉。

4. 脑电图　脑电图异常率占 61%。

5. CT 脑扫描　CT 脑扫描可显示大脑局限性或半球部位低密度影，必要时增强扫描。凡脑血管造影阴性而被 CT 扫描证实者，则称为隐匿性脑血管畸形。

四、诊断及鉴别诊断

（一）诊断

诊断主要依据：①青年人多发，有蛛网膜下腔出血和（或）脑出血史。②有癫痫发作史，特别是局限性癫痫，或偏头痛发作史。③有局限性神经定位征，头顶部血管杂音，单侧突眼等。④依靠脑血管造影或 CT 证实。

（二）鉴别诊断

本病主要应与偏头痛及其他病因所致的癫痫相鉴别。

五、治疗

（一）控制癫痫

选用镇静剂控制或减轻癫痫发作程度及次数，苯妥英钠 0.1g，3 次/d，或苯巴比妥 0.03g，3 次/d。

（二）出血期

出血期按急性出血性脑血管病内科治疗。

（三）病因治疗

病因治疗主要是手术治疗或血管内栓塞治疗。凡出血形成血肿者，应及时行血肿清除术，并争取同时将畸形血管切除。若仅为蛛网膜下腔出血，经内科治疗待病情稳定后，选择适当时机再施行畸形血管切除术，目的在于防止出血，控制癫痫，改善脑功能。脑动静脉畸形是由动脉与静脉构成，有的包含动脉瘤与静脉瘤，脑动静脉畸形有供血动脉与引流静脉，其大小与形态多种多样。一般部位的脑动静脉畸形，可采用手术切除病灶或微导管血管内栓塞治疗。位于重要功能区、位置特别深的脑内或巨大病灶，可采取在数字减影下动脉内栓塞的方法，以减少畸形血管病灶的血液供应，使病变减小或有利于进一步的手术切除或 γ 刀放射治疗。手术方法是先找到供应动脉，于靠近病变处夹闭切断。切勿远离病变以防阻断供应邻近脑组织的分支，然后分离畸形血管，完全分离后再夹闭引流静脉，将病变切除。对大的高血流病变应分期手术，先行人工栓塞或手术阻断供应动脉，使病变血流减低，改善周围脑血循环，1～2 周后再作病变切除。

（马金浩）

第七节　颅内静脉窦及静脉血栓形成

一、定义及解剖学基础

颅内静脉系统包括脑静脉和静脉窦。

（1）脑部主要的静脉分深、浅两组：以大脑外侧沟为界，大脑浅静脉分为上、中、下三组。外侧沟以上的静脉属大脑上静脉，外侧沟部位的静脉为大脑中浅静脉，外侧沟以下的静脉属大脑下静脉。浅静脉主要收集大脑半球皮质和皮质下髓质的静脉血，分别注入颅顶部上矢状窦和颅底部海绵窦、横窦、岩上窦和岩下窦等。大脑中浅静脉是最大的浅静脉，它借大交通静脉（Trolard vein）与大脑上静脉吻合，通入上矢状窦；借枕交通静脉（Labbe vein）与横窦衔接。

大脑深静脉包括大脑内静脉、基底静脉等，主要收集大脑半球深部髓质、基底核、内囊、间脑、脑室脉络丛的静脉血，汇合成大脑大静脉（Galen's vein）。大脑大静脉位于胼胝体压部之下，血流注入直窦。

（2）大脑静脉窦为硬脑膜在某些部位两层分开形成的腔隙，是颅内静脉血的血流管道，又称硬脑膜窦：可分为甲、乙两组。甲组包括上矢状窦、下矢状窦、直窦、横窦、乙状窦。乙组包括海绵窦、岩上窦、岩下窦、基底静脉丛等。两组均引流入颈内静脉。颅内大的静脉窦主要如下：

上矢状窦位于大脑镰的上缘，前始自额骨的鸡冠，向后在枕骨内粗隆处与窦汇相沟通，再分流入左、右横窦。上矢状窦接受大脑上静脉分支来源的静脉血流，也与颅骨板障静脉以及属于颈外静脉系统的颅骨静脉相沟通。

下矢状窦位于大脑镰下缘的后半部，走向与上矢状窦相似，但比上矢状窦小而短，在小脑幕处直接与直窦相连。

直窦位于大脑镰与小脑幕连接处，接受来自下矢状窦、大脑大静脉的血液，向后与上矢状窦的后端融合称窦汇。

横窦是最大的静脉窦，位于枕骨内粗隆两侧，至小脑幕附着于颞骨岩部处即弯向下方。围绕颞骨乳突段呈乙字形，称乙状窦。它与颈内静脉沟通，向下通过两侧颈静脉孔出颅。乙状窦与乳突小房仅隔薄层骨板，因而在乳突炎症时可以波及乙状窦而引起血栓形成。

海绵窦位于颅中窝蝶鞍两侧，内部为小梁样结缔组织组成，形似海绵。海绵窦静脉交通广泛，它接受眼静脉、蝶顶窦、大脑中静脉和下静脉的血液，并通过岩上、下窦，与横窦、乙状窦相接，将血液导入颈内静脉。两侧海绵窦围绕垂体以环状海绵间窦相连。海绵窦外侧壁与颞叶相邻，外侧壁自上而下有动眼神经、滑车神经、眼神经和上颌神经通过。海绵窦内有颈内动脉与外展神经通过。海绵窦外下壁与三叉神经节和下颌神经相邻。面部静脉和眼静脉相交通，所以面部感染如疖可蔓延至海绵窦，引起海绵窦炎症和血栓形成，导致上述神经受压。

图6-1显示硬脑膜窦内静脉血流的方向：

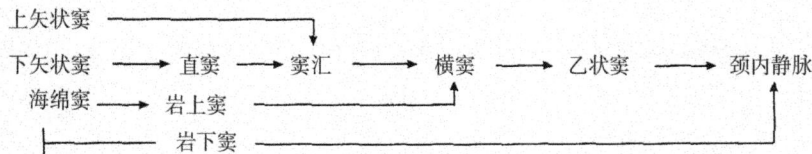

图6-1　硬脑膜窦内静脉血流的方向

颅内静脉窦及静脉血栓形成是由多种病因所导致的以脑静脉回流受阻、脑脊液吸收障碍为特征的一组特殊类型脑血管病。依病变的性质可分为感染性和非感染性，感染性静脉血栓形成又称为化脓性静脉血栓形成或血栓性静脉炎和静脉窦炎。根据血栓部位可区分为皮质静脉血栓形成、深静脉血栓形成和静脉窦血栓形成。

颅内静脉不与动脉伴行，但深浅静脉间存在广泛的吻合；局限性的或小静脉血栓形成，由于有丰富的侧支循环，临床体征可不明显，或仅有颅内压增高的表现。颅内静脉管壁薄、无弹性，静脉注入硬脑膜窦之间没有防止血液倒流的静脉瓣装置，仅在脑静脉开口于硬脑膜窦处有瓣膜起改变血流方向的作用。故当血栓使静脉窦堵塞，或影响大量侧支静脉，病因不能及时去除，病灶易于扩散，可导致一个至数个大静脉窦完全堵塞，并伴有大量侧支静脉堵塞。由于脑静脉血流回流受阻，导致脑组织瘀血、脑水肿、脑皮质和皮质下出现多发性点片状出血灶，还可出现静脉性脑梗死。

二、流行病学

既往认为颅内静脉窦及静脉血栓形成是极为罕见的重症疾病，死亡率极高。随着神经影像学的发展，尤其是CT、MRI和MRV的临床应用，为及时正确诊断提供了无创且可靠的检查手段，可早期诊断该病，现在的发病率较以前有所提高。由于颅内静脉窦及静脉血栓形成的临床表现差异很大，容易漏诊、误诊，真正的发病率还没有明确的流行病学资料。有学者估计该病约占所有脑血管的1%～2%。颅内静脉窦及静脉血栓形成可影响所有年龄段，婴幼儿、老年人、产妇、慢性病体弱患者易发。由于存在口服避孕药、妊娠等危险因素，20～35岁的女性患者多见。在静脉窦血栓形成中上矢状窦、乙状窦常见，其次为海绵窦和直窦。岩上窦、岩下窦、皮层静脉以及单独的小脑静脉受累极为少见。需要注意的是：同一患者常有多个静脉窦和静脉的累及。

三、病因和发病机制

颅内静脉窦及静脉血栓形成依病变的性质可分为感染性和非感染性两大类。由于解剖结构的原因，头面部、眶部、鼻窦感染多累及海绵窦，乳突部感染多累及乙状窦。其他各种因素所致凝血机制异常、血液高凝状态或局部静脉血流郁积均可导致非炎性血栓形成。需要注意的是：许多患者具有不止一个的危险因素，即使已发现一个危险因素，还需进一步检查是否存在其他病因，特别是遗传性或获得性的凝血机制障碍。虽然目前已发现许多病因和危险因素，还有高达20%～30%的患者未能明确病因，归为特发性血栓形成。表6-2详列可致颅内静脉窦及静脉血栓形成的具体疾病及危险因素。

表6-2　颅内静脉及静脉窦血栓形成的病因以及危险因素

一、炎性因素

1. 局灶性

直接的化脓性外伤；颅内感染：脑脓肿，硬膜下积脓，脑膜炎；中耳炎，扁桃体炎，鼻窦炎，口腔感染，局部皮肤感染

2. 全身性

细菌性：败血症，心内膜炎，伤寒，结核

病毒性：麻疹，肝炎病毒，脑炎（疱疹，HIV病毒），巨细胞病毒

寄生虫性：疟疾，旋毛虫

真菌性：曲霉菌

二、非炎性因素

1. 局灶性

颅脑损伤（开放型或闭合型，伴有或不伴骨折）；神经外科手术；脑梗死和脑出血；肿瘤（脑膜瘤，转移瘤）；蛛网膜囊肿；硬膜下

动静脉畸形；颈内静脉置管

2. 全身性

任何原因所致的严重脱水（腹泻、高热、任何癌症所致恶液质等）或休克

外科：任何手术伴有或不伴深静脉血栓形成

妇产科：妊娠和产后，口服避孕药（雌激素，孕激素）

心内科：先天性心脏病，心功能不全，安装起搏器

消化科：肝硬化，Crohn病，溃疡性结肠炎

血液科：淋巴瘤，白血病，红细胞增多症，失血性贫血，镰状细胞贫血，阵发性晚间血红蛋白尿，缺铁性贫血，

凝血机制障碍：抗凝血酶Ⅲ、蛋白C、蛋白S缺乏，活化的蛋白C抵抗，弥散性血管内凝血，血浆纤溶酶原缺乏，V因子Leiden突变，凝血酶原20210G to A突变，血小板增多症（原发性或继发性）

风湿科：系统性红斑狼疮，颞动脉炎，Wegener肉芽肿，Behcet病，Evan综合征，结节病

肾病科：肾病综合征

其他：新生儿窒息，雄激素治疗，L-天冬氨酸治疗

四、临床表现

由于颅内静脉窦及静脉血栓形成起病形式快慢不一，病变部位不一，病变程度不一，因此临床表现复杂多样，病程及转归各不相同，除海绵窦血栓形成，临床表现均缺乏特征性。病程小于2天的急性起病者约占30%，多见于感染、妊娠或产后；病程1月以内亚急性起病最常见，约占40%～50%；慢性起病，病程大于1个月，多为炎性因素、凝血机制障碍所致。颅内静脉窦及静脉血栓形成起病的快慢与病因以及静脉侧支循环的建立有关，临床表现主要与血栓形成的部位、血栓形成的速度以及年龄、基础疾病有关。主要的、基本的临床表现可以分为以下四类。

1. 局灶性神经功能缺失和/或部分性癫痫　局灶性神经功能缺失包括颅神经麻痹和意识障碍，任何脑部病变的表现如失语、偏瘫、偏盲、记忆障碍均可出现。颈内静脉血栓形成可致第九、第十对颅神经麻痹。约有40%～50%的患者会有癫痫发作，初次发作多为局灶性

癫痫，可伴有 Todd 瘫痪。

2. 颅内压增高症　颅内压增高症表现为头痛、视神经乳头水肿、外展神经麻痹，可类似于良性颅内压增高症的表现。其中头痛是最早出现、最常见的症状，多表现为急性发作的严重、类似蛛网膜下腔出血的疼痛，也可类似偏头痛的表现，头痛同时可完全没有局灶性神经系统体征。约有半数患者可出现视神经乳头水肿。

3. 亚急性脑病　亚急性脑病指不同程度的意识障碍，不伴有局灶性或特征性的症状。脑深静脉血栓形成，累及基底节、部分胼胝体、枕叶，患者意识障碍迅速加重，出现昏迷伴传导束征，可不伴有视神经乳头水肿和癫痫。

4. 痛性眼肌麻痹　尽管海绵窦血栓形成大多为急性起病，一些慢性起病的患者可表现为动眼神经、外展神经的痛性麻痹。

虽然该病有上述主要的、基本的临床表现，但部分患者症状很轻，甚至可以完全没有症状。而且由于血栓形成的部位不同，病因不同，其临床表现错综复杂，对上述症状进行鉴别诊断时要考虑本病的可能性，需仔细鉴别，避免误诊。以下分述各主要静脉窦血栓形成的表现。

（1）海绵窦血栓形成：常有副鼻窦炎或鼻窦旁皮肤严重感染，及眼眶周围、面部"危险三角"区的化脓性感染引起。海绵窦血栓形成的临床表现有其特异性，常有高热、眼部疼痛、剧烈头痛、呕吐和意识障碍。由于眶内静脉回流受阻，眼眶内软组织、眼睑、眼结膜、额部头皮往往水肿，眼球突出。由于海绵窦内有动眼神经、滑车神经、外展神经以及三叉神经眼支通过，在血栓形成时上述神经均可受累，出现海绵窦综合征，表现为眼睑下垂、病侧的眼球向各方向活动均受限制，严重时眼球正中位固定，瞳孔散大，对光反射消失，三叉神经第一支分布区感觉障碍，角膜反射消失。部分患者可出现视神经乳头水肿，眼底静脉瘀血，甚至可有出血，引起视力减退，甚至失明。由于两侧海绵窦相连，单侧海绵窦血栓形成常在数日内扩展到对侧海绵窦而表现出双侧眼球突出、充血、活动受限。

（2）上矢状窦血栓形成：以非炎性多见。多见于分娩 1～3 周的产妇、妊娠期、口服避孕药、严重脱水、全身衰竭、恶液质等情况下。偶可由于头皮或邻近部位感染、颅脑外伤所致。起病多为亚急性，以颅内压增高症状为主。可出现头痛、呕吐等颅内压增高症，严重时出现嗜睡、精神异常或昏迷。婴儿中可表现为喷射性呕吐、颅缝分离、囟门隆起。在成人患者中视神经乳头水肿可能是唯一的症状。在老年患者中，症状可能较轻微，无特异性表现，诊断困难。上矢状窦血栓扩展到脑皮层静脉，脑皮层水肿，可出现出血性梗死，出现相应的症状，如局灶性或全身性癫痫、偏瘫、失语等。

（3）横窦、乙状窦血栓形成：横窦和乙状窦解剖上紧密相连，血栓形成时多同时累及。其主要为化脓性乳突炎并发症，一侧血栓形成时可无明显的症状。在化脓性乳突炎或中耳炎患者中发生败血症就需考虑乙状窦血栓形成的可能。其主要症状为颅内压增高症候群，出现头痛、呕吐、视神经乳头水肿、不同程度的意识障碍。如上、下岩窦受到影响，出现患侧三叉神经眼支、外展神经麻痹症状；血栓扩展至颈静脉，出现舌咽神经、迷走神经、副神经同时受累；极为罕见可出现血栓经窦汇或颞交通静脉扩张到上矢状窦后出现偏瘫、癫痫发作。

（4）脑静脉血栓形成：单独的皮层静脉受累罕见。多数由静脉窦血栓扩展而来。可发生在高热或严重传染病患者中。常突然起病，出现头痛、呕吐，局灶性癫痫、肢体瘫痪、感觉障碍。由于脑静脉血栓形成常为多发性，分布于脑的不同部位，临床表现错综复杂，主要表现为局灶性功能缺失，可不伴颅内压增高症。深静脉如大脑大静脉血栓形成，可导致双侧丘脑对称性梗死，可表现为淡漠、痴呆的症状，病情严重时出现高热、痫样发作、昏迷、去大脑强直，即使患者存活，多遗留有不同程度的并发症。

五、实验室检查及特殊检查

除进行生化常规检查外，对怀疑颅内静脉窦及静脉血栓形成的患者特别要进行血常规检查，了解有无外周血白细胞增高，以明确有无感染因素；血电解质测定，了解有无高钠血症；凝血功能检查，了解有无凝血机制障碍；必要时可进行蛋白 S、蛋白 C、抗凝血酶Ⅲ，Ⅷ因子，抗心磷脂抗体，以及 V 因子 G1691A 基因突变，凝血酶原 G20210A 基因突变检测。在急性发病疑似静脉血栓形成的患者还可检测血 D_2 聚体浓度，如在急性期浓度 >500ng/ml，有可疑病史，需高度怀疑该病的可能，必须予以影像学检查。

腰穿检查可明确患者是否存在颅内感染，排除脑膜炎。在颅内压增高的患者中进行腰穿可测定颅内压、适量放出脑脊液后将降低颅内压力，起到治疗的作用。但腰穿易诱发脑疝，在严重颅高压时，需充分评估检查的危险性。

脑影像学检查是目前诊断颅内静脉窦及静脉血栓形成最常用的方法，也是明确诊断首选的方法，主要包括头颅 CT、MRI、MRV 和 DSA，分述如下。

头颅 CT 是急诊室最常用的检查，通常为诊断本病最早采用的影像学方法。颅内静脉窦及静脉血栓形成的患者可出现具有诊断意义的"束带征"、"高密度三角征"和"空 delta 征"，但阳性率不高。"束带征"是指在 CT 平扫上，可见致密血栓形成后显示出增粗的血管条索状影，如显示出静脉窦影称"高密度三角征"。"空 delta 征"是指发病 1 个月内的 CT 增强中，由于血栓形成可显示出造影剂的充盈缺损，多见于上矢状窦血栓形成。上述特异性直接征象仅见于约 1/3 的患者，其他一些非特异性的间接征象较为常见，包括不同程度的脑水肿、多灶性常伴出血的静脉性梗死、小脑室、大脑镰和幕强化。由于头颅 CT 特异性征象出现率低，没有经验的医生难以识别，约 30% 的患者 CT 检查可以完全正常，通常不能用以确诊静脉窦血栓形成。

头颅磁共振（MRI）与磁共振静脉成像（MRV）结合是目前公认诊断和随访颅内静脉窦及静脉血栓形成的首选影像学方法，除非进行磁共振检查有禁忌证。它可以显示血栓形成后继发的脑组织病理改变及其程度，MRV 还可直接显示静脉窦和血栓本身，又能反映血栓的病理基础及演变过程，尚可用于观察治疗效果。静脉窦血栓的 MRI 表现演变可分为四期：急性期（1~5d），T_2WI 低信号，T_1WI 等信号；亚急性期（5~20d），T_1WI、T_2WI 均呈高信号；慢性期为患者出现症状 3 周后，血栓信号于所有序列均下降且信号不均；第四期（后期）特征性表现为血管再通或血栓的长期存留。其中亚急性期的高信号是较为典型的表现，而其他时期则不典型。MRV 检查可见血栓形成的直接征象和间接征象。直接征象指病变初期可见有病变的静脉窦高信号影缺失，而静脉窦血流再通时则表现为边缘欠清晰且不规则的稍低的血流信号。间接征象为梗阻远端侧支循环血管建立或其他引流静脉异常扩张、颈内静脉压升高等。

由于脑静脉解剖变异比动脉更大，判读 MRV 时必须注意如下几点，避免出现误读、误判。正常 MRV 上矢状窦、直窦、大脑大静脉、横窦、乙状窦、颈内静脉均可 100% 显示，其他小静脉或静脉窦不能完全显示，在诊断较小静脉窦血栓时要注意；横窦以右侧优势为多见，左右等势的仅占 16%，在诊断横窦血栓形成时要注意；上矢状窦横断面呈三角形，前端逐渐变细、消失，由皮层静脉代替，这需要与血栓形成相鉴别；血流间隙易与血栓形成和肿瘤侵蚀相混淆，优势侧横窦、上矢状窦、直窦和 Galen 静脉很少发现流动间隙。当在这些部位发现流动间隙时，应高度怀疑是由于病理状态引起的。

DSA 可显示静脉窦血栓形成的部位、范围，以及静脉异常回流和代偿循环的情况，具有目前 CT 和 MRI 甚至 MRA 所不能替代的作用。对 MRV 显示较少的下矢状窦、大脑大静脉及大脑内静脉等较小静脉窦及静脉血栓的诊断还是存在一定的优势。但是 DSA 不能显示血栓本身，亦不能显示静脉窦血栓形成继发的脑组织的病理改变及其程度。操作具有创伤性并可能加重患者的颅内高压的危险性影响了其应用。多用于不能进行磁共振检查的患者，或准备进行血管内溶栓时。

六、诊断和鉴别诊断

颅内静脉窦及静脉血栓形成中除海绵窦血栓形成的临床表现比较特殊，可依据临床表现、原发病灶的存在而明确诊断。其他部位的血栓形成如影响多支静脉和静脉窦诊断易，单独的小静脉受累诊断困难，不能仅从临床表现诊断，必须结合神经影像学检查，明确诊断。

急性起病伴局灶神经系统症状的需与动脉系统卒中鉴别，慢性者需与脓肿或肿瘤鉴别。

急性突发头痛为主要表现时需要与特发性颅内压增高症、蛛网膜下腔出血鉴别。

意识改变为主要表现者需与脑炎、代谢性疾病鉴别。

海绵窦血栓形成需与导致一侧眼球突出和眼球运动受限的一些其他情况相鉴别。如眼眶内球后蜂窝组织炎、骨膜下脓肿、球后占位性病变、视神经孔处胶质瘤。双侧眼球突出需与甲状腺功能亢进鉴别。

七、治疗

颅内静脉窦及静脉血栓形成是多种病因引起的，临床表现不同的疾病。因其少见，大宗病例临床治疗研究报道不多，治疗时需坚持个体化的综合治疗原则。

1. 病因治疗

（1）感染性血栓形成：应积极控制感染及处理原发病灶，如面部疖肿、乳突炎、副鼻窦炎，抗生素的应用应遵循尽早、合理、足量、长疗程原则。抗生素的选择可依据细菌培养、血培养、脑脊液检查的结果，如病原菌不清，可选用广谱抗生素或两药联用。在抗生素应用的基础上，应彻底清除原发病灶，如疖肿切开排脓、乳突根治术等。

（2）非感染性血栓形成：也应在针对原发疾患治疗的基础上，尽力纠正脱水，增加血容量，降低血黏度，改善脑循环。

2. 对症治疗

（1）脑水肿颅内高压者应积极行脱水降颅压治疗，使用甘露醇降低颅内压；颅内压较高的患者应在大剂量抗生素使用的同时短期加用激素；使用乙酰唑胺抑制脑脊液分泌；可行腰椎穿刺适当放出脑脊液，颅高压危及生命时可行颞肌下减压术。

（2）癫痫发作者采用抗痫治疗，高热者物理降温，意识障碍者加强基础护理、支持治疗、预防并发症。

3. 抗凝治疗　目前尚没有标准化治疗方案。国内外倾向肝素抗凝治疗是安全、有效的，可列为脑静脉系统血栓形成的一线治疗方法。肝素可限制血栓发展，促进其溶解。及时给予抗凝治疗，可解除静脉闭塞，恢复血流再通，为获取最佳疗效、改善预后的最有效措施。静脉给予普通肝素与皮下注射低分子肝素最为常用，至今尚缺乏两者疗效比较的大规模临床试验研究资料。既往由于担心肝素使用可能导致继发性出血，其使用受到限制，近期的研究显示肝素治疗不良反应较少，相对安全，即使发生出血性梗死，也可谨慎应用。急性期后，如患者存在凝血障碍，尚需口服抗凝药物 3 ~ 6 个月，或更长，保持 INR 在 2 ~ 3 之间。

4. 局部溶栓　目前不主张全身性溶栓，主要采用导管经股静脉、颈静脉到达血栓形成处释放溶栓剂，同时通过机械力破坏血栓。t-PA 溶解纤维蛋白性血栓以及促进血管再通的效果均优于尿激酶，局部药物溶栓一般用于起病即为昏迷的患者，或使用足量抗凝药物病情仍在进展的患者。不良反应包括肺栓塞、再栓塞，目前尚没有大规模的临床试验结果和明确的治疗规范。

八、预防及预后

颅内静脉窦及静脉血栓形成死亡率在 5.5% ~ 30%。大面积出血性梗死、难治性癫痫、败血症、肺动脉栓塞、恶液质是主要致死的原因。感染性血栓形成的死亡率较非感染性高。妊娠和产后患者如能早期诊断治疗，预后较好。颅内静脉窦及静脉血栓形成后遗症如肢体乏力、感觉障碍、精神异常、视觉丧失等约占 15% ~ 25%；约 50% 左右的患者可没有明显的后遗症。由于其预后个体差别很大，有人称其为"全或无"的疾病。年龄（过大或过小）；昏迷；严重颅高压；小脑静脉、深静脉受累；病因为严重感染或恶性疾病；难控制癫痫；肺动脉栓塞；CT 显示出血性梗死的患者预后不良。长期随访显示癫痫为最常见的并发症。颅内静脉窦及静脉血栓形成复发率 12%；出现颅内静脉窦及静脉血栓形成的产妇可以再次妊娠，除自然流产外，少见其他并发症。

（马金浩）

第八节　缺血性脑血管疾病的介入治疗

一、脑缺血的基础与临床表现

脑卒中是常见疾病，每年发病率为 100 ~ 300/10 万，死亡率 50 ~ 100/10 万。缺血性脑血管病是脑卒中的主要原因。动脉粥样硬化是脑动脉狭窄的常见病因，动脉硬化的过程是隐匿的，其危险因素包括年龄、性别、种族、高血压、高血脂、糖尿病、吸烟、高同型半胱氨酸血症等。颈内动脉狭窄（≥80%）的 3 年卒中率为 26.5%。在美国，10% 的缺血性卒中是由于颅内动脉狭窄所致，颅内段颈内动脉狭窄的年卒中的风险为 8%。

（一）病因

与许多因素有关，其病因可以是单一的，也可以由多种因素联合所致。常见的病因包括：

1. 脑动脉狭窄或闭塞　双侧颈内动脉及双侧椎动脉参与脑供血，颈内动脉参与 80% ~ 90% 的血供，椎动脉参与 10% ~ 20% 的血供。轻度狭窄不会影响脑血流量（cerebral blood flow，CBF），一般认为管腔面积减少超过 80% 以上可以使血流量减少。多支动脉狭窄对血流量影响更大。动脉硬化是引起脑动脉狭窄或闭塞的主要原因。常见的狭窄部位包括：颈动脉分叉部的颈内动脉、大脑中动脉、椎动脉起始部、椎基底动脉汇合部、颈内动脉虹吸部。

2. 脑动脉栓塞　动脉粥样硬化斑块除了可以造成动脉狭窄外，斑块表面的血栓及胆固醇碎片可以随着血流栓塞远端动脉，造成脑栓塞（动脉－动脉性栓塞）。心源性栓子也可以造成脑栓塞。

3. 血流动力学变化　低血压可以导致脑灌注压降低，导致脑缺血。如果存在严重的脑动脉狭窄或闭塞，轻度的血压降低也可以引发脑缺血。

4. 血液性因素　如高凝状态，红细胞增多症等引起血液黏稠度增高的疾病等均可以发生脑缺血等。

（二）病理生理

脑只占全身体重的2%，血流量却占心输出量的15%。脑组织耗氧量占全身耗氧量的20%～30%。在静息状态下 CBF 为 50～55ml/（100g·min）。CBF 降到 30～35ml/（100g·min）时，细胞外 H^+ 增加，发生脑内酸中毒。脑的能量来源主要依赖于糖的有氧代谢，几乎无能量储备，因此对缺血、缺氧十分敏感。CBF 降到 20ml/（100g·min）以下时脑组织就会发生缺氧。CBF 越低，持续时间越长，就越容易发生脑梗死。在缺血的中心区域，血流量很少，如果不迅速恢复供血，则很快就会发生脑梗死。在梗死灶的边缘，由于邻近侧支循环的灌注，因此存在一个无神经功能但神经细胞仍然存活的缺血区，称为缺血半暗带（ischemic penumbra），如果在一定时间内提高缺血区域的 CBF，就有可能使神经功能恢复。正常情况下 CBF 具有自身调节功能，在缺血或缺氧的病理状态下，脑血管的调节机制紊乱，会出现缺血区域内充血和过度灌注或脑内盗血现象。

（三）临床表现

1. 短暂行脑缺血发作（transient ischemic attack，TIA）　为缺血引起的短暂行神经功能缺失，在 24 小时内完全恢复。一般是突然发作，持续时间不到 10～15 分钟，有的可持续数小时，主要原因为动脉狭窄或微栓塞。

TIA 可分为大动脉狭窄性、栓塞性、腔隙性 TIA 三类。大动脉性 TIA 通常由于存在较大的脑动脉狭窄，同时出现血压下降所导致，具有反复发作性、刻板性和短暂性的特点；大动脉狭窄的患者多发生分水岭梗死。心源性栓塞、动脉－动脉性栓塞和原因不明性栓塞是栓塞性 TIA 的病因。小的深穿支动脉狭窄可以导致腔隙性 TIA。对于心源性栓塞的患者应当给予抗凝治疗；对于动脉－动脉性栓塞的患者如果有动脉狭窄率＞50%或存在较大的溃疡斑块或，可行支架成形术；对于动脉狭窄率＜50%的患者以内科治疗为主；对于腔隙性 TIA 的患者建议给予抗血小板、抗高血压治疗。

TIA 是发生完全性卒中的征兆，正确处理 TIA 患者可以使很多患者避免发生完全性卒中，降低死亡率及致残率。颈动脉系统 TIA 表现为一侧肢体无力，感觉障碍，可伴有失语及偏盲，持续 3～5 分钟。椎－基动脉系统 TIA 的最常见症状是眩晕，还可出现复视、同向偏盲、皮质性失语、构音困难、共济失调、偏瘫、感觉障碍等症状。

2. 可逆性缺血性神经功能缺失　是一种局限性神经功能缺失，持续时间超过 24 小时，3 周内完全恢复，脑内可发现小的梗死病灶。神经系统检查可发现阳性局灶性神经缺失体征。

3. 进行性卒中　缺血症状逐渐加重，超过 6 小时才达到高峰，有的在 1～2 天内才完成其发展过程，脑内有梗死灶存在。

4. 完全性卒中　发展迅速，在发病后数分钟至 1 小时内达到高峰，最迟不超过 6 小时。

部分颈动脉狭窄及锁骨下动脉狭窄可闻及血管杂音。锁骨下动脉狭窄还可以导致上肢缺血，患侧上肢血压较对侧低。

超声检查，CTA 或 MRA 是无创的检查方法，可以发现狭窄部位、狭窄程度、狭窄长度。脑血管造影是有创的检查方法，是了解脑血管情况的金标准，不仅可以动态、全面的了解血流情况，还可以了解侧支代偿及 Willis 环的情况，准确计算狭窄程度，同时还可以了解介入治疗的入路情况。对于有严重出血倾向、碘过敏、严重心肺功能不全、肾功能不全的患者不宜行脑血管造影。

（四）治疗方法

1. 危险因素的干预　对于大动脉性 TIA 的患者，血压应比正常血压略高，以保证足够的脑灌注压。戒烟、戒酒、控制血糖及血脂，适当体育锻炼。对于高同型半胱氨酸血症的患者口服维生素 B_6、维生素 B_{12} 和叶酸治疗。

2. 药物治疗　口服阿司匹林（50～325mg/d）可以预防卒中的发生；阿司匹林的主要风险为胃肠道反应及出血。对于阿司匹林不能耐受的患者可以口服氯吡格雷（75mg/d），氯吡格雷的主要副作用为腹泻及皮疹。对于心源性栓塞的患者可以口服华法林抗凝治疗，要注意监测凝血功能，使 INR 达到 2～3。

3. 外科手术治疗　对于颅外颈动脉狭窄可进行颈动脉内膜剥脱术（CEA）进行治疗，颈动脉内膜剥脱术可以使颈动脉狭窄患者年卒中率降低；但是对于合并对侧颈动脉闭塞，合并锁骨下动脉或椎动脉严重狭窄，合并串行狭窄，严重高血压、糖尿病、冠心病、肾衰竭，外科内膜剥脱术后再狭窄的患者行 CEA 风险大。CEA 手术较复杂，对术者的要求较高，要求术者有丰富的经验。颈部手术或放疗后狭窄锁骨下动脉，无名动脉，椎动脉狭窄可进行搭桥手术，但是手术难度大，并发症率高，椎动脉搭桥手术的并发症高达 34%，因此临床上很少应用。

4. 血管内治疗　脑动脉成形术创伤小，疗效满意。对于颅外段颈动脉狭窄，颈动脉支架成形术取得了与 CEA 同样的疗效。对于合并对侧颈动脉闭塞，合并锁骨下动脉或椎动脉严重狭窄，合并串行狭窄，严重高血压、糖尿病、冠心病、肾衰竭，外科内膜剥脱术后再狭窄的患者更适宜选择颈动脉支架成形术进行治疗。颅内动脉支架成形术可以降低脑缺血的风险，但再狭窄率较高，围术期并发症率较高，远期疗效还有待于进一步研究。

二、器材

（一）一般器材

1. 导管　包括造影导管、导引导管、微导管。在导丝导引下导管到达目标血管，导管应当具有良好的 X 线下可见性，在 X 线下可清晰地看到导管；导管还应具备一定的硬度、柔软度，扭力和形状记忆力及操控性好。造影时应用造影导管，不同的造影导管其头端形状不同。导引导管内可通过微导管，同时可应用生理盐水冲洗导管或经过导引导管进行造影；导引导管不宜弯曲，可以为微导管提供良好的支撑。微导管比普通导管更加纤细，直径分为0.008英寸、0.010英寸、0.014英寸、0.018英寸等不同系列，与相应微导丝配合使用。与普通导管相比，微导管更加柔软，可以到达远端血管。可以应用蒸汽将微导管头端塑成不同的形状，以利于微导管的超选择插管（图6-2，3）。

2. 导丝　其头端柔软，导管可以通过导丝的导引到达目标血管。导丝分为普通导丝及微导丝。普通导丝可以导引造影导管或导引导管到达目标血管。微导丝可以导引微导管到达目标血管。

3. 球囊　球囊的用途包括：扩张狭窄血管；辅助栓塞宽颈动脉瘤，防止弹簧圈突入载瘤动脉。操作时要选择适当直径及长度的球囊，如果直径过大，充盈球囊时会导致血管损伤（图6-4）。

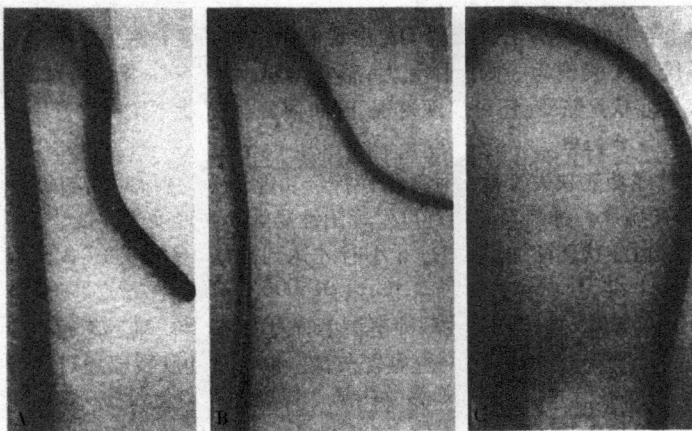

图6-2　不同形状的造影导管

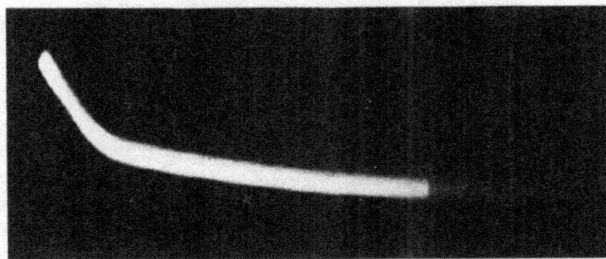

图6-3　导引导管

4. 支架　分为球囊扩张支架及自膨式支架（图6-5）。支架可以开通狭窄或闭塞的血管。对于宽颈动脉瘤，可应用支架结合弹簧圈技术栓塞动脉瘤，以防止弹簧圈突入载瘤动脉。

（二）特殊器材

保护装置包括保护伞（图6-6）及球囊保护装置。对于颈段颈内动脉狭窄支架成形，术中应当应用保护伞置或球囊保护装置，脑保护装置可以降低操作过程中血栓栓塞的风险。但任何一种脑保护装置都不可能完全避免血栓栓塞。

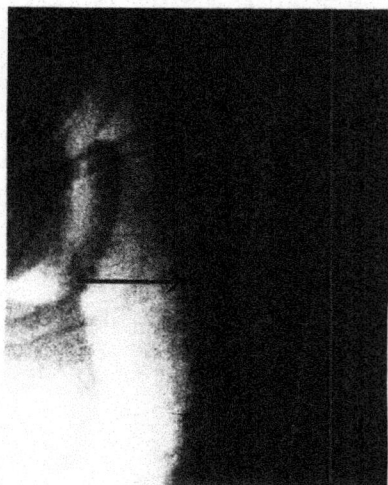

图 6-4 球囊

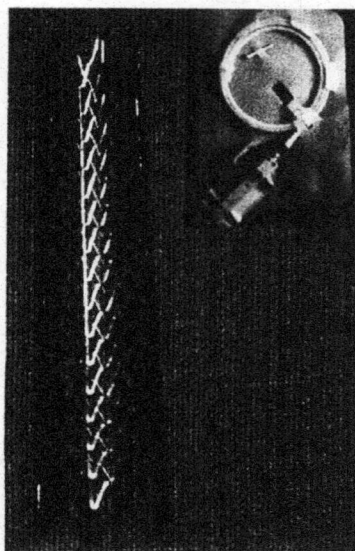

图 6-5 颈动脉支架

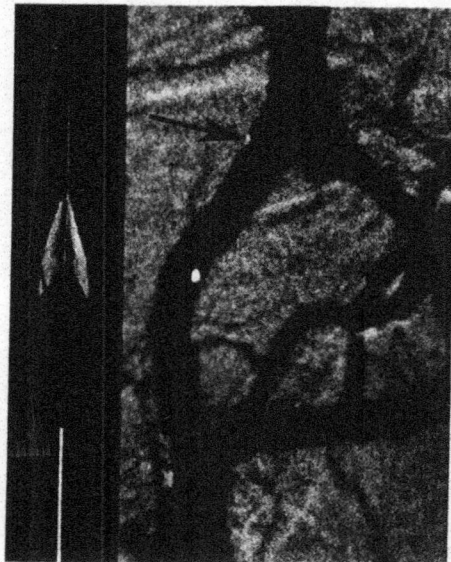

图 6-6 保护伞

三、脑动脉狭窄的动脉成形术

（一）适应证与禁忌证

1. 颈段颈内动脉支架成形术

（1）适应证：①症状性颈动脉狭窄，管腔狭窄（直径）大于70%，伴有溃疡和（或）不稳定斑块者可放宽至50%；②无症状性颈动脉狭窄，管腔狭窄率（直径）大于80%；③无症状双侧颈动脉狭窄，狭窄直径均大于70%；④无症状双侧颈动脉狭窄，狭窄直径50%～70%，在需要全麻的重要手术如冠脉搭桥手术之前，至少行单侧（优势侧）支架成形术。

（2）禁忌证：①严重的神经系统疾患，如病变侧脑功能完全丧失、瘫痪等；②颈动脉闭塞性病变，伴有影像学证实的腔内血栓；③合并有出血风险的同侧颅内动静脉畸形或动脉瘤，又不能提前或同时给予治疗者；④3个月内发生过颅内出血或4周内发生过大面积脑梗死者；⑤严重心、肝、肾功能障碍、对比剂过敏等血管造影禁忌者。

2. 颅外段椎动脉狭窄支架成形术

（1）适应证：①症状性椎动脉狭窄≥50%，合并对侧椎动脉闭塞。②症状性优势侧椎动脉狭窄≥70%。③症状性双侧椎动脉狭窄≥50%。④症状性非优势侧椎动脉狭窄，该椎动脉直接与小脑后下动脉延续，患者症状与同侧小脑后下动脉缺血有关。⑤无症状性椎动脉狭窄，但术后有助于改善侧支血供，比如合并颈动脉闭塞，该椎动脉参与颈动脉闭塞侧大脑半球供血。

（2）禁忌证：同颈动脉支架成形术。

3. 颅内动脉支架成形术

（1）适应证：①症状性狭窄，狭窄程度＞50%。②无症状或轻微症状狭窄，狭窄程度＞70%，相应的供血区域内有小腔隙性梗死灶。③影像检查（如MRI/PET等）证实局部相关脑组织缺血。④侧支循环代偿不佳。

（2）禁忌证：①严重的神经功能障碍和严重的全身性疾病。②狭窄段呈锐角。③颅内动脉弥漫性狭窄。④动脉炎早期和Moyamoya病。

4. 锁骨下动脉支架成形术

（1）适应证：①血管狭窄超过50%，有颅内缺血症状。②血管造影或血管超声提示有"偷流"现象。③上肢缺血症状，双上肢血压相差超过30mmHg。④锁骨下动脉完全闭塞。

（2）禁忌证：参考颈动脉植入术。

（二）操作方法

1. 造影 术前掌握患者情况，完善相关检查，复习影像学资料，签署手术知情同意书。双手及穿刺部位消毒，穿刺点处应用利多卡因局麻，一侧股动脉穿刺插管。首先行主动脉弓造影，观察有无发育异常；观察左侧锁骨下动脉、左侧颈总动脉、无名动脉、右侧颈总动脉、右侧锁骨下动脉开口和起始段有无狭窄、闭塞；双侧椎动脉开口有无狭窄，双侧椎动脉是否对称。导管分别进入双侧颈总动脉进行造影，重点了解颈内动脉起始段及颅内动脉有无狭窄，如果颈内动脉起始段无狭窄，导管可以进入颈内动脉颈段造影，了解远段情况；如果颈内动脉起始段狭窄，导管不应当通过狭窄段进入颈内动脉造影，以免造成远段栓塞。再分别进入双侧锁骨下动脉造影，重点了解椎动脉开口处、椎动脉颅内段、基底动脉情况；如果椎动脉开口处无狭窄，导管可以进入椎动脉开口处进行造影，了解远端情况。如果椎动脉开口处狭窄，导管不应当通过狭窄段进入椎动脉，以免造成远端栓塞。术毕拔管，加压包扎，防止穿刺点出血，同时也要注意包扎过紧，导致下肢缺血。

造影时各段脑动脉不可遗漏，注意防止血栓或气栓栓塞。对于病变部位要进行放大造影，多角度投照。了解狭窄部位、狭窄长度、与分支血管的关系，结合患者的症状来分析狭窄血管是否为责任血管（患者症状是否与此处动脉狭窄有关）。

2. 颅外段颈动脉支架成形术 一般采用自膨胀支架。股动脉入路，8F导引导管到达颈总动脉，路径图下小心将保护伞通过狭窄段，保护伞到达颈内动脉岩段，撤出保护伞外鞘，打开保护伞；如果狭窄明显支架植入前使用小球囊预扩张，撤出球囊；沿保护伞的导丝送入支架，释放支架，支架应覆盖狭窄段并覆盖狭窄远端及近端正常血管至少5mm；收回保护伞，拔出导管（图6-7）。

3. 颅内动脉狭窄支架成形术支架植入过程中一般采用全麻，股动脉穿刺插管，送入6F导引导管。准确测量狭窄的程度及长度，在路径图下微导丝小心穿过狭窄段，到达远段动脉。沿导丝送入合适的支架缓慢扩张球囊，释放支架。如果准备应用自膨胀支架，首先要使用合适的球囊预扩张，再植入自膨胀支架。撤回导丝，拔出导管。支架盲径应等于或略小于远端正常血管直径，以防止动脉破裂（图6-8）。

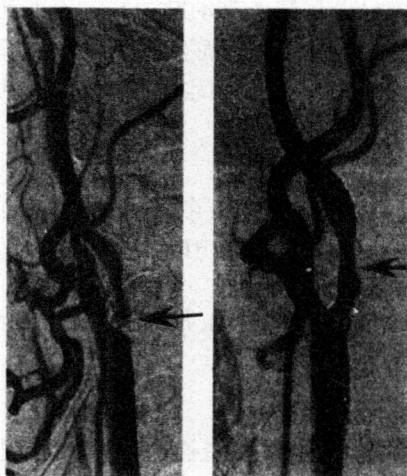

图6-7 颈动脉支架成形 　　　　　图6-8 基底动脉支架成形

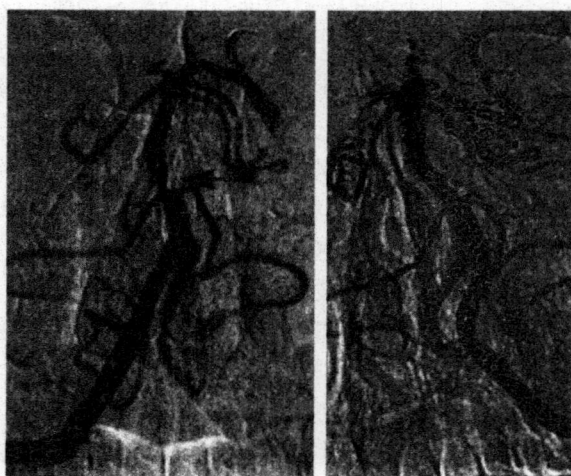

4. 锁骨下动脉支架成形术 股动脉穿刺插管，导引导管到达狭窄近段，导丝通过狭窄段，如果狭窄明显可用球囊预扩张，再植入合适的支架。可采用自膨胀支架或球囊扩张支架。

5. 椎动脉颅外段椎动脉狭窄支架成形术 股动脉穿刺插管，送入6F导引导管。导丝通过狭窄段，植入支架。对于椎动脉开口段狭窄，支架近端应当平椎动脉开口处或突入锁骨下动脉1~2mm。如果通过股动脉入路送入支架困难，可采用肱动脉入路行椎动脉支架成形术。术中肝素化，防止血栓形成及栓塞（图6-9）。

（三）并发症

颈动脉支架成形术的围术期卒中及死亡率为2.1%，1年的卒中及死亡率为10%，1年的支架再狭窄率为6.3%。颅外段椎动脉支架成形术的围术期卒中及死亡率为2%，4%的患者再次发生脑缺血，6个月的再狭窄率为10%。颅内动脉支架成形术再狭窄率较高（1年的再狭窄率为15.9%），围术期并发症率较高（约10%）。

1. 穿刺部位损伤 因术前及术后需要抗凝抗血小板凝集治疗，穿刺点处易出现血肿。应当在术后2~4小时，停止肝素化治疗后再拔管，以防止穿刺点血肿。

2. 心率过缓及血压下降 支架或球囊压迫颈动脉压力感受器可以导致血压及心率下降。颈动脉分叉、颈内动脉起始段支架植入后部分患者出现持续性低血压。因此手术期间及术后应当进行血流动力学监测。如果血压及心率降低明显，可静脉应用阿托品或多巴胺。

3. 动脉夹层 操作过程中血管损伤可引起动脉夹层。如果出现夹层，可植入支架，以保证动脉血流通畅。

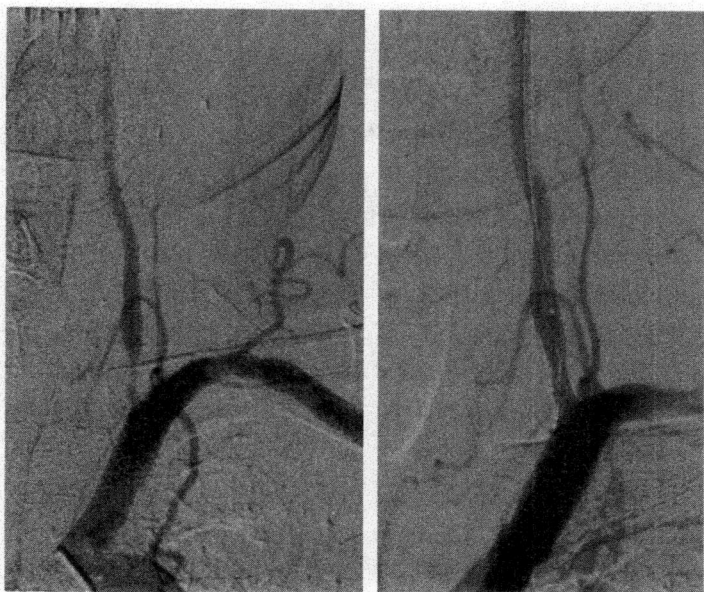

图 6 – 9　椎动脉支架成形

4. 过度灌注综合征　由于长期的低灌注，脑的微血循环系统自动调节功能丧失。狭窄开通后，脑灌注、压增加。表现为头痛、恶心、呕吐、意识改变。防止方法包括：仔细监护，精细控制血压。一旦发现出血应立即停用肝素并使用鱼精蛋白中和肝素，停用抗血小板药物，脱水降颅压治疗。

5. 穿支血管闭塞　大脑中动脉及基底动脉支架成形可能会影响穿支动脉的血流，导致脑梗死。选择直径略小的支架，术后注意抗凝抗血小板治疗可以降低穿支动脉闭塞的风险。

6. 急性血栓形成　多为支架处血栓形成。如果出现血栓形成，可局部溶栓治疗。

（四）围术期处理

术前口服阿司匹林及氯吡格雷至少3天。术后抗凝3天，口服阿司匹林至少6个月，口服氯吡格雷4～6周，以防止血栓形成及支架再狭窄。术后心电监测，注意控制血压，既要防止血压偏低，又要防止血压过高，防止脑出血。

（五）疗效

颈动脉支架成形术可以降低脑卒中的风险，取得了与颈动脉剥脱术同样的疗效。对于颈动脉内膜剥脱术高危的患者，颈动脉支架成形术更具优势。由于颈动脉支架成形术创伤较小，适应证更加广泛，疗效肯定，将来可能会成为治疗重度颈动脉狭窄的金标准。椎动脉支架成形术可以安全有效地降低后循环缺血的风险。

（六）颈动脉狭窄支架成形术成功的标准

（1）残存狭窄小于30%，和（或）跨狭窄段压力差 < 10mmHg（不作为常规推荐）。

（2）相关临床症状改善或消失。

（3）无严重并发症发生。目前，据大宗病例统计，颈动脉支架成形术的技术成功率达95%～100%，随访3～5年，支架通畅率为85%～95%。

（七）随诊

建议分别于术后 1、3、6 和 12 个月定期对患者进行神经系统全面复查，并行颈动脉彩色超声检查。当怀疑颈动脉支架后再狭窄时，同时进行 CTA 或直接行血管造影检查。1 年后建议每 6 个月复查 1 次。

四、急性颅内动脉血栓形成的动脉内溶栓治疗

颅内动脉血栓形成会导致局部脑组织血运减少而发生缺血坏死。脑梗死的自然预后较差，颈内动脉系统血栓形成的死亡率为 5% ~ 45%。患者的预后与血管是否再通密切相关。急性颅内动脉血栓形成溶栓治疗的主要目的是要达到梗死区域的血流重建，降低脑缺血的范围，尽可能改善神经功能障碍。对于急性脑动脉血栓形成的治疗除了传统的内科药物治疗外，还可以应用介入技术，经动脉给予溶栓药物，取得了较好的疗效。Zeumer 等在 1983 年首次应用经动脉灌注溶栓药物，治疗急性脑血栓形成。

（一）适应证

（1）年龄小于 80 岁，无严重的心脏、肝脏疾病，肾功能正常。

（2）有明显的神经功能障碍，且逐渐加重持续 1 小时以上。

（3）临床高度怀疑脑梗死，CT 无低密度灶且排除脑出血或其他明显的颅内疾病。

（4）无出血倾向。

（5）颈内动脉系统发病在 6 小时以内，椎 - 基动脉系统在 12 小时内。

（6）部分因为房颤或其他原因造成的脑栓塞。

（二）绝对禁忌证

（1）纯感觉障碍或共济失调。

（2）临床表现很快出现改善。

（3）活动性颅内出血。

（4）出血素质或出血性疾病。

（5）颅内动脉瘤、动静脉畸形、颅内肿瘤或可疑的蛛网膜下腔出血。

（6）有脑出血史。

（7）2 个月内有颅内或脊柱手术外伤史。

（8）治疗前收缩压 > 200mmHg，或舒张压 > 110mmHg。

（9）血管造影提示近段大血管完全闭塞。

（三）相对禁忌证

（1）年龄大于 70 岁。

（2）近 6 个月脑梗死，胃肠或泌尿生殖系统出血。

（3）近 3 个月患急性心肌梗死、亚急性心内膜炎、急性心包炎及严重心力衰竭。

（4）近 6 周有外科手术、分娩、器官活检及严重外伤。

（5）严重肾功能不全，糖尿病性出血性视网膜炎。

（6）孕妇。

（7）应用抗凝剂。

（8）治疗前收缩压 > 180mmHg，或舒张压 > 90mmHg。

（四）操作方法

局麻下股动脉穿刺插管，行全脑血管造影，明确动脉堵塞部位，是否存在狭窄，了解侧支代偿情况；送入导引导管，经导引导管送入微导管，微导管头端尽量接近血栓；若能穿过栓子，可以行超选择血管造影，以明确闭塞远端血管的血流状况及血栓的长度。缓慢注入溶栓药物；根据造影结果及患者症状决定是否停止溶栓。溶栓后如果存在动脉狭窄可以急诊行支架成形术。应用尿激酶的剂量为前循环系统 75 万 U，后循环系统为 100 万 U，溶栓速度 1 万 U/min。

（五）并发症

（1）溶栓后脑出血是最危险的并发症：发病时间越长，应用溶栓药物剂量越大，出血的风险越大。

（2）血管损伤：丝或导管通过血栓时损伤血管。操作时注意轻柔操作，不要强行通过血栓。

（3）脑水肿：流再通后灌注压增高有关，溶栓治疗后应用降颅压药物。

（六）围术期处理

术前对于收缩压高于 180mmHg 的患者，要给予降压药物，使血压保持在 160mmHg 左右。给予钙离子通道拮抗剂，以防止因导管或血栓刺激而引起的脑血管痉挛。术后注意抗凝抗血小板治疗，防止再次血栓形成。适当扩容，改善脑灌注。

（七）疗效

临床试验表明与静脉内溶栓相比，动脉内溶栓治疗近期与远期疗效满意，可以提高患者的生存质量。

（马金浩）

参考文献

[1] 王雪，吕晓红，杨立辉，等. 蛛网膜下腔出血后腰穿放液治疗对预后影响的临床研究. 白求恩医科大学学报，2013，25（4）：536-537.

[2] 魏伟，刘兵. 中脑周围蛛网膜下腔出血 32 例临床分析及长期随访研究. 中华神经外科杂志，2013，23（3）：191-193.

[3] 黄如训，苏镇培. 脑卒中. 北京：人民卫生出版社，2012：107-111.

[4] 李振东，黄如训. 缺血性卒中 OCSP 分型研究进展. 国外医学脑血管疾病分册. 2013，10（2）：104-106.

[5] 李爱东，曾莲意. 肺炎衣原体与缺血性脑血管病的关系. 中华神经科杂志，2012，37（5）：463-464.

[6] 伍期专. 溶血磷脂酸在心脑血管疾病诊断及病因学中的作用. 中华老年心脑血管病杂志，2011，2：32-51.

［7］ 王文志，吴升平，杨期东，等．我国三城市社区人群开展干预 9 年脑卒中死亡率的变化．中国慢性病预防与控制．2012，10（2）：49－51.

［8］ 刘颖，林军，金毅，张继红．吲哚酰胺类化合物抗血管生成和抗肿瘤的机制研究．《中国药理学通报》，2015，B11.

第七章　运动障碍性疾病

第一节　帕金森综合症

一、进行性核上性麻痹

进行性核上性麻痹（progressive supranuclear palsy，PSP）又称 Steele - Richardson - Olszewski 综合征，属神经变性病。临床上以姿势不稳、PDS、垂直性核上性凝视麻痹、假性球麻痹、躯干僵硬和轻度痴呆为特征。

（一）病因与病理

病因不明。曾怀疑与慢病毒感染有关，但未能找到感染源，亦未能在灵长类动物中建立起动物模型。迄今尚无家族性发病报道。

PSP 大体标本可见中脑萎缩，第三脑室及导水管轻度扩张。镜下可见苍白球、丘脑底核、黑质、上丘、导水管周围灰质、顶盖前核等处神经元脱失、颗粒空泡变性、胶质细胞增生，伴大量神经纤维 NFTs 和异常磷酸化的 tau 蛋白，以及神经纤维丝网形成。在皮质区，神经元脱失和 NFTs 多见于中央前区及 IV、V 层大脑皮质。可出现星形胶质细胞丛（tufted astrocytes）。脊髓前角亦可见神经元脱失。

PSP 的生化代谢改变有纹状体对 ^{18}F - 多巴摄取减少，D_2 受体密度降低；多巴胺（DA）和高香草酸（HVA）含量减少；胆碱能神经元亦受累，胆碱乙酰转移酶活性降低。额叶、纹状体、丘脑、小脑葡萄糖代谢或葡萄糖利用率及氧代谢明显降低，以额叶最明显，少数患者可显示为弥漫性糖代谢降低，但以额叶和纹状体较明显，与 PD 时纹状体代谢正常或增高不同，可能有助于两者的鉴别。

（二）临床表现

多于 55~70 岁发病，病程 6~10 年，男性多于女性。起病隐匿，病程缓慢持续进展。常见起始症状有疲劳、嗜睡、无故跌倒（常为向后跌倒）等，症状对称者约 81%。

常见临床症状有姿势不稳伴反复跌倒，构音障碍伴吞咽困难，动作徐缓，视觉症状等。还可出现认知和行为障碍、语言障碍及额叶症状，肢体震颤极罕见。病程晚期患者常处于无动状态，并可出现强哭、强笑等。核上性凝视麻痹是其特征性临床表现。早期表现为垂直性凝视麻痹，以后逐渐出现水平性凝视麻痹，最终两眼球固定于中间位。极少数患者可终身不出现此征。肌张力障碍主要表现为全身肌强直，躯干伸肌强直使躯干呈笔直状；颈部伸肌强直使颈部常处于过伸位，呈头后仰。这种特殊体位有助于 PSP 与 PD 鉴别。面肌强直及面肌运动迟缓常使面部表情呈担忧或焦虑状，或张口惊讶状。

头颅 CT 检查可见大脑萎缩，MRI 检查可显示中脑萎缩，伴第三脑室后部扩大，颞叶前部萎缩；T_2WI 上部分患者可显示壳核低信号。

（三）诊断与鉴别诊断

PSP 的诊断主要依靠临床表现。临床上出现智能障碍、核上性眼肌麻痹、步态异常即应疑及 PSP。1996 年美国国立神经疾病和卒中研究所（NINDS）及国际进行性核上性麻痹协会（SPSP）联合制定了一个 PSP 诊断标准。

1. 可疑 PSP

（1）必备条件：①40 岁以后发病，病程逐渐进展；②垂直性向上或向下核上性凝视麻痹或明显的姿势不稳伴反复跌倒；③无法用排除条件中所列疾病解释上述临床表现。

（2）辅助条件：①对称性运动不能或强直，近端重于远端；②颈部体位异常，尤其是颈后仰；③PDS 对左旋多巴反应欠佳或无反应；④早期出现吞咽困难和构音障碍；⑤早期出现认知障碍如淡漠、抽象思维能力减弱、言语不流畅、应用或模仿行为、额叶释放症状，并至少有两个上述症状。

（3）排除条件：①近期有脑炎病史，或有异己肢体综合征、皮质感觉缺损、局限性额叶或颞叶萎缩；②与多巴胺能药物无关的幻觉和妄想、AD 型皮质性痴呆；③早期出现明显小脑功能障碍或无法解释的自主神经功能障碍；④严重不对称性 PDS 如动作迟缓；⑤脑部结构损害（如基底节或脑干梗死、脑叶萎缩）的神经放射学依据；⑥必要时可用聚合酶链反应（PCR）排除 Whipple 病。

2. 拟诊 PSP

（1）必备条件：①40 岁以后发病；②病程逐渐进展；③垂直性向上或向下核上性凝视麻痹，病程第一年出现明显的姿势不稳伴反复跌倒；④无法用排除条件中所列疾病解释上述临床表现。

（2）辅助条件和排除条件：与疑诊 PSP 的诊断标准相同。

3. 确诊 PSP 组织病理学检查证实。

临床上，PSP 应注意与 PD、脑炎后或动脉硬化性假性帕金森综合征、皮质基底神经节变性（CBGD）、MSA、弥漫性 Lewy 小体病（DLBD）、Creutzfeldt-Jacob 病等鉴别。

（四）治疗

无特效治疗。复方多巴、DR 激动剂、金刚烷胺对 PSP 早期的肌强直、动作徐缓、步态障碍有一定改善作用（对眼球运动障碍毫无作用），但疗效短暂。其他药物如培高利特、麦角乙胺等的疗效与上述药物相似。复方多巴宜从小剂量开始，逐渐增量，左旋多巴最大剂量可达每日 800mg。金刚烷胺的推荐剂量为每次 100mg，每日 2 次，口服。选择性 5-羟色胺再摄取抑制剂如氟西汀、美舍吉特及赛庚啶等对 PSP 的运动和吞咽功能有轻度改善作用，对提高患者生命质量有一定作用。局部注射肉毒毒素可改善眼睑痉挛及其他局灶性肌张力障碍，但对颈过伸无效。尚应采取一定措施以防止患者跌倒；早期有吞咽困难者，应予柔软或糊状饮食，晚期患者则应留置鼻胃管以防吸入性肺炎。

（五）预后

本病存活期 1~20 年，平均约 5.6 年。早期出现跌倒、尿失禁、肌张力障碍者存活期短，以震颤为主要表现者存活期长。发病年龄、性别、早期出现痴呆、垂直性核上性凝视麻痹或躯干强直不影响预后。最常见的死亡原因是肺炎，其次是心血管疾病如肺动脉栓塞、心肌梗死、充血性心力衰竭及肾脏感染。

二、关岛肌萎缩侧索硬化－帕金森综合征痴呆复合征

关岛肌萎缩侧索硬化－帕金森综合征痴呆复合征（Guamanian amyotrophic lateral selerosis parkinsonism dementia complex，Guam－ALS－PDC）是仅见于西太平洋沿岸地区（关岛、本州、新几内亚和澳大利亚某些地区）的地方性神经系统变性病。临床上以肌萎缩侧索硬化、帕金森综合征及痴呆为主要表现，多于中年后发病。

（一）病因与病理

确切病因未明。根据当地居民食用的苏铁属蕨树种子粉饼中含 β－N－甲基－氨基－L－丙氨酸、苏铁苷及糖配基等多种神经毒性物质，及上述地区土壤和饮用水中钙、镁含量低而铝含量高，提出了中毒学说和无机盐代谢异常学说；根据其临床表现及病理学特征酷似脑炎后帕金森综合征，且两者在发生时间上似有某种相关性而提出了病毒感染学说；根据本病有明显家族发病倾向或认为其发病与载脂蛋白阿扑 E 表达相关的等位基因 ε3、ε2 的表达有关而提出了遗传学说；尚有自由基损害学说和细胞凋亡学说等，但均未得到公认。

本病病理改变包括严重且双侧对称的大脑皮质萎缩（以额叶和额颞叶最明显）；广泛的神经元脱失和 NFTs 形成（主要见于新皮质区，尤其在Ⅱ、Ⅲ层分布密度较高，海马及皮质下结构如杏仁核、丘脑、基底节、黑质），脑干和小脑及上、下运动神经元变性，据此可与 AD 鉴别。一般无老年斑、Lewy 小体、颗粒空泡变性及嗜银性皮克小体。

（二）临床表现

Guam－ALS－PDC 起病隐匿，病程缓慢持续进展。临床上主要表现为 ALS、PDS、进行性痴呆。ALS 的临床表现与散发性 ALS 相同；PDS 主要表现为运动迟缓和肌强直，震颤常不突出；痴呆严重且呈进行性发展，酷似 AD 或皮克病（Pick 病）。约 1/3 的患者可长时间只表现为痴呆。

CSF 常规及生化检查无异常。EMG 检查呈典型的神经源性肌萎缩；Guam－PDC 患者可显示亚临床型上或下运动神经元损害，以上运动神经元损害多见。EEG 检查对鉴别诊断帮助不大。

（三）诊断和鉴别诊断

典型者诊断不难。但本病常首先表现为 Guam－ALS 或 Guam－PDC，经 1～6 年后才表现为完整的 Guam－ALS－PDC，故后者的早期诊断颇难。

临床上，以 Guam－ALS 起病者应注意与正中神经或尺神经病变、脊髓空洞症、多发性硬化症、颈肋及肺尖肿瘤等鉴别；以 Guam－PDC 起病者应注意与 PD、脑炎后帕金森综合征、HD、AD、皮克病、CJD 及锰中毒等鉴别。

（四）治疗

本病无特效治疗。

三、动脉硬化性假性帕金森综合征

动脉硬化性假性帕金森综合征又称血管性帕金森综合征，由脑血管病变如多发性腔隙性脑梗死、基底节腔隙状态、皮质下白质脑病、淀粉样血管病等引起，临床表现类似 PD。

本病常于一次急性脑卒中或全身性低氧血症后突然发病，也可于多次脑卒中后逐渐出现。病程呈阶梯状进展，起病时症状多不对称。临床上主要表现为双下肢运动障碍。典型症状为"磁性足反应"——起步极其困难，但活动中行走近乎正常或呈短小步态。无急性脑卒中史或神经影像学改变者的临床表现类似老年性步态障碍。常伴锥体束征和痴呆。

有急性脑卒中史或有脑卒中危险因素如高血压病、高脂血症、糖尿病、动脉栓塞或心律失常、先天性心脏病、颅内外血管内膜粥样硬化的患者，如突然出现类似 PD 的步态障碍，症状呈阶梯状进展或伴锥体束损害或痴呆时，应高度怀疑本病可能。头颅 CT 和 MRI 检查显示脑梗死灶，尤其是位于基底节或脑干的腔隙性梗死灶，有助于本病诊断。

本病除应与 PD、PSP 鉴别外，还应注意与早期正压性脑积水鉴别，尤其在病程晚期，头颅 CT 和 MRI 检查显示整个脑室系统扩大，有正压性脑积水影像学改变等。

左旋多巴和 DR 激动剂对本病多数无效或疗效甚微，仅极少数患者可能有效。也曾试用过金刚烷胺、抗胆碱能药、B 型单胺氧化酶抑制剂等，均未取得满意疗效。行走和平衡技能训练可能对患者有所帮助。本病药物治疗着重于控制心脑血管病的危险因素，在医师指导下可予以抗凝、抗血小板黏附或聚集药物。

四、脑炎后帕金森综合征

脑炎后帕金森综合征因其在患脑炎后发病而得名。20 世纪 20 年代，昏睡性脑炎大流行，部分存活者出现 PDS，故认为昏睡性脑炎是其病因。昏睡性脑炎现已绝迹，但由其他脑炎（如流行性乙型脑炎、B 型柯萨奇病毒性脑炎、流行性斑疹伤寒及麻疹性脑炎等）引起的 PDS 仍可见到。本病病理上主要表现为黑质神经元数量减少，色素脱失；残存神经元内 NFTs 形成；血管周围单核细胞浸润。脑干、基底节及大脑皮质可见类似改变。

本病潜伏期 5~20 年或更长，约 1/4 的患者无脑炎病史，以 40 岁前的成年人多见，病程进展极其缓慢。临床上主要表现为 PDS，如各种肌张力障碍、舞蹈症、肌阵挛、抽动、锥体束征及行为改变。症状常仅累及单侧肢体或局限于面部（酷似迟发性运动障碍），常伴瞳孔改变、动眼危象（本病特征性表现）。本病对小剂量左旋多巴无论产生药理作用抑或导致不良反应都极其敏感。根据病前有（或无）脑炎病史及典型临床表现，CSF 检查有炎性改变，诊断不难。治疗与 PD 相同。

（王　浩）

第二节　舞蹈病

舞蹈病一词源于希腊语中描述舞蹈的词语。炼金术士 Paracelsus（1493－1541）首先将该词用于医学上描述圣维特斯舞蹈病 [Chorea Sancti Viti（St Vitus' dance）]。

舞蹈病的舞蹈样动作是一种累及面、躯体、肢体肌的异常运动。受累肌肉常过度运动而不受意识控制，各肌群的快速收缩互不协调。临床上表现为一种极快的不规则的跳动式和无目的的舞蹈样怪异动作，动作变幻不定，有一定连续性。舞蹈样动作多累及肢体近端肌或远端肌。当此异常动作出现在肢体近端时，往往幅度较大，甚至带有一定程度的投掷状，如肩、肘关节的快速收展、屈伸、举、垂等不规律活动。也有累及颜面部出现挤眉弄眼、张口舔唇等奇怪表情。舞蹈动作在静止时出现，自主运动、情绪激动时加重，睡眠时可消失，但也有报道认为睡眠中也可能会持续存在。舞蹈症常有肌张力降低、肌力减退。

舞蹈病是由许多疾病造成的一个症状。按年龄分类，可分为：儿童型和成年型舞蹈病。从病因学角度可分为遗传性和散发性舞蹈病。

常见的遗传性舞蹈病的病因包括亨廷顿病、舞蹈－棘红细胞增多症、遗传性非进行性舞蹈病（良性家族性舞蹈病）、先天性舞蹈病、脊髓小脑变性、遗传性痉挛性截瘫、毛细血管扩张性共济失调、橄榄体脑桥小脑萎缩、齿状核红核苍白球丘脑下体萎缩、先天性皮质外轴索再生障碍症、戊二酸血症 I 型、δ－甘油酸血症、苯丙酮尿症、莱－尼（Lesch－Nyhan）综合征、亚硫酸盐氧化酶缺乏症、GM₁ 神经节苷脂沉积症、GM₂ 神经节苷脂沉积症、肝豆状核变性、苍白球黑质红核色素变性、婴儿亚急性坏死性脑病、结节硬化症。

散发性舞蹈病常见病因：

1. 脑部炎症性疾病

（1）病毒性脑炎：如昏睡性脑炎及天花、麻疹、流行性感冒、ECHO25 型、传染性单核细胞增多、HIV 等病毒性脑炎。

（2）细菌性感染：如白喉、猩红热、伤寒、结核、淋病等细菌性脑炎。

（3）螺旋体感染：如脑梅毒、莱姆（Lyme）病。

2. 脑部血管性疾病 基底节区梗死、出血、动－静脉畸形、静脉性血管瘤、烟雾病等。

3. 颅内占位性疾病 硬膜下血肿、原发性或转移性脑肿瘤、脑脓肿等。

4. 中枢神经系统脱髓鞘性疾病 多发性硬化症、急性播散性脑脊髓膜炎。

5. 颅脑外伤后 拳击性帕金森病。

6. 以舞蹈样运动为伴发症状的全身性疾病

（1）营养不良：蛋白质－热量营养不良后（post protein－calorie malnutrition，恶性营养不良病后）、婴儿维生素 B₁ 缺乏症（脚气病）、维生素 B₁₂ 缺乏症。

（2）代谢障碍性疾病：高钠血症、低钠血症、低钙血症、低镁血症、高糖血症（含高血糖性非酮症性脑病）、低糖血症、心肺分流术的并发症、缺氧性脑病、胆红素脑病，以及前述神经系统遗传性疾病中的代谢障碍性疾病。

（3）内分泌功能障碍性疾病：甲状腺功能亢进或减退、假性甲状旁腺功能减退、胰岛细胞（B 细胞）肿瘤、胰岛素分泌过多、肾上腺功能不足。

（4）肝病：肝性脑病、急性黄色肝萎缩、慢性肝病性肝脑退行性变（hepatocerebral degeneration）。

（5）肾性脑病。

（6）结缔组织病：系统性红斑狼疮、抗磷脂抗体综合征、结节性多动脉炎、小舞蹈病、妊娠舞蹈病。

（7）血液病：棘红细胞增多症等。

（8）药源性：多巴胺能药物；抗癫痫药物，如苯妥英钠、卡马西平；类固醇类药物，如口服避孕药、合成代谢性类固醇；抗酸药如西咪替丁；降血压药，如二氮嗪（氯甲苯噻嗪）、甲基多巴、利血平；强心药，如地高辛；血管扩张药，如氟桂利嗪；抗结核药，如异烟肼；三环类抗抑郁剂，如丙咪嗪、阿米替林、氯丙咪嗪及多塞平（多虑平）等。

（9）中毒性疾病：锂、铊、铅、锰、汞中毒，一氧化碳中毒及甲苯中毒等均可能发生舞蹈样运动。

一、小舞蹈病

小舞蹈病是由 Thomas Sydenham（1624 – 1689 年）发现的一种儿童时期发病的舞蹈症，故称为 Sydenham 舞蹈病。

小舞蹈病又称风湿性舞蹈病、β 溶血链球菌感染性舞蹈病。常为急性风湿病的一种表现。其临床特征为不自主的舞蹈样动作、肌张力降低、肌力减弱、自主运动障碍和情绪改变。本病可自愈，但复发者并不少见。

小舞蹈病目前已趋减少。据国外统计，在 1940 年前，儿科医院的住院患者中有 0.9% 是因舞蹈病而入院的，1950 年后，降至 0.2%。

（一）病因和发病机制

本病与风湿病密切相关，它往往是风湿热的一种表现。多数人有 A 组链球菌感染史。易感儿童经 A 组 β 溶血性链球菌感染后，部分患者出现血清抗神经元抗体增高。这类抗体错误地识别了尾状核、丘脑下核神经元的抗原，引起炎症反应而致病。

无并发症的急性舞蹈病很少死亡，故病理资料很少。但多数作者认为本病主要的病理变化为大脑皮质、基底节、黑质、丘脑底核及小脑齿状核等处散在的动脉炎和神经细胞变性，偶亦可见到点状出血，有时脑组织可呈现栓塞性小梗死。软脑膜可有轻度的炎性改变，血管周围有小量淋巴细胞浸润。在本病尸检的病例中 90% 可发现有风湿性心脏病的证据。

（二）临床表现

多数为急性、亚急性起病。临床症状取决于病变的部位。基底节的病变时常出现本病所特有的舞蹈样动作；小脑的病变可引起肌张力降低和共济失调；皮质的病变则出现肌无力。早期症状常不明显，不易被发觉，表现为患儿比平时不安宁，容易激动，注意力涣散，学习成绩退步，肢体动作笨拙，书写字迹歪斜，手中所持物体经常失落和步态不稳等。这时父母或教师常可误认患儿有神经质或由顽皮所致。症状日益加重，经过一定时期后即出现舞蹈样动作，是一种极快、不规则的、跳动式的和无意义的不自主运动，不同于习惯性或精神性痉挛呈刻板样动作。舞蹈样动作的严重度和频度因人而异。常起于一肢，逐渐扩及一侧，再蔓延至对侧。若局限于一侧者称半侧舞蹈病。舞蹈样动作总以肢体的近端最严重，且上肢重于下肢。上肢各关节交替发生伸直、屈曲、扭转等动作；手指不停屈伸和内收。肘和肩关节的不自主运动，轻者只有轻度的痉挛，重者则出现严重的挥舞，以致常常发生撞伤。伸手时出现特殊的姿势，腕关节屈曲，掌指关节过伸，手臂旋前。两上肢平举或举臂过头时可出现手掌和前臂过度内旋，称为旋前肌征。此征于举臂过头时最为明显。与患者握手时，可发现其握力不均匀，时大时小，变动不已，称为"挤奶女工捏力征（sign of milkmail's grip）"。下肢的不自主运动表现为步态颠簸，常常跌倒。躯干亦可绕脊柱卷曲或扭转。面肌的舞蹈样动作表现为装鬼脸，颜面表情频繁皱额、努嘴、眨眼、吐舌、挤眉等。舌肌、咀嚼肌、口唇、软腭及其他咽肌的不自主运动则引起舌头咬破，构音困难，以及咀嚼和吞咽障碍。头部亦可左右扭转或摆动。呼吸可因躯干肌与腹肌的不自主运动而变为不规则。不自主运动多是全身性的，但上肢常重于下肢或面部。有 35% 的患者不自主运动以一侧肢体更重或仅限于一侧肢体。舞蹈样动作可在情绪激动或作自主运动时加剧，平卧安静时减轻，睡眠时完全消失。自主运动可因肌张力降低、共济失调或真性肌无力而发生障碍，动作不能协调，自主动作可因不自主运动的发生而突然中断，每一动作均突然冲动而出，很不自然。肌力常显得减弱，严重者俨若瘫痪，称麻痹性舞蹈病（paralytic chorea）。肌张力普遍降低，各关节可过度伸直。腱反射迟钝或消失。极个别患者可出现钟摆样的膝腱反射。锥体束征阴性，全身深浅感觉均无异常。

精神改变轻重不等。多数患者有情绪不稳定，容易兴奋而致失眠，有的则骚动不安或出现狂躁、忧郁和精神分裂症样的症状，亦可出现妄想、幻觉或冲动行动。周围的嘈杂声音或强光刺激均可使患者的骚动及舞蹈样动作明显加重。

曾有报道儿童舞蹈病患者合并有中央视网膜动脉梗死。多数作者认为此系患者合并有隐性心脏瓣膜病而引起视网膜动脉的栓塞所致。另一种可能为局部的血管炎而引起血栓形成。

全身症状可甚轻微或完全缺如。刚起病时可无发热，但至后期则可出现发热、皮肤苍白及低血色素性贫血等症状。伴有风湿性心脏病者可有心脏扩大或杂音，还可有急性风湿病的其他表现，如发热、关节炎、扁桃体炎、皮下结节等。可有抗"O"、血沉、C反应蛋白升高，无并发症的舞蹈症患者，血、尿、血沉及C反应蛋白常可正常。部分患者可有嗜酸粒细胞增多。

脑脊液检查极少有异常，但亦有报告小舞蹈病患者的脑脊液中有轻度细胞数增多。

有55%～75%的舞蹈症患儿有脑电图异常。但多甚轻微，于病程高峰时脑电图异常的发生率最高，临床症状恢复后，脑电图亦逐渐恢复。这种异常改变并非特异性，包括有顶枕区高幅弥漫性慢波，α节律减少，局灶性或痫样发放以及偶然出现的 14 Hz 或 6 Hz 正相棘波的发放。

（三）诊断

根据起病年龄，典型的舞蹈样动作、肌张力降低、肌力减退等症状，诊断并不困难。如有急性风湿病的其他表现（关节炎、扁桃体炎、心脏病、血沉增快等）则诊断更可肯定。有25%～30%的小舞蹈病患者，既无风湿热的其他证据，又无其他少见的可以引起舞蹈病的原因，这些患者实际上仍属风湿性舞蹈病，不过舞蹈样动作是风湿热的首现症状而已。小舞蹈病需与习惯性痉挛、慢性进行性舞蹈病即 Huntington 舞蹈病及狂躁性精神病鉴别。习惯性痉挛也多见于儿童，有时易与小舞蹈病混淆，但前者不自主运动是刻板式的、重复的、局限于同一个肌肉或同一肌群的收缩，肌张力不降低，无风湿病的典型症状或旋前肌征。慢性进行性舞蹈病多见于中年以上，有遗传史，不自主运动以面部为主，常伴有痴呆或其他精神症状。本病有典型的舞蹈样动作，不难与躁狂性精神病鉴别。

（四）治疗

首现应防治风湿热。风湿热确诊后应给予青霉素治疗，一般用普鲁卡因青霉素肌内注射，40 万～80 万 U，每日 1～2 次，2 周为 1 个疗程，亦有主张长期应用青霉素以预防风湿热的发生。青霉素过敏者，可予口服红霉素或四环素。此外需同时服用水杨酸钠 1.0g，每日 4 次；或阿司匹林 0.5～1.0g，每日 4 次。小儿按 0.1g/（kg·d）计算，分次服用，于症状控制后减半用药。治疗维持 6～12 周。风湿热症状明显者，可加用泼尼松或泼尼松龙，10～30mg/d，分 3～4 次口服，以后逐渐减量，总疗程需 2～3 个月。

在舞蹈病发作期间应卧床休息，避免强光、嘈杂等刺激。床垫床围亦柔软，以免四肢因不自主运动受伤。饮食以富营养及易于消化吸收的食物为主。有吞咽困难者给以鼻饲。对不自主运动，可用硫必利，自 0.1g 开始，每日 2~3 次；也可用氟哌啶醇，自每次 0.5mg 开始，每日口服 2~3 次，以后逐渐增加至不自主运动控制为止。亦可选用氯丙嗪 12.5~50mg，苯巴比妥 0.015~0.03g，地西泮 2.5~5mg，硝西泮 5~7.5mg 或丁苯那嗪（tetrabenazine）25mg，每日口服 2~4 次。但氟哌啶醇及氯丙嗪均有诱发肌张力障碍的可能，故在用药中应严密观察。个别患儿应用苯巴比妥后可有更加兴奋与不自主运动反而加剧的反常反应，应即改用他药。有严重躁动不安者，可给地西泮 10mg，静脉徐缓注射，或用氯丙嗪 25mg 肌内注射。上列各药的剂量应视儿童的年龄大小酌情增减，以达到安静为止。目前多使用非典型抗精神病药物，如利培酮，自每次 0.5mg 开始，每日 2 次。视病情控制情况调整药物剂量。

有研究发现，丙种球蛋白可缩短小舞蹈病的病程和严重度。用药剂量为 0.4g/（kg·d），5d 为 1 个疗程。也有报道认为继发于心脏移植术的舞蹈症对激素治疗有效。

部分患者舞蹈动作恢复后，经一定时日可复发，故应予定期随访观察。

（五）预后

本病预后良好，约 50% 的病例经 3~10 周的时间可自行恢复，但亦有持续数月或 1 年以上者。偏侧投掷运动常有很高的自发缓解率。1/5~1/3 的患者可在间隔不定的时间后再次复发。间歇期可经数周、数月或数年不等。女性患者舞蹈病可于以后初次妊娠中或口服避孕药中复发或首次发作，在妊娠期发作者称妊娠舞蹈病。伴发风湿性心脏病者预后较差。有的患者可遗传有性格改变或神经症。在小舞蹈病的患者中，如不给予适当治疗，有 55%~75% 最后表现风湿热的证据，另有 25%~35% 不论有无风湿热的其他表现，以后均出现心脏瓣膜的损害。

二、亨廷顿舞蹈病

亨廷顿病是一种常染色体显性遗传的神经系统变性病，由 George Huntington（1850—1916 年）首先描述，是最常见的遗传性舞蹈病患者常在成年发病。尽管也有青少年和老年人发病的报道，但其平均发病年龄为 40 岁。患者常伴有认知功能下降和精神症状，现在也以其名字命名该疾病为 Huntington 病（Huntington disease，HD）。该病能无情地进展，通常在发病后 15~20 年死亡。西方国家患病率为 4/10 万~10/10 万，全世界均有该病的报道，是遗传性舞蹈症的最常见的疾病。

研究发现，HD 的外显率较高。HD 基因的突变率较低，约为每代 5/100 万。散发病例（既无阳性家族史）的 HD 约占整个 HD 患者的 1%。

（一）病因和发病机制

1993 年 Gusella 等发现 HD 系由 4 号染色体的 IT15 突变所致。该基因包括 10 366 个碱基，其中还有由 18 个 A 构成的 poly A，可读框包括了 9 432 个碱基编码、3 144 个氨基酸，由此构成了分子量约 34 800 的蛋白质，称为 Huntington 蛋白，相应基因即 IT15 基因，称为 Huntington 基因。起始密码子位于可能的转录起始点下游等 316 碱基处，终止密码子为 UGA。

Gusella 等认为 IT15 基因是引起 HD 发生的基因，是因为在整个 IT15 基因序列编码多聚谷氨酰胺蛋白基因可读框的 5 起始端有一个 p［CAG（胞嘧啶-腺嘌呤-鸟嘌呤）］n 的三脱氧核苷酸重复拷贝。正常人重复的拷贝数都低于 30 个，而在 HD 患者则出现重复的拷贝增多，在 42~66 个或 66 个以上，或在 37~86 个，正常人与患者之间 p（CAG）n 的拷贝数无重叠现象。

HD 的一个较显著的临床特点是其遗传早发现象（anticipation），是指在同一家系中，后代患者症状随着世代的传递而越加严重，发病年龄早于上一代的现象。在 HD 家系中 CAG 的重复数目与 HD 的发病年龄呈反比，因此，三核苷酸重复拷贝数的多少随世代增加，基因所编码的亨廷顿蛋白对机体产生的危害程度由拷贝数的多少来决定的。由于脱氧三核苷酸重复的扩增，增加了该区域的不稳定性，因而，发生"再扩增"的可能性也随之增加。这样在世代的传递中，拷贝数越增越多，而稳定性也越来越低，构成了恶性循环（区别于点突变的静态）。与之相关的病情严重度也就越重，发病年龄也越早。

在病理生理的发病机制中是由于基底节-丘脑-皮质环路的损害所致。

有两个投射系统连接基底神经节的传入和传出结构：①纹状体和苍白球内节及黑质网状部之间的单突触"直接"通路，此通路为抑制性的，以 GABA 和 P 物质作为神经递质；②通过苍白球外节和丘脑底核的"间接通路"，在这条同路中，纹状体与苍白球外节之间和苍白球外节与底丘脑核之间的投射都是抑制性的和 GABA 能的，而丘脑底核-苍白球内节通路则是谷氨酸能的。激活直接通路可抑制输出核的活动，从而使丘脑皮质投射神经元脱抑制。反之，激活间接通路对苍白球内节和黑质网状部具有兴奋效应，从而对丘脑皮质神经元起抑制作用。

在 HD 早期，纹状体到苍白球外节（LGP）投射系统选择性的退行性变，造成纹状体神经元到苍白球外节的神经元选择性地减少，导致 LGP 神经元对 STN 抑制活动增强，结果使 STN 释放冲动减少，也即对基底神经节（MGP，黑质的 SNr 和 SNc）兴奋性冲动释放减弱，并继而引起丘脑腹外侧核（VL）对皮质反馈性抑制增强。这就可造成偏身舞蹈或偏身投掷（hemiballismus）。

（二）病理

本病主要是侵犯基底节和大脑皮质。尾核及壳核受累最严重，小神经节细胞严重破坏，大神经节细胞仅轻度受侵。尾核皱缩并发生脱髓鞘改变，伴有明显的胶质细胞增生。尾核的头部因严重萎缩以致侧脑室前角的下外侧缘失去其正常的凸出形态，变成扁平甚至凹陷。脑室普遍扩大。苍白球的损害比纹状体还要轻得多，只显示有轻度的神经节细胞丧失。基底节系统的其他部分或为正常或接近正常。大脑皮质（特别是额叶）也有严重损害，其突出的变化为皮质萎缩，特别是第 3、第 5 和第 6 层的神经节细胞丧失及合并有反应性胶质细胞增生。

（三）临床表现

最主要的症状为舞蹈病及痴呆。常于成年期起病后，症状不断进展。不自主运动往往比精神衰退先出现，但有些病例可恰恰相反。患者最初只诉述行动笨拙和不安，并可间歇性出现轻度的耸肩、手指的抽搐和扮鬼脸等不自主动作。随后，舞蹈样动作日益严重，此种不自主运动可侵犯面肌、躯干肌及四肢肌。舞蹈样动作是迅速的、跳动式的和多变的。不自主动作有时虽可重复，但绝不是刻板不变的。面肌受累时则患者可扮出各种鬼脸，舌肌及咽喉肌受累时则发生构语困难甚至吞咽障碍。上肢则出现不规则的屈曲和伸展，手指亦可出现指划运动，以致上肢的随意运动发生障碍。由于下肢的不自主屈伸以及躯干和头部的不自主扭转，患者失去平衡，以致不能起坐或行走，常突然跌倒。不自主运动可局限于一个肢体的其他部分。舞蹈样动作不能自行克制，可因情绪紧张而加重，静坐或静卧时减轻，睡眠时完全消失。

肌张力多为正常，但少数患者以震颤麻痹症样的肌强直为突出症状，而舞蹈症状甚轻微或完全缺如。这种强直型的慢性进行性舞蹈症被认为是苍白球受累的结果。青少年 HD 患者中少动－强直型较成年 HD 患者多见，而成年患者中少动－强直型少见。

精神衰退出现于每一个患者，显示器质性智能障碍的特征，即记忆力减退和注意力不能集中等。精神衰退多在不知不觉中进展，往往在舞蹈病出现后多年才变得明显，最后则成痴呆。在本病的终末期，痴呆多甚明显。亦可出现精神症状如情绪不稳、猜疑妄想、夸大妄想及幻觉等。病情总是不断进展，本病一般都可持续 10 至 20 年，平均于起病后 15~16 年死亡。

个别患者除了不典型的慢性进行性舞蹈症外尚可出现癫痫，包括肌阵挛性发作等。青少年 HD 患者较成人发病的患者更易发生癫痫，病情常较重，生存期较短。也可发生遗传性共济失调、偏头痛及肌病等。

血尿、脑脊液的常规检查均属正常。脑电图可有弥漫性异常。头颅 X 线平片正常。但头颅 CT 检查因尾核严重萎缩而显示脑室扩大，且侧脑室的形状呈特征性的蝴蝶状。气脑造影亦可有同样发现。用氟脱氧葡萄糖作 PET 检查可发现患者或其后代的尾核及壳核的葡萄糖代谢降低。

（四）诊断

本病诊断一般都不难，主要依据是：①遗传性；②中年（35~40 岁）起病；③舞蹈症状进行性加重；④进行性痴呆。但亦可有散发性病例。有些可首先出现智能低下而无舞蹈症状，这样的病例早期诊断则甚困难，只有长期观察待其出现不自主运动时才能确诊。若首现的症状为舞蹈症状而无痴呆者，早期诊断可发生困难，往往被误诊为"神经性抽搐"或"习惯性痉挛"。若细加观察这两个病还是可以鉴别的。

基因诊断：PCR 方法检测 IT15 基因的 CAG 重复拷贝数。正常人不超过 36 个拷贝。有家族史的可疑患者，若得 40 个以上的重复扩展，则可诊断 HD；34~38 个没有诊断意义。对来自散发家系的新突变，其（CAG）n 三核苷酸重复拷贝数在 34~42 者也难以诊断；少于 34 个重复时，不能确诊 HD，但也不能完全除外。

（五）鉴别诊断

HD－like 综合征（HDL）进行性舞蹈症状、认知功能下降、精神症状和常染色体显性遗传的家族史曾经是 HD 的诊断标准。但是，随着诊断性基因检测方法的出现，1% 的疑为 HD 的患者未发现 CAG 三核苷酸重复拷贝数扩增，这类患者通常被称为 HD－like 综合征，见表 7－1。

表 7－1　需要与 HD 相鉴别的 HDL 综合征

疾病名称	病因
HDL$_1$	在编码 Pr 蛋白的基因中插入八肽
HDL$_2$	编码亲联蛋白－3 基因中三核苷酸重复扩增

疾病名称	病因
HDL_3	尚未鉴定出致病基因突变
HDL_4（SCA17）	编码 TATA – box 结合蛋白基因中三核苷酸重复扩增
遗传性朊蛋白病	编码 Pr 蛋白的基因突变
SCA_1	编码 ataxin – 1 基因中三核苷酸重复扩增
SCA_3	编码 ataxin – 3 基因中三核苷酸重复扩增
齿状核 – 红核 – 苍白球萎缩	编码 atrophin – 1 基因中三核苷酸重复扩增
舞蹈 – 棘红细胞增多症	编码 choreln 的基因突变
$NBIA_2$	编码铁蛋白轻链的基因突变
NBIA/PKAN	PKAN2 基因突变

注：$NBIA_2$（neuroferritinopathy）：神经铁蛋白病；NBIA（neurodegeneration with brain iron accumulation）：伴有脑部铁沉积的神经变性病；PKAN（pantothenate – kinase associated neurodegeneration）：与神经变性相关泛酸激酶；SCA（spinocerebellar atrophy）：脊髓小脑变性。

HDL_1 和常染色体显性遗传的特异性家族性 Prion 病常需与 HD 相鉴别。编码 Pr 蛋白的基因中有一个 8 肽核苷酸序列重复插入（PRNP），其他类型的 PRNP 也可产生 HD 样综合征。家族性 Prion 病可产生多种临床表现，甚至在一个家系中也可产生多种临床表现。而 HDL_2、HDL_3 则多见于有非洲血统患者，亚洲人少见。在疑为 HD 的患者中未检出 ITl_5 基因异常时，需要检测这些疾病的基因，以防漏诊或误诊。脊髓小脑变性（SCA）– I 型、Ⅲ 型及 HDL_4 也可通过相应的基因检测而明确诊断。棘红细胞增多症患者除舞蹈症状和阳性家族史外，常合并有周围神经损害，外周血中棘状红细胞的比例常超过 5% 。而 $NBIA_2$、NBIA/PKAN 除基因突变异常外，头颅影像检查也可见特征性改变。

本病尚应与风湿性舞蹈病和老年性舞蹈病鉴别。风湿性舞蹈病发生于儿童，且非进行性疾病，虽也可伴有精神症状，但系短暂性的，与慢性进行性舞蹈病的精神症状逐渐发展成为痴呆者不同。老年性舞蹈病发生于老年人，往往由血管性疾病所引起，故起病急骤，且非家族性，舞蹈样动作为唯一症状，不伴有智能衰退。本病尚应与重症精神病由药物诱发的迟发性多动症及棘状红细胞增多症并发舞蹈症鉴别。

（六）治疗

尚无阻止或延迟 HD 发展的方法，治疗集中在对心理与神经症两方面的症状治疗，同时进行必要的支持治疗。

1. 心理治疗 要让患者帮助家族中其他患者及可能得病者树立信心，相互帮助，建成富有乐观主义的家庭。对于抑郁、焦虑的患者，可用三环类抗抑郁剂如阿米替林、丙咪嗪、氯丙咪嗪与多塞平（多虑平），也可选用抗抑郁剂如舍曲林（sertraline）与帕罗西汀（paroxerine）。但必须注意抗抑郁剂的抗胆碱能作用可加重患者的异常运动和认知障碍。另需注意患者或有的自杀意向。对合并有痴呆的患者，尤须加强护理与支持治疗。

2. 药物治疗 宜着眼于既能减少舞蹈样动作又能改善活动质量，药物治疗宜从小剂量起用，缓慢加量，直至满意控制舞蹈样运动。

药物治疗可分为运动障碍的治疗、精神症状的治疗和行为障碍的治疗三种。

（1）舞蹈症状的治疗：可选用多巴胺耗竭剂（dopaminergic depletors），如丁苯那嗪（tetrabenazine）和利血平（reserpine）。苯二氮䓬类（benzodiazepines），如氯硝西泮（clonazepam）、地西泮（diazepam）也可选用。有报道抗惊厥药（anticonvulsants），如苯妥英（phenytoin）、卡马西平（carbamazepine）、丙戊酸（valproic acid）也可试用。多巴胺受体阻滞剂（dopaminergic blockers），如硫必利、氟哌啶醇（haloperidol）和匹莫齐特（pimozide）也可选用。

1）丁苯那嗪：可耗竭脑中神经元内的多巴胺、5-HT 和去甲肾上腺素的贮存，可逆性抑制囊泡单胺转运体（VMAT2）功能，改变大脑控制运动的电信号的传导，从而减轻 HD 的舞蹈症状。疗效优于利血平，较少产生低血压。

初始剂量：12.5mg/d；1 周后改为 12.5mg，每日 2 次；每周增加 12.5mg，直到舞蹈减轻或达最大耐受剂量——75~100mg/d，分 3 次服用。每日剂量不要超过 100mg。常见不良反应有失眠、抑郁、嗜睡、坐立不安和恶心；也可能使心情恶化，加重认知障碍，加重肌强直，生活能力下降，延长 QT 间期。一项随机、双盲、安慰剂对照的多中心研究证实了丁苯那嗪的疗效和安全性。对于 CYP2D6 代谢较差者，丁苯那嗪单次剂量不要超过 25mg，日剂量不超过 50mg，日剂量超过 50mg 者，需要行 CYP2D6 基因型分析。

2）利血平：成人初始剂量为 0.05~0.1mg/d，口服，每周逐渐增加剂量，直到疗效好转或出现不良反应。

3）抗惊厥药物：主要用来减轻舞蹈时的肌肉痉挛，丙戊酸和氯硝西泮可有效治疗舞蹈症，且相对安全，可首先选用。①丙戊酸的作用可能与增加脑中 GABA 水平有关。成人的初始剂量为口服 250mg/d，最大剂量 2 000mg/d，分 2~3 次口服，不要超过 60mg/（kg·d）。②氯硝西泮能增强 GABA 的活性，对舞蹈症可能有效。不会诱发神经安定剂引起的 Parkinsonism 或增加迟发性运动障碍的发生，因此，可在使用多巴胺受体拮抗剂前试用该类药物。成人初始剂量：0.25~0.5mg/d，口服；最大剂量 2~4mg/d，分 2~3 次使用。可缓慢增加剂量，避免过度镇静作用。

4）神经镇静剂：由于可能会改善患者的舞蹈样动作，但会加重 HD 的其他症状，如运动迟缓和肌强直，进一步导致功能下降，不推荐首选。①利培酮（维思通）为 DAD$_2$ 和 5-HT 受体拮抗剂，很少出现典型神经安定剂引起的 EPS。成人初始剂量 0.5~1mg/d，口服；逐渐增加剂量直至有效或出现不良反应，最大剂量不超过 6mg/d，分两次服用。②氟哌啶醇是经典的抗精神病药物，对多巴胺受体有拮抗作用，仅在最后才考虑使用该药物来治疗舞蹈。成人初始剂量 0.5mg/d，口服；谨慎增加剂量达 6~8mg/d 后逐渐减少剂量到最低有效维持剂量并取得令人满意的疗效。

（2）对运动过缓、运动不能—强直征群的治疗：可选用抗震颤麻痹药物如左旋多巴类、金刚烷胺或苯海索。用药也宜从低剂量开始。

（3）智能减退：可用多奈哌齐（安理申）、石杉碱甲（双益平）、茴拉西坦（三乐喜）等。有精神障碍者可选用氯氮平、喹硫平等治疗。

DBS 对部分患者可能有效，Thompson（2000）报道了 2 例儿童舞蹈症患者经 DBS 治疗舞蹈症状减轻。1 例患者出生时脑出血导致脑瘫。另一例 11 岁患者为 7 岁丘脑出血导致舞蹈症。Krauss（2003）报道苍白球刺激治疗 2 例继发于脑瘫的成人舞蹈症状和 2 例肌张力障碍者（儿童和成人各一例）。肌张力障碍显著改善，舞蹈症状改善不明显（2 例轻度改善，

2 例无改善），Moro（2004）报道双侧苍白球内侧核刺激治疗 HD，可改善舞蹈症状，但刺激频率过高（130Hz）可能会加重运动迟缓，40Hz 时对运动徐缓作用甚微，但能显著改善与执行和判断功能相关区域的血流。

3. 细胞移植治疗　仍有争论，尚处于早期研究阶段，结论不一。Bachoud-Levi（2006）等将胎脑神经元细胞移植到宿主纹状体后可使患者的舞蹈症状、眼球运动功能、步态和认知功能稳定或改善，但肌张力障碍加重类似于未移植患者。但这些结果仅持续 5 年左右，然后症状继续进展。Keene（2008）通过 2 例尸解发现，移植的胎脑神经元能够分化和存活，但其不能与宿主的纹状体建立连接，这就解释了为什么移植治疗不能取得临床疗效。

4. 对症治疗　对于自理生活困难者，加强护理，注意营养，防止压疮等并发症。

三、妊娠舞蹈病

妊娠舞蹈病（chorea gravidarum）是一种少见的妊娠并发症，为一种晚发型的小舞蹈病，由妊娠所激发。对于本病的病因，曾有种种推测。有一部分患者过去有风湿热或猩红热的病史，约有 40% 的患者于幼年时曾有小舞蹈病病史，且本病并发风湿病的频率与小舞蹈病相似，因此较多的人认为本病的病因与风湿病有关。另有人于尸检时发现患者的大脑几乎到处都有充血和出血，还有人发现脑、肝、肾及脾都有变性和炎性的改变，但无心内膜炎的证据，因此认为本病系由妊娠高血压综合征或感染性疾病引起轻度脑炎所造成。认为妊娠高血压综合征引起本病的理由还有：患者没有感染或心脏病史，终止妊娠后，舞蹈样动作立即停止。

有少数作者认为妊娠舞蹈病可由精神因素、全身毒血症或感染所诱发。欧洲还有人认为妊娠舞蹈病是归因于胎儿的变态反应。总之，妊娠舞蹈病的真正病因尚不清楚，妊娠可能只是诱发因素，而非舞蹈病的根本原因。

本病最多见于 17~23 岁间的初产妇，再次妊娠可能复发，初发于 30 岁以上的妇女极为少见。其发生率为 2 000 次至 3 000 次分娩中一次。往往在妊娠的前半期特别是首 3 个月发病，在妊娠的后半期发病者实为罕见。

本病的临床症状与较重的小舞蹈病类似，当舞蹈样动作出现前数周往往先有头痛和性格改变，全身衰竭症状可能比小舞蹈病更早出现。有人报告，本病的病死率达 13.1%，胎儿的病死率约高两倍。但足月出生的婴儿绝大多数都是正常的，仅有少数报告婴儿有畸形。患者往往发生流产，舞蹈病可于妊娠期中或分娩后 1 个月内自行停止，亦有人报告于人工流产后立即停止者。

本病的治疗原则与小舞蹈病相同。妊娠舞蹈病的死率较高，因此有人极力主张于全身情况开始衰竭前尽早终止妊娠，但有人主张对于轻症病例用非手术疗法。早期应用镇静剂可减轻症状和防止进展。

四、老年性舞蹈病

为发生于老年的舞蹈动作，无家族史，病情较轻，无精神症状而且病程比较良性。本病的舞蹈动作，有时只出现于舌、面、颊肌区。为与慢性进行性舞蹈病相鉴别，把它列为一个独立的疾病单元。本病的病理改变与慢性进行性舞蹈病极为相似，但无大脑皮质的变性。然而，近年来不少人指出，慢性进行性舞蹈病也可在老年发病，遗传性疾病除有家族史外，还有一部分散发病例的事实。因此，老年性舞蹈病亦被认为是发生于老年的遗传性疾病。本病的诊断要点和治疗原则同其他舞蹈病。

五、半侧舞蹈病

半侧舞蹈病（hemichorea）为局限于一侧上、下肢的不自主舞蹈样运动。它可以是风湿性舞蹈病，慢性进行性舞蹈病的一个部分，亦可以是基底节发生血管性损害的结果。

多见于中年或老年的病例，突然起病的偏瘫或不完全性偏瘫及瘫侧肢体的舞蹈样动作。舞蹈样动作可于发病后立即发生，亦可数周或数月之后出现。偏瘫较完全者，常在偏瘫开始恢复后才出现舞蹈样动作。这种不自主运动通常以上肢最严重，下肢及面部较轻。严重的舞蹈样动作甚难与偏侧舞动症相鉴别。不自主运动持续的时间随病因不同而异，多数可随时间的延长而逐步减轻。

对于应用氯丙嗪、利血平、地西泮、氟哌啶醇等药物治疗无效的患者，采用苍白球、丘脑腹外侧核的电凝或冷冻手术可有一定帮助。

六、Meige 综合征

Meige 综合征是成年人发病的局限性肌张力障碍。本病没有家族史。Meige（1910）首先描述，主要表现为眼睑痉挛（blepharospasm）和口、下颌肌张力障碍（oromandibular dystonia），舌肌亦受累时称口、下颌肌、舌肌张力障碍。

（一）病因

本病病因不清。虽有相当一部分患者伴感情障碍，如抑郁、焦虑，可能的病因为：①脑干上部、基底节异常，中脑及基底节过度活化，使参与眼轮匝肌反射的脑桥髓内中间神经元过度活动所致；②多巴胺受体超敏；③基底节等脑内胆碱能系过度活跃。

（二）病理

Garcia – Albea 等（1981）报道的眼睑痉挛和 Meige 综合征的尸解病理无异常。Ahrocchi 等（1983）报道 1 例 Meige 综合征在纹状体背侧有斑块状神经元缺失和胶质增生。Zweig 等（1988）报道 1 例 Meige 综合征在脑干处核群（黑质致密部、蓝斑、缝核、脑桥脚核）中有较严重的神经元脱失；在黑质和蓝斑中有少量细胞外神经黑色素（neuromelanin）着色，黑质中神经原纤维缠结较少。

（三）临床表现

本病多见于老年人，一般在 50 岁以后起病，高峰发病年龄为 60 岁。女性多见，男女之比 1 ：2。

Meige 综合征的临床表现可分为 3 型：①眼睑痉挛型；②眼睑痉挛合并口、下颌肌张力障碍型；③口、下颌肌张力障碍型。Jankovic 称眼睑痉挛合并口、下颌肌张力障碍型为完全型，余为不完全型。各型所占比例各家报道相差甚远，但均以眼睑痉挛型和眼睑痉挛合并口、下颌肌张力障碍型占绝大部分。

双眼睑痉挛为最常见的首发症状（占76%～77%），部分由单眼起病，渐及双眼。睑痉挛前常有眼睑刺激感，眼干、畏光和瞬目增多。睑痉挛的发作频率常由稀疏至频繁。痉挛可持续数秒至 20min，不经治疗可持续收缩造成功能性"盲"。患者常需用手将双上睑拉起且不敢独自出门或过马路。

口、下颌和舌痉挛常表现为张口、牙关紧咬、缩唇、噘嘴、伸舌等，致面部表情古怪特殊（Brueghel syndrome）。重者可引起下颌脱臼，牙齿磨损，尚可影响发声和吞咽，口、下颌的痉挛常由讲话、咀嚼触发。

除眼睑痉挛及口、下颌肌张力异常外，Meige 综合征尚可伴斜颈、头后仰前屈等。一般无智能障碍，无锥体束病变、小脑病变及感觉异常。约三分之一的患者有情感障碍，如抑郁、焦虑、强迫人格、精神分裂的人格变化。

（四）诊断和鉴别诊断

老年患者有典型的眼睑痉挛和（或）口、下颌肌张力异常，而无服用抗精神病、抗帕金森病药物的病史，即应考虑 Meige 综合征的可能。需要鉴别的疾病有：①迟发性运动障碍：有长期服用吩噻嗪类、丁酰苯类抗精神病药物史，受累肌常以蠕动为主而非肌肉痉挛；②偏侧面肌痉挛：常局限于一侧及面神经支配肌，不伴口、下颌肌张力障碍的不随意运动，偶可累及双侧，但双侧痉挛不同步与 Meige 综合征不同；③神经症：可发生于任何年龄，常伴情绪不稳，睡眠障碍，症状变化多，波动大，心理治疗有效。

（五）治疗

目前尚无根治治疗。

国外广泛应用 A 型肉毒毒素行局部注射（BTX－A）。肉毒毒素既稳定又易纯化，注射后作用于神经肌肉接头部位，阻碍乙酰胆碱释放。方法：痉挛部位局部皮下注射，一侧 0.5～2.5U，分 4～5 处注射，总剂量 10～50U，疗效持续 3～5 个月，无全身不良反应，是目前被公认为最好的治疗方法，对 80% 以上的睑痉挛有效。舌肌注射尚可治疗不自主伸舌。

也可应用多巴胺拮抗剂、氟哌啶醇、丁苯那嗪、苯海索及苯二氮䓬类中的氯硝西泮。

（王 浩）

第三节 肌张力障碍

一、概述

肌张力障碍（dystonia）是组综合征，指持续的、不自主的、不规则的肌肉收缩，导致一定形式的扭转、反复运动或异常姿势，常是遗传性神经变性性疾病或代谢性疾病的表现。

按照受累部位，可分为局灶型、节段型、多局灶型、偏侧型。

肌张力障碍可在安静时出现，但多在自主运动时明显。只在完成书写、演奏乐器或其他特别的任务时出现的肌张力障碍，称为任务特异性肌张力障碍（task－specific dystonia）。

二、病因及发病机制

原发性肌张力障碍是最常见的类型，多有家族史，呈显性遗传，1/3 患者的一级亲属有肌张力障碍或震颤。家族成员间可表现不同。一些基因携带者可无症状。

主要类型为 DYT1 型肌张力障碍。DYT1 基因位于 9q34，编码蛋白 torsinA，属于天然的

ATP 结合蛋白，与 Clp 蛋白酶或热休克蛋白功能相关。突变为 3bp 的缺失，外显率 30%。推测可能的遗传机制是三核酸重复的不稳定。

肌张力障碍的基本生理特点是收缩时拮抗肌过度收缩，还可有相邻或远处肌肉的过度收缩，另一个特点是被动缩短肌肉的反常收缩。在一些局灶型或节段型肌张力障碍患者中，安静时测不到肌肉活动，但在全身型者中，即使休息也可记录到持续的肌肉活动。推测反射和自主运动时脊髓抑制缺乏和脑干过度兴奋是肌张力障碍的基本机制，皮质运动兴奋性增高也是重要原因。

三、临床表现

临床表现除肌张力障碍外，一般没有其他的异常。不同年龄起病者的临床表现不同。早发者多由下肢开始，数年后逐渐波及躯干和全身，多不累及颅、颈部。晚发者则多为局灶型（睑、口上颌、颈、咽或上肢）或节段型。

1. 睑痉挛（blepharospasm）　睑痉挛多在 50 岁后发病（76%），女性多见（女男比为 3∶1）。表现为眼轮匝肌的持续、不自主收缩，开始为眼中有沙子的感觉，不断眨眼，以后加重致双眼闭合或睑裂缩小。症状常在遇亮光、风吹或紧张时加重，患者喜带墨镜。严重者影响患者的阅读、行走、看电视、驾车及其他工作能力。

睑痉挛还伴有眉、额、上颌部、下面部、咽或颈部肌肉的肌张力障碍性收缩，称为颅颈性肌张力障碍。

对 250 例患者的分析，发现半数的患者在起病后 4～10 年才被确诊；75% 的患者的症状进行性加重，11% 维持不变，14% 自发或经治疗后改善。

2. 颈部肌张力障碍（cervical dystonia）　最常见的局灶性肌张力障碍。表现为转颈、伸颈、屈颈、提肩及头偏离中线。部分患者还伴有脊柱侧弯及其他部位的肌张力障碍。多数患者有颈肌的痉挛性收缩，产生节律性或跳动样头的运动。

患者的症状在紧张、疲劳时加重，在放松或注意力转移时减轻。70% 患者有颈部疼痛，原因可能是肌肉痉挛，或颈椎骨质增生导致的脊髓神经根病（占 1/3）。

3. 喉部肌张力障碍（痉挛性发音障碍，spasmodicdysphonia）　多数为过度、无法控制的声带闭合，产生用力、绷紧和不连续的发音；少数为持续的声带开放，产生喘气样、吹哨样发音，可能为心源性病因所致。

起病多呈任务特异性，仅在讲话或唱歌时发生，以后加重，讲话和唱歌均受累。多数患者还伴有发音震颤。

4. 肢体肌张力障碍（limb dystonia）　原发性肢体肌张力障碍多以动作性肌张力障碍起病，而继发性肌张力障碍多以静止性肌张力障碍起病。最常见者为职业性痉挛所常伴的任务特异性局灶性肌张力障碍。远端肢体的肌张力障碍常伴有肢体震颤。

下肢的肌张力障碍最多见于儿童的原发性肌张力障碍。

5. 躯干肌张力障碍（trunk dystonia）　躯干肌张力障碍导致前屈、后伸或侧弯。起病时只在行走时发生，之后固定，在卧位或坐位时仍有躯干的扭曲，并产生不同的怪异步态。

6. 偏身肌张力障碍（hemidystonia）　多为继发性，75% 患者的头颅 CT 或 MRI 检查可发现对侧底节的病变，如脑卒中、外伤、脑炎后改变、围产期损伤、先天性病变等。

7. 多巴反应性肌张力障碍（dopa - responsive dystonia，DRD）　表现为下肢肌张力障碍，僵硬步态，足尖行走。症状昼夜波动，晚间加重。症状缓慢加重，波及全身，出现姿势性肌张力障碍，部分患者有轻度帕金森综合征表现。

四、辅助检查

肌张力障碍患者的神经电生理学特点是：①在收缩活动时，EMG 记录的拮抗肌兴奋发放过度。②相同间隔的每 1 ~ 2s 的重复和缓慢痉挛，EMG 记录呈静息（以往称为 myorhythmia）。③6 ~ 10Hz 的姿势性震颤。④交互抑制减少。⑤H 反射和眨眼反射异常。EMG 最容易发现受累肌肉，而且有助于判别伴随的震颤的性质（原发震颤频率高于肌张力障碍性震颤）。

部分患者的高场强 MRI 的 T_2 像上可见壳核和苍白球的信号增高。

五、诊断及鉴别诊断

根据病史，不自主运动和（或）异常姿势的特征性表明和部位等，做出诊断。需与肌张力障碍性抽动、舞蹈病发作性肌张力障碍鉴别。

六、评估

有多种方法，包括：①西多伦多痉挛性斜颈分级量表（TWSTRS）。②全面性肌张力障碍严重度分级量表（GDS）：将全身部位分 10 处（眼和上面部、下面部、下颌、咽、颈、肩和上肢近端、手和上肢远端、骨盆和下肢近短、下肢远端和足、躯干）分别判定，0 为没有，1 为轻微，5 为中等，10 为最严重。分值范围 0 ~ 100。③Fahn - Marsden 分级量表，分别评估眼、口、言语/吞咽、颈、躯干和 4 个肢体的肌张力障碍的促发因素（0 ~ 4 分）和严重程度（0 ~ 4），其中眼、口、颈的得分须除以 2，合计总分 0 ~ 120，见表 7 - 2。

表 7 - 2　Fahn - Marsden 分级量表

项目	0	1	2	3	4
促发因素	无	特殊动作时发生	多个动作时发生	肢体远端动作时或安静时间段发生	安静时发生
促发因素：言语和吞咽	无	偶尔	一项频繁	一项频繁，另一项间断两者频繁	
严重度：眼	无	轻眨眼	频繁眨眼，无痉挛闭眼	痉挛闭眼，多为睁眼状态	痉挛闭眼，闭眼30% 以上
严重度：口	无	轻微口、舌运动	运动时间少于 50% 言语理解难，频繁咀嚼	多数时间中等度运动或收缩	多数时间明显运动或收缩
严重度：言语和吞咽	无	轻度，言语可懂	言语难懂，吞咽硬物难	言语不能理解，吞咽流质难	
严重度：颈	无	偶尔转头	轻度转头	中度转头	剧烈转头
严重度：上肢	无	轻，临床无意义	中度，不导致功能障碍可完成部分动作	不能抓握	
严重度：躯干	无	轻弯腰	明确弯腰，不影响站立行走	明显弯腰，影响站立行走	行严重弯腰，不能站立行走
严重度：腿	无	轻，临床无意义	影响行走，不需扶持	严重影响行走，需扶持不能站立或行走	

七、治疗

由于肌张力障碍的病因多种，表现多样，且发病机制并不完全了解，故治疗多为对症和支持疗法。

DRD 对左旋多巴反应良好，每日小剂量左旋多巴即可有效控制症状。

几乎各种药物都被试验用于治疗，均疗效不佳。可试用苯二氮䓬类药物、氯苯氨丁酸（含鞘内注射）、抗胆碱能药、局部注射酚、多巴胺能激动剂和多巴胺能拮抗剂。

肉毒素注射已成为各种形式的肌张力障碍的首选治疗。肉毒素通过结合、内化和抑制三个步骤达到抑制神经肌肉接头的乙酰胆碱释放。剂量为 5 ~ 100U，肌肉，每次 20 ~ 500U。肉毒素 A 注射的基本指南见表 7 - 3。

表 7 - 3　肉毒素 A 注射指南

所有年龄
　通常的剂量为 5U/0.1ml；喉部注射剂量为 0.1ml；每部位注射剂量不超过 50U，体积不超过 0.5ml；重复注射应间隔 3 个月以上
成人
　总量不超过 400U
儿童
　每次注射总量不超过 12U/kg 或 400U；大肌肉每次剂量不超过 12U/kg 或 400U，小肌肉不超过 1 ~ 2U/kg

（王　浩）

第四节　多系统萎缩

一、概述

多系统萎缩（Multiple system atrophy，MSA）是中枢神经系统一组散发的、进行性的主要累及自主神经、锥体外系和小脑的变性疾病。主要包括 3 种疾病：①散发性橄榄脑桥小脑萎缩（Sporadic olivopontocerebellar atrophy，SOPCA），临床上以小脑性共济失调为主要表现。②Shy - Drager 综合征（SDS），临床上以自主神经功能失调（直立性低血压）为主要表现。③纹状体黑质变性（Striatonigral degeneration，SND），临床上以帕金森综合征为主要表现。三者尽管在起病时的主要临床表现各不相同，但随着病程的进展，最终都表现为锥体外系统、小脑系统和自主神经系统三大系统损害的临床症状和体征，部分患者还可以出现锥体束损害的表现。

对 MSA 概念的认识有一个发展过程。由于 SOPCA、SDS、SND 三者无论在临床表现上，还是在病理改变上都具有极大的相似性，Graham 和 Oppenheimer 于 1969 年首次提出了 MSA 的概念，认为三者是具有异质性的同一种疾病。Taker 和 Mirra（1973）曾把 SOPCA、SDS、SND 归类于多系统变性（Multiple system degeneration，MSD），但 Quinn（1989）认为，MSD 还应包括亨廷顿病、皮克病、弗里德赖希（Friedreich）共济失调等其他疾病。MSD 是指任何原发性神经元变性，造成多个系统损害的疾病，其包括范围大，特异性较低，MSA 则是

专指 SOPCA、SDS、SND。而 Jancovic（1995）则认为 MSA 是指一组在临床表现和病理改变上具有很大相似性的临床病理综合征。

在多系统萎缩中，尽管各系统变性组合的方式不同，但常常有一个先发病的或主要损害的系统及次要损害的系统组成。如 Shy – Drager 综合征中主要损害为进行性自主神经系统功能障碍（直立性低血压，膀胱、直肠和性功能障碍等），次要损害系统，有肌张力增高和运动减少的黑质纹状体损害的帕金森病；共济失调的小脑损害；肌萎缩的前角损害等表现。在病理上，SOPCA、SDS、SND 三者都表现为黑质、尾状核、壳核、下橄榄核、脑桥诸核、小脑浦肯野细胞、脊髓中间外侧柱细胞及骶髓 Onuf 核等部位的神经细胞脱失、胶质细胞增生，但其严重程度略有差异。另外，蓝斑、迷走神经背核、前庭神经核、锥体束和脊髓前角亦可受累。均未发现 Lewy 小体和神经元纤维缠结。Papp 等（1989）发现，在 MSA（SOPCA、SDS、SND）患者的少突胶质细胞及神经元的胞质内有一种嗜银性包涵体，由微管缠结而成，与阿尔茨海默病（AD）和进行性核上性麻痹（PSP）时的 NFTs 不同，这种微管缠结对 α 微管蛋白、β 微管蛋白、tau 蛋白及泛蛋白（Ubiquitin）均有免疫反应。这种包涵体主要出现在与有髓轴索平行的白质内，在顶叶皮质深层及皮质下白质、锥体束、小脑白质数量最多，亦可出现于壳核和苍白球。目前，多数学者认为这种嗜银性胞质包涵体仅见于 MSA，而在其他神经疾病中尚未发现过，因而认为对 MSA 的诊断具特异性。这种病理改变支持三种疾病是相同疾病过程变异的概念。

二、散发性橄榄脑桥小脑萎缩

散发性橄榄脑桥小脑萎缩（Sporadic olivopontocerebellar atrophy，SOPCA）又称Dejerine – Thomas 综合征，属神经系统变性病。以进行性小脑性共济失调为主要临床表现，可伴有自主神经损害症状和（或）帕金森综合征（PDS）、锥体束征等。

（一）病因和发病机制

SOPCA 的确切病因尚未阐明。有学者从 SOPCA 患者小脑皮质中找到病毒壳核而认为本病的发生与病毒感染有关，但未能证实两者间有肯定因果关系。Duvoisin 等（1983）发现，SOPCA 患者脑组织内谷氨酸脱氢酶活性仅是对照组平均值的 40%，并认为谷氨酸脱氢酶缺陷与 SOPCA 发病有关。谷氨酸是中枢神经系统（CNS）中一种重要的兴奋性神经递质，谷氨酸脱氢酶缺陷使谷氨酸在突触处不能降解而积聚过多，产生兴奋性毒性作用，使神经细胞由"兴奋"而致死亡，可能与 SOPCA 发病有关。Living – stone 等（1984）发现患者组织中丙酮酸脱氢酶活性仅是正常人的 15% ~ 30%。小脑中线部对丙酮酸氧化异常有选择性易感性，认为丙酮酸脱氢酶缺乏与小脑性共济失调有关。Truong 等（1990）提出线粒体 DNA 异常可能在 SOPCA 发病中起重要作用。Kish 等（1991）认为吡啶 – 2，3 – 二羧酸核糖转换酶活性改变可能与 SOPCA 有关。

（二）病理

SOPCA 的病理改变在大体标本上可见脑桥、下橄榄和小脑明显萎缩，大脑额叶亦可有改变。镜下可见橄榄核有严重的神经元脱失和明显的胶质细胞增生；脑桥腹侧萎缩、神经元脱失、桥横纤维数量减少并有髓鞘脱失；小脑颗粒细胞层变薄，浦肯野细胞脱失，小脑半球白质和小脑中脚纤维脱髓鞘，小脑上脚和齿状核也可见轻度变性改变。即使是临床上无 PDS

表现的 SOPCA 的患者，在病理上也可显示亚临床性黑质、纹状体变性。胶质细胞尤其是皮质、壳核、苍白球、脑桥基底部、延髓网状结构中的少突胶质细胞中出现嗜银性胞质包涵体是诊断 SOPCA 的重要依据。SOPCA 时脊髓病变主要表现为脊髓小脑束、背柱、皮质脊髓束及脊髓中间外侧柱变性，细胞脱失，脊髓前角亦可受累。

（三）临床表现

SOPCA 多在中年以后起病，平均发病年龄为（49.22±1.64）岁。男、女性发病无明显差异。SOPCA 的主要症状是进行性小脑性共济失调。多数患者随着病程进展，可逐渐出现帕金森综合征（PDS）、自主神经损害症状、锥体束征、痴呆、肌阵挛、构音障碍等其他症状。

1. 小脑性共济失调　小脑性共济失调多从双下肢开始，表现为自主活动缓慢、步态不稳，两足分开。以后逐渐累及双上肢、双手，出现动作笨拙与不稳。亦可累及延髓肌，多在病程早期出现构音障碍，主要是由咽喉肌的共济失调引起。在病程后期常伴有吞咽困难。还可出现躯干姿势不稳、眼球震颤、意向性震颤等。

2. 帕金森综合征　SOPCA 时 PDS 的临床特征主要表现为运动不能、肌强直及各种形式的震颤（姿势性震颤、静止性震颤、动作性震颤、搓丸样震颤）等。且左旋多巴治疗无效或疗效甚微。约 10% 的患者 PDS 表现甚为严重，并可因此而减轻或掩盖其小脑损害症状和体征。

3. 自主神经功能障碍　其出现率达 94%。男性患者 93% 表现为阳痿，48%～67% 的患者可出现尿失禁。其他自主神经损害症状有姿势性晕厥、尿潴留等。还可有反复晕厥发作、直立性低血压等。大便失禁较少见。

4. 锥体束征　46%～50% 的患者可出现锥体束征，如腱反射亢进或有伸性跖反射。

5. 眼球运动障碍　也是 SOPCA 时较常见的症状。除眼球震颤外，还可出现辐辏障碍、眼外肌运动障碍及凝视麻痹。凝视麻痹以向上凝视麻痹最常见，亦可出现向下或水平凝视麻痹。SOPCA 时的凝视麻痹属核上性凝视麻痹，其病变可能在脑桥旁正中网状结构，亦可能系橄榄和脑桥神经元脱失，苔状纤维和爬行纤维减少，使小脑经脑桥旁正中网状结构的视觉传出紊乱所致。

6. 不自主运动　表现为肌阵挛、痉挛性斜颈、舞蹈样或手足徐动样运动，多出现于病程后期。

7. 其他临床表现　约 11.1% 的患者可出现痴呆，痴呆特征为皮质下型。22% 的患者出现声带麻痹，表现为呼吸喘鸣。SOPCA 时较少出现视网膜变性、视神经萎缩。虽然病理上脊髓内的锥体束、后索及前角常有病理改变，但临床上很少出现周围神经病、下肢振动觉减退、反射消失等。

（四）辅助检查

1. 脑脊液　脑脊液多正常。

2. 头颅 CT　主要显示小脑、脑桥和中脑萎缩；第四脑室、基底池、四叠体池、小脑上池扩大。

3. 头颅 MRI　在显示脑干和小脑病变方面较头颅 CT 具有明显的优越性。SOPCA 时的头颅 MRI 主要表现为延髓腹侧面、脑桥、小脑中脚、双侧小脑半球及大脑皮质萎缩，第四脑室、脑桥小脑角池扩大。累及基底核的病例，在 T_2 加权像可见壳核、黑质致密带信号明显较苍白球信号低，还可显示萎缩的下橄榄核、脑桥核、展神经核、面神经核及齿状核信号明显降低，并认为这是 SOPCA 的特征性 MRI 表现。

4. 脑干听觉诱发电位 常可发现脑干电活动异常。SOPCA 时第 Ⅰ、Ⅱ、Ⅲ 波潜伏期明显延长，提示 SOPCA 时听觉传导通路损害主要出现于耳蜗神经核至脑桥下段橄榄复合体之间。

5. PET 可显示小脑、脑干葡萄糖代谢降低，且与其萎缩程度一致，有助于诊断。

（五）诊断与鉴别诊断

1. SOPCA 的诊断 SOPCA 的诊断主要依靠多系统损害的临床表现，头颅 CT 和 MRI、PET 等检查可辅助诊断。Quinn 于 1994 年提出的关于 SOPCA 的临床诊断标准目前已被广泛接受，该诊断标准把 SOPCA 的临床诊断分成可疑 SOPCA、拟诊 SOPCA、确诊三个等级。

（1）可疑 SOPCA。有 5 个条件，必须全部具备。这 5 个条件是：①呈散发性，无家族史。②成年发病。③临床上主要表现为小脑性共济失调。④可伴或不伴 PDS 和锥体束损害症状。⑤无痴呆，全身腱反射消失，明显的核上性向下凝视麻痹，无其他明确的疾病。

（2）拟诊 SOPCA。除必须具备可疑 SOPCA 的诊断条件外，还必须有严重的自主神经损害症状如无法解释的姿势性晕厥、阳痿、尿失禁或尿潴留，及（或）括约肌 EMG 异常。

（3）确诊 SOPCA。经组织病理检查证实的患者。

2. 鉴别诊断 临床上，SOPCA 主要应与家族性橄榄脑桥小脑萎缩（Familial OPCA，FOPCA）、Homles 病、特发性帕金森病（idiopathic Parkinson disease，IPD）鉴别。

（1）FOPCA。SOPCA 和 FOPCA 无论是在临床表现，还是在病理改变上都极其相似，临床上很难鉴别。两者临床鉴别的主要依据是 FOPCA 有明确的家族发病史，且 FOPCA 发病年龄较早（平均 28～39 岁），平均病程较长，约 14.9 年。

（2）Holmes 病。又称单纯小脑皮质萎缩症、橄榄小脑萎缩、小脑皮质变性。是一种常染色体显性遗传病，仅少数呈散发；本病平均发病年龄 57 岁，较 SOPCA 略晚；平均病程 15～20 年，较 SOPCA 长。其临床特征是隐匿起病、缓慢进展的小脑性共济失调，但罕见眼球震颤，膝反射增高而踝反射消失，且无脑干萎缩的临床表现，借此可与 SOPCA 鉴别。

（3）IPD。以小脑性共济失调为突出临床表现的 SOPCA 不难与 IPD 鉴别。但是，倘若小脑损害症状不明显，或 PDS 甚为严重并因此而减轻或掩盖了小脑损害症状，则易于与 IPD 混淆，但 SOPCA 常常有腱反射增高及伸性跖反射，应用左旋多巴治疗，大多数患者无效。两者可资鉴别。

（六）治疗

对 SOPCA，尤其是小脑损害症状迄今尚无有效治疗。曾试用过毒扁豆碱、氯化胆碱、磷脂酸胆碱、促甲状腺释放因子，疗效均不肯定。Botez 等（1996）应用金刚烷胺（每日剂量 200mg，口服 3～4 个月）治疗无 PDS 的 OPCA 30 例（双盲安慰剂随机对照）发现，35% 的患者双上肢共济失调积分明显改善，双上肢的协调运动也明显改善，并认为其作用机制可能与增加 DA 释放或抑制 DA 重摄取有关，因此金刚烷胺治疗本病亦属 DA 替代治疗。

SOPCA 时 PDS 的治疗参阅本节的 SND。

SOPCA 时自主神经损害症状的治疗参阅本节的 SDS。

三、Shy – Drager 综合征

Shy – Drager 综合征（SDS）是一种以进行性自主神经功能衰竭为主要临床表现，常伴有锥体外系损害和（或）小脑、脑干损害症状，有时还伴有锥体束症状的中枢神经多系统变性疾病。早在 1972 年，Bannister 和 Oppenheimer 就发现，临床诊断的 SDS 在病理上有两种类型，Ⅰ型的病理改变与 Shy 和 Drager 于 1960 年描述的一致；Ⅱ型则出现 Lewy 小体并且有 PD 的病理特征。Brandf 等（1996）亦认为 SDS 并不是简单的 PDS 加自主神经功能衰竭，而是有 Lewy 小体的 PD 和 MSA 两种类型，并以 MSA 取代由 Shy 和 Drager 描述的 SDS 以示区别，也有人称为 MSA – SDS，本节则沿用传统的 SDS 名称。

（一）病因和发病机制

SDS 是一种中枢神经多系统变性疾病，病因未明。Shy 等（1960）认为，SDS 时直立性低血压反复发作，中枢神经系统（CNS）经常处于缺血缺氧状态是神经细胞变性的直接原因。但是，SDS 缓慢进展的病程，纠正直立性低血压并不能改变其病程；CNS 各部位对缺氧耐受力与病程演变间的矛盾等均不支持上述观点。因此，目前多数人认为 SDS 是 CNS 的原发性变性疾病。

（二）病理

SDS 的基本病理改变是 CNS 内多部位广泛的神经细胞变性、脱失和（或）反应性胶质细胞增生，以脊髓侧角的中间外侧柱、尾状核、黑质、橄榄核、蓝斑、小脑等处最明显；壳核、苍白球、脑桥、迷走神经背核、疑核、孤束核等亦可受累；脊髓前角、橄榄体脑桥小脑束及 Clarke 柱较少累及。病变最突出的部位是脊髓侧角的中间外侧柱，应用神经细胞计数法研究发现中间外侧柱中 60% ~ 85% 的细胞萎缩。本病的病理改变多从脊髓骶段开始，逐渐向上蔓延扩展，与临床病程演变一致。SDS 时神经系统病理改变常呈两侧对称性分布。

（三）临床表现

SDS 多呈散发，但亦有家族发病的报道。发病年龄在 37 ~ 75 岁，平均 55 岁。约 65% 为男性。SDS 是以自主神经功能障碍为突出表现的多系统受累的变性病，起病隐袭，病情逐渐进展，病程 7 ~ 8 年，最常见的死亡原因是吸入性肺炎和心律失常。

SDS 时，男性患者多以阳痿为首发症状，女性患者多以闭经或直立性眩晕或晕厥为首发症状。国内余氏等（1983）认为 SDS 的病程进展有一定的规律。以男性患者为例，首发症状往往是阳痿，以后出现尿失禁及始于双下肢并逐渐向上扩展的发汗障碍，直立性低血压等，经 2 ~ 3 年逐渐出现小脑损害症状，再经 2 ~ 4 年出现锥体外系损害症状。

1. 性功能障碍　是 SDS 时最突出，也是出现最早的症状。男性患者几乎都可出现阳痿，且多以此为首发症状，也可表现为不能勃起。女性患者可表现为性感缺失及闭经等。性功能障碍出现较早可能与脊髓骶段自主神经损害发生较早有关。

2. 排尿障碍　可表现为尿频、尿急，但更多的则表现为尿失禁。也可表现为排尿费力，排尿淋漓不尽，甚至出现尿潴留。SDS 早期尿失禁可能与骶髓前角 Onuf 核中神经元变性有关，至病程后期则还可能系纹状体变性，纹状体对逼尿肌不自主收缩的抑制作用丧失所致。排尿费力、尿潴留则可能与脑桥、延脑诸核之神经元变性及骶髓中间外侧柱神经细胞变性有

关。SDS 时大便失禁或便秘并不少见。

3. 直立性低血压 早期多无症状。随着病程进展，可逐渐出现直立性视物模糊、眩晕、黑朦等，严重者可出现晕厥，卧位与立位血压在 2min 内常常相差 30/20mmHg，但当患者站起时，不伴多汗、面色苍白、心悸、恶心等。女性患者多以直立性低血压为其首发症状。SDS 时，直立性低血压的发生可能与脊髓胸段中间外侧柱节前纤维变性，压力感受器反射弧受损，使患者由卧位改变为坐或立位时周围小动脉不能反射性收缩，且由于心率也不能代偿性加快，脑血管的自动调节功能障碍等因素有关。

4. 其他自主神经损害症状 有出汗障碍或无汗、瞳孔改变、虹膜萎缩、霍纳征、口干、饮水呛咳、声音嘶哑、发声困难、鼾声、夜间喘鸣甚至呼吸暂停（与疑核变性致声带麻痹有关）、顽固性呃逆、反复上消化道出血（可能与第三脑室周围的下丘脑及脑干变性有关）等。

5. 锥体束征 SDS 时也可出现锥体束损害的临床表现，如腱反射亢进、伸趾反射等。

（四）辅助检查

1. MRI SDS 时，MRI 的 T_2 加权像上常显示双侧壳核信号明显降低，且这种壳核低信号改变可先于基底核神经症状的出现。目前认为此种壳核低信号改变是由铁盐在该处的病理性沉积所致，但有关铁元素在壳核选择性沉积的机制尚未阐明，可能与 SDS 时毛细血管内皮细胞对铁的摄取和运转障碍有关。

2. 括约肌 EMG 75% 呈失神经支配和慢性神经源性膀胱。

3. 自主神经功能测试 常用的有发汗试验、血管舒缩试验、各种药物试验等。但其在临床诊断中的价值有待进一步探讨。

（五）诊断与鉴别诊断

1. SDS 的诊断 主要依靠其临床表现。对中年起病，起病隐袭，病程逐渐进展，以进行性自主神经功能衰竭如阳痿、排尿障碍、直立性眩晕或晕厥为突出临床表现的患者，都要想到 SDS 的可能。如随着病程进展，逐渐出现小脑、脑干和（或）锥体外系损害症状则可初步诊断为 SDS。

2. 鉴别诊断 SDS 在病程早期，除自主神经衰竭症状之外尚未出现其他神经损害症状时，应注意与特发性直立性低血压（Idiopathic orthostatic Hypotension，IOH）鉴别。IOH 仅表现为自主神经损害症状，而无其他神经系统损害症状；卧位时血浆去甲肾上腺素（Norepinephrine，NE）降低，站位时血浆 NE 不升高；静脉注射 NE 后表现为失神经支配的超敏反应（血压明显升高）以及发汗试验等均有助于与 SDS 鉴别。

SDS 在不同的病期尚需注意与前列腺炎或前列腺肥大、排尿性晕厥、神经症、脊髓小脑变性、多发性硬化症、IPD 及 PDS 等疾病鉴别。

（六）治疗

SDS 迄今尚无有效治疗。应鼓励患者适量活动以促进静脉回流，避免使用镇静剂、安眠药和利尿剂，避免快速、突然的体位改变。对无症状或症状轻微的直立性低血压一般无需药物治疗，可让患者取头低足高卧位睡眠。穿紧身衫裤和弹力袜并增加钠盐摄入等；对有症状的直立性低血压患者，可考虑药物治疗。常用药物有盐酸麻黄碱，常用剂量每次 25mg，每日 3~4 次口服；苯异丙胺，常用剂量每次 10~20mg，每日 2~3 次口服；盐酸哌甲酯，常用剂量每次 10～20mg，每日早、中午各服 1 次。其他常用于改善直立性低血压的药物有吲哚美辛、布洛芬、咖啡因、二氢麦角胺、育亨宾、去甲肾上腺素前体等，但这些药物疗效不稳定，且不良反应较大，故临床应用价值不大；对直立性低血压症状严重或晕厥频繁发作的患者，可试用肾上腺皮质激素直至直立性低血压消失或体重明显增加时才减量维持。常用药物有氟氢可的松，常用剂量每次 0.1mg，每日 2 次口服，有引起卧位高血压的危险；米多君是一种外周 α-肾上腺素能受体激动剂，起始剂量每次 2.5mg，每 4h1 次，以后逐渐增至每次 5mg，每 4h1 次口服。据文献报道，每 10mg 米多君可使直立位收缩压升高 2.93kPa，使症状得到明显改善，但常有轻至中度的不良反应如头皮瘙痒、麻刺感、卧位高血压、尿急等；抗胆碱能药可减轻尿频、尿急等症状，但可引起尿潴留；对有充溢性尿失禁或膀胱残余尿量大于 150ml 者，可予间歇性导尿、尿道留置导尿管或耻骨弓上方留置导尿管；对便秘者，可予大量纤维素饮食，大剂量轻泻药或灌肠等；对 PDS 及小脑损害症状的治疗参阅本节 SND、SOPCA 中有关内容。

四、纹状体黑质变性

纹状体黑质变性（Striatonigral degeneration，SND）临床上以进行性肌强直、运动迟缓、步态障碍为主要表现，常有伴自主神经损害、锥体束损害及（或）小脑损害的症状和体征，属神经系统变性疾病。

（一）病因和发病机制

SND 是由 Adams 等于 1961 年首次描述的累及中枢神经多个系统的神经变性疾病，病因不明。

（二）病理

SND 时黑质损害最严重，表现为黑质神经元中度或重度脱失；在致密带、背侧缘和腹侧缘均可见大量神经元脱失，但多数患者背侧缘神经元相对保留，提示腹侧缘神经元易受损；在黑质内还可见大量细胞碎片、神经元外色素沉着及较严重的胶质细胞增生，提示 SND 时黑质变性进展速度较 IPD 快。豆状核、尾状核亦可见程度不等的神经元脱失和胶质细胞增生，其损害程度仅次于黑质。壳核背外侧部亦可见神经元脱失和胶质细胞增生。蓝斑、下丘脑、脑桥腹侧核、下橄榄核、小脑锥体细胞、迷走神经背核、前庭核及脊髓中间外侧柱等部位均可见神经元脱失和胶质细胞增生。还可见小脑中脚纤维及橄榄小脑纤维减少。

（三）临床表现

SND 是 MSA 中的一型，一般于 35～68 岁（平均 52 岁）发病，病程呈进行性，一般为 5～8 年。临床上分单纯型 SND 和混合型 SND。

1. 单纯型 SND　单纯型 SND 以帕金森综合征为唯一的临床表现，主要表现为运动不能和肌强直、肢体和躯干屈曲等，临床上极易误诊为 IPD。多数学者强调 PDS 症状对称、无静止性震颤、左旋多巴治疗无效或疗效甚微是 SND 的临床特征。

2. 混合型 SND　混合型 SND 除上述 PDS 症候群外，还可出现小脑和自主神经功能损害的症状和体征。

（1）自主神经功能障碍：性功能障碍是出现最早的自主神经功能障碍，男性患者可出现阳痿，女性患者可出现性感缺乏。排尿障碍是 SND 重要的自主神经功能障碍，71% ~ 72% 的 SND 患者有尿失禁，30% ~31% 的患者有尿潴留，其他排尿障碍尚有尿频、尿急、充溢性尿失禁等。排尿障碍是 MSA 的早期症状，常常较 IPD 更常见，更严重，出现得更早。MSA 时的排尿障碍涉及复杂的膀胱周围神经和中枢神经。所有 MSA 患者即使在病程早期都有膀胱括约肌协同收缩作用反射性增高，少数患者还伴骨盆底部肌肉放松不全或放松延迟，这种不自主逼尿肌收缩导致了不同程度的尿失禁。MSA 患者的括约肌肌电图（EMG）显示，75% 呈失神经支配和慢性神经源性膀胱。膀胱逼尿肌协同反射增高除可能与骶髓 Onuf 核变性有关外，还可能与苍白球（抑制逼尿肌自发性收缩）、下丘脑和黑质（抑制反射性膀胱收缩）损害有关，亦可能与皮质脊髓束损害有关。SND 时约 3% 的患者可出现大便失禁。SND 时，有症状的直立性低血压的发生率达 68%，SND 时血管运动障碍可能与延髓 A1 区和 A2 区酪氨酸羟化酶选择性缺乏有关。

（2）小脑功能障碍：小脑功能障碍的症状和体征多出现于病程 4 ~ 5 年，主要表现为肢体共济运动失调，如指鼻试验和跟膝胫试验阳性，出现率为 35%；共济失调步态，出现率为 23%；眼球震颤，出现率为 18%；意向性震颤，出现率为 11%。当 SND 呈进行性进展时，小脑症状有时可被 PDS 症状掩盖。

（3）其他症状：63% 可出现锥体束征，表现为伸趾反射和（或）腱反射增高。构音障碍是 SND 的常见症状，发生率达 96%，属混合性构音障碍，但以运动功能减退（与面具脸、唇震颤、舌震颤有关）为主，含共济失调。许多 SND 患者尚可出现呼吸节律异常和睡眠呼吸暂停现象。呼吸喘鸣是 SND 的特征性临床表现，其发生率 30%，在病程进展期尤易出现。SND 时 37% 的患者可出现肢体远端刺激敏感性肌阵挛，18% 的患者可出现过度颈前倾，还可出现会聚不良或不能，向上、向下和水平凝视受限，睑阵挛，提睑抑制等眼部症状。部分患者可有肢体远端振动觉、关节位置觉减退和感觉异常。个别患者尚可出现与多巴胺能药物治疗无关的偏身颤搐和舞蹈病。

（四）辅助检查

1. MRI 约 50% 的 SND 患者在其头颅 MRI 的 T_2 加权像上可显示双侧壳核低信号，黑质致密带宽度变窄。在病程早期，PDS 症状可不对称，此时在受累肢体对侧大脑半球的相应部位可见上述信号异常。认为 SND 时 MRI 的 T_2 加权像上壳核低信号改变是纹状体变性的非特异性标志，它反映了纹状体突触后膜功能障碍。

2. PET SND 时纹状体、额叶、小脑和脑干葡萄糖代谢降低，是由于功能性神经元成分缺失造成的。

3. EMG 骨盆底部肌肉及尿道括约肌 EMG 检查对 SND 的诊断，尤其是早期诊断具有很大的临床价值，且特异性较高，但缺乏敏感性。

（五）诊断与鉴别诊断

1. SND 的诊断 主要依据其临床表现，尽管已有 MRI、PET、EMG 等应用于 SND 的辅助诊断，但迄今尚无公认的、具特异性的实验室手段可帮助确诊 SND，组织病理学检查仍是确诊 SND 的唯一可靠方法。混合型 SND 由于伴明显的小脑和自主神经损害症状，临床诊断似不甚困难。但是，单纯型 SND 或混合型 SND 早期，在小脑和自主神经损害症状出现之前，临床上极易误诊为 IPD。因此，对不典型 PD 患者，如症状对称、无静止性震颤、左旋多巴无效或疗效甚微的患者，尤其是病程进展迅速、病程早期即出现姿势不稳和反复跌倒，或出现不规则痉挛性震颤、肌阵挛、明显的构音障碍和（或）吞咽困难、左旋多巴不能缓解的肌肉疼痛、对左旋多巴极不耐受或出现过度颈前倾的患者，都应考虑到 SND 的可能。

目前，临床诊断 SND 时应用较多的是 Quinn（1994）提出的 SND 临床诊断标准。该诊断标准把 SND 的诊断分成疑诊 SND、拟诊 SND 和确诊 SND 三个等级。

（1）疑诊 SND 的诊断标准。①成年（≥30 岁）起病，呈散发性。②临床上主要表现为 PD 征，不伴痴呆、全身腱反射消失、明显的核上性向下凝视麻痹，无其他明确病因。③左旋多巴治疗无效或疗效甚微。

（2）拟诊 SND 的诊断标准。除必须具备疑诊 SND 的条件，还必须具备下列条件中 1 个以上。①严重的症状性自主神经功能衰竭，包括体位性晕厥、无法解释的阳痿（男性患者）或尿失禁或尿潴留。②小脑损害症状和体征。③锥体束征。④括约肌 EMG 异常。

（3）确诊 SND 的诊断标准。组织病理学检查证实。

2. 鉴别诊断　SND 主要应与 IPD 鉴别。混合型 SND 可借伴有自主神经和小脑损害或锥体束损害症状、体征与 IPD 鉴别。单纯型 SND，尤其是在病程早期极易误诊为 IPD，鉴别两者的主要依据是 SND 对左旋多巴治疗无效或疗效甚微。其他有助于两者鉴别的临床依据有 SND 时临床症状趋于对称，无明显静止性震颤，病程进展较快，病程较短，多数患者在出现症状后的 5～6 年内死亡，其平均存活期仅是 IPD 的一半左右。另外，早期出现姿势不稳和反复跌倒，手部出现不规则痉挛性震颤和肌阵挛性舞蹈症，出现相对固定的过度颈前倾及呼吸节律异常如喘鸣尤其是夜间喘鸣等，都有助于 SND 的诊断。

（六）治疗

SND 的治疗包括药物治疗和物理疗法（有利于维持患者的运动功能和防止挛缩形成）、语言疗法（可改善语言功能和吞咽功能）、职业疗法等。

药物治疗中最常用的是左旋多巴，但是仅 25%～30% 的患者有效，约 10% 的患者早期疗效与 IPD 相仿，其疗效在 1～2 年内逐渐减退，仅 13% 的患者在 1～2 年后仍有较好的疗效。如果患者能够耐受的话，左旋多巴的剂量可逐渐增至每日 1 000mg。接受左旋多巴治疗的患者中，约 25% 的患者可出现剂末现象、开－关现象、各种运动障碍、痛性或无痛性肌张力障碍。这种运动障碍或肌张力障碍，尤其是肌张力障碍性痉挛在药物作用有效期内可持续存在，有时可局限于单侧面部、舌和颈部肌肉。约 2/3 以上的 SND 患者左旋多巴治疗无效或疗效甚微。对左旋多巴治疗无效或不能耐受的患者，可试用多巴胺能受体激动剂如溴隐亭等，但同样多数患者无效，仅个别患者可能有效。

对左旋多巴及多巴胺受体激动剂治疗均无效的患者，可试用金刚烷胺、抗胆碱能药、抗抑郁剂等。金刚烷胺的剂量可用至每次 100mg，每日 3 次。抗胆碱能药除可能对 PDS 有效外，还可能对局灶性肌张力障碍如睑肌痉挛有效。对睑肌痉挛和其他局灶性肌张力障碍，还可试用肉毒毒素治疗。

对有严重吞咽困难的患者，可考虑环咽肌切开术或胃造口术。对有间歇性呼吸喘鸣，尤其是出现于夜间的患者，可考虑气管切开术，气管切开术是延长患者生命的唯一有效方法。

小脑损害和自主神经损害的治疗参阅本节的 SOPCA 和 SDS。

（王　浩）

参考文献

［1］帕金森病治疗指南.2版.中华神经科杂志，2009，45（5）：352－355.

［2］贾建平.神经病学.6版.北京：人民卫生出版社，2008.

［3］中华医学会神经病学分会帕金森病及运动障碍学组.中华医学会神经病学分会神经遗传病学组，肝豆状核变性的诊断与治疗指南，中华神经科杂志，200，8：566－569.

［4］吴志英.肝豆状核变性诊治中的若干问题及建议.中华医学杂志，2009，89（47）：3313－3315.

［5］刘道宽等.锥体外系疾病，上海：上海科学技术出版社，2000

［6］Raymund AC Roos. Huntington's dis－ease：a clinical review. Orphanet J ofrare diseases. 2010，5：40.

［7］Scott G. Weiner, Patricia A. Nor－mandin. Sydenham Ghorea：A GaseReport and Review of the Literature. Pediatric Emergency Gare，2007，23（1）：20－24.

第八章　神经－肌肉接头及肌肉疾病

第一节　重症肌无力

重症肌无力（myasthenia gravis）是乙酰胆碱受体抗体（AchR - Ab）介导的、细胞免疫依赖及补体参与的神经－肌肉接头（neuromuscular junction，NMJ）传递障碍的自身免疫性疾病。也就是说重症肌无力是在某些具有遗传素质的个体中，产生抗乙酰胆碱受体抗体为代表的自身循环抗体，以神经肌肉接头处为靶点，在补体参与下破坏突触后膜烟碱型乙酰胆碱受体（nicotinic acetylcholine receptor），造成突触间隙和突触前膜的形态和生理功能异常，神经肌肉接头传递障碍，导致临床上随意肌病态的易疲劳和无力，休息或用抗胆碱酯酶抑制药后可缓解的特征表现。

英国医生 Willis 1672 年描述一例肢体和延髓肌极度无力患者，可能是最早的 MG 记述。约 200 年后，法国医生 Herard 首次描述该病肌无力的典型波动性。Goldflam 1893 年首次对本病提出完整说明，并确定延髓麻痹特点，也称为 Erb - Goldflam 综合征。Jolly 1895 年首次使用重症肌无力（myasthenia gravis）概念，还用假性麻痹（pseudoparalytica）概念说明尸检缺乏结构性改变；最早证明可通过重复刺激运动神经使"疲劳"肌肉不断应答电流刺激，可复制肌无力，建议用毒扁豆碱（physostigmine）治疗本病未被重视，直至 Reman 1932 年及 Walker 1934 年证实此药治疗价值。

Laquer 和 Weigert 1901 年首次注意到 MG 与胸腺瘤关系，Castleman 及 Norris 1949 年首先对胸腺病变进行了详尽描述。

Buzzard 1905 年发表 MG 临床病理分析，指出胸腺异常和肌肉淋巴细胞浸润（淋巴溢，lymphorrthage），还指出 MG 与甲亢（Graves 病）及肾上腺机能减退症（Addison 病）有密切关系，现已证明它们存在共同自身免疫基础。

1960 年 Simpson 及 Nastuk 等各自独立地从理论上阐明 MG 的自身免疫机制。1973 年后 MG 自身免疫机制通过 Patrick、Lindstrom、Fambrough、Lennon 及 Engel 等一系列研究者杰出工作得到确立。

Patrick 和 Lindstrom1973 年用电鳗电器官提取纯化 AchR 作为抗原，与 Freund 完全佐剂免疫家兔成功制成 MG 动物模型实验性自身免疫性重症肌无力（EAMG），为 MG 免疫学说提供有力证据。EAMG 模型 Lewis 大鼠血清可测到 AchR - Ab，并证明该抗体结合部位就在突触后膜 AchR，免疫荧光法检测发现 AchR 数目大量减少。

许贤豪教授总结 MG 的特点有：临床上是活动后加重，休息后减轻，晨轻暮重的选择性骨骼肌无力；电生理上是低频重复电刺激波幅递减，微小终板电位降低；单纤维肌电图上颤抖（jitter）增宽；药理学上是胆碱酯酶抑制剂治疗有效，对箭毒类药物的过渡敏感性；免疫学上是血清 Ach - ab 增高；免疫病理上是神经肌接头（NMJ）处突触后膜的皱褶减少、变平坦和突触后膜上 AchR 减少。

一、流行病学

世界各地均有发生。重症肌无力的发病率为 30～40/10 万，患病率约 50/10 万，估计我国有 60 万 MG 患者，南方发病率较高。胸腺在其发病中起一定作用。

任何年龄组均可发病，常见于 20～40 岁，两个发病高峰，40 岁前女性患病率为男性的 2～3 倍；60～70 岁，多为男性合并胸腺瘤，总的男性与女性比为 4：6。胸腺瘤多见于 50～60 岁中老年患者；10 岁以前发病者仅占 10%，家族性病例少见。

二、病因和发病机制

神经肌肉接头由突触前膜、突触间隙和突触后膜组成，在突触后膜存在乙酰胆碱受体（muscle nicotinic acetylcholine receptor，AchR）、胆碱酯酶和骨骼肌特异性的酪氨酸激酶受体（muscle‐specific receptor tyrosine kinase，MuSk），后者对 AchR 在突触后膜具有聚集的作用，此外突触前膜也存在少量的 AchR。MG 和自身免疫相关，80% 的患者存在乙酰胆碱受体抗体，该抗体和补体结合破坏突触乙酰胆碱受体，造成突触后膜结构破坏，使终板信息传递障碍。最近发现 20% 的 MG 患者出现 AchR 抗体阴性，这些患者出现骨骼肌特异性的 MuSK 抗体阳性，导致 AchR 脱落出现症状，乙酰胆碱受体抗体的产生可能和胸腺的微环境有关，但 MuSK 抗体产生的原因不明确。病毒感染和遗传因素在发病中具一定促发作用。在严重的 MG 以及合并胸腺瘤的患者出现抗肌浆网的雷阿诺碱受体抗体（ryanodine receptor antibodies，RyR‐Ab），在胸腺瘤患者常出现抗 titin 抗体（Antititin antibodies）。在少数患者可能存在抗胆碱酯酶抗体和抗突触前膜 AchR 抗体。

虽然其确切发病机制不完全清楚，但肯定的是重症肌无力是一种以神经肌肉接头处为靶点的自身免疫性疾病。证据是：①85%～90% MG 患者血清可检出 AchR‐Ab，正常人群及其他肌无力患者（－），具有诊断意义。②MG 患者血清 AchR‐Ab 水平与肌无力程度相关，血浆交换后 AchR‐Ab 水平降低，病情随之好转，1 周后随 AchR‐Ab 水平回升，病情又复恶化。③AchR‐Ab 可通过血－胎盘屏障由母体传给胎儿，新生儿 MG 出生时血清 AchR‐Ab 水平高，病情重，若能存活血清 AchR‐Ab 水平逐渐下降，病情渐趋好转。④将 MG 患者血浆、血清、引流液及 IgG 或 AchR‐Ab 注入小鼠，可被动转移 MG 使小鼠发病，若把发病小鼠血清被动转移给健康小鼠，同样可引起 EAMG。⑤NMJ 在体标本试验显示，将鼠正常腓深神经－伸趾长肌标本放在 MG 患者血清或血清提取物中孵育，用低频重复电刺激神经，肌肉复合动作电位及微小终板电位波幅明显降低，用正常血清清洗后检测，电位波幅完全恢复。⑥AchR‐Ab 主要针对 AchR 的 α‐亚单位细胞外区 N 端 61～76 是主要免疫源区（main immunogenic region，MIR）。自身免疫的启动及胸腺在 MG 中的作用机制目前有 3 个学说。

（1）分子模拟假说：由于先天遗传性因素决定某些个体胸腺易被某些病毒所感染，被感染的胸腺上皮细胞变成上皮样（肌样）细胞，其表面出现新的抗原决定簇。机体对此新抗原决定簇发动免疫攻击，而该抗原决定簇的分子结构与神经肌肉接头处突触后膜 AchR 相似，于是启动对 AchR 自身免疫应答。约 90% MG 患者有胸腺病变，胸腺增生和肿瘤分别占 75% 和 15%～30%。

（2）病毒感染：单纯疱疹病毒糖蛋白 D 与 α - 亚单位 160～170 氨基酸相同，逆转录病毒多聚酶序列和 α - 亚单位 MIR 67～76 部分序列相似。

（3）胸腺阴性选择过程被破坏和"自身模拟"假说：例如胸腺瘤上存在一种 15.3 万蛋白，它既不与 α - Butx 结合，也不表达主要免疫区（MIR），但与 AchR 有部分交叉反应。这也许是一种自身免疫原。

病理上约 70% 成人型 MG 患者胸腺不退化，重量较正常人重，腺体淋巴细胞增殖；约 15% MG 患者有淋巴上皮细胞型胸腺瘤，淋巴细胞为 T 型淋巴细胞。NMJ 病理改变可见突触后膜皱褶丧失或减少，突触间隙加宽，AchR 密度减少。免疫化学法证实，残余突触皱褶中有抗体和免疫复合物存在。

三、临床表现

（一）一般表现

重症肌无力可发病于任何年龄，多数患者的发病在 15～35 岁。一般女性多于男性，女和男之比为 3∶2，男性发病年龄较晚，在 60～70 岁达到发病高峰。在青春期和 40 岁以后则男女发病率相等。在 40～49 岁发病的全身型重症肌无力多伴胸腺瘤。

（二）首发症状

起病隐袭，侵犯特定随意肌，如脑干运动神经核支配肌（眼肌、咀嚼肌、面肌、吞咽肌和发音肌），以及肩胛带肌、躯干肌、呼吸肌等，表现波动性肌无力或病态疲劳。50%～65% 患者首先眼外肌受累。最早出现症状为眼睑下垂（25%）、复视（25%）。也有以延髓部肌肉无力为首发，表情呆板、面颊无力（3%）；构音困难、进食易呛（1%）。也可以肢体症状首发，下肢无力，包括下肢酸软、上楼费力等（13%）；上肢上举和梳头无力（3%）。

（三）病程

典型病程是起病第 1 年首先影响眼肌，1 年内陆续影响其余部分的肌肉，不同肌群交替出现症状或从一处扩展到另一处。四肢近端肌疲劳重于远端，多数患者双侧同时受累。有 20%～25% 病程中自发缓解。近年来由于治疗方法和呼吸器械的改进，重症肌无力死亡率约 4%。老年患者常表现为眼睑下垂、吞咽、咀嚼和讲话困难，肌无力持续存在，常合并胸腺瘤，预后较差。

（四）体格检查

主要是眼球活动障碍、眼睑下垂和复视。也可有咽肌或全身肌无力。疲劳试验阳性。腱反射一般存在或较活跃，肌肉萎缩仅出现在晚期，无感觉障碍和肌肉压痛，无病理反射。

（五）加重或危象诱发因素

感染、高热、精神创伤、过度疲劳等可为诱因。一些药物使症状突然恶化，这些药物包括：抗生素如四环素、氨基糖甙类抗生素和大剂量青霉素；抗心律失常药物如奎尼丁、普鲁卡因酰胺、心得安、苯妥英钠；抗疟疾药如奎宁、风湿和感冒药物；精神药物；抗痉挛药物；激素类如 ACTH、皮质激素、催产素、口服避孕药和甲状腺激素；α 和 1b 干扰素、青霉胺；肌松药和麻醉药物。应避免使用。

20%的患者在怀孕期间发病。30%的患者在怀孕期间症状消失，45%的患者症状恶化。分娩后70%症状加重。

（六）重症肌无力危象

指重症肌无力患者急骤发生呼吸肌无力、不能维持换气功能，重症肌无力危象是神经科急诊。由于咽喉肌和呼吸肌无力，患者不能吞咽和咯痰，呼吸极为困难，常端坐呼吸，呼吸次数增多，呼吸动度变小，可见三凹征。按危象不同的发生机制可分为3种。

1. 肌无力危象（Myasthenic crisis） 发生于没有用过或仅用小剂量抗胆碱酯酶剂的全身型的重症患者，由于病情加重，抗胆碱酯酶药物不足而造成。最常见，90%以上危象均为此型。多有诱发因素，常见的诱发因素有全身感染、分娩、药物应用不当（庆大霉素、链霉素等抗生素，安定、吗啡等镇静呼吸抑制剂）等。注射新斯的明或腾喜龙可缓解症状。

2. 胆碱能危象（Cholinergic crisis） 抗胆碱酯酶药物过量造成。见于长期服用较大剂量的抗胆碱酯酶剂的患者，常有短时间内应用过量的抗胆碱酯酶药物史。有乙胆碱能性不良反应的表现如出汗、肉跳（肌束颤动）、瞳孔缩小、流涎、腹痛或腹泻等。注射新斯的明症状加重，用阿托品后症状可好转。发生率为1.1%~6%。近年临床上十分罕见。

3. 反拗性危象（Brittie crisis） 抗胆碱酯酶剂量未变，但突然对抗胆碱酯酶药物失效。原因不明，少数在感染、电解质紊乱、胸腺手术后等发生。无胆碱能不良反应出现。依酚氯铵、新斯的明或阿托品注射后均无变化。

3种危象可用腾喜龙试验鉴别，用药后肌无力危象可改善，胆碱能危象加重，反拗危象无反应。

（七）重症肌无力伴发疾病

1. 胸腺瘤 80%的患者有胸腺异常，10%~40%的患者有胸腺瘤。胸腺增生多见于青年女性，胸腺髓质区有淋巴结型T细胞浸润和生发中心，有产生AchR抗体的B细胞和AchR特异性T细胞，肌样细胞合并指状树突细胞增多，并指状树突细胞与T细胞密切接触。胸腺增生。

多见于40~60岁，20岁以下患者伴发少见。一般说伴有胸腺瘤的临床症状严重。胸腺瘤在病理上可分为上皮细胞型、淋巴细胞型和混合型。也可从另一角度分非浸润型（Masaoka分期Ⅰ、Ⅱ期）和浸润型（Masaoka分期Ⅲ、Ⅳ期）两大类。以非浸润型占多数，非浸润型的胸腺瘤本身常无临床症状，大多是在给MG患者做纵隔CT检查时发现。

（1）WHO胸腺瘤分类临床意义。

A型和AB型浸润性较小。

B型浸润性较A型和AB型浸润性强，预后差。

C型浸润性最强，预后更差。

B_2型胸腺瘤最易伴发MG（95.8%），B型胸腺瘤较A型和AB型胸腺瘤更易伴发MG。

（2）WHO胸腺瘤分型与生存分析：5年和10年总生存率分别为75.6%和36.4%。其中5年生存率：A和AB型91.7%，B型胸腺瘤73.1%（B_1型84.6%，B2型62.5%，B_3型60%），C型胸腺癌33.3%，A和AB型较B型存活期长（$P<0.05$）。

（3）WHO胸腺瘤分类临床意义：WHO分类方法能反映肿瘤在胸腺内部所在层次，提示肿瘤性质（良性或恶性，越向皮质恶性程度越高），帮助判断预后。

然而，胸腺细胞层次的形成和分布是连续移行的，胸腺肿瘤分类是相对的。有识别困难时，最好观察多个切片，不要简单分类。遇疑难病例应全面观察，WHO分类方法只对胸腺肿瘤分类，应结合临床论证。

2. 心脏损害　约16%患者有心律失常，尸解中发现局限性心肌炎，也有报道左心室功能损害。所以重症肌无力患者的死因除考虑到呼吸道的阻塞和呼吸功能衰竭以外，尚有心脏损害应引起重视。

3. 其他自身免疫病　10%～19%的患者合并甲状腺疾病，可以合并其他结缔组织病。一般认为女性比男性多见。约2.2%～16.9%的全身型肌无力和眼肌型患者可伴发由于甲状腺炎造成的甲状腺功能亢进，而在19%的重症肌无力尸解中有甲状腺炎。还可伴风湿性关节炎、系统性红斑狼疮、自身免疫性胃炎和恶性贫血、干燥综合征、溶血性贫血、溃疡性结肠炎、多发性肌炎、硬皮病、天疱疮、肾炎、自身免疫性血小板减少症、有胸腺瘤的单纯红细胞性贫血、原发性卵巢功能减退、胸腺瘤伴白细胞减少等。

（八）临床分型

根据临床症状，重症肌无力可分为不同类型。

1. 儿童肌无力型

（1）新生儿MG：12%MG母亲的新生儿有吸吮困难、哭声无力，新生儿在出生后48h内出现症状，持续数日至数周（一过性MG）。

（2）先天性肌无力综合征：以对称、持续存在，不完全眼外肌无力为特点，同胞中可有此病。

（3）家族性婴儿MG：家族中有此病，而母亲无，出生呼吸、喂食困难。

（4）少年型MG：多在10岁以后发病，血nAch-Rab阴性，常见。

（5）成人型：多见，可有AchR-Ab。

2. Osserman分型　1958年Osserman提出MG的临床分类方法，并在1971年修订，此分型有助于临床治疗分期及判定预后。

Ⅰ型：眼肌型（15%～20%）。仅眼肌受累，一侧或双侧眼睑下垂，有时伴眼外肌无力，可有轻度全身症状。儿童多见。

ⅡA型：轻度全身型（30%）。进展缓慢，胆碱酯酶抑制剂敏感，无危象，可伴眼外肌、球部症状和肢体无力，死亡率极低。

ⅡB型：中度全身型（25%）。开始进行性发展，骨骼肌和延髓肌严重受累，明显咀嚼、构音和吞咽障碍等，胆碱酯酶抑制剂的效果不满意，死亡率低，无危象。

Ⅲ型：重症急进型（15%）。症状重，进展快，在几周或几月内急性发病和迅速发展，球部肌、呼吸肌其他肌肉受累及，胆碱酯酶抑制剂效果差，常伴胸腺瘤出现危象需气管切开或辅助呼吸，死亡率高。

Ⅳ型：迟发重症型（10%）。开始为眼肌型或轻度全身型，2年或更长时间后病情突然恶化，常合并胸腺瘤。胆碱脂酶抑制剂反应不明显，预后不好。

Ⅴ型：肌萎缩型。此型少见，出现在晚期。

3. 其他分型　如药源性重症肌无力：见于青霉胺治疗后，停药消失。

（九）对病情的动态变化进行描述和评估

1. "临床绝对评分法"（准确客观，总分计 60 分）

（1）上睑无力计分：患者平视正前方，观察上睑遮挡角膜的水平，以时钟位记录，左、右眼分别计分，共 8 分。0 分：11 ~ 1 点；1 分：10 ~ 2 点；2 分：9 ~ 3 点；3 分：8 ~ 4 点；4 分：7 ~ 5 点。

（2）上睑疲劳试验：令患者持续睁眼向上方注视，记录诱发出眼睑下垂的时间（s）。眼睑下垂：以上睑遮挡角膜 9 ~ 3 点为标准，左、右眼分别计分，共 8 分。0 分：>60；1 分：31 ~ 60；2 分：16 ~ 30；3 分：6 ~ 15；4 分 ≤5。

（3）眼球水平活动受限计分：患者向左、右侧注视，记录外展、内收露白的毫米数，同侧眼外展露白毫米数与内收露白毫米数相加，左、右眼分别计分，共 8 分。0 分：外展露白 + 内收露白 ≤2mm，无复视；1 分：外展露白 + 内收露白 ≤4mm，有复视；2 分：外展露白 + 内收露白 >4mm，≤8mm；3 分：外展露白 + 内收露白 >8mm，≤12mm；4 分：外展露白 + 内收露白 >12mm。

（4）上肢疲劳试验：两臂侧平举，记录诱发出上肢疲劳的时间（s），左、右侧分别计分，共 8 分。0 分：>120；1 分：61 ~ 120；2 分：31 ~ 60；3 分：11 ~ 30；4 分：0 ~ 10。

（5）下肢疲劳试验：患者取仰卧位，双下肢同时屈髋、屈膝各 90°。记录诱发出下肢疲劳的时间（秒），左、右侧分别计分，共 8 分。0 分：>120；1 分：61 ~ 120；2 分：31 ~ 60；3 分：11 ~ 30；4 分：0 ~ 10。

（6）面肌无力的计分：0 分：正常；1 分：闭目力稍差，埋睫征不全；2 分：闭目力差，能勉强合上眼睑，埋睫征消失；3 分：闭目不能，鼓腮漏气；4 分：噘嘴不能，面具样面容。

（7）咀嚼、吞咽功能的计分：0 分：能正常进食；2 分：进普食后疲劳，进食时间延长，但不影响进食量；4 分：进普食后疲劳，进食时间延长，已影响每次进食量；6 分：不能进食，只能进半流质；8 分：鼻饲管进食。

（8）呼吸肌功能的评分：0 分：正常；2 分：轻微活动时气短；4 分：平地行走时气短；6 分：静坐时气短；8 分：人工辅助呼吸。

本法简单，每个患者检查及评分时间最多不超过 5 ~ 6min。

2. 相对计分计算法 相对计分 =（治疗前总分 - 治疗后总分）/治疗前总分。

3. 临床疗效分级 临床相对记分 ≥95% 者定为痊愈，80% ~ 95% 为基本痊愈，50% ~ 80% 为显效，25% ~ 50% 为好转，≤25% 为无效。

临床绝对计分的高低反映 MG 患者受累肌群肌无力和疲劳的严重程度；以临床相对计分来做病情的比较和疗效的判定。相对分数越高，说明病情变化越大，相对分数为正值，表明病情有好转，负值表明病情有恶化。

四、实验室检查及特殊检查

（一）血、尿、脑脊液常规检查

血、尿、脑脊液常规检查常正常。

（二）神经电生理检查

（1）肌电图低频重复电刺激：特征是以 3 ~ 5Hz 的低频率电流对神经进行重复刺激时，

出现肌肉动作电位波幅的递减，递减的幅度至少在10%以上，一般对重症肌无力的检查采取3Hz刺激5~6次的方法，常用检查部位为三角肌和斜方肌，眼轮匝肌、口轮匝肌、额肌和大小鱼际肌也可以应用于检查，如果检查的神经超过3条，则阳性率可达90%，活动后、加热和缺血情况下可以增加阳性率。

（2）单纤维肌电图：可以出现歧脱（jilter）增加，并出现间隙，称阻断（blocking）。单纤维肌电图的阳性率可达90%~95%，且不受应用胆碱酯酶抑制剂的影响，在高度怀疑重症肌无力而重复电刺激又正常时可以采用。

（3）常规肌电图：一般正常，严重的重症肌无力患者通过给予胆碱酯酶抑制剂也不能改善临床症状，在此情况下肌电图显示肌病改变。应当注意肌电图结果和腾喜龙试验一样对重症肌无力无特异性。神经传导速度多正常。大部分全身型重症肌无力可以发现脑干听诱发电位的异常。

（三）免疫学检查

（1）乙酰胆碱受体抗体和酪氨酸激酶受体（MuSk-Ab）：用人骨骼肌提取的乙酰胆碱受体做抗原，采用放射免疫法或酶联免疫吸附试验，80%~90%的患者出现阳性，在缓解期仅24%的患者阳性，眼肌型约50%阳性，轻度全身型阳性率为80%，中度严重和急性全身型100%阳性，慢性严重型89%阳性，临床表现与AchR-Ab阳性和抗体滴度没有相关性，但如果血清抗体滴度下降50%并持续一年以上多数患者的临床症状可以缓解，而且在激素、免疫抑制剂、血清置换和胸腺切除后临床症状的改善和血清抗体滴度的下降相关，胆碱酯酶抑制剂对抗体滴度改变没有影响，临床上必须考虑到，不同的试验方法和抗原的不同其检查结果也不同。10%~20%患者AchR-Ab阴性。

（2）柠檬酸提取物抗体，血清中抗体的出现提示该重症肌无力患者有胸腺瘤。

（3）抗突触前膜抗体：仅部分患者阳性，提示突触前膜受累可能也参与了部分重症肌无力的发病机制。

（4）乙酰胆碱酯酶抗体：见于以眼肌麻痹为主的重症肌无力及肌无力综合征。

（5）其他非AchR抗体：这些抗体包括抗骨骼肌抗体、抗甲状腺抗体、titin抗体、雷阿诺碱受体抗体（ryanodine receptor antibodies，RyR-Ab）等。

（四）X线或CT检查

75%的重症肌无力患者可发现胸腺增生，约15%患者具有胸腺瘤。

（五）肌肉活检

从临床角度看肌肉活检对于重症肌无力的诊断没有意义，多数患者没有必要进行肌肉活检，少部分患者出现淋巴溢现象和个别肌纤维出现变性改变，此外可见肌病改变、神经元性肌萎缩、Ⅱ型肌纤维萎缩和弥漫性肌纤维萎缩，神经末梢出现萎缩和终板加大。电镜检查和神经肌肉接头的形态计量分析显示神经末梢和突触后膜萎缩，突触后膜变短，乙酰胆碱受体抗体脱失，出现免疫复合物沉积，此外肌间神经和毛细血管也出现异常改变。

五、诊断和鉴别诊断

（一）重症肌无力的诊断

（1）起病隐袭，侵犯特定随意肌，如脑干运动神经核支配肌，以及肩胛带肌、躯干肌、呼吸肌等，受累肌肉分布因人因时而异，表现波动性肌无力或病态疲劳。

（2）肌无力呈斑片状分布，持续活动出现，休息减轻，呈晨轻暮重规律性波动，不符合某神经或神经根支配区。

（3）疲劳试验：快速眨眼50次，观察睑裂变化；大声朗读3min可诱发构音不清和鼻音；双上肢平举3min诱发上肢无力。

（4）用抗胆碱酯酶药的良好反应（腾喜龙试验或新斯的明试验阳性）：①Neostigmine试验：1~2mg肌内注射，为防止腹痛等不良反应，常配以0.5mg的阿托品进行肌肉注射，20min后肌力改善为阳性，可持续2h。②Tensilon试验：10mg用注射用水稀释至1ml，先静脉注射2mg，再用15s静脉注射3mg，再用15s静脉注射5mg。30s内观察肌力改善，可持续数分钟。

（5）特异性EMG异常：约80%的MG患者尺神经、腋神经或面神经低频神经重复电刺激（2~3Hz和5Hz）出现阳性反应（动作电位波幅递减10%以上）。单纤维肌电图显示颤抖（jitter）增宽或阻滞。

（6）血清中测得高于正常值的乙酰胆碱受体抗体，或其他神经肌肉接头传导相关自身抗体。血清nAchR－Ab滴度>0.4mmol/L，放免法阳性率85%，伴发胸腺瘤阳性率93%。

（7）肌肉病理检查发现突触后膜皱褶变平，乙酰胆碱受体数目减少。

（二）确定是否合并胸腺病变

（1）70%胸腺增生，多见于年轻女性；10%~15%合并胸腺瘤，伴胸腺瘤的MG的临床特征为40~59岁为高峰，大多为MG全身型，以男性略多。

（2）影像学检查，主要依靠胸部X线照片、CT和MRI扫描等影像学检查。X线照片不能发现<2cm的胸腺瘤，阳性率低。CT阳性率约91%。

（3）胸腺瘤相关抗体（CAEab）的测定，阳性率约88%。

（三）有无伴发其他自身免疫性疾病

约10%伴发其他自身免疫性疾病，女性多见。一般可伴发甲亢、桥本甲状腺炎、类风湿关节炎、系统性红斑狼疮、干燥综合征、溶血性贫血、溃疡性结肠炎、天疱疮、Crohn病、多发性肌炎。根据相关的病史、症状和体征，结合实验室检查可明确诊断。

（四）鉴别诊断

（1）主要与Lambert－Eaton综合征鉴别（表8－1）。

表8－1　MG与Lambert－Eaton综合征鉴别要点

疾病	MG	Lambert－Eaton综合征
发病机制	是与胸腺有关的AchR－Ab介导、细胞免疫依赖的自身免疫病，主要损害突触后膜AchR，导致NMJ传递障碍	多数与肿瘤有关累及胆碱能突触前膜电压依赖性钙通道（VGCC）的自身免疫病
一般情况	女性患者居多，常伴发其他自身免疫病	男性患者居多，常伴小细胞肺癌等癌或其他自身免疫病
无力特点	表现眼外肌、延髓肌受累，全身型骨骼肌波动性肌无力，活动后加重，休息后减轻，晨轻暮重	四肢近端肌无力为主，下肢症状重，脑神经支配肌不受累或轻，活动后可暂时减轻

续　表

疾病	MG	Lambert－Eaton 综合征
疲劳试验	阳性	短暂用力后肌力增强，持续收缩后又呈病态疲劳，为特征性表现
Tensilon 试验	阳性	可呈阳性反应，但不明显
电生理	低频、高频重复电刺激波幅均降低，低频更明显	低频使波幅降低，高频可使波幅增高
血清检测	AchR－Ab 为主	VGCC－Ab 为主
治疗	抗胆碱酯酶药对症治疗，皮质类固醇病因治疗，血浆置换、免疫球蛋白静脉注射、胸腺切除等	二氨基吡啶治疗，病因治疗如手术切除肺癌。也可皮质类固醇、血浆置换、免疫球蛋白静脉注射等

（2）肉毒杆菌中毒。肉毒杆菌毒素作用在突触前膜，影响了神经肌肉接头的传递功能，表现为骨骼肌瘫痪。但患者多有肉毒杆菌中毒的流行病学病史，应及时静脉输葡萄糖和生理盐水，同时应用盐酸胍治疗。

六、治疗

一经确诊，进行分型，了解肌无力的程度以便判断和提高疗效；进一步检查确定有无伴发胸腺瘤和合并其他自身免疫性疾病；注意有无感染和是否使用影响神经肌肉接头处传导的药物，有无结核、糖尿病、溃疡病、高血压、骨质疏松等干扰治疗的疾病。

（一）一般支持治疗

主要是消除各种诱发因素和控制并发症。适当休息，保证营养，维持水电解质和酸碱平衡，降温，保持呼吸通畅，吸氧，控制感染，尤其注意不用影响神经肌接头的抗生素、镇静剂和肌肉松弛剂等药物。

（二）胆碱酯酶抑制剂

使用于除胆碱能危象以外的所有患者，通过抑制胆碱酯酶，使乙酰胆碱的降解减少，神经肌肉接头处突触间隙乙酰胆碱的量增加，利于神经冲动的传递，从而使肌力增加，仅起对症治疗的作用，不能从根本上改变自身免疫过程。长期使用疗效渐减，并促进 AchR 破坏。故应配合其他免疫抑制剂治疗，症状缓解后可以减量至停药。

最常用为吡啶斯的明（pyridostigmine bromide），对延髓支配的肌肉无力效果较好，成人起始量 60mg 口服，每 4h1 次；按个体化原则调整剂量，根据患者具体情况用药，如吞咽困难可在饭前 30min 服药，晨起行走无力可起床前服长效溴吡斯的明 180mg，可改善眼肌型眼睑下垂，但有些患者复视持续存在起效较慢，不良反应较小，作用时间较长。副作用为毒蕈碱样表现，如腹痛、腹泻、呕吐、流涎、支气管分泌物增多、流泪、瞳孔缩小和出汗等，预先肌内注射阿托品 0.4mg 可缓解症状。新斯的明常用于肌无力急性加重时。

（三）免疫抑制剂治疗

1. 皮质类固醇　适应证为所有年龄的中～重度 MG 患者，对 40 岁以上成年人更有效，常同时合用抗胆碱酯酶药。常用于胸腺切除术前处理或术后过渡期。值得注意的是，应用肾上腺皮质激素治疗重症肌无力在治疗开始时，有可能使病情加重，因而最好能在病房中进行，准备好病情加重时的可能抢救措施。

（1）泼尼松大剂量递减隔日疗法：60～80mg/d 或隔日开始，1 个月内症状改善，数月疗效达高峰，逐渐减量，直至隔日服 20～40mg/d 维持量。较推崇此法。

（2）泼尼松小剂量递增隔日疗法：20mg/d 开始，每周递增 10mg，直至隔日服 70～80mg/d 至疗效明显时。病情改善慢，约 5 个月疗效达高峰，病情加重的概率少，但日期推迟，风险较大。

（3）大剂量冲击疗法：甲基泼尼松龙（methyl－prednisolone）1g/d，连用 3 日；隔 2 周可重复治疗，2～3 个疗程。

2. 其他免疫抑制剂　激素治疗半年内无改善，可试用。

（1）硫唑嘌呤（azathioprine）：成人初始剂量 1～3mg/kg·d，维持量 3mg/kg·d。抑制 T 细胞，IL－2 受体，每日 50～200mg，3 个月起效，12～24 个月高峰。应常规检查血象，发现粒细胞减少，及时换药和对症处理。

（2）环磷酰胺（cyclophosphamide，CTX）：1 000mg + NS500ml，静脉滴注每 5～7 天 1 次。10 次后改为半月 1 次，再 10 次后改为每月 1 次。大剂量主要抑制体液免疫，小剂量抑制细胞免疫。冲击疗法疗效快，不良反应小。总量≥30g。疗程越长效果越佳，疗程达 33 个月可使 100% 的患者达完全缓解而无复发，这说明记忆 T 细胞也受到了抑制。不良反应为骨痛，对症治疗好转后不复发。若 WBC < 4×10^9/L 或 plt < 60×10^9/L 应暂停治疗 1～2 周，再查血象，若正常可继用 CTX。

（3）环孢菌素（cyclosporine）：影响细胞免疫，多用于对其他治疗无效者，每天 3～6mg/kg，3～6 个月为 1 个疗程。常见不良反应为高血压和肾功能损害。

（四）血浆置换

是通过清除血浆中 AchR 抗体、细胞因子和免疫复合物起作用。起效迅速，但疗效持续时间短，一般持续 6～8 周。多用于危象抢救、新生儿肌无力、难治性重症肌无力和胸腺手术前准备。每次平均置换血浆约 2 000～3 000ml，连续 5～6 次为 1 个疗程。缺点是医疗费用太高。

（五）大剂量丙种球蛋白

治疗机制尚不完全明了，可能为外源性 IgG 使 AchR 抗体结合紊乱。常用剂量为每天 400mg/kg，静脉滴注，连续 5 天。多用于胸腺切除术后改善症状、危象抢救和其他治疗无效时。起效迅速，可使大部分患者在注射后症状明显的好转，疗效持续数周至数月，不良反应少，但价格昂贵。

（六）胸腺切除

胸腺切除术能切除胸腺内肌样细胞表面上的始动抗原，切除抗体的主要来源（因胸腺是合成抗体的主要部位），胸腺切除后可见血中淋巴细胞迅速减少。适应于：①伴胸腺瘤的各型重症肌无力（包括眼型患者），应尽可能手术。②60 岁以下全身型 MG，疗效不佳宜尽早手术，发病 3～5 年内中年女性手术疗效佳。特别对胸腺肥大和高抗体效价的年轻女性患者效果尤佳。③14 岁以下患者目前尚有争议。症状严重患者风险大，不宜施行。

术前用肾上腺皮质激素疗法打好基础，再行胸腺切除术，术后继续用肾上腺皮质激素疗法巩固，本手术疗效的特点：①女性优于男性。②病情越轻、病程越短越好。③胸腺内的生发中心越多，上皮细胞越明显，手术疗效越好。④术前术后并用肾上腺皮质激素和放射治疗效果好。因胸腺切除的疗效常延迟至术后数月或数年后才能产生。

胸腺手术本身死亡率极低，有的学者甚至认为是0，胸腺手术死亡率不是由于手术本身而系术后可能出现的危象。为取得胸腺手术的疗效，手术前后的处理是十分重要的。一般来讲，希望患者能在肌无力症状较轻的状况下进行手术，以减少术后的危象发作。因而术前应使用适量的抗胆碱酯酶药或激素，把患者病情控制到较理想的程度，必要时可在术前使用血浆置换。

由于胸腺手术后的疗效一般需数月至数年才能有效，因而术后应继续给以内科药物治疗。非胸腺瘤患者，术后5年有效率可达80%～90%，而胸腺瘤患者亦可达50%左右。

胸腺瘤与重症肌无力的并存：既不是胸腺瘤引起了MG，也不是MG引起了胸腺瘤，那只是并存关系，是免疫功能紊乱所导致的两个相伴疾病，30%MG患者有胸腺肿瘤。

对伴胸腺瘤的MG患者手术疗法的确切疗效尚未能做出结论。而对MG患者的胸腺的手术切除的缺点和危害性却发现了许多。①术后MG患者的病情恶化。②术后MG患者的抗乙酰胆碱受体抗体效价增高。③术后MG患者发生危象的机会增多。④术中死亡时有发生。⑤术后长期疗效并不理想。手术切除胸腺瘤不仅存活率较低，而且存活质量也较差。

伴有胸腺瘤的胸腺确实具有免疫调节作用，而且主要是免疫抑制作用，切除了这种具有免疫抑制作用的胸腺瘤以后使原来的MG症状恶化，抗体增高，甚至本来没有MG而术后诱发了MG等现象就不难理解了。对伴良性胸腺肿瘤的肌无力患者，特别是尚处于Ⅰ、Ⅱ期的良性胸腺瘤患者则应尽可能久地采用非手术的保守疗法。而对伴有浸润型（Ⅲ、Ⅳ期）胸腺瘤的MG患者应积极采用手术治疗，且尽可能地采用广泛的胸腺瘤和胸腺的全切手术。术前就尽快采用免疫抑制疗法，把MG患者的病情调整到最佳状态再进行手术，术后继续给予类固醇疗法、化学疗法和放射疗法等。

另外尚需提出的一个问题是部分原来没有重症肌无力临床症状的胸腺瘤患者，在手术切除胸腺瘤后临床上出现了重症肌无力，部分重症肌无力患者切除胸腺瘤后肌无力症状反而加重。这是一个临床事实，目前对此有多种解释，如认为胸腺瘤细胞可分泌抗肌无力因子，术后使已存在着的轻症重症肌无力（可能被临床漏诊）表现加重而被发现。也有人认为手术是促发产生重症肌无力的一种诱因等。

（七）胸腺放疗

可直接抑制胸腺增生及胸腺瘤，MG药物疗效不明显者，最好于发病2～3年内及早放疗，巨大或多个胸腺，无法手术或术前准备治疗，恶性肿瘤术后追加治疗。^{60}Co每日200～300cGy，总量5 000～6 000cGy。有效率达89.4%。大多在放疗后1～4年，完全缓解及显著好转率66.5%，2～20年随访，疗效较巩固。以往文献报告疗效欠佳多与剂量偏小有关。为预防放射性肺炎，对60岁左右的患者总量≤5 200cGy，在放疗的同时最好不并用化疗。

（八）伴胸腺瘤的MG患者的治疗

（1）伴胸腺瘤的MG患者的治疗。采用手术、激素、放疗和环磷酰胺化疗综合治疗，提高远期生存率。原则上应针对胸腺肿瘤手术切除治疗，并清扫纵隔周围脂肪组织。即使年老患者也可争取手术或放疗。对拒绝手术或有手术禁忌证患者，采用地塞米松治疗，病情缓解后针对胸腺进一步采用胸腺区放射治疗，经长期随访，疗效稳定。5 年和 10 年生存率分别达到 88.9% 和 57.1%。

Masaoka 分期Ⅲ期和Ⅳ期患者，2 年和 5 年生存率分别达到 81.3% 和 50%，而未放疗患者仅为 25% 和 0。2 例经活检和 3 例复发者放疗后肿瘤明显缩小。

（2）伴恶性胸腺瘤的 MG 患者。对恶性胸腺瘤手术和放疗后，仍反复出现 MG 危象，肿瘤复发转移，按细胞周期采用联合化疗治疗。MG 患者伴恶性胸腺肿瘤，虽手术切除肿瘤、放疗及激素治疗，患者仍易反复出现危象，并且 MG 症状难以控制，针对肿瘤细胞增殖周期，对手术病理证实恶性胸腺瘤，术后反复出现危象的 MG 患者，选用抗肿瘤药物组成联合化疗。

（九）危象的治疗

一旦发生危象，应立即气管切开，并进行辅助呼吸、雾化吸入和吸痰，保持呼吸道通畅，预防及控制感染，直至康复。

（1）调节抗 AchR 剂的剂量和用法：一般装上了人工呼吸器应停用抗胆碱酯酶剂 24～72h。可明显减少唾液和气管分泌物，这些分泌物与支气管痉挛和肺阻力增加有关。然后重新开始给予适量的新斯的明肌肉注射或吡啶斯的明鼻饲或口服。应从小剂量开始。

（2）对诱因治疗：积极抗感染、降温、停用能加重 MG 的药物等。链霉素、卡那霉素、新霉素、黏菌素、多黏菌素 A 及 B、巴龙霉素及奎宁、氯仿和吗啡等均有加重神经肌肉接头传递及抑制呼吸肌的作用，应当禁用。地西泮、苯巴比妥等镇静剂对症状较重、呼吸衰竭和缺氧者慎用。

（3）大剂量免疫球蛋白疗法：外源性 IgG 使 AchR 抗体结合紊乱，常用剂量为每天 400mg/kg，静脉滴注，连续 5 天。

（4）血浆交换疗法：有效率 90%～94%。通常每次交换 2 000～3 000ml，隔日 1 次，3～4 次为 1 个疗程。

（5）大剂量糖皮质激素疗法：一般可用泼尼松每日 60～80mg，晨顿服，特大剂量甲基泼尼松龙（每次 2 000mg，静脉滴注，每隔 5 天 1 次，可用 2～3 次）停药过早或减量过快均有复发的危险。拔管后继续用激素（下楼法）、化疗、放疗或手术疗法。

（6）环磷酰胺：1 000mg 静脉滴注每周 1 次（15mg/kg）以促进 T、B 淋巴细胞的凋亡。不良反应：第二天呕吐。可用胃复安 10～20mg 肌肉注射，每日 2 次。骨痛可用止痛药。

由于辅助呼吸技术的高度发展，死于呼吸困难的危象已日益减少。从总体上讲，约 10% 的重症肌无力患者可发生危象，大多有促发诱因，胸腺切除术为促发危象之最重要原因，上呼吸道感染亦是一个重要的促发原因。危象的定义是症状的突然恶化并发生呼吸困难，因而危象的最基本治疗是进行辅助呼吸，控制诱因，保持生命体征及控制可能合并的感染。由于临床上实际很难区分肌无力危象及胆碱能危象，因而在危象时，原则上主张暂停用乙酰胆碱酯酶抑制剂，但可继续使用肾上腺皮质激素。只要辅助呼吸进行得顺利，也不一定使用血浆置换或大剂量丙种球蛋白。当然治疗危象是血浆置换的重要适应证之一。危象前如已应用抗胆碱酯酶药物，则危象解除后应重新给以抗胆碱酯酶药物。

（十）选择合理治疗的原则

（1）确诊为重症肌无力后首先要合理安排活动与休息，原则上在不影响患者生活质量前提下尽量鼓励多活动，以多次小幅度活动为好。

（2）再就是防止各种肌无力危象的诱发因素。

（3）抗胆碱酯酶剂和肾上腺皮质激素两大主要治疗都是"双刃剑"。

抗胆碱酯酶剂具有两重性，治标不治本，治标疗效明显，可暂时缓解症状、改善吞咽和呼吸，勉强维持生命，为进一步进行免疫治疗争取时间。但不能从根本上改变自身免疫过程。长期使用疗效渐减，并可使神经肌接头损害加重，故应配合其他免疫抑制剂治疗。

肾上腺皮质激素治本不治表，见效慢，甚至可使病情一过性加重，免疫抑制剂的长远效果可使病情根本缓解，应是最根本的治疗措施。渐减法出现疗效快，但早期出现一过性加重者较多，适用于Ⅰ型和Ⅱa型；渐增法出现疗效慢，但一过性加重者较少，适用于Ⅱb、Ⅲ和Ⅳ型患者。一过性加重的出现是由于大剂量激素可抑制 Ach 释放。可用下列措施减轻肌无力加重现象：酌情增加吡啶斯的明的剂量和次数；补充钾剂和钙剂。不良反应：胃出血；股骨头坏死（为缺血性，做"4"字试验可早发现，行手术减压）。

（4）血浆置换和丙种球蛋白疗法疗效确切，但效果为一过性，用于危重情况，以避免气管切开和上呼吸器。

（5）胸腺切除术是治疗 MG 最根本的方法。全部胸腺及周围的淋巴组织彻底清扫干净。手术有效率达 70%～90%。手术前后并用激素疗法，术后 3 年缓解率达 100%，而对伴胸腺瘤的 MG 患者手术疗法的确切疗效尚未能做出结论。

七、预后

除上述力弱的波动性外，原则上讲重症肌无力并不是一个进行性发展的疾病。全身型患者，通常在第一个症状出现后数周至数月症状即会全部表现出来。眼肌型患者，如发病后 2 年仍局限于眼肌，则很少转变为全身型。自发性的缓解亦似乎主要发生在发病后的头 2 年内，因而头 2 年内对症状的观察及治疗是十分重要的。大多数 MG 患者用药物治疗可有效处理。常死于呼吸系统并发症如吸入性肺炎等。

典型病程是起病第 1 年首先影响眼肌，1 年内陆续影响其余部分的肌肉。有 20%～25% 病程中自发缓解。近年来由于治疗方法和呼吸器械的改进，重症肌无力死亡率约 4%。一般说来 40 岁以上的老年患者、起病急而严重、有胸腺瘤者预后较差。

（闫文军）

第二节　多发性肌炎

一、概述

炎症性肌病（inflammatory myopathies）是以肌肉纤维、纤维间和肌纤维内炎症细胞浸润为病理特征，表现为肌无力和肌痛的一组疾病。主要包括多发性肌炎、皮肌炎和包涵体肌炎等。人们早已认识到横纹肌和心肌是许多感染性疾病唯一攻击的靶子，但许多肌肉炎症状态无感染病灶存在，提出自身免疫机制，至今尚未完全确定。

特发性多发性肌炎（idiopathic polyrnyositis，PM）和皮肌炎（dermatomyositis，DM）的病变主要累及横纹肌、皮肤和结缔组织。多发性肌炎是以多种病因引起骨骼肌间质性炎性改变和肌纤维变性为特征的综合征，病变局限于肌肉，累及皮肤称皮肌炎，如 PM 和 DM 均与结缔组织有关，则命名为 PM 或 DM 伴风湿性关节炎、风湿热、系统性红斑狼疮、硬皮病，或混合性结缔组织病等。本组疾病早在 19 世纪就已为人们所知，特发性 PM 和 DM 的病因及发病机制尚未明确。目前研究发现，可能的病因包括：

1. 感染　较多的研究显示，感染与 PM/DM 有关。如寄生虫、立克次体感染可造成严重的肌炎症状。目前对病毒的研究较为深入，至今已成功地用小 RNA 病毒，如柯萨其病毒 B_1，流行性腮腺炎（SAIDSD）病毒及 HTLV－1 型（人 T 淋巴瘤病毒 1 型）病毒造成多发性肌炎样动物模型。病毒可能通过分子模拟机制，诱导机体产生抗体，在一些易感人群中导致 PM/DM 的发生。有人曾在电镜下观察到本病肌纤维有病毒样颗粒，但致病作用尚未得到证实，也未发现患者病毒抗体水平持续升高。PM 和 DM 常伴许多较肯定的自身免疫性疾病，如重症肌无力、桥本甲状腺炎等，提出其与自身免疫有关。PM 被认为是细胞免疫失调的自身免疫性疾病，也可能与病毒感染骨骼肌有关。DM 可发现免疫复合物、IgG、IgM、补体等沉积在小静脉和小动脉壁，提示为免疫反应累及肌肉的小血管，典型病理表现为微血管周围 B 细胞为主的炎症浸润，伴有微血管梗死和束周肌萎缩。PM/DM 常与恶性肿瘤的发生有关。国内报道 DM 伴发恶性肿瘤的频率为 8%，国外报道其发生率高达 10% ~ 40%，PM 合并肿瘤的发病率较 DM 低，约为 2.4%。50 岁以上患者多见，肿瘤可在 PM/DM 症状出现之前、同时或其后发生。好发肿瘤类型与正常人群患发肿瘤类型基本相似。

2. 药物　研究发现肌炎的发生可与某些药物有关。如乙醇、含氟的皮质类固醇激素、氯喹及痢特灵等，药物引起的肌炎发病机制尚不清楚，可能是由于免疫反应或代谢紊乱所造成。药物引起的肌炎在停药后症状可自行缓解或消失。

3. 遗传因素　Behan 等曾报道 PM/DM 有家族史。研究发现，PM/DM 中的 HLA－DR_3 和 HLA－B_8 较正常人增高。PM/DM 的自身抗体产生及临床类型与 HLA 表现型有关。包涵体肌炎 HLA－DRI 的发生率为正常对照组的 3 倍。经动物实验研究发现不同遗传敏感性小鼠患多发性肌炎的易感性明显不同。以上这些研究都说明 PM/DM 的发生有一定遗传倾向。

二、诊断步骤

（一）病史采集要点

1. 起病情况　发病率为 0.5 ~ 1.0/10 万，女性多于男性。文献报道 PM 与 DM 的男女比例分别为 1：5 和 1：3.75。本病可发生在任何年龄，呈双峰型，在 5 ~ 14 岁和 45 ~ 60 岁各出现一个高峰。本病在成人发病隐匿，儿童发病较急。急性感染可为其前驱表现或发病病因。呈亚急性至慢性进展，多为数周至数月内症状逐渐加重。

2. 主要临床表现　主要的临床表现包括：近端肌无力和肌萎缩，伴肌痛、触痛。DM 患者还伴有皮疹的出现。

（1）多发性肌炎的首发症状依次为下肢无力（42%）、皮疹（25%）、肌痛或关节痛（15%）和上肢无力（8%）等。可出现骨盆带、肩胛带和四肢近端无力，表现为从坐或蹲位站立、上下楼梯、步行、双臂上举或梳头等困难，颈肌无力表现为抬头困难、头部歪斜。大多数学者认为 PM 合并周围神经损害是 PM 的一个罕见类型。郭玉璞等报道 43 例 PM 的神经或肌肉病理分析，发现有 8 例并发神经损伤（18.60%），提示 PM 合并神经损伤可能是变态反应性神经病对肌肉和神经两系统的损伤。最常见和最重要肌电图表现是运动和/或感觉神经传导速度减慢。有学者认为多发性肌炎是主要累及骨骼肌的疾病，有时除肌病外还伴随周围神经损伤的表现，如感觉损伤和/或肌腱反射消失等，则称为神经肌炎（NM）。至于PM合并周围神经损伤是一独立的疾病，还是PM病程中神经受损伤的表现之一，目前还没有定论。

（2）皮肌炎：①肌无力表现与PM相似，但病变较轻。②典型皮疹包括：向阳性紫红斑：上眼睑暗紫红色皮疹伴水肿，见于60%～80%DM患者，是DM的特异性体征。Gottron征：位于关节伸面，肘、掌指、近端指间关节多见，为斑疹或在红斑基础上高于皮面的鳞屑样紫红色丘疹，是DM特异性皮疹。暴露部位皮疹：位于颈前、上胸部"V"区、颈后背上部、前额、颊部、耳前、上臂伸面和背部等处。技工手：掌面和手指外侧面粗糙、鳞屑样、红斑样裂纹，尤其在抗Jo-1抗体阳性PM/DM患者中多见。③其他皮肤病变：虽非特有，但亦时而出现，包括指甲两侧呈暗紫色充血皮疹，指端溃疡、坏死，甲缘梗死灶、雷诺现象、网状青斑、多形性红斑等。皮损程度与肌肉病变程度可不平行，少数患者皮疹出现在肌无力之前，约7%患儿有典型皮疹，但始终无肌无力、肌病、酶谱正常，称为"无肌病皮肌炎"。④儿童DM皮损多为暂时性，临床要高度重视这种短时即逝的局限性皮肤症状，可为诊断提供重要线索，但常被忽略。⑤DM伴发结缔组织病变较PM多见。⑥关节炎改变通常先于肌炎，有时同时出现，血清CK轻度升高。

PM和DM患者常有全身表现，所有系统均受累：①关节：关节痛和关节炎见于约15%患者，为非对称性，常波及手指关节，引起手指屈曲畸形，但X线无骨关节破坏。②消化道：10%～30%患儿出现吞咽困难、食物反流，造成胃反流性食管炎。③肺：约30%患儿有肺间质改变，急性间质性肺炎、急性肺间质纤维化临床表现，部分患者为慢性过程，临床表现隐匿。肺纤维化发展迅速是本病死亡重要原因之一。④心脏：仅1/3患者病程中有心肌受累，出现心律紊乱、心室肥厚、充血性心力衰竭，亦可出现心包炎。心电图和超声心动图检测约30%出现异常，其中以ST段和T波异常最常见。⑤肾脏：约20%患者肾脏受累。⑥钙质沉着：多见于慢性DM患者，尤其是儿童。钙质在软组织内沉积，若沉积在皮下，溃烂后可有石灰样物流出，并可继发感染。⑦恶性肿瘤：约1/4患儿，特别是50岁以上患者，可发生恶性肿瘤，多为实体瘤，男性多见。DM发生肿瘤多于PM，肌炎可先于恶性肿瘤2年左右，或同时或晚于肿瘤出现。⑧其他结缔组织病：约20%患儿可伴其他结缔组织病，如SLE、系统性硬化、干燥综合征、结节性多动脉炎等，PM和DM与其他结缔组织病并存，符合各自的诊断标准，称为重叠综合征。

3. 既往史　患者既往病史对诊断有一定意义。特别要询问有否肿瘤和其他结缔组织病史。

（二）体格检查要点

1. 一般情况　有些患者精神萎靡，乏力。有肌肉和关节疼痛患者会出现痛苦面容，可伴低热。有些晚期患者可出现呼吸功能障碍，患者气促，大汗淋漓等。

2. 淋巴结　合并有肿瘤的患者，淋巴结可肿大。

3. 皮肤黏膜　这是体格检查的重点所在。可出现不同程度的皮疹，早期为紫红色充血性皮疹，逐渐转为棕褐色，晚期可出现脱屑、色素沉着和硬结。眶周、口角、颧部、颈部、前胸、肢体外侧、指节伸侧和指甲周围可见红色皮疹和水肿，皮肤损害常累及关节（如肘、指及膝）伸侧皮肤，表现为局限性或弥漫性红斑、斑丘疹、脱屑性湿疹及剥脱性皮炎。某些病例表现为一处或多处局限性皮炎，恢复期皮肤可遗留暗红萎缩性色素沉着和扁平的带鳞屑基底，晚期皮肤可出现硬皮病样改变，称硬皮病性皮肌炎。

4. 心脏　可出现室性房性早搏等心律失常，心音减弱等改变。

5. 肺部　严重病例可出现双肺呼吸音减弱，如果合并有吸入性肺炎，双肺可布满干湿啰音。

6. 关节　合并有关节炎的患者，可发现关节肿胀，甚至畸形、肌肉挛缩等改变。

7. 神经系统体格检查　主要阳性体征集中在运动系统的检查中。一般面部的肌肉不受损，可见上肢近端、下肢近端和颈屈肌无力，以及吞咽困难、肌痛或触痛（一般以腓肠肌明显）、肢体远端无力和肌萎缩。腱反射通常不减低，无感觉障碍。

（三）门诊资料分析

1. 血清肌酶　肌肉中含有多种酶，当肌肉受损时这些酶释放入血液中，因此对肌酶的检测，不仅有助于 PM/DM 的诊断，而且定期复查是了解病情演变的良好指标，肌酸激酶（CK）是肌炎中相对特异性的酶，有一部分肌酶在疾病初期即可升高，在疾病稳定、临床症状尚未好转时降低，因此对诊断、指导治疗和估计预后具有重要意义。

其中以 CK 对 PM 的诊断及其活动性判断最敏感且特异。血清肌酶的增高常与肌肉病变的消长平行，可作为诊断、病程疗效监测及预后的评价指标。肌酶升高常早于临床表现数周，晚期患者由于肌肉萎缩肌酶不再释放。故慢性 PM 和广泛肌肉萎缩的患者，即使处于活动期，肌酶水平也可正常。

（1）CK：95% 的 PM 在其病程中出现 CK 增高，可达正常值的数十倍。CK 有 3 种同工酶：即 MM、MB、BB。CK－MM 大部分来源于横纹肌、小部分来自心肌；CK－MB 主要来源于心肌，极少来源于横纹肌；CK－BB 主要来源于脑和平滑肌。其中 CK－MM 活性占 CK 总活性的 95%～98%。PM 主要是 CK－MM 升高，CK－MB 也可稍增高，多由慢性或再生的肌纤维所释放引起。晚期肌萎缩患者 CK 可以不升高。血清 CK 受下列因素的影响：长期剧烈运动、肌肉外伤或手术、肌电图操作、针刺、心肌梗死、肝炎、脑病及药物影响（吗啡、地西泮、巴比妥可以使 CK 的排出降低），因此 CK 的特异性也有一定的限度。

（2）ALD：小部分 CK 不升高的 PM 其血清 ALD 升高，但其特异性及与疾病活动性的平行性不如 CK。

（3）CAⅢ：为唯一存在于横纹肌的氧化酶，横纹肌病变时升高。对 PM 特异性较好，但临床应用较少。

（4）其他：AST、LDH 因在多种组织中存在，特异性较差，仅作为 PM 诊断的参考。

2. 其他常规检查　血常规通常无显著变化，可有轻度贫血和白细胞增多，约 1/3 病例有嗜酸性粒细胞增高，ESR 中度升高，血清蛋白量不变或减低，白球蛋白比值下降，白蛋白减少，α_2 和 γ 球蛋白增加。约 1/3 患者 C_4 轻度至中度降低。C_3 偶可减少。部分病例循环免疫复合物增高。多数 PM 患者的血清中肌红蛋白水平增高，且与病程呈平行关系，有时先于肌酸肌酶（CK）升高，也可出现肌红蛋白尿。

（四）进一步检查项目

1. 免疫指标　由于本病是自身免疫性疾病，故在血清中存在多种抗体，可作为诊断及病情观察的指标。

（1）抗核抗体（ANA）：PM 患者 ANA 的阳性率为 38.5%，DM 为 50%。

（2）抗合成酶抗体，其中抗 Jo－1 抗体（胞浆 tRNA 合成酶抗体）阳性率最高，临床应用最多。抗 Jo－1 抗体在 PM 的阳性率为 25%，主要见于 DM，阳性率为 8%～20%。儿童型 DM 及伴恶性肿瘤的 DM 偶见抗 Jo－1 抗体阳性。

（3）抗 SRP 抗体：仅见于不到 5% 的 PM，其阳性者多起病急、病情重，伴有心悸，男性多见，对治疗反应差。

（4）抗 Mi－2 抗体为 PM 的特异性抗体。

（5）其他抗核抗体：多出现在与其他结缔组织病重叠的患者。抗 Ku、抗 PM－Scl 抗体见于与系统性硬化重叠患者。抗 RNP 抗体为混合性结缔组织病中常见抗体，抗 SSA、抗 SSB 抗体多见于与干燥综合征重叠的患者。抗 PM－1/PM－Sul 抗体：抗原为核仁蛋白，阳性率为 8%～12%，可见于与硬皮病重叠的病例。抗 PL－7 抗体：即抗苏酰 tRNA 合成酶抗体，PM 患者中阳性率为 3%～4%。抗 PL－12 抗体：即抗丙氨酰 tRNA 合成酶抗体，阳性率为 3%。

2. 肌电图（EMG）　　肌电图检查是一种常用的肌肉病变检查方法，它通过对骨骼肌活动时的电生理变化分析，从而断定肌肉运动障碍的原因、性质及程度，以协助诊断、判定预后。对早期表现为肌无力，而无明显肌萎缩者，肌电图检查可以做到早期发现。PM 和 DM 的异常 EMG 表现为出现纤颤电位、正锐波，运动单位时限缩短、波幅减小，短棘多相波增加，重收缩波型异常和峰值降低，但以自发电位和运动单位电位时限缩短为最重要。自发性电活动出现，提示膜的应激性增加，神经接头的变性或不稳定，或是由于肌肉节段性坏死分离终板和肌肉导致继发性失神经电位，也可能是肌纤维的变性和间质炎症所造成的电解质浓度改变，使肌纤维的兴奋性升高的结果。肌电图自发电位的出现与 PM 和 DM 患者疾病时期有关。自发电位出现量多表示病变处于活动期，自发电位出现量少则表示病变处于恢复过程或在缓慢进展中或肌肉显著纤维化等。活动期与稳定期比较，运动单位时限缩短、波幅降低和病理干扰相的出现率没有明显差异，说明运动单位时限缩短、波幅降低和病理干扰相与 PM 和 DM 疾病分期没有直接关系。在多发性肌炎的发展过程中除了由于肌肉坏死变性而使一个运动单位异步化所形成的多相波外，还有肌肉的坏变引起的肌纤维失神经的影响，在修复过程中又有芽生所造成的时限长的多相波。这些现象会在疾病的不同时期存在，它反映了疾病的不同时期神经、肌肉所处的功能状态。部分患者出现神经元损害的表现，并不代表有原发性神经源性病变，可能肌膜易激惹性增高所致，也可能是由于肌肉内神经小分支的受累或者肌纤维节段性坏死而导致部分正常的运动终板隔离而出现失神经性的改变。肌电图检查是诊断 PM/DM 的重要手段，选择合适的肌肉进行检查以获得较高的 EMG 阳性率。

3. 病理检查　　皮肤和肌肉活检是诊断此病的关键，光镜下可见 PM 的病理表现为：肌纤维膜有炎细胞浸润，且有特异性的退行性表现；DM 特征性的病理表现为：肌束周围萎缩和微小血管改变。有人认为，肌束周围萎缩是诊断 DM 的主要表现。肌束周围萎缩即肌束周边区肌纤维处于同一程度的萎缩，束周萎缩区包括变性坏死纤维、再生纤维和萎缩纤维。可能是由于一些损伤因素的持续存在造成了束周区肌纤维的反复坏死和不完全再生所致。电镜下的超微结构主要表现为：激活的淋巴细胞浸润，肌丝坏死溶解，吞噬现象，肌纤维内线粒体、糖原颗粒、脂滴明显增多。PM 的毛细血管改变轻微，而 DM 毛细血管改变较明显，主要有微血管网状结构病变、内皮细胞浆膜消失、胞浆内异常细胞器等。

4. 影像学检查——核磁共振（MRI）　　作为一种非创伤性技术，MRI 已用于许多神经肌肉疾病的诊断，国内研究 PM/DM 的 MRI 的表现为在常规自旋回波序列上，受累肌肉在 T_2WI 上呈片状或斑片状高信号。T_1WI 上呈等信号。提示肌肉的炎性水肿样改变。同时还发现 DM 的异常多发生在股四头肌，肌肉的 MRI 表现与肌肉的力弱，肌酶的升高，EMG 的表现，病理表现无必然相关性。

5. ^{31}P 磁共振波谱分析（$^{31}PMPS$）技术是唯一可测定人体化学物质 无机磷（Pi），三磷酸腺苷（ATP），磷酸肌酸（Pcr）的非创伤性技术。Pi 和 Pcr 的比值是检测肌肉生化状态和能量储备的有效指标。Pi 和 Pcr 的升高常提示肌组织产生和利用高能磷酸化合物障碍。Park 等用该技术测得肌肉感染的患者发现，休息状态下 ATP、Pi、Pcr 均低于正常人。而运动时更低，而 ADP 增高。说明其与肌肉力弱程度和疲劳程度相关，本技术对肌肉力弱，而对肌酶正常的患者有重要意义。肌肉的 MRI 和 $^{31}PMRS$ 技术应用于临床诊断，对确定活检部位、观察病情演变及指导临床用药有重要意义。

三、诊断对策

（一）诊断要点

Bohan 和 Peter（1975）提出的诊断标准：①对称的四肢近端肌无力，面肌和颈肌均可累及。②血清肌酶升高。③肌电图提示为肌源性损害。④肌活检提示肌纤维变性、坏死和再生，间质内炎性细胞浸润。⑤典型的皮疹。具备上述 1～4 项者可确诊 PM；具备上述 1～4 项中的 3 项可能为 PM；只具备 2 项为疑诊 PM。具备第 5 条，再加上 3 项或 4 项可确诊为 DM；第 5 条加上 2 项可能为 DM；第 5 条加上 1 条，为可疑 DM。应注意有否合并其他结缔组织病的可能。对 40 岁以上的男性患者，需除外恶性肿瘤的可能。

血清酶是一种较客观、敏感的指标，它能较准确地反映出肌肉病变的程度，是诊断 PM 和 DM 较重要的化验指标。大多数活动期 PM 和 DM 患者 CK 明显增高，治疗后在疾病开始稳定、临床症状尚未好转时，稳定期 PM 和 DM 患者 CK 明显降低，CK - MB、AST、LDH、HBDH 均与 CK 有一致性，但升高幅度和动态变化均不及 CK 明显，说明 CK 的升高是 PM/DM 中最常见且是所有血清酶中最敏感的指标，可以作为监测疾病活动性的一个指标，CK 的检测对诊断、指导治疗和估计预后具有重要意义。

（二）鉴别诊断要点

1. 进行性肌营养不良症 此病患者学龄前起病，表现为近端肌无力，病程较缓，有家族史，既往无结缔组织病史，血清 CK 增高明显，肌电图提示肌源性受损，肌活检发现抗肌萎缩蛋白缺如，皮质类固醇治疗后可使患者的血清肌酶下降，但病情改善不明显。

2. 慢性格兰 - 巴利综合征 患者表现为四肢乏力，以远端为主，可伴有末梢型浅感觉障碍，肌电图提示周围神经受损，脑脊液提示蛋白细胞分离现象，患者无肌肉酸痛，血清肌酶不高等可与多发性肌炎鉴别。

3. 重症肌无力 患者表现为四肢无力，眼肌麻痹很常见，受累肌肉呈无力或病态疲劳，症状常局限于某组肌肉，肌群重复或持续运动后肌力减弱，呈晨轻暮重规律性波动，活动后症状加重，休息后不同程度缓解。肌疲劳试验（Joily 试验），新斯的明和腾喜龙试验阳性，血清 AChR - Ab 测定，肌电图等可确诊。

4. 线粒体肌病 属于遗传性疾病，患者以轻度活动后的肌肉病态疲劳为主要临床表现，休息可缓解。血清肌酶可增高，血乳酸和丙酮酸值增高。鉴别有困难者可分析运动前后乳酸与丙酮酸的浓度，运动前乳酸，丙酮酸浓度高于正常值，或运动后 5min 以上不能恢复正常水平为异常。肌肉活检可见破碎红纤维为其特征性改变，运用分子生物学方法检测线粒体 DNA 是确诊本病的金标准。

5. 脂质沉积性肌病　为常染色体隐性遗传，有家族史，是由于遗传因素致肉毒碱或肉毒碱棕榈转移酶缺乏引起肌纤维内脂肪代谢障碍，致使肌细胞内脂肪堆积而引起的肌病。临床表现与多发性肌炎相似，确诊主要根据肌肉病理和生化测定。肌肉活检的重要依据就是脂肪染色阳性，脂滴聚集以 I 型纤维为重，但需要鉴别线粒体肌病和炎性肌病中肌纤维增多的问题。陈琳等认为，与原发性脂质沉积性肌病相比，肌炎患者肌纤维内脂滴增多的程度比较轻，或为散在单根纤维内脂滴堆积，或为普遍轻度到中度增多。

6. 肌糖原累积病　是一种遗传性疾病，由于糖酵解的关键酶突变引起糖原的合成与分解障碍，大量异常或正常的糖原累积在肝脏、心脏与肌肉而引起多种临床表现。临床主要表现为肌无力运动后肌肉酸痛和痉挛，又是伴有腓肠肌肥大，易误诊为多发性肌炎。确诊主要依靠糖原代谢酶的生化检查和肌肉活检。活检提示主要以空泡纤维为主，PAS 染色阳性，多累及 I 型纤维，纤维坏死再生及淋巴细胞浸润少见，电镜下可见大量糖原沉积。与多发性肌炎的肌纤维坏死和炎症细胞浸润不同。

7. 甲状腺功能低下性肌病　最早的甲低性肌肉病是在 1880 年报道，之后陆续有相关报道。该病主要表现为不同程度的近端肌无力，肌痉挛，肌痛，肌肥大，反射延迟等。同时可以有甲状腺功能低下的表现，如黏液水肿，怕冷，行动迟缓，反应迟钝，心率减慢，腹胀厌食，大便秘结。但是甲状腺功能低下所致的全身性症状不能作为甲低性肌肉病的主要诊断依据，因为有的甲低患者并无明显的系统性症状，而以肌肉的症状为主。肌肉活检可见肌纤维形态和大小的改变，以及肌细胞坏死，中心核沉积，炎细胞浸润，核心样结构，I 型、Ⅱ型肌纤维的萎缩或肥大等。这些改变与多发性肌炎有很多相似之处，甲状腺功能的实验室检查及甲状腺素替代治疗有效（骨骼肌症状缓解，血清学指标恢复正常或趋于正常等）可予以鉴别。

（三）临床类型

（1）Walton 和 Adams 最早指出，多发性肌炎和皮肌炎可表现为多种形式，根据患者的病因范围，年龄分布及伴发的疾病，可分为 5 型：

I 型：单纯多性肌炎，炎症病变局限于横纹肌。

Ⅱ型：单纯皮肌炎，单纯多发性肌炎合并皮肤受累。

Ⅲ型：儿童多发性肌炎或皮肌炎。

儿童型 DM 和儿童型 PM：儿童型临床特征与成人 DM/PM 类似，均可表现对称性近端肌无力、肌痛，血清肌酶增高，肌电图呈肌源性损害，但儿童型也有其自身的特点，如肌萎缩、胃肠道受累、钙质沉着等较常见，而并发恶性肿瘤者少见，另外大部分患儿有发热，对称性大、小关节炎，腓肠肌疼痛，除皮疹与成人型相同外，还可有单纯性眼睑红斑；30% ~ 70% 患者出肌肉钙化，多见于肘、臀部的皮下筋膜内；可伴有关节挛缩。儿童型的肌组织与成人基本相同，但最典型的改变是在病程的早期出现微血管病变或血管炎症，且其后可发展成为钙化灶。儿童型 PM 也具有自身的特征和转归：学龄儿童发病，呼吸道感染后出现肌肉症状，腓肠肌疼痛，步态异常，后逐渐波及大腿，伴肌肉肿胀。CK 升高，对激素反应较好，预后比成人好，大部分患者在 1~5 天，少数在 4~7 周内完全恢复，本型因其症状轻易被忽视。

Ⅳ型：多发性肌炎（或皮肌炎）重叠综合征，约 1/3 的 PM 或 DM 合并 SLE、RA、风湿热、硬皮病、Sjogren 综合征或几种病变构成的混合性结缔组织病等。重叠综合征的发病率不清，据报道仅 8% 的 SLE 病例伴真正的坏死性炎症性肌病，硬皮病、风湿性关节炎等，接受 D－青酶胺治疗的风湿性关节炎患者 PM 和 DM 的发病率增加。重叠综合征肌无力和肌萎缩不能单用肌肉病变解释，因关节炎引起疼痛可限制肢体活动，导致失用性肌萎缩。有些结缔组织病可伴发肌炎或多年后出现肌炎，疾病早期仅有肌肉不适、酸痛及疼痛，诊断有时依靠血清肌酶、EMG 及肌肉活检。PM 或 DM 可与风湿性关节炎、风湿热、系统性红斑狼疮、硬皮病及其他混合性结缔组织病并存。

Ⅴ型：伴发恶性肿瘤的多发性肌炎或皮肌炎。1916 年 Stertz 首次报道了 PM/DM 与恶性肿瘤的相关性，并存率为 5%~25%，大部分出现在 DM，小部分在 PM，其后不断有相关文献报道，但各报道之间恶性肿瘤的发生率（13%~42.8%）以及肿瘤分型差别较大。目前认为男性患者肿瘤综合征与肺癌和结肠癌、前列腺癌的关系最密切，女性患者与乳腺癌和卵巢癌关系密切。肿瘤可发生在所有的器官，但此型患者肌肉和皮肤均未见肿瘤细胞。约半数患者 PM 或 DM 症状先于恶性病变有时早 1~2 年或更多年。40 岁以上发生者尤其要高度警惕潜在的恶性肿瘤可能，应积极寻找病灶，定期随访，有时需数月至数年才能发现病灶。PM 或 DM 伴发症的发生率和病死率通常取决于潜在恶性肿瘤的性质及对治疗的反应，有时肿瘤切除可避免发生肌炎。PM/DM 易合并恶性肿瘤，且恶性肿瘤的发生可出现在 PM/DM 的任何时期。因此对于年龄较大（40 岁以上）的 PM/DM 患者应提高警惕，尤其是对于男性、合并系统损害、肿瘤血清学检测阳性的患者，应积极寻找肿瘤的证据，以避免延误病情。

（2）以上的分类标准对本病的诊断、治疗和预后有一定的指导作用，但由于患者起病方式、临床表现、实验室检查等方面变化很大，这些方法区分的各类型肌炎患者在临床、实验室、遗传学方面的差别不显著。而肌炎特异性抗体（MSAs）与某些临床表现密切相关，有更好的分类作用。以 MSAs 来区分 PM/DM，按阳性率高低主要分为三大类：抗合成酶抗体，以抗 Jo－1 抗体为主，临床表现为抗合成酶综合征，预后中等。抗 SRP 抗体易发生心肌受累，对免疫抑制剂反应差，有很高的病死率，预后差。抗 Mi－2 抗体主要见于 DM 对免疫抑制剂有很好的反应，一般预后良好。不同的 MSAs 分别与各自的临床类型相联系，对预后有判断价值。

其中抗 Jo－1 抗体阳性者常有特征性临床表现：间质性肺病、关节炎、雷诺现象、技工手等，合称为抗 Jo－1 抗体综合征。由于其临床表现多样化，容易延误诊治。其中以间质性肺炎为首发症状者最多见。由于在整个病程中以间质性肺炎为主要表现，且可出现在肌炎之前，临床甚至无肌炎表现，常被诊为"特发性肺间质病变"、"肺感染"、"类风湿性关节炎"，因此联合检测抗 Jo－1 抗体、肌酶及免疫学指标有利于诊断。患者在间质性肺炎的基础上，加之呼吸肌无力易致分泌物潴留和肺换气不足，吞咽困难增加了吸入性肺炎机会，激素、免疫抑制剂的应用也增加感染的机会，故抗 Jo－1 抗体阳性的 PM/DM 患者易发生肺部感染，也是主要的死亡原因之一。

四、治疗对策

(一) 治疗原则

抑制免疫反应,改善临床症状,治疗原发病。

(二) 治疗计划

1. 一般治疗 急性期卧床休息,病情活动期可适当进行肢体被动运动和体疗,有助于预防肢体挛缩,每天2次,症状控制后的恢复期可酌情进行主动运动,还可采用按摩、推拿、水疗和透热疗法等。予高热量、高蛋白饮食,避免感染。

2. 皮质类固醇 皮质类固醇是PM和DM的一线治疗药物,泼尼松成人0.5~1.0mg/(kg·d),儿童剂量为1~2mg/(kg·d),多数患者于治疗6~12周肌酶下降,接近正常,待肌力明显恢复、肌酶趋于正常4~8周开始缓慢减量(一般1年左右),减量至维持量5~10mg/d后继续用药2年以上;对病情发展迅速或有呼吸肌无力、呼吸困难、吞咽困难者,可选用甲泼尼龙成人0.5~1.0g/d,儿童30mg/(kg·d),静脉冲击治疗,连用3天,之后改为60mg/d口服,根据症状及肌酶水平逐渐减量。在服用激素过程中应密切观察感染情况,必要时加用抗感染药物。激素使用疗程要足,减量要慢,可根据肌力情况和CK的变化来调整剂量,治疗有效者CK先降低,然后肌力收善,无效者CK继续升高。

应注意长期应用皮质类固醇减量停药后的不良反应和防治:①反跳现象:皮质类固醇减量乃至停药过程中出现原有疾病加重。防止或减轻"反跳现象"的方法:"下台阶"阶梯减量的方法逐渐撤减皮质类固醇。②虚弱征群:长期、连续服用皮质类固醇而停用后会出现乏力、纳差、情绪消沉,甚至发热、呕吐、关节肌肉酸痛等。患者对皮质类固醇产生依赖性,对停用有恐惧感。主观感觉周身不适和疾病复发。此时须鉴别确实是"疾病复发"还是"虚弱征群"。防止方法:在疾病处于稳定期后或在停用前隔日服用皮质类固醇,以减少对垂体的抑制。③应激危象:长期用皮质类固醇后HPA轴功能被抑制,停用后该轴功能需要9~12个月或更长时间恢复。因此,各种应激状态时均应加大皮质类固醇用量,已停用者可再次应用。

3. 硫唑嘌呤(AZA) 除激素外,硫唑嘌呤是临床上使用最悠久自身免疫性疾病的药物。AZA的活性产物[62]MP,能抑制嘌呤生物合成而抑制DNA、RNA及蛋白合成。对细胞和体液免疫均有明显的抑制作用,但并不干扰细胞吞噬和干扰素的产生,为一种非特异性的细胞毒药物。对激素治疗无效或不能耐受的患者,可予口服硫唑嘌呤2~3mg/(kg·d),初始剂量25~50mg/d,渐增加至150mg/d,待病情控制后逐渐减量,维持量为25~50mg/d。无类固醇激素不良反应,适于需长期应用免疫抑制剂的患者。

在人类AZA不良反应发生率为15%。主要不良反应为骨髓抑制,增加感染机会,肝脏毒性,脱发,胃肠道毒性,胰腺炎以及具有诱发肿瘤危险。①骨髓抑制:最常见为剂量依赖性,常发生在治疗后的7~14d。表现为白细胞减少,血小板减少导致凝血时间延长而引起出血和巨幼红细胞性贫血。AZA所致造血系统损害是可逆性的,及时减量或停用,大部分患者造血功能可恢复正常。②肝脏毒性:主要表现为黄疸。实验室检查异常:血清碱性磷酸酶,胆红素增高,和/或血清转氨酶升高。罕见的但严重危及生命的肝毒性为静脉闭塞性病。③胃肠道毒性:主要发生在接受大剂量AZA患者,表现为恶心呕吐,食欲减退和腹泻。分次服用和/或餐后服药可减轻胃肠道不良反应。呕吐伴腹痛也可发生在少见的过敏性胰腺炎。其他包括口腔，食道黏膜溃疡以及脂肪泻。④致癌性和致畸性：对人类具有致癌性已经被公认。AZA 能致膀胱肿瘤和白血病。关于对人类的致畸性尚未见报道，但对动物（大鼠、小鼠、兔子、仓鼠）的致畸性已经得到证实（四肢、眼、手指、骨骼、中枢神经系统）。⑤过敏：不可预知，罕见并具有潜在致命危险的不良反应是超敏反应，AZA 药物过敏反应表现多样，可从单一的皮疹到过敏性休克（如发热，低血压和少尿）。胃肠道过敏反应的特点为严重恶心呕吐。这一反应也可以同时伴发腹泻、皮疹、发热、不适、肌痛、肝酶增高，以及偶尔发生低血压。⑥增加感染机会。

AZA 为一种毒性药物，应该在严密监护下合理使用。AZA 与其他免疫抑制药物合用将明显增加其毒性作用，应注意监测外周血细胞计数和肝脏功能。

4. 甲氨蝶呤（MTX）　MTX 剂量由 5mg 开始，每周增加 5～25mg，每周 1 次静脉注射，口服时由 5～7.5mg 起始，每周增加 2.5～25mg，至每周总量 20～30mg 为止，待病情稳定后渐减量，维持治疗数月或数年。儿童剂量为 1mg/kg。甲氨蝶呤可与小剂量泼尼松（15～20mg/d）合用，一般主张开始从小剂量泼尼松治疗时就与一种免疫抑制剂合用，DM 并发全身性血管炎或间质性肺炎时须采用此方案。

5. 环磷酰胺（CTX）　对 MTX 不能耐受或不满意者可选用，50～100mg/d 口服，静脉注射重症者可 0.8～1.0g 静脉冲击治疗。用药期间应注意白细胞减少、肝肾功能及胃肠道反应。

6. 环孢素 A（CsA）　环孢素 2.5～5.0mg/（kg·d），使血液浓度维持在 200～300ng/ml，可能对 DM 患者更有益。主要不良反应为肾功能异常，震颤，多毛症，高血压，高脂血症，牙龈增生。尽管其肾脏毒性是有限的，但为必须调整或停药的指征。①牙龈增生：常见的不良反应，常发生在使用后的第 1 个月，服用 CsA 后 3 个月内就会出现明显牙龈增生。15 岁以下儿童更常见。钙离子通道阻滞剂硝苯地平（心痛定）能够加剧 CsA 所致的牙龈增生。②肾脏毒性：CsA 所致肾毒性为最常见但同时也是最严重的不良反应。表现为 BUN 和 Scr 升高。临床上也可表现为水潴留，水肿，但常常不易被察觉。其肾毒性与药物剂量相关且停药或减量后可恢复正常。血浆浓度 >250ng/ml 肾毒性明显增加。CsA 的肾毒性分急性和慢性肾性两种。急性肾脏毒性发生在用药的开始 7d 内；亚急性毒性 7～60d，CsA 的慢性毒性出现在 30 天以后。表现为不可逆肾脏功能异常。其临床特征为进行性的肾功能减退，影响患者的长期存活。一旦发生无有效的治疗方法。③肝脏毒性：发生在用药的第 1 个月并与药物剂量呈正相关。表现为肝功能异常（GOT，GPT，$\gamma2$GT 增高）以及血胆红素增高。肝脏毒性可在 CsA 减量或停药后逆转。④对水电解质的影响：高钾血症（常伴高氯性代谢性酸中毒），低镁血症以及碳酸氢盐浓度下降。高尿血症也较常见，尤其是同时给予利尿剂治疗时更易发生而可能导致痛风。⑤神经系统不良反应：震颤，手掌烧灼感，跖肌感觉异常，头痛，感觉异常，抑郁和嗜睡，视觉障碍（包括视神经乳头水肿、幻视）等。偶尔发生抽搐或癫痫发作等副作用。有报道，CsA 与大剂量甲基泼尼松龙同时使用，可发生抽搐或癫痫发作。中毒剂量表现醉酒感，手足感觉过敏和头痛等。⑥胃肠道不良反应：腹泻，恶心呕吐，食欲减退和腹部不适等常见。其次可发生胃炎，打嗝和消化性溃疡。也有报道可出现便秘，吞咽困难和上消化道出血。⑦皮肤：多毛症（分布于脸、上肢和背部）。⑧内分泌不良反应：高血糖，催乳素增高，睾酮下降，以及男子女性化乳房，糖尿病等 CsA 能增加早产发生率，CsA 能通过胎盘并可分泌入乳汁。至今尚未见有关正在哺乳的妇女使用该药的报道。⑨其他：例如肌病，可逆性肌损害伴肌电图异常。

CsA 肾毒性的防治：①严格注意用药适应证和禁忌证，肝肾功能异常或肾组织病理检查有明显小管间质病变者慎用或禁用。②选择合适剂量，疗程并监测血药浓度调整用量。剂量一般每日 4～6mg/kg，分 12h 口服给药，3d 后以血药浓度调整 CsA 剂量，总疗程一般不超过 2 年（足量 6～9 个月后开始减量）。③严密监测临床不良反应，血压，肝肾功能，如 BUN，Scr，血清胆红素，电解质（尤其是钾和镁）。监测尿酶，微量蛋白等。④中药：冬虫夏草、丹参、人参总皂苷和粉防己碱对 CsA 引起的急性肾毒性有保护作用。

7. 免疫球蛋白　免疫球蛋白对 PM 的治疗有益，0.4g/（kg·d），静脉滴注，连用 5 天，每月 1 次，根据病情可适用数月。可减少免疫抑制剂的用量，但缺乏临床对照试验证实。血浆置换疗法可在免疫抑制剂无效时采用，去除血液中细胞因子和循环抗体，改善症状。

8. 全身放疗或淋巴结照射　抑制 T 细胞免疫活性，对药物治疗无效的难治性 PM 病例可能有效，不良反应较大。

9. 支持疗法和对症治疗　包括注意休息、高蛋白及高纤维素饮食、适当体育锻炼和理疗等。重症卧床患者肢体可被动活动，以防关节挛缩及失用性肌萎缩，恢复期患者应加强康复治疗。

10. 中西医结合治疗　雷公藤兼有免疫抑制及糖皮质激素二者的作用特点，故可应用。某些中药替代激素治疗或联合使用时，可减少激素用量，从而降低其副作用。雷公藤为卫矛科雷公藤属长年生藤本植物，具有清热解毒、消肿、消积、杀虫、止血等功效。是迄今为止免疫抑制作用最可靠的中药之一。因其毒副作用较大，又有断肠草之称。目前临床上雷公藤有多种剂型，如汤剂、糖浆剂、颗粒剂、片剂、流浸膏剂、酊剂、擦剂、软膏剂等。

雷公藤多甙片为临床最常用的剂型，对免疫系统呈双向调节作用。在体外低浓度时促进 T、B 细胞增殖，高浓度时则呈抑制作用；在体内，低浓度时促进 B 细胞功能，但对 T 细胞功能无明显影响；高浓度则对 T、B 细胞功能均有抑制作用。对 NK 细胞的作用也是如此。

其毒副作用包括生殖系统毒性，肝脏损害、粒细胞减少和肾脏损害等，长期应用可导致肾间质纤维化，其中较为突出的是对生殖系统的影响。①生殖系统：对生殖系统有明显影响，不仅影响女性卵巢功能，也影响男性睾丸精子发育。因此，此药疗程不宜过长，一般用药疗程小于 6 个月，长期使用也可能引起生殖器官的难逆性损害。一般停药后，生殖系统功能有望恢复。②血液系统和骨髓抑制作用：白细胞及血小板减少，严重者可发生粒细胞缺乏、贫血和再生障碍性贫血。多在用药后 1 周出现，常同时伴有腹泻，停用本品后常于 1 周后可逐渐恢复正常。③肝肾功能的不良反应：本品可出现肝脏酶谱升高和肾肌酐清除率下降，这种作用一般是可逆的，但也有严重者发生急性肾功能衰竭而导致死亡。④皮肤黏膜改变：可达 40%，表现皮肤色素沉着、皮疹、口腔溃疡、痤疮、指甲变软、皮肤瘙痒等。⑤其他不良反应：可致胃肠道反应，纵隔淋巴瘤，不宁腿综合征，听力减退，复视等。

为了减少雷公藤多甙的毒副作用，在临床用药过程中要严格掌握适应证和禁忌证，防止滥用本品；尤其青春期儿童慎用。肝、肾功能异常及造血功能低下者慎用；掌握好用药剂量和疗程：不超过每日 1mg/kg，最大不超过 30mg/d，疗程一般不超过 6 个月。对生殖系统不良反应的防止：青春发育期慎用。对哺乳期妇女，雷公藤能通过乳汁影响婴儿，此阶段应禁止使用。控制用药剂量，适量联合用药，可提高疗效，减少不良反应。可与 CsA 等药物联用，增加药物疗效，降低用药剂量，减轻单独用药的不良反应。在疾病的活动期，不宜单独使用雷公藤制剂。用药期间严密监测血常规，肝肾功能等。出现不良反应立即停药，并积极对症处理以达到安全、有效、合理的应用。

（三）治疗方案的选择

（1）本病的治疗通常联合应用免疫抑制剂和细胞毒性药物。一般说来，对激素反应好的 PM、DM，应选择激素 + 细胞毒性药物治疗；对激素抵抗的 PM、DM，应选择细胞毒性药物 IVIG 治疗；对激素依赖的 PM、DM，应选择细胞毒性药物；对激素、细胞毒性药物均抵抗的 DM、PM，应选用甲基泼尼松龙 + 细胞毒性药物，如 MTX + CSA、IVIG 治疗。陈洁等认为在免疫抑制剂的使用中，MTX 的疗效优于 CTX 和硫唑嘌呤，故以 MTX 为首选。

难治性 PM、DM 可首选 IVIG、激素 + CSA、CSA + IVIG，儿童型 DM 选用甲基泼尼松龙，合并有肺间质病变时选用环磷酰胺，皮炎治疗选用羟基氯喹、MTX、IVIG，钙盐沉着时加用阿仑磷酸钠、羧苯磺胺。激素、细胞毒性药物及丙种球蛋白推荐逐级、逐步经验治疗，前二者可一开始即联合应用。

（2）部分难治性 PM/DM 的治疗。现有许多研究者采用静脉注入大量人体免疫球蛋白（IVIG）进行治疗，其机制是抑制 B 细胞产生有交叉反应基因型的自身抗体，抑制 T 细胞介导的细胞毒作用，对有血管病变的 DM 患者可改善血管壁病变。静脉注射 IVIG 的剂量为 0.4g/kg，连用 5d 后，可每月应用 1 次，Dalakas 等研究认为，应用大剂量的 IVIG1g/kg，连续 2 天，每月 1 次，使用 4 ~ 6 个月，可使难治性 PM/DM 获得明显的疗效。免疫抑制剂无效时，也有学者提出使用血浆交换及白细胞去除方法，去除血液中的细胞因子和循环抗体，是治疗难治性 PM/DM 的有效方法。对于难治性或危及生命的 PM/DM 患者，有学者提出使用全身放疗（TBI）。其作用机制是通过抑制周围淋巴细胞数量，从而影响其功能，Hengstman 等应用抗肿瘤坏死因子 α 的单克隆抗体治疗 PM/DM 患者，取得了较好的疗效，认为是一种安全起效快的治疗方法。但这一方面只处于初步研究阶段，尚缺大样本的病例研究。

五、病程观察及处理

（一）病情观察要点

（1）注意生命体征，特别是呼吸功能，必要时予呼吸机辅助呼吸。

（2）四肢的肌力和肌张力情况，注意腱反射等的改变。

（3）心脏的功能，有否颈静脉怒张，下肢水肿等情况。

（4）监测药物的不良反应，皮质类固醇激素引起的高血压、血糖增高等，细胞毒性药物引起的骨髓抑制等。

（5）定期复查血常规，肝肾功能等。

（6）对于进行血浆置换的患者，需观察其血压、神志等情况，注意低钾、低钙、过敏等并发症。

（二）疗效判断与处理

治疗的理想标准应该是主要临床症状肌肉力弱及皮疹消失，CK 水平恢复正常，激素完全撤除。但不是每个患者都能达到这一标准，因此需要一个现实的实际标准，即临床症状明显减轻，使用最小的激素维持量，CK 正常或下降，皮疹减轻。但有时临床症状减轻与 CK 下降不平行，或力弱有恢复而皮疹不减轻，因此如何确定治疗标准以评定疗效和正确选择治疗还需要进一步研究，是否不以临床改善作为主要判断，是否监测 CK 变化而不以 CK 正常作为治疗标准，是否不以皮疹消失作为用药标准。

六、预后评估

PM 和 DM 一般预后尚好，伴恶性肿瘤例外。成人及儿童的病程明显不同，大多数病例经皮质类固醇治疗后症状改善，也有许多患者遗留不同程度的肩部、臀部肌无力。20% 的患者完全恢复，20% 长期不复发。急性或亚急性 PM 起病即开始治疗预后最好，合并恶性肿瘤者用皮质类固醇治疗可减轻肌无力和降低血清酶水平，但数月后可复发，继续用药无效，如成功切除肿瘤可不再复发。发病数年后病死率约 15%，儿童型 DM、PM 合并结缔组织病及恶性肿瘤病死率高。由于本病合并恶性肿瘤概率为 9%~52%。对于中、老年患者，应每 3~6 个月随访 1 次，详细地检查有无肿瘤伴发。

七、出院随诊

患者出院后每 2 周复诊 1 次，出院以带口服药为主，注意肝肾功能、血常规等。出院后要注意休息，避免劳累，预防感冒，避免参加剧烈体育活动。

（闫文军）

第三节　周期性瘫痪

一、概述

周期性瘫痪（periodic paralysis）是以反复发作的突发的骨骼肌弛缓性瘫痪为特征的一组疾病，发病时大多伴有血清钾含量的改变。由 Cavare（1863 年）首先描述。临床上主要有三种类型：低钾型、高钾型和正常血钾型。以低钾型最多见，其中有部分病例合并甲状腺功能亢进，称为甲亢性周期性瘫痪。本节主要描述低钾型。

二、病因及发病机制

低钾型周期性瘫痪（hypokalemic periodic paralysis，HoPP）是常染色体显性遗传性钙通道病，而我国以散发者多见。离子通道病（ion channel disease）是因离子通道功能异常而引起的一组疾病，主要侵及神经和肌肉系统，心脏和肾脏等器官也可受累。

离子通道是贯穿于质膜或细胞器膜的大分子蛋白质，其中央形成能通过离子的亲水性孔道，离子通道是信号传导的基本元件，在信号沿神经传导到肌肉收缩装置的过程中起重要作用。离子通道因其通过离子的不同而分为钠通道、钾通道、钙通道和氯通道等，目前已经克隆出离子通道达百余种。通道又可分为非门控性和门控性通道两种，后者又分为电压门控和配体门控通道。

离子通道病包括中枢神经系统通道病和骨骼肌钙通道病，HoPP 属于后者。HoPP 至少有 3 种不同核苷酸替换，引起 CACNL1A$_3$ 基因上推测为电压敏感性片段发生错义突变，此基因编码骨骼肌二氢吡啶受体上 α_1 亚单位，二氢吡啶受体是电压感受器和 L 型钙通道；该突变可通过干扰去极化信号传递给肌浆网中 RYR 而损伤兴奋－收缩耦联，但该病的发作性和低钾现象却无法解释。但某些病例并不与 CACNL1A$_3$ 位点连锁，显示 HoPP 遗传的异质性。

家族性 HoPP 是人类周期性瘫痪的最常见类型，家系研究证实与染色体 1q31－32 连锁，此区域编码 DNPR 的 1s 亚单位。目前已经发现了 3 个突变，其中 2 个为精氨酸替换为组氨酸（Arg－528－His，Arg－1239－His），位于 Ⅱ、Ⅳ 功能区的 S$_4$ 片段；第 3 个是 IVS$_4$ 区域内的精氨酸替换为甘氨酸（Arg－1649－Gly）。

高钾型和正常血钾型周期性瘫痪属于骨骼肌钠通道病，这些疾病的致病基因均位于 17q23.1－25.3 的 SCN4A（编码骨骼肌钠通道的亚单位），在此基因已发现与上述疾病有关的 21 个错义突变。

病理主要变化为肌浆网的空泡化。肌原纤维被圆形或卵圆形空泡分隔，空泡内含透明的液体及少数糖原颗粒。在病变晚期可能有肌纤维变性，可能与发病期间持续肌无力有关。

三、临床表现

发病一般多发生在夜晚或晨醒时，表现为四肢软瘫，程度可轻可重，肌无力常由双下肢开始，后延及双上肢，两侧对称，以近端较重；肌张力减低，腱反射减弱或消失；即使是严重病例，口咽部和呼吸肌也罕见累及。患者神志清楚，构音正常，头面部肌肉很少受累，眼球运动也不受影响。发作期间部分病例可有心率缓慢、室性早搏和血压增高等。发作一般持续 6～24h，或 1～2d，个别病例可长达 1 周。最早瘫痪的肌肉往往先恢复。部分患者肌力恢复时可伴有多尿、大汗及麻痹肌肉酸痛及僵硬。

诱因包括饱餐（尤其是过量进食碳水化合物）、酗酒、过劳、剧烈运动、寒冷、感染、创伤、情绪激动、焦虑和月经，以及注射胰岛素、肾上腺素、皮质类固醇或大量输入葡萄糖等。发病前驱症状可有肢体酸胀、疼痛或麻木感，以及烦渴、多汗、少尿、面色潮红、嗜睡、恶心和恐惧等，有人提出此时如稍加活动有可能抑制发作。

四、辅助检查

散发性病例发作期血清钾一般降到 3.5mmol/L 以下，最低可达 1～2mmol/L，尿钾也减少，血钠可升高。心电图可呈典型低钾性改变，如出现 U 波，P－R 间期、Q－T 间期延长，S－T 段下降等。肌电图显示电位幅度降低或消失，严重者电刺激无反应。

五、诊断及鉴别诊断

根据临床发作过程及表现、实验室检查，发作时常伴血清钾降低，补钾和醋氮酰胺治疗有效等可确立诊断；有家族史者诊断更易。需与以下疾病进行鉴别。

（1）散发病例需与甲亢性周期性瘫痪鉴别，可检查甲状腺功能；还可用肾上腺素试验，将肾上腺素 10mg 在 5min 内注入肱动脉，同时以表皮电极记录同侧手部小肌肉由电刺激尺神经所诱发的动作电位，注射后 10min 内电位下降 30% 以上者为阳性，证实为原发低钾型；甲亢性偶可阳性，但仅出现在瘫痪发作时。尚需排除其他疾病可能出现的反复血钾降低，如原发性醛固酮增多症、肾小管酸中毒、应用噻嗪类利尿剂、皮质类固醇等，还要与胃肠道疾病引起钾离子大量丧失、格兰－巴利综合征、癔病性瘫痪鉴别。

（2）高血钾型周期性瘫痪（hyperkalemic periodic paralysis，HyPP）罕见，其临床表现为：发病年龄早（10 岁之前），男女比例相等。诱因为饥饿、寒冷、激烈运动和摄入钾，发作时钾离子逸出肌纤维而产生内膜去极化，并出现血钾和尿钾偏高。对可疑病例可令其服钾盐使血清钾达 7mmol/L 时，本病患者必然诱发瘫痪，而对正常人无影响。发作时血钙水平降低，尿钾偏高；心电图可呈高钾性改变。应与醛固酮缺乏症、肾功能不全、肾上腺皮质功能低下和服用氨苯蝶啶、安体舒通过量引起高钾型瘫痪相鉴别。

（3）伴心律失常型周期性瘫痪。又称为 Andersen 综合征，发病时可为高血钾、低血钾或正常血钾；患者对应用钾盐敏感，儿童发病因有心律失常需安置起搏器。患者表现周期性瘫痪、肌强直（较缓和）和发育畸形；心律失常发作前心电图可有 Q－T 间期延长。治疗除控制心律失常外，发作时大量生理盐水静脉滴注可使瘫痪恢复。

六、治疗

1. 低血钾型周期性瘫痪治疗

（1）急性发作时可顿服 10% 氯化钾或 10% 枸橼酸钾 20～50ml，24h 内再分次口服，总量为 10g；如无效可继续服用 10% 氯化钾或 10% 枸橼酸钾 30～60ml/d，直至好转；病情好转后逐渐减量，一般不用静脉给药，以免发生高血钾而造成危险；重症病例可用氯化钾静脉滴注（500ml 输液中可加 10% 氯化钾 10～15ml）与氯化钾口服合用。

（2）甲亢性周期性瘫痪应积极治疗甲亢，可预防发作。

2. 高血钾型周期性瘫痪治疗

（1）发作轻者通常无须治疗，较严重者可用 10% 葡萄糖酸或氯化钙 10～20ml，静脉注射，或 10% 葡萄糖 500ml 加胰岛素 10～20U 静脉滴注以降低血钾，也可用呋塞米排钾。

（2）有人提出用舒喘灵喷雾吸入，此药有利于钾在细胞内的积聚。

3. 正常血钾型周期性瘫痪治疗　治疗与高血钾型相同，可用 10% 葡萄糖酸钙或氯化钙 10～20ml，静脉注射，每日 1～2 次；或用钙片，每天 0.6～1.2g，分 1～2 次口服。

（张晓愉）

第四节　进行性肌营养不良

一、概述

进行性肌营养不良是一组缓慢进行性加重的以对称性肌无力和肌萎缩为特点的遗传性肌肉疾病。临床上病变主要累及四肢肌、躯干肌和头面肌，少数累及心肌。大部分患者有明确的家族史，约 1/3 的患者为散发病例。根据遗传方式、发病年龄、受累肌肉分布、有无肌肉假肥大、病程及预后等分为不同的临床类型，包括假肥大型肌营养不良、面肩肱型肌营养不良、肢带型肌营养不良、眼咽型肌营养不良、远端型肌营养不良、眼肌型肌营养不良、埃－德型肌营养不良、脊旁肌营养不良等。以假肥大型肌营养不良最为常见，其又分为 Duchenne 型和 Becker 型肌营养不良。Duchenne 型肌营养不良（DMD），发病率为 1/3 500 男婴，无明显地理和种族差异。

二、诊断步骤

（一）病史采集要点

1. 起病情况　慢性起病，缓慢进行性加重。耐心询问病史，尽量掌握比较确切的起病时间，了解病程和疾病进展情况，对于疾病分型有一定帮助。DMD 起病年龄约 3~5 岁，12 岁不能走路，25 岁死亡。BMD 平均发病年龄为 11 岁，病程可达 25 年以上，40 岁后仍可行走，死亡年龄较晚。面肩肱型肌营养不良自儿童至中年发病，多在青春期发病。肢带型肌营养不良在儿童晚期、青少年或成人早期发病。眼咽型肌营养不良常见于 30~50 岁患者。远端型肌营养不良多在 40 岁以后起病。眼肌型肌营养不良通常在 30 岁以前发病。埃－德型肌营养不良在儿童期发病。脊旁肌营养不良 40 岁以后发病。

2. 主要临床表现　DMD 主要表现为四肢近端和躯干肌无力和萎缩。下肢重于上肢，上楼及坐位站起困难，抬臂困难。1/3 患儿有精神发育迟缓和心脏受累。BMD 临床表现与 DMD 相似，只是症状较轻，通常不伴有心肌受累和认知功能缺损。面肩肱型肌营养不良肌无力典型的局限于面、肩和臂肌，翼状肩胛常见，心肌不受累，临床严重程度差异很大。肢带型肌营养不良与 DMD 相比，肩带肌与骨盆带肌几乎同时受累。眼咽型肌营养不良表现为上睑下垂、眼球活动障碍和吞咽困难。远端型肌营养不良主要表现为四肢远端肌肉萎缩和无力。眼肌型肌营养不良表现为眼睑下垂和眼外肌瘫痪。埃－德型肌营养不良主要表现为肌萎缩、无力和挛缩。脊旁肌营养不良表现为脊旁肌无力、背部疼痛和脊柱后凸。

3. 家族史　DMD 和 BMD 均是 X 连锁隐性遗传，只有男性患者，女性为基因携带者，有些携带者可有肢体无力、腓肠肌假肥大和血清肌酶升高。面肩肱型肌营养不良为常染色体显性遗传，但是临床严重程度差别大，有的患者家属需要医师检查、判断才发现自己有问题。肢带型肌营养不良为常染色体显性或隐性遗传，也有散发病例。眼咽型肌营养不良为常染色体显性遗传，也有散发病例。远端型肌营养不良有常染色体显性变异型和隐性遗传或散发病例。眼肌型肌营养不良为常染色体显性遗传，也有散发病例。埃－德型肌营养不良多为 X 连锁隐性遗传。脊旁肌营养不良可有家族史。

（二）体格检查要点

1. 一般情况　约 1/3 DMD 患者有智能障碍，大多数患者有心肌损害和胃肠平滑肌有功能异常，表现急性胃扩张和假性肠梗阻。BMD 患者通常不伴有心肌受累和认知功能障碍。埃—德型肌营养不良可出现心脏传导异常和心肌病。其余类型一般心脏不受累。

2. 神经系统检查　DMD 和 BMD 可见鸭步（骨盆带肌无力则走路左右摇摆）、Gower 征（腹肌和髂腰肌无力使患者从仰卧位站起时必须先转为俯卧位，再用双手臂攀附身体方能直立）、腰椎前凸和腓肠肌假肥大（脂肪浸润，体积增大，但无力。有时臀肌、三角肌和冈下肌也可见肥大）。面肩肱型肌营养不良查体可见面部表情肌无力（眼睑闭合不全，鼓腮和吹哨困难），斧头脸（面肌萎缩引起），翼状肩胛（肩胛带肌受累），口唇变厚而微�’（口轮匝肌假肥大）。肢带型肌营养不良见鸭步、Gower 征、腰椎前凸和翼状肩胛，但无腓肠肌假肥大。眼咽型肌营养不良可发现眼睑下垂和眼球活动障碍（瞳孔对光反射正常），咀嚼无力和吞咽困难。远端型肌营养不良可见手足小肌肉、腕伸肌、足背屈肌等萎缩和肌力减退。眼肌型肌营养不良可发现眼睑下垂和眼球活动障碍（瞳孔对光反射正常）。埃－德型肌营养不良常见于肱三头肌、肱二头肌、腓骨肌、胫前肌和肢带肌萎缩和挛缩。脊旁肌营养不良可触及背部疼痛,脊柱后凸。

(三) 门诊资料分析

1. 心酶检查　DMD 患者血清肌酸肌酶 (CK)、乳酸脱氢酶、谷草转氨酶和谷丙转氨酶均增高,尤其 CK 水平异常增高,可达正常 50 倍以上。BMD 血清肌酸肌酶水平也增高,但不如 DMD 明显。面肩肱型肌营养不良血清肌酸肌酶正常或轻度增高。肢带型肌营养不良、眼咽型肌营养不良、远端型肌营养不良、眼肌型肌营养不良、埃 - 德型肌营养不良、脊旁肌营养不良血清肌酸肌酶正常或轻度增高。

2. 肌电图　各类型均为典型的肌源性损害,受累肌肉主动收缩时,动作电位的幅度减低,间歇期缩短,单个运动单位的范围和纤维密度减少,多相电位中度增加。

3. 从病史和体格检查　可见患者一般以四肢近端无力和萎缩,不伴感觉障碍,符合肌源性损害,心酶和肌电图帮助确诊。根据临床特点、起病年龄和检查结果,可以初步判断各个类型肌营养不良。

(四) 进一步检查项目

1. 心脏检查　包括 X 线、心电图、超声心电图等。DMD 和埃 - 德型肌营养不良患者可发现心肌损害和心功能不全。

2. 视网膜电图　DMD 患者存在视网膜电图异常。

3. 肌肉 MRI　可见变性肌肉不同程度的蚕食现象,探查变性肌肉的程度和范围,为肌肉活检提供优选部位。

4. 肌肉活检　基本病理改变为肌纤维坏死和再生,肌膜核内移,细胞间质可见大量脂肪和结缔组织增生。DMD 组化检查可见 Dys 缺失和异常。

5. 基因检测。

三、诊断对策

(一) 诊断要点

本病根据临床表现和遗传方式,特别是基因检测,配合心酶、肌电图以及肌肉活检,一般均能确诊。

(二) 鉴别诊断要点

1. 少年近端型脊髓性肌萎缩　本病为常染色体显性和隐性遗传,青少年起病,主要表现四肢近端对称性肌萎缩,有肌束震颤,肌电图可见巨大电位,为神经源性损害,肌肉病理符合神经性肌萎缩。基因检测显示染色体 5q11 - 13 的 SMN 基因缺失或突变等。

2. 良性先天性肌张力不全症　本病应与婴儿期肌营养不良鉴别,特点为没有明显肌萎缩,CK 含量正常,肌电图和肌肉活检无特殊发现,预后良好。

3. 慢性多发性肌炎　病情进展较急性多发性肌炎缓慢,无遗传史,血清 CK 水平正常或轻度升高,肌肉病理符合肌炎改变,激素治疗有效。

(三) 临床类型

根据遗传方式、发病年龄、受累肌肉分布、有无肌肉假肥大、病程及预后等分为不同的临床类型，包括假肥大型肌营养不良、面肩肱型肌营养不良、肢带型肌营养不良、眼咽型肌营养不良、远端型肌营养不良、眼肌型肌营养不良、埃－德型肌营养不良、脊旁肌营养不良等。以假肥大型肌营养不良最为常见，其又分为 Duchenne 型和 Becker 型肌营养不良。

四、治疗对策

（一）治疗原则

（1）对症支持治疗。

（2）康复锻炼。

（3）无特异性治疗。

（二）治疗计划

1. 基础治疗

（1）日常生活注意事项：鼓励患者尽可能从事社会活动，避免长期卧床，防止病情加重或残疾；尽可能提供辅助步行的设备，防止脊柱侧弯和呼吸衰竭。增加营养，避免过劳和防止感染。

（2）康复锻炼：物理治疗可预防或改善畸形和痉挛，对维持活动功能非常重要。严重者，可行矫形治疗。

2. 特异性治疗

（1）泼尼松：可以改善患者的肌力和功能，但是长期使用会出现激素不良反应，包括体重增加、类 Cushing 综合征表现和多毛等。而且其对本病的远期效果尚不明确。

（2）别嘌呤醇：治疗 DMD 可不同程度的改善临床症状，CK 值也有下降。其机理是防止一种供肌肉收缩和生长的高能化合物"腺苷三磷"的分解，从而缓解其病情的进展。效果以年龄小者为好，治疗过程应定期检查血白细胞，如低于 $3\,000 \times 10^6$/L 则停用。

（3）肌酸：可能有效。

（4）神经肌肉营养药物：ATP、维生素 B、维生素 E、肌生注射液、肌苷、核苷酸、甘氨酸、苯丙酸诺龙以及中药等。

（5）成肌细胞移植治疗有局限性，效果短暂。基因取代治疗正在研究当中，尚无明确结论。

五、病程观察及处理

根据疾病严重程度和研究的需要，Swinyard 等将肌营养不良症的运动障碍分为 10 级：1 级为正常。2 级为平地行走正常，扶住栏杆上楼。3 级为平地行走正常，扶住栏杆上楼 8 级需 25 秒以上。4 级为平地能行走，但不能上楼梯。5 级为能独立平地行走，但不能上楼，坐椅子上不能起立。6 级为搀扶才能在平地行走。7 级为坐轮椅活动，能坐直并自己转动轮子，能在床上翻身。8 级为坐轮椅活动，能坐直，但不能自己滚动轮子前进。9 级为坐轮椅上不能坐直，生活基本不能自理。10 级为生活完全依赖别人。

六、DMD 预防措施

主要包括携带者的检出和产前诊断。

1. 携带者检出

（1）家系分析：DMD 患者的女性亲属可能为携带者，可分为：①肯定携带者，有一名或一名以上男患者的母亲，同时患者的姨表兄弟或舅父也患同样病者。②很可能携带者，有两名以上患者的母亲，母系亲属中无先证者。③可能携带者，指散发病例的母亲或患者的同胞姐妹。

（2）血清酶学检测：部分携带者血清酶学水平升高，但由于血清酶学在正常女性和女性携带者之间有一定的重叠，易造成误诊，故目前血清酶学水平的检测多作为携带者诊断的参考指标。

（3）肌肉活检：携带者的肌肉活检结果与患者相类同，只是程度较轻。肌活检进行抗肌萎缩蛋白的免疫荧光检测、红细胞膜的磷酸化、肌肉核糖体蛋白合成、淋巴细胞帽形凝集现象等均对女性携带者的检测有一定的帮助。

（4）分子生物学方法：可以采用不同的方法进行携带者的检测。

2. 产前诊断　对已经怀孕的携带者进行产前诊断。首先区别胎儿的性别，若是男胎，只有一半是正常，必须采用分子生物学方法进行检测，避免产出患儿。可在妊娠早期或中期取绒毛或羊水来检查，发现胎儿为患者，应行人工流产处理。

七、预后评估

DMD 患者一般在青春期出现严重残疾，长期用脚尖走路使跟腱挛缩，通常到 9～12 岁时患儿不能行走。功能废用可使肘、膝关节挛缩，多数患儿心肌受累，少数患儿严重受损发生充血性心力衰竭；约 20 岁时出现呼吸困难，晚期需要辅助呼吸。患者多在 25～30 岁前死于呼吸道感染、心力衰竭或消耗性疾病。BMD 预后较好，病程可达 25 年以上，40 岁以后仍可行走。面肩肱型肌营养不良病情进展缓慢，病后约 20 年失去行动能力。

八、出院随访

（1）出院时带药。
（2）定期复诊和门诊取药。
（3）出院时应注意问题。
（4）继续康复训练。

（张晓愉）

第五节　肌强直性肌病

肌强直（myotonia）是一种肌肉松弛障碍的病态现象，表现骨骼肌在随意收缩或物理刺激引起收缩后不能立即松弛。其原因可能是多方面的，主要由于肌膜对某些离子的通透性异常而引起，如在强直性肌营养不良症，其肌膜对钠离子通透性增加；而先天性肌强直则对氯离子通透性减退。

一、强直性肌营养不良症

强直性肌营养不良症（myotonic dystrophy，DM）由 Delege（1890 年）首先描述，肌强

直表现为骨骼肌收缩后不能立即松弛，肌强直时肌电图出现连续高频后放电现象。

（一）病因和发病机制

DM 是一种多系统受累的常染色体显性遗传疾病，致病基因位于染色体 19q13.2，该病是终生疾病，基因外显率为 100%。全球患病率为 3～5/10 万，无地理或种族的明显差异，发病率约为 1/8 000 活婴，是成年人最常见的肌营养不良症。其发病机制不清，近年来认为本病系因包括骨骼肌膜、红细胞膜、晶状体膜和血管膜等广泛的膜异常所致。除表现多组肌群萎缩和肌强直外，还有如晶状体、皮肤、心脏、内分泌和生殖系统等多系统损害。

（二）病理

典型的肌肉病理改变为细胞核内移，呈链状排列；肌细胞大小不一，呈镶嵌分布；肌原纤维往往向一侧退缩而形成肌浆块。肌细胞坏死和再生并不显著。

（三）临床表现

（1）本病发病年龄差异较大，但多见于青春期或 30 岁以后；男性多于女性，且症状较严重，进展缓慢。

（2）主要症状是肌无力、肌萎缩和肌强直，前两种症状更为突出。肌无力出现于全身骨骼肌，前臂肌和手肌无力可伴有肌萎缩和肌强直，有足下垂及跨阈步态，行走困难而易跌跤；部分患者可有构音和吞咽困难；肌萎缩常累及面肌、咬肌、颞肌和胸锁乳突肌，故患者面容瘦长，颧骨隆起，呈斧状脸，颈部瘦长而稍前屈；肌强直往往在肌萎缩之前数年或同时发生，分布不如先天性肌强直那样广泛，多仅限于上肢肌、面肌和舌肌，如用力握拳后不能立即将手松开，需重复数次后才能放松；用力闭眼后不能立即睁眼；欲咀嚼时不能张口等。用叩诊锤叩击四肢和躯干肌肉可见局部肌球形成，尤多见于前臂和手部伸肌，持续数秒后才能恢复原状，此体征对诊断本病有重要价值。

（3）约 90% 以上患者伴有白内障、视网膜变性、眼球内陷、眼睑下垂等，许多患者可有多汗、消瘦、心脏传导阻滞、心律失常、颅骨内板增生、脑室扩大、肺活量减少、基础代谢率下降等，约半数伴有智能低下。内分泌症状多见于男性，常见前额秃发和睾丸萎缩，但生育力很少下降，因此该病能在家族中传播；女性患者月经不规则和卵巢功能不全并不常见，也很少影响生育力。玻璃体红晕为早期特征性表现。本病进展缓慢，部分患者因肌萎缩及心、肺等并发症而在 40 岁左右丧失工作能力，常因继发感染和心力衰竭而死亡；轻症者病情可长期稳定。

（四）辅助检查

（1）肌强直时肌电图出现连续的高频强直波并逐渐衰减，为典型肌强直放电；67% 患者的运动单位时限缩短，48% 有多相波；心电图常可发现传导阻滞及心律失常。

（2）头颅 CT 检查可见蝶鞍变小及脑室扩大。

（3）肌活检表现轻度非特异性肌原性损害。

（4）CPK 和 LDH 血清肌酶滴度正常或轻度增高。

（5）基因检测有特异性，患者染色体 19q13.2 位点萎缩性肌强直蛋白激酶基因（DMPK）内 CTG 三核苷酸序列异常重复扩增超过 100（正常人为 5～40），且重复数目与症状的严重性相关。

（五）诊断和鉴别诊断

根据头面部肌肉、胸锁乳突肌和四肢远端肌萎缩、肌无力表现，体检时出现肌强直，叩击出现肌球，肌电图的典型肌强直放电，以及 DAN 分析出现异常的 CTG 重复，诊断应无问题。

临床需要与其他类型肌强直鉴别。有些患者首发症状为足下垂，并有跨阈步态，是下肢远端无力所致，易与 Charcot - Merie - Tooth 病混淆，也需注意鉴别。

（六）治疗

目前尚无有效的治疗方法，仅能对症治疗。

（1）膜系统稳定药。如苯妥英钠 0.1g，每日 3 次；普鲁卡因酰胺 1g，每日 4 次；或奎宁 0.3g，每日 3 次；这类药物能促进钠泵活动，降低膜内钠离子浓度以提高静息电位，改善肌强直状态；但有心脏传导阻滞者忌用普鲁卡因酰胺和奎宁。

（2）试用钙离子通道阻滞剂或其他解痉药也有效；或可试用肾上腺皮质类固醇和 ACTH。

（3）治疗肌萎缩可试用苯丙酸诺龙以加强蛋白的合成代谢；近年来用灵芝制剂有一定的疗效。

（4）缺乏有效方法改善肌无力，康复治疗对保持肌肉功能有益；合并其他系统症状者应予对症治疗，成年患者应定时检查心电图和眼疾。

二、先天性肌强直

先天性肌强直（congenital myotonia）因 Thomsen（1876 年）详细地描述了他本人及其家族的 4 代患者，而被称为 Thomsen 病。男女均可受累，为常染色体显性遗传，外显率高；但少数患者可为常染色体隐性遗传。

（一）临床表现

（1）症状自婴儿期或儿童期开始出现，呈进行性加重，至成年期趋于稳定。但我国患者的发病年龄一般较国外报告的要迟。

（2）该病没有肌萎缩和肌无力症状，肌强直表现与强直性肌营养不良相似，如用力握拳后需要一段时间才能将手松开，常有咀嚼第一口后张口不能，久坐后不能立即收起，静立后不能起步，握手后不能松手，发笑后表情肌不能立即收住，打喷嚏后眼睛不能睁开而引起他人的惊异等，严重者跌倒时不能以手去支撑，状如门板样倾倒。但全身肌肉肥大，貌似运动员。患者动作笨拙，静止不动、寒冷和受惊均可使症状加重，温暖可使肌强直减轻。可表现起动困难，反复运动可使症状减轻。用叩诊锤叩击肌肉时出现局部凹陷或呈肌球状，称为叩击性肌强直。如呼吸肌和尿道括约肌受累时可出现呼吸及排尿困难。有时可表现精神症状如易激动、情绪低落、孤僻、抑郁及强迫观念等。

（3）重复肌肉运动后肌强直症状不见减轻反而加重者，称为反常性肌强直；肌强直发作时伴有肌肉疼痛者称为 II 型肌强直。肌电图呈典型肌强直电位。

（二）鉴别诊断

（1）与萎缩性肌强直鉴别是其无肌萎缩、肌无力，但肌强直程度更严重而致功能障碍，肌强直是无痛性的，范围较广泛，表现握拳松开困难、用力闭眼后睁眼困难、走路或跑步的始动困难、吞咽困难，但呼吸肌很少涉及。

（2）与强直性肌营养不良症鉴别，本病不伴有肌萎缩、肌无力、白内障、脱发和内分泌功能障碍。

（3）与先天性副肌强直症鉴别，没有寒冷刺激也可出现肌强直症状。

（三）治疗

同强直性肌营养不良症。

（张晓愉）

参考文献

[1] 袁云. 代谢性肌病的诊断和鉴别诊断. 中国现代神经病学杂志，2007，7：116-119.

[2] 李海峰. 难治性重症肌无力的处理. 中国神经免疫学和神经病学杂志，2009，16：61-64.

[3] 周爱红，毕建忠，袁云. 重症肌无力并发多发性肌炎两例报告. 中国免疫学与神经病学杂志，2004：11

[4] 陈彬，王朝霞，栾兴华，等. 眼咽型肌营养不良汉族六家系的临床和遗传学特点中华神经科杂志，2010：43.

[5] 刘鸣，谢鹏. 神经内科学. 北京：人民卫生出版社，2008.

[6] 吴江. 神经病学（八年制）. 北京：人民卫生出版社，2010.

第九章　痴呆

第一节　概述

痴呆，目前国内外尚无公认的确切定义，一般认为痴呆是意识清楚的人出现的一种全面认知障碍综合征，须具备3个基本的特点：①患者的意识是清楚的。②认知障碍不是先天就有，而是先发育到正常再衰退到不正常，这一点有别于智能低下。③认知障碍是全面的，与单纯的失语、失用、失写等局限性脑功能障碍不同。

此外，有关痴呆的概念中，容易混淆的概念还有老年期痴呆和老年性痴呆。老年期痴呆是指老年期内各种原因引起的痴呆（发达国家≥65岁，发展中国家≥60岁）；老年性痴呆即指 Alzheimer 病。

一、概述

近年来，老年期痴呆的流行病学研究已成为国内外研究热点之一。这是由于全球人口老龄化的迅速进展和流行病学的研究方法日益完善激发了广大研究者的兴趣。以患病率和发病率为主要目标的描述性流行病学，可以提供疾病的分布规律，为卫生决策提供依据。分析性流行病学的研究，可提供疾病的危险因素及病因线索。实验性流行病学不仅进一步提供病因依据，还可以验证预防和治疗手段的有效性。

（一）痴呆的发病率与患病率

老年期痴呆的患病率，20世纪80年代以前的文献报道差异悬殊，低者＜1%，高者甚至＞20%。这种差异可能与下列因素有关：①诊断标准不统一。②被调查的人群年龄构成比不同。③调查人员对老年期痴呆的病因认识不足，只把多发梗死性痴呆和老年痴呆症列入老年期痴呆，而忽略了引起老年期痴呆的其他原因，如皮质下动脉硬化性白质脑病，帕金森病等，20世纪80年代以后，诊断标准和研究方法逐渐趋向一致，老年期痴呆的患病率也渐趋接近，多数报道65岁以上老年人痴呆患病率为5%左右，如上海的研究为4.69%，美国流行病学试点地区为4.1%～5.1%，日本的研究为4.9%，英国伦敦为4.6%。

近10年来，我国已有一些关于老年期痴呆患病率的小样本调查报告，60岁以上痴呆患病率从0.8%到8.6%，相差10倍。由于样本小，且绝大部分调查研究集中在城市居民，因此这些结果还难真实反应我国老年期痴呆的患病率。多数流行病学调查结果，我国老年期痴呆60岁以上的患病率为30%左右。换言之中国目前大约有360万老年痴呆患者。

流行病学中，发病率比患病率更重要，但是发病率文献并不多，这是由于发病率研究费事费力，难度较大。综合现有的资料65岁以上老年期痴呆的年发病率为1%～1.5%，如上海1.15%（张明远），英国0.92%（Copeland）和0.93%（Morgan），法国1.16%（Barbeger）和1.77%（Ltenneur），德国1.54%（Bicker）。

（二）痴呆患病率构成比

老年期痴呆患病率构成比是流行病学另一个值得注意的一个问题。现在公认老年痴呆症是欧美国家老年痴呆的主要病因，占老年期痴呆的 50%～60%，多发梗死性痴呆占 20%～30%，居第二位。日本的研究结果与此相反，血管性痴呆最常见，占老年期痴呆的 30%～60%。国内的研究结果不太一致，国内早期几个小型流行病学调查血管性痴呆的患病率高于老年痴呆症患病率。20 世纪 90 年代以后的资料显示与此相反，老年痴呆症多于血管性痴呆。由于缺乏统一的标准和大规模的流行病学调查，目前得出亚洲国家血管性痴呆的患病率高于老年痴呆症患病率或老年痴呆症多于血管性痴呆的结论为时尚早。但是，有人推测亚洲国家血管性痴呆的患病率高可能与亚洲国家脑血管病发病率高有关。

（三）病因

痴呆为一个临床综合征，能引起痴呆的疾病多达上百种，可简单的分为 3 类：①原发性变性痴呆，如老年痴呆症。②血管性痴呆，如多发梗死性痴呆。③继发性痴呆，如正常颅压脑积水、颅内感染、全身性疾病等。痴呆常见的病因有：

（1）变性疾病：老年痴呆症、额颞痴呆、亨廷顿病、帕金森病、进行性核上性麻痹、肝豆状核变性、肾上腺脑白质营养不良。

（2）脑血管病：多发梗死性痴呆、皮质下动脉硬化性白质脑病、腔隙梗死、淀粉样变性血管病。

（3）感染：艾滋病、进行性白质脑病、各种脑膜炎和脑炎、神经梅毒、Kuru 氏病、CJD。

（4）颅内占位性病变：急性或慢性硬膜下血肿、原发于脑的肿瘤、转移瘤。

（5）外伤：开放或闭合性损伤、拳击性痴呆。

（6）正常颅压脑积水。

（7）中毒：酒精中毒、CO 中毒、药物中毒（农药、镇静剂、催眠剂、抗癫痫药、抗精神病药）、重金属中毒（汞、铅、锰、砷）。

（8）代谢疾病：肝功衰竭、肾功衰竭、柯兴氏综合征、甲状腺功能低下。

（9）其他因素：癫痫、精神病、遗传病。

（四）发病机制

痴呆的病理基础非常复杂，截至目前还有很多问题没有解决，我们把痴呆的病理基础分为解剖学基础和神经生化基础。

1. 痴呆的解剖学基础　学习和记忆是人类高级功能——智能的基础，学习和记忆的衰退是痴呆最主要的临床表现之一。根据现代研究，痴呆可分为皮层性痴呆和皮层下痴呆两大类，前者是大脑皮层受累或萎缩的结果，以老年痴呆症为代表。后者大脑皮层基本完整，病变主要累及基底节、间脑及其间的白质联系纤维，如进行性核上性麻痹、帕金森病性痴呆、特发性基底节钙化等。脑血管病所致多发梗死性痴呆，既可累及大脑皮层，又可累及皮层下结构，是一种混合性痴呆。无论皮层性痴呆或皮层下痴呆，其病变主要累及了边缘系统。边缘系统是调节机体生理活动的高级神经活动中枢，它通过边缘下丘脑垂体系统保持内环境稳定；通过边缘中脑交感系统协调机体与外环境的联系；更重要的功能是调节情绪、记忆等高级神经活动，是人体内外各种信息的储存和运筹中心。边缘系统由围绕丘脑的左右两个 Pa-

pez 环路与围绕中脑的一个 Livengston 环路组成。

Papez 环路又称内侧边缘环路，左右各一，由海马连合互相沟通。其神经冲动由隔区传入扣带回，再至海马回，然后经海马、穹窿传入乳突体。乳突体的冲动再经乳突丘脑束传入丘脑前核，后者又经丘脑前放射传回扣带回。扣带回与新皮层各叶之间保持着广泛联系。其中海马是近事记忆信息转化和储存的主要场所，受损后会造成严重的近记忆力丧失。海马的冲动主要传入乳突体，两者受累或 Papez 环路中断会引起严重的精神和情绪障碍。

Livengston 环路又称基底外侧边缘环路，包括额叶眶面、颞叶前部、岛叶、隔区、杏仁核与丘脑背内侧核。此环与记忆和情绪有关，其中杏仁核是情绪表达的主要兴奋者，此外与颞叶内侧面受损可致顽固性健忘。在 Livengston 环路中还套着一个短的防御环路，自杏仁核经终纹至丘脑下部往返联系，此防御环路与觅食求生和进攻行为有关。

2. 痴呆的神经生化基础

（1）神经介质：

a. 乙酰胆碱：乙酰胆碱是第一个被确定的神经介质，现代研究认为乙酰胆碱是促进学习记忆的神经介质，胆碱能突触即"记忆突触"，中枢神经胆碱能系统与学习记忆密切相关。已经证实海马环路是胆碱能通路，受体为 M 型，阻滞 M 型胆碱受体能抑制信息由短时储存系统向长时储存系统转移。海马锥体细胞接受胆碱能纤维的传入，锥体细胞胆碱受体的数量减少可能与记忆障碍有关。大脑皮层深层锥体细胞也是乙酰胆碱敏感神经元，胆碱能上行激活系统使大脑处于警醒状态，是学习记忆的必要背景条件。胆碱疗法可以提高老年人的记忆力。

b. 儿茶酚胺类：起自蓝斑核的去甲肾上腺素能系统，向脑内的许多核团发出投射纤维，其中包括到大脑新皮层的投射纤维。去甲肾上腺素能系统活动可以调节广泛脑区的突触传入活动，增大环境中有意义的信息传入，抑制干扰刺激传入。通过去甲肾上腺素能系统这种对信息的"过筛"功能，可以提高注意力。应用去甲肾上腺素或去甲肾上腺素受体激动剂可以减轻各种原因导致的记忆障碍。此外，脑内去甲肾上腺素的水平还与记忆保存的程度有关。除乙酰胆碱和去甲肾上腺素外，学习记忆可能还与 5 - 羟色胺、γ - 氨基丁酸、高香草酸等多种神经介质有关，有待进一步研究证实。

（2）蛋白质：学习和记忆时蛋白质合成增加，抑制蛋白合成可以影响动物的学习和记忆，特别是远期记忆，远期记忆有赖于脑内蛋白质的合成。脑内可能存在着一种与记忆有关的蛋白质，称为 S - 100。学习时，海马中的 S - 100 增加 3 倍，它是由海马中的胶质细胞产生，在钙离子存在的情况下，联结到神经元的突触膜上，增加膜对 γ - 氨基丁酸的通透性，使蛋白合成增加，对记忆起促进作用。

（3）神经肽与内阿片肽：β - 内啡肽、脑啡肽都能损害记忆。β - 内啡肽通过抑制中枢神经系统的胆碱能 M 型受体，抑制去甲肾上腺素能系统，抑制胆碱突触释放乙酰胆碱，因而导致记忆障碍。脑啡肽的作用可能通过外周产生，与 β - 内啡肽作用机制不同。

二、临床表现

（一）临床表现

痴呆的临床表现主要表现在以下几方面：

1. 记忆力障碍　痴呆患者记忆障碍非常突出，特别是近记忆障碍，常常是最早的表现。

最初很容易被忽视，继之因明显地影响日常生活及工作而被重视，也是患者就诊的主诉之一。一般说来，早期多为近记忆障碍，以后远期记忆也受损。患者还可表现为虚构，即企图用荒唐的语言填补记忆力障碍造成的空白。

2. 定向力障碍　在地点定向、时间定向和人物定向中，较为敏感的是地点定向，表现为不知家住哪里而走失；时间定向方面，表现为不知今天是何年何月何日；人物定向方面，表现为过去非常熟悉的人现在不认识，甚至不能认识自己的家人。

3. 计算力障碍　计算力障碍常表现为计算错误，特别是购买商品时，患者不知道应付或应剩多少钱。计算力障碍中减法比加法更容易发生障碍。

4. 情感障碍　表现情感不稳，易兴奋激动，也易抑郁悲伤，还可以多疑、嫉妒、固执、自私等。

5. 行为异常　在痴呆的进程中，行为异常很常见，表现为行为不检点，甚至不知羞耻，也可出现性放荡及攻击行为，以不洁和徘徊行为最常见。还可表现活动减少，终日发愣、淡漠，或者重复独语。

6. 理解判断力障碍　不能系统地思考问题，对周围事物不能做出相应的判断。例如看电视，可见人物活动、说话、做事情，但对故事情节不能理解，不能把前因后果联系在一起。可以读书看报，但不解其意。

（二）临床分期

痴呆的临床分期方法很多，归纳起来，可分为3期：

1. 早期阶段　这一阶段的特征是记忆力障碍，特别是近记忆力障碍，常常是痴呆的早期症状，表现在自己熟悉的东西不知放在何处，记不住朋友的名字，刚吃过饭菜不能回忆起来，做过的事情很快忘记，常需要做笔记避免遗忘，注意力不集中，兴趣和积极性减退。这一阶段，病程进展很缓慢，患者生活完全自理，因而不易引起注意，常常被认为老年人的自然过程。

2. 中期阶段　这一阶段的特征是患者有明显的认知障碍，记忆力障碍由近期发展到远期，定向力（时间、地点、人物）也出现障碍，工作能力及计算力明显下降，理解判断能力也受损。患者不能胜任原来的工作，可有情绪不稳如易怒、抑郁、感情失控等，还可能表现行为异常、性格变化、幻想等。这些表现超过了正常衰老的界限，家人及同事感到患者属于病态，并到医院就诊。因而，我们在门诊看到的痴呆患者，至少是中期患者。这一阶段患者的生活能力降低，只能料理部分生活，需要别人的帮助。

3. 晚期阶段　这一阶段患者的各种定向力均降低，完全依赖他人，如：不能主动进食，随地大小便、不认识家人、缄默不语、无自主活动，还可能有迫害妄想、幻觉等。这一阶段的患者可出现各种躯体及神经系统方面的异常，如局限性神经系统体征、锥体外系征及共济失调等。患者生活完全不能自理。

三、诊断

（一）痴呆的临床诊断

1. 确定"痴呆的诊断"　根据简易精神检查（MMSE）、或美国精神疾病诊断和统计手册第Ⅳ版（DSM-Ⅳ）标准做出痴呆诊断。

2. 确定"痴呆的程度"　根据 ICD－10、临床痴呆评定量表（CDR）做出痴呆严重程度的诊断（轻、中和重）。

3. 确定"痴呆的病因"　前面已经提到，由于痴呆是一个综合征，它的病因非常复杂，临床诊断仅能推断可能的病因，有些疾病要借助于实验室检查，有的还要通过病理最后确定诊断。

（二）实验室诊断

实验室检查对于痴呆病因的诊断有很大帮助，如常规的血糖、肝功能、肾功能检查可帮助确定全身代谢性疾病；血清学和 PCR 检查可帮助确定某些传染病如梅毒、AIDS；头颅 CT、MRI 可帮助确定各种血管性痴呆。此外，单光子发射断层扫描（SPECT）、正电子发射断层扫描（PET）对痴呆的诊断也有一定的帮助，这些实验室检查可根据临床诊断适当选择。

四、治疗

由于引起痴呆的常见原因如老年痴呆症、血管性痴呆目前尚无有效治疗方法，因此很多人对痴呆的治疗持悲观态度。我们相信，随着医学的发展，新治疗方法的不断涌现，特别是人类基因的破译，打开痴呆治疗的大门已为期不远，目前治疗痴呆的方法主要分为对因治疗、对症治疗和生物学治疗。生物学治疗包括神经介质替代疗法、神经营养因子、促神经细胞代谢药、神经细胞保护剂及神经移植。目前，对症治疗和生物学治疗是治疗痴呆的主要方法。

（李立新）

第二节　Alzheimer 病

Alzheimer 病（Alzheimer's disease，AD）过去曾根据年龄分为早老性痴呆（＜60 岁）和老年性痴呆（＞60 岁），由于其发病基础相同，现在统称老年痴呆症或老年性痴呆，＜60 岁患者称为 AD 早发型，＞60 岁患者称为 AD 晚发型。AD 是公认的老年期痴呆中最常见者，是典型的原发变性痴呆。虽然 AD 发现至今有 100 年的历史，但病因至今未明，可能与遗传、中毒、感染等多种因素有关。由于 AD 病因未明，现在尚缺乏有效治疗方法。

一、概述

（一）病因

AD 的病因至今未明，根据文献报告先后提出的致病因素多达 17 种之多，概括起来主要来源于流行病学，遗传病学和神经病理学的研究。

1. 流行病学　由于调查方法，选择样本和诊断标准的不同，流行病学的研究结果有很大差异，但是普遍认为年龄、家族史及受教育程度与 AD 的发病有关。AD 是一个老年性疾病，与年龄的关系非常密切。从 55 岁开始，每隔 10 年患病率呈指数增加，最高的发病率是 80 岁以后，85 岁以上人群痴呆患病率可高达 47.2%。流行病学家发现有痴呆家族史的人群 AD 患病率是无痴呆家族史的 4 倍，这提示与遗传有关。近年来，流行病学家注意到教育程度低可能是早期发病的因素之一。这可能是由于接受过高等教育的人知识面广，工作能力强，进入老年后仍有较大的"保留知识"，另一方面教育水平较高的人能较好地完成流行病学调查设计的试验。

2. 遗传病学　最早提示 AD 与遗传因素有关的线索有二：①家族性 AD 的家谱分析。②21号染色体三体畸形所致的伸舌痴愚在 30~40 岁时大脑病理特点与 AD 相同。但是遗传基因的确立是在 20 世纪 80 年代以后。首先发现与 AD 有关的基因是淀粉样前体蛋白（β-APP）基因。这个基因位于 21 号染色体长臂中段，编码一个 695~770 个氨基酸组成的跨膜蛋白——β-APP，而淀粉样蛋白（β-AP）是这个蛋白的一个片断。对家族性 AD 早发型（<65 岁）连锁分析，发现了 β-APP 基因的几种形式的突变，这些突变造成了 β-AP 质与量的异常，加速了老年斑的"成熟"，从而促进 AD 发病。除 β-APP 基因外，在 AD 遗传病学研究中另一个重要的发现是 19 号染色体上的载脂蛋白 E（ApoE）的等位基因在 AD 发病中的作用，特别是与 AD 的晚发型（>65 岁）有关，包括家族性晚发型和散发性晚发型，这两种晚发型占全部 AD 患者的 70%~75%。ApoE 有 3 种等位基因：ApoE2，ApoE3，ApoE4。其中 ApoE4 与 AD 的关系密切。遗传病学家对家族性 AD 晚发型研究发现，如果家庭成员是 ApoE4 杂合体，AD 的患病率增加 2~3 倍；如果是 ApoE4 纯合体，则增加 8 倍。ApoE4 的表达能增加 β-AP 的聚集，另外有人推测 ApoE4 能使神经原纤维蛋白脱离微管系统，促使形成双螺旋状的细丝扭曲——神经原纤维缠结。

对于不同家族性 AD 的研究还发现了与 AD 发病有关的其他基因：14 号染色体早老素 1 基因，1 号染色体上早老素 2 基因。遗传病学证实 AD 是一种常染色体多基因遗传病，其中与家族性 AD 早发型有关的基因是 21 号染色体上的 β-APP 基因和 14 号染色体早老素 1 基因；与家族性 AD 晚发型和散发性 AD 晚发型有关的基因是 19 号染色体上的 ApoE 基因；1 号染色体早老素 2 基因既与家族性 AD 早发型有关，也与家族性 AD 晚发型有关。

3. 神经元中毒

（1）淀粉样蛋白（β-AP）：β-AP 是构成老年斑中心的物质，大量的体外试验显示 β-AP 对神经元有中毒作用。与体外试验相一致，脑内注射 β-AP 也引起神经元变性，特别是从 AD 患者大脑中提取的 β-AP 注入老鼠的海马和皮层中均引起了类似 AD 的神经元变性。这一发现成为 β-AP 中毒学说的有力支持者。

（2）微量元素：铝中毒与 AD 发病有关源于慢性透析性脑病。这个综合征发生于慢性透析 3 年以上，其主要临床表现是进行性痴呆、语言障碍、肌阵挛、抽搐及精神症状。它的发生与吸收大量的铝有关。在透析液中减少铝的含量或患者应用螯合剂，可减轻或预防此综合征。尸体解剖也发现 AD 大脑中铝含量增高，正常脑组织铝含量 $0.4\mu g/g$（干重），AD 患者脑中铝含量为正常人的 $1.5~30$ 倍，最高可达 $107\mu g/g$（干重）。这些患者大脑中的铝集中在细胞核的 DNA、神经原纤维缠结蛋白和老年斑的 β-AP。流行病学还发现饮用高铝水的地区，AD 的患病率和死亡率亦高。有人推测铝可能作用于 DNA，使神经原纤维蛋白合成的信息发生转录错误，引起神经原纤维缠结。但是迄今为止，铝进入中枢神经系统的途径及铝中毒机制未明，也有人认为 AD 患者大脑中的高铝现象是一个继发性改变。

最近研究者认为锌对维持大脑功能有重要作用，特别是与 β-AP 进入老年斑有关。AD 患者神经细胞的锌水平不正常，胞内低而胞外高。胞外高浓度的锌与 β-AP 结合后掩盖了酶对 β-AP 的作用点，保护 β-AP 避免被降解，促进 β-AP 在脑内沉积。

微量元素除铝和锌外，有的研究者还提出了铁的积累也是 AD 发病因素之一。他们发现老年斑周围的神经细胞含有大量的铁，这些铁可能与 β – APP 基因作用，使细胞产生大量 β – APP。

（3）兴奋性神经递质：神经元中毒学说除了 β – AP 和微量元素外，还有兴奋性神经介质如谷氨酸、天门冬氨酸。这些兴奋性递质过度地刺激低能量贮备的神经元，造成神经细胞死亡。

4. 感染因素　病毒与 AD 之间的联系曾被怀疑，但是由于感染实验的失败和未发现直接根据而被否定。但是仍有人怀疑 AD 与朊蛋白有关。这是由于 AD 与皮层—纹状体—脊髓变性（creutzfeld – jakob disease，CJD）的某些病理特点相似，例如 CJD 患者大脑中也有淀粉样蛋白沉积（与 AD 不是同一种），AD 患者大脑中某些变化与 CJD 病变相似。

（二）发病机制

根据上述研究，众多的病因线索中能确定的病因仅仅是基因的突变或表达异常。与基因有关的 AD 患者占全部 AD 患者的 70% ~ 75%，包括家族性 AD 和大部分散发性 AD，至少还有 20% ~ 25% 的 AD 患者与其他因素有关。越来越多的研究者相信 AD 是一个多病因疾病，但是相同的病理特点——老年斑和神经原纤维缠结，提示它们有相似的发病机制。AD 发病机制中有两个重要的因素，一个是老年斑的核心成分——淀粉样蛋白，另一个是神经原纤维缠结的结构蛋白——Tau 蛋白。下面分述淀粉样蛋白及 Tau 蛋白和 AD 的发病关系。

1. 淀粉样蛋白（β – AP）与 AD

（1）β – AP 的发现：早在 Alzheimer 描述老年斑以前，病理学家就知道有时候大脑皮层含有很多球状斑，这种斑的中心是一种细丝样物质沉积，周围是一些不正常的神经突。德国病理学家 Virchow 称这些细丝样物质为"Amyloid"，他认为是一种淀粉样物质。老年痴呆症第一次报告了老年斑是进行性痴呆的病理学基础。由此，这种以老年斑为病理特点的进行性痴呆称之为老年痴呆症。到 20 世纪 80 年代，对 AD 的研究有了突破性进展。Glenner 和 Wong 从 AD 患者的脑膜血管壁中首次分离出了 Amyloid。他们发现这种物质含有 39 ~ 43 个氨基酸，分子量大约有 4KD，并且在三维结构中呈 β 型折叠，从而称"β – Amyloid"。1985 年 Masters 和 Beyreuther 从老年斑中心分离出了一种蛋白质，这种蛋白质与 β – Amyloid 具有相同的分子量和氨基酸序列，并且能与相同的抗体结合，从而证实了老年斑中心也是 β – Amyloid Pro – tein（β – AP）组成。Kang 等在 21 号染色体长臂中段发现了一个基因，它含有 β – AP 的全部密码，这个基因编码的一组蛋白被称为 β – AP 前体蛋白（β – Amyloid Precursor Protein，β – APP）。这组蛋白由 695 ~ 770 个氨基酸组成，是一种跨膜糖蛋白。β – AP 是 β – APP 的一个片断，由 β – APP 细胞膜外的 28 个氨基酸和跨膜部分的 12 个氨基酸组成。这一发现不仅奠定了 AD 的遗传病学基础，而且也解释了为什么 21 号染色体 3 体畸形所致的伸舌痴愚与 AD 有相同的病理特点。

（2）β – AP 对神经元的作用：自从发现 β – AP 是老年斑的中心以后，掀起了对 β – AP 研究热潮。体外实验显示 β – AP 对神经元的作用与它的状态有关。溶解状态的 β – AP 在一个短的时间内能促进神经突生长和提高神经元的存活率，而沉积状态的 β – AP 对神经元呈现相反的作用，引起与 AD 相似的病理改变——神经突退缩，神经元变性。β – AP 除直接引起神经元变性外，它还能增敏神经元兴奋性中毒反应和增强低糖代谢对神经元的损害。

与体外研究相一致，脑内注射 β – AP 也引起了神经元的变性，最明显的改变是发生在衰老的哺乳类动物大脑，Frautscky 从老年痴呆症患者的大脑中分离出 β－AP，然后注入老鼠的海马和皮层中均引起了神经元变性。但是体内实验也得到了相反的结果。β－AP 对神经元的作用机制还不清楚，现在认为它激发了神经细胞凋亡过程。扫描电镜观察接触 β－AP 24h 的神经元，发现神经突消失和细胞膜突起，随着时间的延长突起变多变大，最后神经细胞被这些突起分裂成多个小体——"自杀"小体。透射电镜观察 β－AP 处理过的神经元，胞浆内出现空泡，染色体浓缩成斑片状，继而分裂成一定长度的片断进入"自杀"小体。这些形态学的变化符合细胞凋亡的过程。生物化学的特点也支持这一观点，从接触 β－AP 24h 的神经元提取 DNA，然后应用琼脂糖电泳可得到典型的 DNA"梯形带"。

（3）β－AP 在 AD 发病中的作用：随着发现 β－AP 是 β－APP 的一个片断，很多研究者试图用分子生物学阐明 β－AP 在 AD 发病中的作用。通过家族性 AD 的研究，几种 β－APP 基因的突变已经发现，这些突变提供了一个证据，β－AP 质或量的异常均可引起 AD 发病。应用双突变的 β－APP 基因模型可发现 β－AP 的产量增加 5~8 倍。由于 β－APP 基因突变引起的 β－AP 增加在家族性 AD 中也被证实。除了 β－AP 的量与 AD 发病有关外，β－AP 质的异常也与 AD 发病有关。应用 β－APP 三突变基因模型研究发现，细胞分泌的 β－AP 有较大的疏水性，它作为 β－AP 沉积的"种子"加速了其他短链 β－AP 的沉积，从而引起 AD 发病。AD 根据遗传特点可分为家族性和散发性，按发病时间可分为早发型（<60 岁）和晚发型（>60 岁）。家族性早发型除与 21 号染色体的 β－APP 基因有关外，还与 14 号染色体早老素 1 基因有关。家族性晚发型 AD 和散发性晚发型 AD 与 19 号染色体的 ApoE 基因有关；既与家族性早发型又与家族性晚发型有关的基因是 1 号染色体早老素 2 基因。尽管 AD 呈常染色体多基因遗传，这些基因缺陷导致 AD 发病都与 β－AP 有关。ApoE 是一种血浆脂蛋白，它能与 β－AP 结合，促进 β－AP 的沉积。此外，还发现 ApoE4 纯合体血管壁和老年斑的 β－AP 明显增加，即使 ApoE4 杂合体 β－AP 也呈中等量增加，ApoE4 增加 β－AP 沉积可能与组织清除 β－AP 的能力降低有关。早老素 1 是一种膜蛋白，功能可能与蛋白运输有关。早老素 1 基因突变影响到 β－APP 的代谢和运输。早老素 2 与早老素 1 是同源基因，对 β－APP 的影响与早老素 1 相似。β－AP 除与老年斑形成有关外，也参与神经原纤维缠结形成。有的研究者发现当老年斑形成后，可溶的 β－AP 进入神经细胞，使与微管蛋白相结合的 Tau 蛋白过多磷酸化，过多磷酸化的 Tau 蛋白脱离微管蛋白而形成神经原纤维缠结。

β－APP 如何形成 β－AP，现在的研究集中在 β－APP 加工代谢过程。一般情况下，β－APP 加工途径有 2 种：①由 α 分泌酶介导的称 α 途径。裂解位置在 β－AP 片断的内部，这一途径破坏了 β－AP 的完整结构，故称为非淀粉样蛋白源性加工途径，生理条件下这是一条优势途径。②由 β 分泌酶和 Y 分泌酶共同介导的呈 β－γ 途径。裂解位置分别在 β－AP 的 N 端和 C 端切割 β－APP，导致 β－AP 的产生和分泌，因此又称为淀粉样蛋白源性加工途径。β－APP 加工是一个调控过程，早老素 1 可能参与调控。β－APP 基因和早老素 1 基因突变、部分神经递质及蛋白酶抑制剂均可改变 β－APP 加工途径，影响 β－AP 的生成和分泌。

2. Tau 蛋白与 AD

（1）Tau 蛋白：微管系统是神经细胞骨架成分，参与多种细胞功能，微管由微管蛋白及微管相关蛋白组成，Tau 蛋白是一种含量最高的微管相关蛋白。Tau 蛋白的细胞功能是：

①与微管蛋白结合促进其聚合形成微管。②与形成的微管结合，维持微管稳定性。Tau 蛋白基因位于 17 号染色体长臂。正常人中由于 Tau 蛋白 mRNA 剪接方式不同，可表达出 6 种同功异构体。Tau 蛋白为含磷酸基蛋白，正常脑中 Tau 蛋白分子含 2 ~3 个磷酸基。而 AD 患者脑的 Tau 蛋白则异常过度磷酸化，每分子 Tau 蛋白可含 5 ~9 个磷酸基。异常过度磷酸化的 Tau 蛋白与微管蛋白的结合力仅是正常 Tau 蛋白的 1/10，同时也失去了促进微管形成和维持微管稳定的作用。

（2）Tau 蛋白与 AD：AD 的主要神经病理特征之一是神经元纤维缠结（NFT），而与 NFT 发生有密切关系的神经蛋白是 Tau 蛋白，可以认为异常磷酸化 Tau 蛋白的病理性沉积最终导致 NFT 的形成。NFT 是导致神经元纤维退化的主要原因，可作为大脑早老化的标志。AD 患者较正常老人脑内 NFT 数量更多、分布遍及整个大脑。NFT 随 AD 的发展而增多，并与临床痴呆程度相关。神经元纤维缠结的主要成分是成对螺旋丝，其亚单位主要是过度磷酸化的 Tau 蛋白。

血浆，脑脊液 Tau 蛋白水平分析：AD 患者血浆、脑脊液（CSF）中 Tau 蛋白测定可用酶联免疫吸附法（ELISA），研究表明 AD 患者 CSF 中 Tau 蛋白水平比同龄正常及非神经疾病患者组均显著增高。用 CSF 中 Tau 蛋白含量增高诊断 AD，其敏感性为 82%，特异性达 70%。如同时测出 CSF 中 Tau 蛋白水平增加及淀粉样蛋白水平降低，对 AD 诊断的特异性可达 70% ~90%。

二、病理

（一）AD 脑标本的肉眼观察

AD 患者脑标本的肉眼观察变异很大，有的标本可无明显肉眼改变，而有的脑标本则有明显的萎缩。萎缩的部位可累及额叶、颞叶或/和顶叶，脑萎缩可表现为两侧大脑标本重量常有不同程度减低，有时可 <1000g。脑萎缩的程度可通过脑的体积与颅腔容积的比来估价，在 CT 和 MRI 已很普及的今天，在患者生前估价脑萎缩程度已成为现实。老年人，尤其是 65 岁以上的老年人神经细胞自然衰变和数量减少，导致脑的重量和体积也相应地减少，这是所谓的生理性萎缩。生理状况下 50 岁以前脑的体积无明显减少，50 岁以后出现生理性萎缩，60 岁时脑的体积占颅腔容积的 92%，而到 90 岁时脑的体积仅占颅腔容积的 830%。而 AD 脑的体积要比同龄正常脑标本的体积减少 10% 以上，因此，AD 应是一个病理性萎缩。

（二）AD 脑的病理组织学检查

AD 的神经组织学特点主要是老年斑（senile plaques，SP）和神经原纤维缠结（neurof - ibrillary tandes，NFTs）。此外，还有颗粒空泡变性（granulovacuolar degeneration，GD），平野小体（hiranobody，HB），神经元减少，神经元轴突和突触的异常，星形细胞和小胶质细胞的反应，以及脑血管的改变。下面主要介绍老年斑和神经元纤维缠结。

1. 老年斑（SP）　老年斑又称轴突斑，是 AD 脑中主要病理特征之一。这种病变的范围 50 ~200μm，用银染色很容易显示。病变的核心是淀粉样蛋白（β - AP），周围由变性的轴突、树突突起、类淀粉纤维和胶质细胞及突起组成。SP 在银染色下可分为 3 种类型：①原始型或早期斑。②经典型或成熟斑。③燃尽型或致密斑。现在的研究表明原始型是由少量扭曲的大部分来自于突触前的轴突，伴有少许淀粉样蛋白、星形细胞突起，偶有小胶质细胞参与组成的。所谓经典型或成熟斑，有一致密的淀粉样蛋白，周围是营养不良的轴突、星形细胞的突起和胞体，偶有小胶质细胞。而最后一个阶段称为燃尽斑，主要由致密的淀粉样蛋白核心组成。

使用抗淀粉样蛋白抗体研究 AD，发现淀粉样蛋白在脑中的沉积要比用传统染色广泛得多。在中枢神经系统与抗淀粉样蛋白抗体产生免疫反应的部位有新皮层、Meynert 基底核、中脑、脑桥、延髓、小脑皮层和脊髓。淀粉样蛋白在皮层内沉积也有定位，主要分布在皮层的第 Ⅱ、Ⅲ、Ⅴ 层。淀粉样蛋白来自它的前体蛋白（amyloid precuisor protein，APP）断裂后产生的 1 种 41~43 个残基的多肽，尽管所有的细胞都有产生 APP 的潜能，但神经元是产生这种物质的主要根源，星形细胞和小胶质细胞也产生一定数量。

2. 神经原纤维缠结（NFTs）　AD 第 2 个主要的组织学变化是 NFTs，NFTs 并非 AD 的特异性改变，它们也可见于正常老年人和其他神经系统变性病中，包括：Down 综合征，脑炎后帕金森综合征，拳击脑，关岛肌萎缩侧索硬化—帕金森—痴呆综合征和亚急性硬化性全脑炎，老年人 NFTs 多见于颞叶结构，而 AD 则遍及整个大脑。NFTs 的构形是随神经元的形状不同而不同的。在锥体细胞中 NFT 是火舌样的，而在脑下的神经元中他们的形态是线球样的。NFTs 在 HE 染色的组织切片中极容易看到，但最好用银浸染技术或刚果红染色在偏振光下观察，应用各种抗神经丝蛋白、Tau 蛋白和泛蛋白的抗体标记均可显示 NFTs。电镜下显示，NFFs 是由成对螺旋丝（PHFs）组成。PHF 每根微丝的直径 10nm，每隔 80nm 有个相互交叉点，形成典型的双殴螺旋状。

生物化学研究显示，NFTs 是一种异常磷酸化 Tau 蛋白的异型，是微管相关糖蛋白的一种主要成分。识别这种异常 Tau 蛋白的单克隆抗体是 PHF 的特异性标记物，并可用来对 NFTs 进行定量分析。它们也含有泛蛋白，用抗泛蛋白抗体标记 NFTs 显示强阳性。NFTs 是胞浆内的包含物，含有这种物质的神经元死亡后 NFTs 可存在于细胞外，这些神经元外的 NFTs 最常见于海马和内嗅皮层，它们抗原性和超微结构不同于神经元内的 NFTs，它们主要由微丝，而不是 PHF 组成。

三、临床表现

AD 属皮层性痴呆，是最常见的原发性变性痴呆，其主要临床特点是：

（1）起病缓慢，多在 50 岁以后隐袭起病。病程为缓慢进展，一般持续 5~10 年。

（2）以进行性痴呆为突出症状，最主要的表现为近记忆力丧失。起初患者健忘、淡漠、懒散，继之定向力、判断力及计算力障碍，智能明显减退，并有幻觉、妄想等精神症状。

（3）晚期可伴有各种类型的癫痫发作，以全身强直阵挛发作和复杂部分发作较常见。神经系统检查早期一般无明显定位体征，晚期可出现锥体束或锥体外系体征。

（4）脑脊液一般正常，部分患者蛋白轻、中度升高。

（5）脑电图病程早期可见。节律丧失及电位普遍降低。病程后期可见弥漫性中波幅 θ 及 δ 波，不规则，双侧可不对称。

（6）CT 或 MRI 显示普遍性脑萎缩，即脑皮质与脑髓质均萎缩。脑皮质萎缩显示大脑表面的脑沟、脑裂及脑池扩大。脑髓质萎缩显示脑室扩大。

四、诊断与鉴别诊断

（一）AD 的临床诊断步骤

1. 确定"痴呆的诊断"　根据简易精神检查（MMSE）或 DSM－Ⅳ标准作出痴呆诊断。
2. 确定"痴呆的程度"　根据 ICD－10，临床痴呆评定量表（CDR）作出痴呆严重程度的诊断。
3. 确定"痴呆的病因－AD"　根据 NINCDS－ADRDA 诊断标准，排除特定原因引起的痴呆。

由美国国立神经病、语言交流障碍和卒中研究所—老年性痴呆及相关疾病学会制订的标准。被称之为老年性痴呆患者诊断的"金"标准。其诊断准确率达 80%～100%，敏感性达 81%～88%，特异性达 90%。

老年性痴呆的诊断主要靠临床，临床诊断的主要依据是：①中、老年起病，符合痴呆的表现。②痴呆呈进行性进展。③影像学表现大脑半球普遍萎缩。④排除其他原因所致痴呆，如血管性痴呆等。确诊须依靠病理发现 AD 特征性病理改变——老年斑和神经原纤维缠结。

（二）AD 的实验室诊断

1. 神经影像学

（1）CT 或 MRI：显示普遍性脑萎缩，即脑皮质与脑髓质均萎缩。脑皮质萎缩显示大脑表面的脑沟、脑裂及脑池扩大。脑髓质萎缩显示脑室扩大。此外，可帮助排除临床上貌似 AD 的其他痴呆性疾病如：脑积水、慢性硬膜下血肿、脑瘤和脑梗死。

（2）SPECT：AD 早期可发现双颞叶后部和颞顶区局部脑血流（r－CBF）减少，追踪观察诊断符合率 77%～80%，晚期脑血流普遍减少。

（3）PET：证实 AD 脑代谢功能下降，颞顶枕结合区皮层下降最明显，临床诊断"很可能 AD"中，PET 敏感性为 96%，特异性为 97%。

2. 脑电图和脑地形图　脑电图病程早期可见。节律丧失及电位普遍降低。病程后期可见弥漫性中波幅 θ 及 δ 波，双侧可不对称。脑地形图中，δ 及 θ 功率弥漫性增强，α 功率大部分区域下降。

（三）鉴别诊断

虽然，许多器质性脑病可产生与老年性痴呆相似的临床症状和病程，但实验室检查，尤其是神经影像学检查可有助于其正确诊断。

1. 老年性痴呆与正常老年的鉴别　轻度健忘是大多数老年人的常见主诉。在临床实践中常需鉴别这究竟是良性衰老性健忘，还是轻度、非进展的老年性痴呆。但这在疾病分类学上尚未解决，诊断上也较困难。

Grober E. 等将记忆障碍分为表面记忆缺陷和真正记忆障碍。前者可通过对语意处理过程的适当调节、协助编码和有效暗示，使回忆得到改善。后者常伴有痴呆，是记忆过程受损。可分别称之为健忘和遗忘。为对少数有记忆障碍、早期不典型痴呆者进行筛选，Grober E. 等设计了记忆障碍的综合评价，包括命名、增加暗示、回忆和空间位置记忆。测试结果证明痴呆者有真正的记忆障碍，言语障碍有助于鉴别。对可疑痴呆者追踪观察发现，言语障碍可预示继续衰退。此外，与年龄有关的认知改变是多因素的。除老年本身外，感觉缺陷、一般健康状况和态度等都可能影响智能测试。因此，老年人有轻度认知缺损时是属于正常老化，还是诊断早期老年性痴呆，是一个复杂的问题。鉴别的唯一途径是追踪、动态观察。

2. 血管性痴呆　血管性痴呆有卒中史，伴局灶性神经功能损害的表现，痴呆发病在卒中后 3 个月以内。多呈阶梯式进展，病程起伏，CT 或 MRI 呈现局灶性损害，单光子发射断层扫描有局灶性血流量减少，Hachinski 评分 >7 分。

3. 额颞性痴呆　这是一组以行为障碍为主而记忆损伤次之的变性痴呆，其病理、临床表现、神经心理及影像学等方面与 AD 有所不同，被命名为额颞性痴呆（frontotemporal dememia，FTD）。现在认为额颞性痴呆包括额叶变性型、运动神经元病型及 Pick 型。

（1）额叶变性型：轻度对称性额叶及前颞叶脑回萎缩，镜下可见神经元萎缩或缺失及轻到中度的星形胶质细胞增生，无 Pick 小体或 Lewy 包涵体。

（2）运动神经元病型：脑部的病理改变与额叶变性型相同，并存在脊髓运动神经元变性，主要影响颈、胸段。此型可出现球麻痹，肌无力，肌束震颤等运动神经元病征象。

（3）Pick 型即 Pick 病：现在认为 Pick 病是额颞性痴呆的一个类型。

总之，当患者表现有行为障碍先于记忆力降低，萎缩以大脑前部为主，及正常的 EEG 时必须怀疑额颞性痴呆。确诊须依靠病理学检查。

4. Lewy 体痴呆　Lewy 体痴呆亦是一种变性性痴呆，临床表现有 3 大症状：波动性的进行性痴呆，自发性帕金森综合征的运动特征和以视幻觉为突出代表的精神症状，确诊依靠病理发现大脑皮层及皮层下核团弥散分布的 Lewy 包涵体。

五、治疗

由于 AD 原因未明和发病机制不清，目前尚无特异性治疗方法。近一个世纪的探索，用于 AD 治疗的药物达几十种，主要是：抗精神病药、神经介质替代剂、神经营养因子和神经细胞保护剂。以下部分除对 AD 现行的治疗方法进行评价外，并对今后的治疗进行了展望。

（一）AD 现行治疗方法的评价

AD 的治疗可分为对症治疗、生物学治疗和对因治疗。生物学治疗包括神经介质替代疗法、神经营养因子、促神经细胞代谢药、神经细胞保护剂及神经移植。目前，对症治疗和生物学治疗是 AD 治疗的主要方法。

1. 对症治疗　各种精神症状如嗜睡、抑郁、焦虑、攻击行为甚至成为植物状态在 AD 中常见，治疗中选择各种抗精神病药物是合理的。但是绝大部分抗精神病药物都有副作用，甚至使病情恶化。控制精神症状首先试用非药物疗法，如增加活动、消除疑虑。必须采用药物治疗时从小剂量开始逐渐增加，同时密切注意病情变化，及时停药。

2. 乙酰胆碱替代疗法　乙酰胆碱缺乏曾是 AD 病因中强调的重点，20 世纪 80 年代 AD 治疗集中于乙酰胆碱替代疗法，期望像多巴胺治疗帕金森病一样，取得 AD 治疗的突破。但是迄今为止没有取得满意的效果。胆碱疗法包括乙酰胆碱前体，胆碱酯酶抑制剂，胆碱受体激活剂。乙酰胆碱前体包括胆碱和胆碱磷脂，目的是增加体内乙酰胆碱的合成，43 个临床试验仅 10 个报告有效，其治疗效果被否定。

胆碱酯酶抑制剂是最常用的治疗药物，也是最有希望的治疗方法。第一代胆碱酯酶抑制剂主要有毒扁豆碱，四氢氨基吖啶和 Venacrine。毒扁豆碱改善记忆的作用已被证实，其缺点是作用时间短（1~2h），治疗剂量个体差异性大。四氢氨基吖啶是一种中枢神经系统内有活性的氨基吖啶，呈现可逆性的胆碱酯酶抑制作用。3个中心临床试验证明改善认知功能有疗效，主要副作用是肝脏损害和消化道反应。治疗期间大约有50%的患者出现血清转氨酶升高，10%～20%的患者由于消化道症状不能忍受。四氢氨基吖啶是第一个被美国FDA批准用于治疗AD的胆碱酯酶抑制剂。Venacrine是四氢氨基吖啶的羟化代谢物，治疗作用和副作用与四氢氨基吖啶相似。鉴于第一代胆碱酯酶抑制剂疗效差，副作用大，第二代胆碱酯酶抑制剂已应用于临床如盐酸多奈哌齐（安理申，Aricept）、重酒石酸卡巴拉丁（艾斯能，Exelon）、石杉碱甲（哈伯因，Huperzine），临床实践证明第二代胆碱酯酶抑制剂能改善患者记忆功能，提高患者生活质量，而且副作用轻。

胆碱受体激活剂：AD患者的大脑中突触前乙酰胆碱受体（M_2）减少，而突触后的乙酰胆碱受体（M_1）相对完整。基于这个理论给予胆碱能受体激活剂是合理的。胆碱能受体激活剂有Bethanechol，Oxotremorine，Pilocarpine和Arecoline。脑室内给以Bethanechol显示了治疗作用，但是脑室插管能引起严重的并发症包括出血、癫痫，甚至死亡。口服Policarpine和Oxotremorine没有显示治疗作用，Arecoline仅出现了短期疗效，且需要静脉给药，目前应用的胆碱受体激活剂无选择地同时激活M_1和M_2受体，长时间的激活突触前受体（M_2），可能实际上抑制了乙酰胆碱的释放。因此现有的胆碱受体激活剂疗效远不及胆碱酯酶抑制剂。

3. 神经营养因子　神经营养因子是一些促进神经系统发育和维持神经系统功能的蛋白质。近年来，应用这些神经营养因子作为神经细胞保护剂治疗神经系统疾病如肌萎缩侧索硬化，周围神经病和AD。它们的治疗机制是刺激神经细胞合成必须的神经介质和重建这些神经细胞的突触系统。动物模型和体外细胞培养均证实了神经营养因子能提高神经细胞的存活率，临床应用神经营养因子的目的是抑制神经胞变性，恢复变性细胞的功能。在治疗AD研究中应用最多的是神经生长因子。动物实验中，皮层和海马的胆碱能系统遇到损害会出现记忆和认知功能下降，大量资料证实NGF能预防这种胆碱能纤维变性。最近分子生物学发现NGF和NGF受体的基因功能异常，可发现与胆碱能神经系统和认知功能一致的变化。这些实验结果给NGF疗法带来了希望。NGF的治疗作用主要是阻止AD的发展而不能短期内出现疗效，这给临床观察带来了一定的困难。大规模的临床试验正在计划中。除NGF外，还有其他的神经营养因子十余种如脑源性神经营养因子。

4. 促神经细胞代谢药　AD患者大脑利用葡萄糖能力降低而且代谢异常。根据这一理论，应用某些药物，企图纠正葡萄糖代谢的异常。这类药物常用的有海得琴和促智药。海得琴是一种α肾上腺素受体阻断剂，主要用于治疗各种血管病，包括周围血管病、冠心病、脑血管病。它们还能降低血小板的活性和血细胞对血管壁的附着，从而改善微循环。近来被用来治疗各种痴呆和衰老引起的认知障碍，大量的临床资料未显示确切的疗效，脑通是海得琴的换代产品。促智药是一类GABA衍生物包括脑复康、Oxiracetam、Pramiracetam等，能增强神经传递，促进能量代谢。临床双盲多中心试验未取得一致的治疗意见。根据文献报道银杏叶对改善记忆功能有一定疗效，药理作用与清除自由基有关。

5. 神经细胞保护剂　变性机制的研究揭示了神经细胞变性是神经细胞凋亡。这一过程的发生首先是多种因素（细胞内、外）引起细胞内胞浆钙离子浓度升高，升高的钙离子激活核酸内切酶，从而引发细胞凋亡。根据这一观点应用钙离子通道拮抗剂是合理的。有人比较了尼莫地平和海得琴的治疗作用，发现尼莫地平优于海得琴。但是尼莫地平确切疗效仍在研究中。

（二）AD 治疗的展望

1. 对症治疗　抗精神病药物改进患者的认知功能仅能呈现短期疗效，决定患者预后的是护理，包括精神护理和基本护理。提高护理质量是对症治疗的关键。

2. 乙酰胆碱替代疗法　今后的战略是寻找新的药物，这种药物应符合 3 个条件：①选择性兴奋突触后 M_1 受体，而抑制突触前 M_2 受体。②容易透过血脑屏障。③最大限度地减少对周围神经的作用。

3. 神经营养因子　由于 NGF 治疗作用受到限制，这种治疗方法寄希望于：①发现广谱的神经营养因子或几种神经营养因子联合应用。②神经营养因子不能通过血脑屏障，如何使神经营养因子进入脑内是今后必须解决的课题。

解决的途径：①应用计算机改进目前的机械装置。②移植缓慢释放神经营养因子的载体。③基因治疗：移植能产生多种神经营养因子的细胞如用基因工程产生的、能分泌多种神经营养因子的成纤维细胞，或把神经营养因子的基因经过一定的载体转入脑内的靶细胞。④增加内源性神经营养因子的作用：这包括增加合成、释放与受体结合。这种方法可避免给予外源性神经营养因子的各种困难。

4. 病因治疗　AD 的众多病因中，得到广泛承认是遗传学和神经元中毒学说。根据这两个学说，淀粉样蛋白（β－AP）在 AD 发病中起到了中心和共同通道的作用。对 β－AP 连锁反应的多个环节进行干扰，打断其恶性循环是治疗 AD 的一个重要策略，这包括减少 β－APP 的产生，抑制 β－AP 的分泌（β－APP 的 p 代谢途径），防止 β－AP 的沉积。

5. 神经移植　理论上活的神经组织能阻止神经细胞变性和提高病变组织的功能。3 种神经组织可作为实验预选材料：胎儿脑组织，周围神经和体外培养的神经细胞。由于 AD 缺乏成熟的动物模型，神经移植疗法目前仍处在理论研究和动物实验阶段。

AD 治疗虽然有许多潜在的治疗方法，但最近一个时期内支持疗法仍然是基本的治疗措施，胆碱酯酶抑制剂是首选的治疗方法。随着各种药物的出现，药物治疗与支持疗法相结合将取代单一的支持疗法。由于 AD 病因未明，目前的治疗基本上属"治标"范围，根本的治疗方法要依靠病因的明确和发病机制的证实。目前 AD 缺乏有效的治疗方法，预后不良。

（聂靖炜）

第三节　血管性痴呆

血管性痴呆（vascular dementia, VD）广义上指各种脑血管病（包括缺血性脑血管病、出血性脑血管病以及脑缺血缺氧性损害）引起的痴呆。但一般概念是指缺血性脑血管病引起的痴呆。老年期痴呆中，欧美国家 Alzheimer 病患病率高于血管性痴呆，血管性痴呆占痴呆病因第二位。日本和我国几个小样本流行病学调查结果相反，血管性痴呆的患病率高于老年痴呆症患病率，是痴呆的第一位原因。血管性痴呆具有 3 个基本要素：①脑血管病。②痴呆。③痴呆的发生与脑血管病有一定关系，即痴呆发生在脑血管病后 3 个月以内。一般来说，血管性痴呆的预后好于老年痴呆症，一定程度上可以预防。

一、概述

引起痴呆的脑血管病可分为 6 种类型。

（一）多灶性梗死

这是引起痴呆的最常见类型，多梗死后痴呆占 VD40%～45%。多梗死后是否引起痴呆，梗死灶的部位，范围与痴呆的关系目前尚未澄清。Tomlinson 经尸解研究认为，痴呆的发生与梗死的部位无关，而与梗死的总体积密切相关，如梗死灶总体积 >100ml，90% 的患者就能发生痴呆。然而，目前更多的研究资料表明，VD 的发生不仅与梗死灶的体积相关，而且与梗死灶的数目，部位密切相关。尽管多发小梗死灶体积小，神经症状轻微，但因数量多，造成皮层下白质传导纤维多处断裂，因而可引起明显的痴呆。临床经验也表明，大面积的脑梗死或脑出血引起显著偏瘫，偏身感觉障碍，失语等症状，但幸存者一般并不痴呆，只有双侧受累，引起假性球麻痹后才有 43.8% 的患者出现痴呆。痴呆还与梗死灶的部位有关，日本小高弘子的病理研究发现，左半球梗死较右半球易发生痴呆。Kamayama 报道多发额叶梗死灶 60% 导致痴呆，其他脑区的多发性梗死仅 27% 引起痴呆。孟家眉对多梗死痴呆的临床研究指出，多梗死后是否发生智能障碍，影响最大的因素是皮质病变，即脑萎缩的程度，其次是皮质下病变，第三位的才是脑梗死的体积。

多梗死后如何引发痴呆，目前还不清楚，有的患者梗死灶数量很多，不一定有痴呆，时常发生临床表现与影像学所见并不吻合。因此，痴呆的发生与很多因素有关，目前较为普遍的观点认为，痴呆的发生是由于多梗死后对某些中枢结构的损害以及影响了中枢之间的联系丽导致痴呆。近来应用 PET 对局部脑血流和糖代谢的研究表明，多梗死痴呆患者的额叶、颞时，尤其是丘脑、基底节等部位的脑血流及糖代谢率较其他部位显著下降，提示可能系皮质下结构联系中断所为，即大脑神经功能联系不能所致。

（二）大面积脑梗死

脑动脉主干闭塞，一次发病即可导致痴呆。

（三）关键部位梗死

角回、丘脑、基底前脑或大脑后动脉、大脑前动脉供血区梗死均可引起痴呆。

（四）低灌流

急性血流动力学变化如心脏骤停、脱水、低血压所致的分水岭脑梗死。

（五）小血管病变

腔隙状态、Binswanger 病、CADASIL、脑淀粉样血管病。

1. 腔隙状态　又称多发性腔隙性脑梗死，这是由于大脑或脑干深部的终末细小动脉闭塞而引起的腔隙性小梗死，病理学上表现为直径在 2～20mm 的腔隙梗死灶，95% 的病灶分布于基底节，脑桥和深部白质等皮质下部位。最常见于高血压、动脉硬化和糖尿病的患者，近年来发现经常与其他形式的脑损伤如大梗死，白质变性等同时存在。目前有报道认为多发性腔隙性脑梗死患者发展成 VD 的危险性至少是正常人群的 5～25 倍，其所致痴呆的临床表现主要为精神运动迟缓，注意力不集中，犹豫不决，精神不振等皮质下痴呆的表现。

2. Binswanger 病　又称皮质下动脉硬化性白质脑病，是一组以慢性高血压脑动脉硬化，痴呆，头颅 CT 显示脑室周围白质低密度改变为特征的综合征，是 VD 的一个重要类型。在头颅 CT，MRI 应用于临床之前，Binswanger 病被认为是一罕见的疾病，随着现代影像技术的发展，有关 Binswanger 病的报道明显增加，因而引起研究者的关注。

现在认为大脑半球白质在脑室周围为皮层长髓支和白质深穿支动脉的供血交界区（分水岭区），两者均为终末动脉，其间缺少血管吻合，血液循环相对较差。而且随着年龄的增长，上述血管常发生扭曲，盘绕和螺旋样改变。近来采用计算机对增龄有关的动脉扭曲进行分析发现，其血管阻力和维持灌注的最小压力阈都增加。因此当局部或全身血流量下降时，极易导致白质缺血。因此，至少从局部解剖学意义上来讲，白质应为选择性敏感区。此外，广泛的深穿支动脉硬化，管壁增厚，管腔狭窄，进一步导致白质缺血。现在认为白质改变的病理学基础为：①白质纤维的髓鞘肿胀或脱失，多灶性星形细胞增生，可同时伴有轴突的破坏，电镜下可见髓鞘板层严重断裂，折叠和水波样，内板呈网状，局灶性小结节样增厚，轴突部分肿胀，破损，细胞器消失或完全空变，神经元核内染色质溶解或融合成团。②在白质深部形成多发腔隙性脑梗死或筛网状态。③深部白质区广泛的小动脉硬化。④脑室系统扩大，深部灰质核团萎缩，胼胝体变薄。有的学者认为胼胝体神经纤维减少与该病的智能障碍有关。通过免疫组化研究发现，大脑皮质神经突触小体的减少可能与 Binswanger 病患者的痴呆发生有关。对 Binswanger 病患者的尸解材料进行生化研究发现，脑室周围的组织蛋白脂质碱性髓鞘蛋白明显减少，微管蛋白明显减少，以及与脑室壁损害后脑脊液的泄漏有关。此外，脑脊液的循环障碍，血脑屏障的损害，深部白质的静脉回流障碍在发病机制中的作用有待深入研究。

3. 皮层下梗死和白质脑病伴常染色体显性遗传脑动脉病 是由 Sourander 等首先发现的一种特殊类型的脑血管病，此病患者缺乏通常脑血管病的危险因素，临床主要表现为有遗传倾向，中年起病的复发性皮层下卒中，偏头痛样的头痛，进行性皮质下痴呆和假性球麻痹，神经影像学及组织病理与 Binswanger's 病相似。CADASIL 的发病机制目前尚不清楚，电子显微镜检查提示白质内的小血管内膜和基底膜正常，而中层明显变厚，沉积物含有胶原，弹性碎片和一种细胞外的颗粒电子密度物质。组织化学染色后，推测此种物质可能是酸性黏多糖。这种小动脉壁上颗粒沉积物的本质目前还不清楚，人们期望通过对于它的探索，能够对小动脉病变的发病机制研究有所突破。目前的研究认为，CADASIL 是一种常染色体显性遗传性疾病，用遗传连锁分析，把 CADASIL 的遗传基因定位于染色体 19q12 位点上，尚未克隆出 CADASIL 的编码基因，而编码家族性偏瘫性偏头痛的基因也位于第 19 对染色体上，这与 CADASIL 常见的偏头痛样发作之间的关系有待进一步研究。此外，其与 Binswanger's 病之间具有相似的临床及影像学特点，二者之间的关系也有待进一步探讨。总之，目前对 CA-DASIL 的认识尚处于描述性阶段，还有许多有待今后的研究。

4. 脑淀粉样血管病 多见于老年人，原因不清，可能是一种自体免疫性疾病。病变血管主要是位于皮质和脑膜的小血管，淀粉样物质沉积在血管壁中，血管内膜增厚、管腔变窄或闭塞；或使血管扩张，管壁变薄，或形成粟粒状动脉瘤破裂出血。临床以反复脑叶出血多见，脑梗死少见，脑淀粉样血管病患者 30% 有痴呆。

（六）出血性脑血管病

脑出血、蛛网膜下腔出血后的正常颅压脑积水。

血管性痴呆既可累及大脑皮层，又可累及皮层下结构，是一种混合性痴呆。血管性痴呆同其他痴呆发病机制一样，其病变主要累及了边缘系统，神经介质也参与了其发病过程，血管性痴呆的确切发病机制仍未明了，脑血管病与痴呆的关系仍是一个未解之谜，对痴呆的最实质症状——智能障碍仍没有确实有效的治疗药物，在这一领域内仍有许多问题需要进一步探讨。

二、临床表现

血管性痴呆的临床表现与病损部位、大小和次数有关，血管性痴呆的临床表现主要由 2 部分组成：①构成痴呆的记忆障碍和精神症状。②脑损害的局部症状和体征。血管性痴呆起病急缓不一，缓慢起病者，近记忆力减退常为首发症状；并有情绪不稳、忧郁哭泣等，生活、工作能力下降，但人格保持良好。急性起病者常为关键部位或大面积的病变引起，也可能多次发作后，智能突然下降。脑血管病引起的脑损害依部位不同而出现相应的神经精神症状。下面根据临床亚型分述其临床表现。

（一）多发梗死性痴呆

（1）脑血管病高危因素，如高血压、糖尿病、高血脂等。

（2）反复发作的脑梗死引起的局灶性神经系统体征。

（3）进行性痴呆，可伴随脑梗死反复发生呈阶梯样发展。临床表现包括记忆力减退，定向力障碍，综合判断能力降低及精神症状。

（4）影像学检查显示多发性梗死灶。

（二）腔隙状态

又称多发性腔隙性脑梗死，95%的病灶分布于基底节，脑桥和深部白质等皮层下部位。脑血管病高危因素中与高血压的关系最为密切，临床上可出现反复发作的腔隙性脑梗死综合征，如单纯运动性轻偏瘫、单纯感觉性卒中、呐吃—拙手综合征、共济失调性轻偏瘫等。随着多发性腔隙性脑梗死出现痴呆、假性球麻痹，病情呈阶梯状进展。也有部分患者缺少反复发作的腔隙性脑梗死综合征，而逐渐出现痴呆。影像学检查显示多发性腔隙性梗死灶。

（三）Binswanger 病

是 VD 的一个重要类型，在头颅 CT，MRI 应用于临床之前，Binswanger 病被认为是罕见的疾病，随着现代影像技术的发展，有关 Binswanger 病的报道明显增加。临床表现与多发梗死性痴呆相似，但影像学检查不同。Binswanger 病患者头颅 CT 显示脑室周围白质边界不清的低密度改变，磁共振 T_2WI 显示双侧大脑半球皮质下及侧脑室旁多个大小不等的圆形、类圆形长 T_2 高信号病灶。

（四）CADASIL

本病具有家族遗传性，病因为 19 号染色体 Notchs 基因突变。临床特点有：

（1）偏头痛：多于 30 岁以后起病，首次发病时间常早于卒中发作 10 年左右，此时 MRI 上可发现脑白质中有长 T_1，长 T_2 信号。

（2）多发性皮质下梗死：多见于 40～50 岁，80%的患者有此症状，多出现腔隙性梗死综合征，亦可出现 TIA。

（3）进行性痴呆和精神障碍：约 31%的患者出现进行性痴呆，多在 50～60 岁发生；约 20%出现精神障碍，如严重忧郁，躁狂，甚至自杀。

（4）个别家族以癫痫发作为主要表现。

（五）丘脑性痴呆

是一种罕见的急性皮层下痴呆，双侧丘脑旁正中梗死是其发病基础。丘脑旁正中区由深穿动脉供血，前丘脑下丘脑旁正中动脉起源于大脑后动脉，偶尔双侧丘脑旁正中区由位于一侧的共同主干供血，一旦阻塞则引起双侧丘脑内侧梗死。尸解发现梗死累及丘脑腹前核、背内侧核、板内核及乳突丘脑束，它们都是边缘系统的重要结构。此外，中脑间脑交界处的红核前区或内侧纵束受累可引起垂直凝视和辐辏麻痹。主要的临床表现有：

（1）脑血管病高危因素，如高血压、糖尿病、高血脂等。

（2）典型表现为突然发病，深度木僵或昏迷，持续数小时或数天，然后逐渐清醒，但表情淡漠伴嗜睡。部分患者先有短暂性复视，然后再出现意识障碍。

（3）柯萨克夫（Korsakoff）综合征是本病最常见、最显著的特征。患者有遗忘症，常讲述一些并未发生过的事情，有时是极为荒谬的经历，以此填补遗忘了的那段时间的经历。另一种表现是淡漠无欲，思维迟钝，缺乏主动性。

（4）垂直凝视麻痹与辐辏障碍。向下凝视麻痹几乎见于所有病历。

（5）神经影像学显示双侧丘脑内侧腔隙性梗死。

（六）前脑基底病变性痴呆

前交通动脉瘤或大脑前动脉瘤破裂或结扎术后引起明显的智能衰退与行为异常。前交通动脉瘤或大脑前动脉瘤破裂后血管痉挛引起的脑梗死损害了前脑基底部的重要结构。这些结构包括下丘脑前部、隔核、终板、穹窿柱、胼胝体腹内侧与扣带回前部。主要的临床表现有：

（1）蛛网膜下腔出血起病。

（2）短暂性尿崩症，持续 1~3 周，多数自行缓解。

（3）精神障碍多表现为嗜睡或躁动。随着病情的发展，人格改变逐渐明显，以淡漠、愚钝、行为怪癖及攻击行为常见。

（4）遗忘症是本病的主要特征。患者能记住个别印象如姓名、职业及面孔等，但不能形成完整的记忆，患者常有虚构症，颇似 Korsakoff 综合征。

（5）神经影像学显示急性期蛛网膜下腔出血、继发性脑梗死、并发脑积水、脑血管造影证实动脉瘤。

（七）正常颅压脑积水

正常颅压脑积水是一个临床病理综合征，虽然多系交通性脑积水，但也包括一些不全梗阻性脑积水。临床表现为三联症：痴呆、下肢失用与尿失禁。神经影像学检查显示脑积水。

三、诊断与鉴别诊断

（1）根据血管性痴呆 3 个基本要素确定血管性痴呆的诊断。3 个基本要素是：①脑血管病。②痴呆。③痴呆的发生与脑血管病有一定关系，即痴呆发生在脑血管病后 3 个月以内。

（2）血管性痴呆各亚型之间的鉴别诊断参照临床表现和神经影像学检查。

（3）血管性痴呆与其他类型的痴呆鉴别参阅第二节 Alzheimer 病。

（4）脑白质疏松症与 Bingswanger 病。脑白质疏松症是一个放射学术语，指脑室周围或皮质下区（半卵圆窝中心）CT 上弥漫性低密度带或磁共振 T_2 加权像上弥漫性高信号。人们普遍认为脑白质疏松症是多种神经系统疾病表现的非特异性影像学改变，其临床意义与痴呆密切相关。脑白质疏松症的发病机制尚未完全清楚，根据文献报道，脑白质疏松症与缺血损伤的相关性最大，其次与脑脊液循环障碍及血脑屏障的通透性改变有关。脑白质疏松症的临床表现除了原发病的症状外，尚有痴呆、下肢功能障碍、尿失禁和锥体束损害。虽然脑白质疏松症与 Bingswanger 病之间都有痴呆和相似的影像学改变，但二者是两个不同的概念。脑白质疏松症是一个放射学概念，Bingswanger 病是一个临床概念。只有当脑白质疏松症是由血管病变引起，而且临床上具有痴呆表现时才能诊断 Bingswanger 病。

四、治疗

（一）对因治疗

血管性痴呆的病因是脑血管病，防治脑血管病是治疗血管性痴呆最根本的方法。

（二）对症治疗

血管性痴呆除对因治疗外，对症治疗包括抗精神病药、神经介质替代剂、神经营养因子和神经细胞保护剂，参阅第二节 Alzheimer 病。

（三）预后

血管性痴呆属脑血管病的晚期阶段，一旦出现痴呆，缺乏有效的治疗方法，因此预后不良。

（聂靖炜）

第四节　额颞痴呆

这是一组以行为障碍为主而记忆损伤次之的变性痴呆，其病理、临床表现、神经心理及影像学等方面与老年痴呆症有所不同，被命名为额颞痴呆（frontotemporal dementia，FTD）。额颞痴呆包括额叶变性型、运动神经元病型及 Pick 型。Pick 型即 Pick 病，过去认为 Pick 病是一个单独的疾病。瑞典 Lund 和英国 Manchester 研究小组共同发表了一份关于"额颞痴呆的临床及神经病理学标准"，从而澄清了 Pick 病在额颞痴呆中的位置，现在认为 Pick 病是额颞痴呆的一个类型。

一、概述

额颞痴呆属于中枢神经变性痴呆，家族性病例与散发性病例并存，遗传学特点为异质性。目前病因未明，发病机制不清。

二、病理

（一）额叶变性型

大体解剖，轻度对称性额叶及前颞叶脑回萎缩，脑室系统扩大，一般无纹状体、杏仁核或海马的萎缩。镜下，微空泡形式和轻到中度的星形胶质细胞增生见于 Ⅰ～Ⅲ 层；神经元萎缩或缺失出现于 Ⅱ 和 Ⅲ 层；有时见少量的营养不良性轴突。无 Pick 小体或 Lewy 体。白质区见轻到中度的星形胶质细胞增生，主要发生于皮质下 U 形纤维，而深部白质的改变轻微，这些白质区的改变与灰质病变相关。

（二）运动神经元病型

脑部的病理改变与额叶变性型相同，并存在脊髓运动神经元变性，主要影响颈和胸段，最明显的细胞缺失出现于灰质内侧细胞柱。该型许多患者还有明显的黑质细胞缺失。

（三）Pick 型

局限性脑叶萎缩与额叶变性型类似，独特的病理特点是皮质小型神经元中可见嗜银包含体即 Pick 小体。电镜下 Pick 小体有 2 种丝状结构组成，一种系直径 15nm 的直丝，另一种为 2 条 13nm 丝状结构相互缠绕而成的螺旋状结构，2 种结构互相排列。萎缩区白质胶质细胞增生。

三、临床表现

（一）临床特点

1. 发病年龄　发病在 65 岁以前，在一级亲属中可有相似患者。
2. 行为障碍　隐袭起病，缓慢发展，早期自知力及社会意识丧失。患者不注意卫生或表现小偷行为；有抑制力解除的早期征象，如无节制的性活动，暴力行为等；心理固化和固执；口欲过度，如暴食，大量吸烟，酗酒；刻板和重复行动；利用行为，如对环境中物体的无节制的探寻；注意力涣散；冲动；洞察力早期丧失。
3. 情感症状　抑制解除，焦虑，过度悲伤，自杀和固定观念，妄想；疑病，古怪的躯体关注。上述症状出现于早期且逐渐消失。后出现情感冷漠，缺乏同情心；表情缺乏。
4. 言语障碍　言语进行性减少；言语刻板；模仿言语及持续性言语；后期则出现缄默。
5. 记忆障碍　早期即可出现记忆障碍，但临床常用的简明精神状态检查（MMSE）和 Mattis 痴呆等级量表得分在一段时间内仍保持在正常范围。记忆损害研究发现，疾病早期已有顺行性遗忘。老年痴呆症的言语记忆和空间记忆均受损，而额颞痴呆则无空间记忆的缺陷，据此可以与老年痴呆症相鉴别。
6. 体征　患者可有躯体征，如早期出现原始反射及大小便失禁。晚期出现运动减少，肌强直及震颤；低血压和血压不稳。运动神经元病型可出现球麻痹，肌无力，肌束震颤等运动神经元病征象。

（二）电生理及影像学

脑电图正常是额颞痴呆的一个显著特征，并可依此与老年痴呆症、血管性痴呆及 Creutzfeldt－Jakob 病鉴别。

疾病早期，CT 或 MRI 可以正常或有不对称的额叶及颞叶前份萎缩，即使到疾病晚期脑萎缩仍以额及颞前区为主，很少累及颞叶中份。

额颞痴呆的 SPECT 和 PET 的研究同样显示选择性额及颞区的血流减少，而顶叶和枕叶血流相对完好。

四、诊断与鉴别诊断

（一）诊断要点

（1）发病在 65 岁以前，在一级亲属中可有相似患者。

（2）隐袭起病，缓慢发展，行为障碍为主而记忆损伤次之。

（3）患者可有躯体征，运动神经元病型可出现球麻痹，肌无力，肌束震颤等运动神经元病征象。部分患者可出现运动减少，肌强直、震颤等锥体外系体征。

（4）脑电图正常。

（5）CT 或 MRI 显示叶及额颞叶前份萎缩。

（6）最后确诊及分型须依靠病理。

（二）鉴别诊断

额颞痴呆须与老年痴呆症、血管性痴呆、Lewy 包含体痴呆等鉴别，鉴别诊断参阅本章第二节 Alzheimer 病。

五、治疗

目前尚无特异性治疗方法。可参照老年痴呆症的治疗试用对症治疗、神经介质替代剂、神经营养因子和神经细胞保护剂。

（聂靖炜）

第五节　Lewy 包涵体痴呆

Lewy 包涵体痴呆（dementia with Lewy body，DLB）系中枢神经系统变性病，临床主要表现为进行性痴呆、帕金森综合征及以视幻觉为突出代表的精神症状。病理特征为大脑皮层及皮层下核团弥散分布 Lewy 包涵体（Lewy body，LB）。Okazaki 等首先描述了 2 例患者的临床及病理改变，第一届 Lewy 包涵体痴呆国际工作会议统一了该病命名，称为 Lewy 包涵体痴呆。许多西方学者认为老年期痴呆中，Lewy 包涵体痴呆仅次于老年痴呆症而居于第二位。我国虽有少数 Lewy 包涵体在脑内分布的病理报告和个别病例的报道，但目前尚缺乏系统的、详细的临床病理资料。

一、概述

Lewy 包涵体（LB）是胞浆内球形的、嗜伊红神经源性包涵体，分为脑干型 LB 和皮质型 LB。脑干型 LB 直径多数在 15μm 以上，极嗜伊红，有球形玻璃样致密的核心，环绕清晰的苍白"晕圈"，分布于脑干核团（黑质、蓝斑）、Meynert 基底核、下丘脑。皮质型 LB 直径小，较少嗜伊红，缺乏清晰的"晕圈"，用传统 HE 染色难以识别，应用针对泛素的抗体作免疫组化染色，其敏感性比 HE 染色增加 2 倍。皮质型 LB 见于较深层的中型、小型非锥体神经元中，多见于扣带回、脑岛皮层、杏仁核和额叶皮层。常规免疫组化染色时，在 LB 中没有发现 Tau 蛋白。DLB 大多数有老年痴呆症的病理特点，如散在的老年斑及神经原纤维缠结，但比老年痴呆症要轻，最近发现，α–突触核蛋白是 LB 的成分之一，这是一种突触前神经末梢蛋白，在 DLB、帕金森病的 LB 中异常积聚，其标记阳性的 LB 中，泛有素、synaptophysin 和神经微丝（非 Tau 蛋白）标记亦阳性，而 Tau 蛋白标记阴性。

DLB 认知功能障碍的生理基础复杂，它与 LB 数、胆碱乙酰转移酶（choline acetytran sfer – ance，ChAT）活性、老年痴呆症理改变等有关。LB 积聚和 ChAT 耗竭产生 DLB 的中度痴呆，加上 AD 病理改变，则 DLB 的痴呆程度更加明显。

二、临床表现

DLB 临床表现有 3 大组症状：波动性的进行性痴呆，自发性帕金森综合征的运动特征和精神症状。DLB 可以痴呆或锥体外系症状起病，多在 60 岁之后起病，以锥体外系症状起病者，起病较早。男性多于女性，且预后差。

(一) 痴呆

DLB 患者的痴呆早期较轻，主要影响远事记忆，而老年痴呆患者主要影响近事记忆。与痴呆程度相同的老年痴呆患者相比，DLB 患者在视空操作、执行功能、解决问题能力、言语流畅性方面受累更严重。DLB 患者有皮质性痴呆特征（如失语、失用、失认），也有皮质下痴呆特征（如注意力减退和言语流畅程度受损）。

DLB 患者认知障碍的一个重要特征是波动性，表现在定向、记忆、行为和言语，尤其是注意力和警觉性等方面的波动。这种波动性可在一天之内或数天之间。有的可白天过度嗜睡及行走时短暂意识障碍，并在无刺激环境中加重，而在新奇环境中反应及言语改善，但这种改善持续时间短暂。

(二) 帕金森综合征运动特征

在 DLB 中，50% 以上有帕金森综合征运动特征，锥体外系症状可以是某些患者的起始表现，与原发性帕金森病很难区分，且均对左旋多巴有效。运动迟缓、肌强直多见；低音调言语、面具脸、前倾姿势、慢细碎步态亦不少见；静止性震颤和症状的左右不对称性较为少见。Mckeith 等建议，若在锥体外系症状后 12 个月内出现痴呆，可能为 DLB；超过 12 个月者，宜诊断为帕金森病合并痴呆。DLB 自发出现的帕金森综合征多数提示预后不良。

(三) 精神症状

精神症状见于绝大多数 DLB 患者，以视幻觉最多见，谵妄及抑郁也不少见。视幻觉可反复发生，形式完整，内容具体。患者对其反应有害怕、愉悦或漠不关心，并有一定认知力。谵妄多有固定的、复杂的、稀奇古怪的内容。DLB 谵妄发生率比老年痴呆症和帕金森病均高。抑郁发生率高于老年痴呆症，而与帕金森病无区别。

其他临床表现如对精神抑制药副反应的高敏感性亦是 DLB 的一个特征。在最近一个前瞻性研究中提示，DLB 痴呆患者使用精神抑制药后，智能衰退更快，这可能与精神抑制药的抗胆碱能作用，使注意力减低有关。但皮质 Lewy 小体病理并不能解释精神抑制药与智能的更快减退有关。另还有反复摔倒，晕厥和短暂意识丧失等表现。

实验室检查：影像学检查无特异性，仅有鉴别诊断意义。DLB 患者早期脑电图可发生非特异性改变。SPECT 检查，DLB 患者有双颞叶皮层低灌注，也可有枕叶低灌注。另外患者脑脊液中高香草酸明显降低。

三、诊断与鉴别诊断

(一) 诊断

根据第一届 DLB 国际会议上提出的标准，其诊断的中心特点是进行性加重的、影响正常社会社交和职业能力的认知功能减退。以下诸特征中有两点可拟诊 DLB：①波动性的认知障碍伴明显注意和警觉改变。②反复发作形式完整、内容具体的视幻觉。③自发性帕金森综合征的运动特征。

（二）鉴别诊断

DLB 需要与老年痴呆症、血管性痴呆、额颞痴呆、帕金森病、Creutzfelde – Jacob 病、进行性核上性麻痹相鉴别。

1. 与老年痴呆症、血管性痴呆和额颞痴呆的鉴别 可参阅老年痴呆症。

2. 帕金森病 DLB 锥体外系症状可以是某些患者的起始表现，且均对左旋多巴有效，与原发性帕金森病很难区分。静止性震颤和症状的左右不对称性较帕金森病少见。帕金森病早期不出现痴呆，若锥体外系症状后 12 个月内出现痴呆，可能为 DLB；超过 12 个月者，宜诊断为帕金森病合并痴呆。

3. Creutzfelde – Jacob 病 本病又称亚急性海绵状脑病、皮层—纹状体—脊髓变性，现在认为属朊蛋白病。中年起病，以迅速进行性痴呆为突出表现，可伴有锥体束、锥体外系及小脑受累征象，若脊髓受累可见广泛肌萎缩。此病另一个临床特点是持续进展，多在 1 年内死亡，确诊依靠病理学检查发现脑组织海绵样变性。

4. 进行性核上性麻痹 一种原因未明的中枢神经变性病，主要累及皮层下结构，包括苍白球、丘脑底核、中脑的红核、黑质及导水管周围灰质。主要的临床表现是：

（1）50～70 岁发病，表现为运动减少、肌强直、偶见震颤的帕金森综合征。

（2）特征性的核上性眼球运动障碍，特别是垂直运动障碍（尤其向下）。

（3）假性球麻痹。

（4）轻、中度痴呆。

（5）影像学检查：脑干、小脑局限性萎缩。

四、治疗

对 DLB 的治疗是对症处理，包括提高记忆力（如用增加胆碱能系统功能药物，包括毒蕈碱乙酰胆碱 M1 受体激动剂和胆碱酯酶抑制剂，如盐酸多奈哌齐），抗帕金森症状（小剂量多巴制剂，如美多巴），治疗精神症状（精神抑制药改善幻觉，5 – 羟色胺再吸收抑制剂抗抑郁）。

DLB 系中枢神经系统变性病，目前尚无特异性治疗，预后较差。自然病程在 1～20 年之间，多数学者认为 DLB 较 AD 病程短而进展迅速。

（聂靖炜）

第六节 弥漫性神经原纤维缠结伴钙化症

弥漫性神经原纤维缠结伴钙化症（diffuse neurofibrilary tangles with calcification，DNTC）是近来发现的一种少见的变性痴呆，到目前为止仅有 28 例报道，曾被称为"皮克病合并阿尔茨海默病"、"非阿尔茨海默病和非皮克型痴呆伴 Fahr 综合征"。"非阿尔茨海默病和非皮克型痴呆伴 Fahr 综合征"概括了本病的特点，即临床表现与老年痴呆症相似——皮层性痴呆；影像学与 Pick 病相似——颞叶和额叶占优势的脑萎缩，但同时有 Fahr 综合征的特征——脑内广泛钙化；病理学表现大脑皮质含大量神经原纤维缠结，但是没有老年斑和皮克小体。

一、概述

DNTC 是一种病因和发病机制不明的变性痴呆。最近已将伴有 Tau 蛋白异常的疾病统称为 Tau 病，DNTC 也因为广泛存在神经原纤维缠结而属于 Tau 病的一种。DNTC 和 Tau 蛋白异常也出现于神经胶质细胞中，但由于缺乏特异性，因此认为 DNTC 系原发性神经元变性疾病。DNTC 的主要病理变化神经原纤维缠结与 Fahr 病样钙化之间的关系也不明。曾有人提出高血压所致的血管变化可能为弥漫性神经原纤维缠结伴钙化症的本质。然而，已报道的病例多数并无高血压。目前，DNTC 的病因和发病机制尚未明了，有待积累病例进一步研究。

二、病理

DNTC 大体解剖上与 Pick 病相似，呈现局限性脑萎缩，特别以颞叶为显著，其次为额叶。但萎缩的范围比 Pick 病广泛，包括海马区域在内的颞叶皮质和白质，颞叶白质的萎缩导致侧脑室下角扩大。镜下有以下特征：

（一）变性

重度萎缩的部位镜下可见皮质全层出现严重的神经元脱失，海绵状态以及大量星形胶质细胞增生。萎缩较轻的皮质中同样的变化可出现于皮质的第 2～3 层。这些所见为变性疾患共同的非特异性变化。

（二）神经原纤维缠结

神经原纤维缠结是老年痴呆症的病理特征之一，DNTC 与老年痴呆症相似，大脑皮质含大量神经原纤维缠结。这些神经原纤维缠结与老年痴呆症具有相同的特点：

（1）分布区域相同，多出现在海马、杏仁核、Meynert 基底核及下丘脑。

（2）电子显微镜下同样是由双股螺旋状细丝构成。

（3）免疫组化显示抗 Tau 蛋白染色阳性。

因此，DNTC 与老年痴呆症的神经原纤维缠结有着共同的抗原性。

（三）钙沉着

DNTC 的病理特征之一为病理性钙沉着，实际上是病变蛋白（含有丰富蛋白的血管渗出物）的沉着，因此称为假性钙化。钙化部分是假性钙化的继发性钙沉着，其化学成分为糖蛋白和酸性黏多糖为基质的钙和铁的沉着。钙沉着常见于大脑皮质和白质、小脑皮质、苍白球、小脑齿状核。DNTC 钙沉着的分布特点和化学性质与 Fahr 病是一致的，但程度较轻。这种钙沉着对脑组织的损害较轻，但是其出现在疾病的早期，因此 CT 有重要诊断意义。

（四）无老年斑和 Pick 小体

这一病理特点使 DNTC 区别于老年痴呆症和 pick 病。另外，约半数病理解剖病例报道伴有脑梗死灶以及白质血管出现玻璃样小动脉硬化。

三、临床表现

（一）临床特点

DNTC 是一种少见的变性痴呆。到目前为止，28 例报道中 23 例系病理报道，仅 5 例临床病例报道。DNTC 绝大多数老年前期发病，平均发病年龄 54 岁（42～68 岁），平均死亡年龄 62.9 岁（48～79 岁），平均病程 10.2 年（3～24 年），男女患者比例为 1.0∶3.7，以女性为多。所报道的 28 例均无家族史。DNTC 临床经过比老年痴呆症和 pick 病缓慢，也可分为早期、中期和晚期。

1. 早期　首发症状和早期经过与 AD 相似，多以遗忘发病，缓慢出现进行性的铭记和记忆障碍。部分患者以精神症状发病，表现为性格变化，易激惹、反社会行为、不洁行为、幻觉和妄想等。由于精神症状明显，临床上常被诊断为 pick 病。一般情况下病程缓慢，空间定向力尚好。

2. 中期　随着病情的加重，可出现高度的记忆障碍以及明显的定向和认知障碍。与 AD 不同的是失用，视觉空间失认和结构性失用等大脑局灶性症状在 DNTC 中不明显，言语障碍表现为语量减少，遗忘性失语，有时还表现有感觉性失语，重复和刻板语言。从早期开始的 pick 病样人格变化，易激惹、攻击性、多动以及徘徊等颞叶症状不如 pick 病严重，没有不知羞耻的行为。另外也可出现疏懒、淡漠、自发性低下等额叶症状。颞叶症状和额叶症状可同时出现。

3. 晚期　本病伴随的神经症状较少。从中期开始可出现肌强直、震颤、碎步以及动作缓慢等帕金森症状。末期可出现吞咽困难、原始反射、四肢屈曲、完全失语以及卧床不起，最终呈去皮质状态。这种末期的临床表现像老年痴呆症和 pick 病一样，因此 DNTC 也是皮质性痴呆。

（二）实验室检查

头部 CT 和 MRI 检查所见为颞叶和额叶占优势的脑萎缩以及两侧的基底核和小脑齿状核的钙化。单光子发射计算机断层摄影术（SPECT）和正电子发射体层摄影术（PET）检查表现为颞叶和额叶脑血流量减少。EEG 检查除弥漫性慢波以外无特异变化。血液生化学检查无明显异常，血清中的钙和磷正常。内分泌检查显示甲状旁腺功能正常。

四、诊断与鉴别诊断

（一）DNTC 临床诊断标准

（1）老年前期以记忆障碍发病。

（2）缓慢进行性加重的皮质性痴呆。

（3）神经放射线学的特征为颞叶和额叶占优势的局限性脑萎缩以及 Fahr 病样钙化。

（4）血清中的钙和磷正常。

因此，结合其临床和神经放射线学的特征可以做出临床诊断。确诊须依靠病理检查。

（二）鉴别诊断

1. 老年痴呆症和额颞痴呆　DNTC 临床上难与老年痴呆症和额颞痴呆鉴别，神经影像学的 Fahr 病样钙化可与老年痴呆症和额颞痴呆区分。

2. Fahr 病　DNTC 的痴呆表现和脑内多灶钙化与 Fahr 病相似，以下特点可帮助鉴别：

（1）Fahr 病常有家族史。

（2）Fahr 病常有锥体外系统受损的表现。

（3）Fahr 病神经放射学缺少颞叶和额叶占优势的局限性脑萎缩。

五、治疗

DNTC 是一种病因和发病机制不明的变性痴呆，目前尚无特异性治疗。治疗参阅老年痴呆症的治疗。预后欠佳，但临床经过比老年痴呆症和 pick 病缓慢，自然病程平均 10 年左右。

（聂靖炜）

参考文献

[1] 胡号应，苗国栋，唐牟尼，等．老年性痴呆生活质量量表修订版的信度和效度分析．中国临床心理学杂志，2005，13（4）：402－404.
[2] 王伟，杨明山．神经科急症医学．北京：人民卫生出版社，2014.
[3] 张润宁．常见脑血管疾病临床诊治．石家庄：河北科学技术出版社，2013.
[4] 陈灏珠，林果为，王吉耀．实用内科学．北京：人民卫生出版社，2014.
[5] 吕传真，周良辅．实用神经病学．第4版．上海：上海科学技术出版社，2014.
[6] 黄如训．神经病学．北京：高等教育出版社，2010.

第十章　常见神经系统中毒性疾病

神经系统由化学品、金属、有毒气体和药物等引起的损害，统称为中毒性神经系统疾病。这类疾病所包括的范围很广，本文讨论几种常见的与神经系统关系密切的中毒，着重讨论这些物质中毒产生的神经系统损害。

第一节　有机磷农药中毒

一、概述

有机磷农药是目前使用最广泛的杀虫剂，在我国其品种已有数十种之多，最常用的高毒性农药有对硫磷（1605）、甲基对硫磷（甲基1605）、内吸磷（1059）、甲拌磷（3911）；中等毒性有敌敌畏、敌百虫、乐果；低毒性有马拉硫磷（4049）、杀螟松（杀螟硫磷）等。毒性主要经呼吸道及皮肤进入体内，误服、自服或食用被污染的食物及水也可引起中毒。

二、发病机制

有机磷的毒性作用主要是与体内胆碱酯酶结合，形成磷酰化胆碱酯酶，使胆碱酯酶失去水解乙酰胆碱的能力，造成乙酰胆碱积聚。乙酰胆碱是胆碱能神经的化学递质，也是中枢神经细胞突触间传导冲动的递质之一，它由末梢神经释放后，将冲动传递给下一级神经或效应器，引起兴奋或抑制。在正常情况下，完成作用的乙酰胆碱，迅速被胆碱酯酶水解失效。有机磷农药还可与乙酰胆碱受体直接起作用。

三、临床表现

（一）急性中毒

急性中毒发病快慢取决于接触途径及接触程度，大量口服可在5分钟内发病，呼吸道吸入约在30～40分钟出现症状，皮肤接触者多发生于12小时内。由于接触途径不同，症状出现的先后略有差异，口服中毒后先出现胃肠道症状，吸入中毒则先有呼吸困难及视力障碍，皮肤中毒易出现不安、共济失调、出汗及肌张力减低。各种有机磷农药中毒，具有以下共同的临床表现。

1. 毒蕈碱样症状　由于副交感神经的节前、节后纤维及分布于汗腺的交感神经节后纤维，属于胆碱能神经，乙酰胆碱在这些部位的作用类似毒蕈碱，因此，过量的乙酰胆碱作用于这些神经，便引起毒蕈碱样症状：

（1）瞳孔缩小，这是特异的体征，几乎见于每一例中度及重度患者，瞳孔可小至针尖，对光反射消失，但部分病例，在晚期由于脑缺氧可出现瞳孔扩大。视力模糊出现于1/3、1/2的患者。少数病例由于睫状肌痉挛而发生眼球疼痛。

（2）唾液腺及汗腺分泌增多。

（3）支气管平滑肌痉挛及腺体分泌增加可引起呼吸困难，严重时出现肺水肿及发绀。

（4）胃肠蠕动增加及有机磷对胃肠黏膜的刺激可出现食欲减退、恶心、呕吐、腹痛、腹泻。

（5）大小便失禁或潴留。

2. 烟碱样症状支配横纹肌的躯体运动神经末梢和交感神经节前纤维，包括支配肾上腺髓质的交感神经，属于胆碱能神经。乙酰胆碱对这一类神经的作用与烟碱相似，小量出现兴奋，积聚过多则发生抑制，产生以下烟碱样症状：

（1）肌肉功能障碍：中度中毒时由于骨骼肌过度兴奋，出现胸部压迫感，全身紧束感及肌束震颤，后者多先起自小肌群，如眼睑、颜面、舌肌，并逐渐发展成为肌肉跳动、牙关紧闭、颈项强直、全身肌肉抽搐，严重者出现肌无力，呼吸肌麻痹。

（2）体温及血压升高：见于急性中毒，病情严重者，体温多在 37.5～39.5℃ 之间，这是由于肌肉抽搐、肾上腺素分泌增多，代谢增强，皮肤血管收缩影响散热等因素引起。血压升高可能是交感神经节兴奋、去甲肾上腺素大量释放所致。

3. 中枢神经症状　脑内乙酰胆碱的积聚，影响中枢神经细胞之间冲动的传导，使中枢神经功能失调，初期引起头晕、头痛、乏力等一般症状，以后出现忧郁或烦躁不安，失眠或嗜睡、震颤，精神恍惚，语言不清，严重病例发生脑水肿，出现昏迷，癫痫样抽搐，呼吸中枢衰竭。

根据上述症状及胆碱酯酶活性降低程度，中毒可分为轻度中毒、中度中毒及严重中毒三级。重度中毒常以中枢神经系统抑制为主要症状。有机磷农药中毒常见的死亡原因是呼吸衰竭，它是由呼吸中枢抑制及呼吸肌无力所致，并可因支气管痉挛，大量分泌物和肺水肿而加剧。

（二）后发症

后发症常见于严重中毒患者，发生率约占急性中毒的 5%，有一定潜伏期，出现于急性中毒后 2 个月或 10 天内，发病机制尚不明确，有人认为与胆碱酯酶受到严重抑制有关，也有人认为是由于有机磷易溶解于中枢神经系统的类酯质中所引起，临床表现有以下几种类型：

1. 神经衰弱症状群　表现为头痛、头昏、失眠、多梦、嗜睡、注意力不集中、记忆力减退、心慌、烦躁不安等症状。

2. 癔症样发作　患者有不同程度的意识障碍．情绪不稳，时哭时笑，可伴有癔球感及蚁走感，并易接受暗示。

3. 精神障碍　多见于 1059 和 1605 中毒的患者，表现为兴奋和抑郁，症状可间歇出现。以兴奋为主者呈躁狂症，发病是中毒后神经系统的兴奋和抑制过程受损，皮质弱化造成兴奋性增高所致，发作时患者烦躁不安、焦虑、动作增多、喜怒哭笑无常，不知羞耻，毁物伤人，伴有瞳孔扩大，多汗，面部及手足苍白、震颤，四肢发凉，脉搏加速等自主神经症状，每次发作持续数分钟至半小时后，患者才安静，恢复正常。部分患者发作表现为痛哭流涕，但无打闹症状，发作后也如常人。以抑郁为主者，发作时闭目僵卧，呈木僵状态，肢体成蜡样屈曲，其发病往往是由于抑制过程扩散和位相状态的产生，不仅皮质功能紊乱，而且波及皮质下部，使皮质与皮质下部的关系也发生紊乱所致，此类患者多伴有注意力不集中、记忆障碍、智力减退，严重者有定向力丧失，持续时间可达 1~3 小时。兴奋与抑郁症状两者可同时或间歇出现，这些患者的空腹血糖均低于 4.4mmol/L（80mg/dL），脑电图也有异常改变。精神障碍经治疗，大多数在短期内恢复，少数持续时间较长。

4. 癫痫发作　其发病与中毒后引起脑缺氧有关；临床表现为典型的癫痫大发作，突然意识丧失，四肢抽搐、眼球上翻、小便失禁，发作后可伴有躁动不安、幻视、恐惧和紧张，应用丙戊酸钠、卡马西平有效。

5. 多发性神经炎　有人根据发生率低，发病与中毒剂量无关，症状出现之前有明显的潜伏期以及周围神经有脱髓鞘改变，提出发病机制可能是人体对有机磷的变态反应，而与胆碱酯酶抑制无关，也有人认为是有机磷农药直接损害周围神经所致，多见于敌敌畏和敌百虫中毒的患者。主要损害运动纤维，也可影响感觉纤维，典型病例表现为四肢麻木、疼痛、无力，肢体末端有手套及袜套状感觉减退，腓肠肌有压痛，肌张力减低，腱反射减弱，肌肉萎缩。一旦发生肌肉萎缩，虽经各种治疗，效果均差。由于多发性神经炎是在急性中毒恢复后，经过一段时间，甚至已能参加体力劳动时才发病，而且部分患者缺乏周围神经损害所特有的腱反射减弱，故在早期，常因病情较轻，症状不够典型而误诊为"神经官能症"，有人提出肌电图有助于早期诊断。

6. 自主神经功能紊乱　可能是有机磷对自主神经的直接损害，主要表现为交感神经功能亢进症状，如头晕、心悸、多汗、手冷、手颤，肌纤维震颤、瞳孔扩大等，这些症状可间歇出现，每次持续时间多为 10~20 分钟。

7. 中毒性脑病　多由于呼吸停止，产生严重缺氧，使中枢神经受刺激和破坏的结果。主要表现为意识障碍或去大脑强直，也有报道个别病例引起中脑旁中央综合征（Benedikt 综合征），病变损害中脑的红核及通过该处的动眼神经纤维，出现病灶侧动眼神经麻痹及对侧肢体运动过度。

8. 其他病症有的患者出现肌萎缩侧束硬化症和肌无力症。

后发症的临床表现个别病例可同时兼有上述二种或二种以上类型的病征，如既有躁狂或癫痫，又有多发性神经炎．至于伴有神经衰弱症状群者更为多见。

四、诊断

急性中毒根据患者有农药接触史、呼吸、呕吐或体表有特殊的蒜臭味、瞳孔缩小、大汗及肌束震颤等症状，一般不难诊断。血液胆碱酯酶活性下降，轻度中毒降至正常值的70%~50%，中度中毒为 50%~30%，重度中毒在 30% 以下。后发症的诊断依据是症状发生于急性中毒之后，而且有些症状呈发作性，间歇期正常。

五、治疗

（一）急性中毒

1. 一般急救措施

（1）立即将患者移出有毒环境，脱去污染的衣服，用微温的肥皂水彻底清洗皮肤，忌用热水，以免皮肤血管扩张，促进毒物吸收。眼部污染可用2%碳酸氢钠溶液或生理盐水连续冲洗 10 分钟。

（2）口服中毒者要彻底洗胃，即使已口服 5~6 小时，胃液内还有农药，也要进行洗胃。洗胃时，先抽出胃液和毒物，再用 1/5000 高锰酸钾或 2% ~5% 碳酸氢钠、稀肥皂水、清水洗胃。敌百虫中毒者不能用碱性溶液，因敌百虫遇碱转化为毒性更强的敌敌畏。洗胃须反复多次，以求彻底，先用洗液 150 ~200ml，连续数次，以后增加到每次 400ml，直到洗出液无农药臭味。

2. 特效解毒剂 目前应用的有抗胆碱剂和胆碱酯酶复能剂两种。两者的使用原则是，轻度中毒只用其中一种，中度及重度中毒两者同时应用，特别是要尽快给予阿托品，控制症状的发展，同时给予复能剂，恢复乙酰胆碱酯酶活性。联合用药时，阿托品的剂量比单用要适当减少，以免发生阿托品中毒。

（1）阿托品：其作用是拮抗积聚的乙酰胆碱对副交感神经和中枢神经的影响，提高机体对乙酰胆碱的耐受性，减轻或消除毒蕈碱样症状和中枢神经症状，并对呼吸中枢有兴奋作用，能解除有机磷农药中毒引起的呼吸中枢抑制。但阿托品对烟碱样症状无效，也不能使受抑制的胆碱酯酶活性复能。故轻度中毒可单用阿托品，而中度及重度中毒必须与胆碱酯酶复能剂合用。阿托品用量的原则是先阿托品化，以后给维持量。阿托品化的表现是：瞳孔散大（如眼结膜已污染农药，则瞳孔可不散大）、颜面潮红、腺体分泌减少、口干、皮肤干燥、肺部湿性啰音显著减少或消失、意识障碍减轻。具体用法：轻度中毒，1mg 皮下注射，如有必要 30 ~60 分钟后可适当重复给药。中度中毒，2mg 静注，以后每 15 ~30 分钟给 1 ~2mg，待阿托品化后改为每 4 ~6 小时 0.5 ~1mg 皮下注射。重度中毒，3 ~5mg 静注，以后每 10 ~30 分钟重复注射，阿托品化后，改为每 2 ~4 小时 1mg 静注。由呼吸道及消化道吸收中毒者，用量需适当加大，先给 5 ~10mg 静注，以后每 10 ~30 分钟重复注射，阿托品化后，改为每 1 ~2 小时 0.5 ~2mg 静注，24 小时总量可用至 30 ~100mg，个别病例有用量达 200mg 者。阿托品的应用要注意以下几点：

1）早期给药，足量给药，反复给药。

2）在治疗过程中，如出现心率增快、高热、严重缺氧时，阿托品的使用要慎重。对心率增快者必须判定是有机磷中毒或阿托品过量引起，如心率在 160 次/分，瞳孔仍然很小，颜色依然苍白，肺部啰音不减少，则说明阿托品用量不足，可继续使用。若已有阿托品中毒表现如谵妄、躁动、瞳孔散大、颜面潮红、抽搐、尿潴留者，则应减量或暂停给药。对高热患者，须先用物理降温，再考虑用阿托品或胆碱酯酶复能剂治疗，因阿托品可引起散热障碍，而使体温更加升高，严重缺氧的患者，应用阿托品有发生心室颤动的危险，因此，必须在给氧和保持呼吸道通畅的情况下用药。

3）阿托品停用的指征是，瞳孔恢复正常，不再缩小，中毒症状消失，阿托品改用维持量已达 24 ~48 小时，病情无反复者，可考虑停药，继续观察。

（2）胆碱酯酶复能剂：种类甚多，其中较有效者为氯磷定、解磷定和双复磷。这三种药物均属肟类化合物，其解毒作用相似，但解磷定由于水溶性低、不稳定，使用不方便，现逐渐为氯磷定所取代。双复磷虽有较好的治疗作用，但因副作用大，目前基本不用。

（3）氯解磷定：是有机磷解毒的首选药物，与解磷定相比，有以下优点，水溶性大，毒性低，既可作静注，也可肌注，作用迅速，肌注 1 ~2 分钟即可生效，有利于抢救。用法：轻度中毒，0.5g 肌内注射，2 ~4 小时后可重复应用。中度中毒，0.5 ~1g 肌注或以生理盐水稀释成 15 ~20ml 缓慢静注，3 ~4 小时后重复应用 0.5g。重度中毒，1 ~1.5g 肌注或稀释后缓慢静注，30~60分钟后如无好转可再注射0.75~1g，以后每1~2小时给维持量0.5~1g。一般共用3~4次，24小时内总量为5~8g，不超过10g，严重中毒例外。注射时不宜与碱性药物混合或同时注射。

（4）解磷定：用法为轻度中毒，以0.4~0.6g溶于10~30ml注射水、生理盐水或葡萄糖中，缓慢静注（10分钟注完），必要时2小时重复一次。中度中毒，0.8~1.2g缓慢静注，以后如需要，每2小时静注0.4~0.8g。重度中毒，1.2~1.6g缓慢静注，半小时后再注射0.8~1.2g，以后可用静滴，每半小时0.4g，至症状好转逐渐停药。解磷定在碱性溶液中易水解成氰化物，具有剧毒，故不能与碱性药物配伍应用。

3. 对症治疗　有机磷农药中毒的主要死因是呼吸衰竭，因此维护呼吸功能是抢救的关键。对缺氧、发绀、呼吸困难的患者，应给予吸氧和呼吸兴奋剂，如分泌物过多，必须迅速清除，以保持呼吸道通畅，呼吸停止者应进行气管插管和人工呼吸。其他对症措施包括对休克、肺水肿、脑水肿、水和电解质平衡失调、抽搐的及时处理。严重病例可用肾上腺皮质激素。中毒时间较久，血液胆碱酯酶活性下降，且不复活的严重患者，可放血300~500ml，并输新鲜血，补充活性胆碱酯酶。

（二）后发症

根据不同临床类型，采取相应措施治疗。

（张晓愉）

第二节　氟乙酰胺中毒

一、概述

氟乙酰胺（fluroacetamide）为有机氯类农药，又称"敌蚜胺"、"1080"，也称"一扫光"。常用于防治棉蚜虫、红蜘蛛等害虫；也用于灭鼠。属于高毒类农药。氟乙酰胺为白色、无臭、无味的针状晶体，易溶于水，在水中不稳定，逐渐水解，在碱性溶液中水解更快。误服经消化道吸收之后而引起中毒，它进入机体后主要引起中枢神经系统、消化系统、心血管系统及糖代谢发生变化。

二、中毒机制

误服氟乙酰胺制成的毒饵或污染的食物、服毒、投毒；以及生产、喷洒农药过程中皮肤接触或呼吸道吸入中毒。此外，氟乙酰胺被动植物吸收后可以以原型留存于其体内，当人食用这些存留有氟乙酰胺的动植物可致二次中毒。氟乙酰胺吸收后在体内吸收排除较缓慢，易造成蓄积中毒。

氟乙酰胺进入人体后经脱胺作用形成氟醋酸；氟醋酸与三磷酸腺苷和辅酶结合，在草酰醋酸作用下形成氟柠檬酸；氟柠檬酸虽与柠檬酸在化学结构上相似，但不能被乌头酸酶作用，反而拮抗乌头酸酶，使柠檬酸不能代谢产生乌头酸，使三羧酸循环中断。同时，因柠檬酸代谢堆积，丙酮酸代谢受阻，机体代谢中断，心、脑、肝、肾、肺等重要脏器产生难以逆转的病理损害，导致肝肾损害；脑水肿、肺水肿。

三、临床表现

氟乙酰胺中毒的潜伏期视中毒途径而异，一般为 0.5~2 小时，最长达 15 小时。

1. 轻型　头昏、视物模糊、肢体麻木、肌肉震颤、抽动、烦躁、口渴、恶心、呕吐、上腹灼痛。

2. 中型　除上述症状外尚有流涎、呼吸困难、肢体痉挛、心律失常、血压下降、休克等。

3. 重型　出现昏迷、全身阵发性强直性抽搐；常可导致呼吸衰竭，心律失常如室颤、心力衰竭；瞳孔缩小、肠麻痹及二便失禁等。

四、辅助检查

1. 检测　用奈氏试剂法或气相色谱法检测患者血、尿、胃内容物或呕吐物，若检出氟乙酰胺或者氟醋酸有确诊意义。

2. 柠檬酸含量测定　氟乙酰胺中毒时患者血、尿中的柠檬酸含量增高。全血柠檬酸正常值为 130.1μmol/L（25mg/L）；血清柠檬酸正常值为 178.53μmol/L（34.3mg/L）。

3. 血糖降低、血钙水平下降，心肌酶谱增高，其中 CK 增高尤为明显高。

4. 心电图示心肌损害，Q-T 间期延长，ST-T 改变，还可见各种心律失常。

五、诊断与鉴别诊断

有氟乙酰胺口服、职业接触或间接接触（"二次中毒"）史；有以阵发性抽搐为主要表现的神经损害；结合实验室检查结果，除外其他疾病可以诊断。在呕吐物、血、尿等生物检材中测到氟乙酰胺可进一步确诊。

应注意与有机磷或菊酯类农药中毒、毒鼠强中毒、食物中毒、脑血管病、癫痫等鉴别，详细询问病史及毒物检测有助于鉴别。

六、治疗

1. 尽快终止毒物吸收　接触中毒者立即脱离中毒现场，除去污染衣物并用清水彻底清洗皮肤；口服中毒者应立即催吐或洗胃，洗胃时注意观察患者的生命体征及洗胃液的颜色以及性状。洗出的胃液必须以无色无味为标准；若为鼻腔吸入中毒者及时用棉签蘸清水浸湿擦洗鼻腔黏膜。及时建立静脉通道，以促进毒物排泄，及时输液，输注大量等渗盐水、维生素 C 及解毒药物，同时给予利尿脱水剂，有利于毒物排泄，增加机体解毒能力。

2. 保持呼吸道通畅　因患者易出现抽搐，口吐白沫，常伴有昏迷，易造成窒息。所以及时清除呼吸道分泌物是关键。

3. 控制抽搐　若患者反复出现抽搐时，心率加快、呼吸急促，给予心电监护。抽搐时立即用地西泮 10~20mg 静脉缓慢推注，未控制者继续以地西泮 50~100mg 加入生理盐水 250ml 静脉滴注；或肌内注射苯巴比妥钠 0.1~0.2g。仍不能控制抽搐时可改用氯硝西泮 1~2mg 静脉注射，再以氯硝西泮 4~6mg 加入生理盐水 250ml 静脉滴注维持。仍不能控制者，可考虑间断静脉注射硫喷妥钠，直至抽搐停止。

4. 乙酰胺（解氟灵）的应用　乙酰胺为氟乙酰胺的特效解毒剂，解毒机制可能是乙酰胺在体内水解成乙酸，与氟醋酸竞争活性基团，干扰氟柠檬酸的形成。成人每次 2.5 ~ 5.0g，每日 2 ~ 4 次，肌内注射；或每日 0.1 ~ 0.3g/kg，分 2 ~ 4 次肌内注射，连续应用 5 ~ 7 天。可与普鲁卡因混合使用，以减轻局部疼痛。如无乙酰胺，血液灌流疗法治疗急性重度经口中毒有助于减少住院天数、后遗症发生率和病死率。

5. 纳洛酮的应用　氟乙酰胺中毒时促进患者意识清醒是抢救的关键之一。我院在救治过程中发现及时使用纳洛酮起到了较好的效果。纳洛酮为阿片受体特异性拮抗剂，能有效阻断脑内阿片样物质的继续损伤作用，减轻脑水肿及脑细胞坏死，并解除 β 内啡肽对呼吸及心血管交感神经的抑制作用，使中枢性呼吸衰竭得到改善，心输出量增加，并增加了脑血流量和脑灌注压，阻断了继发性脑损伤的发病过程，对促进意识清醒起着很重要的作用。遵嘱静脉输注 5% 葡萄糖溶液 200 ~ 500ml 加纳洛酮 0.2 ~ 0.8mg；因纳洛酮有引起室性心动过速及室颤的可能，在使用过程中应监测心率、血压变化。多数患者在入院后 1.5 天后意识清楚。

（闫文军）

第三节　一氧化碳中毒

一、概述

一氧化碳为无色、无味、无刺激的气体，当含碳物质燃烧不完全时，便可产生这种气体。一氧化碳中毒也称煤气中毒，它是由于机体吸入此种气体而引起。产生的原因多由于冬天取暖，煤炉置于门窗紧闭的室内或家用煤气管道漏气。在工业生产中、炼焦、炼钢、炼铁、矿井放炮、合成氨等均接触一氧化碳，如防护不当，也可引起一氧化碳中毒。

二、发病机制

一氧化碳由呼吸道吸入后，通过肺泡吸收进血液，与血红蛋白结合成碳氧血红蛋白。由于一氧化碳与血红蛋白的亲和力比氧与血红蛋白的亲和力大 200 ~ 300 倍，而碳氧血红蛋白的离解度比氧合血红蛋白慢 3600 倍，因此，一氧化碳中毒时便产生低氧血症。同时，由于碳氧血红蛋白的存在，妨碍氧合血红蛋白的正常离解，这样更加深了组织缺氧。此外，一氧化碳可与肌球蛋白结合，影响细胞内氧弥散，损害线粒体功能，与线粒体中细胞色素 a3 结合，阻断电子传递链，延缓还原型辅酶工（NADH）的氧化，抑制组织呼吸。

三、临床表现

（一）急性中毒

一氧化碳中毒的程度与气体浓度及吸入时间有关，当浓度为 0.02% 时，2 ~ 3 小时出现症状，为 0.08% 时则 2 小时可以昏迷。急性中毒的症状可分三级，其轻重程度大致与血内碳氧血红蛋白量成正比。

1. 轻度中毒　血液碳氧血红蛋白为 10% ~ 20%，表现为头痛、头晕、耳鸣、眼花、颞部搏动感、心悸、恶心、呕吐、四肢无力、站立不稳或不能行动、意识模糊或短暂晕厥。此时，如能脱离中毒环境，吸入新鲜空气，数小时或次日即可恢复。

2. 中度中毒 血液碳氧血红蛋白在 30% ~ 40%。除上述症状加重外，面色潮红，口唇呈樱桃红色，多汗，心率快，血压在初期升高，以后下降，患者烦躁，继之转为昏迷。如能及时抢救，吸入新鲜空气或氧气，数小时即可清醒，症状在数小时内逐渐消失，一般无后遗症。

3. 重度中毒 血液碳氧血红蛋白约在 50% 以上，患者迅速进入不同程度的昏迷、高热、呼吸急促、血压下降、脉快而弱、四肢软瘫或阵发性肌强直、抽搐、病理反射阳性、瞳孔缩小、不对称或扩大、视网膜水肿，有时皮肤出现自主神经营养障碍，如躯干及四肢皮肤可见类似烫伤及丹毒的改变，出现水疱或皮肤肿起发红。此外，可伴有水、电解质及酸碱平衡失调，氮质血症，心律失常，肺炎，肺水肿等。

患者昏迷时间的长短，说明病情轻重程度，昏迷超过 24 小时以上者预后差。

（二）后发症

后发症的症状可以是急性期症状的延续，或在患者意识恢复后数日、数周，或 2 个月才发生。前者称为非间歇型：其发生机制与缺氧对神经系统损害有关；后者称为间歇型：发病机制尚未完全明确，多数人认为一氧化碳中毒后，由于脑血管壁细胞变性和血管运动神经麻痹，由此发生血管扩张、瘀血、血管破裂以及闭塞性动脉内膜炎，从而导致血栓形成，出血，产生脑组织坏死、软化、退行性变，这些继发性血管病变，并非中毒时即形成，而需一定时间的发展，因此，急性中毒后，要经过一段时间，患者才出现后发症。也有人认为是大脑的少突胶质细胞受到缺氧性损害，不能再制造髓磷脂，造成广泛的脱髓鞘性病变所致。临床表现有以下几种类型：

1. 神经衰弱综合征 这一型相当多见，主要表现为头痛、头晕、无力、精神萎靡、注意力不集中、记忆力减退、不能胜任工作，也有出现癔症样发作和类似美尼尔综合征者。这些症状持续一段时间后，多能完全恢复。

2. 精神障碍 常见症状为：

（1）幻觉妄想状态：患者有幻听、幻视和迫害妄想。

（2）痴呆木僵状态：中毒恢复后经过一段时间，患者突然产生定向力丧失，记忆障碍，计算力及理解力减低，言语减少，发音不清，表情呆滞，反应迟钝，饮食不知饱饿，大小便不能自理，有的患者肢体出现蜡样屈曲，数日后发展成为痴呆木僵状态。

（3）兴奋状态：患者烦躁、坐立不安、胡言乱语、打人骂人、定向力丧失。

（4）遗忘症。

3. 锥体外系症状 这是由于苍白球及纹状体损害所致，其中以震颤麻痹综合征较为常见，主要表现为表情呆板、运动减少、动作缓慢、肢体震颤、肌张力增高、前冲步态，有时症状仅局限于偏侧半身或两上肢。这些症状经数月至数年，大多数可以恢复，少数病例病情继续加重。其他锥体外系症状还有手足徐动症和舞蹈症。

4. 去大脑皮质综合征 这是由于皮质下中枢及脑干受损较轻，已恢复功能，而大脑皮质受损严重所致。患者眼球可向各方向无意识转动，能吞咽，对光反射、咳嗽反射存在，貌似清醒，但实际无皮质活动，仅有上述皮质下的低级神经活动，患者不能认识周围事物，不理解别人的语言和动作，也不会说话和回答问题。

5. 其他症状 有些患者出现偏瘫、四肢瘫痪、失语、偏盲、皮质性失明、癫痫大发作及局限性发作，个别病例在意识恢复后又再次昏迷或出现间脑症状（如多饮、多尿），此外，还可发生脑干、脊髓损害的症状，如交叉性瘫痪及截瘫。

6. 周围神经炎 2%～3% 的患者出现单发性或多发性周围神经炎，其中以单发性尺神经炎、正中神经炎、股外侧皮神经炎、腓神经炎、颈神经炎为多见。患者在急性中毒后数天内出现皮肤感觉障碍，肢体运动功能受限，肌肉萎缩。有些病例发生球后视神经炎、视神经萎缩、舌下神经和副神经麻痹。

7. 自主神经功能紊乱 主要表现为交感神经和副交感神经功能不协调，出现一系列内脏症状，如心动过速或过缓、血压不稳定、消化性溃疡、呃逆、呕吐、直肠膀胱功能障碍，也可出现皮肤营养障碍，如色素减退、神经血管性水肿、出汗增多、皮肤干燥等，有的病例还表现为发作性头痛与眩晕。

四、诊断

急性中毒根据病史及临床表现，诊断较易确定，有困难时可测定血中碳氧血红蛋白，并与急性脑血管疾病、脑膜炎、脑炎、糖尿病酮症酸中毒等相鉴别。后发症根据症状发生于一氧化碳中毒之后，诊断也易确定。

五、治疗

为了减少患者的死亡率和神经系统后发症的发生，对于急性中毒应及时采取下列综合疗法。

（一）一般处理

立即使患者脱离中毒场所，解开领口，保持呼吸道通畅，注意保暖，预防感染。一般轻度中毒者，经吸入新鲜空气后即可好转。

（二）吸氧

这是治疗急性中毒性脑病和预防后发症的重要措施，应尽快进行，以减轻患者的缺氧，促使一氧化碳排出，加速血液中碳氧血红蛋白的离解。有人认为，患者完全清醒后，仍应继续间断给氧 5～7 天，这样可以减少发生后发症。吸入含 5%～7% 二氧化碳的氧气，对刺激呼吸，加速一氧化碳的离解较纯氧有效。

（三）高压氧疗法

疗效比一般吸氧为好，能迅速将体内的一氧化碳在 0.5～1 小时内完全排出，并给机体提供较多的氧，降低死亡率，缩短病程，减少神经系统后发症的发生，也可改善脑缺氧、脑水肿、心肌缺氧和减轻酸中毒。但中毒后 36 小时才用此疗法，则效果较差。

（四）防治脑水肿

急性中毒发生后 2～4 小时即可出现脑水肿，并在 24～48 小时最明显，持续数天。因此必须根据病情选用 20% 甘露醇、利尿剂和地塞米松脱水降颅压，消除脑水肿，防止脑疝的发生。

（五）改善代谢和促进苏醒

人体在中毒致缺氧的应激情况下，垂体释放大量 β 内啡肽，并且一氧化碳中毒时缺氧致应激时间较长，使其 β 内啡肽在较长时间持续高水平状态。β 内啡肽作用机制归纳为：

①内源性神经阻滞作用，对神经中枢产生直接抑制作用，抑制呼吸循环中枢；②减少脑血流量，并产生脑微循环障碍，加重脑组织缺氧；③促进氧自由基的产生。上述作用后果加重了脑组织损害又可导致内源性阿片肽继发性脑损伤。

纳洛酮是羟二氢吗啡衍生物，为阿片受体拮抗体剂，易进入血脑屏障，迅速解除 β 内啡肽对中枢神经系统和呼吸的抑制，对抗 β 内啡肽，对前列腺素和腺苷酸化酶抑制，增加脑血流量，改善脑微循环，兴奋呼吸，纠正脑缺氧，具有改善代谢和促进苏醒的双重作用。

纳洛酮临床常用剂量为 0.4～0.8mg，静脉注射 1～3 分钟起效，半衰期 90 分钟，对于急性一氧化碳中毒的患者，经纳洛酮治疗后，可加速 β 内啡肽水平的下降，并使患者苏醒时间缩短。

（六）冬眠疗法

用法为氯丙嗪 50mg，异丙嗪 50mg，哌替啶 100mg 三种药混合液的 1/4～1/3 量肌注，每 6 小时 1 次，同时头部置冰袋降温，连用 4～5 天。冬眠疗法适用于昏迷时间长达 10～12 小时以上，高热、频繁抽搐的患者，具有减少血管渗透性，减轻脑水肿，降低细胞的新陈代谢，减少脑组织的耗氧，增加机体对缺氧耐受性的作用。

（七）其他疗法

血压下降者，抗休克治疗。呼吸衰竭者，使用呼吸兴奋剂。呼吸已停者，立即施行人工呼吸或气管插管，加压吸氧。

（八）后发症的治疗

一氧化碳中毒后脑细胞中过氧化物质、活性自由基等显著增加，谷胱甘肽过氧化酶、过氧化氢酶等抗氧化酶类含量明显减少，可导致线粒体功能障碍，细胞严重受损或死亡。因此，采用有效的自由基清除剂及保护神经元的药物，对后发症的治疗意义重大。自由基清除剂依达拉奉是目前临床试验证明唯一有效的自由基清除剂。具有清除自由基和抑制脂质过氧化的作用，可以抑制脑细胞（血管内皮细胞、神经细胞）的过氧化作用并延退神经细胞死亡。

可根据不同临床类型，给予相应的药物。如震颤麻痹综合征用苯海索和美多巴治疗；精神障碍给予奥氮平、利培酮、喹硫平等；神经炎给激素、维生素 B、维生素 E、鼠神经生长因子；癫痫发作用卡马西平、丙戊酸钠和拉莫三嗪等。去大脑皮质综合征给纳洛酮、脑蛋白水解物及神经节苷脂等脑细胞活化剂。

（聂靖炜）

第四节 毒鼠强中毒

一、概述

毒鼠强（tetramine）化学名"四亚甲基二砜四胺"（$C_2H_4O_2N_2S$）。是神经毒性灭鼠剂，具有强烈的脑干刺激作用，强烈的致惊厥作用。中毒时临床表现为强直性，阵发性抽搐，伴神志丧失，类似癫痫发作持续状态，并可伴有精神症状，严重中毒者抽搐频繁，可因剧烈的强直性惊厥导致呼吸衰竭而死亡。

二、发病机制

毒鼠强毒性作用主要表现为兴奋中枢神经，具有强烈的致惊厥作用。文献报道其作用机制是拮抗 γ 氨基丁酸（gamma - aminobutyrlc acid，GABA）的结果。毒鼠强中毒机制为：具有对抗 GABA 的作用，作用点可能在 GABA 受体 - 离子载体复合物上，毒鼠强结合到该复合物上后，可通过变构效应抑制 GABA 与其受体结合，使兴奋在脑和脊髓内广泛传播，产生惊厥抽搐。

三、临床表现

（一）轻度中毒

头痛、头晕、视物模糊、黄视、乏力、倦怠，四肢发麻，面部和肢体小抽动；口渴、恶心、呕吐、上腹部烧灼感、腹痛；窦性心动过速；体温下降。

（二）中度中毒

除上述症状外，出现烦躁不安、肌肉颤动、肢体间歇性抽搐呼吸道分泌物增多，有时溢出白色泡沫样分泌物，呼吸困难、轻度心肌损害和血压降低。

（三）重度中毒

除上述症状外，尚可出现昏迷、谵妄、阵发性、强直性痉挛；严重心肌损害，心律失常，心室颤动，心力衰竭；大小便失常，呼吸衰竭。

四、辅助检查

（1）脑电图可见阵发慢波或棘 - 慢波综合，脑电图异常程度与中毒程度相关。
（2）心电图显示心肌损害，可见 ST 段下移、Q - T 间期延长、T 波低平或倒置。
（3）心脏、肝脏损害，可见心肌酶和转氨酶升高。
（4）利用气相色谱分析或毒鼠强专用试剂盒检测血、各种排泄物和食物残渣，快速简便，若测出毒鼠强成分即可确诊。

五、诊断与鉴别诊断

根据毒鼠强口服史、进食被污染食物史；以及潜伏期短；癫痫样全身惊厥表现且一般镇静药效果不佳；伴有心肝等脏器功能损害及精神症状即可作出诊断。血、尿、呕吐物及洗胃液发现毒鼠强成分可进一步确诊。

急性毒鼠强中毒应与氟乙酰胺中毒鉴别，毒鼠强中毒潜伏期短且症状重，血、尿、呕吐物的毒物鉴定具有确诊价值。此外应与能够引起癫痫的其他中枢神经疾病相鉴别。

六、治疗

（一）尽快排除毒物

毒鼠强中毒目前还没有特效的解毒药治疗，因此，清除毒物仍然是治疗中的首要问题。口服者可催吐、洗胃、导泻、灌服活性炭使尚未吸收的毒物尽快排除。

（二） 抗惊厥

地西泮 10 ~ 20mg 静脉缓慢推注，未控制者继续以地西泮50 ~ 100mg 加入生理盐水 250ml 静脉滴注；或肌内注射苯巴比妥钠0.1 ~ 0.2g。仍不能控制抽搐时可改用氯硝西泮1 ~ 2mg 静脉注射，再以氯硝西泮 4 ~ 6mg 加入生理盐水 250ml 静脉滴注维持。仍不能控制者，可考虑间断静脉注射硫喷妥钠，直至抽搐停止。对于后期惊厥者给予丙戊酸钠以竞争抑制 GABA 转氨酶，提高脑内 GABA 浓度。或用大剂量维生素 B6，以催化谷氨酸生成 GA－BA，使脑内抑制性介质增多而起到抗惊厥作用。毒鼠强可长期在体内存留，抗惊厥治疗一般持续 1 ~ 2 周，甚至达 1 个月。

（三） 血液净化

可促进毒鼠强排出，减轻症状，缩短病程。重症患者可采用血浆置换术，置换量为每次 2 ~ 4L，一般置换 1 ~ 2 次。

（四） 积极防治脑水肿及呼吸衰竭

脑水肿者使用20%甘露醇脱水或地塞米松；必要时行气管切开人工辅助呼吸及应用呼吸兴奋剂。

（五） 其他治疗

吸氧、维持水、电解质、酸碱平衡；保护重要脏器功能。

（聂靖炜）

第五节　铊中毒

一、概述

铊（thallium）是世界卫生组织重点限制的主要危险物之一。随着工业化的发展，铊广泛应用于各种制造业，人类接触的机会增加。铊无嗅、无味、无色，且毒性很大；近年来铊中毒时有发生，铊中毒的作用机制和救治措施成为研究热点。铊中毒可见周围神经中毒症状、胃肠道症状、黏膜炎症、毛发脱落、视力受损和类神经综合征等。

二、发病机制

铊中毒机制尚未完全明了，目前认为可能与以下代谢途径相关：

（1）铊与钾离子的竞争性抑制作用：铊与钾离子理化性质相近，且进入细胞内不易排出。铊与钠－钾 ATP 酶的亲和力比钾大 10 倍。当铊在细胞内聚积，通过竞争而抑制钾离子的理化作用，产生铊中毒效应，其效应与人体高钾状态相似。铊常在含钾量高的组织中聚集，如肌肉、神经组织与肝脏，并在这些组织、器官中产生较为突出的症状。

（2）铊与酶分子或蛋白质巯基结合，抑制多种酶的活性　实验表明：铊盐可使动物血清巯基含量下降，铊与蛋白和酶分子上的巯基结合干扰其生物活性。铊与线粒体的氧化呼吸链中含巯基的酶结合，可导致氧化—磷酸化脱耦联，干扰能量的产生，神经系统首先受到影响。铊与半胱氨酸上巯基结合，影响角质蛋白的合成，导致毛发脱落。

（3）铊在体内与核黄素紧密结合，干扰其代谢，导致丙酮酸代谢和其他有关能量代谢障碍。

（4）铊可通过血脑屏障，在脑内蓄积而产生明显的神经毒作用。

三、临床表现

胃肠道表现、神经系统表现和脱发三联征被看作是铊中毒的典型症状，但一些病例并不出现胃肠炎和脱发，神经系统障碍是铊中毒的三个主要症状群中最重要、最突出的临床表现。一些患者由于缺乏胃肠道表现和脱发，神经系统障碍的表现非常突出，常常就诊于神经科，在缺乏流行病学证据的条件下，给诊断造成很大困难。

铊的致死量约 10～15mg/kg，一次超剂量摄入，患者在数十分钟内出现不断加快的心动过速、进行性低血压、外周性发绀、尿潴留和心律不齐等自主神经障碍表现，继之出现嗜睡、谵妄、抽搐、昏迷，最后因呼吸衰竭或心跳停止死亡。有资料表明，在铊中毒的尸检中所见迷走神经严重损害，颈动脉窦的神经支配和交感神经节病损，提示自主神经系统受损。

中毒程度轻一些的病例在摄入铊物质后常常首先出现恶心、呕吐、腹部绞痛等消化道症状，神经精神症状常在一周左右出现。头痛、头晕、焦虑、烦躁、失眠、癔症样行为和性格改变是常见的非特异性精神症状。铊中毒常常出现亚急性和慢性（很少是急性）脑病。

死亡病例的尸检中中枢神经系统组织学或超微结构检查未发现特异性异常，仅有神经元轻度肿胀和不同程度的染色质溶解。

周围神经病变主要表现为轴索性周围神经病，表现为指（趾）端麻木伴烧灼样剧痛，痛觉极度过敏；双下肢拒触摸，被称作"烧灼足综合征"。部分患者双下肢深浅感觉缺失及踝反射消失。有病理资料表明，在铊中毒时所有区域的脊髓神经元病变明显，但最明显的是在腰骶段，此区许多神经元明显表现出典型的染色质溶解变化；脊髓背束及侧束观察到脱髓鞘变化。部分患者可出现多脑神经麻痹与视神经视网膜损害。

对于铊中毒神经系统损害的远期影响，国内尹明根等曾对 42 例铊中毒进行 3 年后的随访，发现全部病例胃肠道症状均消失，脱发病例毛发全部长出；唯神经系统损害仍较突出。47.6% 患者有下肢麻木及蚁走感，38.1% 双下肢沉重乏力疼痛，33.3% 跟腱反射减弱，28.6% 膝反射减弱，16.7% 四肢末梢感觉减退，30.1% 视力减退，19.9% 头痛头昏。13 例（30%）在 3 年后进行神经肌电图检查，均有神经源性损害或可疑神经源性损害，多见于胫后神经，其次是腓肠神经及腓总神经。可见铊中毒对神经系统的损害是长期的，有些是不可逆的。

四、实验室检查

目前较为公认的确诊铊中毒的"金标准"是收集中毒者 24 小时的尿液，用原子吸收光谱法定量测定铊的含量。尿铊超过 5μg/L 有诊断意义，尿铊为 5～500μg/L 时对人体构成危害，尿铊超过 500μg/L 则出现明显的临床症状。

目前还可以用原子吸收光谱法、电感耦合等离子体质谱法、溶出伏安法等分析技术对生物样品中铊元素的含量进行测定。对多起铊中毒死亡者进行检测分析发现，毛发、肝脏、肾脏、脑组织和下肢肌肉中铊的含量较高，因此对于怀疑铊中毒致死案件的鉴定，可提取受害人的上述各组织样本，供原子吸收光谱仪定性、定量分析。

五、诊断

铊急性中毒多为误服或自服所致。铊经口进入人体后潜伏期一般为 12～24 小时，甚至长达 48 小时。急性铊中毒患者，最初为胃肠道刺激症状，如恶心、呕吐、食欲减退，可出现阵发性腹部绞痛或隐痛、腹泻或顽固性便秘，也可有口腔炎、舌炎、牙龈糜烂以及出血性胃炎等，有时患者仅表现为厌食或恶心。中毒后 2～5 天出现双下肢酸、麻、蚁走感或针刺感，下肢特别是足部痛觉过敏是铊中毒的突出表现。运动障碍出现较晚，一般在中毒后 2～3 个月。严重时出现肢体瘫痪、肌肉萎缩。常可波及脑神经，可发生视力减退、视神经萎缩、复视、周围性面瘫、构音及吞咽障碍等。中枢神经系统受损时可出现头痛、睡眠障碍、情绪不稳、焦虑等精神异常和行为改变，严重病例出现中毒性脑病，可表现为谵妄、惊厥和昏迷。

脱发为铊中毒的特异性体征，一般于中毒后 1～3 周发生，重者可在 2～3 天发生。表现为头发一束束脱落，可致斑秃或全秃，俗称"鬼剃头"。严重者胡须、腋毛、阴毛和眉毛都可脱落，但眉毛内侧 1/3 常不受累。一般情况下，脱发是可逆的，大约在 1 个月左右开始再生，然而严重铊中毒可致持久性脱发。其他症状还包括皮肤干燥、脱屑、皮疹、痤疮、皮肤色素沉着、手掌及足跖部角化过度，指甲和趾甲于第 4 周可出现白色横纹（Mees 纹）。

铊慢性中毒起病缓慢，多发生在摄入铊的 2～3 个月后。临床表现与多种神经系统疾病类似，例如三叉神经痛、特发性面神经麻痹、面肌痉挛、多发性脑神经损害、脊神经疾病如单神经病及神经痛、多发性神经病、急性炎症性脱髓鞘性多发性神经病、慢性炎症性脱髓鞘性多发性神经病等，故在最初的诊断方面需要逐一鉴别。早期表现为类神经疾病症状，如头痛、头晕、失眠、多梦、记忆力减退、疲倦、乏力、共济失调和肢体麻痹，随后出现毛发脱落，可有食欲减退、恶心、呕吐、腹痛、腹泻。视力下降为突出表现，严重者只有光感，也可有周围神经病变、皮肤色素沉着等。根据确切的铊接触史、典型临床表现，参考尿铊或其他生物材料中铊的测定，排除其他病因所致周围神经病，可诊断为铊中毒。

六、治疗

铊中毒的治疗除尽快脱离接触，洗胃阻止消化道继续吸收外；其特异性的基础治疗是口服普鲁士蓝、利尿及补钾。普鲁士蓝是一种无毒色素，铊可置换普鲁士蓝上的钾，形成不溶性物质随粪便排出，减少铊在肠道的重吸收，若辅以导泻可明显增加铊物质在肠道的排泄，对治疗经口急慢性铊中毒有一定疗效。用量一般为每日 250mg/kg，分 4 次溶入 20% 甘露醇 50ml 中口服。补钾治疗的目的在于提高血钾浓度，增加钾离子与铊的交换，使铊离子自细胞内释放入血以利排泄。由于钾可动员细胞内的铊到细胞外，使血铊含量增高，可使临床症状加重，因此补钾时需注意量和速度。国内外作者报道用二巯丙醇、二巯丙磺酸钠、二巯丁二酸钠等络合剂治疗铊中毒，其疗效尚不完全肯定。对严重中毒病例，可使用血液净化疗法。有研究表明通过血液灌流，让血液经过体外"炭肾"滤过吸附后回输体内，达到迅速驱铊的目的。重症患者注意维持呼吸、循环功能，保护脑、心、肝、肾等重要脏器，给予足够的 B 族维生素和神经营养剂。对于重度中毒者可使用肾上腺皮质激素。对于双下肢中毒性周围神经病伴烧灼性剧痛患者，可给予卡马西平及止痛剂治疗。对于有非特异精神症状的患者，可给予抗焦虑、抗精神病药物治疗。

　　总之，铊中毒目前尚未找到理想的解毒剂，也无特异性治疗方法；重要的是能够尽早发现，尽快促进铊的排泄；积极保护脑、心、肝、肾等重要脏器功能，对症治疗神经精神症状；多数患者可以得以康复，部分患者可遗留部分神经系统所损体征，少数患者由于急性中毒剂量过大，可在短期内死亡。

（闫文军）

参 考 文 献

［1］王维治．神经病学．北京：人民卫生出版社，2006．

［2］吴江．神经病学（八年制）．北京：人民卫生出版社，2010．

［3］万琪．神经内科疾病诊断流程与治疗策略．北京：科学出版社，2007．

［4］宋景贵，吴家幂，马存根，等．神经病学（第3版）．北京：人民军医出版社，2009．

［5］史福平，邱卫英，邱鸿雁，等．神经内科疾病诊断与治疗．上海：第二军医大学出版社，2010．

［6］赵超英，姜允申．神经系统毒理学．北京：人民卫生出版社，2009．

现代脑血管病诊疗与进展

（下）

李 丹等◎主编

吉林科学技术出版社

第十一章 中枢神经系统感染性疾病

第一节 病毒性脑炎

一、单纯疱疹病毒脑炎（Herpes simplex virus encephalitis，HSE）

（一）病因和发病机制

已知人类疱疹病毒（Human herpesvirus，HHV）科有两个重要的病毒，人类疱疹病毒1（Human herpesvirus 1，HHV-1），又称为单纯疱疹病毒1型（herpes simplex virus type 1，HSV-1），通常引起口周部位感染（热病性疱疹），多数能自然恢复；人类疱疹病毒2（Human herpesvirus 2，HHV-2），又称为单纯疱疹病毒2型（Herpes simplex virus type 2，HSV-2），常引起生殖器部位感染。虽然HSV-1和HSV-2病毒可反复多次地感染，却很少发生单纯疱疹病毒脑炎（Herpes simplex virus encephalitis，HSE）。美国HSE的发病率为每年2人/100万人，其他国家的情况类似。在非流行性脑炎中，HSE是最常见的一种。一旦HSE发生，生命受到威胁，如未经治疗，病情迅速进展，通常在7~14天内死亡，死亡率高达70%，存活者将遗留严重的神经功能缺损。

HSE的发生取决两个重要因素，一个是宿主的免疫力，另一个是病毒的侵袭力和毒力。目前对HSE的发病机制了解并不很多，动物实验证实HSV-1可从周围神经侵入中枢神经系统。人类HSV-1的感染在儿童或青少年时期，经皮肤或黏膜侵入，潜伏于周围神经，一旦机体免疫功能低下，HSV-1便沿三叉神经或嗅神经轴突进入中枢神经系统，引起HSE-1，感染的部位主要位于颞叶和额叶的眶面。HSV-2的原发感染在生殖系统和会阴部皮肤黏膜，因此，HSE-2的感染通常发生于宫内的胎儿或经产道生产的新生儿。

（二）病理

急性期，双侧大脑半球弥漫性病变，可不对称；颞叶和额叶眶面病变最为严重。镜下组织学的基本改变是急性出血和坏死，如皮层神经细胞、胶质细胞和血管壁坏死；血管周围出血，淋巴细胞和浆细胞浸润；细胞核内发现嗜酸性Cowdry A型包涵体；软脑膜充血，淋巴细胞和浆细胞浸润。

（三）临床表现

HSE-1感染无季节性、地区性和性别差异，多见于成年人。急性或亚急性起病，病程长短不一，多数在2~3周内稳定，以后逐渐好转。少数病程迁延达数月，重症者病情凶险，数日内死亡。前驱症状常见，如上呼吸道卡他症状、头痛、发热（38~40℃）等。重症患者精神症状明显，表现为人格改变、记忆力下降、定向力障碍、行为异常、幻觉或妄想等，常误入精神病医院。意识障碍几乎无一例外，表现为中重度昏迷，或特殊的意识障碍（去脑强直发作或去皮层状态)。癫痫发作或癫痫持续状态常见,发作形式多为全身强直阵挛发作。锥体外系损害的表现多种多样,如扭转痉挛、手足徐动或舞蹈样多动等。其他还可见偏瘫、失语等神经功能缺失。脑膜刺激征不甚明显。当颅内压增高形成脑疝时则危及生命。HSE-2多见于新生儿,为急性爆发性起病,病情凶险,主要表现为广泛的脑损害和多脏器坏死。子宫内胎儿感染后遗留先天性畸形,如精神迟滞,小头畸形,小眼球,视网膜发育不全等。

HSE-1和HSE-2可呈亚急性过程,表现为精神病综合征(Psychiatric syndromes)或复发性脑膜炎。少数情况下HSE-1还可表现为脑干炎或间脑炎,HSE-2表现为脊髓炎。曾有HSE前岛叶综合征(Anterior opercular syndrome)的报道,表现为面肌、咀嚼肌、咽喉肌和舌肌麻痹。

(四)辅助检查

1. 脑脊液常规检查　脑脊液白细胞数增高 $(50 \sim 500) \times 10^6/L$,最高可达 $1000 \times 10^6/L$,其中以淋巴细胞(单核细胞)为主;红细胞数增多(60%)或脑脊液黄变(脑实质出血、坏死),一般在 $50 \times 10^6 \sim 1000 \times 10^6/L$;蛋白质含量轻度增高,糖和氯化物正常。这些改变对确定诊断帮助不大,但可提示病毒感染。

2. 脑电图(EEG)检查　EEG的阳性率很高,经活检证实的HSE中4/5有EEG改变。早期表现为颞叶的局限性慢波;以后在广泛慢波的背景上出现周期性棘慢综合波或周期性痫性放电(Periodic lateralizing epileptiform discharges,PLEDs)。最有诊断价值的改变是以颞叶为中心的局限性脑电波异常。

3. 影像学检查　约2/3的患者在起病后3~4天CT扫描检查发现颞叶或以颞叶为中心(波及额叶)的低密度病变,边界不清,具有占位效应。1周后病变呈不规则线状增强,可见脑水肿或不规则高密度点片状出血。MRI比脑CT敏感,质子像和 T_2 加权像在颞叶内侧面或/和额叶底面、扣带回见到边界清楚的异常信号区,既可是单侧的,亦可是双侧的。

4. 特殊检查　①HSV抗原检测:发现脑活检组织的神经细胞核内Cowdry A型包涵体(光镜)或HSV病毒颗粒(电镜),脑活检组织或脑脊液分离出HSV病毒。上述检测方法或因取材困难,或因标本检出率低,耗时长,无助早期诊断。特别是有效的抗病毒药物使用后,脑组织活检已很少使用。脑脊液聚合酶链反应(PCR)在感染后2天便可检出极微量的单纯疱疹病毒DNA,给予治疗后5天仍保持阳性,为临床早期诊断提供依据。②HSV抗体定量测定:与抗原检测相比更为常用,国际上通常采用高敏感性的ELISA法,取双份血清和双份脑脊液做HSV抗体的动态观察。诊断依据:双份脑脊液抗体有增高趋势,滴度在1:80以上;双份脑脊液抗体4倍以上升高;单份血与脑脊液抗体比值<40。

(五)诊断与鉴别诊断

诊断要点见表11-1,鉴别诊断见表11-2。

诊断步骤:临床疑诊HSE→影像学检查排除脑内占位病变→脑脊液常规检查呈典型的病毒感染特征→HSV的PCR抗原检测或HSV抗体定量测定→脑脊液HSV培养或脑组织活检。

表11-1　HSE诊断依据

急性或亚急性起病
发热等感染征象
脑实质损害表现,可伴有脑膜刺激征

续　表

皮肤黏膜疱疹（1/4）

脑脊液白细胞（淋巴细胞）数轻度或中度增高

EEG 以颞叶为中心的双侧不对称异常改变

CT 或 MRI 显示颞叶、扣带回或额叶病变

脑脊液 HSV 的 PCR 检测阳性，HSV 抗体检测阳性，或分离出病毒

脑组织活检发现神经细胞核内 Cowdry A 型包涵体或 HSV 病毒颗粒

表 11 - 2　HSE 的鉴别诊断

其他病毒性脑炎	脑病（药物中毒或食物中毒）
脑膜炎	癫痫持续状态
无菌性脑膜炎	高热惊厥
结核性脑膜脑炎	脑内出血
真菌性脑膜脑炎	精神病

（六）治疗

治疗的目的在于缩短病程，预防并发症，防止复发和减少传播。

1. 抗病毒

（1）阿昔洛韦（Acyclovir，ACV）：又名无环鸟苷，为去氧鸟苷类化合物，发挥作用的重要环节在于抑制疱疹病毒 DNA 聚合酶合成，从而使病毒 DNA 复制终止。因其疗效好，毒性低，成为单纯疱疹病毒脑炎的首选药物，对水痘－带状疱疹亦有一定疗效，但对其他疱疹病毒作用不肯定。临床确诊或怀疑诊断时，应立即予以 ACV 治疗，而不应等待病毒学结果而延误用药。ACV 血浆半衰期 1.5 ~ 6.3h（平均 2.19h），血浆药物浓度与药物剂量成正比，脑脊液的药物浓度是血浆药物浓度的 50%，脑组织中的药物浓度是血浆药物浓度的 11% ~ 33%，因此，应给予足够的药物剂量。成人常用剂量每次 10mg/kg，每 8 小时静脉滴注一次，连用 14 ~ 21 日，或根据病情决定疗程。给药 72h 后，60% ~ 90% 的 ACV 从肾脏排出，当肾功能损伤，肌酐清除率下降，或与其他肾毒性药物同时应用时，剂量应有所减少。与丙磺舒、青霉素或头孢类抗生素合用可提高 ACV 浓度，此时应注意药物的不良反应。

（2）乏拉昔洛韦（Valaciclovir）：为阿昔洛韦的前体药，口服制剂，吸收迅速完全，在肠壁和肝脏经酶水解后转变为阿昔洛韦，与口服阿昔洛韦相比生物利用度高，有效成分维持时间长，但不作为重症单纯疱疹病毒脑炎的首选药。常用的口服剂量为每次 0.3g，每日 2 次，连用 7 ~ 10 日。

（3）喷昔洛韦（Penciclovir，PCV）：为无环核苷类化合物，抗病毒谱和药理作用与 ACV 相似，对病毒 DNA 的抑制作用比 ACV 弱，但细胞内浓度比 ACV 高，细胞内停留时间比 ACV 长，因此，HSE 治疗指数高，为高度选择性抗疱疹病毒药物。90 年代被美国 FDA 批准为新的抗病毒药。用药方法参考法昔洛韦。

（4）法昔洛韦（Famciclovir，FCV）：为 PCV 的二乙酰酯化物，口服在肠壁吸收后迅速去乙酰化和氧化成为 PCV。口服 FCV 后 PCV 的生物利用度达 70%。目前仅为口服用药，每次 250 ~ 500mg，每 8 小时一次，连用 7 ~ 10 日。

（5）更昔洛韦（Ganciclovir，DHPG）：为去氧鸟苷类化合物，在 ACV 化学结构的侧链上多一个羟基，因此，可渗入病毒及宿主的 DNA 中。对多数疱疹病毒均有效，因其比 ACV 在感染细胞内浓度高 10 倍，细胞内半衰期 >24 小时，因此，对巨细胞病毒有较好作用。静脉滴注每日 5～15mg/kg，分 2 次，连续 14～21 日。

上述所有药物均有不同程度的不良反应，如中枢神经系统症状：头痛、精神错乱、抽搐等；骨髓抑制：红细胞、白细胞和血小板减少，用药期间应注意监测血细胞，必要时停药；肾功能损害：尿路结晶所致肾小管阻塞、尿素氮和肌酐增高；其他还有药物性皮疹、静脉炎、药物热、消化道症状、肝功能异常等不良反应。更昔洛韦有致畸、致癌和免疫抑制作用。

2. 其他治疗

（1）肾上腺皮质类固醇：可减轻炎症反应和减轻水肿，多采用早期、大量和短程给药，如地塞米松 10～20mg/d，每日 1 次，连用 10～14 日。

（2）抗癫痫：癫痫发作或非惊厥性癫痫发作时必须给予抗癫痫治疗。一线药物为卡马西平或苯妥英。卡马西平，口服 100mg，每日 2 次；控制不佳时可逐渐加量，每日最大剂量不超过 1600mg。苯妥英，口服 100mg，每日 3～4 次；控制不佳时可逐渐加量，每日最大剂量不超过 1500mg。癫痫持续状态是本病的急危重症，须尽快终止发作，常用药物为苯巴比妥钠、丙戊酸钠和安定，静脉途径给药作用迅速而有效，注意首次给药足量，维持剂量直至发作停止。

（3）降低颅内压：头部床位抬高；药物利尿，如甘露醇、甘油果糖、呋塞米等；气管插管过度呼吸的方法较为复杂，临床应用较少。

昏迷患者，应保持呼吸道通畅，给予营养代谢支持，维持水、电解质平衡，加强口腔和皮肤护理，防止褥疮，积极治疗下呼吸道感染等。恢复期可采用理疗、按摩、针灸等帮助神经功能恢复。

（七）预后

预后取决于疾病的严重程度和治疗的疗效。未经抗病毒治疗、治疗不及时或不充分，以及病情严重者预后不良，死亡率高达 60%～80%。及时足量的抗病毒药物应用后，死亡率可降至 20%～28%。因此，强调早期诊断和早期治疗。

二、其他急性病毒性脑炎

（一）病因和发病机制

病毒性脑炎按病因或发病机制不同分为 4 类，急性病毒性脑炎、感染后脑脊髓炎、中枢神经系统慢性病毒感染和中枢神经系统变性疾病（推测与病毒感染有关）。急性病毒性脑炎最为常见，病情凶险，病死率高，本节将做重点介绍。

急性病毒性脑炎的发病率因受病毒检测技术的影响比实际估计的数值要低，特别是一些发展中国家。美国病毒性脑炎的发病率为每年 3.5～7.4/10 万，单纯疱疹病毒脑炎最多（16%）。芬兰成人病毒性脑炎的发病率为每年 1.4/10 万，单纯疱疹病毒脑炎的发生率最高（16%），其次是水痘－带状疱疹病毒脑炎（5%），腮腺炎病毒脑炎（4%）和流感 A 病毒脑炎（4%）。病死率一方面取决于病毒的种类，另一方面取决于治疗。未经治疗的单纯疱疹病毒脑炎病死率高达 70%，存活者后遗症严重。儿童和青年人是两个最易罹患本病的年龄段。男性因频繁活动在蚊虫区域而患虫媒传播的病毒性脑炎概率高于女性。

引起急性中枢神经系统感染的病毒很多（表 11-3），按国际分类委员会制定的分类原则，根据病毒的生物学特性，将病毒分为 2 型（DNA 和 RNA），18 科，以及更多的属和种。病毒通过两个途径进入中枢神经系统，一是血性侵入；二是周围神经逆行侵入，前一途径最为常见。

表 11-3　一些常见急性中枢神经系统感染的病毒与疾病

病毒（型、科、属、种）/疾病名称
RNA 型病毒
小核糖核酸病毒科（Picornaviridae）
肠道病毒属（Enterovirus）
脊髓灰质炎病毒（Poliovirus）/脊髓灰质炎
柯萨奇病毒 A 组和 B 组（Coxsackievirus, group A and B）/脑膜脑脊髓炎
埃可病毒（Echovirus）/脑膜脑脊髓炎
肠道病毒（Enterovirus）/脑膜脑脊髓炎
呼肠孤病毒科（ReoviridaFe）
环状病毒属（Orbivirus）
克罗拉多蜱热病毒（Colorado tick fever）/克罗拉多蜱热脑炎[1]
披膜病毒科（Togaviridae）
甲病毒属（Alphavirus）
东方马脑炎病毒（Eastern equinevirus）/东方马脑炎[1]
西方马脑炎病毒（Western equinevirus）/西方马脑炎[1]
黄病毒属（Flavivrus）
乙组虫媒病毒/乙型脑炎[1]
圣路易斯病毒（St Louisvirus）/圣路易斯病毒脑炎[1]
蜱媒介脑炎病毒（Tick-borne virus）/蜱媒介脑炎[1]
风疹病毒属（Rubivirus）/风疹
正黏病毒科（Orthomyxoviridae）
流感病毒属（Influenza）/A、B、C 型流感病毒脑炎
副黏病毒科（Paramyxoviridea）
副黏病毒属（Paramyxovirus）
流行性腮腺炎病毒（Mumpsvirus）/流行性腮腺炎脑炎
麻疹病毒属（Morbillivirus）/SSPE
弹状病毒科（Rhabdoviridae）
狂犬病病毒属（Lyssavirus）/狂犬病
本扬病毒科（Bunyaviridae）
本扬病毒属（Bunyavirus）
加利福尼亚脑炎病毒（Californiavirus）/加利福尼亚脑炎[1]
沙粒样病毒科（Arenaviridae）
沙粒样病毒属（Arenavirus）
淋巴细胞脉络丛脑膜炎病毒（Lymphocytic choriomeningitis virus）/淋巴细胞脉络丛脑膜炎[1]
逆转录病毒科（Retroviridae）
人类免疫缺陷病毒 I 型（Human immunodeficiency virus type 1）/AIDS

病毒（型、科、属、种）/疾病名称
疱疹病毒科（Herpesviridae）
单纯疱疹病毒，Ⅰ型和Ⅱ型（Herpes simplex virus，typeⅠand typeⅡ）/单纯疱疹病毒脑炎，Ⅰ型和Ⅱ型
水痘 - 带状病毒（Varicella - zoster viruses）/水痘 - 带状病毒脑炎
巨细胞病毒（Cytomegalovirus）/巨细胞病毒脑炎
淋巴隐病毒（Lymphocryptovirus）
E - B 病毒（Epstein - Barr viruses）/E - B 病毒脑炎

注：①节肢动物媒介病毒 Arthropod - borne viruses。

（二）病理

急性病毒性脑炎的基本病理改变为灰质或灰质与白质交界处血管内皮和毛细血管的炎性改变：灰质淋巴细胞浸润或嗜神经细胞现象；神经胶质细胞增生。大体检查发现不同程度的脑膜炎，脑水肿和脑出血。镜下可见软脑膜单核细胞浸润；小的出血及血管套袖形成；白细胞和小胶质细胞聚集。少突胶质细胞破坏后出现脱髓鞘改变；室管膜细胞受累出现脑积水。神经元坏死表现为尼氏小体溶解和嗜神经细胞现象，坏死组织多广泛，特别是东方马脑炎、日本乙型脑炎和远东蜱传播脑炎。一些特殊的组织学改变包括，HSV 内的 Cowdry A 包涵体；狂犬病的 Negri 小体；虫媒病毒脑炎很少引起神经系统以外的组织学改变；而圣路易斯脑炎除了肾脏外其他多数部位受累。脑内病变的部位很难区别不同种类的病毒，但东方马病毒脑炎的病变集中在灰质，西方马病毒脑炎在基底核，圣路易斯脑炎在黑质、丘脑、脑干、小脑、皮质、球和前角细胞。婴幼儿的疱疹病毒脑炎通常病变范围广泛，在许多器官的坏死区域发现典型的包涵体；儿童和成人的病灶则相对集中，很容易在坏死区域的边缘发现出血和 Cowdry A 包涵体，颞叶皮层和脑桥可见小分子孢子，而病变是广泛的。狂犬病毒脑炎在颞叶皮层亦可见小分子孢子，并影响到海马。西尼罗河病毒脑炎很易累及脑干，特别是脑干的髓质，同时发现颅神经的神经内膜单核细胞炎。

（三）临床表现

急性病毒脑炎的一部分临床表现具有共性特征（表 11 - 4），另一部分临床表现则有一定的特殊性，其取决病毒孢子对中枢神经系统不同细胞的作用（表 11 - 5）。

表 11 - 4　急性病毒性脑炎的共同临床特征

急性起病
软脑膜受累，表现为头痛，发热，颈项强直
脑实质受累，表现为癫痫，意识障碍，行为和言语障碍，局限性神经功能缺损，异常运动
下丘脑或垂体轴受累，高热或体温变化（Poikilothermia）

表 11 - 5　几种常见的急性病毒脑炎临床特征

水痘—带状疱疹病毒脑炎	冬春季节好发，高度直接接触传播；非典型表现：小脑性共济失调；成人预后不良
流感病毒脑炎	冬春季节好发，高度直接接触传播；非典型表现：不伴意识和运动障碍额叶、边缘叶综合征

续 表

肠道病毒脑炎	夏秋季多发，粪–口途径传播，预后好；肠道病毒 71 感染：疱疹性咽峡炎，肠道病毒性手、足、口病，心肌炎和神经源肺水肿，神经系统表现为肌阵挛、震颤、共济失调、颅神经损害、弛缓性瘫痪和昏迷，免疫功能低下时易患慢性脑膜脑炎，病死率高
狂犬病	狗或野生动物传播，潜伏期数天至数年，但不一定被感染动物咬伤的人都发病，一旦症状开始，治疗无效，可于一至数周内死亡（100%）；前驱症状：发热，头痛，癫痫，行为异常；主要表现：恐水，恐惧，昏迷
淋巴细胞脉络丛脑膜炎病毒脑炎	啮齿动物传播，冬季流行于欧洲、美洲、澳洲和日本；发热，肌痛，睾丸炎，白细胞减少症和血小板减少症，无菌性脑膜炎；死亡率低，后遗症少
流行性腮腺炎病毒脑炎	空气传播，冬春季节好发；腮腺炎后 5~10 天发病，可伴胰腺炎，睾丸炎或脑膜炎；非典型表现：脑积水（室管膜受累）；预后好，病死率低
麻疹病毒感染后脑炎	空气传播，冬春季节好发；急性期出现特殊的皮疹；111 000 人出现感染后自身免疫综合征（SSPE 或脊髓炎）；后遗症多，病死率 10%
日本乙型脑炎	蚊虫传播，夏季好发（5 万人/每年）；亚洲儿童、青少年人和老年人患病率高，病死率 1.5 万人/每年；锥体外系症状，癫痫，迟缓型瘫痪；50% 遗留神经精神症状和帕金森综合征，死亡率 33%
西尼罗河病毒性脑炎	蚊虫传播，夏季流行于非洲、亚洲、欧洲和美国；潜伏期类流感样症状，15% 运动系统或/和脑干受累；非流行区域的神经感染症状严重，表现为轴突性神经病，脱髓鞘性多神经病，脑炎伴有肌无力或无菌性脑膜炎

（四）辅助检查

1. 实验室检查　一般的实验室检查项目对病毒性脑炎的诊断帮助不大。全血细胞计数淋巴细胞增多提示病毒性感染。脑脊液白细胞（淋巴细胞）中度增高（1000×10^6）；蛋白轻度增高（$60~80$mg/dl），糖和氯化物正常。脑脊液病毒酶联免疫吸附试验（Enzyme-linked immunosorbent assays，ELISA）IgM 和 IgG 阳性具有诊断意义，病毒 IgM 抗体的检出对早期诊断有所帮助，日本乙型脑炎的脑脊液病毒 IgM 阳性，敏感性和特殊性高达 95%，而 IgG 抗体效价增加仅可作为回顾性诊断依据，脑脊液聚合酶链反应（Polymerase chain reaction，PCR）高度敏感，但可靠性不确定。脑脊液病毒培养对早期诊断和治疗无帮助。

2. 影像学检查　影像学检查不能确定病毒性脑炎的诊断，亦无助于鉴别不同的病毒性脑炎。但有的病毒性脑炎具有一定影像学特征。脑 CT 扫描可迅速发现脑出血、脑积水、脑疝等并发症，从而指导外科干预。脑 MRI 比脑 CT 敏感，日本乙型脑炎的灰质病变明显。斜方体脑炎（肠道病毒 71）的脑干可见异常信号。

3. EEG 检查　流感病毒脑炎可出现额部慢波，偶尔可见锐波。日本脑炎可见 3 种脑电改变形式：广泛连续的 δ 活动，广泛 δ 活动伴锐波，α 昏迷。

（五）诊断与鉴别诊断

流行性病毒脑炎在流行期诊断大多不难，但在非流行期或非流行性病毒脑炎与某些发热性疾病不易鉴别。诊断要点见表 11-6，鉴别诊断见表 11-7。

表 11 - 6   诊断依据

急性或亚急性起病
发热等感染征象
脑实质损害表现，可伴有脑膜刺激征
脑脊液病毒感染特征，白细胞数（淋巴细胞）轻度或中度增高
相关的脑外器官系统表现
EEG 广泛或局限性异常改变
CT 或 MRI 显示较为广泛的病变
脑脊液病毒 PCR 检测阳性，病毒抗体检测阳性，或分离出病毒
脑组织活检发现病毒颗粒

诊断步骤：临床疑诊病毒性脑炎→影像学检查排除脑内占位病变→脑脊液常规检查呈典型的病毒感染特征→病毒 PCR 抗原检测或病毒抗体定量测定→脑脊液病毒培养或脑组织活检。

表 11 - 7   鉴别诊断

脑膜炎	脑病（药物中毒或食物中毒）
无菌性脑膜炎	癫痫持续状态
结核性脑膜炎	高热惊厥
真菌性脑膜脑炎	脑内出血
静脉系统血栓形成	精神病

（六）治疗

1. 抗病毒

（1）阿昔洛韦（Acyclovir，ACV）：主要用于疱疹病毒感染，不再赘述。

（2）利巴韦林（Ribavirin）：又称三唑核苷（Virazole），是一种人工合成的鸟嘌呤核苷类似物，通过抑制 DNA 和 RNA 的合成阻断病毒复制。主要用于沙粒病毒属感染。成人初次静脉用量 2g（30mg/kg），以后逐渐减量，每次 1g（15mg/kg），每 6 小时一次，连续 4 日；每次 500mg（7.5mg/kg），每 6 小时或每 8 小时一次，连续 4 日。预防用药，口服 600mg，每日 4 次，连续 10 日。

（3）膦甲酸（Foscarnet）/膦甲酸钠（Foscavir）：为无机焦磷酸盐，抑制体外病毒复制。发挥抗病毒的作用在于选择性抑制病毒 DNA 聚合酶的焦磷酸结合位点，从而抑制 DNA 合成，但不影响细胞的 DNA 多聚酶。抗病毒种类相对较广，如疱疹病毒，EB 病毒，HIV 病毒等。成人剂量 60mg/kg，静脉用药，每 8 小时一次；或 100mg/kg，每 12 小时一次；连续 14~21 日。对阿昔洛韦耐药的单疱病毒感染可用本药，40mg/kg，每 8~12 小时一次，连续 14~21 日；维持剂量为 90~120mg/kg，每日 1 次。

2. 其他治疗

目前已经用于临床的抗病毒药物有限，除了部分病毒性脑炎有针对性的药物外，其他病毒脑炎尚无肯定、有效的药物，如虫媒病毒。干扰素对病毒性脑炎的作用正在评价。由此，治疗病毒性脑炎过程中须充分认识抗病毒药物的局限性，以及其他综合治疗的重要性，如抗癫痫，降低颅内压，控制精神症状，降温和防治并发症（下呼吸道和泌尿道感染最为常见），营养支持和维持水、电解质平衡等，甚至神经外科干预。

（七）预后

预后取决于病毒的作用，宿主的抵抗力，以及有关治疗的诸多问题。死亡率从 2% ~ 50% 不等。5 ~ 40 岁的存活者约 30% ~ 40% 留有后遗症，如锥体外系征（肌张力障碍）、无力、癫痫等。

（张晓愉）

第二节　中枢神经系统真菌感染

常表现为慢性脑膜炎，但脑实质真菌感染的临床表现与细菌性脑脓肿相似。中枢神经系统真菌感染可以发生在免疫功能健全的个体上，但更好发于免疫功能缺陷的患者，如肿瘤、淋巴瘤、接受免疫抑制治疗的患者或艾滋病患者。常见致病菌有：新型隐球菌、粗球孢子菌和白色念珠菌，而曲霉菌属、夹膜组织胞浆菌和芽生菌很少累及中枢神经系统，毛霉菌可导致典型的 Rhinocerebral 综合征，可以伴发脑膜炎。表 11 - 8 列举相应治疗的方案。

表 11 - 8　抗真菌治疗

致病菌	首选治疗	联合治疗
隐球菌	两性霉素 B0.5mg/（kg·d），iV	蛛网膜下腔应用两性霉素 B
	5 - 氟胞嘧啶 150mg/（kg·d），po	
粗球孢子菌	两性霉素 B1.5mg/（kg·d），iv	脑室内应用两性霉素 B
	两性霉素 B0.5mg 鞘内注射，biw	
念珠菌	两性霉素 B1.5mg/（kg·d），iv	5 - 氟胞嘧啶 150mg/（kg·d），po
		蛛网膜下腔应用两性霉素 B
曲霉菌	两性霉素 B1.5mg/（kg·d），iv	5 - 氟胞嘧啶 150mg/（kg·d），po
		蛛网膜下腔应用两性霉素 B
夹膜组织胞浆菌	两性霉素 B_1.5mg/（kg·d），iv	蛛网膜下腔应用两性霉素 B
芽生菌	两性霉素 B1.5mg/（kg·d），iv	蛛网膜下腔应用两性霉素 B
毛霉菌	两性霉素 B1.5mg/（kg·d），iv	蛛网膜下腔应用两性霉素 B

一、两性霉素 B

两性霉素 B 几乎可以对抗目前所知的所有真菌，但也有抗药性的报道，且有较多严重的副作用，尽管如此，仍作为中枢神经系统所有真菌感染的一线药物。

（一）给药方式和方法

1. 静脉给药　常从小剂量开始，在 5 ~ 10 天内加到足量：一般开始剂量 1mg/d，之后每日剂量加倍，到 16mg/d 后，每日增加 10mg/d，直到足量 50mg/d。血清肌酐大于 3.5mg/dl 时要减少药量。若治疗中断 10 天以上，要重新开始，仍需重复该加量过程。药物应避光经中心静脉输注，速度要慢（4 ~ 6 小时）。治疗过程中要监测全血细胞计数、网织红细胞计数、尿素氮或肌酐、血清电解质、肝功能和尿常规等。

2. 鞘内给药　鞘内给药的指征有：①静脉给药治疗无效或足量治疗后复发；②病情危

重，濒临死亡；③严重免疫抑制的患者；④粗球孢子菌脑膜炎患者。

给药方法有：①脑室内给药：通过 Ommaya 储液囊可以建立可靠的脑室内给药途径，是目前大多数医疗机构首选的方法；②脑池内给药：某些医疗中心选用的方法，由于需要专门的训练和丰富的经验，故不推荐；③腰椎穿刺给药：到基底池的药量很少，几乎不能到达脑室，当有蛛网膜粘连时（真菌性脑膜炎的常见并发症），不应选用该法。

首次剂量为 0.025mg，用 5ml 的脑脊液稀释，并加入 5～15mg 的氢化可的松减少副反应。隔天给药，每次剂量增加 0.025mg，直到最大剂量 0.5mg/d，然后给药频率减至每周 2 次。

3. 副作用　主要是肾毒性，总剂量达 4g 时，50% 的患者有永久性肾功能不全；总剂量达 5g 时，肾功能不全的患者达 85%。

（1）与剂量相关的副作用：①短期的全身反应：发热、寒颤、恶心、呕吐、食欲下降、乏力、头痛等。②肾毒性：肾小球滤过率和肌酐清除率下降，可导致少尿；肾小管毒性，可致远曲小管酸中毒和严重低钾血症。③抑制骨髓造血功能导致贫血。④给药处毒性反应：静脉注射可致静脉炎；腰椎穿刺给药可致感觉异常、神经麻痹、背痛、截瘫、化学性脑膜炎、蛛网膜炎和脑积水；脑池穿刺给药可致脑积水；脑室内给药可致室管膜炎、脑病、惊厥发作和死亡。

（2）特异性药物效应：休克、血小板减少、急性肝功能衰竭、惊厥、心脏骤停和心室颤动。

二、5 - 氟胞嘧啶

5 - 氟胞嘧啶有效对抗隐球菌、念珠菌、曲霉菌和球拟酵母菌，但不是所有菌株都敏感，而且原来敏感的菌株在治疗过程中可产生耐药，因此在 5 - 氟胞嘧啶使用前和治疗过程中均应监测敏感性。另外不能单独应用 5 - 氟胞嘧啶治疗致命性的真菌感染。

5 - 氟胞嘧啶最常用于治疗隐球菌感染，与两性霉素 B 合用有协同作用，并可抑制耐药菌株出现。5 - 氟胞嘧啶口服吸收好，脑脊液浓度可达血清浓度的 80%～100%，常用剂量 75～150mg/（kg·d），分 4 次口服。

氟胞嘧啶经肾脏排泄，在肾功能不全时，每次给药剂量不变（25～40mg/kg），而增加给药间隔时间，如表 11-9 所示。

表 11-9　氟胞嘧啶经肾排泄给药间隔时间

肌酐清除率（ml/min）	给药间隔
100	每 6 小时 1 次
40～25	每 12 小时 1 次
25～12	每 24 小时 1 次
12	每 48 小时 1 次

副作用有：①胃肠道副作用：恶心、呕吐、食欲下降和腹泻；②肝毒性：引起谷草转氨酶和碱性磷酸酶增高，可能与肝细胞坏死有关，故应每周监测肝功能；③血液系统副作用：贫血、白细胞减少或血小板减少，与剂量有关且好发于氮质血症患者，故应每周 2 次检查血细胞计数。

三、酮康唑

有效对抗球孢子菌、组织胞浆菌和念珠菌感染，只有口服制剂，难以透过血脑屏障，增加剂量对部分球孢子菌脑膜炎患者有效，主要副作用是恶心和肝功能损害。

四、氟康唑

对于轻症隐球菌脑膜炎，氟康唑可作为首选，剂量为 400mg/d，治疗 10 ~ 12 周；艾滋病患者合并隐球菌脑膜炎，可选用氟康唑 200 ~ 400mg/d 作为维持治疗；有报道氟康唑治疗球孢子菌脑膜炎有效率达 70%。副作用较少，以胃肠道副作用为主，罕见药物性肝炎和过敏。

中枢神经系统真菌感染的疗程尚无统一标准，一般而言，对治疗反应良好的患者停药指征有如下几点：①至少治疗 6 周；②最后一次脑脊液培养阴性后再治疗 1 个月；③中枢神经系统无活动性感染的表现；神经系统检查稳定或逐步改善；脑脊液检查正常或轻度异常；④中枢神经系统以外无活动性感染的表现；⑤药物毒副作用不能耐受。

下列情况需要延长治疗时间：①脑脊液隐球菌培养或墨汁染色持续阳性者应延长疗程，而只有蛋白含量高者，不是延长疗程的指征，艾滋病患者合并隐球菌脑膜炎应终生抗真菌治疗；②隐球菌感染患者，在治疗过程中，血清或脑脊液中抗原滴度不降者，提示预后差，应延长疗程；③有学者认为球孢子菌脑膜炎患者应终生接受每周一次的经蛛网膜下腔给药的二性霉素 B 治疗；④由于肾脏毒性的原因而停用静脉二性霉素 B，改用蛛网膜下腔给药，应延长疗程。

五、激素的应用

与其他微生物感染中枢神经系统一样，真菌性脑膜炎患者由于脑肿胀或脑实质感染灶导致颅内压增高者，可用大剂量激素，但应事先排除脑积水所致的颅内压增高；另外在鞘内注射二性霉素 B 的时候应合用氢化可的松以减少局部刺激反应。

六、脑实质内真菌感染

真菌可侵犯脑实质导致脑脓肿或肉芽肿，尤以曲霉菌最多见，预后较单纯脑膜累及差。对于手术路径可以到达的病灶应予以手术摘除，术前 48 小时开始用最大可耐受剂量的抗真菌治疗；对于有多个脑实质病灶或手术路径不能到达的病灶，只能以药物治疗，应给予最大剂量的二性霉素 B，并加用 5 - 氟胞嘧啶（如果敏感）。

七、放线菌和诺卡放线菌中枢神经系统感染

不是真正的真菌，特性介于细菌和真菌之间，当累及中枢神经系统时，常导致脑脓肿，也可表现为脊髓脓肿或脑膜炎，罕见的有硬膜外脓肿合并颅骨骨髓炎。抗细菌药物治疗有效，单个可切除脓肿应手术摘除。

放线菌的治疗可选用青霉素 G，成年人剂量为 2400 万 U/d，儿童剂量为 20 万 U/（kg·d），分次静脉注射，至少应用 8 周，根据病情，最长可用至 5 个月。青霉素过敏患者可选用红霉素，成年人 4g/d，儿童 50mg/（kg·d），分 4 次静注。

诺卡放线菌可选用复方新诺明 15～20mg/（kg·d），分 4 次静注，至少需要 5％葡萄糖水 75ml 来溶解药物，1～1.5 小时缓慢注入；如果肾功能不全，肌酐清除率 15～30ml/min，剂量减半，如果肌酐清除率小于 15ml/min，禁用该药。对于病情严重、多发颅内脓肿或单用复方新诺明治疗无效者，可加用环丝氨酸（氧霉素）15mg/（kg·d），分 4 次口服。

（张晓愉）

第三节　细菌性脑膜炎

细菌性脑膜炎是指细菌（如脑膜炎双球菌、肺炎双球菌、链球菌、葡萄球菌、流感杆菌等）引起的软脑膜炎症。大多爆发性或急性起病，有畏寒发热等全身症状；头痛明显，伴有呕吐、颈项强直和项背痛等；精神症状常见，表现为谵妄、意识模糊、昏睡以至昏迷；婴幼儿癫痫发生率高达 50％，而成人少见；其他还可有颅神经麻痹（如眼球运动障碍、面神经麻痹、耳聋等）、偏瘫、失语、皮肤黏膜瘀点瘀斑等。

一、诊断

细菌性脑膜炎若不予治疗，患者可在数小时到数天内死亡，因此及时准确的诊断是治疗的先决条件。腰椎穿刺是唯一可以明确诊断细菌性脑膜炎的方法，并可能发现病原菌，所以对疑诊为脑膜炎的患者应尽早行脑脊液检查。一般情况下，应在使用抗生素之前作脑脊液的细菌培养，但也有资料表明在使用抗生素 4h 内做脑脊液培养也常获得阳性结果，因此，如果患者在做腰穿前必须检查其他项目（如影像学检查），可以先使用抗生素。脑脊液的典型表现是外观混浊，白细胞数增高，以中性粒细胞为主，糖含量下降（常低于 40mg/dl），蛋白含量增高（大于 50mg/dl）。但在使用过抗生素的患者、严重感染的早期、白血病、免疫抑制患者和某些细菌感染以淋巴细胞升高为主（如单核细胞增多性李司德菌和螺旋体）的情况下，脑脊液结果可能会不典型。

脑脊液除应常规做细菌培养以外，必要时做抗酸染色和墨汁染色。由脑膜炎双球菌、流感嗜血杆菌和肺炎链球菌引起的脑膜炎可以用乳胶颗粒凝集和协同凝集试验快速检测细菌特异性抗原；外周血梅毒血清试验（STS）阳性或者临床高度怀疑中枢神经系统梅毒的患者，应加做 CSF 的梅毒血清检查；应用多聚酶链式反应（PCR）检测 CSF 中分枝杆菌，其特异性和敏感性均优于抗酸染色和培养。

一旦怀疑细菌性脑膜炎，必须考虑潜在的危险因素，如颅底骨折、脑脊液漏、近期颅内手术、脊髓脊膜膨出、免疫缺陷、脑膜周围局灶感染（副鼻窦炎、慢性中耳炎、乳突炎和颅骨骨髓炎等）以及败血症（如心内膜炎）。因此还应常规检查血常规、血涂片、血生化、血培养、胸片和头颅 CT 或 MRI。

二、治疗

（一）全身并发症的治疗

1. 休克　应即时补液，必要时加用血管活性药物。脑膜炎球菌性脑膜炎可并发罕见的 Waterhous－Friderichsen 综合征，表现为在休克基础上合并肾上腺出血性梗死，表现为大量瘀斑和菌血症，应给与类固醇激素替代治疗直至病情稳定。约有 8％的细菌性脑膜炎患者合并弥散性血管内凝血（DIC），且多在发病第一周内出现。微循环衰竭还可以导致成人呼吸窘迫综合征（ARDS），亦称休克肺，发生率为 3.5%，表现为严重的低氧血症和难治性肺水肿，一旦发生，死亡率几乎 100%。

2. 血容量　由于细菌性脑膜炎可以导致脑组织肿胀和颅内压增高，因此补液量不能过多，如果患者血压不低，成年患者一天补充生理盐水 1200~1500ml 足够，儿童按 1000ml/m^2 体表面积进行补液（口服补液量也包括在内），避免用糖水补液。这种限制随着症状好转和颅内压降低可以逐渐放松。

3. 发热　解热镇痛药可以用来降温，但根本措施是应用敏感的抗生素，如有效常于治疗后第 2~5d 体温恢复正常。体温持续不退或重新升高，应该重新评估，必要时可复查脑脊液，鉴别是否抗生素应用不足、并发症如大脑皮质血栓性静脉炎、硬膜下脓肿、颅外器官血源性感染和药物热等。

4. 隔离　脑膜炎球菌性或者是病原菌不明脑膜炎患者，应用抗生素 24h 内应置于呼吸道隔离病房，耐药菌株感染患者也应置于隔离病房，以免传染给其他易感者。

（二）抗生素治疗细菌性脑膜炎的基本原则

（1）应全程住院治疗，并静脉给药。腰穿检查无需等待 CT 结果，除非患者昏迷、局灶神经系统体征、视盘水肿或者意识水平逐渐恶化，如果出现这些情况，应在血培养后行经验性抗生素治疗。其他情况下，腰穿后即可行经验性抗生素治疗，以后根据脑脊液培养结果调整最佳抗生素。

（2）抗生素疗程：常见病原菌如肺炎球菌、流感嗜血杆菌和奈瑟脑膜炎球菌，经静脉给予足量抗生素，疗程至少 10d，且在体温正常后至少使用 7d；对于耐药菌株（肠道阴性菌、单核细胞增多性李司德菌和 B 族链球菌）或手术外伤后脑膜炎，抗生素治疗应延长至 2~3 周或更长。

（3）应避免使用难以穿透血脑屏障的抗生素，如四环素类、第一代和第二代头孢霉素。

（4）注意药物毒性，由于治疗脑膜炎常使用最大耐受剂量的抗生素，对于有肝肾功能不全或血液系统疾患的患者应密切监测。

（三）首选抗生素的选择原则

1. 革兰染色　如果一个高质量的革兰氏染色显示足够多的某种细菌，并考虑到患者年龄，针对选药，如肺炎球菌选用头孢曲松或者联用头孢噻肟和万古霉素。

2. 患者年龄　患者年龄不同，感染的细菌也有所不同。

（1）新生儿脑膜炎：在生产过程中感染的细菌常是女性阴道中常见的，如肠道阴性菌、单核细胞增多性李司德菌和 B 族链球菌。多于出生后 1 周内起病。出生 1 周以后到 2 个月，细菌常来源于呼吸道、皮肤和脐部，以金黄色葡萄球菌、B 族链球菌和院内感染如假单孢菌、变形菌，另外机会菌感染如黄杆菌属和沙门菌也应考虑。

（2）儿童和青少年：出生 2 个月后，丧失母体抗体的保护，对常见菌种易感，如流感嗜血杆菌和奈瑟脑膜炎球菌，前者发病率在 1 岁时达到高峰，之后随着自然免疫或疫苗接种而逐渐下降。2~18 岁则脑膜炎球菌成为主要的致病菌。

（3）成年：18 岁以后，大多数人对脑膜炎球菌产生免疫力，肺炎球菌成为脑膜炎最主要的致病菌。由于荚膜抗原类型很多，之间没有交叉免疫，因此很难获得永久免疫力，而细菌的耐药性却成为全球问题。其他细菌导致的成年人脑膜炎，一般都有易感因素的存在，如头部外伤、手术或者免疫抑制。老年人、长期卧床者和酗酒者，感染革兰阴性杆菌的风险增大，尤其以大肠杆菌多见。而且老年人罹患流感嗜血杆菌性脑膜炎的可能有所增加，其中20%的菌株对β内酰胺酶耐药。

3. 易感因素

（1）头颅外伤：闭合性颅脑损伤伴有颅骨骨折或筛板骨折，常于外伤后2周内好发，以肺炎球菌为主；而开放性颅脑损伤的致病菌谱可以很广，包括革兰阴性杆菌和葡萄球菌。脑脊液鼻漏患者可以在外伤后很长时间出现脑膜炎，以肺炎球菌为主。

（2）脑膜周围组织感染：副鼻窦炎、慢性中耳炎和乳突炎均可以导致脑膜炎，多数情况下是肺炎球菌，其次是流感嗜血杆菌，金黄色葡萄球菌少见。必须要强调的是，这些感染灶中培养出来的细菌不代表就是脑膜炎的病原菌，因此选择抗生素不但要覆盖这些细菌，其他可能的细菌也要覆盖。

（3）神经系统手术后脑膜炎：手术中或手术后创口愈合前都有可能感染，以皮肤和医院环境中的细菌为主，因此宜选用广谱抗生素直到有培养结果。脑室内引流患者最常见的病原菌是表皮葡萄球菌。

（4）解剖结构缺损：脊髓脊膜膨出、中线脊髓皮窦（包括藏毛窦）、头颈部肿瘤破坏颅骨的情况造成解剖结构上的缺失，都可以导致细菌侵犯脑膜。而致病菌常是机会菌，应选用覆盖葡萄球菌、链球菌和肠道阴性菌的药物。

（5）败血症：瘀点状或紫癜性皮疹常提示脑膜炎球菌血症，并于皮肤病灶处培养出细菌，然而葡萄球菌血症、急性心内膜炎和肠道阴性杆菌血症也可有类似皮肤症状。

（6）潜在的系统性疾病：镰状细胞性贫血以及脾脏切除术后患者，特别容易发生肺炎球菌性脑膜炎；HLA–B_{12}单倍体的个体对流感嗜血杆菌易感；肿瘤，特别是血液系统的恶性肿瘤对很多细菌易感，当周围血白细胞计数正常时，易感染隐球菌和单核细胞增多性李司德菌，当白细胞低于2700/μl（采用国际计量单位）时易感染革兰阴性杆菌；移植手术的受者和其他免疫抑制患者易感染真菌、肠道阴性杆菌和院内获得性微生物（假单胞菌、不动杆菌和黏质沙雷氏菌）；透析患者尤其易感染皮肤细菌如葡萄球菌和链球菌；艾滋病患者易感染弓形体、隐球菌、疱疹病毒和分枝杆菌，且可以多种病原菌同时感染。

（四）推荐的首选抗生素方案

见表11–10。

表11–10　细菌性脑膜炎的抗生素选择

临床特点	药物选择	备选方案
新生儿	氨苄西林+庆大霉素或氨苄西林+头孢曲松	万古霉素+庆大霉素
婴幼儿和儿童	氨苄西林+氯霉素或头孢曲松	红霉素+氯霉素
成人	氨苄西林+头孢曲松	红霉素+氯霉素
神经外科手术后	万古霉素+头孢拉定	万古霉素+庆大霉素
颅底骨折或脑脊液漏	万古霉素+头孢拉定	红霉素+氯霉素
免疫抑制或恶性肿瘤	氨苄西林+头孢拉定	红霉素/万古霉素+庆大霉素

1. 新生儿（小于2个月）　氨苄西林50~100mg/（kg·d），分2次静注，加用庆大霉

素 5~7.5mg/（kg·d），分 2 次静注或肌内注射；或者加用丁胺卡那（用于庆大霉素耐药菌）15mg/（kg·d），分 2 次静注；或者加用头孢曲松 100mg/（kg·d），分 2 次静注。青霉素过敏患者可选用万古霉素 6~15mg/（kg·d），分 4 次静脉滴注，并加用庆大霉素或丁胺卡那（剂量如前）。

2. 婴幼儿和儿童（大于 2 个月）　氨苄西林 300~400mg/（kg·d），分 4~6 次静注，加用氯霉素 50~100mg/（kg·d），分 4 次静注；或加用头孢曲松 100mg/（kg·d），分 2 次静注。西林过敏患者可选用氯霉素加用红霉素 25~50mg/（kg·d），分 4 次静脉滴注。

3. 成人（社区获得性脑膜炎）　氨苄西林 12g/d 分 4~6 次静注，加用头孢曲松 4~6g/d 分 2 次静注；青霉素过敏患者可选用氯霉素 4g/d，分 4 次静脉滴注，加用红霉素 4g/d，分 4 次静脉滴注。

4. 神经外科手术后、颅底骨折或脑脊液漏患者　万古霉素：新生儿 6~15mg/（kg·d），分 4 次静脉滴注；儿童 44mg/（kg·d），分 2~3 次静脉滴注；成人 2g/d 分 2 次静脉滴注；加用头孢拉定：新生儿 50~100mg/（kg·d），每 8h1 次静脉滴注；儿童 90~150mg/（kg·d），分 3 次静脉滴注；成人 6~12g/d 分 3 次静脉滴注。备选方案为庆大霉素加用万古霉素或红霉素。

5. 伴有免疫抑制或恶性肿瘤的脑膜炎患者　氨苄西林加用头孢拉定，备选方案为庆大霉素加用万古霉素或红霉素。

（五）已知病原菌的脑膜炎的抗生素选择

见表 11-11。

表 11-11　已知病原菌的细菌性脑膜炎的抗生素选择

病原菌	药物选择	备选方案
革兰阳性菌		
肺炎球菌	头孢曲松 + 万古霉素	头孢曲松 + 利福平、红霉素
A、B 族链球菌	青霉素	红霉素
D 族链球菌（肠球菌）	青霉素 + 庆大霉素	万古霉素 + 庆大霉素
葡萄球菌	苯唑西林或乙氧萘胺青霉素	万古霉素
单核细胞增多性李司德菌	氨苄西林	青霉素、磺胺类、氯霉素
革兰阴性菌		
脑膜炎球菌	青霉素	三代头孢菌素、氯霉素
流感嗜血杆菌	氨苄西林或三代头孢菌素	氯霉素
革兰阴性肠杆菌（大肠杆菌、变形菌、克雷白杆菌）	三代头孢菌素或替卡西林 + 庆大霉素	庆大霉素静注或鞘内注射
绿脓杆菌	替卡西林/头孢拉定 + 庆大霉素	庆大霉素静注或鞘内注射

（六）细菌性脑膜炎的鞘内治疗

由于一些抗生素在脑脊液中浓度较低，因此试探各种蛛网膜下腔直接给药的途径，目前有以下几种方法。

（1）腰椎穿刺给药：方法与腰穿相同，先放去 5～10ml 脑脊液，将药物溶解于脑脊液中，经腰穿针注入。

（2）脑池穿刺给药：与腰穿给药相比，其优点在于药物在大脑底部和凸面的浓度更高，缺点在于可能损伤延髓，必须有专门培训和经验丰富的医生执行，且不适合多次穿刺给药。

（3）经脑室给药：可手术植入 Ommaya 储液囊，其一端是导管置入侧脑室前角，另一端是硅酮橡胶做成的储液囊埋于头皮下。其优点是可以反复多次穿刺给药、抽取脑脊液检查或减压，给药后在脑室内获得较高的药物浓度，在基底池和椎管内脑脊液药物浓度也较高，如氨基糖苷类药物一次给予 5mg 就可以在整体脑脊液中达到治疗浓度（4～6μg/ml），且可以维持 24h。缺点在于该装置可能产生管腔阻塞、离断和继发感染。

但蛛网膜下腔直接给药存在以下问题：

（1）许多药物与大脑和脊髓表面接触有毒副反应，如青霉素及其衍生物可导致惊厥和脑病，许多药物经腰穿给药后，可产生感觉异常、神经根炎、横贯性脊髓炎和蛛网膜炎。而氨基糖苷类抗生素则较安全。

（2）某些药物不能在脑脊液中自由扩散，与药物的亲水性有关。

（3）中枢神经系统感染的患者可能在很多平面产生粘连，影响药物弥散。

（4）相同的给药量，每个个体脑脊液中药物浓度变化很大，而且脑脊液动力学和脑积水也会影响药物浓度和弥散。

因此我们应掌握蛛网膜下腔给药的指征：

（1）革兰阴性杆菌：当怀疑有假单胞菌、沙雷菌、不动杆菌和变形菌感染时可加用氨基糖苷类静脉和鞘内给药；如果致病菌对氨苄西林和三代头孢菌素耐药，或者足量足疗程治疗后效果不明显，可选用氨基糖苷类静脉和鞘内给药，并加用广谱青霉素；当致病菌高度耐药、经腰椎穿刺给药疗效不显或者已知患者有脑脊液循环障碍的情况，可经 Ommaya 储液囊脑室给药。

（2）葡萄球菌：产青霉素酶的金黄色葡萄球菌感染时，若大剂量静脉应用苯唑西林和萘夫西林无效，可选用杆菌肽 5000～10 000U 注入蛛网膜下腔。

（3）肠球菌性脑膜炎：较少见，多发于新生儿、手术并发症或细菌性心内膜炎。虽然细菌在体外培养中对氨苄西林敏感，但治疗应合用青霉素和氨基糖苷类抗生素，当效果不佳时，可鞘内注射庆大霉素；如果是氨苄西林耐药菌株，可选用万古霉素；不过目前也有报道耐万古霉素（VRE）菌株，医疗界正在研究共杀素（Synercid）治疗 VRE 全身感染，尚无治疗 VRE 脑膜炎的资料。

（七）激素治疗

婴幼儿和儿童患者，在抗生素治疗的前 4d，予地塞米松 0.15mg/kg 每 6h 静注 1 次，可降低听力下降和其他神经系统后遗症的发生，因此对于 2 个月以上的婴幼儿和无免疫抑制状况的儿童，推荐早期常规使用激素。

成年患者，若无免疫抑制，也推荐使用抗炎性反应剂量的激素（泼尼松，40～80mg/d），尤其脑脊液中细菌浓度高和颅内压高的患者效果更显著，但尚无安慰剂对照研究证实。

大剂量激素用于伴有脑水肿的重症脑膜炎；若怀疑有肾上腺坏死的患者（Waterhous - Friderichsen 综合征），应给予激素维持治疗。

三、细菌性脑膜炎的并发症

1. 颅内压增高　是细菌性脑膜炎常见并发症，主要是由于炎性渗出物和炎性细胞堆积于蛛网膜颗粒周围，导致脑脊液吸收障碍；其次脑积水和脑实质水肿也使颅内压增高，其中脑水肿是由于细菌和炎性细胞所致的毛细血管通透性增加（血管源性水肿）和细胞膜完整性受损（细胞毒性水肿）造成的。

一般而言，抗生素治疗起效后，颅内压很快下降。但患者如果有颅高压的症状和体征，如头痛、呕吐、视盘水肿、意识淡漠或丧失、血压升高、心率减慢等，则应降颅压治疗。

首先应避免过度补液，没有低血容量的情况下，成年人一天静脉补液量不超过1500ml生理盐水，总摄入量（口服＋静脉）不超过2000ml；儿童推荐使用半张液（一半生理盐水＋一半5%葡萄糖溶液）。

其次予激素治疗，于给药后12~16h起效，开始用大剂量，症状控制后迅速减量。推荐方案为首剂地塞米松10mg静推，之后4~6mg每6h静推，症状控制后，在5~10d内减量至停药，如果大剂量激素应用超过2周，减量速度应放慢。

有脑疝先兆时可快速静脉滴注甘露醇，首剂1~1.5g/kg，间隔4h可重复给予，剂量为0.25~0.5g/kg，3次剂量后激素已起效，儿童剂量为0.25~1.0g/kg，可与呋塞米合用（0.5mg/kg）。监测血浆渗透压（不应大于320mOsm/L）、电解质和血糖。

2. 惊厥　是脑膜炎较常见的表现，婴幼儿和儿童特别好发，一般不影响预后，3%~7%发展为癫痫。惊厥有时提示以下较严重的几种情况：细菌性脑炎、皮层静脉血栓形成、硬膜下积液或积脓、感染性血管炎、脑脓肿（新生儿多见）或代谢异常（如抗利尿激素分泌不当综合征所致的低钠血症）。

3. 脑积水　增厚的脑膜在颅底阻断脑脊液循环产生交通性脑积水，一般不需紧急处理，不行分流术也可能自行缓解。较少见的是部分性或完全性阻塞中脑导水管导致非交通性脑积水，如果是完全阻塞，可导致昏迷、双侧巴宾斯基征阳性和双眼不能向上凝视，由于进展较快，可不出现视盘水肿，头颅CT或MRI可明确诊断。不处理可迅速致死，应急诊行持续脑室外引流术，待脑脊液中感染控制后，再行分流术。部分阻塞不是急诊手术指征，但应密切观察以防进展为完全性阻塞。

4. 硬膜下积液　1岁以下婴幼儿患细菌性脑膜炎（特别是流感嗜血杆菌）易并发硬膜下积液，诊断依靠颅骨透照试验、头颅CT和经未闭合的囟门硬膜下穿刺。治疗目的主要是维持正常的颅内压，如果没有颅高压的症状和体征以及局灶神经系统体征，则不需处理，否则可反复行硬膜下穿刺，直到感染控制后液体不再聚集，极少数病例可能持续积液，则必须行手术切除渗出周围的脑膜。

5. 硬膜下积脓　是罕见的并发症，表现为视盘水肿、颅内压持续升高、持续发热、局灶体征或惊厥。诊断依靠头颅CT或MRI，脑电图作用不大，腰穿检查有脑疝危险，一旦诊断应立即手术引流，并根据手术标本的细菌培养和药敏结果选用适当抗生素治疗1周以上。

6. 永久神经功能缺失　局灶神经功能缺失提示病程中有脑实质感染、血管炎性脑梗死或占位性病变（如硬膜下积液或硬膜下积脓）。听力下降是最多见的颅神经麻痹。脑皮层静脉血栓性静脉炎导致静脉血栓形成，抗生素治疗可以预防进展，而抗凝剂疗效尚不明确。血管炎是一个相对多见的并发症，尤其是儿童患者多见，一般随抗感染治疗起效后缓解，但脑底部大动脉受累可导致脑卒中而遗留永久神经功能缺损。

（张晓愉）

第四节　结核性脑膜炎

结核病（Tuberculosis，TB）在古老的埃及、中国和印度均有文字记载。至今，TB 的全球性流行病学资料仍不够完整。非洲和亚洲的部分地区 TB 发病率为每年 200/10 万，其中 15 岁以下儿童占 15%~20%。儿童 TB 的病死率较高，约占 10%~20%，未经治疗或未经系统治疗是致死的主要原因。美国 20 世纪 50 年代以后 TB 发病率稳步下降，80 年代又有所上升，主要原因是 HIV 流行。中国人口众多，TB 患者占世界 TB 总数的 1/4。结核性脑膜炎（Tuberculous Meningitis，TBM）是 TB 的局部表现，几乎所有的 TBM 均有脑外结核病灶。

一、病因和发病机制

1768 年 Robert Whytt 首次报道 TBM，1836 年有了 TBM 的病理描述，1882 年 Robert Koch 进一步证实了 TBM。一个多世纪以来，对 TBM 的认识已基本清楚。营养不良、慢性乙醇中毒、糖尿病、癌症、HIV 感染和应用糖皮质激素是 TBM 的危险因素。TBM 的发病分为两个过程，首先是肺结核、菌血症、脑脊膜或脑实质结核结节形成；之后是结节破溃、结核分枝杆菌进入蛛网膜下腔、结核性脑膜炎或脑实质结核（粟粒性结核、结核瘤或结核性脑脓肿）病灶形成。发病过程可延伸到脊髓脊膜或脊髓，引起结核性脊膜炎或脊髓炎。结核菌从颅骨或脊椎骨的结核病灶直接向颅内或椎管内侵入是 TBM 的另一感染途径。

二、病理

结核性脑膜炎的病理改变主要表现为渗出、变性和增殖三种组织炎症反应。

1. 急性期　炎性渗出明显，重力作用使大量灰黄色混浊胶状渗出物沉积于脑底和脊髓的蛛网膜下腔，渗出物含有大量蛋白质、淋巴细胞和单核细胞。当渗出物中纤维蛋白原凝固析出，纤维素增多，肉芽组织增多时，便出现典型的粟粒状结核病灶。病灶的中心是干酪样坏死组织，周边由上皮细胞和朗汉斯巨细胞包绕。上述病变不仅局限在蛛网膜下腔，还可沿软脑膜扩散，侵入到脑实质、室管膜、脊髓和脊膜。因此，结核性脑膜炎的病理改变是脑膜脑炎或/和脊膜脊髓炎。结核病灶融合后，形成较大的结核瘤，分布在大脑中动脉供血区域。

2. 亚急性期和慢性期　颅神经或脊神经因穿越蛛网膜下腔而被炎性渗出物和炎性细胞侵害，引起结核性神经根炎；脑或脊髓血管（动脉或静脉）因受蛛网膜下腔炎性渗出物浸泡而发生炎性改变，导致血管闭塞或出血；脑膜、脉络丛和室管膜因炎症反应使脑脊液生成增多，蛛网膜颗粒因炎症反应而吸收下降，形成交通性脑积水；基底池和室管膜因渗出粘连使脑脊液循环不畅，形成梗阻性脑积水。

一组尸检材料证实，TBM 是全身性结核疾病的一部分，所有的 TBM 均有脑外结核病灶，93% 的 TBM 合并两个部位以上的结核病灶，前 3 位受累的组织器官分别为肺脏、淋巴结和心包。脑内结核以脑膜炎性渗出、粟粒结节和干酪坏死居首，脑实质水肿、脑室扩张和血管内膜炎次之（表 11-12）。

表 11-12　129 例结核性脑膜炎病理结果

脑内结核病理改变	例数	构成比（%）	脑外结核病变部位	例数	构成比（%）
脑实质			肺脏	129	100
粟粒结节或干酪坏死	63	48.8	淋巴结	70	54.3
结核性炎细胞浸润	35	27.1	心包	70	54.3
结核瘤	25	19.4	脾脏	65	50.4
出血	5	3.9	肝脏	55	42.6
结核性脑脓肿	2	1.6	肾脏	53	41.0
脑软化	6	4.7	肾上腺	11	8.5
脑水肿	86	66.6	肠道	43	33.3
脑室扩张	76	58.9	胰腺	10	7.8
脑积水	65	50.4	膀胱	8	6.2
脑神经损害			子宫内膜、卵巢	7	5.4
展神经	56	43.3	输卵管	7	5.4
面神经	30	23.3	胸腺	2	1.5
视神经	27	20.9	睾丸	2	1.5
动眼神经	25	19.4	心肌	2	1.5
脑膜			皮肤	2	1.5
炎性渗出	129	100			
粟粒结节或干酪坏死	86	66.7			
结核瘤	1	0.8			
出血	1	0.8			
血管					
血管内膜炎	70	54.3			
血管栓塞	12	9.3			
脊髓脑脊膜神经或/和脊髓损害	16	12.4			

三、临床表现

任何年龄均可发病，青少年最多。起病多为急性或亚急性，病程持续时间较长。主要临床表现如下：

1. 发热、头疼、呕吐和脑膜刺激征　一组最常见的临床征象，但与其他性质的脑膜炎相似，不易甄别。

2. 颅内压增高　早期颅内压增高通常是轻度或中度的。晚期梗阻性脑积水引起的颅内压增高明显，有时需紧急手术治疗。颅内压增高的经典征象是头痛、呕吐、视神经乳头水肿，严重时出现去脑强直发作或 Cushing 氏反应（心率和呼吸减慢，血压增高）。腰穿检查可客观地反映颅内压，但有两种情况应引起注意：一是颅内压明显增高时，因脑脊液流出过快而有发生脑疝的危险；二是脊蛛网膜粘连可使脑脊液流通不畅，腰穿压力不能完全反映颅内压。

3. 脑实质损害　精神症状表现为萎靡、淡漠、谵妄和妄想。癫痫或癫痫持续状态通常与脑水肿，脑表面结核病灶形成，结核性动脉炎后脑组织缺血或高热有关。意识障碍是全脑弥漫损害、颅内压增高和脑干网状结构受累的结果，其程度与病变的严重性一致。肢体瘫痪分为急、慢性两种类型，卒中样瘫痪与结核性动脉炎有关，慢性瘫痪由结核瘤、结核性脑脊髓蛛网膜炎引起，临床表现类似肿瘤。

4. 脑神经损害　颅底炎性渗出物的刺激、侵蚀、粘连和压迫，均可造成脑神经损害，动眼神经、展神经、面神经和视神经受累的概率最高。

5. 少见征象　异常运动（震颤、舞蹈徐动症、偏侧投掷症），肌阵挛，小脑功能障碍，非典型发热性癫痫和抗利尿激素异常分泌综合征（The syndrome of inappropriate secretion of antidiuretic hormone，SIADH）等是 TBM 的少见临床征象。

6. 其他中枢神经系统 TB

（1）浆液性 TBM：原发性的、自限性的、由邻近结核病灶引起的、未发展成为具有明显症状的一种 TBM 脑膜反应。部分患者出现轻度头痛，嗜睡和脑膜刺激征。脑脊液淋巴细胞轻度增高。临床医师容易忽视。

（2）TB 性脑病：意识水平下降，脑弥散性水肿和白质脱髓鞘，糖皮质激素有效，可能与免疫介导有关。

（3）结核瘤：缺乏特征性表现，首发症状以癫痫和头痛多见，有的出现局灶性体征，与颅内肿瘤相似，脑脊液呈浆液性脑膜炎改变。脑 CT 或 MRI 具有一定的特征性，判断困难时须脑组织活检确立诊断。

（4）TB 性脊髓脊膜炎：急性上升性脊髓麻痹、亚急性脊髓神经根炎，慢性脊髓压迫症或脊髓蛛网膜炎。

7. 老年人 TBM 临床表现特点　头痛伴呕吐的少，颅内压增高的发生率更低。相反，在动脉硬化基础上发生结核性动脉炎而引起的脑梗塞多，脑脊液改变不典型的多，粟粒性肺结核并发症和非结核性疾病并发症的多。

8. TBM 分级　1948 年英国医学研究理事会将 TBM 按严重程度分为以下 3 级

Ⅰ级：早期非特异性症状体征，无意识障碍。

Ⅱ级：意识障碍伴轻度局限神经功能缺损，无昏迷和谵妄；假性脑膜炎或脑膜炎伴局限性神经功能缺损、单个脑神经麻痹或不自主运动。

Ⅲ级：木僵或昏迷，严重神经功能缺损，癫痫，体态异常或/和不自主运动。

四、实验室检查

（一）脑脊液常规检查

脑脊液压力增高，外观无色透明或浑浊呈毛玻璃状，放置数小时后可见白色纤维薄膜形成，直接涂片染色，可找到结核杆菌。白细胞数增高，在（11～500）×10^6/L，少数 > 1000×10^6/L；分类以淋巴细胞为主，当脑脊液结核菌量大，杀菌后脑膜对结核菌裂解产物反应强烈时，多核粒细胞亦可占优势，此时应与细菌性脑膜炎鉴别；脑脊液糖含量降低（同时测血糖对照），并随病情变化而波动；脑脊液蛋白含量增高，多数在 3g/L 以下。抗结核药物治疗后，脑脊液细胞数的下降和糖含量的恢复较快；蛋白含量受脑脊液循环通畅与否的影响，或下降很慢，或持续不变，或有所增高。

（二）脑脊液微生物学检查

脑脊液涂片抗酸染色法自1882年起沿用至今，其方法简便、经济、可靠，但敏感性差，结核菌检出率不到1/5。反复多次送检和增加涂片次数可提高检出率。1953年Stewart用脑脊液10～20ml，高速离心30min，沉渣后涂片，镜下检查30～90min，结核菌检出率高达91%。脑脊液结核菌培养在诊断上起决定性作用，药敏试验还可帮助临床医师正确选择抗菌药。但结核菌培养对营养要求高，生长缓慢（耗时长），易受抗结核治疗影响，阳性率仅50%～80%。

（三）脑脊液免疫学检查

补体结合试验、白陶土凝集试验、双向弥散试验、免疫荧光试验、酶联免疫吸附试验等，通过检测脑脊液中特异性IgG或IgM抗体提供诊断依据。这些方法增加了敏感性和特异性，但阳性率是随病程延长而增加的，对早期诊断帮助不大。此外，假阳性问题始终难以解决，主要原因是结核菌抗原成分复杂，分枝杆菌种类繁多，彼此间存在抗原成分交叉的问题。

（四）脑脊液分子生物学检查

是TBM实验室检查的重大进步，核酸指纹技术、核酸探针技术、核酸测序技术和核酸扩增杂交技术不但将检测时间缩短，而且将阳性率提高到70%～100%，敏感率>98%。影响阳性率的因素与标本含菌量和操作技术有关；反之，假阳性因素与检测物中极微量结核菌DNA污染有关，因此，实验室质量控制要求非常严格。

五、影像学检查

（一）头颅X线片

颅内数毫米到数厘米松散的球型钙化，提示中枢神经系统结核之可能，但不特异，对诊断帮助有限。胸部X线片可提供脑外肺结核或胸膜结核的诊断证据。

（二）头颅CT

增强扫描提高了TBM的诊断价值，有以下表现：①结核纤维素渗出、粘连、增厚、肉芽组织增生和干酪样坏死，使脑基底池、大脑半球和小脑半球表面呈线状或粗毛刺状强化；基底池可完全闭塞，甚至钙化。②粟粒性结核病变表现为脑实质广泛的、散在的、高密度的粟粒状结节。③结核瘤病理发展过程为结核结节→结核瘤→结核性脑脓肿，CT显示结节状、盘状、环状或薄包膜状强化（不易与细菌性脓肿区别）病灶，其中可见高密度钙化点；病灶约0.5～2.0cm，可为不规则团块状或串珠状融合；病灶周围手指状或漏斗状不规则低密度水肿区；病灶单发或多发，位于大脑半球或小脑浅表部，由于该区域血流缓慢，菌栓易于停留所致。④结核性血管炎引起的脑梗塞，常在大脑中动脉穿枝供血区域。⑤梗阻性或交通性脑积水，其程度与病程长短成正比，与年龄大小成反比。⑥脊髓蛛网膜下腔闭塞或囊肿形成，脊髓受压；脊髓血管受累，脊髓软化坏死，脊髓空洞形成。

（三）头颅MRI

比CT敏感，有以下表现：①炎性渗出物在基底池表现为T_1WI低信号和T_2WI高信号，强化后比 CT 更明显。②大脑半球凸面脑膜可见增厚及强化。③结核瘤中心因组织坏死而呈 T_1WI 低信号和 T_2WI 高信号，强化后形态与 CT 相似，但一些波散性的小（点状）病灶比 CT 更敏感。④脑梗塞或出血性梗塞位于基底节区、丘脑、中脑和脑室周围深部的脑白质，梗塞表现为 T_1WI 低信号和 T_2WI 高信号，出血随时间的推移而呈现不同的信号改变。

六、诊断与鉴别诊断

正确诊断取决于对结核性脑膜炎病理生理发展过程和特点的充分认识，对临床表现、实验室检查和影像学检查的正确评价，以及对中枢神经系统以外结核病灶的取证（表 11 - 13，表 11 - 14）。由于亚临床 TB 感染的广泛存在，结核菌素试验对成年人诊断意义不大。不系统或不合理的治疗使临床表现或脑脊液改变不典型，增加了诊断的难度。

表 11 - 13　TBM 诊断要点

结核接触史

免疫功能抑制的疾病或药物治疗

非特异性前驱症状（乏力、不适、肌痛等）2 周

脑膜炎征象（发热、头痛、呕吐、脑膜刺激征）2～3 周

脑神经和脑实质损害表现

脑脊液压力增高；炎性细胞以淋巴细胞为主，伴随糖降低和蛋白增高；细菌学检查阳性

影像学显示脑膜与脑实质炎性损害征象

表 11 - 14　鉴别诊断疾病

中枢神经系统感染

　病毒感染

　　疱疹病毒、腮腺炎病毒、肠道病毒

　细菌感染

　真菌感染

　螺旋体感染

　　Lyme 病、梅毒、钩端螺旋体病

　布鲁分枝杆菌病

　寄生虫病

　　囊虫病、阿米巴病、弓形体病、锥形虫病

化学性脑膜炎

癌性疾病

　脑膜癌病

　中枢神经系统淋巴瘤

脑血管疾病

　脑栓塞、脑出血、静脉窦血栓形成

血管炎

　中枢神经系统脉管炎、多发性巨细胞动脉炎、结节性多

动脉炎

　急性出血性脑白质病

　韦格纳肉芽肿

　系统性红斑狼疮

1. 病毒性脑膜炎　轻型或早期结核性脑膜炎的脑脊液常规改变与病毒性脑膜炎极其相似，为了不延误治疗，可抗结核和抗病毒治疗同时进行，在悉心观察中寻找诊断证据。病毒感染有自限性特征，4 周左右病情明显好转或痊愈，而结核性脑膜炎病程迁延，短期治疗不易改善。

2. 化脓性脑膜炎　急性重症结核性脑膜炎无论临床表现或实验室检查均须与化脓性脑膜炎鉴别，特别当脑脊液细胞总数 $> 1000 \times 10^6 / L$，分类多型核粒细胞占优势时。化脓性脑膜炎对治疗反应良好，病情在较短时间内迅速好转。而结核性脑膜炎的治疗需要时间。

3. 隐球菌性脑膜炎　结核性脑膜炎与隐球菌性脑膜炎的鉴别诊断最为困难，两种脑膜炎均为慢性临床过程，脑脊液的改变亦极为相似，重要的是坚持不懈地寻找细菌学证据（结核菌和隐球菌），以此做出正确诊断。

七、治疗

（一）抗结核化学药物治疗（化疗）

遵循早期给药、合理选药、联合用药、全程规律用药原则，参考国家防痨规划的结核病化疗方案（表 11 - 15），选用抗结核一线药物（表 11 - 16）对 TBM 进行治疗。目的在于迅速杀灭细菌，提高疗效；延缓耐药菌株产生；减少用药剂量，缩短疗程，减轻药物毒副作用。异烟肼、利福平、吡嗪酰胺（或乙胺丁醇）和链霉素是最有效的一线联合用药方案。儿童因视神经毒性作用而不选择乙胺丁醇，孕妇因胎儿位听神经的影响而不选用链霉素。化疗时间采用短程（6~8 个月）或"标准"疗程（12~18 个月），有些研究者强调长于 24 个月。

表 11 - 15　国家防痨规划的结核病化疗方案

6 个月	
2RHZ/4RH	利福平、异烟肼、吡嗪酰胺（2 个月）/利福平、异烟肼（4 个月）
2ERHZ/4RH 或 4R2 h2	乙胺丁醇、利福平、异烟肼、吡嗪酰胺（2 个月）/利福平、异烟肼（每日 1 次或每周 2 次，4 个月）
2SRHZ/4RH 或 4R2 h2	链霉素、利福平、异烟肼、吡嗪酰胺（2 个月）/利福平、异烟肼（每日 1 次或每周 2 次，4 个月）
8 个月	
2SRHZ/6TH 或 6EH	链霉素、利福平、异烟肼、吡嗪酰胺（2 个月）/丙硫异烟胺、异烟肼或乙胺丁醇、异烟肼（6 个月）
2SRHZ/6S2 H2Z2	链霉素、利福平、异烟肼、吡嗪酰胺（2 个月）/链霉素、异烟肼、吡嗪酰胺（每周 2 次，6 个月）

表 11 - 16　结核性脑膜炎治疗的一线药物

药物	每日用量（mg/kg）	成人每日常用量（mg）	每日分次	用途径	用药持续时间（月）
异烟肼	10~20	600	1	静脉	
	900	3	口服	12~24	
利福平	10~20	600	1	口服	6~12
吡嗪酰胺	20~30	1500	3	口服	2~3
乙胺丁醇	15~20	750	1	口服	2~3
链霉素	20~30	750	1	肌内注射	3~6

1. TBM 一线药物治疗

（1）异烟肼（Isoniazidum，INH）：抗菌机理与抑制结核菌中分枝菌酸（Mycolic acid）的生物合成有关。INH 大部分以原形或代谢产物从肾脏排出，小部分经肝脏代谢。主要毒性反应是肝损害、周围神经炎、精神异常和癫痫。当单项血清转氨酶（ALT）升高，而无肝损害症状时，可继续用药；一旦出现明显肝损害表现，如黄疸等，应减量或停药。为了防止或治疗本药所致的神经功能障碍，须同时口服维生素 B_6，每日 100mg。考虑到维生素 B_6 与 INH 相互竞争对疗效的影响，可将用药时间分开。

（2）利福平（Rifampicinum，RFP）：特异性抑制细菌 DNA 依赖性 RNA 多聚酶活性，阻止 mRNA 合成。主要在肝内代谢，自胆汁排泄。RFP 与 INH 联合使用可增加肝损害，必要时减量或停药。

（3）乙胺丁醇（Ethambutolum，EMB）：与结核菌内二价离子络合，干扰 RNA 合成。主要经肾脏排泄，肾功不全时易蓄积中毒，应适当减量。本药最重要的毒副反应是视神经炎，用药期间应定期检查视觉灵敏度和红绿色辨别力，一旦发生视神经炎即刻停药，并给予维生素 B_6、烟酰胺和血管扩张药治疗。

（4）吡嗪酰胺（Pyrazinamidum，PZA）：干扰细菌内的脱氢酶，使细菌对氧的利用障碍。毒副作用主要是药疹、胃肠功能紊乱和肝脏损害，因影响尿酸排泄而致高尿酸关节损害。PZA 用量减至 $20\sim30$mg/（kg·d）时，肝损害发生率明显下降，糖皮质激素可减轻肝损害。

（5）链霉素（Streptomycin，SM）：脑膜炎症时才易通过 BBB，发挥抗菌作用。不良反应是肾小管损害和位听神经损害。

2. TBM 耐药菌株治疗

（1）丙硫异烟胺（Prothionamide，TH）：作用机制不明，渗透力强，能自由透过血脑屏障，各种组织和 CSF 中浓度与血浓度相似。治疗剂量能抑制结核菌生长繁殖，大剂量有杀菌作用。毒副作用以胃肠反应多见，如口感金属味，恶心，食欲不振、呕吐、腹泻等；此外尚有肝功能障碍、黄疸。用法：$0.6\sim1.0$g/d 或 $0.75\sim1.0$g/每周 2 次。

（2）卷曲霉素（Capreomycin）：通过抑制细菌蛋白质合成发挥杀菌作用，可部分通过血脑屏障。只对细胞外生长繁殖快、碱性环境中的结核菌具有杀菌作用。毒副作用主要为位听神经损害、肾功能损害和过敏反应。用法：0.75g~1.0g/d，分 2 次肌内注射，连续 $2\sim4$ 个月；以后 1.0g/d，分 $2\sim3$ 次肌内注射，连续 $18\sim24$ 个月，最大剂量不超过 $15\sim20$mg/（kg·d）。

（3）环丝氨酸（Cycloserine）：抗结核作用远比 INH、链霉素弱，但细菌不易产生耐药性。主要用于耐药结核杆菌的感染，多与其他抗结核药合用。毒副作用大，主要为神经系统毒性反应，也可有胃肠道反应及发热等。用法：0.5g/d，分 2 次口服，连续 2 周；以后逐渐增致 1.0g，分 2 次后服。

（4）糖皮质激素：可减轻炎症和水肿，抑制肉芽组织和纤维细胞增生，减轻蛛网膜下腔粘连，改善脑脊液循环。糖皮质激素通常用于重症 TBM，并在充分抗结核药物治疗的基础上给药。地塞米松初始剂量为每日 $20\sim40$mg，维持时间不宜过长，每 $3\sim7$d 减量一次，以减少不良反应，整个用药疗程约 $1\sim1.5$ 个月。

3. TBM 鞘内药物治疗　TBM 的鞘内药物治疗有争论，一是有创；二是增加了其他细菌感染的机会。但有文献报告，重症 TBM 患者，在全身药物治疗的基础上辅以鞘内药物注射，可提高治疗的成功率。通常选择异烟肼（0.1g）、地塞米松（5～10mg）、α－糜蛋白酶（4000U）和透明质酸酶（1500U），每隔 2～3d 鞘内注射 1 次，症状消失后每周 2 次，体征消失后 1～2 周 1 次，直至脑脊液检查正常。鞘内注射前先放出 1ml 脑脊液，注射时反复抽吸脑脊液与药物混合，注入速度须缓慢（5min），脑脊液压力增高时慎用此法。

（二）其他治疗

急性重症 TBM 需要更多的辅助治疗，如降颅压、营养支持、肝肾功能保护以及外科手术治疗。

1. 降颅压　颅内压增高是结核性脑膜炎常见的并发症，特别是重症患者颅内压增高贯穿整个病程，甚至成为致死和致残的主要原因。目前，降颅压的主要方法仍然以药物为主，如甘露醇、甘油果糖、呋塞米等，其选择和应用的原则是因人而异，即个体化。因脑积水或颅内结核病灶致使的颅内压增高需脑外科手术治疗解决。

2. 营养支持　急性或慢性 TBM，特别是同时存在全身性结核感染时需要很好的营养支持。当结核中毒症状严重或颅内压增高影响进食时，可考虑全肠外营养或部分肠外营养。

3. 肝肾功能保护　长期抗结核药物治疗将会损害肝肾功能，从而影响治疗继续进行，尤其是原已存在肝肾功能障碍者更是难以将治疗进行到底。因此，早期就应监测肝肾功能，并采取保护措施，同时避免使用其他肝肾功能损害药物。

4. 颅脑外科手术　主要针对 TBM 的颅内并发症，如脑积水的脑室穿刺引流术、分流术，脑或脊髓结核瘤的摘除术等。

八、预后

早期诊断、早期治疗、合理用药使存活率明显增高。预后良好的标准是临床症状体征消失，脑脊液细胞数和糖含量恢复正常。通常病死率与宿主的免疫力、细菌的毒力、确诊延迟、治疗不及时或不合理、脑脊液蛋白含量明显增高（＞3g/L）等因素有关。老年人临床表现不典型，全身一般情况差，并发症或并发症多，病死率高；直接死亡原因与多器官功能衰竭或脑疝有关；幸存者可遗留神经功能缺损，智力发育迟缓，精神错乱，癫痫发作，视觉和眼动障碍等。预测预后指标包括临床分级，实验室检测（脑脊液改变和颅内压力）和影像学征象（渗出程度、脑积水、脑梗塞、结核瘤等）。

（张晓愉）

第五节　脑脓肿

一、概述

脑脓肿（cerebral abscess）主要指各种化脓性细菌，通过身体其他部位的感染灶转移或侵入脑内形成的脓肿，破坏脑组织和产生占位效应。近年来，由于神经影像技术如 CT 和 MRI 的应用，有效抗生素的使用，脑脓肿的诊断和治疗水平显著提高。脑脓肿可发生于任何年龄，男性多于女性。

二、病因及发病机制

1. 邻近感染病灶扩散所致的脑脓肿 根据原发化脓性病灶可分为耳源性脑脓肿和鼻源性脑脓肿。其中以慢性化脓性中耳炎或乳突炎导致的耳源性脑脓肿为最多，约占全部脑脓肿的一半以上。这种脑脓肿多发生于同侧颞叶或小脑半球，多为单发脓肿，以链球菌或变形杆菌为主的混合感染多见。鼻源性脑脓肿为继发于鼻旁窦炎的化脓性感染，较少见。

2. 血源性脑脓肿 约占脑脓肿的25%。血源性脑脓肿由身体远隔部位化脓性感染造成的菌血症或脓毒血症经血行播散到脑内而形成。根据原发感染部位的不同分为胸源性脑脓肿（即继发于脓胸、肺脓肿、慢性支气管炎伴支气管扩张等）和心源性脑脓肿（即继发于细菌性心内膜炎、先天性心脏病等）。此外，面部三角区的感染、牙周脓肿、化脓性扁桃体炎、化脓性骨髓炎、腹腔盆腔感染都可以导致血源性脑脓肿。血源性脑脓肿通常多发，常位于大脑中动脉供血的脑白质或白质与皮质交界处，故好发于额叶、颞叶、顶叶。致病菌以溶血性金黄色葡萄球菌多见。

3. 创伤性脑脓肿 开放性颅脑损伤时，化脓性细菌直接由外界侵入脑内所致。清创不彻底、不及时，异物或骨折片进入脑组织是创伤性脑脓肿产生的主要原因。此外，颅脑外伤后颅内积气、脑脊液漏、颅骨骨髓炎也可能引起脑脓肿。此类脓肿多位于外伤部位或异物所在处。病原菌多为金黄色葡萄球菌或混合菌。

4. 医源性脑脓肿 由颅脑手术后感染所引起的脑脓肿。多与无菌操作不严格、经气窦的手术、术后发生脑脊液漏而没有及时处理、患者抵抗力低下、并发糖尿病或使用免疫抑制剂有关。致病菌多为金黄色葡萄球菌。

5. 隐源性脑脓肿 占脑脓肿的10%～15%。指病因不明，无法确定其感染源的脓肿。可能因原发感染病灶轻微，已于短期内自愈或经抗生素药物治愈，但细菌已经血行潜伏于脑内，在机体抵抗力下降时形成脑脓肿。

细菌进入脑实质后，其病理变化是一个连续的过程，大致可分为3个阶段。

（1）急性脑炎期：病灶中心有坏死，局部出现炎性细胞浸润伴病灶周围血管外膜四周炎症反应。病灶周围脑水肿明显。临床上有全身感染症状（如发热、寒战、头痛等），也可有脑膜刺激症状，并可出现脑脊液的炎性改变等。

（2）化脓期：脑实质内化脓性炎症病灶进一步坏死、液化、融合，同时与脑软化、坏死区汇合逐渐扩大形成脓腔，周围炎症反应带有炎症细胞和吞噬细胞。此期脓肿壁尚未完全形成。因为炎症开始局限，所以全身感染症状趋于好转。

（3）包膜形成期：脓肿周边逐渐形成包膜，炎症进一步局限。显微镜下见包膜内层主要为脓细胞或变性的白细胞，中层为大量纤维结缔组织，外层为增生的神经胶质、水肿的脑组织和浸润的白细胞。脓肿包膜的形成决定于病原菌、感染途径及机体抵抗力的强弱。需氧菌如金黄色葡萄球菌和链球菌性脑脓肿易形成包膜而且包膜较厚，厌氧菌如肠道杆菌引起的脑脓肿包膜形成缓慢，而且常不完善。直接蔓延所致的脑脓肿包膜较血源性者完善。

三、临床表现

（一）症状

（1）全身中毒症状：患者多有近期原发病灶感染史，随后出现脑部症状及全身表现。

有发热、畏寒、头痛、全身乏力、肌肉酸痛、精神不振、嗜睡等表现。体检有颈阻阳性，克氏征、布氏征阳性。外周血白细胞增多，中性粒细胞比例升高，血沉加快等。隐源性脑脓肿的中毒症状不明显或缺如。中毒症状可持续 1~2 周，经抗生素治疗，症状可很快消失。部分患者可痊愈，部分脓肿趋于局限化，即进入潜伏期，时间长短不一，持续时间可从数天到数年。

（2）颅内压增高症状：颅内压增高症状在脑脓肿急性脑炎期即可出现，随着脓肿的形成和逐渐增大，症状更加明显。头痛多为持续性，并有阵发性加重。头痛部位与脓肿位置有关，一般患侧较明显。头痛剧烈时常伴喷射性呕吐。半数有视神经乳头水肿，严重时可有视网膜出血及渗出。患者常常伴有脉搏缓慢、血压升高、呼吸缓慢等表现，严重者甚至出现表情淡漠、反应迟钝、嗜睡、烦躁不安等表现。

（3）局灶性症状：脑脓肿局灶性症状与脑脓肿所在的部位有关。额叶脓肿常有表情淡漠、记忆力减退、个性改变等精神症状，可伴有对侧肢体局灶性癫痫或全身大发作、偏瘫或运动性失语（优势半球）等。颞叶脓肿可出现欣快、感觉性或命名性失语（优势半球）等。

应警惕颞叶或小脑脓肿随着脓肿的不断扩大容易发生脑疝。一旦出现，必须紧急处理。此外，脑脓肿溃破引起化脓性脑炎、脑室炎，患者表现为突然高热、寒战、意识障碍、脑膜刺激征、癫痫等。腰穿脑脊液白细胞明显增多，可呈脓性。应迅速救治，多预后不良。

（二）类型

（1）急性暴发型：起病突然，发展迅速。呈急性化脓性脑炎症状。患者头痛剧烈，全身中毒症状明显。早期即出现昏迷，并可迅速导致死亡。

（2）脑膜炎型：以化脓性脑膜炎表现为主。脑膜刺激症状明显，脑脊液中白细胞和蛋白含量显著增高。

（3）隐匿型：无明显的颅内压增高或神经系统体征。仅有轻度头痛、精神和行为改变、记忆力下降、嗜睡等症状。诊断较困难，脑脓肿常被忽略，多数是开颅手术或尸检时才得以证实。

（4）脑瘤型：脓肿包膜完整，周围水肿消退；病情发展缓慢，临床表现与脑瘤相似，手术证实为慢性脑脓肿。

（5）混合型：临床表现多样，不能简单归于以上任何一类。脓肿形成过程中的各种症状均可出现，较为复杂。

四、诊断及鉴别诊断

（一）诊断

通常脑脓肿的诊断依据有：①患者有原发化脓性感染病灶，如慢性胆脂瘤性中耳炎、鼻窦炎等，并有近期的急性或亚急性发作的病史。②颅内占位性病变表现，患者有高颅压症状或局灶症状和体征。③病程中曾有全身感染症状。

具有以上 3 项者须首先考虑脑脓肿的诊断，如再结合 CT 或 MRI 扫描可对典型病例做出诊断。

（二）鉴别诊断

（1）化脓性脑膜炎：化脓性脑膜炎起病急，脑膜刺激征和中毒症状较明显。神经系统定位体征不明显，CT 或 MRI 扫描无占位性病灶。

（2）硬膜外和硬膜下脓肿：单纯的硬膜外脓肿颅内压增高和神经系统体征少见。硬膜下脓肿脑膜刺激征严重。两者可与脑脓肿合并存在。通过 CT 或 MRI 扫描可明确诊断。

（3）脑肿瘤：某些脑脓肿患者临床上全身感染症状不明显。CT 扫描显示的"环形强化"征象也不典型，故与脑肿瘤（如胶质瘤）、脑转移性肿瘤不易鉴别，有时甚至需通过手术才能确诊。因此，应仔细分析病史，结合各种辅助检查加以鉴别。

五、辅助检查

1. 实验室检查

（1）外周血象：急性期白细胞增高，中性粒细胞显著增高。脓肿形成后，外周血象多正常或轻度增高。大多数脑脓肿患者血沉加快。

（2）脑脊液检查：脑脓肿患者颅内压多增高，因此腰椎穿刺如操作不当可能诱发脑疝。腰穿脑脊液多不能确定病原菌（除非脓肿破入脑室）。脑膜脑炎期脑脊液中白细胞可达数千以上，蛋白含量增高，糖降低。脓肿形成后白细胞可正常或轻度增高，一般在 $50 \sim 100 \times 10^6/L$，蛋白常升高，糖和氯化物变化不大或稍低。

2. 影像学检查

（1）X 线平片：可见原发感染部位骨质变化。耳源性及鼻源性脑脓肿可见颞骨岩部、乳突、鼻旁窦骨质有炎性破坏。外伤性脑脓肿可见颅骨骨折碎片、金属异物等。

（2）CT 扫描：是目前诊断脑脓肿的首选方法，敏感性为 100%。脓肿壁形成前，CT 平扫病灶表现为边缘模糊的低密度区，有占位效应。增强扫描低密度区不发生强化。脓肿形成后 CT 平扫见低密度边缘密度增高，少数可显示脓肿壁，增强扫描可见完整、厚度均一的环状强化，伴周围不规则脑水肿和占位效应。这种"环状强化影"是脑脓肿的典型征象。

（3）MRI：脑脓肿 MRI 的表现随脓肿形成的时期不同表现也不同。急性脑炎期表现为边界不清的不规则长 T_1、长 T_2 信号影。包膜形成后病灶中央区在 T_1 加权像表现为明显低信号，周边水肿区为略低信号，两者之间的环状包膜为等或略高信号。T_2 加权像病灶中央脓液为等或略高信号，包膜则为低信号环，周围水肿区信号明显提高。Gd – DTPA 增强后 T_1 加权像包膜信号呈均匀、显著增强。病灶中央脓液及包膜周围水肿区信号不变。

六、治疗

原则上，急性脑炎及化脓阶段以内科治疗为主。一旦脓肿形成，则应以外科手术治疗为主。

1. 治疗原发病灶　临床上常常因为脑脓肿病情较为危急，因此应先处理脑脓肿。术后情况许可，再处理原发病灶。如耳源性脑脓肿可先做脑部手术，术后病情许可时再行耳科根治手术。

2. 内科治疗　主要是抗感染、降颅内压和对症治疗。少数患者经内科治疗可以治愈，多数患者病情可迅速缓解，病灶迅速局限，为进一步手术治疗创造好条件。

内科治疗时抗生素应用原则：①及时、足量使用抗生素。一般静脉给药，必要时可鞘内或脑室内给药。②选用对细菌敏感和容易通过血脑屏障的抗生素。细菌培养和药敏试验结果出来前，可按病情选用易于通过血脑屏障的广谱抗生素，待结果出来之后，及时调整。③用药时间要长。必须在体温正常，脑脊液及血常规检查正常后方可停药。脑脓肿静脉使用抗生素的时间为 6~8 周。

3. 外科治疗 脑脓肿包膜形成后，应在抗感染、脱水、支持治疗的同时，尽早采用外科治疗。

（闫文军）

第六节 脑寄生虫病

一、概述

蠕虫（囊虫、肺吸虫、血吸虫、包虫、蛔虫、旋毛虫、丝虫、线虫等）、原虫（阿米巴、疟原虫、弓形虫、锥虫）等病原体侵入人体引起疾病称为人体寄生虫病；侵入神经系统称为神经系统寄生虫病。

（一）病因及发病机制

1. 机械作用 ①破坏：虫体直接侵蚀损害周围组织，造成组织坏死变性，丧失其功能，如血吸虫病。②压迫：虫体成堆生长，可形成大团块病灶或大囊性病灶，将周围组织挤压推移，造成类似肿瘤压迫作用，同样影响组织功能，如囊虫、包虫病。③阻塞：虫体好寄生在血液供应丰富的组织内，可阻塞中小动脉、静脉，或引起脉管炎均可影响血管的血液供应功能，影响组织功能，如血吸虫、疟原虫病。④增殖：一些原虫寄生在组织细胞内，以芽植或分裂反复增殖成团块状挤压推移周围组织，使之移位影响组织功能，如弓形虫病。

2. 化学作用及免疫反应 虫体的代谢物及分泌的一些物质和酶对人体的组织均有刺激和损害作用，尤其是脑组织更敏感，主要引起颅内压增高，使患者头痛、恶心、呕吐、视力下降，严重时造成意识障碍甚至昏迷，威胁患者生命。

虫体对人体来说为异体蛋白，可引起变态反应，肉芽组织增生，导致周围组织损害，加重病情。

寄生虫所致周围组织病理改变是寄生虫与宿主相互作用的结果，是宿主对寄生虫的致病因素所表现出的组织学、生理学、免疫学的反应。神经系统寄生虫病有以下共同的病理特点：

（1）组织反应：①包围虫体：寄生虫的蚴虫（或成虫）在组织内寄生，周围组织反应性形成一层膜将其包围在内，称为包囊，由淋巴细胞、嗜酸性粒细胞、组织细胞组成。活的寄生虫的包囊极薄，透明，与周围组织没有粘连，坏死变性的寄生虫的包囊变厚，结构被破坏，有渗出物，常与周围组织粘连，并引起反应性水肿。②细胞浸润：在寄生虫的退变死亡期，或一些寄生虫的生存期由于免疫反应，常有细胞浸润，以淋巴细胞、嗜酸性粒细胞为主。血吸虫及肺吸虫明显。③细胞增生：寄生虫常引起局部周围组织内细胞增生，致使组织肿胀成肉芽组织。溶组织阿米巴在结肠形成的溃疡性病变周围常见肉芽组织。血吸虫虫卵还可引起局部或弥漫性肉芽肿性病变，为血吸虫的主要致病因素。

（2）变态反应：为机体对异体抗原的一种异常反应，常发生在组织受损明显时，寄生虫的致病因素中免疫反应具有重要作用。可分为四种类型：速发型、细胞毒型、免疫复合

· 333 ·

型、迟发型。各型反应见于不同寄生虫病，一些寄生虫可有多种反应。

（二）临床表现

（1）脑部症状：①一般性脑功能损害，包括头昏、烦躁、失眠、记忆力下降等。②颅内压增高，包括头痛、恶性、呕吐，视力下降，不同程度意识障碍。③局部脑组织损害症状，包括癫痫、偏瘫、失语、眩晕、共济失调等。

（2）脊髓症状：脊髓横断或半横断损害症状，如截瘫，感觉障碍，括约肌障碍，出汗异常等。当神经根受影响时出现根性疼痛。

（3）周围神经症状：单发或多发周围神经损害，肢体无力，麻木，感觉异常，肌肉萎缩，肌张力减低等。

二、囊虫病

（一）概述

囊虫病是链状绦虫（猪肉绦虫）的幼虫，即囊尾蚴（囊虫）侵入人体的组织器官所引起的疾病。以寄生于脑组织内、皮下肌肉内、眼、口腔等处多见，也可见寄生于肺、心脏、骨骼等处，但极罕见。寄生在脑内所引起的疾病称之为脑囊虫病，寄生于脊髓的囊虫称之为脊髓囊虫病。脑和脊髓囊虫统称为中枢神经系统囊虫病。

（二）病因及发病机制

人是猪肉绦虫唯一的终宿主，也是中间宿主。人类囊虫病的感染方式有三种。

（1）内源性自身感染：肠内有猪肉绦虫寄生的患者由于呕吐或肠道逆蠕动，使绦虫成熟妊娠节片逆流到胃内。虫卵在十二指肠内孵化成六钩蚴，钻进肠壁进入血液被送至全身，多数进入脑组织内。六钩蚴进入人脑组织后约10周发育成囊尾蚴，在这个过程中宿主反应性的形成一层膜将其包围在内，这层由宿主产生的膜即为囊尾蚴壁。

（2）外源性自身感染：患有猪肉绦虫的患者大便后手被虫卵污染，在进食时虫卵经口而进入消化道感染囊虫病。

（3）外来感染：患者没有猪肉绦虫寄生在肠内，因食入了污染绦虫卵的未煮熟食物，未洗净的蔬菜和水果等而感染。

根据囊尾蚴的生活状态可将其相应的病理变化分为三期：

（1）生存期：此期从囊尾蚴到达所寄生的部位开始，一直到因某种原因被破坏走向死亡为止。在此时期内，当囊尾蚴进入脑组织后，由于宿主对异体组织反应性进行包绕，产生轻度免疫反应，患者一般没有明显的临床症状。如果一次寄生的虫体较多，或寄生在较重要组织部位，如脑组织，也可出现颅内压增高（头痛、呕吐、视力下降等），癫痫发作等临床症状。

（2）退变死亡期：此期从囊尾蚴被破坏开始，直到完全死亡为止。这个过程可以是自然衰老死亡，也可以是药物或其他原因所致的蜕变死亡。虫体自然衰老死亡时宿主的免疫反应一般不明显，一是因为虫体死亡过程较缓慢，二是虫体多分批死亡，通常不会引起强烈的免疫反应。

（3）钙化期（静止期）：虫体被破坏死亡后，虫体或被溶解吸收，或钙化，周围脑组织免疫反应消失，患者恢复正常或症状体征减轻，或留有一些后遗症（癫痫、智能减退等）。

（三）临床表现

1. 脑囊虫临床表现 脑囊虫病任何年龄均可患病，但青壮年期多见。国内报道发病最大年龄69岁，最小3岁。14岁以上，50岁以下者约占80%。

脑囊虫病的临床表现复杂多变，主要取决于虫体寄生的部位、数量及囊尾蚴的生存状态、周围脑组织炎性免疫反应程度、脑脊液循环受阻情况等因素。将本病主要临床表现分述如下：

（1）头痛：是比较常见的症状之一，但疼痛的程度可有很大差别。脑囊虫引起头痛的机制一是刺激脑膜或颅内疼痛敏感组织（血管、神经根等）；二是使脑组织受挤压移位。头痛的程度轻重不一，随病情而变化，无特异性。

（2）癫痫发作：大脑半球的皮层灰质和皮层下灰白质交界处是囊尾蚴好寄生的部位，而且多在皮质运动区。因此本病临床多表现为刺激症状—癫痫发作。脑囊虫病的癫痫发作约占60%~70%，这与囊虫的寄生部位有直接的关系。

脑囊虫病患者的癫痫发作形式也是多种多样，与囊虫在颅内多部位寄生有关。由于大脑皮层运动区是囊虫好寄生部位，全身强直阵挛发作最多见；囊虫寄生在颞叶、顶叶部位则可引起简单部分性或复杂部分性发作及失神小发作。

癫痫发作的多样性和易变性为脑囊虫病的特征。

（3）颅内压力增高和脑积水：颅内压力增高也是脑囊虫病的常见症状之一，据报道约占脑囊虫病的47.4%。主要表现为剧烈头痛、恶心、呕吐，视物不清，视力下降以致失明。

（4）精神症状和智能减退：脑囊虫病可引起患者精神症状和智能减退。脑囊虫病的智能减退常和精神症状同时出现，也可有单纯智能障碍。进行性智能减退多见于颅内压增高及频繁癫痫发作患者，因为颅内压增高及频繁癫痫发作使皮层神经细胞受损。

（5）脑部局灶功能损害症状：囊尾蚴可寄生于脑组织内任何部位，一般都是多部位寄生，寄生在不同的部位可表现出不同的临床症状。如寄生于第四脑室可出现Brun's征；寄生在桥小脑角部位可出现类似听神经瘤的症状；寄生在小脑可出现共济失调，语言障碍等。

（6）颅内炎性免疫反应症状：囊虫寄生于蛛网膜下腔，皮层表浅部位，或囊虫的退变死亡期，脑组织反应严重时都可以表现为非特异性免疫反应性脑膜炎及脑炎样改变。患者可有发热，头痛，呕吐，意识障碍等症状。脑脊液的炎性反应可以持续时间较长，约为1~2年，甚至达3~4年，时好时坏，患者的临床症状常与脑脊液变化不相符合，这是脑囊虫病的又一特点。

（7）血管炎性反应：由于宿主对囊虫异体蛋白免疫反应，可引起脑血管内皮非特异性炎性改变，使管壁变厚，管腔变窄，影响血流速度，造成动脉供血障碍或血栓形成。临床上表现出缺血性脑血管病的症状，如偏瘫、失语、眩晕等，头颅CT或MRI可显示出梗死病灶。

（8）脑神经症状：①视神经受损最常见，可表现为急性的损害，视力在几天内急剧下降，以致失明。但脑囊虫病患者的视神经受损多为慢性过程，先有阵发性视物不清，继而视力逐渐减退，视力下降程度和颅内压力增高的情况有直接关系，颅内压力越高视力下降越明显。②第Ⅲ、Ⅳ、Ⅵ脑神经即动眼神经，滑车神经，展神经也常受到损害，或单独出现，或联合出现。将脑囊虫病分为6型。

1）软脑膜型（蛛网膜下腔型）：①脑膜炎型。②颅底粘连型。

2）脑实质型：①癫痫型。②颅内压增高型。

3）脑室型。

4）巨囊型。

5）混合型。

6）亚临床型。

每种类型的囊虫病均有不同的病期，根据临床表现，本病分为生存期，退变死亡期，静止期。

2. 脊髓囊虫临床表现

（1）脑脊髓膜炎的临床表现：表现为头痛、发热和脊髓神经根受刺激症状。腰穿压力有不同程度增高，脑脊液白细胞增高，以淋巴细胞为主。

（2）脊髓压迫症的临床表现：可仅有神经根受刺激症状，也可出现截瘫表现（包括感觉障碍、括约肌障碍等）。

（3）脊髓痨表现：共济失调、步态异常、下肢闪电样疼痛等症状。以上三个综合征不是脊髓囊虫特有的症状，仅是较常见的临床表现。脊髓囊虫还可表现为两种形式：髓内型和髓外型，据报道髓内型多于髓外型。

3. 其他部位囊虫

（1）皮下肌肉内囊虫：皮下和肌肉也是囊虫好发部位，占囊虫病的70%。皮下肌肉内囊虫经常与脑囊虫同时并存。由于它凸出皮肤表面，不压迫重要脏器，患者无特殊不适。皮下肌肉内囊虫死亡后大部分被吸收，消失，少数钙化。这个部位的囊虫易被触及，常成为临床上确诊囊虫病的重要依据。

（2）眼囊虫病：脑囊虫伴发眼内囊虫病约占脑囊虫病的0.5%，单纯眼囊虫病占囊虫病的12%。眼内囊虫多为单眼寄生，双眼均有囊虫者极为罕见。

（四）辅助检查

1. 免疫学检验　血和脑脊液中的各种免疫学检验是必不可少的检查手段，是诊断囊虫的重要依据。

2. 补体结合试验（Complement Fixation test，CF）　本实验是以囊虫抗原与其特异性抗体结合成抗原－抗体复合物。实验操作复杂，影响因素颇多，结果欠稳定，在20世纪70年代应用比较广泛。

3. 乳胶凝集试验　此实验是将苯乙烯等具有双链的单体聚合而成高分子乳胶颗粒，作用于囊虫抗原（猪囊虫的囊液经离心沉淀后吸取上清液为抗原原液）的载体，囊虫抗原与乳胶颗粒结合后成为致敏乳胶颗粒。

4. 间接血凝试验（lndirect hemagglutination test，IHA）　红细胞经鞣酸或其他偶联剂处理后，能在红细胞表面吸附囊虫抗原，这种被抗原致敏化的红细胞遇到相应抗体时，由于抗原抗体相结合而间接引起红细胞凝集，这一反应称为间接血凝试验，或被动血凝试验（PHA）。

5. 酶联免疫吸附试验（Enzyme－linked immunosor－bent assay，Elisa）　将囊虫抗原吸附于固定载体，经温育后洗除未吸附抗原，加入待测稀释抗体，经温育后洗除未反应物质，再加入酶标记抗同种球蛋白经温育后洗清，再加入底物。

6. 囊虫循环抗原　采用双抗体夹心方法，将单克隆抗体分别作用在包被和酶标记抗体上，检测囊虫病患者血清或脑脊液中的循环抗原（CA）。

7. 脑脊液常规与生化检验

（1）脑脊液压力：约47%的脑实质囊虫患者压力高于正常，多为慢性颅内压升高过程，使一些患者能适应颅内压力增高，一般没有明显不适。

（2）细胞数：囊虫数量少，或位于脑实质内，脑脊液白细胞多数正常。囊虫位于大脑皮层表浅部位，脑膜或脑室系统引起了局部炎症性免疫反应，白细胞增加，一般不超过 $100 \times 10^6/L$，淋巴细胞占优势。脑脊液中白细胞增多在囊虫的退变死亡期明显，由于宿主的免疫反应所致。钙化期消失。

（3）生化：脑囊虫病患者脑脊液中蛋白基本正常，脑膜炎和蛛网膜炎型患者有不同程度升高，一般在100mg/L以下，个别达1g/L。脑脊液中蛋白以球蛋白为主。

8. 影像学检查　按囊虫的生活状态可分为共存期、退变死亡期、钙化期（静止期）。

（1）共存期：囊尾蚴存活着，周围脑组织没有明显的免疫反应，囊虫与所寄生的脑组处于共存状态，CT 和 MRI 显示为①脑实质囊虫：头颅 CT 为多个散在或单个的圆形低密度病灶，不强化，头节为偏在一侧小点状高密度灶。囊虫直径一般为 0.5~1.5cm，少数患者有大囊病灶，直径可达 4~10cm，CT 值为 4~10Hu，与脑脊液相似。②脑室囊虫：CT 显示脑室扩大、变形，可见单个或多个圆形、卵圆形囊性病灶，CT 值脑脊液相似，病灶显示不清楚。70%患者伴有交通性或梗阻性脑积水。③蛛网膜下腔、脑池及脑底部囊虫：CT 显示分叶葡萄状或大囊性低密度病灶，脑池、脑裂增宽，部分患者有交通性或梗阻性脑积水。

（2）退变死亡期：CT 显示虫体周围脑组织水肿明显，可连成片，呈类似脑炎改变。虫体增大呈不规则形状，囊壁环状强化或呈结节状强化，不少情况与肿瘤及转移瘤难以区别。在退变死亡期中可看到囊虫特异性改变—壁结节：CT 显示头节变大偏在一侧，呈高密度；MRI 的 T_1 加权像呈高信号，T_2 加权像显示呈低信号，壁结节为囊虫死亡的标志。

（3）钙化期（静止期）：此期囊虫已死亡，头颅 CT 显示：多发的或单发点状高密度或钙化灶，CT 值近似颅骨的 CT 值。直径为 0.2~0.3cm，周围没有水肿，脑室和中线结构无移位，无增强。

（五）诊断

确诊标准：具备下列三项中两项可确诊为脑囊虫病。

（1）有局灶或弥散性脑部损害症状和体征，如头痛、癫痫发作、颅内压增高等症状并排除了其他病因所造成的脑组织损害；

（2）脑脊液囊虫免疫学检验阳性；

（3）头颅 CT/MRI 检查显示有典型囊虫寄生改变；

拟诊标准：不具备确诊标准中第2、3项，但具备下列三项中两项可拟诊本病。

（4）病理活检证实皮下、肌肉内有囊虫寄生，或手术证实眼内有囊虫。血清囊虫免疫学检验阳性；

（5）脑脊液中白细胞增多，蛋白增高，糖降低，或找到嗜酸细胞；

（6）颅骨及肢体平片发现多个点状钙化。

（六）治疗

1. 驱虫治疗　驱绦虫药物种类较多，经治疗大多数患者可迅速排虫而治愈。

（1）槟榔和南瓜子：槟榔对绦虫头部及前段有麻痹作用，南瓜子对绦虫中、后段有麻痹作用，两药合用可使整个虫体变软，借小肠蠕动作用将绦虫随粪便排出体外。用药方法：南瓜子120g炒熟带皮早晨空腹服用，2h后服槟榔水150ml（槟榔120g煮水），2.5h后服50%硫酸镁50ml，约3~4h后可排出绦虫。

（2）灭绦灵：灭绦灵对绦虫有杀死作用，疗效优于槟榔水南瓜子，本药主要抑制绦虫的线粒体氧化磷酸化作用而杀死绦虫头部。用药方法：早晨空腹服用1g（咬碎药片），1h后再服1g，灭绦灵副作用少，驱虫作用强。对心脏、肝、肾功能损害较少，孕妇也可服用。

（3）阿的平：对绦虫整体有麻痹作用。早晨成人空腹服用0.8g（4~6岁0.4g，6~13岁0.6g），同时服用碳酸氢钠1g，2h后服50%硫酸镁50ml，也可和槟榔水150ml（槟榔120g煮水）合用。

二氯甲双酚：对绦虫整体有破坏性致死作用，早晨成人空腹服用6g（4~13岁4g），连服2d。

2. 杀囊虫治疗

（1）吡喹酮（Praziquantel Embay）：系异喹啉吡嗪衍生物，为一种广谱抗寄生虫药，吡喹酮因能增加细胞膜对Ca^{2+}离子的通透性而导致虫体挛缩，并破坏头节结构使虫体死亡。

用量：总量为180~200mg/kg。皮下肌肉内囊虫可1g/d，分2~3次服用，直至达到总量为止。脑囊虫病为避免治疗过程中强烈免疫反应，须先从小剂量开始，100~200mg/d，如没有头痛、呕吐等颅压增高反应，可逐渐增加剂量，但每日不得超过1g，达总量为止。3~4个月后再服用第二个疗程，一般2~3个疗程可痊愈。

（2）丙硫咪唑（Albendazole，阿苯哒唑）：丙硫咪唑是一种广谱高效、安全抗蠕虫药，对肠道线虫作用明显，还可用于治疗绦虫病、囊虫病、包虫病、肝吸虫病、肺吸虫病。

丙硫咪唑对脑实质、眼部及脑室囊尾蚴均有效，ALBSO较吡喹酮更能透过蛛网膜下腔，这一特性使丙硫咪唑对蛛网膜下腔的大囊型囊尾蚴和脊髓囊尾蚴有较好的治疗效果。

用量：治疗囊尾蚴的总剂量为180~200mg/kg。皮下肌肉内囊虫1g/d，分2~3次服用，直至达到总量为止。为避免治疗过程中强烈免疫反应，须先从小剂量开始，100~200mg/d，如没有头痛、呕吐等颅内压力增高反应，可逐渐增加剂量，但每日不得超过1g，达总量为止。3~4个月后再服用第二个疗程，一般2~3个疗程可痊愈。

3. 对症治疗

（1）抗癫痫治疗：癫痫发作是脑囊虫患者的主要临床症状，甚至是一些患者的唯一症状。因此抗癫痫治疗是脑囊虫病治疗的主要措施之一，甚至是贯彻始终的。有癫痫发作的患者，应及时服用抗癫痫药物。

（2）保护脑细胞治疗：囊尾蚴在脑组织中寄生所引起的炎性免疫反应、癫痫发作、颅内压增高均可影响脑细胞功能，造成患者智力下降，在脑囊虫病的治疗过程中保护脑细胞药物应注意配合使用，以保护脑细胞功能。目前较常用的药物有：钙离子拮抗剂、阿尼西坦类、赖氨酸等药物。

（3）降低颅内压及抗感染治疗：宿主的免疫反应是神经系统囊尾蚴病颅内压力增高的主要原因，降低颅内压力及抗炎（免疫反应）是脑囊虫病治疗的重要部分，皮质类固醇是抗感染治疗的关键，使用皮质类固醇（主要应用泼尼松）及口服降低颅内压力药物（50%甘油盐水150ml/d，速尿20~60mg/d等），可使颅内压力维持在正常范围，并能预防继发性脑神经、血管、脑膜和脑组织持续炎症性反应。颅内压高于$300mmH_2O$时需静脉给脱水药物（甘露醇 250ml，每天 3~4 次）。

4. 外科手术治疗　脑室内囊虫适合于手术取虫治疗。

三、阿米巴脑脓肿

（一）概述

本病系由组织内阿米巴感染所致。溶组织阿米巴生活史的基本过程是：包囊→小滋养体→包囊。在一定条件下，小滋养体→大滋养体并大量繁殖，破坏组织。四个核的包囊为感染期，人经口食入了四个核的包囊，在小肠内经消化液作用使囊壁变薄，出现小孔，随之脱囊分裂成四个小滋养体，小滋养体定居在结肠黏膜皱褶或肠腺窝间，以宿主的黏膜、细菌及消化食物为营养，以二分裂法增殖。部分小滋养体在肠内随内容物向下移动，由于内环境的改变，使之停止活动，排出体内未消化的食物，缩小并分泌出一层膜将自己包围起来成为包囊，包囊随粪便排到体外，污染食物和水源，再重新感染宿主。未形成包囊的小滋养体排出体外后很快死亡。小滋养体寄生于大肠内，对宿主没有损害，当宿主因感染、中毒等情况使机体的免疫力下降，肠壁受损，小滋养体可借伪足的机械作用和酶的化学作用侵入肠壁组织，吞噬红细胞和组织细胞转变为大滋养体，并在组织内以二分裂法大量增殖，破坏组织形成溃疡，引起阿米巴痢疾。大滋养体还可以在某种情况下经血液蔓延至肝、脾、脑等肠外组织，产生各脏器阿米巴病。神经系统阿米巴感染途径为：自肠壁进入血液循环也可至脑膜；自椎旁静脉丛至脑膜，再进入脑实质内；由肺毛细血管入血液循环进入颈内动脉。

以大滋养体形式寄生，可寄生在脑部任何部位，易形成脓肿。幕上多于幕下，额叶最多，颞叶次之。多为单个寄生，少数多个寄生；直径一般为 2~3cm，个别可达 10cm。多个脓肿可互相融合，分界不清，易破入脑室内。阿米巴性脓肿的病灶内多无细菌，因此发病机制可能是由大滋养体检塞脑部血管，然后通过虫体本身的溶组织作用，促使脓肿形成。

（二）临床表现

与脑脓肿相似，以癫痫、神经系统局灶体征（复视、偏瘫、失语等）、颅内压增高、意识障碍、脑膜炎为主要表现。严重者病情发展迅速，数日内死亡。单独发生脑阿米巴脓肿者少见，多继发于肠、肝及脑阿米巴病，常在患阿米巴肠病多年后发生脑阿米巴病。

（三）辅助检查

（1）腰穿脑脊液压力增高，粒细胞浸润，涂片偶可见阿米巴滋养体；粪便中能找到原虫。

（2）影像学头颅 CT、MRI 显示多发脓肿，以额、颞、顶叶多见，小脑少见；常为单发，也可见多个存在，有时融合成大片，直径可达 10cm，周围组织界限清楚；还可见慢性肉芽肿；灶内可有出血，可破入脑室。

（四）诊断及鉴别诊断

（1）有阿米巴病史，粪便中找到病原体

（2）有脑部局灶体征，脑脊液中找到滋养体，本病应与脑脓肿、转移瘤相鉴别，但结合病史，脑脊液中找到阿米巴滋养体可鉴别。

（五）治疗

1. 杀阿米巴药物

（1）吐根碱类：依米丁：通过直接阻断滋养体的分裂而杀灭阿米巴，为目前最有效的抗阿米巴药物，作用快、杀伤力强；经肾脏缓慢排泄。本药毒性较大，对心肌心血管系统有损害，对注射的局部组织有刺激，主要用于肠外重病者。用量：1mg/（kg·d），分两次深部肌肉注射，连续 6d；重症者可半量再连续 6d。

碘化铋吐根碱：为 25% 吐根碱和 20% 铋，不易被吸收，主要用于肠阿米巴。用量 0.2g，每晚一次，连服 12d。

去氢吐根碱：毒副作用小，主要用于肠道阿米巴，50mg/d，皮下注射，共 3～10d。

（2）喹啉类：氯喹：作用不如吐根碱，但口服后在小肠高位处全部被吸收，排泄缓慢，毒副作用小，主要作用于肠外阿米巴和体弱者。每日 0.6g，服用两天后每日 0.3g，2～3 周为一个疗程。

喹碘仿：本品含 28% 的碘，口服不易吸收，有直接杀阿米巴滋养体作用，毒性小，偶可引起胃肠道症状和肝脏损害，主要用于慢性肠阿米巴。用量 0.5～1.0g，每日 3 次，8～10d 为一个疗程，必要时一周后可再服一个疗程。小儿用量酌减。

双碘喹啉：作用和毒副作用与喹碘仿相似，成人用量 0.6g，连服 15～20d，必要时可在两周以后再服一个疗程。

氯碘喹啉：作用和毒副作用均与喹碘仿相似，成人用量 0.25g，每日 3 次，10d 为一个疗程。小儿用量酌减。

（3）有机砷剂：卡巴砷在肠内浓度高，不易吸收，其作用不如吐根碱，毒性较低，偶有胃肠道症状和皮疹，主要用于慢性肠阿米巴和带虫者。成人用量为 0.25g，每日 3 次，10d 为一个疗程，必要时可在两周以后再服一个疗程。小儿用量酌减。

（4）新合成药物：二氯散糠酸酯：不易吸收，用于轻型肠内阿米巴和带虫者，毒副作用小，偶见胃肠道症状。成人用量为 500mg，每日 3 次，10d 为一个疗程。小儿用量酌减。

安痢平：对肠内滋养体及带虫者有效，能杀死肠内其他寄生虫，毒副作用小，轻度胃肠反应。0.1g，每日 4 次，10d 为一个疗程。

对二甲苯肢脒：主要对慢性肠阿米巴痢疾，无明显毒副作用，成人用量为 0.1g，每日 3 次，5d 为一个疗程。小儿用量酌减。

（5）硝基咪唑类：甲硝唑（灭滴灵）：口服后可迅速吸收，广泛分布于体内各脏器及体液，对各部位的阿米巴均有效，有直接杀阿米巴滋养体的作用，有轻度副作用，如恶心、腹泻、头昏、头痛等。本品为近年来抗阿米巴首选药物。成人用量为口服每次 0.4～0.8g，每日 3 次，5～10d 为一个疗程。小儿用量酌减。

甲硝磺唑：与甲硝唑相似，吸收快，可广泛分布于全身各个脏器，副作用小，偶有纳差、恶心、腹泻或便秘，皮肤瘙痒。每日 2g，一次服用，连服 3～5d。

氯甲硝哒唑：与甲硝唑相似，偶有下肢麻木和感觉异常不良反应，0.5mg/kg，每日 3 次，10d 为一个疗程。

2. 对症治疗
包括降低颅内压、抗癫痫、改善脑功能等药物。

3. 手术治疗
如果脑内阿米巴脓肿较大，药物治疗差，那么外科手术抽脓将能取得较理想的效果。

本病预后差，如不及时治疗 6~8d 内死亡，极少超过 2 周。

（张晓愉）

第七节　神经梅毒

神经梅毒（neurosyphilis）是由梅毒螺旋体感染人体后引起的大脑、脑膜或脊髓损害的一组临床综合征，通常是晚期梅毒全身性损害的重要表现之一。神经梅毒的临床表现十分复杂，导致临床诊断时误诊的机率较大。

一、流行病学

在抗生素广泛应用以前，西方国家成人梅毒感染率为 8%~10%，其中超过 40% 的病例出现神经系统受累。随着青霉素等抗生素的应用，梅毒的感染率曾一度保持相对稳定，但近年来由于艾滋病的流行和毒品的泛滥，梅毒感染率急剧回升。1999 年联合国卫生组织估计全世界成年人中梅毒新发病例为 1200 万。西欧梅毒发病率较低，在英国人群中约为 0.3/10 万，而俄罗斯 1996 年 20~29 岁人群中梅毒发病率为 900/10 万。20 世纪 50 年代以后梅毒曾经在我国几乎绝迹，但 70 年代以后发病又有上升趋势。据文献报道，1989~1998 年，我国梅毒的发病增加了近 20 倍。

二、病因和发病机制

神经梅毒的病原体是苍白密螺旋体，可直接经过皮肤和黏膜破损部位感染人体，进入人体后引起螺旋体血症，并可通过血液循环进入子宫导致母婴感染或因共用注射器而引起血源性传播。通常在侵入机体 3~18 个月以后，梅毒螺旋体逐步侵入中枢神经系统。神经梅毒的主要病理改变是脑（脊）膜的炎症和小动脉的血管内膜炎。

三、临床表现

神经梅毒是全身梅毒的一部分，多发生于梅毒晚期，未经治疗的梅毒患者中约 4%~9% 可以发展成为有症状的神经梅毒。按发病过程和临床表现，神经梅毒分为以下类型。

1. 无症状性神经梅毒　临床无神经系统症状和体征，诊断完全依赖于血清学和脑脊液检查。

2. 脑（脊）膜血管型梅毒　广泛的脑（脊）膜炎症和小动脉血管内膜炎是脑（脊）膜血管型梅毒的共同发病基础。临床以慢性脑膜炎为主，常见间歇性头痛、头晕以及记忆力下降等；少数患者可以出现急性脑膜炎或脑膜脑炎的表现，表现为发热、头痛、意识障碍、癫痫发作等，体征主要表现为颈项强直，Kernig 征阳性。影响脑脊液循环时可出现颅内压增高的症状和体征。

脑膜血管和大脑表面血管内膜炎时可以阻塞血管而出现相应供血区的脑梗死症状。临床上往往突然发病，局灶性神经系统症状和体征与脑卒中没有明显差别，主要是偏瘫、偏身感觉障碍、偏盲、失语、吞咽困难和前庭功能障碍等。

脊膜血管型梅毒相对少见，主要表现为脊髓脊膜炎或者横贯性脊髓炎。

3. 脑（脊髓）实质型梅毒　自抗生素应用以来已罕见，是由梅毒螺旋体直接侵袭神经组织并破坏组织结构引起的，常在感染后数年或数十年后出现，主要包括麻痹性痴呆和脊髓痨两种类型。

（1）麻痹性痴呆：记忆力减退、判断力丧失和情绪不稳是最常见的症状，也可出现人格改变、虚构和夸大妄想等精神症状。体格检查可见瞳孔对光反应迟钝，最终可进展成阿 - 罗瞳孔。疾病后期痴呆和肢体瘫痪症状加重，也可出现癫痫发作。

（2）脊髓痨：一般在梅毒感染后 15～20 年出现，其特征性的临床表现为"闪电样疼痛"，常发生在肢体远端，表现为剧烈的刺痛、放射痛，历时短暂，可反复发作。因主要累及脊髓后索，可出现进行性共济失调症状，因此也称为进行性运动性共济失调。腰骶神经根受累时尚可出现括约肌功能障碍，主要表现为膀胱功能失调和男性性功能损害等。主要体征包括膝反射和踝反射消失，下肢震动觉和位置觉减退以及闭目难立征等。

4. 先天性梅毒　梅毒未经彻底治疗的母亲生出的新生儿中，可出现类似于成人梅毒的临床表现，可以为无症状性梅毒，也可以表现为其他任何一种类型。部分患儿可以出现脑积水和哈钦森三联征（间质性角膜炎、畸形齿和听力减退）。

四、实验室检查及特殊检查

脑脊液检查表现为淋巴细胞轻度增高，蛋白质含量增高，糖含量正常或减低。

从脑、脑膜或者脑脊液中分离出梅毒螺旋体才能确诊神经梅毒，但因为实行难度大，难以用于临床梅毒的诊断。

目前梅毒的血清学和脑脊液检查是诊断的主要方法。疑诊患者可先应用 RPR（rapid plasma reagin）或高效价 VDRL（venereal disease research laboratory）筛查，阳性者可采用 TPHA（Treponema pallidum haemagglutination assay）或 FTA - abs（fluorescent treponemal antibodies）进行确诊。筛查试验敏感度高，假阳性可见于自身免疫性疾病、结核、疫苗接种和其他类型的螺旋体感染等。其中 VDRL 能进行浓度测定，可用于随访治疗的效果。确诊试验的特异性更强，有文献报道 TPHA 的灵敏度和特异度分别为 98.3% 和 100%。艾滋病患者的梅毒筛查和确诊试验都可出现假阴性。

五、诊断和鉴别诊断

活动期神经梅毒的诊断需要满足 3 个标准，即相关的临床病史（不洁性接触史、皮肤梅毒症状史等）、脑脊液表现和梅毒血清学检查阳性，同时还要排除其他可引起同样神经功能缺失和脑脊液异常的神经系统疾病。

无症状梅毒的诊断必须依据血清学和脑脊液检查。

本病需要与其他各种原因引起的脑膜炎、脑血管病、痴呆和脊髓病相鉴别，梅毒血清学和脑脊液检查具有重要的鉴别价值。

六、治疗

神经梅毒应早期治疗。

（1）青霉素为首选药物，高剂量的青霉素能在脑脊液中达到杀灭梅毒螺旋体的药物浓度。青霉素 G 可安全有效地治疗有或无症状的梅毒患者，剂量为每天 1800～2400 万 U，每 4 小时 1 次静脉滴注或连续滴注，10～14 天为 1 个疗程。普鲁卡因青霉素每天 240 万 U，肌肉注射，合并丙磺舒每次 500mg，每日 4 次，10~14 天为 1 个疗程。

（2）青霉素过敏者可以改用头孢三嗪 2g 肌注或静滴，每日 1 次，连用 14 天；或用四环素 500mg 口服，每日 4 次，连用 14 天。

治疗过程中应密切注意有无 Jarisch – Herxheimer 反应出现。这是抗生素应用后导致大量的病原体死亡，释放毒素入血而导致的发热反应。临床表现为突然发热、寒战、颜面潮红、呼吸急促和血压下降等。据报道 50% 以上的患者在治疗时可出现该反应，通常发生在首剂抗生素治疗后 2~6 小时，可持续 24 小时。该反应发生时情况危重，应立即使用氢化可的松 200~300mg，或地塞米松 5~10mg，静脉滴注，同时予以饮水、镇静、退热和抗休克治疗。

神经梅毒治疗后应在第 3、6、12 个月以及第 2、3 年年底进行临床检查和血清学与脑脊液检查，如果第 6 个月脑脊液细胞数仍不正常或脑脊液 VDRL 滴度仍未降低者，可认为治疗不彻底，仍可重复应用大剂量青霉素治疗。

闪电样疼痛可应用卡马西平进行治疗。

七、预后

麻痹性痴呆患者难以独立生活，未经治疗者可在 3~4 年内死亡；脊髓梅毒预后不定，多数患者可以获得改善；其他类型的梅毒经正规积极治疗后，一般预后较好。

（闫文军）

参考文献

［1］罗学毛，龙晓生，胡茂清等．细菌性脑膜炎的 MRI 诊断．中国 CT 和 MRI 杂志，2009：15 – 17.

［2］王维治．神经病学．北京：人民卫生出版社，2006.

［3］谢琰臣．细菌感染性疾病．见：贾建平，主编，神经内科疾病临床诊疗规范教程，北京：北京大学医学出版社，2010：250 – 268.

［4］丛志强．结核性脑膜炎神经系统表现及诊断．中国实用内科杂志．1996，16：688 – 689.

［5］丛志强，王海萍．结核性脑膜炎治疗中的几个问题．临床神经病学杂志，1999，12：370 – 372

［6］李秀娟，崔玲玲，赵冬，潘琛，高伟利．基于全自动毛细管电泳技术建立的单核细胞增生李斯特氏菌 MLVA 分型方法．《中国人兽共患病学报》，2015，9.

［7］Be NA, Kim KS, Bishai WR, et al. Path – ogenesis of central nervous system tu – berculosis. Gurr MOl Med. 2009，9：94 – 99.

［8］British Thoracic Society. Ghemothera – py and management of tuberculosis inthe United Kingdom：recommendations25008. Thorax, 1998，53：536 – 548.

第十二章　神经血管内介入治疗

神经血管内介入技术是20世纪70年代发展起来的一项新技术。目前，这项技术正在以前所未有的速度在发展，并影响着传统神经系统疾病的诊断和治疗格局。随着技术的发展和器材的改良，血管内介入技术在神经系统疾病中的应用范围也在不、断拓宽。与药物和外科治疗相比较，血管内介入技术具有一定优势，因此在未来可能有更为广阔的应用前景。

第一节　神经血管内介入技术的概念和特点

血管内介入技术（Intravascular catheterization）是通过血管内导管将造影剂、药物、治疗材料或器械输送到远隔部位，从而达到诊断、预防和治疗疾病的目的。这一技术首先在外周血管和冠状动脉中的开展，之后逐渐被应用到神经系统血管中。目前经常开展的神经血管内介入技术包括选择性全脑血管造影术、接触性动脉溶栓术、脑血管成形和支架置入术、动脉瘤弹簧圈栓塞术、动静脉畸形封闭术等。

与传统的诊断、治疗方法相比，血管内介入技术具有以下特点：①操作简单、创伤性小。由于介入技术是在影像指导下，通过血管内导管直接抵达和接近病变部位，与传统开放手术比较，可明显降低操作的创伤性，减少术中出血量，对全身影响较小。②接近病灶，可多次实施操作。血管内介入技术对同一病灶和血管可多次实施，也可进行多种介入技术的联合应用。如急性脑动脉血栓形成的患者，可首先进行动脉内接触溶栓，即通过微导管注入溶栓剂，此后如病变部位有明显狭窄，可进一步选择球囊扩张或支架置入等治疗。③适应证广泛。通过血管造影可以直接观察血管病变，通过血管内导管可以实施通、堵、注、放等操作来达到各种诊断和治疗目的，因此能够在多种疾病中应用。④定位精确、疗效明确。因介入技术的所有操作均在医学影像设备精确引导下进行，能将药品和器材准确地输送到病变部位，从而提高诊治效果。

（张　磊）

第二节　颈动脉血管成形及支架置入术的临床研究

20世纪80年代末及90年代初期，在欧洲及北美开展的一系列大型临床随机对照试验，如北美症状性颈动脉内膜切除术试验研究 NASCET（NorthAmerican Symptomatic Carotid Endarterectomy Trial）、欧洲颈动脉外科试验研究 ECST（European Carotid Surgery Trial）、无症状颈内动脉粥样硬化研究 ACAS（Asymptomatic Carotid Atherosclerosis Study）等，已经证实了在颈动脉粥样硬化性狭窄患者中，采用内膜剥脱术合并药物治疗预防卒中的疗效优于单纯药物治疗。因此，CEA 目前被认为是颈动脉狭窄治疗的"金标准"。要评估 CAS 的疗效，一个可行的方法是将之与 CEA 进行比较。目前有4项比较 CEA 与 CAS 的随机试验结果已公布，还有多项随机对照试验和注册研究正在进行。

一、颈动脉内膜剥脱术

1953 年由 Michael DeBaley 成功施行了第一例颈动脉内膜剥脱术。半个多世纪以来，这种手术操作已经得到广泛认可。欧洲及北美开展的多中心的随机对照研究，证实了 CEA 可明显减低卒中的危险。研究表明有症状患者卒中和死亡的发生率要明显高于无症状患者。有症状患者平均卒中或死亡的发生率为 6.8%，而无症状者仅为 2.1%。基于这些临床试验结果，颈动脉的介入治疗的围手术期卒中和死亡发生率不应高于这一水平（有症状患者 < 7%，无症状患者 <3%）。

二、颈动脉成形及支架置入术

20 世纪 70 年代末和 80 年代初有研究者相继报道了经皮颈动脉球囊扩张成形术。之后又有一些关于颈动脉血管成形术的小样本系列报道，但病例数较小且均未对预后进行跟踪研究。而且由于担心可能导致继发颅内栓塞，这项技术未得到广泛开展。1994 年，Marks 首先报道了颈动脉支架治疗。随后这项技术迅速开展，颈动脉球囊扩张和支架置入术（CAS）完全替代了单纯球囊扩张术。随着技术的改进、操作熟练程度的提高和器材的改良，CAS 术后并发症的发生率在逐渐降低。

有关 CAS 安全性及有效性的研究已经有多项随机对照研究结果。大样本无脑保护装置的支架治疗最初由 Dietrich、Wholey 和 Yadav 报道。这些初期研究均针对 CEA 高危患者，如伴有严重心脏、呼吸、肾脏等疾病，或先前曾行颈部手术或放射治疗的患者。研究对象包括有症状和无症状颈动脉狭窄患者。围手术期死亡率在 0.7% ~ 1.8%，围手术期卒中发生率为 3.6% ~ 7.1%，卒中/死亡发生率为 5.3% ~ 7.9%。表 12 – 1 的数据表明在 1996 ~ 2003 年间发表的这些研究结果中，CAS 后卒中发生率在 0% ~ 7.5%。在所有的研究中，95% 以上的病例术后残余狭窄率低于 20% 或 30% 被认为是技术成功者。这些报道均缺乏手术对象中轻度神经功能受损患者的比例及远期随访数据的报道。其中一些临床试验涉及了再狭窄的研究，其发生率为 1% ~ 9%，平均随访时间均低于 1 年。

表 12 –1　已发表的有关 CAS 的文献总结

研究者	发表年限	例数（N）	脑保护装置（%）	30 天死亡（%）	30 天卒中（%）
Dietrich	1996	117	0	1.7	6.0
Wholey	1997	114	0	1.8	3.5
Yadav	1997	126	0	0.8	7.1
Henry	1998	174	18	0	2.9
Mathias	1999	799	NG	0	2.1
Shawl	2000	192	0	0	2.6
Wholey（Global）	2000	5210	很低	1.9	3.9
D'Audiffret	2001	83	18	0	4.4
Reimers	2001	88	100	0	1.1
Roubin	2001	604	0	1.6	5.8

续 表

研究者	发表年限	例数（N）	脑保护装置（%）	30天死亡（%）	30天卒中（%）
Al Mubarak	2002	164	100	1.2	1.2
Criad0	2002	135	0	0	2.2
Guimaraens	2002	194	100	1.9	1.0
Henry	2002	184	100	0.5	2.2
Koch	2002	167	0	未报道	7.5
Macdonald	2002	150	50	1.3	6.0
Whitlow	2002	75	100	0	0
Cremonesi	2003	442	100	未报道	2.0
Hobson	2003	114	0	1.8	0.9
ARCHeR	2003	513	100	2.3	5.3
SAPPHIRE	2003	307	301	1.2	3.6

CAS 术中脑保护装置的应用受到了极大的关注。一项分析 CAS 术前及术后 MRI 弥散加权成像的研究表明，37% 患者脑部有栓塞病灶，其中 85% 为静止性病灶。目前使用的脑保护装置有 3 种：①球囊封堵/抽吸装置；②滤过装置；③血流逆装置。通过术后将保护装置中捕获的微粒进行病理分析发现，其成分多为内膜斑块碎片。

Theron 首先报道了 CAS 术中脑保护装置的临床应用。尽管术中应用脑保护装置能使卒中发生率明显降低，但脑保护装置也可能导致动脉内膜损伤并带来额外并发症。在对 CAS 治疗的回顾性研究中，Kastrup 对 2 537 例未用脑保护装置及 896 例用脑保护装置治疗的患者进行对比分析，结果显示未用脑保护装置者卒中或死亡的发生率为 5.5%，而采用脑保护装置者为 1.8%（P < 0.001）。CAS 发展史见证了并发症发生率逐步降低的过程。虽然用脑保护装置的病例中并发症发生率有所降低，但显然并发症的降低与多种因素有关，包括脑保护装置本身、支架及输送系统工艺的改进，最重要的是介入操作者经验的增加。

还有一些因素与 CAS 围手术期风险有关。如用 CAS 治疗 CEA 术后再狭窄有着极低的并发症。CEA 术后再狭窄多因内膜异常增生所致，增生的内膜较新生的粥样硬化斑块光滑，不易变脆脱落，不易形成栓塞。New 发表了 338 例 CEA 术后发生再狭窄采用 CAS 治疗的多中心注册研究结果，围手术期卒中和死亡的发生率为 3.6%，低于其他类型实施 CAS 的患者。

另一个影响 CAS 安全性的重要因素为血小板糖蛋白 Ⅱ b/ Ⅲ a 抑制剂如阿昔单抗的使用。这些药物的应用，正如 CAS 的基本步骤一样，都借鉴冠脉治疗的经验。理论上应用这些药物后栓子脱落引起缺血性卒中的危险将降低，但会增加出血的风险，特别是出血性卒中的风险。Wholey 在对 550 例 CAS 患者回顾性研究中发现，216 例应用血小板糖蛋白 Ⅱ b/ Ⅲ a 抑制剂治疗患者神经系统并发症的发生率为 6.0%，而在 334 例应用肝素治疗的患者中仅为 2.4%。

1998 年，Naylor 报道了在英国进行的单中心随机对照研究，仅随机选取了 17 个患者进行试验后研究即终止。手术组无一例出现并发症，7 例 CAS 患者有 5 例术后发生卒中，其中 3 例在术后 30 天仍留有残疾。第二个遭到中止的试验是由 Schneider 公司赞助的多中心随机对照试验。试验结果仅以摘要形式报道，这项试验随机选取了 219 例颈动脉狭窄程度大于 60% 的有症状患者，采用 Wallstent 支架进行 CAS 治疗并与 CEA 结果进行比较。围手术期卒中或死亡的发生率在 CAS 组中为 12.1%，而在 CEA 组中仅为 4.5%（P = 0.049）。CAS 组与 CEA 组术后 1 年累积的同侧卒中发生率或与手术相关的或因血管事件而导致死亡的发生率分别为 12.1% 及 3.6%（P = 0.02）。通过对这项试验结果的分析表明，在数量有限的颈动脉支架置入术患者中，CAS 的效果不太理想。

CAVATAS 试验（Carotid And Vertebral Artery Transluminal Angioplasty Study）是一个欧洲多中心对比 CAS 与 CEA 疗效的随机对照研究，其受试对象为 504 例有症状或无症状的颈动脉狭窄患者。CAS 组中仅有 26% 的患者接受支架治疗。围手术期卒中或死亡的发生率（CAS10.0%，CEA9.9%）和 3 年致残性卒中或死亡的发生率（CAS14.3%，CEA14.2%）两组中基本相等，CAS 患者中术后 1 年再狭窄的发生率（14.5%）要高于 CEA 组（4.0%）。

SAPPHIRE 试验（Stenting and Angioplastywith Protection in Patients at High Rish for Endarteretomy）是新近完成的多中心随机对照研究。307 例患者被随机选取接受 CAS 或 CEA 治疗。CAS 治疗采用 Precise 支架和 AngioGuard 脑保护装置治疗。这些患者均为 CEA 的高危人群，包括颈动脉狭窄程度 ≥50% 的有症状患者及 ≥80% 的无症状患者。CAS 与 CEA 的围手术期卒中或死亡的发生率分别为 7/156（4.5%）和 11/151（7.3%）（P = 0.3）。当心肌梗死也被列为围手术期评估的终点事件时（CAS2.6%，CEA 7.3%），这些数据显示在 CAS 有明显的统计学差异。由于这项试验中 CEA 组围手术期卒中的发生率较高（5.3%），特别是在绝大多数无症状患者中，结果表明在高危人群中，采用 CAS 治疗的效果要优于 CEA 组。

（张 磊）

第三节 颈动脉支架置入术的操作过程

1. 术前准备和术中监护 行颈动脉血管成形及支架置入术（carotid angioplasty and stenting，CAS）前应慎重地选择患者（表 12 – 2，表 12 – 3），设计详细的手术方案，制订紧急情况抢救预案。与其他部位的血管成形术不同，CAS 治疗颈动脉狭窄可能会并发严重的神经系统并发症，因而更具挑战性。但是，其他部位血管成形和支架置入术的基本原则仍适用于颈动脉系统。成功的血管内介入治疗均应具备以下要素：①建立安全的血管入路；②使导丝安全通过病变部位；③选择合适的球囊及支架。

表 12 – 2　适于颈动脉血管成形术的手术高危患者指征

严重的心脏疾病
　需行冠状动脉 PTA 或 CABG 治疗
　有充血性心力衰竭病史
严重的慢性阻塞性肺部疾病
　需行家庭氧疗
　FEV – 1 <20%
严重的慢性肾功能不全
　血清肌酐 >3.0mg%

正在接受透析治疗

有颈动脉内膜切除史（发生再狭窄）

对侧喉返神经麻痹

病变部位在手术难以达到的区域

第二颈椎水平及以上

锁骨以下

放射治疗所致颈动脉狭窄

有同侧根治性颈部廓清手术史

对侧颈内动脉闭塞

表 12 - 3 颈动脉血管成形及支架置入术的限制因素及禁忌证

无法建立股动脉入路

主动脉弓解剖结构不利于介入操作

颈总动脉高度迂曲

狭窄病变钙化严重

病变包含新鲜血栓

狭窄病变过长

极度狭窄（99% 以上）（"细线征"）

病变紧邻部位有动脉瘤

不适宜使用造影剂

严重肾功能不全

有造影剂过敏史

　　术前取得主动脉弓、颈动脉及脑血管的诊断性造影图像。将导管顺利送至颈总动脉是成功的关键之一。要做到这一点要求术者在术前对颈总动脉起始处的解剖状况有充分认识。若头臂干或左侧颈总动脉起始部与主动脉弓顶的距离超过颈总动脉直径的两倍，则导管输送过程难度较大。在介入治疗前，应常规行诊断性脑血管造影，从多个角度拍摄颅内外脑血管造影图片。术前的颅内血管造影图像是评估 CAS 术后脑血流量改变的必要依据。

　　在建立股动脉入路后，静脉予以肝素（70 ~ 100U/kg）全身抗凝。对于栓塞风险较高的患者，还可加用Ⅱb/Ⅲa 抑制剂，一般用量稍少于冠脉系统。由于颈动脉支架置入术会刺激颈动脉窦压力感受器，术中心动过缓和低血压的发生率非常高，因此必须对心电、血压和动脉血氧饱和度实施动态监测。动态心电监护不仅能及时发现心动过缓的发生，而且可以观察治疗措施的效果。动态血压监测最好采用动脉内血压测定，这样可以观察血流动力学的变化。一般状况较好的患者也可用外置血压测定（袖带式）。术前可少量给予基础镇静药物。术中与患者交流，可及时发现神经系统并发症。

　　2. 介入操作的入路　颈动脉支架置入术常以股动脉为血管入路。这种入路易于将导管系统输送至颈总动脉。只有在股动脉闭塞或经股动脉无法将导管输送至颈总动脉的情况下，才以上臂动脉作为入路。如选择肱动脉为入路，一般采用右肱动脉入路治疗左颈动脉病变；采用左肱动脉入路治疗右颈动脉病变。如以桡动脉为入路，一般使用 6F 导管；不推荐使用 7F 或更大型号导管，以免引起严重的血管痉挛和远端缺血。

　　3. 诊断导管　将诊断导管选择性地送至颈总动脉是必要的一步操作，除了可获得病变血管的造影图像外，还可作为支撑导管将指引导管输送到治疗部位。通常采用的诊断导管为右弯型 Jundkins 导管；若颈总动脉起始部成角较大，可选用右弯型 Amplatz 导管；若采用肱动脉或桡动脉入路，可选用内乳动脉导管。行颈动脉诊断性造影及介入治疗前，应备齐一些特殊类型导管，尽管它们的使用机率很小。颈动脉的某些解剖变异会增加介入操作的困难，譬如颈动脉起始部位于升主动脉，并与其有较大成角。术者在接受短期的操作培训后，一般选用合适导管即可使诊断导管进入颈总动脉。诊断性导管的管径在 4 ~ 6F 范围内。将 4F 导管选择性插入颈总动脉行血管造影，可获得高质量颈动脉造影图像。诊断性导管较细、较柔软，不易造成血管内膜损伤。除某些简单病例外，导管均应沿着 0.035 英寸导丝输送。目前常用的亲水导丝十分柔软，极少引起血管损伤。颈动脉造影是 CAS 操作的一部分，不可将诊断性导管送至颈动脉分叉以上，这样才能将并发血栓栓塞的风险降到最低。有研究表明，在诊断性脑血管造影后行 MRI 检查，25% 以上的患者出现了局灶性脑梗死。这些梗死灶一般范围比较小，而且多为无症状性，可能是由主动脉弓或颈动脉开口处斑块脱落所致。通过导管在颈动脉内注射造影剂，行颅内血管正侧位造影，除能发现潜在的颅内血管病变外；还可获得治疗前颅内血管的基础影像，如若并发栓子栓塞，则能通过比较术前、术后造影图像及时发现，并予以治疗。

4. 指引导管　将指引导管顺利地输送至颈总动脉是 CAS 成功的关键之一。不能完成此操作是导致介入治疗失败的重要原因。发生这种情况往往是由于难以将导管从头臂干或主动脉弓插入颈总动脉，或颈总动脉自身十分迂曲，妨碍了导管的进入。主动脉弓造影或 MRA 资料对于选择最佳路径方式是十分有帮助的。

采用 Roubin 法输送导管最好选用 6F 或 7F 导管。具体步骤如下：①将诊断导管置于颈总动脉远端：采用缓慢"推送和抽拉（push and pull）"的操作方法，沿着 0.035 英寸柔软、亲水导丝，将导管向上推送至颈总动脉上 1/3 处。②撤出软导丝，更换为长 220 ~ 260cm 高支撑力的硬导丝，将导丝头端置于颈外动脉。导丝输送过程应在路图指引下完成，以避免导丝越过颈内动脉病变部位而致斑块脱落。③将指引导丝置于颈外动脉后，撤出诊断导管；在透视下将导管送至颈总动脉。④将导管放置于临近颈动脉分叉部的位置，撤出硬导丝。

部分介入医生使用同轴长鞘技术（coaxial technique）来放置导管。即将一根长度大于 120cm，4 ~ 5F 的诊断性导管预先置于长鞘导管内；沿着亲水导丝，将诊断导管送至颈总动脉，随后将长鞘导管沿导丝及诊断导管送至颈总动脉。采用这种方法，只有在极少数情况下，才需使用支撑导丝来输送导管。

长鞘导管技术和指引导管技术各有优缺点。长导管本身结构较复杂，价格稍贵，必须使用诊断导管。长鞘导管技术最突出的优点是：诊断性导管和导丝可使导管头端逐渐变细，使得将导管由主动脉弓向颈总动脉推进这一过程易于掌控，因而可减少斑块脱落、栓子栓塞的风险。此外，放置于颈总动脉的长鞘导管可为整个支架置入过程提供有力的支撑作用。

指引导管技术相对简单，价格较为便宜。但对于主动脉弓存在严重狭窄病变的患者，使用该技术理论上会增加栓子栓塞的风险。若颈总动脉起始部成角较大（Ⅱ型或Ⅲ型主动脉弓或牛型主动脉弓），应首选曲棍式指引导管（hockey stick guiding catheter）。

在导管放置成功后，应对患者进行神经功能评估。将带喇叭的橡皮圈或其他发声装置置于患者对侧手中，术中嘱患者挤压该装置，可评估其运动神经功能及完成指令情况。让患者回答一套标准化的问题，可评估其语言及认知功能。

多项研究表明，导管在主动脉弓操作时间过长易导致严重并发症。若导管难以进入颈总动脉，尝试30分钟后仍不能成功，则应停止介入操作，选用外科手术方式进行治疗。

5. 脑保护系统　经颅多普勒超声研究表明，与CEA相比，CAS引起栓子栓塞的风险较高。为避免栓子脱落引起神经系统并发症，现已有多种脑保护系统应用于血管内介入治疗。首个脑保护系统是由Theron于1990年设计的远端阻塞球囊。目前市场上常见的脑保护系统主要有3种类型。其中2种为放置于远端血管，分别为远端阻塞球囊和滤器；还有一种是将颈总动脉与颈外动脉阻塞的近端保护系统。通过对脑保护装置收集到的组织碎片进行组织病理分析，发现它们是在颈动脉支架置入过程中脱落的动脉粥样硬化斑块。

6. 球囊预扩　术中通过导管注射造影剂，可进一步明确颈动脉分叉部及病变部位的情况。将影像增强器放置在适当位置，有助于将颈外及颈内动脉的起始部区分开来。之后将一直径3～4mm的球囊小心地放置于颈动脉病变处，行球囊扩张血管成形术。在球囊放气过程中，使用30ml的注射器抽吸颈总动脉处及导管腔内的血液，以防球囊扩张时脱落的斑块进入脑血流。最后，再次通过导管注射造影剂，评价扩张疗效。

通常预扩使用的球囊长度为4cm。若球囊的长度过短会造成"瓜子"现象，在扩张过程中易造成斑块脱落；若球囊的长度过长则易造成两端扩张（狗骨现象），使球囊固定在病变处。球囊预扩压力是额定的，只有对于有明显钙化的狭窄，才使用更大的球扩压力（14～16atm）。球囊预扩时间取决于球囊的形状及特性。如果球囊能迅速展开，则所需预扩的时间较短；如果球囊展开时间较长，则预扩时间需延长至120秒，尤其是在压缩易于回缩的钙化病变的情况下。球囊只扩张一次，球扩时间根据病变性质而定。如果使用远端阻塞球囊作为脑保护装置，则需在荧光屏上标记出狭窄病变位置；因为在球囊充盈后，颈内动脉狭窄病变便不能通过造影显现出来。如使用滤器装置，则可以通过造影持续监测病变部位。

7. 支架置入　研究表明，支架置入术的短期及长期疗效均比单纯球囊血管成形术好。对于大多数血管狭窄病例，一般采用直接支架置入术。高度狭窄（＞90%）或钙化病变可能会造成支架通过困难或扩张受限，这时应使用冠状动脉球囊（直径3.5～4mm）进行预扩。通常选用的支架直径在6～9mm范围内，支架一般与远端血管直径一致。在少数情况下，支架完全置于颈内动脉内而不覆盖颈动脉分叉部，此时所选支架直径应与颈内动脉直径一致。支架长度一般在30～40mm，常选用相对较长的支架以确保完全覆盖病变部位。目前尚没有关于支架长度与支架内再狭窄相关性的研究报道。在确保支架能覆盖整个病变的前提下，应尽可能使支架放置于血管近端。大多数情况下，支架放置会覆盖颈动脉分叉部，亦即颈外动脉开口处，但通常不会造成颈外动脉闭塞。

颈动脉支架置入术一般选用自膨式支架。与球囊扩张型支架相比，它们不易变形或弯折。目前有两种类型的自膨式支架。一种是由合金编织成的金属，网线型支架，可像弹簧一样张开与血管壁贴合（如Wallstent）。此类型的支架具备以下优点：①外径小（5.5F）；②顺应性佳；③具备快速交换系统，可使用较短导管；④易于释放；⑤支架未完全打开前可将其再度收回，确保支架精确到位。潜在的缺点是：支架释放过程有明显的纵向回缩，血管被拉直可能会造成支架远端扭曲。另一种支架是自膨式镍钛合金支架。它们具备更大的径向支撑力，更适用于弯曲血管，以及颈内与颈总动脉直径差异较大的情况。镍钛合金具有热记忆功能，支架置入体内后即可释放为预制大小。一些镍钛合金支架被预制成锥形，放置在颈内动脉的部分管径较小，而放置在颈总动脉的部分管径较大。目前尚没有关于这两类支架的对比研究，故难以评价哪种长期疗效更好。因此，选用何种支架取决于所选支架是否能顺利放置于病变部位，是否能降低急性并发症的风险。

支架置入后需再行血管造影，获得颈部及颅内血管的前后位及侧位影像，并与术前的造影图像加以对比；此外，还应再次对患者的神经功能进行评价。若怀疑患者有并发症的发生，则应进一步分析评价支架放置后的造影图像，包括支架放置的位置及脑血流增加的情况等。若明确患者没有神经系统及操作相关的并发症发生，则可将导管、导丝撤出。当 ACT 小于 150 秒时，即可拔出鞘管。若术后患者出现低血压，应临时给予升压药物。

8. 支架放置后球囊扩张 反复的血管成形及过度扩张反而会增加栓子脱落、血管破裂的风险。对没有充分扩张的支架行球囊后扩易造成支架支柱切割斑块，增加栓塞风险。除非存在严重的残余狭窄，否则在支架置入后一般不再行球囊后扩。术中采用 TCD 监测，发现球囊后扩时信号最明显。由于球囊后扩导致栓子脱落的风险较大，因此即便在使用脑保护装置的情况下，所选球囊直径也应小于对应的血管直径，球扩压力不应超过 10atm。与冠状动脉不同，颈动脉支架置入术不要求残余狭窄达到 0%。残余狭窄在 30% 以下都是可以接受的，这样不会增加栓塞的发生风险，且临床及超声随访表明患者均能获得很好的远期疗效。此外，随着时间推移，置入的自膨式支架还可使血管管径有所增加。

（张 磊）

第四节 椎－基底动脉血管成形术及支架置入术

一、椎－基底动脉成形术

1980 年，Sundt 等首先应用经皮腔内血管成形术（percutaneous transluminal angiopasty，PTA）成功治疗了 2 例基底动脉高度狭窄病例，并取得极好的短期疗效。此后，PTA 开始应用于椎基底动脉狭窄的治疗。PTA 手术成功率达 90% 以上，短期疗效较好，长期疗效目前还未验证。

由于血管弹性回缩，PTA 术后有 10% 的患者残存严重狭窄（>70%）。PTA 术后脑卒中发病率依然很高。经 PTA 治疗（无论是否辅以支架）的患者，在没有卒中发生的基础，上，其术后第一年生存率为 88%～93%。PTA 前后并发颅内出血的风险较高，特别是在术后 1 小时内。其他并发症如远端血管闭塞、血管内膜夹层等很难防治，术后再狭窄发生率也很高。椎动脉 V1 段的动脉弹力纤维丰富，对于球囊扩张不敏感，经 PTA 治疗会出现弹性回缩（elastic recoil），造成残留狭窄，辅以支架置入术，可有效解决这一问题。

随着导管及导丝技术的不断完善，PTA 并发症的发病率在不断下降。但由于存在以上问题，目前 PTA 仅作为支架置入前预扩张处理或在分期支架置入术中应用。

二、椎－基底动脉支架置入术

由于药物、外科手术及 PTA 均存在不同缺陷，人们开始探讨椎基底动脉狭窄的血管内支架置入（stenting）治疗。血管内支架置入术很早就被用于治疗冠状动脉及周围血管的狭窄病变，并取得了肯定的疗效。1996 年 Storey 等应用血管内支架置入术成功治疗了 3 例 PTA

术后再狭窄的椎动脉起始部狭窄病例。1999 年 Phatouros 等报道了第一例基底动脉狭窄支架置入术治疗病例。此后陆续有支架治疗椎基底动脉狭窄的报道出现，且疗效较佳。与 PTA 相比，血管内支架置入术治疗有以下优点：①对管腔狭窄的改善程度优于 PTA；②可降低血管急性闭塞的危险；③血栓形成及栓子发生率较低；④症状复发率明显降低。

支架治疗有 3 种方法：①常规支架置入术，即在支架置入前先用球囊进行预扩，这是目前应用最广泛的支架置入方法。②直接支架置入术，在支架放置前不进行球囊血管成形，已在冠状动脉及外周血管狭窄治疗中证实安全可靠，治疗的成功率与常规支架置入术相当，但它可以减少手术费用、手术时间、射线照射时间、造影剂用量及导管用量。应用直接支架置入术治疗脑血管狭窄病变，目前尚没有前瞻性多中心病例对照研究，文献报道大多为单中心回顾性病例研究。③分期支架置入术，在球囊血管成形术 1 个月后，再置入支架。对于不稳定（近期引起症状）、溃疡性或高度狭窄的病变，可采用分期支架置入术。

三、椎-基底动脉介入治疗的技术流程

1. 术前准备

（1）术前 3 ~ 5 天开始口服阿司匹林（100 ~ 300mg/日）和氯吡格雷（75mg/日）。如患者需行急诊介入，则静脉给予糖蛋白 Ⅱb ~ Ⅲa 抑制剂，并同时口服负荷剂量抗血小板药物。

（2）术前 6 小时禁食、禁水。

（3）术前 6 小时内行碘过敏试验。

（4）双侧腹股沟区备皮。

（5）除急诊介入外，术前应对患者进行全面的评估，完善各项检查。

（6）准备好急救药物及抢救设施。

（7）获得患者或其家属的知情同意。

2. 手术过程

（1）局部麻醉，常规右侧股动脉 Seldinger 穿刺，置入动脉鞘。给予肝素（50 ~ 75U/kg）抗凝，监测活化凝血时间（activated coagulation time，ACT），ACT 控制在 250 ~ 300 秒。

（2）在 0.035 英寸的亲水导丝的引导下插入 6F 导引导管至主动脉弓。行血管造影，再次确认病变部位、狭窄程度及性质。若狭窄位于椎动脉起始部，将导引导管置于锁骨下动脉；若狭窄部位位于颅内，将导引导管置于椎动脉 C_2 水平。

（3）更换 0.014 英寸微导丝（或脑保护装置），越过病变部位 5cm 以上。

（4）高度狭窄的病变，支架置入前需行球囊预扩。将球囊沿微导丝送至病变部位，使其覆盖整个病变，略偏向狭窄的近段。缓慢扩张球囊，压缩斑块。球囊撤回后对患者进行简单的神经功能评价。

（5）沿微导丝将支架送至病变部位，缓慢释放支架，使其完全覆盖病变部位。支架释放成功后，对患者进行神经功能评价。

（6）支架释放后，再次行血管造影，并测量治疗后血管直径。

（7）若支架释放后残留狭窄严重，可行球囊后扩。

（8）撤回导引导管及微导丝（脑保护装置），停用肝素。

（9）采用血管吻合器缝合股动脉壁的穿刺孔；或在术后 4 ~ 6 小时采用动脉 C 型夹夹闭血管；或术后 6 小时拔出动脉鞘，人工按压止血 15 分钟。

3. 注意事项

（1）术中密切监测患者生命体征。

（2）大多数患者可行局麻；术中可能发生血管痉挛或栓子栓塞，及不能有效配合治疗的患者，可予全麻防止术中躁动。

（3）对于椎基底动脉病变，6F的导引导管可适用于大多数支架植入术。如需使导引导管更可靠地固定，可采用0.014英寸或0.018英寸的双导丝技术，其中较硬的导丝放置到锁骨下动脉远端，起到更好的固定作用。

（4）将导丝输送至足够远的位置十分重要，这样才能确保它的稳定性。整个操作过程中导丝的头端都应在荧光屏监视范围内，以减少血管穿孔的风险。

（5）缓慢扩张球囊的目的是使狭窄部分充分扩张，降低动脉壁弹性回缩的发生率，但扩张球囊时间较长存在血流减慢、穿支血管栓塞等风险。对于后交通或对侧椎动脉发育较好的患者，可适当延长扩张时间；反之，应缩短扩张时间，否则易造成远端供血不足及血栓形成。

（6）球囊扩张及支架释放应在透视下完成，以避免球囊或支架发生移位，产生"瓜籽现象"。

（7）进行球囊后扩时，支架的骨架可能会影响球囊进入支架，对于开放式支架尤为突出。将导引导管送至支架近端可帮助球囊进入支架。有时后扩球囊会难以从支架中撤回，这可能是由于抽气不完全或支架骨架阻碍造成的。将导引导管向上输送，往往可帮助球囊回撤。

（8）万一脑保护装置不能通过其标准回收鞘收回，可尝试采用造影导管或导引导管将其收回。但笔者行椎动脉支架植入时极少使用脑保护装置。

（9）操作过程中，应密切监测患者的不良反应。特别是在输送导管导丝、扩张球囊及释放支架过程中。如球囊扩张过程中，患者出现疼痛，应停止球囊扩张，对患者进行神经功能评价。

（10）椎动脉起始处病变常累及锁骨下动脉，支架近段应延伸至锁骨下动脉内2mm左右。若支架仅覆盖椎动脉边缘，会增加再狭窄的发生率；若支架伸入锁骨下动脉过多，易导致红细胞机械性破坏。

4. 术后处理 术后患者返回监护病房，监测血压、呼吸、脉氧及心电24小时。注意观察是否有新出现的神经系统症状或体征，原有的症状体征是否有所加重，有无并发症出现。保持收缩压<140mmHg。术后应口服氯吡格雷至少1个月，终身服用阿司匹林。

（张　磊）

第五节　颅内血管成形和支架置入术

一、颅内血管成形和支架置入术操作步骤

1. 导管进入治疗血管 在路图（road mapping）下，经0.035泥鳅导丝插入6Fr导引导管，头端置于颈内动脉的C_2段。

2. 导丝越过狭窄部位 经导引导管插入0.014的微导丝，谨慎通过狭窄部，导丝头端

尽可能置于病灶侧 MCA 的 M_3 或 M_4 段，输送支架时以获得较好的支撑。若血管条件不允许，一般来说，MCA 的 M_1 段狭窄，微导丝至少放置在 M_2 段；颈内动脉颅内段狭窄，则至少置于 MCA 的 M_1 段。常用的软头微导丝有 182cm 长的 Choice PT 导丝和 180cm 长的 Wizdom 导丝等。然后在路图下经微导丝将球扩支架定位于病灶处。笔者的经验认为，一定要先做路图，清晰显示脉络膜动脉，微导丝不可进入脉络脉动脉或其他较小的皮层分支中，在进入 MCA 的 M_2 段时笔者也建议将导丝放置到下干中，这样导丝的支撑力较强，也相对安全些。当用单根微导丝通过虹吸部和病灶处困难时，部分患者需要使用 Prowler14 微导丝（Crodis，Miami，Fla）和 0.014、300cm 长的微导管（Transend X，Target Therapeutics/Boston Scientific，Freemont，Calif）来完成这个过程。先将微导管、微导丝通过病灶部位，放置在远端，然后用软头交换导丝替换微导丝，用球扩支架输送系统替换微导管。这种交换技术是一种先进的治疗装置通过病灶部位的方法，可以有效地减少血管切割的危险性。

3. 支架定位　将支架输送系统沿着微导丝放置在跨狭窄位置后，支架应将狭窄部位完全覆盖，两端应距狭窄部位 1mm 以上。在透视下，根据支架的类型和位置，一般以 4～9atm 压力缓慢加压扩张球囊，使支架缓慢展开到预定直径。然后减压球囊，使支架与球囊脱离。即刻造影检查支架形态，若支架展开的形态欠佳，可再次扩张球囊，调整支架形态。最后撤出球囊导管，导丝仍留置在原位观察 30 分钟，并终止麻醉，再次进行血管造影复查，若无异常撤出导丝和导引导管。

4. 支架释放后评估　颅内动脉狭窄支架成形术成功标准：复查造影显示残余狭窄≤20%，前向血流良好。

二、颅内血管支架的选择原则

与颅外段大血管所选择的支架不同，颅内动脉狭窄由于解剖学特点，要求非常高的准确度，一般选择球囊扩张支架。颅内动脉支架选择原则：

1. 根据颅内血管特点　颅内血管迂曲，要求支架柔顺性能好，能通过迂曲的颅内动脉而到达靶血管，尤其是 MCA M1 段的支架，要求更高，因为支架必须通过迂曲的虹吸段。

2. 根据病变特点　根据病变部位的不同，选择不同类型的支架。这是因为不同类型的支架，其材料、制作工艺、扩张压力及输送系统不同。

3. 根据治疗血管的直径　根据病变动脉直径，选择合适直径的支架。支架直径应等于或稍小于狭窄远端的正常血管直径，这样即可以使支架保持足够的张力，维持血管腔的通畅；又可使支架嵌入血管壁，防止支架移位；同时也不至于因为支架直径过大而使动脉内膜剥脱或动脉破裂。

4. 支架长度的选择　支架的长度应较病灶长度长 0.5～1mm，要完全覆盖病灶，否则易引起早期再狭窄。如果病变较长，可应用二联体支架，两个支架间重叠 1/3。

5. 支架释放压的选择　选择用较低的大气压就可以完全释放支架，避免高压力使动脉破裂。例如 AVE 支架（Metronic 公司）。支架扩张释放时要尽量以较低的压力，一般不超过 8atm。

三、颅内血管介入治疗应注意的问题

1. 麻醉　对于麻醉方式，我们推荐全身麻醉。因为全麻可以最大限度保证手术的安全性，减少造影的运动伪差（motion artifact），缩短手术时间。但是同时全麻可能造成脑血流量进一步降低，引起大脑缺血，尤其是治疗装置放置在病灶处时。所以对于严重狭窄的病灶，及由于血管过于扭曲可能造成血流阻断时，尤其要引起操作者的重视，在保证安全的前提下，熟练操作，减少血流阻断的时间。

2. 抗凝　为了减少操作过程血栓形成引起脑血管事件的危险性，术前合用阿司匹林和波利维是必需的。并且术中导引导管不断用加压的肝素盐水冲洗，静脉滴注肝素，使活化凝血时间（activated clotting time，ACT）维持在 250～300 秒。对于术后是否肝素维持治疗存在争论。有学者主张术后接着使用肝素 48 小时，但是这样增加了颅内出血的严重并发症发生的可能性。而另一些学者则主张只在手术期间应用。综合多方的意见和充分考虑利弊，我们主张术后不常规使用肝素维持治疗。

3. 避免血管损伤　与颅外动脉、冠状动脉相比，颅内动脉有众多分支动脉，使颅内大动脉相对固定地漂浮在脑脊液中。一些小的穿支动脉直径只有 250μm 甚至更小，它们深入脑实质深部。这些动脉在 DSA 下是看不见的，所以输送导管、导丝及支架系统时，容易导致血管撕脱，发生颅内出血。这就要求操作者选择柔软和弯曲性能好的输送系统，更重要的是在操作过程中切忌动作粗暴，无把握盲目进行，避免过度和过快移动导管等装置。若血管过度迂曲（尤其是颈内动脉虹吸段），输送系统通过困难，应当更加慎重，宁可放弃，也不要勉强进行。

4. 谨慎越过虹吸段　支架输送系统在通过颈内动脉虹吸段时，微导丝应适当回撤。因为此时导丝承受的张力很高，积聚较大弹力，当支架通过后弹力释放，可产生瞬间前跃，若导丝头端恰顶在血管的壁上，则可能引起血管内膜损伤或造成粥样斑块脱落，导致脑出血、脑栓塞等并发症。

5. 球囊扩张　球扩支架释放时，扩张压力要谨慎，缓慢进行，因为颅内血管肌层和外膜较薄弱，压力过大会造成血管破裂。同时注意控制扩张时间，不宜过长，否则可能增加栓子形成。颅内扩张压力 7～8atm，时间持续 5～20 秒。撤出球囊导管时也要缓慢进行，避免引起支架移位。

6. 切忌追求技术完美　因为支架成形术的目的是减轻血管狭窄程度，增加血流量。而脑血流量与血管管腔半径成指数关系，即较小的管腔改变也能引起较大血流量改变。所以实际操作中不必追求完美的影像学结果，20% 残余狭窄率或稍高是可以接受的，否则极易造成严重的后果。

7. 合理选用预扩和后扩　对于支架释放前是否进行预扩，目前仍存在争议。预扩可以避免 Dotter 效应（巨大的支架输送装置通过病变部位引起的血流动力改变），避免支架输送系统移动困难，减少支架对血管的刺激，在支架释放时获得最大的显影。但预扩增加操作的危险性和栓子形成的风险。当支架释放后展开不理想，这时就需要后扩，尽可能得到满意的血管直径。但其存在过度扩张刺激，从而引起血管痉挛和/或血流动力学异常，严重的后果可能大于增加血管直径带来的好处。所以预扩或后扩的选择要根据病灶的程度、位置及钙化情况来决定，应该因人而异。

8. 串联狭窄的多支架治疗　当遇到串联病灶需同时放置多个支架时，一般先放置远端狭窄处，再放置近端狭窄处。若顺序相反，在放置远端支架时可能会因导管等装置的移动引起近端支架的移位。

9. 脑保护装置 因为血管保护装置最小直径一般在 4mm 左右，大于多数颅内动脉的直径。而且血管保护装置若要起到良好效果，需要紧贴血管壁，甚至略扩张血管壁。即使较粗的颅内动脉直径大于 4mm（如颈内动脉颅内段），足够放置血管保护装置，因为颅内动脉壁薄、周围无支撑组织，释放血管保护装置或进行其他操作移动导管时，容易使血管保护装置移动，致动脉夹层（Arterial dissection）形成，甚至破裂。所以在颅内动脉支架成形术中，一般不推荐使用血管保护装置，但是这不可避免的增加了斑块脱落引起栓塞的风险。

（张　磊）

第六节　急性脑梗死动脉内接触溶栓

1983 年 Zeumer 等首先报道动脉内直接溶栓，1999 年 PROACT Ⅱ 试验完成，动脉内介入溶栓取得迅速发展。动脉内介入溶栓较静脉溶栓或其他治疗方法具有明显优势：可直接定位闭塞血管，评价侧支循环的状况；在血栓发生部位直接给药，降低溶栓药物的用量，减少因溶栓药物引起的继发性出血的发生率；可直接机械溶栓，使血栓破裂，提高血管再通率；同时可实施血管成形术，减除血管狭窄，减少再闭塞或复发率。但动脉溶栓需要较长时间，在一定程度上会延误治疗时机，因此临床应用必须掌握时机和严格控制适应症。

一、介入溶栓的时机及病例选择

缺血再灌注时间窗缺血但并非一成不变，而是一个动态的、个体化多因素的过程，与脑梗死后侧支循环情况、血压、年龄、梗死类型，有无并发症、并发症等因素有关。总体而言，目前比较认同的介入溶栓治疗的时间窗，前循环梗死为 3 小时以内；后循环梗死由于其预后极差，死亡率及高，脑干对缺血再灌注损伤的耐受性强，可放宽至 6 小时以内。

动脉内溶栓治疗应尽可能在脑梗死发病 3 小时以内进行，推荐应用于颈内或颅内的主要动脉闭塞，临床产生明显神经功能障碍者。脑动脉闭塞通常采用 Qureshi 分级，一般推荐 Qureshi 分级 2 级以上考虑动脉介入溶栓治疗（表 12-4）。临床实践证明，发现有临床症状 3 小时以内溶栓疗效最佳。故介入治疗时间应尽早，一旦病情确诊，应及时行溶栓治疗。

表 12-4　动脉闭塞之 Qureshi 分级

0 级		未发现闭塞血管	
1 级	大脑中动脉闭塞	ACA 闭塞	BA/VA 分支闭塞
	M_3 段	A_2 或 A_1 段远端	
2 级	大脑中动脉闭塞	ACA 闭塞 BA/VA 分支闭塞	
	M_2 段	A_1 和 A_2 段	
3 级	大脑中动脉的 M_1 闭塞		
3A	豆纹动脉通畅和/或存在软脑膜侧支循环		
3B	豆纹动脉闭塞和无软脑膜侧支循环		

0 级		未发现闭塞血管
4 级	ICA 闭塞	BA 闭塞
	存在侧支循环	部分灌注（不完全闭塞或通过侧支循环）
4A	大脑中动脉侧支供应	顺行充盈（主要血流模式）
4B	ACA 侧支供应	逆行充盈（主要血流模式）
5 级	ICA 闭塞，无侧支循环	BA 完全闭塞

二、介入溶栓的技术与方法

介入溶栓目前最常采用 Seldinger 法经皮股动脉穿刺留置动脉鞘，电视监视下经泥鳅导丝的引导插入 5F 猪尾巴造影导管至升主动脉行主动脉弓造影及非选择性全脑血管造影，了解主动脉弓及弓上血管的情况，并初步判断脑血管闭塞的部位。然后在泥鳅导丝的引导下插入 5F 脑血管造影导管选择性置入相应的颈总动脉或椎动脉造影，进一步判断血管闭塞的部位及程度。早年由于导管技术的限制，仅在闭塞血管的起始部位做区域性灌注，近年来由于溶栓微导管和微导丝的出现，已能超选择插管至 ACA 的 A_1 段、大脑中动脉的 M_1 段以及 PCA 的 P_1 段，在闭塞血管处局部用药。一旦闭塞血管再通，溶栓药物的灌注即刻停止，撤出溶栓微导管。若血管粥样硬化狭窄严重，再闭塞可能性较大，而病变血管不适合采取支架成形或球囊成形术，可留置微导管用肝素化生理盐水持续灌洗，密切观察患者的临床症状和体征，必要时可复查血管造影甚至再次灌注溶栓药物。术后予甘露醇脱水、扩容、自由基清除剂以及预防血栓形成的药物治疗。

三、介入溶栓治疗的预后

诸多临床试验结果使我们由保守的抗凝和抗血小板治疗转向积极的溶栓治疗。就目前的研究结果而言，静脉溶栓适合于小血管闭塞导致的缺血性脑血管病，动脉内溶栓则更适于颅内大血管闭塞的再通。大脑中动脉近端闭塞动脉内溶栓和静脉溶栓治疗的再通率分别为 70% 和 31%，再通率高可能是动脉内溶栓时间窗长的原因。动脉内溶栓的另一优势是所需溶栓制剂的总量低，对全身出凝血功能的影响较小，这对一些存在出血倾向的患者可能较为安全。但动脉内溶栓症状性脑出血的发生率显著高于静脉溶栓，尽管目前认为动脉内溶栓症状性脑出血高的原因可能与入选的患者重、治疗时间窗长有关。

介入溶栓的预后除了与溶栓后症状性脑出血直接相关外，还取决于闭塞血管供血区的侧支循环。例如：颈内动脉末端闭塞（CTO），也称为血管分叉口"T"闭塞，同时影响同侧 ACA – A_1 段和大脑中动脉 – M_1 段，这类患者预后极差。原因是缺少软脑膜提供的侧支循环和缺血导致的脑水肿。甚至有些学者认为，若 CT、MRI 或血管超声等检查考虑 CTO，应视为非溶栓治疗适应证。再如：预成的椎 – 基底动脉狭窄的患者，与突发椎 – 基底动脉闭塞昏迷的患者相比，往往具有异乎寻常的超长溶栓治疗时间窗和出人意料的预后，目前认为与慢性狭窄导致的侧支循环代偿有关。

总体而言，血管再通预示良好的开端，但应该强调的是，动脉溶栓后血管再通并不总意味着良好的临床预后，血流的恢复不代表功能的恢复；反之，溶栓后尽管血管未能完全再通，但可能因溶栓后侧支循环形成而取得良好的临床疗效。此外，高龄是动脉内溶栓预后不佳的独立危险因素。

（张　磊）

第七节　其他血管内治疗技术

在血管介入治疗发展过程中，经皮球囊扩张技术日益成熟，再加上支架的使用，使得经皮球囊扩张术在临床上得到广泛使用。但经皮球囊扩张术和支架置入术对某些复杂的血管病变，如开口狭窄、分叉处狭窄、狭长小血管狭窄、严重钙化病变、完全闭塞性病变等的治疗有很大局限性。而且术中和术后血管夹层形成、穿孔、再狭窄等并发症发生率较高，促使研究者开发其他血管介入治疗技术以弥补经皮球囊扩张术和支架置入术在临床应用中的不足。这些技术包括血管内膜旋磨术、动脉狭窄旋切术、血栓切吸术和血管内超声消融术等。

1. 旋磨术　旋磨术于 20 世纪 80 年代后期开始应用于临床。这一技术是针对球囊血管成形术难以解决的血管病变而发展起来的第二代血管介入装置。其主要装置是前端镶有微型钻石颗粒的磨头，磨头以 160 000～180 000r/min 高速旋转研磨动脉粥样硬化斑块时，其产生的颗粒非常微小，大多数直径小于 5μm，进入血循环可被肝、脾、肺的吞噬细胞所吞除而不会产生器官栓塞或血流动力学异常。由于切割差异性原理，它对正常有弹性的血管壁不会产生影响。国外早期主要应用于 PTCA 难以处理的血管病变，如开口处病变、分叉处病变、弥漫性小血管病变、钙化病变、纤维化病变等。目前多作为 PTCA 和支架植入术的辅助治疗。我国最早由王小舒应用旋磨术治疗锁骨下动脉狭窄，以后逐渐被大家广泛应用于冠状动脉血管成形术。

2. 旋切术　旋切术目前也主要用于冠状动脉狭窄，1989 年美国 FDA 批准应用于临床，旋切装置通过旋转刀片切割斑块并把切除的斑块组织收集到顶端的锥形筒内，从而使血管再通。早期非随机对照研究认为旋切术能提高急性冠脉综合征的治疗效果，减少术后再狭窄的发生率。而随机对照研究表明第一代装置并没有显示出旋切术的优越性。经过改良的第二代装置能提高急性冠脉综合征的治疗效果，减少术后再狭窄率。国内也有关于旋切术应用于冠状动脉狭窄的报道。目前倾向于旋切术与 PTCA 及支架植入术联合应用。

3. 切吸术　切吸术（transluminal extraction catheter, TEC）于 1993 年美国 FDA 批准临床应用。切吸术通过切割和抽吸来治疗血管狭窄或闭塞，主要用于血管外科搭桥血管内的血栓吸除。国内尚未见切吸术的临床应用报道。其基本原理是通过真空负压管将切下的碎屑吸出，从而达到治疗血管狭窄的目的。

4. 超声消融术　血管内超声消融术（intravascular ultrasound angioplasty）是通过低频、高功率超声的机械振动、空化作用（cavitation）等生物学效应裂解动脉硬化斑块和消融血栓，恢复闭塞血管的血液循环。其研究历史已经 30 余年，但真正应用于临床是在 20 世纪 80 年代后期。超声消融术的特点是具有高度生物学选择性。低频高强度超声可选择性地消融血栓和粥样硬化斑块，将高能量超声作用于组织后，组织对超声损伤的敏感性有特定的频谱，含有大量胶原和弹性基质的组织，如动脉、主动脉瓣等，可抵御超声的损伤作用，而缺乏正常胶原和弹性纤维支持的组织如粥样硬化斑块、血栓、脂肪、瓣膜上的钙化点等，则对超声的损伤作用特别敏感。其优点是对血栓消除效果好，很少引起其他血管成形术造成的并发症，如栓塞、血管夹层形成、穿孔等。缺点是对斑块消除作用有限。国内应用超声消融术的报道也比较多，多集中于治疗周围动脉和静脉狭窄性疾病。国外近年来发现超声能够增加 tPA 进入血栓，并促进血栓内纤维蛋白多聚体的裂解，有利于 tPA 和纤维蛋白结合，从而用于急性脑梗死的溶栓治疗。

5. 准分子激光动脉成形术　激光于 1979 年首次应用于血管外科，但由于早期技术的落后和对激光作用于组织机制的了解不够，导致激光在血管狭窄和血栓病变中的疗效较差。后来发现准分子激光（XeCL）在消除斑块和血栓中有着显著的作用，因而被广泛应用于临床，近来国外陆续有准分子激光应用于脑血管病的报道。国内主要应用于冠状动脉和周围血管病变的治疗。准分子激光是一种在紫外线波长为 308nm 的激光，被组织吸收后能通过光的机械效应、化学效应和热效应导致斑块的汽化。从而使血管局部狭窄通畅。

（张　磊）

第八节　神经血管介入治疗相关的并发症及处理

随着技术的发展和器材的改良，血管内介入诊治的适用范围不断扩展，治疗病例的难度不断加大，与血管内介入相关的并发症种类也在不断增加。血管内介入法作为一种临床新技术，其并发症的发生率和严重程度是决定其能否在临床广泛开展的一个主要因素。而对于具体病例来说，并发症的发生和处理是否得当，是评判介入操作成败的关键因素，因此，介入医生必须高度重视并发症的预防和处理，才能保证操作的成功和患者的安全。

根据发生部位和累及器官，血管内介入相关的并发症可分为四大类，即系统性并发症、穿刺点并发症，治疗局部并发症以及终末器官（神经系统）并发症。系统性或穿刺点并发症也可发生于其他介入操作中。而治疗局部并发症和神经系统并发症是脑血管介入所特有的。另外，介入治疗过程中使用造影剂也会产生一些并发症。

一、系统性并发症

1. 心动过缓和心跳骤停　SAPPHIRE 研究表明，脑血管介入治疗可以引起心脏并发症。围手术期心肌梗死的发生率为 2.6%。导管或导丝进入主动脉弓、心腔或颈动脉壶腹内均可诱发心律失常。由于在颈动脉分叉处实施球囊成形或支架置入术时对血管壁的牵拉和扩张，刺激压力感受器，导致迷走神经张力增加，可导致低血压、心动过缓，甚至心搏暂停。心律失常在治疗先天性颈动脉分叉部狭窄时更容易出现。在早期颈内动脉介入治疗时，实施介入治疗前常为患者安置临时起搏器。但这一应对措施本身也会带来并发症，有报道称起搏器导线穿通心壁后可导致死亡。因此，应随时准备好临时起搏器，不管是静脉性或外置式的，以备及时启用。内置式临时起搏器仅限于特殊病例（如有病窦综合征或心动过缓的患者）。如果心律失常能及时得到处理，很少有必要实施心肌起搏。在球囊扩张前给予 0.5mg 或 1.0mg 阿托品往往能预防或减轻心律失常的发生。一般建议使用 0.5mg 即可。阿托品应在球囊扩张前 1 分钟静脉推注。内膜剥脱术后发生颈内动脉再狭窄的患者，由于手术已切断了血管壁上部分迷走神经分支，因此这些患者在球扩时一般不会出现严重心律失常和低血压反应。因此术前可不给予阿托品，但应将阿托品抽取备用。已经安放内置式起搏器的患者，不需要降低迷走张力，因此球扩前也无需给予阿托品。但这些患者有时会出现低血压，必要时应给予适当干预。

2. 围手术期低血压处理　颈内动脉介入治疗后发生的低血压大多与心动过缓有关。但在某些血管成形或支架置入病例，低血压的程度可能超出了心动过缓能达到的范围。对于这些患者，可先用阿托品治疗心动过缓。另外，可以考虑加大输液量，因为低血容量往往使血流动力学反应更显著。根据情况，操作过程中或术后短期可使用血管收缩药物。常用的缩血管药物有去甲肾上腺素和多巴胺等，应根据血压的监测情况决定药物的使用剂量和使用时间。一般情况下，应使收缩压保持在 100mmHg 以上。如患者同时有其他症状（由于脑或心肌低灌注引起），可适当调高血压。多数情况下，血管收缩药物仅需在术后数小时内使用，个别情况可能要延续到 24 小时或更长时间。部分患者需要临时终止抗高血压治疗，或出院时减低抗高血压药物的剂量。在支架置入术后约 2 周血压一般会恢复至术前水平。因此，术后 2 周内定期血压监测，适时调整降压药物是非常重要的。

3. 术后高血压的处理　在内膜剥脱术中常见到剧烈而持续的血压升高，在颈动脉介入治疗中这种情况并不多见。如果出现血压急剧升高，需要积极干预。因为颈动脉介入治疗后颅内出血的发生率高于内膜剥脱术。应将收缩压控制在 150mmHg 以下。患者发生心动过缓或低血压一般多在操作过程中，术后如果血压仍高，也应积极予以控制。研究表明，术前基础血压偏高的患者围手术期并发症也较高。

4. 其他系统并发症的处理　介入操作还会出现其他一些系统并发症，包括感染和肾功能损害等。如果患者有全身感染的指征，应给予相应的抗生素。如果出现肾功能损害，可给予输液等处理。

二、穿刺点并发症

1. 穿刺点出血　穿刺点出血是经股动脉介入治疗最常见的穿刺点并发症。实施血管介入操作的患者，术后需要输血者在 1.8% ~ 6.5%。在开展脑血管造影或介入治疗时，使用 6F 导管比使用 7F 或 8F 导管的穿刺点并发症要低。而一些研究报道，血管鞘的直径似乎与穿刺点并发症关系不大。在实施颈动脉成形或支架置入术后停止使用肝素一般对介入治疗的效果没有明显影响，但可显著降低出血的发生。因此，建议术后尽早拔除血管鞘。有些介入治疗术前或术中需要使用糖蛋白Ⅱb/Ⅲa血小板受体抑制剂（如阿昔单抗，替罗非班），这时应适量减少肝素用量（70 IU/kg）。

穿刺点附近如果出现了突出性包块，提示可能发生了血肿。然而，在较肥胖的患者，血肿发生后局部可能没有明显变化。穿刺点出血的治疗应根据出血量和有无继发血流动力学改变而定。少量出血可以使用机械压迫法处理，有的需要使用反转血液低凝状态（去肝素化）。如果在使用这些方法后穿刺点出血仍没有控制。应考虑进一步地介入治疗或用外科方法止血。

2. 腹膜后出血　文献报道介入操作后发生腹膜后出血的发生率在 0.12% ~ 0.44%。股动脉高位穿刺（如穿刺点越过或接近腹股沟）或股动脉后壁穿通均明显增加腹膜后出血的机率。穿刺者熟悉腹股沟附近血管及其他解剖结构，对于选择合适的穿刺点并减低腹膜后出血的发生率是非常有益的。穿刺点应选择在股骨头中 1/3 对应的股动脉。

腹膜后出血的临床症状包括低血压、腹部膨隆和饱满、下腹部疼痛等。腹、盆腔 CT 扫描或 B 超探查往往能确诊腹膜后出血。如怀疑有腹膜后出血，应立即停止使用抗凝剂并使血液去肝素化。如患者有低血容量表现，应根据情况输注晶体液体、血液成分或全血。如果腹膜后出血引起明显血流动力学改变，可通过对侧股动脉行紧急血管造影以明确出血部位和程度。如造影中发现有活动性出血，可以使用球囊压迫止血，这一方法往往能使患者情况迅速稳定下来。如长时间球囊压迫仍然不能终止出血，可考虑放置带膜支架以封闭出血点。如以上方法均告失败，应及时用外科方法开放止血。

3. 假性动脉瘤　如出血后血肿与管腔之间有血流交通，就形成一个假性动脉瘤。出现假性动脉瘤的患者往往在介入操作数天后有穿刺部位疼痛感。局部检查可以触摸到有波动的液性包块，听诊时可闻及收缩期血管杂音。假性动脉瘤的治疗方法要依据瘤体的大小、严重程度以及是否继续要抗凝治疗而定。对于直径小于 2cm 的假性动脉瘤，一般会自发消失，临床仅需密切观察其有无变化。较大的假性动脉瘤可采用超声定向压迫、经皮凝血酶/胶原注射、动脉瘤弹簧圈栓塞或带膜支架置入等方法治疗。这些方法无效时考虑用外科修补法治疗。

4. 动静脉瘘　动静脉瘘的产生是由于穿刺针同时穿过股静脉和股动脉，当拔出血管鞘后在动脉和静脉之间形成了瘘道。文献报道血管内介入操作后动静脉瘘的发生率约为 0.4%。穿刺点过高、过低或偏内侧，多次穿刺尝试以及凝血时间过长均会增加动静脉瘘的发生机率。动静脉瘘形成后可能于术后数天才出现临床症状。动静脉瘘在临床上一般表现为穿刺部位持续存在的来回性血管杂音。在有些情况下，由于静脉扩张，下肢出现水肿或压痛，个别严重情况下，会发生供血不足或盗血现象。彩色多普勒血流检查可辅助确诊动静脉瘘。大多数由穿刺引起的动静脉瘘都较轻，不会对血流动力学产生明显影响，并可自行缓解。有症状的动静脉瘘需封闭治疗，以防止血液分流加重，引起下肢水肿、疼痛和坏死等症状。用超声定向压迫法或带膜支架封闭瘘道开口均为可行的方法。在经皮介入治疗不成功的情况下，可以考虑用外科手术的方法修复动静脉瘘。

5. 下肢缺血　穿刺的股动脉或其分支血管发生血栓形成的比例很低。下肢动脉血栓形成的典型临床表现为下肢缺血症状（五 P 症）：疼痛、皮肤苍白、麻木、无脉、皮温低。通过详细体检常常能发现下肢缺血，双功能多普勒往往能确诊下肢动脉血栓。如果患者在介入操作后出现下肢缺血症状，应及时行血管造影以明确下肢缺血的解剖学基础。如发现有动脉血栓形成，可以实施球囊扩张术以使血流恢复再通，在球囊扩张后可选择注射溶栓药物、置入支架或血栓旋切等方法。同样，如果这些介入方法失败，也可考虑用外科的方法切除血栓并行血管再建。

6. 血管夹层形成　介入操作后发生医源性股动脉或髂动脉夹层形成的发生率在 0.01%～0.4%。穿刺部位动脉夹层形成也可诱发下肢远端缺血、假性动脉瘤和动脉血栓形成。如怀疑有动脉夹层形成，最好是行血管造影以明确夹层形成的部位和程度。动脉夹层形成的治疗方法包括球囊血管成形术和血管内支架植入术。如果较为明显，限制了局部血流通过，也可考虑用外科修复法进行治疗。

7. 感染　文献报道介入操作后，穿刺点感染的发生率在 1% 以下。穿刺点感染最常见的病原微生物是金黄色葡萄球菌和表皮葡萄球菌。热源效应一般在介入治疗数小时后出现，表现为发热、寒战和昏睡。有感染指征时，应根据患者情况选用合适抗生素进行治疗。必要时应行病原微生物培养和药敏试验。

三、介入治疗局部血管的并发症

1. 颈外动脉闭塞   在接受颈动脉分叉部支架置入术的患者，由于支架跨过颈外动脉开口，因此许多患者术后会出现颈外动脉闭塞。目前还没有关于颈外动脉闭塞后有任何不良反应的报道。不过，颈外动脉闭塞后，如果将来本侧的颈内动脉需要介入治疗，导引导丝将无法再放置在颈外动脉内。由于不产生明显的不良反应，颈外动脉闭塞无需任何治疗。

2. 血管痉挛   一般血管痉挛多发生于介入操作的血管或其远端分支。最常见的血管痉挛发生于颈内动脉。容易发生血管痉挛的部位包括支架释放处的远端，在一些严重情况下，这种血管痉挛会导致血流的完全阻断。另外，脑保护装置放置的部位也是血管痉挛发生的常见部位。一般放置支架处不会发生血管痉挛。如果判断支架置入处发生了血管痉挛，往往是将其他情况如血管夹层形成等误判为血管痉挛。

血管痉挛有时会引起严重的后果。因此当判断有血管痉挛发生后，必须立即进行处理。可直接经导管将硝酸甘油注射到颈动脉内（500μg 硝酸甘油溶解于 10ml 生理盐水中，取 2ml 含 100μg 硝酸甘油一次注射）。每隔 5 分钟可以追加一次注射。注射前后必须对患者的血压和心率情况进行监测，以防止低血压的发生。如果痉挛的动脉血流明显减少，可考虑额外给予肝素或使用糖蛋白Ⅱb/Ⅲa 抑制剂。如果血管痉挛发生时介入治疗已经结束，应及时退出脑保护装置。颈内动脉痉挛的鉴别诊断包括动脉夹层形成、脑保护装置内血栓形成以及支架内血栓形成。

3. 动脉穿孔   在介入治疗过程中发生动脉穿孔的情况比较少见。发生动脉穿孔往往是由于对治疗血管的过度扩张。由于颈动脉分叉部位的狭窄往往都伴有明显的钙化，有大块的斑块，有的形如硬板。因此这种狭窄血管在实施较高压力的球囊扩张时，有发生破裂和穿孔的可能。因此，多数的介入医生在执行支架植入术后扩时，在允许的范围内，一般选用稍小的球囊。这种选择一方面可以减少支架处斑块的脱落，另一方面也可减低血管撕裂或穿通发生的机率。一旦发生血管破裂或穿通，最有效的方法是外科的开放修补。

4. 动脉内膜夹层形成   动脉内膜夹层形成的好发部位与血管痉挛的好发部位基本相同。内膜夹层形成发生的可能原因包括对治疗血管的过度扩张，治疗部位远端未被支架覆盖的斑块受到挤压，以及由于脑保护装置释放以后移位引起的血管损伤。轻度的动脉内膜夹层如果不引起明显的管腔狭窄，在动脉内壁没有明显的造影剂滞留现象，可以不需要特殊处理。如果判断有轻度的动脉内膜夹层形成，应暂停介入治疗，数分钟后行动脉造影，以判断夹层有无变化。如果造影提示管腔内流受到影响，应考虑给予额外的抗凝治疗或Ⅱb/Ⅲa 抑制剂。如在颈动脉分叉部发生了严重的动脉夹层，应考虑使用支架治疗。一般选择直径稍小，长度稍短的支架放置在夹层发生处，不采用较长的支架覆盖原先的支架。在跨过颈动脉分叉部释放支架后，由于支架贴壁性欠佳，在做评估造影时往往会看到类似于动脉夹层形成的血流现象。对于这种情况应从不同角度进行造影详细评估，以免引起误诊。

5. 支架内血栓形成   如果支架释放后没有充分展开，则支架内容易发生血栓形成。因此，在多数情况下支架置入后要进行后扩，以保证支架扩张到最低的限度。引起支架内血栓形成的其他原因包括支架近端或远端的结构性异常，或患者存在血栓形成的诱因。如果血栓发生，应立即再次测定凝血时间，根据测定结果调整肝素的用量，必要时使用Ⅱb/Ⅲa 抑制剂。如果是在脑保护装置已经释放的情况下发生支架内血栓形成，脑保护装着也可能是引起血栓形成的原因。这时，应将脑保护装置放在原位，将一根长 100cm 或 125cm 的 5F 直端或弯端导管放置到支架近端对支架内段和保护装置近端进行抽吸。可将抽吸导管沿着 0.014 英寸导丝推进。如果完全抽吸后血栓仍然存在，可将 2mg TPA 溶于 5ml 生理盐水中冲洗血栓。也可以考虑用机械溶栓的方法进行治疗。

6. 支架移位　支架移位主要与支架和扩张压选择不当有关。选择的支架过小，或扩张压力不足，使支架展开不充分，未完全贴壁，这时支架容易移位。另外在治疗串联病变放置多个支架时，若先放置近端支架，在放置远端支架时可能会引起近端支架移位。

7. 血流过缓　血流过缓的发生几乎无一例外的与支架的形态异常有关，不管是近端还是远端。解决问题前应保证管道通畅。血流过缓可能是由于支架的近端或远端发生了内膜夹层，血管痉挛，血管闭塞，支架内发生了不完全血栓形成或有较大的栓子。

8. 保护伞内血栓形成　常用的脑保护装置有两种，一种是球囊保护装置；一种是滤过保护装置。球囊保护装置在释放支架或扩张血管时需要阻断血流。而滤过装置在介入治疗过程中打开但不阻断正常血流。因此，如果滤过装置（保护伞）释放后，出现血流阻断或血流缓慢，则可能发生了保护伞内血栓形成。如果明确保护伞内有血栓形成，应该保持保护伞在原位，和处理支架内血栓一样，将抽吸导管放置到血栓的近端进行抽吸。需要注意的是，抽吸必须彻底，以至保护伞内完全没有有形物质被吸出为止。在充分抽吸后回收保护伞。如果抽吸后需要球囊扩张或放置支架，应该重新使用一个新的保护伞。如果抽吸物主要由新形成的血栓组成，而很少有动脉粥样硬化斑块，这应考虑抗凝和抗血小板药物的剂量是否充足。

9. 支架远端成角　支架释放后，在其远端形成一个尖锐的角度，这种情况往往是由于术前对于颈动脉系统血管扭曲程度的估计不足造成的。支架释放后治疗血管的潜在成角由于支架的张力作用而向远端移行，因此在支架的远端形成一个锐利的夹角。最糟糕的情况是在支架的邻近部位形成夹角。轻度的成角可以暂不予以处理。没有血流动力学改变的中等程度成角应定期随访，并进行超声检查，随访中如发现成角加大或管腔狭窄达到一定程度则应该考虑外科开放修复。对于引起血流动力学明显改变或造成血流缓慢的成角，则应给予治疗。在成角部位再释放一个支架的做法可能成为一个陷阱，因为再次释放的支架远端有可能形成更大的成角，随着治疗部位向上不断延伸，最后患者可能失去了外科手术所能到达的可能性。因此在决定是释放额外的支架还是外科修复时必须慎重考虑。有时，非常局限的血管痉挛可以表现得很像血管成角。这种情况也必须通过不同的角度进行造影后，方可进行鉴别。

10. 主动脉弓损伤　处理主动脉弓损伤的最佳方法是预防它的发生。发生主动脉弓损伤的原因往往是因为某些弓上血管入路困难。因此在进入某一血管之前，应充分评估血管的解剖走形和结构以排除发生主动脉弓损伤的可能。损伤也可能发生在原先有病变的部位，尤其是在介入治疗前的造影或其他检查未发现的病变。如果在做颈动脉介入治疗之前发生了主动脉弓损伤，如动脉夹层形成，应及时中断介入治疗并逆转血液低凝状态。这个部位的血管损伤没有多少选择，往往需要外科行急诊开放修复。主动脉弓的损伤最常发生在颈总动脉的近端，这个部位常有潜在的血管狭窄、扭曲、成角或钙化斑块。这个部位发生损伤可以考虑置入支架。如果受损部位位于血管的开口处或有明显的钙化，应考虑放置球囊扩张支架。究竟是在导管到达受损部位就行修复治疗，还是在做完颈动脉介入治疗后再修复近端的损伤目前还没有权威的观点可供参考。

11. 脊髓损伤 经股动脉穿刺行动脉造影术后发生截瘫比较少见，但是国内外均有报道。多数学者认为造影剂的毒性反应可引起脊髓血管痉挛以致脊髓缺血，或椎动脉内注射高浓度造影剂，致脊髓脱水损伤。脊髓血供以颈段最丰富，主要来源于脊髓前动脉，第一支根动脉起源于椎动脉的根髓动脉；第二支起源于颈深动脉；第三支起源于肋颈干或第一肋间动脉，一旦发生动脉主干闭塞，还可由椎动脉肌支、颈深动脉肌支、颈升动脉、枕动脉及小脑后下动脉、甲状腺上下动脉等形成侧支吻合网。在造影过程中有可能引起脊髓前动脉痉挛，加上有些患者原有椎 - 基底动脉供血不足，椎 - 基底动脉较细，有可能颈髓供血区侧支循环不充分，容易受损伤；一些伴有椎间盘突出、椎管狭窄、有效容积减少、颈髓供血不足后发生水肿，造成颈髓压迫，导致截瘫。如果出现上述情况可给予激素如强的松或地塞米松、甲强龙及扩血管改善微循环，以及神经营养剂等治疗，同时给予功能锻炼以及高压氧治疗。

四、神经系统和终末器官的并发症

1. 急性脑梗死 介入治疗时出现新的神经系统症状、意识改变或癫痫发作往往提示有脑缺血或中风发生。这时应检查治疗部位和远端血流情况以排除器质性损害导致血流阻断的可能。如果检查中发现局部性神经系统损害，往往提示某一血管受损。个别需要全身麻醉的患者，可能无法判断是否有神经系统损害发生。如果没有局部血栓形成的证据，就应该考虑发生广泛栓子雨的可能。这一现象在造影时表现为脑血流普遍减慢（包括大血管和小血管）。处理栓子雨的措施包括加大抗凝药物和抗血小板药物的剂量，使血压保持在较高水平等。也可以考虑使用化学溶栓药物，不过目前这方面还缺乏可靠的参考资料。

2. 脑出血 如果患者在头痛之后突然出现意识改变，往往提示发生了脑出血。有时造影时可见到占位效应。如果新出现的神经系统损害找不出直接原因，应在完成介入治疗后立即行头颅 CT 扫描。一旦发生脑出血，应迅速停止所有抗凝药物，控制血压并进行适当的药物治疗。介入治疗中发生脑出血与以下因素有关：实施治疗的血管为次全闭塞，过度抗凝治疗，过度抗血小板治疗，血压控制不良，新近发生的脑梗死。据文献报道，定期使用糖蛋白 II a/ III b 抑制剂也是介入时发生脑出血的危险因素。而且这种情况下发生脑出血预后不佳，往往是致命性的。

3. 过度灌注 脑水肿和过度灌注在介入治疗中不多见，但可以发生在治疗 2 周后。介入治疗后发生过度灌注的机率似乎高于内膜剥脱术。患者常表现为局部头痛以及难以控制的高血压。治疗前脑缺血的症状越严重，治疗后发生过度灌注的可能性也就越大。这是因为血管的自身调节功能往往在血管修复后的 2~3 周才改善。如果没有及时发现并给予治疗，患者可能出现意识障碍和脑水肿，导致永久性神经功能损害。过度灌注综合征发生后，目前还没有特效的治疗方法。日本研究者曾报道使用自由基清除剂（如依达拉奉）等可以改善预后。

4. 脑保护装置相关的并发症 使用远端脑保护装置的目的是防止在血管成形和支架置入过程中，动脉粥样硬化斑块脱落运行到远端血管形成脑栓塞。介入治疗中发生脑栓塞与脱落斑块的大小和数量有关。经颅多普勒（TCD）可用于探测介入操作过程中脱落栓子的数量，并可评估不同治疗策略对栓子形成数量的影响。尽管目前还没有比较使用和不使用保护装置的随机对照研究，但有很多相关研究表明使用脑保护装置尽管不能完全避免介入相关的脑栓塞的发生，却可以使其发生率明显降低。这些研究大多采用前后对照的研究方法，即早期的介入治疗一般未使用脑保护装置，晚期的介入治疗则使用了脑保护装置。因此除了保护装置以外，不能排除手术经验、支架和输送器材改良等因素的影响。所以目前还不知道脑保护装置在减少介入相关的神经系统并发症方面发挥了多大作用。另外，不同脑保护装置对神经系统所起的保护作用可能也有所不同。

五、造影剂相关的并发症

1. 心血管反应 脑血管造影和心血管造影一样，均需要将较大剂量造影剂迅速注射到血管内。注射造影剂时注射局部的血管腔内的流体性质发生变化，这一变化依所使用造影剂的渗透压和注射剂量而不同。在冠状动脉造影时，由于冠状动脉内的血液突然被造影剂所替代，这样会影响到心肌的供氧使心肌收缩力下降。尽管这种现象在使用碘比率为 3.0 的离子型造影剂中很少见，而在使用碘比率为 3.0 的非离子型造影剂中几乎没有。而且这些变化患者常常可以耐受。但是对于本身心肌收缩力差或心室充盈压高的患者可能会出现肺水肿。因此术前应对患者心脏功能做系统评估，根据患者的具体情况选择合适的造影剂，术前还应做一些相应的抢救准备。脑血管造影时，由于进入冠状动脉的造影剂量很少，发生心肌收缩力改变的可能性较小。但脑血管造影时，当较大剂量造影剂注入较细血管如椎动脉时，患者可能会出现该动脉灌流区缺血的表现，尤其当这些血管的侧支循环不发达时。因此在做选择性造影前，应先做主动脉弓造影，对脑血管的大体情况进行评估后，再制定选择性脑血管造影的方案。

当注射计量较大、造影剂渗透压较高时，会出混血管扩张现象。血管扩张可以导致一过性收缩压下降，尽管下降的程度可能很小。随着血管内造影剂随循环进入细胞外液并最终由肾脏排出体外，其影响将逐渐消失。造影剂在体内的半衰期约为 25 分钟。

2. 电生理反应 造影剂可以对心肌的电活动产生明显影响。碘比率为 3.0 的离子型或非离子型造影剂对心电活动的影响比碘比率为 1.5 的高渗离子型造影剂要小得多。最严重的心电反应是造影剂引起室颤阈值降低。但在冠状动脉造影时发生室颤很少见，而在脑血管造影时几乎没有。有研究表明，心室颤动的发生可能与离子型造影剂中钠含量有关。使用含有钙结合 ED－TA 的造影剂可降低心室颤动的发生。其他常见的良性心电反应还包括对心肌再极化的影响，在心电图上表现为 QT 间期延长。在颈动脉壶腹部注射较大剂量造影剂时，有引起血压下降和心率减慢的可能。这主要是由于迷走神经张力反射引起。因此操作前应准备好阿托品等急救药品。

3. 过敏样反应 使用造影剂后发生速发性过敏样反应已经有文献报道。这种反应是由于系统性大剂量释放血管活性物质和组胺引起的。临床症状根据反应的程度不同差异很大。轻度的过敏反应症状包括对环境温度升高的敏感、颜面潮红、多汗、阵发性皮肤瘙痒和鼻黏膜分泌物增多等；中度过敏反应包括恶心、头痛、头面部水肿、腹痛、轻度支气管痉挛、呼吸困难和心悸等；重度过敏反应包括心律失常、低血压、严重的支气管痉挛、喉头水肿、肺水肿、癫痫发作，甚至死亡。在过敏反应严重的患者可出现过敏性休克的各种表现。虽然这种反应被称为过敏样反应，一般认为并不是由免疫反应所介导。也没有关于对动物蛋白过敏与这种反应有任何相关性的报道。

过敏样反应的治疗应根据其严重程度而定。轻度过敏反应除了严密观察患者症状外，一般无需特殊处理。中度过敏样反应一般要经皮下或静脉注射肾上腺素，经静脉注射本海拉明。如果有支气管痉挛症状，应经鼻吸入支气管扩张剂（如沙丁胺醇气雾剂），并给予吸氧。重度过敏样反应除了上述抢救措施外，往往需要快速补充液体，必要时行气管切开以保持气道通畅。

发生造影剂过敏样反应的危险因素包括：既往有造影剂过敏史、哮喘史、接触性过敏史、最近使用过 β 受体阻滞剂、充血性心力衰竭、曾使用过白介素 2 等。一般认为使用低渗性和非离子型造影剂发生严重过敏样反应的比例较低。Katayama 等所做的大样本研究表明，使用离子型造影剂的严重药物不良反应发生率为 0.2%，而非离子型造影剂的发生率为 0.04%。一项评估 80 年代造影剂反应的荟萃分析表明，高渗造影剂的严重不良反应发生率为 0.157%，而低渗造影剂的严重不良反应发生率仅为 0.031%。

发生造影剂过敏反应后，再次使用造影剂发生反应的机率为 15%。Lasser 的研究表明，对于有造影剂过敏史的患者，在使用碘比率为 1.5 的离子型造影剂之前 12 小时及 2 小时，各给予 32mg 甲强龙治疗，可明显减少其全身反应的发生率。对这种有造影剂过敏史的患者，目前普遍接受的方法是，预先联合使用苯海拉明、口服皮质激素和 H_2 受体阻滞剂，并且最好使用非离子型造影剂。

4. 肾功能异常　造影剂由体内排除的唯一途径是通过肾脏。在西方发达国家，造影剂引起的肾损害是住院患者发生急性肾功能衰竭的第三位原因。这些患者占急性肾功能衰竭患者的 10% 左右。如果细心测量就会发现，所有使用造影的患者血肌苷水平均会有所升高。幸运的是，在没有糖尿病和基础肾脏疾病的患者中使用小剂量造影剂（＜125ml），一般极少发生肾功能衰竭。

有关造影剂相关的肾功能损害的文献报道很多。但由于这些研究采用了不同的诊断标准和分类方法，造影剂使用的方法和剂量也不相同，以及跟踪采样的时间各异，因此其研究结果缺乏可比性。目前普遍接受的造影剂相关的肾功能损害的诊断标准是：对于基础血肌苷水平低于 1.5mg/dl 的患者，使用造影剂 72 小时内血肌苷水平增加超过 25%；对于基础血肌苷水平在 1.5mg/dl 及以上的患者，血肌苷浓度增加超过 1.0mg/dl。发生造影剂相关的肾功能损害的原因目前还不完全清楚，但有研究者认为可能是由于造影剂诱导的肾血管收缩使肾髓质发生缺血，以及造影剂对肾小管上皮细胞的直接损害引起。由造影剂引起的肾功能损害往往是非少尿性的，因此一般无需透析治疗。大多数基础肾功能正常的患者升高的血肌苷水平可在 2~7 天内恢复到基础水平，而不出现明显的临床症状。

使用造影剂后出现肾功能损害的危险因素主要包括本身存在肾功能损害和大量使用造影剂。对于基础血肌苷水平在 2.0mg/dl 的患者，使用不超过 125ml 造影剂后发生肾功能损害的机率为 2%，但如果使用的造影剂超过 125ml，则发生肾功能损害的机率可增加到 19%。如果在使用 72 小时内再次使用造影剂，发生肾功能损害的机率也会明显增加。其他发生造影剂相关的肾功能损害的危险因素还有低血容量、糖尿病和低心输出量、年龄在 70 岁以上、肾血流减少、正在使用影响肾血流的药物（如血管紧张素转换酶抑制剂）等。存在这些危险因素的患者发生肾功能损害的机率可达 40%。与造影剂相关的其他并发症不同，临床研究表明 1.5 碘比率的造影剂和 3.0 碘比率的造影剂对肾功能的影响似乎没有明显差异。

针对造影剂引起的肾功能损害，可选的治疗方法包括静脉输液，使用呋塞米（速尿）、甘露醇、钙通道阻滞剂、腺苷拮抗剂和多巴胺等药物。Solomon 等做的对照研究表明，使用造影剂前后各 12 小时联合应用速尿、甘露醇并输液的方法并不比单纯输液效果好。一般观点认为对于高危患者术前一天晚上就应该给予一定处理并在术前 8 小时给予输液。如果可能，术前应停用肾毒性药物和非甾体类抗炎药物。

一项研究证明非诺多泮（Fenoldapam），一种多巴胺 1 型受体拮抗剂在高危患者中应用可以增加肾皮质和实质的血流量，减轻造影剂引起的肾血管收缩。同时它对于有心功能不全的患者可以在不增加心脏负荷的情况下发挥作用。另外据报道，口服抗氧化药物乙酰半胱氨酸（600mg 每日 2 次，连服 2 天）可显著减低造影剂诱导的肾毒性反应。

介入操作后发生肾功能损害的另外一个机制是肾动脉血栓形成。在心脏内介入治疗后其发生率约为 0.15%。血栓发生后的全身性表现有皮肤网状青斑、腹部和足部疼痛、系统性嗜酸性细胞增多伴足趾发紫（蓝趾综合征）等。与由造影剂引起的肾毒性损害不同，血栓形成性肾功能损害往往进展缓慢（数周或数月），而且约有一半的患者发展为肾功能衰竭。血栓形成性肾功能不全可经过肾组织活检得以确诊。一旦确诊应积极治疗。

5. 胃肠道反应　碘比率为 1.5 的离子型造影剂最常见的胃肠道反应是恶心和呕吐。这些反应常出现在首次注射造影剂时。而当再次注射造影剂时，往往不再出现类似反应。使用碘比率为 3.0 的离子型造影剂这种恶心反应的发生率明显下降，而使用非离子型造影剂一般没有这种反应。

6. 血液系统反应　有关造影剂对凝血功能的影响报道很多。但针对与造影剂是促进凝血还是降低凝血功能目前存在很大争议。而造影剂引起的凝血功能的改变有时会导致严重并发症，甚至危及患者生命。因此造影医师必须高度重视这一问题。

1987 年，Robertson 观察到当血液进入造影剂连接管时，与非离子型造影剂混合后形成凝血块，这一现象使研究者考虑这种造影剂可能具有促凝血作用。为了进一步探讨这一问题，此后设计了几项体外试验，但这些试验得出了不同结果。目前广泛认为，所有造影剂均具有内在抗凝血功能。将体内应用浓度的造影剂与血液混合可明显延长凝血时间。碘比率为 1.5 和 3.0 的离子型造影剂可将凝血时间由 15 分钟延长到 330 分钟以上。尽管碘比率为 3.0 的非离子型造影剂也能延长凝血时间，但其作用要小得多（从 15 分钟延长到 160 分钟）。

尽管体外试验对于支持和验证理论基础帮助很大，但体外试验的结果往往与在体反应和临床结果不同。体外试验曾报道离子型和非离子型造影剂对凝血功能的影响差异很大，但临床研究并没有发现这两种造影剂对介入后血栓形成的影响存在差异。在进行 PTCA 患者中比较不同造影剂（威视派克和海赛显）的试验 COURT（contrast media utilization in high risk PTCA）表明，非离子型造影剂威视派克与离子型造影剂海赛显相比较，可以使严重并发症降低约 45%。而这种差异主要来自正在接受阿昔单抗的患者。因此研究者认为海赛显能中和阿昔单抗和有促血小板活化和去颗粒化的作用。

介入治疗选择造影剂时，不仅要考虑到造影剂的显影效果和副作用大小，还要考虑到造影剂的价格。已经有多项研究探讨了不同造影剂的效价比并提出了减少费用的策略。一般来说，便宜的造影剂如泛影葡胺等毒副作用较大。尽管绝大多数副作用如恶心、呕吐、心动过缓和充血性心衰等都是非致命性的。但在实施复杂介入治疗时会使本来就难以预料的结果变得更为复杂，因此在实施复杂介入治疗时一般应选用副作用较小的造影剂。

目前，开发显影效果更好、副作用更少的造影剂的努力还在继续。而造影剂的发展也极大地推动了介入技术的发展，拓宽了造影技术应用的领域。但在造影剂应用方面，也还存在着许多尚未解决的问题，有待今后进一步的研究。

（张　磊）

第九节　神经系统和终末器官的并发症

一、概述

神经系统并发症是脑血管病介入治疗的独特并发症。这一并发症的存在曾严重影响介入技术在脑血管病防治方面的应用。尽管脑保护装置的效果还没有被直接的比较研究所证实，在支架释放时使用脑保护装置预防脑栓塞这一理论已经极大推动了支架治疗的临床应用。

要防止神经系统并发症，必须执行严格的患者筛选标准，这一标准必须充分考虑患者的神经系统状况和颈动脉的解剖特点，介入治疗时必须维持合适的血液低凝和抗血小板状态，严格的将血压控制在合理水平，对介入治疗中出现的生命体征变化迅速做出反应，避免脑栓塞的发生。

除了对神经系统损害的临床特点进行充分考虑之外，评估再次发生中风的大概时间对于决定是否实施介入治疗以及决定介入治疗的时机都非常重要。介入治疗急性期的不良事件大约有一半发生在介入治疗后6小时内，在24小时后发生的不良事件仅占三分之一。在介入治疗过程中当发生新的局部神经系统损害、癫痫、意识状况变化时，应立即对支架治疗部位、脑血流量、抗凝状态等进行评估。在治疗过程中没有可靠的方法判断是否发生了脑出血，有时造影可见到造影剂外漏或有占位效应，但这些情况常常发生在出血早期。如果在球囊扩张的过程中发生并发症，这可能是由于治疗血管的灌流区缺乏有效的侧支循环。如果介入治疗后发生了新的神经系统损害，往往提示有脑出血或过度灌注发生，这些情况下必须紧急行CT扫描。支架释放后也可能发生迟发性栓子脱落引起脑栓塞。

二、常见的神经系统并发症和处理方法

1. 一过性脑缺血发作或急性脑梗死　介入治疗时出现新的神经系统症状、意识改变或癫痫发作往往提示有脑缺血或中风发生（图12-1）。这时应检查治疗部位和远端血流情况以排除器质性损害导致血流阻断的可能。如果检查中发现局部性神经系统损害，往往提示某一血管受损。个别需要全身麻醉的患者，可能无法判断是否有神经系统损害发生。如果没有局部血栓形成的证据，就应该考虑发生广泛栓子雨的可能。这一现象在造影时表现为脑血流普遍减慢（包括大血管和小血管）。处理栓子雨的措施包括加大抗凝药物和抗血小板药物的剂量，使血压保持在较高水平等。也可以考虑使用化学溶栓药物，不过目前这方面还缺乏可靠的参考资料。

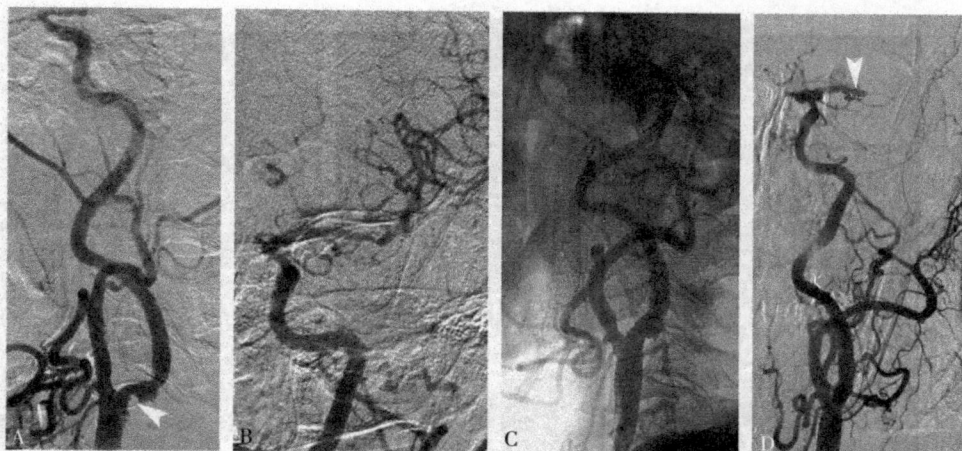

图 12 - 1　颈动脉支架置入术术中并发同侧大脑中动脉栓塞

患者，男性，80 岁。因"突发右侧肢体无力 5 天"入院，诊断为急性脑梗死。

A. 左侧颈动脉窦部重度狭窄伴溃疡斑块；B. 术前左侧大脑中动脉正常显影；C. 左侧颈动脉窦部支架置入；D. 支架置入后造影提示左侧大脑中动脉 M1 栓塞

2. 脑出血　如果患者在头痛之后突然出现意识改变，往往提示发生了脑出血。术中可见造影外渗（图 12 - 2 和图 12 - 3）。如果新出现的神经系统损害找不出直接原因，应在完成介入治疗后立即行头颅 CT 扫描。一旦发生脑出血，应迅速停止所有抗凝及抗血小板聚集药物，控制血压并进行适当的药物治疗。介入治疗中发生脑出血与以下因素有关：实施治疗的血管为次全闭塞，过度抗凝治疗，过度抗血小板治疗，血压控制不良，新近发生的脑梗死。据文献报道，定期使用血小板糖蛋白 Ⅱa/Ⅲb 受体抑制剂也是介入时发生脑出血的危险因素。而且这种情况下发生脑出血预后不佳，往往是致命性的。

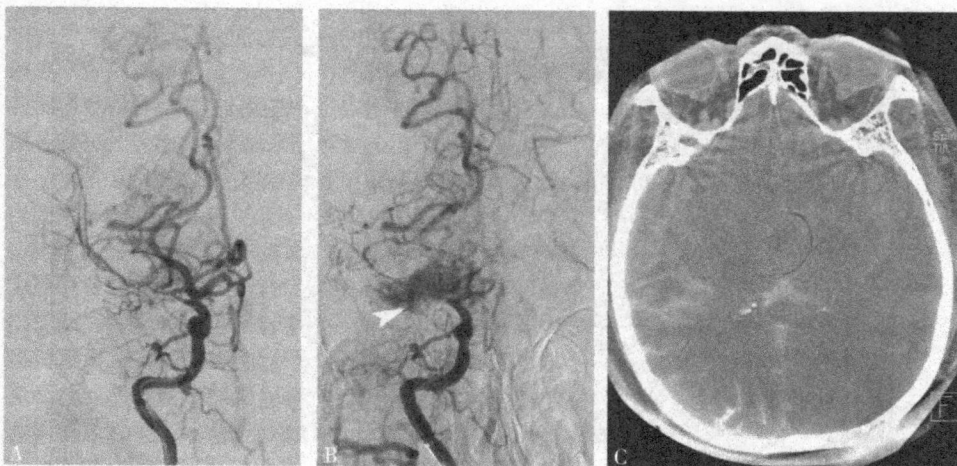

图 12 - 2　大脑中动脉次全闭塞实施球扩支架置入，术中并发血管破裂

患者，女性，65 岁。因"突发左侧肢体无力一周"入院，诊断为急性脑梗死

A. 右侧大脑中动脉 M1 段次全闭塞，局部伴新生血管形成；B 和 C. 球扩支架置入，术中并发血管破裂

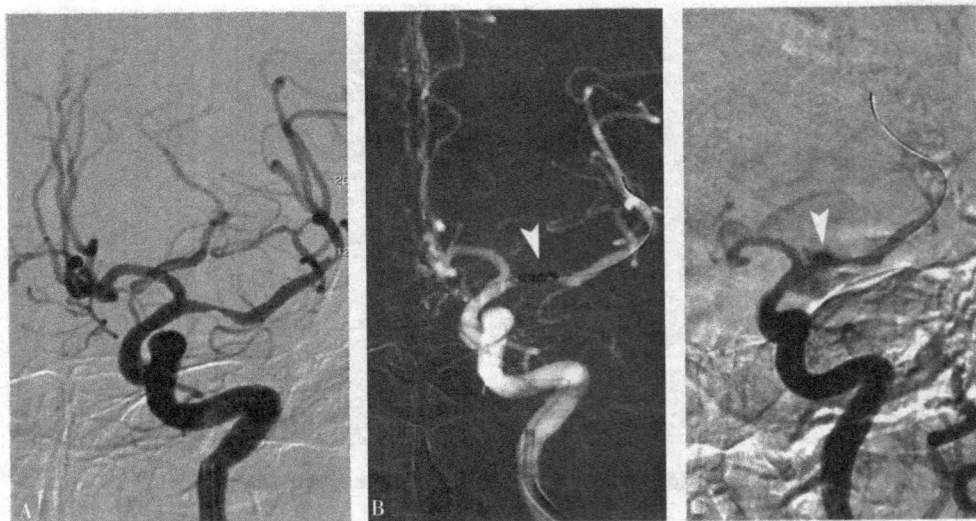

图 12 – 3　大脑中动脉重度狭窄实施 Wingspan 支架系统重建，术中并发血管破裂

　　患者，男性，69 岁。因"发作性右侧肢体无力半年"入院，诊断为短暂性脑缺血发作。

　　A. 左侧大脑中动脉 M1 段严重狭窄；B 和 C. Gateway 球囊成形过程中并发血管破裂

　　3. 过度灌注　脑水肿和过度灌注在介入治疗中不多见，但可以发生在治疗 2 周后。介入治疗后发生过度灌注的几率高于内膜剥脱术。患者常表现为局部头痛以及难以控制的高血压，头颅 CT 提示弥漫性脑水肿（图 12 – 4）。治疗前脑缺血的症状越严重，治疗后发生过度灌注的可能性也就越大。这是因为血管的自身调节功能往往在血管修复后的 2 到 3 周才改善。如果没有及时发现并给予治疗，患者可能出现意识障碍和脑水肿，导致永久性神经功能损害。过度灌注综合征发生后，目前还没有特效的治疗方法。日本研究者曾报道使用自由基清除剂等可以改善预后。

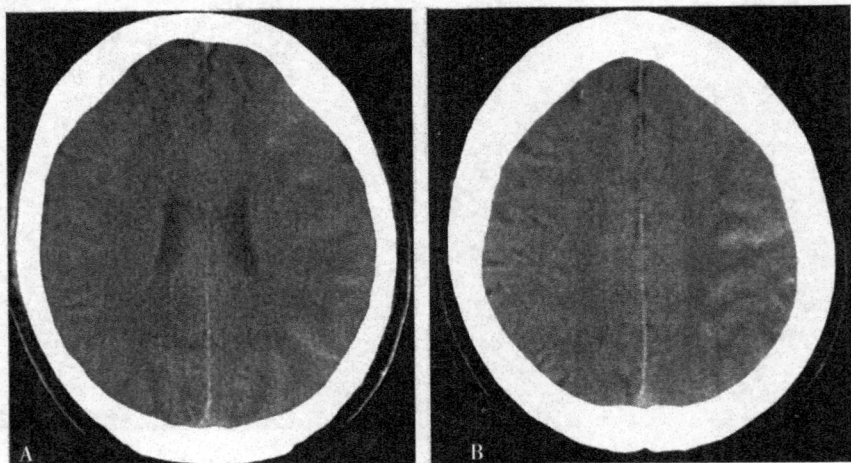

图 12 – 4　左侧大脑中动脉次全闭塞实施重建后并发颅内高灌注

　　4. 脑保护装置相关的并发症　使用远端脑保护装置的目的是防止在血管成形和支架置

入过程中，动脉粥样硬化斑块脱落运行到远端血管形成脑栓塞。介入治疗中发生脑栓塞与脱落斑块的大小和数量有关。经颅多普勒（TCD）可用于探测介入操作过程中脱落栓子的数量，并可评估不同治疗策略对栓子形成数量的影响。尽管目前还没有比较使用和不使用保护装置的随机对照研究，但有很多相关研究表明使用脑保护装置尽管不能完全避免介入相关的脑栓塞的发生，却可以使其发生率明显降低。这些研究大多采用前后对照的研究方法，即早期的介入治疗一般未使用脑保护装置，晚期的介入治疗则使用了脑保护装置。因此除了保护装置以外，不能排除手术经验，支架和输送器材改良等因素的影响。因此目前还不知道脑保护装置在减少介入相关的神经系统并发症发面发挥了多大作用。另外，不同的脑保护装置对神经系统所起的保护作用可能也有所不同。

应该注意的是，脑保护装置本身会带来一些并发症。大样本队列研究表明，颈动脉支架置入术总的并发症发生率为3.4%。但是大约有30%的严重并发症与远端保护设施有关。这些并发症包括颈内动脉远端闭塞，动脉内膜夹层形成以及内膜损伤等。在使用球囊保护设施的患者中，约有15%患者难以耐受这种操作并在球囊扩张时出现了神经系统功能损害的症状。尽管脑保护装置的整体尺寸已经明显减小（例如有的已经小到3F以下），但严重的血管狭窄常使残留管腔非常狭小。这种情况往往需要预扩或使用"强力"使保护设施通过狭窄血管，这些方法均会诱发栓子产生。关于滤过性保护设施的最佳网格大小目前也没有定论。有时当脱落栓子填满滤网时，多余的栓子会溢出或发生血栓形成。如果保护伞的贴壁性能不好或孔径太大，都会影响到其预防栓子的作用。随着脑保护设施的不断改良，相信其性能会越来越好。

5. 器材和操作相关的并发症

（1）导管扭结：头端柔软的导管容易发生扭结，特别是复合弯曲导管。一旦发现导管扭结，应立即停止操作，但不要急于退出导管。首先应严格按常规定时用肝素生理盐水灌洗导管，同时在透视下确定导管打结的方向、结的松紧和所在血管，以确定解决方法。若结扣较松可尝试用可控导丝解结。可控导丝的前端插到导管扭结的近端弯曲处，使导管在可控导丝上缓慢后退，结扣松解，然后推进导丝，增大结扣，直到管尖完全自结扣中脱出。在此过程中应注意：①定时冲洗导管，防止导管内发生血栓形成；②避免扭转的导管尖进入分支血管或刺破血管；③扭结的导管应尽量退到较粗的血管内进行解结。若结扣较紧，无法解开则应考虑手术取出。只要谨慎操作，紧密监视导管进程，注意插管长度，导管扭结是完全可以预防和避免的。

（2）导管及导丝折断：多见于操作动作粗暴、过度旋转头端制动的导管导丝、导管导丝质量存在问题等情况。所以在术前必须认真检查，发现硬度不均、表面不光滑或有皱褶痕迹的导管或导丝，都应予以废弃。当预计操作过程中旋转较多时，应选择强扭力导管及安全导丝。操作过程中动作要轻柔，忌粗暴拉扯。一旦发生导管导丝折断，应尽快取出，避免严重的并发症。可以利用环圈导管套取断端。从导管前端伸出1个环圈，将折断的导丝、导管套入环内，收紧环圈，拉到周围血管，然后切开取出。环圈导管的外套管选择大号导管（10～12F），环圈用细钢丝或小号导管（小于4F）对折后送入外套管，从导管前端伸出后即形成环圈。目前也有专用的环圈导管可供选用。若导管导丝折断位置较深，或无法用环圈取出时，则应考虑手术治疗。

（3）导管内血栓形成：也是介入操作过程中可能遇到的问题。所以导管到位后，必须先抽吸，发现有新鲜血液回流后，再注射肝素盐水或造影剂，以避免将导管内的血凝块推入血管内。如果回抽没有回血，决不容许盲目推注液体。可用50ml注射器与导管尾端接头相连，稍用力抽吸，一般新鲜血栓多可以吸出。如果仍然无血液回流，应在保持管腔持续负压下缓慢退出导管，寻找原因。

（4）气体栓子：往往南于操作过程中排气不充分，或注射的肝素盐水或造影剂中混有气体，另因手术时间太长或灌注肝素盐水滴注速度太快而导致输液瓶中液体用完后残余空气进入血管。因此每次注射前都应检查管道系统中有无气泡。用注射器推注时应将注射器尾端抬高，静置数秒钟待液体中溶解的气体上升到尾部后再注射，注射时不应将注射器推进到底，注射前要回抽。在连接导管和高压注射器时，也应先回抽注射器，这样，一方面可观察导管内是否有血栓形成；另一方面，可在导管接头处形成半月形液面，在高压注射器连接管末端也推注少许肝素盐水或造影剂以形成半月形液面，二者对接时可减少空气进入导管接头的可能。一旦有空气进入脑血管，根据气量多少和累及血管可出现不同后果，有的可能出现严重并发症。当确定有气体栓子形成并有临床症状时，应立即进行高压氧治疗。

（张　磊）

参考文献

[1] 陈生弟. 神经系统变性疾病. 北京：人民军医出版社，2002.

[2] 张全忠，缪中荣，李慎茂，等. 颅内动脉狭窄支架血管内成型术并发症的原因及预防. 中华医学杂志. 2003，83（16）：1402－1405.

[3] 姜卫剑，杜彬，王拥军，等. 症状性颅内动脉狭窄的造影分型与支架成形术. 中华内科杂志. 2003，42（8）：545－549.

[4] 凌峰，缪中荣. 缺血性脑血管病介入治疗学.（第一版）. 南京：江苏科学技术出版社，2003.

[5] 李铁林，刘亚杰，刘振华. 积极稳妥地开展缺血性脑血管病的外科与介入治疗. 中国脑血管病杂志，2004，3（1）：97－99.

[6] 洪震，丁玎，江澄川. 神经流行病学. 上海：复旦大学出版社，2011.

第十三章 短暂性脑缺血发作的 中西医结合治疗

短暂性脑缺血发作（transient ischemic attack，TIA）是指因脑血管病变引起的短暂性、局限性脑功能缺失或视网膜障碍，临床症状一般持续 10～20 分钟，多在 1 小时内缓解，最长不超过 24 小时，不遗留神经功能缺损症状，结构性影像学（CT、MRI）检查无责任病灶。自 20 世纪 60 年代中期以来，TIA 症状的持续时间一直是区别 TIA 和脑卒中的要点。大规模队列和人群研究均显示，10%～15% 的 TIA 患者在 3 个月内发生脑卒中，其中更有半数发生在 TIA 后 48 小时内；为了更好地评估、干预 TIA，2009 年美国心脏协会（AHA）/美国脑卒中协会（ASA）在《脑卒中》上发表了关于 TIA 新的定义和评估方法，建议修订短暂性脑缺血发作（TIA）的临床定义并加强紧急干预。新的定义认为 TIA 是脑、脊髓或视网膜局灶性缺血引起、不伴急性梗死的短暂性神经功能障碍，并需进一步加强紧急干预。TIA 不是良性疾病，它预示患者正处于发生脑梗死的高度危险中，及时有效地发现、识别、防治是预防脑梗死的关键。该病属中医学中风先兆范畴，又可纳入中医学中风之渐风、微风、小中风之中。我国 TIA 的人群患病率为每年 180/10 万，男女约为 3∶1。

第一节 病因与发病机制

1. 血栓及栓塞学说　颈内动脉粥样硬化斑块脱落或其他来源的微血栓进入脑内动脉导致脑内动脉栓塞是 TIA 的主要原因，栓子最多来源于颈内动脉颅外段，在颈内动脉严重狭窄的情况下，不稳定斑块或附壁血栓的破碎脱落，可发生 TIA 或者脑梗死。另外瓣膜性或非瓣膜性心源性栓子及胆固醇结晶等也可导致 TIA 发作。

2. 血流动力学及低灌注学说　由于各种原因（动脉粥样硬化、动脉炎等）导致颈内动脉系统或椎 - 基底动脉系统的动脉狭窄或痉挛，引起一过性脑供血不足；或者因低血压、心功能不全、血液成分改变导致血液黏度增高、脑动脉盗血综合征等导致脑灌注不足而发生 TIA。

3. 其他　有学者研究认为维生素 B_6 减低、C 反应蛋白升高、高血糖、吸烟等是导致 TIA 发生的独立危险因素。

（周红霞）

第二节 临床表现

1. 颈内动脉系统 TIA　颈内动脉系统 TIA 最常见的症状群为对侧面部或肢体的无力和感觉障碍，其次为对侧纯运动偏瘫或肢体感觉障碍，远端肢体受累较重，孤立的语言障碍和偏盲也可以发生，有时可表现为认知障碍和行为障碍，有时可表现为发作性单眼失明。罕见的表现有反复发作的对侧面部或肢体的不自主和无规律的摇摆、颤抖、抽搐、拍打、摆动，面部感情缺失，假性手足徐动症。

2. 椎－基底动脉系统 TIA 椎　椎－基底动脉系统 TIA 常见的症状有眩晕、共济失调、复视、构音障碍、吞咽困难、交叉性或双侧肢体瘫痪或感觉障碍，皮质盲、视野缺损。少见的症状有跌倒发作、短暂性全面遗忘症。

3. 颈内动脉系统 TIA　颈内动脉系统 TIA 比椎－基底动脉 TIA 更容易发展为完全性卒中，且反复发作，尤其是短期内反复发作，危险性更大。

（周红霞）

第三节　辅助检查

一般头部 CT 和 MRI 检查可正常。在 TIA 发作时，MRI 弥散加权成像（DWI）和灌注加权成像（PWI）可显示脑局部缺血性改变；SPECT 和 PET 检查可发现局部脑血流量减少和脑代谢率降低；神经心理学检查可能发现轻微的脑功能改变。

常规化验例如血常规、血流变、血脂、血糖和同型半胱氨酸等，对查找病因、判断预后和预防脑卒中是十分必要的；通过超声对颈动脉和椎－基底动脉的颅外段进行检查，常可显示动脉硬化斑块和狭窄；通过 TCD 可发现颅内大动脉狭窄、评估侧支循环的情况，进行微栓子的检测，在血管造影前评估脑血液循环状况；MRA 和 CTA 是无创性血管成像技术，可以初步了解血管狭窄等情况；DSA 检查是评估颅内外血管病变最为准确的诊断方法，其严重并发症的发生率为 0.5% ~1.0%。

诊断 TIA 主要是寻找病因，老年人应该另外进行血常规、血脂、血糖、凝血酶原时间、活化部分凝血酶原时间、血同型半胱氨酸、颈动脉超声、心脏超声、心电图（包括动态心电图）等检查，对于青年患者需要进行红细胞沉降率、风湿、抗磷脂抗体等检查排除风湿免疫性疾病。对于 TIA 频繁发作的青年患者，进行 DSA，以排除 Moyamoya 病。

（周红霞）

第四节　诊断与鉴别诊断

一、诊断

多数患者就诊时临床症状已经完全消失，因此诊断主要依赖详尽可靠的病史，反复出现刻板的神经功能缺失表现，且症状和体征在 24 小时内完全缓解，影像学无相关责任病灶，虽反复发作超过 24 小时，也应考虑本病，详尽的病史和必要的检查有助于 TIA 的病因诊断。

二、鉴别诊断

（一）癫痫

癫痫部分性发作和 TIA 都可以出现短暂性的感觉、运动、言语、前庭或记忆症状，但持续时间超过 3 分钟、单眼盲、提示颈动脉或椎－基底动脉分布区域损害的体征和症状、心血管危险因素、颈动脉血管杂音或脉搏减弱和发作间期 EEG 正常均提示短暂性脑缺血发作的诊断。出现部分性发作的症状或体征（运动、感觉、自主神经或精神方面）、意识变化、自动症、发作后精神错乱、偏盲、暗点或阳性（光、颜色）视觉症状、发作持续时间小于 3 分钟以及发作间期 EEG 出现局灶性棘波或慢波则支持癫痫诊断。

（二）晕厥

晕厥是由于各种原因导致的广泛性全脑缺血而引起的短暂意识丧失、肌张力丧失、姿势丧失，同时伴有全身的血压下降，一般持续时间 10 秒左右。严重的双侧颈内动脉或椎，基底动脉狭窄可引起晕厥，但一般伴有神经系统的症状和体征。前驱症状如恶心、皮肤苍白提示晕厥诊断。

（三）梅尼埃病

梅尼埃病是以迷路积水为基本病理改变而出现的以发作性眩晕、耳聋、耳鸣和耳胀闷感为主要表现的内耳疾病。发病年龄以 40 岁以下为主，既往无高血压、高血脂、动脉硬化、糖尿病、心脏病等脑血管病危险因素及颈椎病等相关性因素，中枢神经系统检查正常者提示梅尼埃病诊断；而年龄 40 岁以上，有脑血管病危险因素，近期出现症状者提示 TIA 诊断。

（四）偏头痛

有先兆的偏头痛其先兆期易与 TIA 混淆。青春期起病，常有家族史，发作以偏侧头痛、呕吐等自主神经症状为主，每次发作时间较长提示偏头痛诊断。

（五）其他

TIA 应该与莱尔马耶多发性硬化、低血糖反应、周期性瘫痪、青光眼、视神经炎、家族发作性共济失调、药物、毒品等物质上瘾相鉴别。

（周红霞）

第五节　治疗

TIA 治疗目的是消除病因、减少及预防复发、保护脑功能，对短时间内反复发作的患者应采取有效治疗，防止脑梗死发生。对 TIA 的治疗应该个体化，特别是针对非动脉硬化所致的 TIA 患者，更应查因探源，从本治疗。

（一）病因治疗

病因明确者应针对病因治疗，如 CT/MRI 显示与症状一致的梗死灶或出血者，应按脑梗死或脑出血治疗。对于首次动脉硬化所致 TIA 者，应及时识别危险因素，采取措施加以干预，TIA 的危险因素主要有高血压、心脏病、糖尿病、高脂血症、高同型半胱氨酸血症、心脏病、吸烟、过度饮酒、颈椎病等。对颈内动脉狭窄 >70% 的且有反复 TIA 者可考虑颈内动脉内膜剥离术、颅内外动脉吻合术或血管内介入治疗等。

（二）药物治疗

短暂性脑缺血一旦诊断，必须立即给予药物治疗，迅速恢复脑局部的血液供应，防止反复发作，形成不可逆的脑功能损害。

1. 抗血小板聚集治疗　主要是抑制血小板聚集和释放，使之不能形成微小血栓。常用阿司匹林 75～150mg/d，主要不良反应为胃肠道反应；氯吡格雷 75mg/d，不良反应较阿司匹林少，高危人群或对阿司匹林不耐受者可选用；如 TIA 频繁发作，可给予普通阿司匹林片 300mg 口服，如没有普通阿司匹林片，可给予肠溶片但需嚼碎口服。

2. 抗凝治疗　尚无证据支持抗凝治疗应作为非心源性 TIA 的常规治疗，若患者发作频繁，用其他药物疗效不佳，又无出血疾患禁忌者，可抗凝治疗。常用药物有肝素、低分子肝素钙。肝素可用超小剂量 1500～2000μ 加 5%～10% 葡萄糖 500ml 静滴，每日 1 次，7～10 天为 1 疗程，用药期间需检测凝血功能，据 APTT 调节用量。低分子肝素钙用法为 5000IU，12 小时 1 次，皮下注射，用 7～14 天。对心源性 TIA 患者、存在高凝状态的非心源性 TIA 患者，需要长期口服抗凝药物治疗，使 INR 达到 2～3，口服的药物主要有华法林，用药期间需要监测 INR，如无条件监测，则不能用华法林，只能选择抗血小板治疗。

其他可选用的抗凝治疗药物有直接凝血酶抑制剂重组水蛭素、比伐卢定（水蛭肽）。

3. 扩溶治疗　低分子右旋糖酐及 706 代血浆（羟乙基淀粉 40）具有扩溶、改善微循环和降低血液黏度的作用，常用低分子右旋糖酐或 706 代血浆（羟乙基淀粉 40）500ml 静滴，每日 1 次，14 天为 1 疗程。

4. 扩血管治疗　通过扩张血管，可以增加脑血流量，从而缓解 TIA。主要药物有己酮可可碱、烟酸占替诺、双氢麦角碱、尼麦角林、丁咯地尔、烟酸肌醇、罂粟碱、长春西丁、倍他司汀等。

5. 他汀类药物　血脂异常是 TIA 的重要危险因素，他汀类调脂药物具有"多态"效应，它不仅能调节血脂，而且能降压、抗栓、稳定斑块、延缓动脉粥样硬化过程、改善脑血管舒缩功能及抗炎作用，是防治 TIA 发作的重要药物。

6. 溶栓治疗　传统观念认为 TIA 和小卒中因预后好而不能从超早期溶栓中获益，然而有研究表明，尽管症状迅速恢复，但 TIA 的预后并不良，溶栓总体获益并不低于中重度卒中，对部分频繁发作的患者或症状持续不缓解的患者可考虑 rt – PA 溶栓治疗。

（三）外科治疗

外科治疗能够迅速改善脑循环，缓解脑缺血，但其有一定的风险，应严格选择适应证，对预期寿命至少有 5 年的严重动脉狭窄患者可考虑在有条件的医院行颈动脉内膜剥离术或颈内动脉血管内支架术。

颈动脉内膜剥离术目的是防止该动脉供应范围内的脑缺血，对高度颈动脉狭窄（血管狭窄 70%～90%）的 TIA 患者，颈内动脉内膜切除术为最佳适应证。对狭窄 50%～69% 者，其手术疗效不及严重狭窄者，该手术对狭窄小于 50% 患者无效。

颈内动脉血管内支架术，主要适用于动脉粥样硬化所致狭窄大于 70% 的患者，其危险性低于内膜切除术，主要并发症为栓子脱落所致的脑栓塞。

对椎 – 基底动脉显著狭窄，经内科治疗无效者，可行椎动脉 – 颈总动脉吻合术或行血管内支架术。

（四）中医药治疗

1. 辨证论治

（1）颈内动脉系统 TIA 发作

1）脉络空虚，风邪入中

症状：头痛头晕，患侧肢体麻木无力或轻度半身不遂，口眼㖞斜，伴言语謇涩，可有偏瘫、对侧单眼一过性黑矇。舌黯，苔薄白，脉弦。

治法：养血和血、祛风通络。

方药：大秦艽汤加减。

秦艽 12g、当归 12g、赤芍 12g、生地黄 15g、羌活 12g、白芷 10g、川牛膝 12g、生石膏 30g、黄芩 12g、夏枯草 10g、桑枝 30g、白僵蚕 12g。

加减：出现言语謇涩者加石菖蒲、郁金解语开窍；夹痰者加天竺黄、全瓜蒌、竹茹。

2）气虚血瘀

症状：气短懒言，身困乏力，偏侧肢体无力或麻木，或有轻瘫、口眼㖞斜，言语謇涩，舌质黯淡或舌体胖大，苔薄白，脉弦迟或弱而无力。

治法：补气健脾，活血通络。

方药：补阳还五汤加减。

生黄芪 30g、当归尾 12g、赤芍 12g、川芎 12g、桂枝 12g、桃仁 10g、红花 10g、川牛膝 12g、全蝎 3g、地龙 10g。

加减：舌强言謇者加郁金、石菖蒲化痰开窍；大便溏、乏力明显者去桃仁，加炒山药、炒白术健脾止泻。

3）肝肾阴虚、肝阳上亢

症状：头晕头痛，口干耳鸣，腰酸腿软，少寐多梦、健忘，突然半身麻木无力，或轻瘫、口眼㖞斜、言语謇涩，便秘，舌红少苔，脉弦或细数。

治法：滋补肝肾，息风通络。

方药：一贯煎加减。

沙参 12g、麦冬 12g、生地黄 20g、当归 12g、枸杞子 10g、制首乌 12g、牛膝 12g、白芍 15g、夏枯草 10g、炒杜仲 12g。

（2）椎-基底动脉系统短暂性脑缺血发作

1）痰浊中阻、风痰上扰

症状：头晕目眩，胸闷痞满，恶心呕吐，声嘶或言语謇涩，吞咽困难，步态不稳或猝倒发作，可有轻瘫，苔腻、脉弦滑。

治法：理气化痰、平肝息风，佐以健脾利湿。

方药：半夏白术天麻汤加减。

天麻 10g、半夏 12g、炒白术 12g、陈皮 12g、钩藤 20g、夏枯草 15g、茯苓 12g、白蒺藜 15g、竹茹 12g。

加减：苔白腻、短气肢肿者去竹茹，加猪苓、泽泻、白芷。苔黄腻者去白术，加黄芩、瓜蒌、天竺黄。

2）肾阴不足、肝阳上亢

症状：平素头晕耳鸣，视物昏花，多梦少寐，五心烦热，腰膝酸软，突然眩晕，步态不稳，言语謇涩，吞咽困难，或有肢体无力，舌红少苔，脉弦数或细数。

治法：滋补肝肾、平肝潜阳。

方药：左归丸和天麻钩藤饮加减。

何首乌15g、益母草12g、山药15g、炒杜仲12g、桑寄生30g、当归12g、生地黄20g、白芍15g、天麻10g、钩藤15g、山萸肉8g。

加减：肢体瘫痪加丹参、桑枝、威灵仙养血通络。

2. 中成药应用　可选用丹红注射液、血栓通注射液、葛根素注射液、复方血栓通胶囊、天丹通络胶囊、通心络胶囊、灯盏细辛胶囊（注射液）等药物应用。

3. 针刺治疗

取穴：上星、百会、印堂、曲池、足三里、阳陵泉。

加减：眩晕为主者加头维、风池；伴有夜眠不安者加四神聪、神门；烦躁者加太冲、合谷。

操作手法：上星平刺，百会直刺；印堂斜刺，施捻转提插补法；曲池以麻胀感到达食指为度；足三里提插补法；阳陵泉提插泻法；风池捻转补法；头维捻转泻法；四神聪、神门捻转补法；合谷、太冲呼吸泻法。

4. 名家论治　张学文认为"血瘀"乃为中风先兆发生的关键环节，防治应以活血化瘀为基本大法，并组方"小中风片"防治中风先兆，取得满意效果，该方有草决明、丹参、川芎、山楂、地龙、菊花、葛根等组成。

王永炎认为"血中风动"是中风先兆证的直接动因，"风动"的程度直接影响其发病、加重、缓解的全过程。病情是否会进一步加重而发为中风，也与"风动"的程度密切相关。风动在血，治疗应及时直散血中之风，选用荆芥、防风、薄荷、生茜等疏风通络、散风活血之品，使风散血安，诸症不生。

5. 名医验方

（1）赵今多：桑钩汤：桑寄生12g、钩藤15g、竹茹6g、陈皮12g、半夏10g、茯苓12g、甘草6g。

（2）高允旺：小中风汤：丹参12g、草决明15g、石决明12g、血竭10g、赤芍12g、钩藤10g。

（周红霞）

第六节　预后

就本次TIA而言，可完全恢复正常；但对频繁的TIA如不积极适当治疗而任其自然发展，约1/3病人在数年内将发展为完全性脑梗死（颈动脉系统TIA的发作频率比椎-基底动脉系统TIA低，但发生脑梗死的机会却较高）。1/3病人经历长期、反复发作后可导致严重的脑功能损害，另1/3病人可能出现自然缓解。高龄体弱、高血压、糖尿病、心脏病等均影响预后，主要死亡原因系完全性脑卒中和心肌梗死。预防关键在于查找病因，对高血压、高脂血症、糖尿病、高同型半胱氨酸血症、高尿酸血症、肥胖、心脏疾病等导致本病的主要因素进行治疗，防止复发。同时应注意养气血，节饮食，戒烟限酒，慎七情，远帷幕。

结语：鉴于本病演变的不确定性，部分患者发展为严重的脑梗死，回顾性研究证实既往被认为是 TIA 的患者，MRI 或 CT 可证明存在脑梗死的证据，因此对于新发的 TIA 患者均应按脑血管急症处理，应尽早进行详细必要的检查，对危险因素进行评估，对患者进行分层管理，针对不同的病因采取不同的治疗策略。中医药具有多靶点、多环节干预作用，可在 TIA 的防治中发挥作用，我们通过回顾性研究，对 TIA 患者证候规律进行总结，认为气虚、血瘀、痰浊三者为其发病的关键因素，结合临床经验及药理实验，自拟方中风防治灵干预 TIA，取得满意效果。方药组成：太子参 30g、制首乌 10g、大黄 6g、决明子 8g、胆南星 6g、水蛭 8g、天麻 15g、全蝎 8g。

（周红霞）

参考文献

［1］杨金生．中风病防治研究．北京：中医古籍出版社，2009.

［2］中华医学会．临床诊疗指南神经病学分册．北京：人民卫生出版社，2006.

［3］陈康宁．神经系统疾病鉴别诊断与治疗学．北京：人民军医出版社，2007.

［4］王伊龙．急性脑血管病医疗手册．北京：人民卫生出版社，2008.

［5］高允旺．脑病心悟．西安：西安出版社，2009.

［6］黄培新．神经科专病中医临床诊治．北京：人民军医出版社，2000.

［7］蒲传强．脑血管病学．北京：人民军医出版社，2009.

［8］邓铁涛．中华名老中医学验传承宝库，北京：中国科学技术出版社，2008.

［9］张磊，董海平，何振洲，王震虹．Kappa 阿片受体激动剂 salvinorin A 调节血管内皮生长因子减轻大鼠前脑缺血后脑水肿的研究．上海交通大学学报：医学版，2015，12.

第十四章 动脉粥样硬化性血栓性脑梗死的中西医结合治疗

动脉粥样硬化性血栓性脑梗死又称脑血栓形成，是脑梗死中最常见的类型。在脑动脉粥样硬化等原因引起的血管壁病变的基础上，血管狭窄、闭塞或有血栓形成，造成局部脑组织因血液供应中断而发生缺血、缺氧性坏死，引起相应的神经系统症状和体征。

第一节 病因与发病机制

一、病因

最常见的病因是动脉粥样硬化，动脉粥样硬化容易发生在大血管分叉和拐弯处，由于动脉内膜增生、变厚、胆固醇堆积，致使动脉管腔狭窄，当动脉内膜损伤形成溃疡时，血小板及纤维蛋白等成分在溃疡处黏附、聚集、沉着，逐步形成血栓。再遇到血压下降、血流缓慢、血液黏稠度增高等诱发因素，则会加快血栓形成。血栓碎屑脱落又可阻塞远端动脉。其次高血压、糖尿病、血脂异常、真红细胞增多症、血黏度增高、高纤维蛋白原血症、抗凝血酶Ⅲ缺乏、肿瘤、妊娠、蛋白 C/S 缺乏、抗磷脂抗体综合征等多种病因引起的血液高凝状态，镰状细胞病等血红蛋白病也是少见的原因。

二、发病机制

实验证明，神经细胞在完全失血、缺氧几十秒即出现电位改变，20 ~ 30 秒后大脑皮质的生物电活动消失，30 ~ 90 秒后小脑及延髓的生物电活动也消失。脑动脉血流中断持续 5 分钟后，神经细胞就会发生不可逆性损害，出现脑梗死。上述变化是一个复杂的过程，称为缺血性级联反应。严重缺血的脑组织能量很快耗竭，能量依赖性神经细胞的泵功能能衰竭，脑缺血引起膜去极化和突触前兴奋递质（主要是谷氨酸和天门冬氨酸）的大量释放，细胞外液中的 Ca^{2+} 通过电压门控通道和 NMDA 受体门控通道进入细胞内，细胞内还由于 ATP 供应不足和乳酸酸中毒，使细胞内的结合钙大量释放，细胞内 Ca^{2+} 稳态失调在神经细胞缺血损害中起重要作用，称为细胞内钙超载。受 Ca^{2+} 调节的多种酶类被激活，导致膜磷脂分解和细胞骨架破坏，大量自由基生成，细胞产生不可逆性损伤。在上述过程中，还包括有转录因子的合成及炎性介质的产生等。造成缺血性损伤的另一种机制是细胞凋亡。到目前为止，缺血性级联的很多机制尚未完全阐明，有待于进一步研究。

急性脑梗死病灶是由缺血中心区及周围的缺血半暗带组成。缺血中心区的脑血流阈值为 10ml（100g·min），神经细胞膜离子泵和细胞能量代谢衰竭，脑组织发生不可逆性损害。缺血半暗带的脑血流处于电衰竭 [约为 20ml（100g·min）] 与能量衰竭 [约 10ml（100g·min）] 之间，局部脑组织存在大动脉残留血液和（或）侧支循环，故脑缺血程度较轻，具有可逆性。缺血中心区和缺血半暗带是一个动态的病理生理过程，随着缺血的程度加重和时间的延长，中心坏死区逐渐扩大，缺血半暗带逐渐缩小。

由于缺血半暗带内的脑组织损伤具有可逆性，故在治疗和恢复神经系统功能上半暗带有重要作用，但这些措施必须在一个限定的时间内进行，这个时间段即为治疗时间窗。它包括再灌注时间窗和神经保护时间窗，前者指脑缺血后，若血液供应在一定时间内恢复，脑功能可恢复正常；后者指在时间窗内应用神经保护药物，可防止或减轻脑损伤，改善预后。缺血半暗带的存在接受治疗时间窗影响之外，还受到脑血管闭塞的部位、侧支循环、组织对缺血的耐受性及体温等诸多因素的影响，因此，不同的患者治疗时间窗存在着差异。一般认为再灌注时间窗为发病后的 3～4 小时内，不超过 6 小时，在进行性脑卒中可以相应地延长。神经保护时间窗包含部分或全部再灌注时间窗，包括所有神经保护疗法所对应的时间窗，时间可以延长至发病数小时后，甚至数天。

（周红霞）

第二节　临床表现

动脉粥样硬化性血栓性脑梗死的主要临床特点是：①中老年患者多见，发病前有脑梗死的危险因素，如高血压、糖尿病、冠心病及血脂异常。②常在安静状态下或睡眠中起病，约 1/3 患者的前驱症状表现为反复出现 TIA。③根据脑动脉血栓形成部位的不同，相应地出现神经系统局灶性症状和体征。④患者一般意识清楚，在发生基底动脉血栓或大面积脑梗死时，病情严重，出现意识障碍，甚至有脑疝形成，最终导致死亡。⑤起病即为昏迷，多为脑干梗死。下面对不同部位脑梗死的临床表现进行介绍。

一、颈内动脉系统（前循环）脑梗死

（一）颈内动脉血栓形成

颈内动脉闭塞的临床表现复杂多样。如果侧支循环代偿良好，可以全无症状。若侧支循环不良，可引起 TIA，也可表现为大脑中动脉或大脑前动脉缺血症状，或分水岭梗死（位于大脑前、中动脉或大脑中、后动脉之间）。临床表现可有同侧 Horner 征，对侧偏瘫、偏身感觉障碍、双眼对侧同向性偏盲，优势半球受累可出现失语。当颈内动脉受累时，可有单眼一过性失明，部分患者表现为永久性视力丧失。颈部触诊发现颈内动脉搏动减弱或消失，听诊可闻及血管杂音。

（二）大脑中动脉血栓形成

大脑中动脉主干闭塞可出现对侧偏瘫、偏身感觉障碍和同向性偏盲，可伴有双眼向病灶侧凝视，优势半球受累可出现失语，非优势半球病变可有体像障碍。由于主干闭塞引起大面积脑梗死，故患者多有不同程度的意识障碍，脑水肿严重时可导致脑疝形成，甚至死亡。皮层支闭塞引起的偏瘫及偏身感觉障碍，以面部和上肢为重，下肢受累较轻，累及优势半球可有失语、偏盲，意识水平不受影响。

（三）大脑前动脉血栓形成

大脑前动脉近段阻塞时由于前交通动脉的代偿，可全无症状。远段闭塞时，对侧偏瘫，下肢重于上肢，有轻度感觉障碍，主侧半球病变可有 Broca 失语，可伴有尿失禁（旁中央小叶受损）及对侧强握反射等。深穿支闭塞，出现对侧面、舌瘫及上肢轻瘫（内囊膝部及部分内囊前肢）。双侧大脑前动脉闭塞时，可出现淡漠、欣快等精神症状，双下肢瘫痪，尿潴留或尿失禁及强握等原始反射。

二、椎基底动脉系统（后循环）脑梗死

大脑后动脉闭塞引起的临床症状变异很大，动脉的闭塞位置和 Willis 环的构成在很大程度上决定了脑梗死的范围和严重程度。主干闭塞表现为对侧偏盲、偏瘫及偏身感觉障碍，丘脑综合征，优势半球受累伴有失读。

皮质支闭塞出现双眼对侧视野同向偏盲（黄斑回避），偶为象限盲，可伴有视幻觉、视物变形和视觉失认，优势半球受累可表现为失读及命名性失语等症状，非优势半球受累可有体像障碍。基底动脉上端闭塞，尤其是双侧后交通动脉异常细小时，会引起双侧大脑后动脉皮层支闭塞，表现为双眼全盲（黄斑回避），光反射存在，有时可伴有不成形的幻觉发作；累及颞叶的下内侧时，会出现严重的记忆力受损。

深穿支闭塞的表现：①丘脑膝状体动脉闭塞出现丘脑综合征，表现为对侧偏身感觉障碍，以深感觉障碍为主，自发性疼痛，感觉过度，轻偏瘫，共济失调，舞蹈－手足徐动。②丘脑穿支动脉闭塞出现丘脑红核综合征，表现为病灶侧舞蹈样不自主运动，意向性震颤、小脑性共济失调，对侧偏身感觉障碍。③中脑脚间支闭塞时出现 Weber 综合征，表现为同侧动眼神经麻痹，对侧偏瘫；或 Benedikt 综合征，表现为同侧动眼神经麻痹，对侧不自主运动。

（一）椎动脉血栓形成

若两侧椎动脉的粗细差别不大，当一侧闭塞时，通过对侧椎动脉的代偿作用，可以无明显的症状。约 10% 的患者一侧椎动脉细小，脑干仅由另一侧椎动脉供血，此时供血动脉闭塞引起的病变范围，等同于基底动脉或双侧椎动脉阻塞后梗死区域，症状较为严重。

延髓背外侧综合征：在小脑后下动脉，或椎动脉供应延髓外侧的分支闭塞时发生。临床表现为眩晕、恶心、呕吐和眼球震颤（前庭神经核受损）；声音嘶哑、吞咽困难及饮水呛咳（舌咽、迷走神经，疑核受累）；小脑性共济失调（绳状体或小脑损伤）；交叉性感觉障碍（三叉神经脊束核及对侧交叉的脊髓丘脑束受损）；及同侧的 Homer 征（交感神经下行纤维损伤）。由于小脑后下动脉的解剖变异很大，除上述症状外，还可能有一些不典型的临床表现，需仔细识别。

（二）基底动脉血栓形成

基底动脉主干闭塞，表现为眩晕、恶心、呕吐及眼球震颤，复视，构音障碍，吞咽困难及共济失调等，病情进展迅速而出现延髓性麻痹，四肢瘫，昏迷，并导致死亡。

基底动脉分支的闭塞会引起脑干和小脑的梗死，表现为各种临床综合征，下面介绍几种常见的类型。

1. 脑桥腹外侧综合征　基底动脉的短旋支闭塞，表现为同侧面神经和展神经麻痹，对侧偏瘫。Foville 综合征是基底动脉的旁正中支闭塞，表现为两眼不能向病灶侧同向运动，病灶侧面神经和展神经麻痹，对侧偏瘫。

2. 闭锁综合征 脑桥基底部双侧梗死，表现为双侧面瘫，延髓性麻痹，四肢瘫，不能讲话，但因脑干网状结构未受累，患者意识清楚，能随意睁闭眼，可通过睁闭眼或眼球垂直运动来表达自己的意愿。

3. 基底动脉尖综合征 基底动脉尖端分出两对动脉，大脑后动脉和小脑上动脉，供血区域包括中脑、丘脑、小脑上部、颞叶内侧和枕叶。临床表现为眼球运动障碍，瞳孔异常，觉醒和行为障碍，可伴有记忆力丧失及对侧偏盲或皮质盲，少数患者可出现大脑脚幻觉。

（周红霞）

第三节 辅助检查

一、脑梗死的 CT 诊断

（一）超早期

3~6 小时 CT 平扫可能出现三种提示动脉阻塞或脑梗死的征象：

1. 脑动脉高密度征 表现为一段脑动脉的密度高于同一支动脉的另一段或其他动脉的密度。提示出血性脑梗死和大面积脑梗死发生机会较多。

2. 局部脑肿胀征 主要为血管源性水肿，表现为局部区域脑沟消失，基底池不对称，脑室受累和中线结构移位。

3. 脑实质密度降低征 表现为局限性脑实质的密度降低。此征在发病后 6 小时内出现对诊断超早期和急性期脑梗死具有重要参考意义。

（二）急性期

一般把发病后 6~72 小时作为急性期。

1. 梗死区密度降低 在急性期的较早阶段，与超早期相似病变区密度降低一般不显著，皮质和髓质缺乏密度差异，多呈楔形，与受累动脉的供血范围一致；随着时间推移，密度降低将逐渐加重，范围也逐渐扩大，2 天之内的病变区域，边界常较模糊，与正常区域呈逐渐过渡状，密度不均匀。2 天以后病变区边缘变得清楚，密度可能更低些，更均匀些，随着病期的延长，梗死区的密度进一步降低，并趋向均匀，其边界也更加清楚一些。

2. 脑肿胀征 脑肿胀征轻的表现为病变区脑组织肿胀，脑沟、脑回消失，重的表现为中线结构向对侧移位，即所谓脑内疝，占位效应的程度与脑梗死面积有关，面积越大，占位效应越显著。上述两种效应一般在发病后第 3~5 天达到极点。7~10 天水肿逐渐消退，一般于 2~3 周完全吸收，占位效应随之消失。需要指出的是，早期的脑梗死出现 CT 上的变化最早需要 3~6 个小时，晚的要等到 24 小时或者更长时间之后才出现典型表现。如果临床上有典型的脑梗死症状而 CT 表现阴性时，应该在短期内复查 CT，以免漏诊。

（三）亚急性期

指发病后第 72 小时~第 10 天。多数情况下也是低密度，边界较急性期清楚。发生梗死后 1~3 周内，可致原梗死区密度增高，甚至达等密度，以致病灶变得模糊不清。此时做增强扫描，非常有助于诊断。

（四）慢性期

指发病第 10 天以后，表现为边界较清楚的低密度灶，代表脑软化区，囊变区和梗死区灰白质内胶质增生，囊变区的 CT 值可接近脑脊液密度，胶质增生的密度一般高于脑软化区。可见患侧脑室扩大，蛛网膜下腔包括脑裂、沟、池增深增宽，皮质萎缩。

二、脑梗死的 MRI 诊断

一般 MRI 检查：包括 T_1WI、T_2WI 和 PDWI 及 FLLAIR 等常规序列成像。脑缺血 1 小时之后就可发生脑组织水含量增加，从而引起 MRI 信号的变化，MRI 显示脑梗死优于 CT。但在脑梗死超早期，由于细胞毒性水肿形成，MRI 正常序列下不能显示任何异常，此时需要进行弥散加权成像 DWI 和 ADC 序列。

1. 超早期　DWI 显示为高信号区，ADC 显示为暗区。随着缺血的发展，DWI 逐渐转变为等信号。

2. 急性期　在缺血早期，可见在脑梗死区 T_1WI 呈低信号，T_2WI 呈高信号。T_2 加权像对显示梗死更为敏感。

（周红霞）

第四节　诊断与鉴别诊断

一、诊断

中、老年患者，有动脉粥样硬化及高血压等脑卒中的危险因素，安静状态下或活动中起病，病前可有反复的 TIA 发作，症状常在数小时或数天内达高峰，出现局灶性的神经功能缺损，梗死的范围与某一脑动脉的供应区域相一致。一般意识清楚。头部 CT 在早期多正常，24~48 小时内出现低密度病灶。脑脊液正常。SPECT、DWI 和 PWI 有助于早期诊断，血管造影可发现狭窄或闭塞的动脉。

二、鉴别诊断

脑梗死需与下列疾病鉴别。

1. 与脑出血、蛛网膜下腔出血、脑栓塞鉴别。

2. 硬膜下血肿或硬膜外血肿　硬膜下血肿或硬膜外血肿多有头部外伤史，病情进行性加重，出现急性脑部受压的症状，如意识障碍，头痛、恶心、呕吐等颅高压症状，瞳孔改变及偏瘫等。某些硬膜下血肿，外伤史不明确，发病较慢，老年人头痛不重，应注意鉴别。头部 CT 检查在颅骨内板的下方，可发现局限性梭形或新月形高密度区，骨窗可见颅骨骨折线、脑挫裂伤等。

3. 颅内占位性病变　颅内肿瘤或脑脓肿等也可急性发作，引起局灶性神经功能缺损，类似于脑梗死。脑脓肿可有身体其他部位感染或全身性感染的病史。头部 CT 及 MRI 检查有助于明确诊断。

（周红霞）

第五节　治疗

一、西医治疗

急性期的治疗要重视超早期的治疗（少于 6 小时）和急性期的处理，注意对患者进行整体化综合治疗和个体化治疗相结合。针对不同病情、不同发病时间及不同病因，采取有针对性血管再通治疗和脑保护治疗。

1. 一般治疗

（1）卧床休息，注意对皮肤、口腔及尿道的护理，按时翻身，避免出现压疮和尿路感染等。保持呼吸道通畅，对于有意识障碍的患者应给予气道的支持及辅助通气。尽量增加瘫痪肢体的活动，避免发生深静脉血栓和肺栓塞，对出现此并发症的患者，最主要的治疗方法是抗凝，常用药物包括肝素、低分子肝素及华法林等。

（2）调控血压：在急性期，患者会出现不同程度的血压升高，原因是多方面的，如脑卒中后的应激反应、膀胱充盈、疼痛及机体对脑缺氧和颅内压升高的代偿反应等，且其升高的程度与脑梗死病灶大小、部位及病前是否患有高血压有关。脑梗死早期的高血压处理取决于血压升高的程度及患者的整体情况。如收缩压小于 180mmHg 或舒张压小于 110mmHg，不需要降血压治疗，以免加重脑缺血；如收缩压在 185～210mmHg 或舒张压在 115～120mmHg 之间，也不必急于降血压治疗，应严密观察血压的变化。如患者出现梗死后出血、合并高血压脑病、合并夹层动脉瘤、合并肾衰竭、合并心脏衰竭时，需考虑降血压治疗。在溶栓治疗前后，如果收缩压大于 220mmHg 或舒张压大于 120mmHg，应及时降压治疗，以防止继发性出血。可使用微输液泵静注硝普钠或尼卡地平，迅速、平稳地降低血压至所需水平，血压过低对脑梗死不利，应适当提高血压。

（3）控制血糖：脑卒中急性期血糖增高可以是原有糖尿病的表现或是应激反应。高血糖和低血糖都能加重缺血性脑损伤，导致患者预后不良。当患者血糖增高超过 11.1mmol/L 时，应立即给予胰岛素治疗降血糖控制在 8.3mmol/L 以下。开始使用胰岛素时应 1～2 小时监测一次。当血糖控制之后，通常需要给予 1U/h 的胰岛素维持，以后可改为餐前皮下注射。急性卒中患者很少发生低血糖，可用 10%～20% 的葡萄糖口服或注射纠正低血糖。

（4）吞咽困难的处理：30%～50% 的急性卒中患者会出现吞咽困难，吞咽困难治疗的目的是预防吸入性肺炎，避免因饮食摄取不足导致的液体损失和营养不良以及重建吞咽功能。所有卒中患者在给予饮食前均应确定有无吞咽困难或误吸的危险，简单有效的床旁实验为吞咽水试验。疲劳有可能增加误吸的危险，进食前应注意休息。水、茶等稀薄液体最易导致误吸。患者进食时应坐起，一般采用软食、糊状或冻结的黏稠食物，将食物做成"中药丸"大小，并将食物置于舌根部以利于吞咽。为预防食管反流，进食后应保持坐立或仰卧位 0.5～1 小时。如果患者存在营养障碍，可较早给予鼻饲，最初每次给予 100～500ml，无不良反应者可逐渐增量至每次 300～400ml，总量应达到每日 2500ml。对于频繁呕吐、胃肠道功能减弱或有严重的应激性溃疡者，可给予肠外营养，补充葡萄糖、氨基酸及脂肪乳等。如果需要长期采用鼻饲，应考虑采用经皮胃管（胃造瘘术）置入。

（5）肺炎的处理：约 5.6% 卒中患者合并肺炎，误吸是卒中合并肺炎的主要原因，肺炎是卒中患者死亡的一个主要原因，急性脑卒中还可并发急性神经源性肺水肿。早期识别和处理吞咽问题和误吸，对预防吸入性肺炎作用显著。患者可采用仰卧位，平卧位时头应偏向一侧，以防止舌后坠和分泌物阻塞呼吸道，经常变换体位，定时翻身和拍背，加强康复活动，是防治肺炎的重要措施。肺炎的治疗主要包括呼吸支持（如氧疗）和抗生素治疗，药敏实验有助于抗生素的选择。如果低氧血症严重或二氧化碳潴留明显，则需要气管插管和辅助通气。

（6）上消化道出血的处理：上消化道出血是脑卒中患者急性期临床上常见的严重并发症，病死率较高，是由于胃、十二指肠黏膜出血性糜烂和急性溃疡所致。临床表现为呕血和柏油样便，严重时可以出现血压下降等末梢物循环衰竭的表现，甚至合并重要器官功能衰竭。上消化道出血的处理包括：①胃内灌洗，冰生理盐水 100～200ml，其中 50～100ml 加入去甲肾上腺素 1～2mg 口服；仍不能止血者，将另外的 50～100ml 冰生理盐水加入凝血酶 1000～2000U 口服。对于意识障碍或吞咽困难的，可给予鼻饲导管内注入。也可用巴曲酶、云南白药、酚磺乙胺、氨甲苯酸、生长抑素等。②使用制酸止血药，可选用口服或静脉点滴奥美拉唑。③防止休克，如有循环衰竭表现，应补充血容量，可采用输新鲜全血或红细胞成分输血。上述多种治疗无效情况下，仍有顽固性大量出血，可在胃镜下进行高频电凝止血或考虑手术止血。

（7）水电解质紊乱的处理：脑卒中时由于神经内分泌的紊乱、意识障碍、进食减少、呕吐、中枢性高热等原因，尤其是在脱水治疗时，常并发水电解质紊乱，进一步加重脑组织的损害，严重时可危及生命。水电解质紊乱主要有低钾血症、低钠血症和高钠血症。脑卒中患者应常规进行水电解质监测，对于有意识障碍和脱水治疗的患者，尤其应该注意水盐平衡，出现水电解质紊乱时应积极纠正。轻至中度的低钾血症（血钾 2.7～3.5mmol/L）一般可采用氯化钾 2～4g，一日 3 次口服。当血钾低于 2.7mmol/L 或血清钾虽未降至 2.7mmol/L 以下，但有严重的肌无力症状或出现严重心率失常的患者，应在给予口服补钾的同时，予以静脉补钾。对于低钠血症的患者应根据病因分别治疗，注意补盐速度不宜过快，应限制在 0.7mEq/（L·h），每天不超过 20mEq/L，以免引起脑桥中央髓鞘溶解症。对于高钠血症的患者应限制钠的摄入，严重的可给予 5% 的葡萄糖溶液静滴，纠正高钠血症不宜过快，以免引起脑水肿。

（8）心脏损伤的处理：脑卒中合并的心脏损伤是脑心综合征的表现之一，其发生机制尚不十分清楚，主要包括急性心肌缺血、心肌梗死、心律失常及心力衰竭等，是急性脑血管病的主要死亡原因之一。脑卒中早期要密切观察心脏情况，必要时行动态心电监测及心肌酶谱测查，及时发现心脏损伤，进行必要的处理，以使患者安全度过急性期。

2. 溶栓治疗　急性脑梗死溶栓治疗的目的是挽救缺血半暗带，通过溶解血栓，使闭塞的脑动脉再通，恢复梗死区的血液供应，防止缺血脑组织发生不可逆性损伤。溶栓治疗的时机是影响疗效的关键。根据缺血性脑卒中和 TIA 中国诊断及治疗指南 2010 规定，溶栓是目前最重要的恢复血流的措施，重组组织型纤溶酶原激活剂（rtPA）和尿激酶是目前使用的主要溶栓药，目前认为有效抢救半暗带组织的时间窗为 4.5 小时内或 6 小时内。静脉溶栓：rtPA：治疗时间窗为发病后 3 小时、6 小时或 3～4.5 小时（越早越好），rtPA 除出血风险外，有出现血管源性水肿引起呼吸道部分梗阻的报道；尿激酶：治疗时间窗为发病后 6 小时。

（1）静脉溶栓

1）静脉溶栓的适应证：①年龄 18～80 岁。②脑功能损害的体征持续存在超过 2 小时，且比较严重。③脑 CT 已排除颅内出血，且无早期大面积脑梗死影像学改变。④患者或家属签署知情同意书。

2）静脉溶栓的禁忌证：①既往有颅内出血，包括可疑出血；诉 3 个月有头颅外伤史；近 3 周内有胃肠道或泌尿系统出血；近 2 周内进行过大的外科手术；近 1 周内有在不易压迫止血部位的动脉穿刺。②近 3 个月内有脑梗死或心梗史，但不包括陈旧性小腔隙性梗死而未遗留神经功能体征。③严重心肝肾疾患或严重糖尿病。④体检发现有活动性出血或外伤（如骨折）证据。⑤已口服抗凝药，且 INR > 1.5；48 小时内接受过肝素治疗（APTT 超过正常范围）。⑥血小板计数低于 100×10^6，血糖 < 2.7mmol/L。⑦血压：收缩压 > 180mmHg，或舒张压 > 100mmHg。⑧妊娠。⑨不合作。

3）静脉溶栓的监护及处理：①患者收入重症监护病房或脑卒中单元进行监护。②定期进行神经功能评估，第 1 小时内 30 分钟 1 次，以后每小时 1 次，直至 24 小时。③如出现严重头痛、高血压、恶心呕吐，应立即停止使用溶栓药并行脑 CT 检查。④定期监测血压，最初 2 小时内 15 分钟 1 次，随后 6 小时内 30 分钟 1 次，以后 1 小时 1 次，直至 24 小时。⑤如收缩压 ≥ 180mmHg，舒张压 ≥ 100mmHg，应增加血压检查次数，并给予降压药。⑥鼻饲管、导尿管及动脉内测压管应延迟安置。⑦给予抗凝药、抗血小板药前应复查颅脑 CT。

（2）动脉溶栓：使溶栓药直接到达血栓局部，理论上血管再通率应高于静脉溶栓，且出血风险降低。然而其益处可能被溶栓启动时间的延迟所抵消。目前尚无可靠的研究证据。推荐意见：

1）对缺血性脑卒中发病 3 小时内（Ⅰ级推荐，A 级证据）和 3～4.5 小时（Ⅰ级推荐，D 级证据）的患者，应根据适应证严格筛选患者，尽快静脉给予 rtPA。使用方法：rtPA 9mg/kg（最大剂量 90mg）静脉滴注，其中 10% 在最初 1 分钟内静推，其余维持滴注 1 小时，用药时间及用药 24 小时内应如前述严密监护患者。

2）发病 6 小时内的患者，如不能使用 rtPA 可考虑静脉给予尿激酶。方法：尿激酶 100～150 万 IU，溶于生理盐水 100～200ml，持续静脉滴注 30 分钟，用药期间监测（Ⅱ级推荐，B 级证据）。

3）发病 6 小时内由大脑中动脉闭塞导致的严重脑卒中且不适合静脉溶栓者，经过严格选择后可在有条件的医院进行动脉溶栓（Ⅱ级推荐，B 级证据）。

此外，既往有颅内出血、蛛网膜下腔出血和出血性脑梗死病史的患者不建议进行溶栓治疗。溶栓治疗的并发症主要是脑梗死病灶的继发性出血或身体其他部位的出血。

3. 抗凝治疗　主要的目的是阻止血栓的进展，防止脑卒中的复发，并预防脑梗死患者发生深静脉血栓形成及肺栓塞。目前抗凝疗法的有效性和安全性仍有争议。临床常用的药物有肝素 100mg 加入 5% 的葡萄糖或生理盐水 500ml 中，以每分钟 10～20 滴的速度静脉滴注，同时要注意监测部分凝血活酶时间，使其控制在正常范围的 1.5 倍之内；低分子肝素 4000～5000IU，腹壁皮下注射，每日 2 次，连用 7～10 天，与普通肝素相比此药生物利用度较好，使用安全；华法林 6～12mg，每日 1 次，口服，3～5 天后改为 2～6mg 维持，监测凝血酶原时间为正常值的 1.5 倍或国际标准化比值 2.0～3.0。

4. 降纤治疗　降解血中的纤维蛋白原，增加纤溶系统的活性，抑制血栓形成。常用的药物包括巴曲酶、降纤酶及安克洛酶。用法：首次剂量为10BU，之后隔日5BU，静脉注射，共用3次。每次用药之前需纤维蛋白原的检测。

5. 抗血小板聚集的治疗　在发病早期给予抗血小板聚集的药物阿司匹林50～150mg，每日1次，可降低卒中的复发率，改善患者的预后。氯吡格雷75mg，每日1次，疗效优于阿司匹林，且上消化道出血的发生率显著减少。双嘧达莫联合应用阿司匹林效果优于单用阿司匹林，且副作用减少。

6. 脑保护的治疗

(1) 神经保护剂，目前常用的有胞磷胆碱等。

(2) 亚低温治疗：亚低温（32～34℃）可以降低脑氧代谢率，抑制兴奋性氨基酸释放和细胞内钙超载，减少自由的生成，局部来低温可能是有前途的治疗方法，全身亚低温因副作用较多，现已很少应用。

7. 降颅压治疗　脑水肿发生在缺血性梗死的最初的24～48小时之内，水肿的高发期为发病后的3～5天，大面积脑梗死时有明显的颅内压升高，应进行脱水降颅压治疗。常用的降颅压药物为甘露醇、呋塞米和甘油果糖。甘露醇的常用剂量为0.25～0.50g/kg（1g甘露醇相当于20%的甘露醇5ml），每4～6小时使用1次，通常每日的最大用量是2g/kg；呋塞米10mg，每2～8小时1次，有助于维持渗透压梯度；其他可用白蛋白佐治，但价格昂贵。甘油果糖也是一种高渗溶液，常用250～500ml静脉滴注，每日1～2次。对于大脑半球的大面积脑梗死，可施行开颅减压术或（和）直接切除部分梗死的小脑，以解除脑的压迫，伴有脑积水或具有脑积水危险的患者应进行脑室引流。

8. 其他　扩容或血液稀释法治疗急性缺血性卒中还存在争议，使用这一类药物治疗时注意避免神经系统和心血管系统的并发症，如加重脑水肿，引起心力衰竭等。一些使用钙通道阻断剂进行血管扩张治疗的研究，均无显著疗效。

9. 介入治疗　颈动脉内膜切除术对颈动脉狭窄超过70%的患者治疗有效。介入性治疗包括颅内外血管经皮腔内血管形成术及血管内支架置入等，其与溶栓治疗的结合已经越来越受到重视。

二、中医治疗

（一）辨证论治

1. 风痰瘀血，痹阻脉络

症状：半身不遂，口舌歪斜，舌强言謇或不语，偏身麻木，头晕目眩，舌质黯淡，舌苔薄白或白腻，脉弦滑。

治法：息风涤痰，活血通络。

方药：半夏白术天麻汤加减。

法半夏10g、生白术10g、天麻10g、胆南星6g、香附15g、大黄6g、茯苓15g、当归15g。

2. 肝阳暴亢，风火上扰

症状：半身不遂，口舌歪斜，或舌强言謇或不语，偏身麻木，眩晕头痛，面红目赤，口苦咽干，心怒易烦，尿赤便干，舌红或红绛，舌苔薄黄，脉弦有力。

治法：平肝泻火通络。

方药：天麻钩藤饮加减。

天麻 15g、钩藤 30g、菊花 30g、夏枯草 30g、牡丹皮 15g、赤芍 10g、牛膝 20g、珍珠母 30g、地龙 15g、桑寄生 20g、夜交藤 15g。

3. 痰热腑实，风痰火扰

症状：半身不遂，口舌歪斜，舌强言謇或不语，偏身麻木，腹胀便干便秘，头晕目眩，咳痰或痰多，舌苔黄或黄腻，脉弦滑或偏瘫侧脉弦滑而大。

治法：清热涤痰，通腑泻热。

方药：星蒌承气汤加减。

全瓜蒌 15g～30g、胆星 6g～10g、大黄 10g～15g^(后下)、芒硝 10g。

4. 气虚血瘀

症状：半身不遂，口舌歪斜，舌强言謇或不语，偏身麻木，面色㿠白，气短乏力，口角流涎，自汗，心悸便溏，手足肿胀，舌质黯淡，舌苔薄白或白腻，脉沉细、细缓或弦细。

治法：益气活血，扶正祛邪。

方药：补阳还五汤加减。

黄芪 30g～120g、当归 12g、赤芍 15g、川芎 15g、桃仁 12g、红花 9g、地龙 12g。

5. 阴虚风动

症状：半身不遂，口舌歪斜，舌强言謇或不语，偏身麻木，烦躁失眠，眩晕耳鸣，手足心热，舌质红绛或黯红，少苔或无苔，脉细弦或细弦数。

治法：滋阴养肝，潜阳息风。

方药：镇肝熄风汤加减。

怀牛膝 15g、玄参 12g、生地黄 20g、醋龟甲 30g、代赭石 15g、生白芍 12g、生龙骨 30g、天门冬 12g、生牡蛎 30g、炒杜仲 12g。

6. 脉络空虚，风邪入中

症状：手足麻木，肌肤不仁，或突然口眼㖞斜，言语不利，口角流涎，甚则半身不遂，或兼见恶寒发热，肢体拘急，关节酸痛等症，舌苔薄白，脉浮弦或弦细。

治法：祛风通络，养血和营。

方药：大秦艽汤加减。

秦艽 12g、当归 12g、细辛 3g、羌活 6g、防风 6g、白芷 6g、川芎 9g、白芍 12g、独活 12g、生地黄 12g、甘草 6g。

7. 痰热闭窍

症状：起病急骤，神昏或昏聩，半身不遂，鼻鼾痰鸣，肢体强痉拘急，项背身热，燥扰不宁，甚则手足厥冷，频繁抽搐，偶见呕血，舌质红绛，舌苔黄腻或干腻，脉弦滑数。

治法：清热化痰，醒神开窍。

方药：羚羊角汤加减，配合灌服或鼻饲安宫牛黄丸。

羚羊角骨 30g^(先煎)、珍珠母 30g^(先煎)、竹茹 12g、天竺黄 15g、石菖蒲 10g、远志 6g、夏枯草 12g、牡丹皮 15g。

8. 痰湿蒙神

症状：素体阳虚，痰湿内蕴，发病神昏，半身不遂，肢体松懈，瘫软不稳，甚则四肢厥冷，面白唇黯，痰涎壅盛，舌质黯淡，舌苔白腻，脉沉滑或沉缓。

治法：除湿化痰，醒神开窍。

方药：涤痰汤加减，配合灌服或鼻饲苏合香丸。

法半夏12g、陈皮9g、茯苓15g、胆星12g、竹茹12g、石菖蒲9g。

9. 元气败脱，神明散乱

症状：突然神昏或昏聩，肢体瘫软，手撒肢冷汗多，重则周身湿冷，二便失禁，舌痿，舌质紫黯，苔白腻，脉沉缓、沉微。

治法：益气回阳固脱。

方药：参附汤、独参汤。

人参5~10g$^{(另炖,兑服)}$、制附子10~15g$^{(久煎)}$。

（二）其他治疗

1. 点舌　主要适用于中风昏迷病人的救治。将紫雪丹、至宝丹或安宫牛黄丸、苏合香丸等药物入水融化后，用消毒棉签蘸药液不停地点于舌侧或舌下，以达到药物从舌下吸收的目的。

2. 药枕　将辨证方药打碎研细后，装入枕芯，令患者枕之，有助于病情的恢复。

3. 敷贴　包括穴位敷贴法、脐疗法等。可用辨证选方药或用单验方敷贴。

4. 给氧疗法　经辨证选方制成药液，用医用纯氧在雾化器中充分混合后，以一定的流速将药液随氧气雾化吸入，治疗中风闭证或吞咽困难者。

（周红霞）

第六节　预后

影响预后的因素较多。1/15~1/5的病人死于首次发病。首次脑梗死后1年、5年、10年的累积生存率分别为90%、75%和50%。急性期有意识障碍者，死亡率超过1/4，以无肢体瘫痪的预后最好。死亡原因主要为肺部感染、复发中风或心肌梗死。

首次脑梗死后1年、5年、10年的累计中风复发率分别为8%、28%和28%。神经缺损症状在起病半年内迅速好转，至第3年末尚可有进步。但满一年半而尚不能自理生活者，即使以后肢体肌力尚可有望有一定程度的改善，但恢复正常的机会很少。血压、心脏、血糖检查均异常者，功能恢复不佳；3项检查均正常者，功能恢复最好。

结语：对于脑梗死的治疗，重点在于早期发现，及时处理。对在病程中出现的顽固头痛呕吐，不好解释的血压增高，心率减慢，呼吸减慢，持续高热或低体温状态，意识障碍加重等情况均应高度警惕，需及时复查CT或MRI等影像检查以明确梗死面积，判断有无继发脑出血，颅内中线结构有无移位等情况。对于恶性脑梗死外科可行梗死灶部分切除及颞肌下减压术，比起单纯大骨瓣减压术减压可以获得良好的外减压。总之，最大限度减小梗死面积，减少并发症，为后期康复创造条件。

（周红霞）

参考文献

[1] 盛鹏杰. 缺血性脑血管病. 北京: 中国医药科技出版社. 2010.

[2] 车振勇, 刘惠萍, 王慧敏. 颅内静脉窦血栓形成的早期诊断与治疗探讨. 中国实用神经疾病杂志, 2007, 10 (2): 93 - 94.

[3] 凌峰. 脑血管病理论与实践. 北京: 人民军医出版社, 2006.

[4] 吴玲祥, 何洁. 颅内静脉窦血栓形成研究进展. 内蒙古医学杂志. 2010, 42 (2): 801 - 803.

[5] 杨次文. 国内脑静脉窦血栓形成诊治的进展: 中国临床神经外科杂志. 2007, 12 (9): 573 - 574.

[6] 钟文招. 脑静脉窦血栓形成的 CT、MRI 诊断. 现代医用影像学. 2010, 19 (2): 65 - 66.

[7] 李龄. 脑内出血. 武汉: 湖北科学技术出版社, 2001.

[8] 池明宇. 出血性脑卒中治疗学. 北京: 人民军医出版社, 2008.

[9] 李秀娟, 胡东辉, 陈辉. 幽门螺杆菌感染及炎症因子与动脉粥样硬化性脑梗死的关系. 中华医院感染学杂志》, 2015, 18.

第十五章 脑分水岭梗死的中西医结合治疗

脑分水岭梗死（cerebral watershed infarction，CWSI）又称边缘带梗死，是指脑内相邻动脉供血区之间的边缘带发生的脑梗死。约占全部脑梗死的10%。

根据脑内血液循环分布的特点，脑分水岭梗死分为皮质型和皮质下型。常见的几种类型如下：①皮质前型，大脑前与大脑中动脉皮质支之间的分水岭区，位于额顶叶，呈带状或楔形。②皮质后型，大脑中动脉和大脑后动脉皮质支之间的分水岭区，位于角回和顶叶后部，此型最常见。③皮质上型，大脑前、大脑中、大脑后动脉皮质支供血区之间的分水岭区，位于额中回，中央前、后回上部，顶上小叶和枕叶上部。④皮质下前型，大脑前动脉皮质支与回返支、大脑中动脉的皮质支与豆纹动脉或脉络膜前动脉之间的分水岭区，位于侧脑室前脚外侧，呈条索状。⑤皮质下上型，脉络膜动脉与大脑中动脉之间的分水岭区，位于侧脑室体旁，沿尾状核体外侧呈条索状前后走行。⑥皮质下外侧型，豆纹动脉与岛叶动脉之间的分水岭，位于壳核外侧和脑岛之间。少见的脑分水岭梗死类型有小脑分水岭梗死和脑干分水岭梗死。

第一节 病因与发病机制

脑边缘带的供血动脉是终末血管，在体循环血压和有效循环血量减少时，边缘带最先发生缺血性改变。脑分水岭梗死是在脑动脉狭窄的基础上，当发生血流动力学异常，如血容量减少及体循环低血压等情况所致。常见的原因有各种原因引起的休克、麻醉药过量、降压药使用不当、心脏手术合并低血压及严重脱水等。

颈内动脉狭窄（大于50%）或闭塞时，血管远端压力会受到影响。由于大脑前、中动脉的交界区供血相对薄弱，故容易出现边缘带梗死。其他原因有血管内微栓子随血液进入脑动脉皮质支，或构成Willis环的后交通动脉变异，如直径小于1mm或缺如等。

（周红霞）

第二节 临床表现

发病年龄多在50岁以上，病前可有高血压、动脉硬化、冠心病、糖尿病、低血压病史，部分患者有TIA发作史。起病时血压偏低。

皮质前型表现为以上肢为主的中枢性偏瘫及偏身感觉障碍，可伴有额叶症状，如精神障碍，强握反射等，优势半球受累有经皮质运动性失语。

皮质后型以偏盲最常见，多见于下象限盲伴黄斑回避现象，可有皮质感觉障碍，轻偏瘫等，优势半球受累有经皮质感觉性失语，非优势半球受累有体像障碍。

皮质下型可累及基底节、内囊及侧脑室体部等，主要表现为偏瘫及偏身感觉障碍等症状。

后循环分水岭梗死主要发生于小脑交界区，多在小脑上动脉和小脑后下动脉之间，表现为轻度小脑性共济性失调。脑干的分水岭梗死常见于脑桥被盖部和基底部连接处的内侧区，可表现为意识障碍、瞳孔缩小及双眼向病灶对侧凝视等。

（周红霞）

第三节 辅助检查

头颅 CT 显示梗死灶呈带状或楔形低密度影，底边靠外，尖端朝内。头颅 MRI 的 T1 呈低信号，T_2 呈高信号，并能明确显示梗死部位和形状。头灌注 CT、功能磁共振 DWI 和 PWI 能发现缺血损伤的程度和分布，并显示低灌注区域的范围。TCD 可发现狭窄的脑动脉及进行微栓子的检测。血管造影检查可发现颈内动脉或其他脑内大动脉有严重狭窄或闭塞。

（周红霞）

第四节 诊断与鉴别诊断

一、诊断

多见于 50 岁以上的患者，发病前有血压下降或血容量不足的表现，出现局灶性神经功能缺损，头部 CT 或 MRI 显示楔形或带状梗死灶，可以确诊。

诊断分型标准：

（一）浅表型 CWSI

1. 前（额）型　出现于 ACA 与 MCA 的交界区，梗死灶一般呈楔形。

2. 后型　后型又可分为两型，一型为 MCA 与 PCA 的 CWI；另一型为 ACA、MCA 及 PCA3 支动脉交界处的 CWSI，又称顶枕型 CWSI。

（二）深部型 CWSI

深部型 CWSI 部位都是集中于基底节区中部和侧脑室体部，其大小范围符合于腔隙性脑梗死。1985 年 Kashihara 等将基底节和放射冠区地腔隙性脑梗死统称为内囊梗死，按部位分为前、侧、后、上、下及多发型 6 型，均归诸于分水岭梗死。

1. 前方型（antral type）　ACA 分支 Heubner 动脉与豆纹动脉（LSA）分界区梗死，病灶在内囊前肢周围。

2. 侧型（lateral type）　MCA 的岛叶支（insular branch）与 LSA 之间分界区，病灶位于壳核附近。

3. 后型（posterior type）　前脉络膜动脉（AchA）与 LSA 间的分界区，病灶位于内囊后肢附近。

4. 上型（superior type）　MCA 的 LSA 外侧支与 MCA 的皮质支之间的分界区，病灶位于侧脑室体旁。

5. 下型（inferior type）　AchA 与丘脑穿通动脉（TPA）之间或前、后脉络膜动脉间的分界区，病灶位于基底节区下方。

6. 多发型（multiple type） 以上各型的各种变数组合。

二、脑分水岭梗死需与下列疾病鉴别

（一）脑出血

多在活动时或情绪激动时发病多数有高血压病史而且血压波动较大，起病急头痛、呕吐，意识障碍较多见，脑 CT 扫描可见高密度出血灶。

（二）脑肿瘤

缓慢进展型脑梗死注意与脑肿瘤鉴别，原发脑肿瘤发病缓慢脑转移肿瘤发病有时与急性脑血管病相似应及时做脑 CT 扫描如果脑肿瘤与脑梗死不能鉴别，最好做脑 MRI 检查，以明确诊断。

（周红霞）

第五节　治疗

一、西医治疗

首先要纠正低血压，补足血容量，并改善患者的血液高凝状态，适当扩容治疗，输液可采用生理盐水、右旋糖酐或其他血浆代用品。

（一）一般治疗

急性期应尽量卧床休息注意水电解质的平衡，如起病 48 ~ 72 小时后仍不能自行进食者应给予鼻饲流质以保障营养供应，应当把患者的生活护理饮食其他并发症的处理摆在首要的位置。加强皮肤口腔呼吸道及大小便的护理。

（二）病因治疗

积极治疗可能引起分水岭脑梗死的病因，如颈动脉疾病和心脏病、医源性低血压、水与电解质紊乱、低氧血症、红细胞增多症及血小板功能异常等。

（三）脑水肿的治疗

合理应用脱水降颅压药物，因为部分脑分水岭梗死患者有高血压病史，近期可能有不合理降压导致血压过低，脑供血相对不足如过度应用脱水降颅压药物，容易使血容量减少有加重病情的可能，所以应根据病情合理应用，一般选用渗透性利尿药 20% 甘露醇高渗溶液，对脑梗死范围大并伴有病灶周围脑水肿疗效较好，同时甘露醇还有较强的自由基清除作用。依病情可选用 20% 甘露醇 125 ~ 250ml 快速静注，对于老年患者长期高血压患者有肾功能损害或肾功能欠佳的患者，应控制用量。

（四）溶栓治疗

由于脑分水岭梗死的发病机制与脑血栓形成不同，脑分水岭梗死发生机制中最主要原因为体循环低血压、脑的大动脉狭窄或闭塞、心脏疾患三方面，动脉粥样硬化为重要的基础病因，所以一般不进行溶栓治疗。但可根据血液检测指标应用比较缓和的蛇毒类药物治疗，如降纤酶注射剂，首次10U加生理盐水250ml静脉点滴90分钟以上，以后隔天或每天静点1次，每天5U，连用2次，一个疗程5天，能降低血黏度抑制红细胞聚集，增强红细胞的血管通过性及变形能力，降低血管阻力，改善微循环。

（五）抗凝治疗

合理应用可防止脑梗死的进一步形成或加重，常用的有肠溶阿司匹林50～75mg，1次/天，其他药物尚有华法林、醋硝香豆素（新抗凝片）等。

（六）急性期血压的调控

由于脑分水岭梗死的发病机制多与体循环低血压有关，一定要认真对待血压。对于脑分水岭梗死的血压调控，目前没有统一的标准，大多主张应遵循慎重适度的原则。在急性期的血压不高或稍低时可考虑给予适当的升压药物或及时补充液体以保证脑的血液供应防止病情加重，对于血压稍增高的患者，无需急于进行降血压治疗，应严密观察病情变化。

降压应缓慢进行一般第1个24小时使平均血压降低10%～20%为宜。如急速大幅度的降压必然加重脑缺血损害，降压要平稳尽量避免血压波动，最好使血压在24小时内维持稳定，对于缓解病情和防止复发有意义，同时要注意靶器官的保护性治疗。如出现低血压，血容量不足是常见原因，必须及时纠正以保证脑的灌流。一般可将血压逐渐升高20mmHg左右，可选用参麦注射液等药物治疗。总之，血压的调控应视个体化进行。

二、中医治疗

（一）辨证论治

1. 风痰瘀阻

症状：半身不遂，口舌歪斜，舌强言謇或不语，偏身麻木，头晕目眩，舌质黯淡，舌苔薄白或白腻，脉弦滑。

治法：息风涤痰，活血通络。

方药：半夏白术天麻汤加减。

法半夏10g、生白术10g、天麻10g、胆南星6g、香附15g、大黄6g、茯苓15g、当归15g。

2. 气虚血瘀

症状：半身不遂，口舌歪斜，舌强言謇或不语，偏身麻木，面色㿠白，气短乏力，口角流涎，自汗出，心悸，便溏，手足肿胀，舌质黯淡，舌苔薄白或白腻，脉沉细、细缓或弦细。

治法：益气活血，扶正祛邪。

方药：补阳还五汤加减。

黄芪30g～120g、当归12g、赤芍15g、川芎15g、桃仁12g、红花9g、地龙12g。

3. 阴虚风动

症状：半身不遂，口舌歪斜，舌强言謇或不语，偏身麻木，烦躁失眠，眩晕耳鸣，手足心热，舌质红绛或黯红，少苔或无苔，脉细弦或细弦数。

治法：滋阴养肝，潜阳息风。

方药：镇肝熄风汤加减。

怀牛膝 15g、玄参 12g、生地黄 20g、醋龟甲 30g、代赭石 15g、生白芍 12g、生龙骨 30g、天门冬 12g、生牡蛎 30g、炒杜仲 12g。

4. 风袭脑络

症状：手足麻木，肌肤不仁，或突然口眼㖞斜，言语不利，口角流涎，甚则半身不遂，或兼见恶寒发热，肢体拘急，关节酸痛等症，舌苔薄白，脉浮弦或弦细。

治法：祛风通络，养血和营。

方药：大秦艽汤加减。

秦艽 12g、当归 12g、细辛 3g、羌活 6g、防风 6g、白芷 6g、川芎 9g、白芍 12g、独活 12g、生地黄 12g、甘草 6g。

5. 痰湿蒙神

症状：素体阳虚，痰湿内蕴，发病神昏，半身不遂，肢体松懈，瘫软不稳，甚则四肢厥冷，面白唇黯，痰涎壅盛，舌质黯淡，舌苔白腻，脉沉滑或沉缓。

治法：除湿化痰，醒神开窍。

法半夏 12g、陈皮 9g、茯苓 15g、胆星 12g、竹茹 12g、石菖蒲 9g。

6. 元气败脱

症状：突然神昏或昏聩，肢体瘫软，手撒肢冷汗多，重则周身湿冷，二便失禁，舌痿，舌质紫黯，苔白腻，脉沉缓、沉微。

治法：益气回阳固脱。

方药：参附汤或独参汤。

人参 5~10g$^{(另炖,兑服)}$、制附子 10~15g$^{(久煎)}$。

（二）其他治疗

参照动脉粥样硬化性血栓性脑梗死治疗。

（周红霞）

第六节　预后

本病预后良好，死亡率极低，且大多与脑梗死无关。脑分水岭梗死因病变部位神经纤维相对稀疏，对神经功能影响较小，临床症状相对较轻，药物治疗效果比较满意，症状多数会逐渐消失，部分患者甚至能恢复到病前水平。

结语：由于分水岭区域侧支血管缺乏，贸然降低血压，很容易导致梗死病灶扩大。对局部血管病变导致低灌注患者应立即解除梗阻，如溶栓无效应立即行数字减影血管造影（DSA）检查和治疗，恢复局部灌注。对低血容量患者应立即补液，补充有效血容量，同时对食欲低下、多汗、呕吐、腹泻等有可能导致脱水及有效循环血量减少的诱发因素要高度关注，及时纠正，维持稳定的血容量至关重要。总之，虽然分水岭脑梗死部位特殊，但其病理机制与普通脑梗死相比无特殊，只要能针对性地解决低血压、低灌注、血管梗阻及血液黏度高等因素，就能改善患者预后及生活质量。

（周红霞）

参考文献

[1] 饶明利. 神经病学. 北京：人民卫生出版社，2006.
[2] 王维治. 神经病学. 北京：人民卫生出版社，2001.
[3] 侯熙德. 神经病学. 北京：人民卫生出版社，2009.
[4] 韩雄. 脑卒中诊断与治疗学. 郑州：郑州大学出版社，2002.
[5] 郑筱萸. 中药新药临床研究指导原则（试行）. 北京：中国医药科技出版社，2002.
[6] 刘新峰. 脑血管病介入治疗学. 北京：人民卫生出版社，2006.

第十六章 腔隙性脑梗死的中西医结合治疗

腔隙性脑梗死（lacunar infarct）是指深部脑组织中出现较小的腔隙病灶，其本质是深部脑组织发生的小缺血性软化灶或出血灶，经巨噬细胞吞噬吸收后遗留下来的小囊腔，绝大多数是由于小动脉闭塞所致的缺血性软化灶，因此，常称为腔隙性脑梗死。腔隙性脑梗死是西医学的病名，中医无此病名，相当于中医的"中风"、"癫狂"、"眩晕"、"健忘"、"痴呆"等病的范畴。

腔隙性脑梗死占急性缺血性脑卒中25%，本病常见于中老年人，男性较多，40～60岁多见，多数患者患有高血压病，通常在白天活动中急性发病，孤立性神经功能缺损临床表现明显，也可在数小时至数天内渐进发病，约20%的病例表现TIA样起病，腔隙性梗死占脑梗死患者的19%～30%。

第一节 病因与发病机制

一、病因

目前认为与本病相关的病因有：①最常见为高血压导致小动脉及微小动脉壁脂质透明变性，管腔闭塞产生腔隙性病变，单一腔隙病灶与高血压无明显相关性，舒张压增高可能是多发性腔隙性梗死的主要原因；②大脑中动脉和基底动脉粥样硬化及小血栓阻塞深穿支动脉可导致腔隙性梗死；③血流动力学异常如血压突然下降使已严重狭窄动脉远端血流明显减少而形成微小梗死；④各类小栓子如红细胞纤维蛋白、胆固醇、空气及动脉粥样硬化斑等阻塞小动脉；⑤血液异常如红细胞增多症、血小板增多症和高凝状态等也可能对发病起作用。

二、发病机制

腔隙性疾病的名称是指 Wills 环、大脑中动脉主干、椎动脉和基底动脉的穿通支粥样硬化血栓形成性病变和透明脂肪变性产生的闭塞性疾病。大脑中动脉主干，组成脑 Wills 环的诸动脉（大脑前动脉 A_1 段、前和后交通动脉、后大脑动脉交通前段）。基底动脉和椎动脉都发出细小的分支，这些分支穿入大脑或脑干的深部灰质和白质中。每一条这样的小分支都可以形成血栓而闭塞，或在其起始处通过粥样血栓形成性病变，或是由于该血管壁的脂质透明变性的增厚所致。这些血管的血栓形成所产生的小梗死就称为腔隙，腔隙的大小在 1～2mm 之间，高血压是这种小血管疾病的主要危险因素。

中医认为腔隙性脑梗死是由七情过激五志化火，嗜食肥甘酒肉辛辣，劳累过度失于养生，寒凝血脉瘀阻，七情过激引动肝风，眩晕、消渴、胸痹等宿疾失治产生变证。导致肝风虚火夹邪上扰头目，脾气虚弱血行无力，肾虚阴寒血液凝滞，最终造成瘀血痰浊阻滞脑中血络，经气失于传导，引发临床诸症。

（周红霞）

第二节　临床表现

一、临床特点

腔隙性脑梗死的症状决定于梗死部位，相当一部分患者不出现临床症状，只在影像检查时发现。腔隙性脑梗死的一般症状有头晕头痛、肢体麻木、眩晕、记忆力减退、反应迟钝、抽搐、痴呆，无意识障碍，精神症状少见。主要临床体征为舌僵，说话速度减慢，语调语音变化，轻度的中枢性面瘫，偏侧肢体轻瘫或感觉障碍，部分锥体束征阳性，共济失调者少见。

二、临床分型

临床症状一般较轻，除少数外，大多发病缓慢，12～72 小时达到高峰，部分病人有短暂缺血发作史。临床症状与腔梗灶的大小和部位有关，Fisher 将腔隙性梗死分为 21 种临床综合征，临床常见的综合征有：

（一）纯运动性综合征

纯运动性综合征占腔隙性脑梗死的 60%。病灶主要位于大脑半球的放射冠的中前方、内囊膝部和脑桥基底部。表现为对侧面舌和肢体瘫痪；也可为单纯的面舌瘫痪或单肢瘫痪，但没有智力障碍、视野缺损、言语障碍、感觉障碍等。数周后可完全恢复，少数遗留肢体轻瘫。根据 Ruscal 分型，可分为以下三型：

1. 内囊－壳核－尾状核梗死　内囊－壳核－尾状核梗死是由外侧纹状体动脉病变所致。病灶位于内囊前肢的后部经壳核延及内囊后肢；或从壳核下部延及尾状核体部。临床表现为严重的偏瘫和面瘫，上下肢受损程度相同。

2. 内囊－苍白球梗死　内囊－苍白球梗死是由脉络膜前动脉穿支病变所致。病灶位于内囊后肢和苍白球。临床表现为上下肢相同的偏瘫及面瘫。

3. 内囊前肢－尾状核梗死　内囊前肢－尾状核梗死是由大脑前动脉的内侧尾状体动脉（Heubner 动脉或回返动脉）病变所致。病灶位于内囊前肢和尾状核头部。临床表现为损及上肢为主的偏瘫，或近端为主的上肢瘫。

（二）纯感觉性综合征

纯感觉性综合征发病率仅次于纯运动性梗死。病灶主要位于丘脑腹后核，也可在放射冠后方、内囊后肢、脑干背外侧部分等。典型表现为对侧偏身或局部障碍，表现为麻木、冷或热感、酸胀感、肿胀感、疼痛、触电样感、牵扯、烧灼、针刺、肢体变大或小等。在起病时，可先表现手或足的感觉异常，数秒、数分或 1 小时左右迅速发展到面、上肢、下肢或半身。如感觉异常仅限于面口和手部者为口－手综合征。无肢体无力、眩晕、复视、失语及视野缺损等其他症状。此综合征的临床过程有三种情况：

1. 短暂性脑缺血发作型　即其症状持续不超过 24 小时，并可多次发作。

2. 持续型　即发病后症状一直持续数月甚至数年。

3. 短暂性脑缺血发作转为持续型　以反复发作后症状不再缓解。

（三）感觉运动综合征

感觉运动综合征也称丘脑内囊型卒中。由大脑后动脉的丘脑穿通支或脉络膜后动脉病变所致。病灶位于丘脑腹后外侧核及内囊后肢。表现为对侧头面部、躯干及上下肢感觉障碍及面、舌及上下肢体轻偏瘫。但无意识障碍、记忆障碍、失语、失认和失用。

（四）偏侧舞动性综合征

偏侧舞动性综合征的病灶位于壳核和纹状体等。表现为突然出现的对侧肢体舞蹈样不自主运动，绝大多数在持续 2~4 周后自行缓解。

（五）半身舞蹈性综合征

半身舞蹈性综合征的病灶位于丘脑底部的 Luys 核。表现为突然出现对侧肢体呈投掷样运动。持续几周后消失。

（六）构音障碍及笨拙手综合征

构音障碍及笨拙手综合征的病灶位于脑桥基底部上 1/3 和 2/3 交界处或内囊膝部上方。表现为较为严重的构音障碍，同侧上下肢尤其是手无力及精细运动障碍等共济失调，可有同侧锥体束征；但无感觉障碍。

（七）共济失调及下肢轻瘫综合征

共济失调及下肢轻瘫综合征的病灶位于脑干。表现为同侧肢体共济失调，对侧下肢轻度力弱。

（八）眼肌麻痹及共济失调

眼肌麻痹及共济失调的病灶在脑干。表现为同侧眼肌麻痹和肢体共济失调。

（九）延髓外侧综合征

延髓外侧综合征的病灶位于延髓外侧。由椎动脉或小脑后下动脉病变所致。

（十）闭锁综合征

闭锁综合征的病灶位于脑桥基底部两侧。由基底动脉两侧穿通支病变所致。

（十一）丘脑性痴呆

丘脑性痴呆的病灶位于丘脑及丘脑底部。由丘脑底丘脑旁正中前支病变所致。表现为意思缺失、记忆障碍和不完全霍纳综合征。

（十二）中脑丘脑综合征

中脑丘脑综合征是由大脑后动脉的穿通支即丘脑底丘脑旁正中前动脉和后动脉、中脑旁正中上动脉和下动脉等四支动脉中的一或多条病变所致；典型的病灶在影像上表现为梗死灶呈蝶形，累及两侧中脑旁正中区、丘脑底部和丘脑。表现为一或双侧动眼神经麻痹、Parinaud 综合征，或向下凝视麻痹伴意识障碍、意志缺失和记忆障碍。

（十三）腔隙状态

腔隙状态是指本病反复发作，引起多发性腔隙性梗死，主要累及双侧皮质脑干束及皮质脑髓束。临床出现认知功能障碍，假性延髓性麻痹，双侧锥体束征，帕金森综合征，痴呆，尿伴失禁等表现。

在临床中，以多发性腔隙性脑梗死为多见，临床表现方面各不相同，有的可以没有任何表现；有的可能仅出现上述某个综合征的表现；有的则可同时出现多个综合征的表现；严重者除了上述表现外，还伴有精神障碍、智力障碍、二便障碍等，这主要是多次反复发作所致。

（周红霞）

第三节　辅助检查

许多患者的腔隙性脑梗死主要靠现代影像学检查才得以确诊。同时，对于腔隙性脑梗死者，应积极寻找病因，及时治疗。

（一）CT 扫描

CT 可见深穿支供血区单个或多个直径 2～15mm 的低密度病灶，基底节、内囊和皮质下白质多见，其次为丘脑和脑干。腔隙性脑梗死早期尤其是在 24 小时内，脑 CT 扫描不能诊断，只能排除诊断。脑 CT 扫描诊断腔隙的最佳时期是在发病后的 1～2 周内。脑 CT 扫描显示：腔隙灶多为低密度，边界清晰，形态为圆形、椭圆形或楔形，周围没有水肿带及占位效应。直径平均 3～13mm。CT 检出率 60%～96%。

（二）MRI

检查 MRI 显示腔隙性脑梗死灶比 CT 优越，因为 MRI 的空间分辨力高，组织对比较好，能检出更小的病灶，而且在 MRI 上因无骨质伪影，故脑干小脑的腔隙性梗死灶显示清楚。MRI 和 CT 诊断脑梗死主要是以缺血区脑组织水肿为基础。缺血 6 小时后血 - 脑脊液屏障开始破坏。水与蛋白质从血管内漏入梗死区。引起细胞外血管性水肿。CT 由于对水的敏感性稍差，往往在缺血发生后 24 小时方能显示病灶，MRI 则缺血发生后不到 2 小时即显示细胞性脑水肿。在诊断早期腔隙性脑梗死病变中，MRI + DWI 检出率几乎可达 100%。

（三）脑血管造影

对于年轻人反复发作腔隙性脑梗死者，应进行脑血管造影检查，如进行多普勒超声（TCD）、颈动脉 B 超、脑 MRA、脑血管数字减影血管造影（DSA）检查，以明确病因。必要时可进行神经介入治疗。

（四）血生化检查

有不少的腔隙性脑梗死患者在确诊之前，一直不注意或没有明显的病因。为此，这些病应积极认真地检测血糖和血脂以了解是否有糖尿病和高脂血症。必要时，进行糖耐量试验以了解是否有糖耐量异常。

（五）心电图

部分腔隙性脑梗死是因心脏来源的栓子所致。通过进行心电图检查可发现心脏是否有心律失常和心肌缺血。

（六）监测血压

对部分确诊腔隙性脑梗死的病人，在病前没有高血压病史者，应在发病后连续监测血压变化，以了解是否有高血压病。

（周红霞）

第四节　诊断与鉴别诊断

一、诊断

中老年患者，既往长期高血压病史，急性发病，出现局灶性神经功能缺损；经头颅 CT 或 MRI 可发现相关的腔隙病灶；而少数病人起病隐匿，临床症状不明显，仅在查相关影像时可发现。

诊断要点：

1. 中年以后发病，且有长期高血压病史。
2. 临床症状符合上述腔隙性卒中典型表现之一者。
3. 头颅 CT 及 MRI 检查证实与临床一致的腔隙病灶。

二、鉴别诊断

许多患者在没有进行影像学检查之前，应与以下疾病鉴别：

（一）小灶脑出血

由于出血量小，血肿局限，起病可为渐进性，临床表现可与腔隙性脑梗死相似，须依靠 CT 或 MRI 鉴别。但是脑出血有其特点，即脑出血一般在体力和脑力紧张活动或情绪激动时容易发病。起病急，发展快，数十分钟到数小时达到高峰。急性发病者典型的表现有：头痛、呕吐、失语、肢体运动障碍、抽搐、不同程度的意识障碍。脑出血的临床表现与出血部位和出血量有很大关系。小灶脑出血者 CT 扫描上表现为小灶高密度影，或 MRI 显示为低信号，有利于鉴别。

（二）癔症

病人可出现某侧或某肢体的运动和感觉症状、言语障碍、抽搐等。但可询问出明显诱因，且脑 CT 扫描或 MRI 检查未发现明显的病灶，则可以区别。

（三）胶质瘤

小的胶质瘤在脑 CT 扫描上可表现为局部的低密度影，也可有相似的症状和体征。有时不易与腔隙性脑梗死鉴别，但是 CT 增强扫描后可以出现明显的异常高密度影；而梗死灶没有增强的表现。

（四）脱鞘病

本病与腔隙性脑梗死在 CT 和 MRI 检查上，可有明显的小灶低密度影或异常信号。但是，脱鞘病患者年龄较轻，可有多次反复发作病史，可有增强扫描的表现，激素治疗有效。

（五）颈内血管异常血管网病（Moyamoya 病）

本病以儿童的 TIA、脑卒中、头痛、癫痫发作常见。成年患者出血性卒中多，其中 SAH 多见于脑出血，查 MRA、DSA 造影有助于确诊。

（周红霞）

第五节 治疗

一、西医治疗

（一）病因治疗

腔隙性脑梗死的治疗重点在于预防再发脑梗死，应积极控制高血压、高脂血症、糖尿病、冠心病等。尤其是控制高血压，虽然降压治疗并不能逆转高血压已造成的血管病变，但使血压逐渐降到正常水平，对本病的预防有重要意义。

（二）血管扩张药

血管扩张药能改善局部缺血，防止梗死的发展。常用药物有：吸入体积分数为5%的二氧化碳和氧的混合气体；烟酸200～300mg或盐酸罂粟碱30～90mg加入葡萄糖或低分子右旋糖酐中静脉滴注，1次/天，约1周为1疗程。其他尚有曲克芦丁（维脑路通）、己酮可可碱、倍他司汀（培他定）等。

（三）钙通道阻滞药

能减轻钙超载状态，防止细胞死亡，减轻脑血管平滑肌的痉挛，改善脑微循环，增加脑血流供应。常用的药物有：尼莫地平，20～40mg，3次/天；桂利嗪（脑益嗪），25mg，3次/天。可选用静脉点滴。但低血压、颅内压增高者慎用。

（四）脑代谢赋活剂

该类药物广泛应用于急性脑血管病患者。常用的有：胞磷胆碱、三磷腺苷、辅酶A、吡拉西坦、奥拉西坦等。

（五）抗血小板聚集剂

若有血液黏度增加或血小板聚集性增加，可给予适当处理。如抗血小板聚集剂肠溶阿司匹林50～150mg，1次/日；噻氯匹定（噻氯吡啶），0.25g，1次/日；对阿司匹林不能耐受者，可选用氯吡格雷75mg，1次/日。

（六）高压氧治疗

高压氧作用下，血氧含量增加，血氧分压增高，血氧的弥散力增强。对面积小的脑梗死治疗效果较好。尤其对梗死组织周边的缺血性半暗带，有常压下氧无法达到的治疗作用，使严重缺氧的脑细胞重新恢复功能，在排除了出血的可能后可以应用。

二、中医治疗

（一）辨证论治

1. 风痰瘀阻证

症状：平素头晕头胀，胸闷或痰多呕恶，突感头晕不清，肢体麻木，或半身不遂，言语謇涩，舌质黯，或上有瘀斑瘀点，舌苔腻，脉弦滑。

治法：息风化痰，活血通络。

方药：化痰通络汤加减。

半夏 12g、枳实 10g、大黄 6g、香附 8g、天竺黄 15g、陈皮 12g、茯苓 12g、生白术 20g、天麻 15g、胆南星 15g、丹参 20g。

2. 气虚血瘀证

症状：平素神疲倦怠，面色萎黄，气短乏力，自汗出，心悸善忘，多眠，一过性眩晕、动则加剧、劳累则易引发，时见手指麻木、语言謇涩，或一侧肢体软弱无力，逐渐不遂，或夜卧口角流涎，或见肢体瞤动，舌质黯淡，苔薄白，脉沉细或细涩。

治法：益气活血通络。

方药：补阳还五汤加减。

黄芪 30g、赤芍 15g、川芎 12g、当归 12g、地龙 12g、桃仁 12g、红花 15g、鸡血藤 30g、丹参 30g。

3. 阴虚风动证

症状：平素头晕耳鸣，腰膝酸软，手足心热，咽干口燥，心烦易怒，或面无表情，性格孤僻，沉默寡言，健忘，失眠多梦或嗜睡，时有一过性肢体无力，麻木，语言謇涩，视物不清，舌质红瘦，苔少或无苔，脉弦细数。

治法：滋阴潜阳，息风通络。

方药：镇肝熄风汤加减。

白芍 15g、玄参 20g、天冬 15g、龙骨 30g^(先煎)、牡蛎 30g^(先煎)、代赭石 15g^(先煎)、龟甲 20g^(先煎)、川牛膝 30g、川楝子 15g、茵陈 12g、生麦芽 30g、甘草 6g。

4. 肝肾阴虚证

症状：平素头痛眩晕，时轻时重，视物模糊，五心烦热，口干，腰酸腿软，舌红少苔，脉细弦。

治法：滋补肝肾。

方药：大补元煎加减。

党参 15g、熟地黄 15g、山药 15g、杜仲 15g、枸杞子 15g、当归 12g、山茱萸 12g、甘草 6g。

5. 瘀血阻窍证

症状：眩晕时作，反复不愈，头痛，唇甲紫黯，舌边及舌面有瘀点、瘀斑，伴有健忘，夜寐不安，心悸，精神不振及肌肤甲错等，脉弦涩或细涩。

治法：祛瘀生新，活血通络。

方药：血府逐瘀汤加减。

当归 15g、生地黄 12g、桃仁 12g、红花 10g、赤芍 12g、柴胡 12g、桔梗 12g、川牛膝 30g、枳壳 12g、川芎 12g、甘草 6g。

（二）其他治疗

人体进入中老年以后，其病理多为肝肾阴虚、气血虚弱、髓海空虚。肝肾阴虚日久则阴虚阳亢，风阳上扰；气血虚弱日久则气虚血瘀，痰瘀阻络，络脉失养；肾精不足，则髓海空虚，脑窍失养；可见"肝肾不足"及"气血亏虚"是本，"痰瘀"是标，临床上绝大多数腔隙性脑梗死患者均存在肝肾不足、气血虚弱的病理基础，呈现出虚实夹杂的现象。主要治法有益气活血，化痰通络，补肾填精等。用方主要有补阳还五汤、归脾汤、化痰通络汤、右（左）归丸等加减；中成药针剂可选用丹参注射液、血栓通注射液、灯盏花素注射液、川芎嗪注射液等。同时可结合针灸及康复运动。

(周红霞)

第六节 预后

本病预后多良好，病后2~3个月明显恢复，死亡率和致残率较低，但复发率高，可导致血管性痴呆及脑血管帕金森综合征。影响预后的主要因素取决于病灶的部位、大小、数量及并发症。初次发病、梗死灶较小的患者，一般预后较好。而丘脑、枕叶、脑干的腔隙灶、较大或多发的腔隙性脑梗死的患者预后较差。对于不能完全恢复的患者，多为梗死灶较大或多发性腔隙梗死。对无症状腔隙性脑梗死如不积极治疗，脑梗死可能随时发生。多次复发者易出现血管性痴呆及假性延髓性麻痹。脑干部位单发或多发性腔隙性脑梗死可导致死亡。

由于腔隙性脑梗死是深穿支小动脉闭塞所致的缺血性脑血管疾病，这些大血管属终末支，一旦梗死形成，侧支循环极难建立，所以临床上虽患者症状较轻，但不易恢复，应重在预防，积极地治疗高血压病、高脂血症、糖尿病、颈椎病，预防动脉粥样硬化、有效地控制短暂性脑缺血发作非常重要，在治疗上述疾病的同时，定期做血液流变学检查、节制烟酒、增加体育活动亦不容忽视。

结语：腔隙性脑梗死患者虽临床症状较轻，但易复发，多次复发者易出现痴呆及假性延髓性麻痹，故需引起重视。本病关键在于预防，积极控制高血压、高脂血症、糖尿病、动脉粥样硬化等危险因素，改变不良生活方式。发挥中医药在防治中风病危险因素及饮食疗法、养生保健方面的优势，减少本病的复发。

(周红霞)

参考文献

[1] 史大卓. 专科专病名医临证经验丛书心脑血管病分册. 北京：人民卫生出版社，2006.

[2] 欧阳忠兴. 心脑病证治精要. 北京：科学技术文献出版社，2002.

[3] 王晓峰. 沈宝藩临证经验集. 北京：人民卫生出版社，2010.

[4] 史宇广. 当代名医临证精华中风专辑. 北京：中医古籍出版社，1992.

[5] 张宏伟. 张学文中医世家经验辑要. 西安：陕西科学技术出版社，2004.

[6] 中国国家处方集编委会. 中国国家处方集化学药品与生物制品卷. 北京：人民军医出版社，2010.

第十七章　混合性脑梗死的中西医结合治疗

混合性脑卒中是指脑内两个血管区同时或短时间内相继发生的出血和梗死。脑栓塞后继发脑出血者达50%~70%；脑动脉瘤破裂所致的蛛网膜下腔出血有30%~50%继发脑梗死。从表面来看，脑出血与脑梗死似乎是性质完全相反的两类疾病，但随着CT、MRI的日益广泛应用，越来越多的事实说明脑出血和脑梗死之间有着相同的病理基础，两者可以互为因果，并在一定条件下相互转化。

第一节　病因与发病机制

一、高血压性脑动脉硬化

目前国际上公认高血压脑动脉硬化是脑出血与脑梗死的共同病理基础。病变早期为小动脉壁的纤维索性坏死和脂性透明性变，中膜变薄，导致微动脉瘤形成，如动脉瘤渗血甚至破裂，就形成脑出血。在病变后期，小动脉中膜的胶原增生，内膜呈现粥样硬化改变，就会导致动脉腔狭窄，血栓形成，引发腔隙性脑梗死。

二、心源性脑梗死

脑栓塞合并出血者占51%~71%，脑血管被栓塞后，栓子破裂、溶解，或因远端血管麻痹后扩张使栓子随血流移向血管远端，此时远端的血管由于发生缺血坏死，在血压的作用下破裂出血。

三、大面积脑梗死

大面积脑梗死脑水肿的块状效应易发生梗死区出血，出血往往在大脑皮质梗死的中心区，可能与再灌注及侧支循环的建立有关。由于脑水肿使脑梗死周围组织毛细血管受压而发生缺血坏死和内皮损害。病程第二周脑水肿消退，侧支开放，易发生坏死之毛细血管破裂，引起梗死周围点状或片状出血。

四、抗凝治疗

目前对抗凝治疗是否增加梗死后出血的机会尚有争议。据观察，使用抗凝剂后出血性梗死发生率（41%）高于未抗凝者（8%）。其发生机制与梗死远端原有的血管病变有关，使用抗凝剂使血液更易向血管外漏出。这种情况多发生在65岁以上的老年人，可能与老年人脑淀粉样血管病较为常见有关。

五、蛛网膜下腔出血所致的脑血管痉挛

此为混合性卒中的常见病因。蛛网膜下腔出血时脑血管痉挛发生率在 30%～50% 之间。60 岁以上的病人血管痉挛明显减少，50 岁以下的病人较易发生血管痉挛。血管痉挛的发生机制尚无统一意见，一般认为与多种因素，如血液有形成分的机械性刺激及分解产物导致一系列神经、体液因素共同作用的结果有关。

六、血糖升高

有研究表明，脑梗死时血糖升高可使梗死面积扩大并发展为出血性梗死。动物实验发现，高血糖可使梗死面积扩大 25 倍，出血机会增加 5 倍。

（周红霞）

第二节　临床表现

本病的主要临床特点是半数以上 50 岁以后发病，类似脑出血表现，CT 可见新近发生的非同一血管区的脑出血和脑梗死。临床上大多数混合性卒中多呈现其中一种性质的病变（出血或缺血），或先出血而后梗塞，或先梗塞而后出血，形成混合性卒中，但症状和体征是多样性和多变性，因而首诊时详细询问病史及体检，发现临床症状及体征是多灶性或多变性，难以用同一性质或一个部位解释时，应考虑到混合性卒中的可能。

混合性卒中有几种发展形式：①脑出血并脑梗死；②脑梗死并脑出血；③出血性脑梗死；④蛛网膜下腔出血并脑梗死；⑤脑血管畸形并脑出血和脑梗死。临床表现同脑出血和脑梗死的临床表现。

（周红霞）

第三节　辅助检查

一、头颅 CT 和 MRI

头颅 CT 和 MRI 是诊断中最重要的无创性检查。头颅 CT 所见较典型者，在脑梗死的缺血性低密度区见到 1 个或多个与血液密度相同的高密度区，特别是在早期检查仅为低密度时更有意义。因 MRI 检查据出血时间不同，影像上的表现不同：急性期表现为 T_1 和 T_2 加权像呈高信号，T_2 加权像呈低信号；亚急性期 T_1 和 T_2 加权像都呈高信号；慢性期 T_1 和 T_2 加权像都呈低信号。MRI 可明确显示亚急性期因 CT 值减低难以发现的出血灶，而且数月后也能发现出血降解产物。因此，MRI 诊断混合性卒中较 CT 更敏感且有助于对出血分期并明确转归，但急性期仍以 CT 更为敏感。

二、脑血管造影或 DSA

脑血管造影或 DSA 对某些混合性卒中病例可提供诊断线索，可发现原闭塞血管再通或

原梗死部位血管腔内的阴影缺损，偶有造影剂外渗到出血区而有助于诊断。

（周红霞）

第四节　诊断与鉴别诊断

本病临床症状复杂多变，诊断方面较为困难，以下几点供参考。

1. 当起病急，症状、体征多变，用一个部位或一种性质的病变难以解释时，应考虑本病的可能。

2. 在单纯按出血或缺血性脑血管病进行治疗过程中，病情不见好转，反而加重或出现新的情况，应考虑本病的存在。

3. 出现上述两种情况，应进行头颅 CT 及 MRI 检查，必要时进行动态观察，以求能明确诊断。

4. 脑血管造影和 DSA 检查可发现动脉瘤、动静脉畸形、脑底异常血管网及其他血管异常性疾病。

5. 脑脊液检查可明确诊断是否出血。

6. 其他检查，如血脂、血黏度、血小板等对诊断均有一定的帮助。

脑梗死、脑出血、蛛网膜下腔出血复发时易与混合性卒中混淆，可根据颅脑 CT、MRI 及临床症状与体征进行鉴别。

（周红霞）

第五节　治疗

混合性脑卒中治疗上存在一定困难，因为它既有出血又有梗死，治疗存在着矛盾。治疗的共同点：卧床，观察生命体征，注意瞳孔和意识变化，保持呼吸道通畅，加强护理，防止压疮，保持肢体处于功能位，保持水电解质平衡和营养，控制脑水肿，防止感染及应激性溃疡。

一、一般治疗

一般治疗包括控制血压，使其稳定在收缩压 100~180mmHg，防止因血压过低造成脑灌注不足，从而加重脑缺血，或者血压过高造成脑水肿加重，或导致再次脑出血；控制血糖、控制颅内压、脑保护治疗、积极治疗原发病和防止并发症。保持水电解质平衡方面，防止过度脱水而造成的血容量不足，以免加重脑缺血。及时下胃管，起到保护胃黏膜和补充营养的作用。

二、治疗脑水肿

有脑水肿及中线结构移位者采用脱水为主，一般用 20% 甘露醇 125ml，每隔 4~8 小时静滴，有肾功能损害的可改为呋塞米 20~40mg，每隔 4~6 小时静推，同时可降低心脏负荷。呋塞米易造成电解质紊乱，应用时应注意补充电解质。近年来研究表明，β－七叶皂苷钠具有抗炎、抗渗出和消肿作用，作用时间长达 16 小时，且无停药后颅内压升高的"反跳现象"。因此,与小剂量甘露醇合用治疗既有协同作用,又可以减轻甘露醇的"反跳"作用;同时还可避免应用大剂量甘露醇导致肾功能损害的不良反应。

三、中医药治疗

该病既有出血又有梗死,多采用中性治疗,临床常选用既能化瘀又能止血,既能疏通血管又能防治破裂出血的化瘀止血中药或中成药,如三七、蒲黄、茜草、大黄等中药,中成药中以三七为主制作的针剂或口服剂即可选用,其辨证论治可参见动脉硬化性血栓性脑梗死。

四、神经保护

如大脑组织液(胎脑)、脑组织注射液、脑活素、丽珠赛乐、醋谷胺、胞磷胆碱、氨络酸、石杉碱甲(哈伯因)、单唾液酸四己糖神经节苷脂、索尔科丝氨酸(血活素、素高捷疗)、注射用鼠神经生长因子等,能增加脑组织抗缺氧能力及机体应激能力,减轻脑组织损伤,促进脑细胞功能恢复。

五、紫外线照射充氧自血回输疗法

自体血紫外线照射充氧后回输疗法,又称血液光量子疗法。具有增加氧化作用,提高动脉血氧饱和度,阻止梗死区和血肿周围缺血、缺氧的脑组织进一步受损,并可促进其恢复的作用,以及可降低血液黏度和红细胞凝聚性,改善病损组织的微循环而逆转上述病理过程。Knott 法是将在体外抗凝的患者自身静脉血液,按每千克体重抽血 3~4ml,成人抽血 200ml,置于一特制的石英玻璃容器内,进行 10 个生物剂量紫外线照射后,立即一次静脉回输给患者。一般 3~5 天 1 次,6~10 天为一疗程。Havlice 法是将经体外抗凝的患者自身静脉血液 10~20ml,按上述方法肌内注射。

六、个体化治疗

以梗死为主的混合性脑卒中在使用溶栓剂或抗凝剂过程中不宜使用大剂量脱水剂及止血剂,以防止继发性损伤,形成新的病灶。在诊断不清楚时可以选用对症治疗。对于巨大脑内血肿为主的混合性脑卒中患者,则采用经皮穿刺血肿和外科清创血肿减压疗法,尽早消除水肿。同时慎重使用扩血管药物,改善脑循环。

(周红霞)

第六节 预后

神经症状严重、有意识障碍的大面积的脑梗死、血糖增高者,尤其在第一周内发生混合性卒中者预后不佳。CT 提示出血量大、有脑室受压、脑疝形成征象者预后亦不佳。

结语:本病急性期普遍存在着瘀血或血溢脉外的现象,导致脑脉痹阻是发病的关键。中医选用活血化瘀、化痰开窍为大法,在治疗缺血与出血这对看似矛盾的结合体中,能起到止血不留瘀、活血而不使血溢脉外的作用,临床效果显著。但由于中医辨证的复杂性和不确定性,限制了中医在本病急重症上的应用。笔者认为,今后应加强混合性中风中医中药的临床及实验研究,做到辨证与辨病相结合,掌握客观化证候的特点,在辨证使用中药制剂,旨在活血化瘀而祛瘀血，止血而生血，打破了脑出血不能用活血药的旧观点。如三七、花蕊石、蒲黄、藕节、茜草、血余炭等中药，均具有活血化瘀与止血的双重功效，这样可避免活血化瘀药造成再次出血的可能性。另外，有的活血化瘀中药如丹参、川芎、赤芍、泽兰、红花、益母草等，既能活血化瘀，又能降低血压，对高血压、动脉硬化患者能减少中风的发病率，对预防中风有积极意义。

（周红霞）

参考文献

[1] 任继学. 任继学经验集. 北京：人民卫生出版社，2009.

[2] 彭英等. 脑梗死治疗学. 北京：人民卫生出版社，2010.

[3] 徐三文. 中国脑病秘方全书. 北京：科学技术文献出版社，2002.

[4] 赵忠新. 临床睡眠障碍诊疗手册. 上海：第二军医大学出版社，2006.

[5] 王玉来，薪火传承王永炎篇. 北京：人民卫生出版社，2009.

[6] Creg L. Henry. 神经科急诊. 王维治，译. 第2版. 北京：人民卫生出版社，2007.

[7] 王伟涛，曹胜利，方红波，郭文治，李捷，阎冰，张水军. SP600125对脑死亡大鼠心肌细胞凋亡的保护作用. 《中华实验外科杂志》，2015，4.

第十八章　脑栓塞的中西医综合治疗

　　脑栓塞是指来自身体各部位的栓子，随血流进入颅内动脉使血管腔急性闭塞，引起相应供血区脑组织缺血性坏死及功能障碍的脑血管病。其发生率约占脑梗死的 15% ~ 20%，占全身动脉栓塞的 50%。是脑血管病发病最快的一类，且侧支代偿常不能有效建立，故一旦发病，病情常较危重，且易诱发出血性梗死灶，所以对脑栓塞应引起足够的重视。

第一节　病因与发病机制

一、病因

　　根据栓子的来源可分为心源性、非心源性和来源不明性三大类。

（一）心源性

　　心源性占脑栓塞的 60% ~ 75%，常见病因为：

　　1. 慢性心房纤颤　慢性心房纤颤患者发生脑卒中的风险是同龄正常人的 5 ~ 17 倍。栓子主要来源是风湿性心瓣膜病、心内膜炎赘生物及附壁血栓脱落等，以及心肌梗死、心房黏液瘤、心脏手术（瓣膜置换）、心脏导管、二尖瓣脱垂和钙化，先天性房室间隔缺损来自静脉的反流栓子等。

　　2. 动脉硬化性心脏病和心肌梗死　附壁血栓大多在左心室的近尖部，血栓附壁很紧，血栓越大则形成栓子的可能性越大。当伴有心房纤颤或心力衰竭时，形成附壁血栓及栓子脱落的机会更多。

　　3. 急性或亚急性细菌性心内膜炎　本病有 10% ~ 50% 可发生脑栓塞，其中约 20% 的患者以脑症状为首发，发生脑栓塞前无临床症状或既往史。本病易见到多发的小栓子。也可引起脑炎、脑膜炎及细菌性动脉瘤，动脉瘤破裂可导致蛛网膜下腔出血或脑出血等，细菌以葡萄球菌及真菌常见。

　　4. 心脏手术引起的脑栓塞　心脏手术引起的脑栓塞闭合性的或开放性手术都可能发生。闭合性二尖瓣切开术的脑栓塞发生率为 4% ~ 10%。开放性心脏手术的栓子，来自体外循环设备及手术操作本身、血凝块、去沫剂、气体或脂肪都有可能。其发生率不易估计。

　　5. 先天性心脏病伴发右心至左心的短路。

　　6. 二尖瓣脱垂　多见于青年人脑栓塞，近年来受到临床医生重视，其实际发病数可能比临床诊断的要多。

　　7. 心力衰竭引起的肺静脉瘀血，静脉血栓流入左心。

　　8. 心脏的原发肿瘤　发生脑栓塞者比较少见，如心脏黏液瘤、心脏肉瘤等。

　　9. 其他心脏病　如心肌病、心肌炎、栓塞性非细菌性心内膜炎、单纯肺心病等。

（二）非心源性

1. 动脉粥样硬化斑块脱落性栓塞　主动脉弓或颈动脉粥样硬化斑块脱落形成栓子，沿颈内动脉或椎－基底动脉入脑。

2. 癌性栓子　肺癌、乳腺癌、胃癌、肾及甲状腺的癌瘤都是经血行转入脑的。

3. 寄生虫及虫卵的栓塞　寄生虫及虫卵的栓塞比较少见，如猪囊虫病、血吸虫病、疟疾、阿米巴等均可，但多属伴有血管壁改变的血栓栓塞。

4. 脂肪栓子　脂肪栓子其原因绝大多数为长骨骨折，少数发生于软组织或头部外伤后。约75%的长骨骨折患者，有某种脂肪栓塞的证据，但入脑者不多。

5. 气体栓子　气体栓子常见于人工气胸或气胶治疗时、开放性心脏手术、动脉注射或潜水者病等。

6. 异物　如颈动脉误注入棉花纤维，开放性外伤异物进入血流等。

7. 其他　感染性脓栓、羊水栓塞等，肾病综合征出现高凝状态亦可发生脑栓塞。

（三）来源不明性

约30%脑栓塞不能明确病因，栓子脱落后不留任何痕迹，也有经尸检仍不能发现来源者。

二、发病机制

左侧大脑中动脉为栓子最易进入的血管。栓子堵塞血管引起急性缺血，堵塞小血管时仅引起脑局部症状，大血管栓塞或多发栓塞，或脑干部组织动脉栓塞可引起全脑症状。栓子堵塞血管时常因刺激作用而发生脑动脉痉挛，使症状加重。血管痉挛减轻，栓子溶解破裂，变小或移向动脉远端，脑缺血症状逐渐缓解。栓子最易进入皮层血管，尤易进入大脑中动脉皮层分支末端，使分水岭区发生栓塞。梗死动脉区发生急性坏死，脑侧支循环难以及时建立，引起缺血性脑梗死常较脑血栓形成病理范围大，并形成范围及程度不等的脑水肿，严重时可致脑疝。脑栓塞引起的脑组织坏死分为缺血性、出血性和混合型梗死，更易于发生出血性梗死灶，为30%~50%，即在缺血软化甚至液化的梗死灶中有点状或甚至大片的出血，产生"红梗死灶"。可能由于栓塞血管内栓子破碎向远端前移，恢复血流后栓塞区缺血坏死的血管壁在血压作用下发生出血。除脑梗死外，还可发现身体其他部位如肺、脾、肾、肠系膜、四肢、皮肤和巩膜等栓塞证据。

（周红霞）

第二节　临床表现

一、一般特点

脑栓塞发病年龄不一，以青壮年多见，若因冠心病、心肌梗死、心律失常所致者，则以中老年人居多。多数患者无任何前驱症状，多在活动中骤然起病，局限性神经缺损症状常于数秒或数分钟发展到高峰，是发展最急的脑卒中，且多表现为完全性卒中，少数患者在数日内呈阶梯样或进行性恶化。脑栓塞的病人有一小部分在局灶性脑症状发生之前有一些前驱症状，如头痛、肢体无力、疼痛或发麻、发凉等，被认为是某种一过性脑供血不全的症状。说明是微栓塞人脑所引起，发生于脑栓塞发作前 1 周内。脑栓塞发病急骤，并迅速达到症状的高峰是一个重要特征。据统计，约半数患者在 1 小时内症状发展至高峰。

二、血管栓塞的临床表现

关于首发症状，有肢体无力或失语、头痛、抽搐发作，神志不清、头晕、难以描述的不适感等。其中有神志不清者约半数甚为短暂，于 1 小时内恢复。脑栓塞的临床表现可以分为两视栓子的大小及具体侵及某支动脉而定，其体征与脑血栓形成相同。大脑中动脉的病变占大多数。出现为时数日至数周的脑局部症状，常见局限性抽搐、偏瘫、偏盲、失语等，大多无意识改变，如有意识障碍则也很轻且很快恢复。持续时间短、较小的脑栓塞神经症状可完全消失，否则可留有不同程度的后遗症。另一组则因弥散多发的脑栓塞引起，表现为迅速发生及发展的全脑症状，类似严重的代谢性脑病。严重者可突然昏迷，全身抽搐，因脑水肿或颅内出血，发生脑疝而死亡。还有少数病例可表现为慢性进行性加重的痴呆，此时全脑症状往往掩盖了局灶表现。

三、原发疾病的症状

以心源性脑梗死最常见。脑栓塞是心脏病的晚期并发症，故当脑症状发生时，绝大多数患者都有明确的心脏病史，甚至有过心力衰竭发作的历史。心脏病的症状和体征明显。部分患者有心脏手术、长骨骨折、血管内介入治疗等栓子来源病史。部分患者有脑外多处栓塞证据，如同时并发肺栓塞（急性呼吸困难、发绀、胸痛、咯血和胸膜摩擦音等）、肾栓塞（腰痛、血尿等）、肠系膜栓塞（腹痛、便血等）和皮肤栓塞（出血点或瘀斑等）等疾病表现。

（周红霞）

第三节　辅助检查

一、心电图

心电图应为常规检查，作为确定心肌梗死和心律失常的依据。

二、超声心动图

超声心动图有助于显示瓣膜疾病、二尖瓣脱垂、心内膜病变等，可证实是否存在心源性栓子，但如为正常不能除外心源性栓子；颈动脉超声检查可评价颈动脉管腔狭窄程度及动脉粥样硬化斑块情况，对证实颈动脉源性栓塞有一定意义。

三、头颅 CT

头颅 CT 在发病后 24 ~ 48 小时内可见低密度梗死灶，发生出血性梗死时可见低密度灶内出现一个或多个高密度影。

四、头颅 MRI、MRA

MRI 能更早发现梗死灶，对脑干及小脑扫描明显优于 CT。MRA 能显示血管及血流情况，且为无创性检查。

五、脑血管造影

脑血管造影对脑栓塞的诊断比较可靠，可以显示血管栓塞的部位和程度，但病的早期做脑血管造影有可能使病情加剧，只有在进行手术治疗或需要排除有无主动脉弓大血管及颈部血管病变，且条件允许的情况下才能进行检查。

（周红霞）

第四节 诊断与鉴别诊断

一、诊断

根据起病急骤，迅速出现偏瘫、失语、偏盲等局灶性神经功能缺损，可伴有一过性意识障碍，既往有栓子来源的基础病如心脏病、动脉粥样硬化、严重的骨折等病史，基本可作出临床诊断。如合并其他脏器栓塞（肾、脾、肠、肢体和视网膜等处栓塞）更支持诊断。头颅 CT 和 MRI 检查可确定脑栓塞部位、数目、范围及是否伴发出血，有助于明确诊断。

二、鉴别诊断

脑栓塞有一部分病人病情发展稍慢，此时应与脑血栓形成相鉴别。有神志障碍时应与脑出血相鉴别。脑栓塞病人若昏迷时须全面考虑可能引起昏迷的其他全身性及颅内疾病。局限性抽搐尚须与引起继发性癫痫的其他疾病区别。

脑栓塞、脑血栓形成、脑出血的鉴别见表 18-1。

表 18-1 脑栓塞、脑血栓形成、脑出血的鉴别

	脑栓塞	脑血栓形成	脑出血
发病年龄	多为青壮年人	多在 60 岁以上亦可见年轻人	多为老年人
常见病因	多有心脑病史	有动脉粥样硬化病史	多有高血压病史
起病形成	多在活动后突	多在静止是缓慢起病	多在活动时起病
头昏头痛	少有	稍有头昏、无头痛	神志清楚者多有
发病时体征	发病当时偏瘫完全	偏瘫逐渐加重	偏瘫或失语
神志状况	大多意识清楚	起病初有短暂意识障碍	大多意识不清
血压情况	多正常	正常或增高	明显增高
眼底	可见动脉栓塞	很少出血	蛛网膜出血
颈强直	无	无	多有
呕吐	少	少	多见
脑脊液	多正常	多正常	血性、压力增高
CT	低密度区，可合并高密度区	低密度区	脑内高密度区

（周红霞）

第五节 治疗

一、西医治疗

治疗原则与脑血栓形成基本相同，以改善循环、减轻脑水肿、防治出血、减小梗死范围等。

（一）脱水

合并脑水肿时应先给予脱水剂治疗，但作为心源性脑栓塞的治疗问题，应该十分注重心脏功能的维持。心源性脑栓塞的死亡率几乎为一般脑梗死的2倍，其中心功能不全是一个重要因素。因此，在急性期使用脱水剂解除脑水肿时，给予药量及滴药速度应视心功能情况而定，能不用者尽量不用高渗脱水剂，临床上多采用利水剂（如呋塞米、氢氯噻嗪、螺内酯等）、皮质激素等。

（二）抗凝治疗

对预防反复发生栓塞的作用是肯定的，但在急性期使用时要特别注意"红梗死"的大出血发生，大量出血可致死亡。因此抗凝治疗只能在确定无梗死性出血、非炎性栓子和无感染并发症时方可采用。鉴于肝素应用需反复监测凝血活酶时间，现临床多用低分子肝素4000~6000IU，连用5~10天后3天，同时重叠应用华法林片，重叠3天后，停用低分子肝素钙，仅以华法林维持，使INR控制在2~3之间。

（三）合并感染时，应给予抗生素

特别是亚急性细菌性心内膜炎时，应采用最有效和最大剂量的抗生素治疗。如患者有多次抽搐发作者，则应同时给予抗癫痫药物治疗。空气栓塞者可进行高压氧治疗，减少气栓，增加脑含氧量。脂肪栓塞者，可采用肝素、5%碳酸氢钠及脂溶剂，有助于脂肪颗粒溶解。

（四）原发病治疗

在于根除栓子来源，有利于脑栓塞病情控制和防止脑栓塞复发。如先天性心脏病或风湿性心脏病患者，有手术适应证者，应积极手术治疗；心律失常者，努力纠正；感染性栓塞应使用抗生素，并禁用溶栓和抗凝治疗，防止感染扩散；骨折患者，减少活动，稳定骨折部位。

二、中医药治疗

（一）辨证论治

1. 气虚血瘀证

症状：半身不遂，言语謇涩或不语，口眼㖞斜，偏身麻木，面色㿠白，胸闷短气，乏气懒言，自汗心悸，手足肿胀，舌质黯淡，苔薄白或白腻，脉沉细或细缓。

治法：益气活血，通经活络。

方药：补阳还五汤加减。

黄芪30g、桃仁10g、红花10g、赤芍20g、归尾10g、地龙10g、川芎8g、鸡血藤20g、木瓜 12g、党参 15g。

2. 风痰瘀血、痹阻脉络证

症状：突然肢体瘫痪，口舌歪斜，舌强言謇或不语，偏身麻木，头晕目眩，心胸憋闷，心慌心悸，舌质黯淡，苔薄白或白腻，脉弦滑。

治法：化痰通络。

方药：半夏白术天麻汤合丹参饮加减。

半夏 10g、生白术 10g、天麻 10g、胆南星 6g、紫丹参 30g、香附 15g、赤芍 15g、酒大黄 5g、茯苓 12g。

3. 阴虚风动证

症状：半身不遂，口舌歪斜，言语謇涩或不语，偏身麻木，少寐多梦，心悸烦躁，眩晕耳鸣，手足心热，舌质红绛或黯红，少苔或无苔，脉细弦或细弦数。

治法：育阴息风。

方药：玉女煎加减。

生地黄 20g、玄参 15g、女贞子 15g、钩藤 30g、白芍 20g、桑寄生 30g、丹参 15g、益母草 15g、鸡血藤 20g、何首乌 15g。

4. 痰湿蒙蔽心神证

症状：素体多为阳虚湿痰内蕴，病发神昏、半身不遂而肢体松懈瘫软不温，甚则四肢逆冷、面白唇黯、痰涎壅盛、心悸气短，舌质黯淡、苔白腻，脉沉滑或沉缓。

治法：温阳化痰、醒神开窍。

方药：真武汤合涤痰汤加减。

制半夏 10g、陈皮 9g、枳实 10g、胆南星 6g、石菖蒲 10g、竹茹 10g、茯苓 20g、远志 10g、生姜 3 片、制附子 6g、肉桂 5g。

（二）其他疗法

1. 常用中成药及中药针剂

（1）大活络丹，每服 1 丸，日 2 次。

（2）华佗再造丸，每服 1 丸，日 2 次。

（3）小活络丹，每服 2 丸，日 2 次。

（4）二妙丸，每次 6g，日 2 次。

（5）速效救心丸，每服 1 丸，日 2 次。

（6）生脉饮，每服 10ml，日 3 次。

（7）血栓通注射液 0.5g 或舒血宁注射液 20ml 或血塞通注射液 0.4g 或红花注射液 30ml 等，加入 5% 葡萄糖或生理盐水 250ml 中静脉滴注，每日 1 次。

2. 针灸　取穴：肩髃、曲池、手三里、风池、百会、足三里、解溪、太冲、内关、外关、合谷。

3. 耳针取穴　心、皮质下、脑干、神门，相应肢体穴位。

（周红霞）

第六节　预后

　　脑栓塞的预后决定于作为病因的心脏病的严重程度及脑损害的情况。脑栓塞急性期死亡率为5%～15%。大多数因严重脑水肿、脑疝、肺部感染和心力衰竭。脑栓塞患者度过急性期后神经功能恢复较快，椎－基底动脉栓塞引起脑干梗死的死亡率极高。心肌梗死所致的脑栓塞预后差，存活病人多遗留严重后遗症。栓子来源不能消除者，10%～20%的脑栓塞患者可能在病后1～2周内复发，再发者病死率高。近年国外有报道通过介入的办法在心耳置入保护器（过滤器）可以减少心源性栓塞的发生。

　　结语：脑栓塞是具有来势凶猛。致死、致残率高等特点的一类疾病，易反复栓塞。因此，如何有效地防止栓塞、治疗原发病，控制再栓塞是我们临床工作中的重心，本章从病因、发病机制、诊断、治疗等方面阐述了该病，旨在为临床工作提供借鉴。

（周红霞）

参考文献

[1] 饶明利．神经病学，北京：人民卫生出版社，1996.

[2] 王维治．神经病学，北京：人民卫生出版社，2001.

[3] 侯熙德．神经病学．北京：人民卫生出版社，1999.

[4] 韩雄．脑卒中诊断与治疗学．郑州：郑州大学出版社，2002.

[5] 郑筱萸．中药新药 I 临床研究指导原则（试行）．北京：中国医药科技出版社，2002.

[6] 刘新峰．脑血管病介入治疗学．北京：人民卫生出版社，2006.

第十九章　病毒性脑炎的中西医结合治疗

病毒性脑炎是由多种病毒引起的脑实质受损的中枢神经系统感染性疾病，其年发病率大约为5/10万~10/10万，主要发生在低龄和高龄人群，在节肢动物传媒病毒分布区此病发病率高于其他区域。病毒性脑炎的分类至今尚未统一。按发病情况和病程分为急性、亚急性、慢性；按病理特点分为包涵体性、出血性、坏死性、脱髓鞘性；有按病变位置分为大脑炎、小脑炎、间脑炎、脑干炎、脑脊髓炎、脑膜脑炎；根据流行情况分为散发性及流行性（如乙型脑炎）。

本病的种类繁多，因篇幅有限，仅重点介绍散发性病毒性脑炎中常见的几种类型：单纯疱疹病毒性脑炎、巨细胞病毒性脑炎、柯萨奇病毒性脑炎及腺病毒脑炎等，其中单纯疱疹病毒性脑炎临床上最为常见。散发性病毒性脑炎20世纪60年代以来发病缓慢上升，据国内局部地区报道年发病率为3.6/10万~4.83/10万，农村发病率略比城市高。

总之，病毒性脑炎为临床常见病，其中某些类型仍有较高的病死率和致残率，如单纯疱疹病毒性脑炎国外报道病死率为19%~50%。除肠道病毒性脑炎外，其他类型可遗留语言、运动、意识、智能方面的障碍及癫痫等后遗症。

病毒性脑炎属于中医学"温病""癫狂""痫证""痉证""痿证"等病证范畴。

一、病因病机

（一）中医

中医学认为病毒性脑炎的发病原因是由于人体正气自虚，时令温热、湿热毒邪乘虚侵袭所致。温热疫邪易侵袭肺卫，外邪随之入里，进入气分，故其病因为暑、温、热、毒等外邪致病，其病机不外风、痰、湿、热的相互转化及卫气营血的传变。

1. 邪犯肺卫　温热病毒初袭卫表，表卫郁遏，经腧不利，可见发热，恶寒，颈项强直；温热毒邪为阳邪，善上行，头在上为阳位，故温热之邪上行易袭头位，头之清阳被扰，故随之可见头痛、头晕；邪热犯及肺胃或湿滞三焦则见口渴，恶心，呕吐，食欲不振，腹痛腹泻等。

2. 气营两燔　温热病毒虽先犯肺卫，但易速传阳明，病初即可呈现卫、气同病，或温热毒邪炽盛直接侵入气分，里热炽盛，故高热，头痛，项强；热炽中焦则口渴，恶心，呕吐；热扰心神则烦躁，嗜睡或昏迷。

3. 邪陷血分　温热毒邪初起即热象偏盛，易化火、化燥伤阴且传变迅速，表证短暂，旋即入里，并易窜入血分。热陷营血，邪热炽盛入于营血，营阴被灼，故壮热，入夜尤甚，口干渴。热盛邪陷心包则神昏谵语，烦躁；邪热久羁，耗伤真阴，引动肝风则惊厥，抽搐，全身强直，角弓反张。

4. 痰热蒙窍　热灼津液成痰，痰热蒙蔽心窍，则见神昏谵语，舌强难言；热邪炽盛则高热，口渴；痰涎壅盛，热扰胸中，则胸脘满闷，喉间痰鸣，痰黏难咳；痰热内阻，胃气上逆则呕吐，呃逆。

5. 阴虚风动 若邪热炽盛，津液耗伤，热极生风，则出现高热、惊厥、抽搐。该病后期热邪耗伤气血津液，气阴两亏，心神失养，则可见口干，神倦乏力，心悸，自汗等。

本病的病机转化过程主要为风、痰、湿、热的相互转化，而热与湿是生风生痰的原始病因。疾病的后期邪恋正虚，耗津伤阴，病及肝肾。本病的病位在脑、髓、心、肝、心包，可涉及脾肾，病性多为实证、热证，亦可见虚实夹杂证。

（二）西医

1. 病毒性脑炎常见病原体 该病病毒种类繁多，国内、外报道100多种病毒可引起人类脑炎病变，常见是肠道病毒、虫媒病毒、腺病毒、疱疹病毒等，在我国无论是南方还是北方，肠道病毒均为病脑的第一病原体，其次为虫媒病毒。乙脑等随着计划免疫深入已大为减少，手足口病毒以往很少引起神经系统损害，2008年以来我国该病广泛流行，CoxA16、EV71等病毒脑炎在我国南方地区占据了相当高的比率。

按病毒分类目前有100多种病毒可引起病毒性脑炎：

（1）虫媒病毒脑炎：约25种，由甲病毒、黄病毒等引起，亚洲有乙型脑炎病毒（日本脑炎病毒，JEV）脑炎、西尼罗脑炎病毒（West nile virus）脑炎、登革热病毒（Dengue virus）脑炎等。

（2）肠道病毒（EVE）脑炎：脊髓灰质炎病毒脑炎、埃可病毒（ECHO7）脑炎、柯萨奇病毒（Coxsackie V，有A、B型）脑炎、肠道病毒71型（enterovirus 71，EV71）脑炎。

（3）疱疹病毒类脑炎：单纯疱疹病毒（HSV）脑炎、EB病毒脑炎、水痘－带状疱疹病毒（VZ）脑炎。

（4）其他病毒脑炎：巨细胞病毒（CMV）脑炎、麻疹病毒（Measeles V）脑炎、风疹病毒脑炎、流行性腮腺炎病毒（MV）脑炎、尼帕病毒（Nipah virus）脑炎、狂犬病病毒脑炎、丙型肝炎病毒脑炎、博尔纳病病毒（Bomadisease virus，BDV）脑炎。

2. 病毒性脑炎常见传播媒介 最常见为吸血节肢动物，如蚊、蜱的体液及粪便等；其次是哺乳动物，如狗等。

3. 病毒进入人体途径 经皮肤及呼吸道（流行性腮腺炎病毒、麻疹病毒、VZ）、消化道黏膜（脊髓灰质炎病毒、肠道病毒），或直接经血液等途径，HSV经口或生殖器黏膜，胎儿经胎盘可感染风疹病毒、CMV及HIV。

而侵入神经系统主要有两条途径：间接侵入神经系统，病毒进入人体在局部复制后形成病毒血症，条件合适时，如病毒毒力强或机体抵抗力差时，通过血－脑脊液屏障而侵入中枢神经系统；直接侵入神经系统，沿周围神经的逆行轴浆运输系统感染中枢神经，如HSV、VZ、狂犬病病毒。

4. 病理生理机制

（1）病毒可通过各种途径侵入机体，其中呼吸道是首要感染途径，感染后首发免疫反应可损伤血脑屏障。病毒进入脑内必须克服血脑屏障作用，脉络丛血管壁多孔，无基底膜，最易经此薄弱处进入；也有直接穿过血脑屏障侵入或由白细胞带入脑内，如HIV；狂犬病则沿周围神经进入。损伤机制为直接破坏神经组织导致功能障碍，免疫反应致脱髓鞘病变及血管和周围损伤，血管病变、脑水肿致脑循环障碍加重脑损伤。急性病变多数呈弥漫性分布，神经髓鞘变性、断裂提示白质损害明显，可出现感染后或变态反应性脑炎。

（2）由于中枢神经系统内不同细胞群的胞膜上存在不同的特异性受体，使得对不同病毒的易感性不同，导致了病理和临床症状的差异。易感部位的差异导致临床症状的差异，肠道病毒往往局限于脑膜细胞，出现良性脑膜炎表现；狂犬病病毒侵犯三叉神经、小脑、边缘叶；HSV 局限于颞叶下中部。病理差异，病毒直接侵犯神经元，导致细胞溶解，神经胶质发生炎性反应，出现急性脑炎；有些病毒感染后很长时间才出现炎症反应，如麻疹病毒常导致亚急性硬化性全脑炎。病毒性脑炎影响下丘脑－神经垂体功能，使血管加压素不适当分泌引起血钠波动，广泛性大脑功能紊乱可引起脑电图异常。

二、临床表现

（一）症状

1. 前驱症状　半数以上患者有发热、畏寒、头痛、咳嗽等上呼吸道感染症状，其次为恶心、呕吐、腹痛、腹泻等胃肠道症状及轻度行为、精神或性格改变，症状持续一至数天。

2. 神经精神症状　大多数患者最先出现的是精神症状和意识障碍。精神障碍表现为：行为紊乱、兴奋躁动、缄默、违拗、木僵、消极行为、呆滞和被动等（行为和动作障碍）；言语思维散漫、猜疑、夸大、迫害妄想、胡言乱语、言语减少、重复刻板言语等（言语和思维障碍）；情绪兴奋不稳定、号哭、痴笑、惊恐、精神幼稚等（情感障碍）；幻视、幻听、幻嗅、错觉等（感知障碍）；其他尚有定向障碍、记忆障碍、虚构、注意力涣散、痴呆、大小便不能自理等。意识障碍表现为：淡漠、迟钝、嗜睡和程度不同的昏迷；绝大多数患者有尿便不能控制，其中一部分见于意识障碍的患者，但有的患者意识清楚。

3. 运动症状　半数病例有癫痫发作，以大发作为最多见，部分患者呈持续状态，其次是局部性癫痫及肌肉阵发性痉挛发作，小发作少见，部分患者有两种以上类型发作。有些病例有肢体瘫痪，其中大部分为偏瘫，其余为单瘫和四肢瘫。少数病例有舞蹈动作及扭转痉挛或共济失调。

4. 脑神经损害　小部分患者有脑神经损害症状，其中以视神经盘水肿较多见。其次为动眼神经麻痹、面神经麻痹、单侧或双侧展神经麻痹。个别患者有视神经萎缩、听力减退、吞咽神经、舌下神经麻痹及眼球震颤。

5. 伴随症状　有些病毒性脑炎可伴随全身表现，如单纯疱疹病毒性脑炎可有口周、角膜疱疹或周身皮损，新生儿期可播散全身；腮腺炎病毒性脑炎常有腮腺、颌下腺及睾丸肿大；肠道病毒性脑炎可有腹泻、麻疹样、水泡样或细小瘀点样皮疹等。

（二）体征

神经系统检查表现为大脑半球广泛受累，可见假性延髓性麻痹的体征。患者强哭强笑，掌颏反射亢进，出现唇反射、下颌反射、角膜下颌反射活跃等。多数患者有腱反射亢进，双侧巴宾斯基征阳性。少数患者有定位体征，表现在四肢或半身的轻重不同程度的瘫痪、失语等。亦有见锥体外系受累体征的，如异常运动等。有的出现颈强直或去大脑强直状态，可有颅内压力增高的体征，表现为视神经盘水肿。

（三）分型

根据病变的范围和程度可分为 3 个类型：

1. 弥漫型　大脑及脑膜充血，脑组织明显肿胀及弥漫性水肿，可有大片的软化灶，脑室变窄。显微镜下的病变：大脑皮质等处的灰质中神经细胞广泛而严重地急性变性，胞体肿胀，虎斑溶解，甚至胞核固缩或溶解消失，胶质细胞轻至中度弥漫性增生，一般无胶质结节形成。在白质内细胞结构疏松，可见大片边界不清的早期软化灶，其中有多数小胶质细胞弥漫性增生。

2. 脑干型　主要病变分布于中脑、桥脑和延髓，由于脑组织水肿使脑干体积增大而质软，切面的组织结构模糊或有软化灶。显微镜下见病变轻重不一，轻者在脑干的神经细胞中有不同程度的变性，血管扩张充血，血管周围偶见少量的淋巴细胞浸润；重者血管壁组织疏松，血管周围有大量的单核及淋巴细胞浸润，神经细胞变性和坏死，中度的胶质细胞增生。脑干病变较严重处的脑神经常受侵犯。

3. 假肿瘤型　在广泛脑膜脑炎的基础上，在脑内形成肿块样的局灶性病变，临床常误诊为颅内肿瘤。此局灶性病变的发展过程是：皮质的水肿较突出，其内的神经细胞变性较明显，先有细胞肿胀，以后大量神经细胞的核固缩，或胞体消失，伴有中等度的胶质细胞增生及星形细胞瘢痕形成；白质部分有大片边界不清的水肿，进一步发生软化、坏死，伴有小胶质细胞增生，或团块泡沫的格子细胞堆积；血管周围有大量的单核细胞和淋巴细胞浸润，管壁纤维增厚，管腔变窄。如病变继续发展，炎症和软化的病变部分被吸收，代之以胶质瘢痕形成，脑白质病变逐渐广泛，神经细胞大量死亡，可出现脑萎缩。

不同的病毒引起的脑炎病理改变各有其特点。单纯疱疹病毒性脑炎：呈弥漫性侵犯双侧大脑半球，但常不对称，以海马回、颞叶中部、额叶眶面和扣带回等处受累为最显著，也可引起下丘脑、延髓和桥脑病变，脑实质局部常有坏死、软化、出血、周围水肿明显，可导致颞叶钩回疝，神经细胞变性坏死、脱落，可见噬节和卫星现象，受累神经细胞核内有嗜酸性的 Cowdry A 型包涵体，脑病变部位及脑膜有充血、渗出，血管周围可见淋巴细胞及浆细胞浸润，急性期后可有神经胶质细胞增生、脑组织萎缩，脑实质出血性坏死和细胞核内包涵体是本病最特征性的病理改变。巨细胞病毒脑炎：脑室管膜炎是本病的一种特征性改变，因巨细胞病毒易侵犯脑室管膜下的细胞，存在显著的星形细胞反应，脑内能找到具有核内包涵体的巨细胞。带状疱疹病毒性脑炎：病理改变呈弥散性脑脊髓炎的变化，血管周围间隙的淋巴细胞浸润，小胶质细胞增生有时可见神经元变性，受累的神经细胞能发现核内包涵体。

（四）常见并发症

常见并发症有肺炎、心肌炎、心包炎及中耳炎等。若出现发热伴咳嗽咯痰，常提示并发了肺炎；若并发胸痛、胸闷，气促等，则应考虑有心肌炎或心包炎的存在；如若听力下降，耳鸣等，常常提示中耳炎。

三、实验室和其他辅助检查

（一）实验室检查

1. 血常规　外周血白细胞可增高，半数患者可增高达 10×10^9/L 以上，以中性粒细胞增高为主，个别病者可增至 25×10^9/L 以上，也有少数降低者。

2. 脑脊液　颅内压正常或轻至中度增高；白细胞数轻度增高，多在（50～100）× 10^6/L，以淋巴细胞或单核细胞为主，偶尔在感染的早期多形核粒细胞可能占优势，但随后也转变为淋巴细胞占优势；由于单纯疱疹病毒性脑炎（HSE）有出血性坏死，脑脊液可有红细胞数增多；蛋白质含量轻到中度增高，多低于 1.5g/L；糖和氯化物多正常。

3. 病毒检测

（1）病毒抗原检测：①脑组织采用免疫荧光、电镜、放射免疫法检测抗原，具有较高的敏感性和特异性，但需要脑活检，不便推广应用。脑脊液标本用酶联免疫吸附试验（ELISA）检测可溶性抗原是一种简便、快速、敏感而特异的方法。②直接从患者的脑脊液中培养和分离出病毒，对病毒性脑炎的诊断有决定意义。可于疾病早期进行脑活检术或抽取脑脊液，进行细胞培养和动物接种，但阳性率较低。③聚合酶链反应（PCR）技术具有极高的敏感性和特异性，适用于早期快捷诊断。④核酸杂交试验主要是以放射性核素或生物素等标记已知病毒的寡核苷酸制成探针，与标本中病毒核酸杂交进行诊断的方法。该方法可以克服病毒分离需完整病毒颗粒的缺陷，是病毒性脑炎诊断的发展方向。

（2）病毒抗体的检测：脑脊液中抗体的检测对病毒性脑炎除可进行回顾性诊断外，对早期诊断也有重要意义。检测方法包括中和试验（NT）、补体结合试验（CF）、ELISA 等。以 ELISA 的敏感性最高，国际上常采用。

（二）神经电生理检查

脑电图　病毒性脑炎急性期脑电图主要表现为 α 波减少，频率减慢和有时可出现连续性和阵发性发作波，散在 θ 波最后形成 4 ~ 7Hz θ 波为基本节律。多数反映在弥漫性慢活动背景上显示局灶性异常或主要病灶。其中局灶性高慢波尤其是棘、尖波、棘（尖）慢波综合与 CT 所见病灶基本一致，且病变定位率也高于脑 CT。一般来说，脑电图改变与病毒感染后病理改变的严重程度、临床症状和病理变化之间有良好平衡关系，病期不同脑电图改变也不同，临床症状越重，脑电图的异常率越高，异常程度越明显。一般而言，脑电图改善较临床症状恢复晚，往往在临床症状消失后，脑电图异常仍存在。

（三）影像学检查

1. 头颅 CT　可见两侧大脑半球散在边缘清的低密度，造影剂亦不能增强。

2. 头颅 MRI　在 MRI 表现上，表现为长 T_1、长 T_2。病毒性脑炎是以病毒侵入神经元细胞为主的炎性病变，病毒直接侵犯神经元较集中的皮质及皮质下灰质核团，其周边白质很少累及。因此 T_1 加权像显示两侧颞叶、岛叶呈不规则低信号强度，T_2 加权像上呈不规则的散在高信号区，但与脑室不相连，以资与多发性硬化相区别。

四、诊断要点

鉴于病毒性脑炎临床及病因学诊断比较困难，目前国内临床诊断主要依靠脑脊液检查、血清学检查、神经系统检查方法（包括 MRI、CT、脑电图等）。结合国内外发表文献，一般认为：脑脊液典型改变为压力增高，清亮，白细胞增多（一般 $300 \times 10^6/L$ 以下，以淋巴细胞为主），蛋白轻度增高或正常，糖和氯无明显变化，培养无细菌；早期细胞数可能正常或以单核为主。脑脊液分离出病毒是诊断的金标准，但临床受技术限制而实用性不强。脑电图几乎均有不同程度的异常，主要为高幅慢波，多呈弥漫性分布，可有癫痫样电波，其变化是非特异性的，需排除其他大脑疾病；病情越重，异常程度越强及持续时间越长，预后也越差。CT 及 MRI 可显示异常或提示弥漫性炎性水肿，重症可显示大小不等、形态不规则、边缘不清的病灶；轻症及脑炎早期因组织结构未改变，多未见明显改变；MRI 分辨力优于 CT，对预后判断及鉴别诊断有重要意义。

因此病毒性脑炎的诊断，必须综合分析流行病学、临床表现和各种实验室检查资料，才能获得较正确的结论。结合 2010 年欧洲神经病学杂志发表的《病毒性脑炎诊断与治疗进展》，通常病毒性脑炎诊断主要的符合条件为：

1. 临床上有似病毒感染所致脑实质受损征象，伴全身病毒感染症状。

2. 脑脊液有或无炎症性改变，均查不到细菌（包括结核、真菌等）感染的证据。

3. 脑电图呈弥散性异常（有些可局灶化），脑扫描、造影、CT 等检查无占位性病变征象（单纯疱疹病毒脑炎和某些局灶性脑炎例外）。

4. 血清抗体滴度明显增高（特别是恢复期比急性期高 4 倍以上）。

5. 脑脊液查到病毒抗原或特异性抗体。

6. 脑组织发现病毒。

7. 排除其他感染、感染后及非感染大脑疾病，如化脓性脑膜炎、结核性脑膜炎、脑脊髓炎、感染后脑炎等。

五、鉴别诊断

（一）其他病原体所引起的脑炎及脑膜炎

1. 结核性脑膜炎　发病无季节性，早期脑脊液中糖降低不明显，白细胞计数和蛋白增高不多，如患者病程在 10 天左右，意识障碍及神经系统症状继续加重，尤其出现脑神经麻痹的表现时，要高度怀疑结核性脑膜炎的可能性。做结核菌素试验，复查脑脊液，如外观呈毛玻璃状，白细胞分类以淋巴细胞为主，糖及氯化物降低，蛋白增高，尤其在涂片上找到抗酸杆菌时即可确定诊断。

2. 化脓性脑膜炎　多于冬春季发病，最常见的致病菌为脑膜炎双球菌、肺炎球菌和流感嗜血杆菌。脑膜炎双球菌所致流行性脑脊髓膜炎患者有特殊的皮肤黏膜瘀点，肺炎球菌或流感嗜血杆菌脑膜炎患者常伴有中耳炎、乳突炎或肺炎。脑脊液多见混浊，白细胞计数增多，中性粒细胞占 90% 以上，糖含量减低，蛋白明显增高，脑脊液涂片或培养可获得病原菌。在疾病早期或经过部分抗菌药物治疗的化脓性脑膜炎患者，脑脊液变化可很轻或不典型，有时与病毒感染难以区别，但其脑脊液含糖量低，乳酸、乳酸脱氢酶、溶菌酶增高和 pH 降低，免疫球蛋白 IgM 和 IgG 均明显增高，可与病毒性脑炎鉴别。

3. 隐球菌脑膜炎　本病多发生于长期应用抗生素及免疫抑制剂的患者，其起病缓慢，开始为阵发性轻度头痛，以后逐渐加重，但可缓解，时轻时重。脑脊液改变与结核性脑膜炎相似，经墨汁染色可以检出隐球菌，经真菌培养可以培养出真菌。

（二）弥散性脑损害主要与如下情况相区别

1. 感染中毒性脑病　常在急性细菌感染的早期或极期，机体对感染毒素产生过敏反应，导致脑充血水肿，故又称细菌感染后脑炎。多见于败血症、肺炎、细菌性痢疾、白喉、百日咳、伤寒等。以 2～10 岁儿童多见。脑症状常与原发病同时出现，表现为高热、头痛、呕吐、烦躁、谵妄、惊厥、昏迷、瞳孔散大且光反应迟钝、脑膜刺激征等，偶有一侧或双侧瘫痪（多暂时性）。脑脊液中压力增高，细胞一般不增多，蛋白质可轻度增高，糖和氯化物正常。多数在 1～2 个月内脑症状消失，无后遗症。

2. 急性散播性脑脊髓炎　通常见于急性发疹性病毒传染病（如麻疹、风疹、天花、水痘、带状疱疹等）的病程中或出疹后 3～4 日，或其他急性病毒感染（如传染性单核细胞增多症、流行性感冒、某些病毒性上呼吸道炎等）的恢复期（感染过后 1～2 周），也可称病毒感染后脑炎。尚有在疫苗（牛痘、百日咳、狂犬病等疫苗）接种后 2～3 周内发生的，名为疫苗接种后脑炎；或继发于驱虫药使用后，如驱虫净性脑炎，现今认为是自身免疫反应所致。临床表现多为高热、头痛、呕吐、抽搐、精神错乱、昏迷、脑膜刺激征及局灶损害体征（如瘫痪、失语等），脑脊液多有蛋白、细胞增多。查明神经症状发生的时间，常有提示临床诊断的意义。

3. 瑞氏综合征（Reye 综合征）　也称为脑病合并脂肪变性（encephalopathy with fatty degeneration of the viscera），是因多脏器脂肪浸润所引起的以脑水肿和肝功能障碍为表现的一组症候群。澳大利亚病理学家 Reye 及其同事于 1963 年首次报道此综合征。本病的临床特点：病毒感染后出现脑病的症状（意识障碍、惊厥），肝功能异常及代谢紊乱。多发生于 6 个月至 4 岁的婴幼儿和儿童，亦可见于任何年龄段。病因尚未彻底阐明，有认为可能是病毒感染促使机体对某种毒素过敏。主要病变是脑水肿和肝脂肪变性。临床常先有 1～7 日呼吸道病毒感染的征象继而突然出现脑症状，如呕吐、淡漠、谵妄、嗜睡或昏迷、去大脑强直等。无黄疸，早期肝不大。脑脊液压力升高，其余基本正常。血清转氨酶、游离脂肪酸、氨等均增高，凝血酶原时间延长。肝超声波检查有助于提示诊断，确诊须靠肝活检。

（三）颅内占位性病变

对临床呈现较局限病灶损害时，应除外肿瘤或脓肿。

1. 脑脓肿　主要有颅内感染、颅内高压及局灶性脑损害三大症状。脑脊液检查示颅内压有不同程度的增高，急性期脑脊液改变与化脓性脑炎相似；脓肿形成期细胞数轻度升高，以单核细胞为主；蛋白明显增高，糖及氯化物无特殊改变。MRI 检查对脑脓肿可提供可靠诊断依据。

2. 颅内肿瘤　起病较缓，逐渐加重，临床表现主要为头痛、呕吐、视盘水肿等颅内压增高症状及局灶性症状。患者体温正常，血象正常，脑脊液可有蛋白增加，但无细胞增加。病史及体检均找不到感染灶。可通过 CT 或 MRI 确诊。

（四）精神疾病

须与精神分裂症、反应性精神病、情感性精神病及癔病所表现的精神异常进行鉴别。散发性病毒性脑炎的精神症状属于器质性，有明显的记忆、计算、理解及定向力缺陷，并常有意识障碍及其他脑损害体征，脑电图显示弥漫性异常，故鉴别不难。

六、治疗

根据不同的病因和起病方式，决定中医的辨证治疗。若感受温热邪毒，以起病急、发热和神昏痉厥等为主者，按温病卫气营血辨证论治；若感受湿热邪毒，则热势低，易化湿生痰，以精神或神经症状为主，按杂病辨证治疗。西医目前对大多数病毒性脑炎缺乏特效治疗，迄今缺乏特效的抗病毒药物（除单纯疱疹病毒性脑炎外），主要措施是支持疗法及对症处理。

（一）辨证治疗

总的治则以清气凉营、平肝息风和涤痰开窍法为主。急性期以祛邪为要，宜化痰开窍，清热平肝；后期注重甘寒养阴，配以活血通络等法治疗；恢复期则以扶正为主，宜养阴益气活血。

1. 急性期治疗

（1）温热毒邪，侵袭卫气

证候特点：发热微恶寒，咽痛或咳嗽，头痛甚，烦躁，身倦嗜睡，恶心呕吐，口干，舌红苔黄或薄白，脉浮数或滑数。

治法：辛凉解表，清气泄热。

推荐方剂：银翘散加减。

基本处方：金银花20g，连翘20g，淡豆豉10g，薄荷10g，板蓝根20g，大青叶20g，桔梗10g，芦根30g，甘草6g。每日1剂，水煎服。上药加水500ml，煎成100ml，分2次温服。

加减法：热甚者，加石膏30g、知母12g以甘寒清气分之热；兼夹湿热见身重脘痞者，加藿香15g、佩兰15g、厚朴15g以化湿邪；嗜睡身倦者，加石菖蒲15g、郁金12g以化浊开窍。

（2）气营两燔

证候特点：高热、头痛、呕吐，神昏痰鸣，四肢抽搐或发颤，项背强直，便结，尿黄赤，舌红，舌苔黄垢，脉数。

治法：清气凉营，醒脑开窍。

推荐方剂：清瘟败毒饮加减，送服紫雪丹。

基本处方：生石膏30g（先煎），知母10g，水牛角20g（先煎），生地黄20g，牡丹皮10g，赤芍15g，连翘12g，玄参15g，黄连6g，竹叶10g，丹参15g，甘草6g。

加减法：头痛剧烈者，加菊花15g、僵蚕10g、刺蒺藜15g、龙胆草15g以清肝降火；若呕吐，乃胃中痰气上逆所致，加旋覆花10g、枳壳15g、竹茹15g、法半夏10g、炙枇杷叶15g以化痰行气降逆；便秘便干，舌红绛，苔干黄而燥者，为津枯火炽，宜加麦门冬15g、生大黄6g以滋水行舟。

（3）热盛动风

证候特点：以剧烈头痛，频频呕吐为突出表现，且有身热，肢厥，口角抽动，四肢抽搐，双眼凝视，眼球震颤，神昏，舌绛红，脉细数。

治法：清肝息风。

荐方剂：羚角钩藤汤加减。

基本处方：羚羊角粉1g（冲服），钩藤30g，桑叶10g，菊花12g，生地黄30g，白芍15g，川贝母10g，竹茹10g，寒水石30g。

加减法：痰涎壅盛者，加瓜蒌仁15g、石菖蒲10g、郁金10g、枳实15g、胆南星10g以理气化痰；呕吐较甚者，加紫苏梗15g、藿香梗15g、法半夏10g以降气止呕；大便秘结者，加生大黄6g（后下）以通腑泄热；如神倦脉虚，舌绛苔少，并见头晕目眩，手足抽搐者，多因虚风内扰所致，治宜滋阴息风，可以大定风珠汤加减：白芍15g，阿胶15g，醋制龟甲25g，生地黄15g，生牡蛎30g，五味子12g，麦门冬15g，甘草9g。

（4）痰气郁结

证候特点：精神抑郁，表情淡漠，缄默呆滞，神志恍惚朦胧、嗜睡，默默不欲饮食，发呆，寡言少语，口角流涎，定向力、记忆力障碍，理解力、判断力下降，联想困难，舌苔白腻，脉弦数。

治法：理气化痰。

推荐方剂：温胆汤加减。

基本处方：法半夏12g，陈皮10g，茯苓30g，竹茹10g，枳实10g，郁金12g，甘草6g。

加减法：痰涎壅遏，从口中溢出者，加白豆蔻15g、瓜蒌仁10g、紫苏子15g、郁李仁15g以健脾化痰；厌食，口流涎者，加佩兰15g、荷叶30g、神曲15g、山楂15g以理气消食；大便溏垢不爽，多黏涎者，加槟榔15g片、广木香10g、黄连6g以调气清热。

（5）痰湿蒙窍

证候特点：轻证患者见意识朦胧，胸闷不适，或嗜睡，或有发热。重证患者起病急骤，见癫痫发作，起病即抽搐，直视，痰鸣，口中流涎，口噤，手足翻颤，或头痛呕吐，或神志不清，舌质红，苔白腻，脉弦数。

治法：豁痰开窍。

推荐方剂：涤痰汤加减，或并服苏合香丸。

基本处方：陈皮10g，法半夏12g，枳实12g，胆南星12g，竹茹10g，石菖蒲12g，郁金12g，菊花10g。

加减法：痰涎阻塞气道，症见发热、呼吸急促、咳嗽，可加用鱼腥草15g、桔梗10g、苦杏仁10g、浙贝母12g等以宣肺化痰清热；发热较甚者，加青蒿12g、黄芩15g以清内热；随病程迁延，可致正气渐虚，症见昏沉、倦怠、痰多、二便失禁，脉沉无力，加生晒参15g、白术15g、茯苓20g以益气健脾化痰。

2. 恢复期治疗

（1）气虚痰阻

证候特点：气短音微，吞咽困难，腰膝无力，震颤或瘫痪，二便失禁，言语不清，舌质淡，脉弦细。

治法：益气健脾，祛痰通络。

推荐方剂：六君子汤合菖蒲郁金汤加减。

基本处方：黄芪20g，党参15g，白术12g，茯苓20g，陈皮10g，法半夏10g，石菖蒲10g，郁金10g，菊花12g，白僵蚕15g，甘草6g。

加减法：大便稀溏者，加山药15g、扁豆15g以健脾渗湿；痰浊较甚者，加竹沥水15g、白附子9g、白芥子10g以涤痰开窍；如舌强不能言，足废不能用，腰膝无力，则宜滋肾阴，补肾阳，用地黄饮子加减：熟地黄15g，巴戟天12g，山茱萸15g，石斛15g，肉苁蓉15g，制附片10g，肉桂10g，茯苓15g，石菖蒲15g，郁金15g，远志12g，黄精20g。

（2）热伤阴血

证候特点：手足心热，口干舌燥，神倦无力，面白肤糙，耳鸣头昏，肢体干瘦，手足麻木，脉虚无力。

治法：滋阴增液。

推荐方剂：加减复脉汤合黄连阿胶汤加减。

基本处方：炙甘草6g，阿胶10g（烊化），生地黄30g，麦门冬15g，白芍15g，黄连6g。

加减法：如肾阴亏耗较重，症见腰膝酸软、耳鸣耳眩者，可加菟丝15g、女贞15g以滋养肾阴；失眠多梦者，加酸枣仁30g、牡蛎30g以宁心安神；五心烦热者，加牡丹皮15g、白薇15g以清虚热；失语者，加木蝴蝶15g以清咽开音。

（3）痰瘀阻络

证候特点：头昏，胸闷，倦怠，吞咽困难，肢体麻木，手足震颤，行走不稳或瘫痪，二便失禁，一侧或双侧肢体瘫痪，或下肢瘫痪，呕吐，口涎，精神异常，或发作性四肢抽搐，舌紫黯，苔厚腻，脉弦滑。

治法：涤痰开窍，活血通络。

推荐方剂：涤痰汤合三甲散加减。

基本处方：法半夏、白芥子、枳实、炙穿山甲、川芎、桃仁各12g，胆南星6g，茯苓、丹参各15g，土鳖虫、炙鳖甲（先煎）、柴胡、陈皮、僵蚕、路路通各10g。

加减法：若头痛者，加细辛3g、葛根15g、白芷10g，以祛风舒筋；呕吐者，加吴茱萸10g、紫苏叶12g、黄连6g、竹茹12g、炙枇杷叶15g以化痰止呕；肢体瘫痪者，加续断15g、桑寄生15g、牛膝15g以补肝壮腰膝；智力减退者，加黑芝麻30g、益智仁15g、黄精30g以补肾益智；二便失禁者，加炒山药30g、山茱萸15g、桑螵蛸15g以健脾收摄。

（二）其他治疗

1. 中成药

（1）牛黄清心丸：清热解毒、开窍安神，适用于气营两燔见高热、烦躁、嗜睡者。口服，每次1粒，每日2次，3~7天1个疗程。

（2）安宫牛黄丸：清热开窍、豁痰解毒，适用于热邪内陷心包，痰热壅闭心窍，见高热神昏谵语者。口服，每次1粒，每日1次，3天1个疗程。

（3）六神丸：清热止痛、祛邪解毒，适用于卫气同病及气营两燔之证。口服，每次10粒，每日3次，7天1个疗程。

（4）苏合香丸：温中行气、开窍醒脑，适用于痰湿蒙窍证，见低热昏迷、舌苔白腻者。口服，每次1粒，小儿减半，每日2~3次，7天1个疗程。

（5）安脑丸：清热解毒、醒脑安神，适用于热盛动风证，见高热、神昏、抽搐痉厥、烦躁谵语者。口服，每次1~2丸，每日2次，6天1个疗程。

（6）小儿回春丹：开窍定惊、清热化痰，适用于小儿热盛动风证，见高热、惊厥、抽搐不止者。口服，每次0.9~1.5g，每日2~3次，化服，5天1个疗程。

（7）抗病毒口服液：清热解毒，适用于邪犯卫气证。口服，每次10ml，每日3次，5天1个疗程。

（8）清开灵注射液：清热解毒、化痰通络、醒神开窍，适用于气营两燔、热盛动风证。每次20~40ml加入5%~10%葡萄糖注射液250ml中，静脉滴注，每日1次，3~5天1个疗程。

（9）醒脑静注射液：开窍醒脑、凉血行气、活血化瘀、清热解毒，适用于气营两燔，痰湿蒙窍证。每次20~40ml加入5%~10%葡萄糖注射液250ml中，静脉滴注，每日1次，5天1个疗程。

2. 针灸

（1）体针

1）气营两燔

取穴：曲池，二间，内庭，胃俞，足三里，气海，厉兑，商阳。

操作：胃俞捻转平补平泻法，持续行针数分钟后出针；厉兑、商阳用三棱针点刺出血各2～3滴；曲池、二间、内庭皆直刺用提插泻法；足三里直刺，用捻转补法；气海卧针向下，捻转补法或针后加灸。留针15～20min，7～10天为1个疗程。

2）热盛动风

取穴：曲池，大椎，行间，少府，阳陵泉，丰隆，人中，十二井，十宣。

操作：十二井、十宣点刺放血，各2～3滴；人中刺向鼻中隔，以眼球湿润为度，留针20min；余穴皆用捻转泻法，持续行针5～10min后出针。7～10天为1个疗程。

3）痰瘀阻络

取穴：太溪，三阴交，太冲，外关透内关，曲池，膈俞，大椎，大包，丰隆。

手法：太溪、三阴交捻转补法；太冲、外关透内关、曲池、膈俞、大椎、大包、丰隆用捻转平补平泻法，持续行针数分钟出针。7～10天为1个疗程。

（2）耳针

适应证：各种炎症性病症如对急性结合膜炎、中耳炎、牙周炎、咽喉炎、扁桃体炎、腮腺炎、气管炎、肠炎、盆腔炎、风湿性关节炎、面神经炎、末梢神经炎等，有一定的消炎止痛功效。

取穴：取心、皮质下、肾、肝、神门、肾上腺、内分泌、肺。每次选4～6个穴。

操作：急性期给予强刺激，恢复期给予轻刺激，留针30min。7～10天为1个疗程。

（3）刺络

适应证：具有散血清热泻火之效。

取穴：取百会、印堂、大椎、关冲、尺泽诸穴。

操作：用三棱针消毒后，快速刺入皮下，迅速出针，挤出血液数滴，再行皮肤消毒，每日1次。7～10天为1个疗程，可以连续行两三个疗程。

（4）皮肤针

适应证：可清解暑热。

取穴：取项背及脊柱两侧1.5～3寸处、第1～10椎间。

操作：患者低头坐位，局部消毒后，用皮肤针捶叩患者局部10～15min，以皮肤潮红为度，每日或隔日1次。2周为1个疗程。

（5）梅花针

适应证：病毒性脑炎后遗症期见头痛、癫痫者。

1）头痛

取穴：后颈、胸部、头部（在颈椎两侧、颞部、耳垂下、耳前、颈窝可发现结节、条索及压痛）、风池、太阳、大小鱼际处、大椎、胸椎5～10两侧、腰部（发现条索、压痛处）。

操作：用梅花针以中度刺激叩打上述部位。5～7天为1个疗程。

2）癫痫

取穴：发作时，重刺后颈、骶部，可在指尖放血，配用大椎、中脘、期门、足心阳性物（即患肢有结节物、条索状物、泡状软性物和障碍阻力处）。未发作时调治，取脊柱两侧、头部、颈下部、足心阳性物处、内关、行间。以后颈部、骶部为重点。

操作：发作时用梅花针较重刺激叩打上述部位；未发作时用中度刺激。2 周为 1 个疗程。

（三）西医治疗

治疗原则是消除病因，减轻组织的病理反应，恢复受损的功能。多年来努力寻找特异性抗病毒药，至今成效有限。目前所用药物，通常剂量在体内难以杀灭病毒，且药物必须进入细胞内起作用，超剂量使用可损害正常细胞的功能，因而影响药物的使用和疗效。在治疗时要注意考虑机体的免疫状态，并强调综合治疗措施，对挽救患者生命、减少后遗症是非常重要的。

1. 一般治疗　加强护理、预防压疮及肺部感染等并发症。

（1）卧床休息，避免精神刺激。

（2）注意饮食，给予充分的营养，对昏迷者应及时鼻饲流质饮食。

（3）保持水、电解质平衡。应用脱水剂者应记出入量，定期复查电解质，防止液体过多或不足及电解质紊乱。

（4）昏迷患者保持侧卧位，每 2h 翻身、拍背、吸痰 1 次。有尿潴留者，可行手法辅助排尿，即用拇指揉压关元穴，必要时留置尿管。

（5）必要时给输脂肪乳或复方氨基酸，加强营养支持以提高机体抵抗力。

（6）注意口腔卫生及皮肤护理，防止发生肺炎、泌尿系感染、压疮等。

2. 抗病毒制剂　抗病毒药物对病毒的作用，主要是针对其吸附、穿入、脱壳、转录、复制及有关酶等发育成熟的环节，但实际作用机制尚未完全阐明。由于病毒仅在细胞内繁殖末期才出现典型症状，故须在感染极早期用药才较有效。目前最常使用的抗病毒药物是阿昔洛韦，可用于疱疹性脑炎，对于水痘带状疱疹病毒性脑炎也可能有效，标准的治疗是阿昔洛韦以 10mg/kg 静滴超过 1h，一天 3 次，每日总量为 30mg/kg，连续使用 14 天，若免疫抑制患者则疗程建议使用到 21 天。更昔洛韦和膦甲酸钠可用来治疗巨细胞病毒性脑炎和肠道病毒脑炎、人疱疹病毒。其中在治疗巨细胞病毒性脑炎时，建议更昔洛韦和膦甲酸钠联合治疗，用更昔洛韦 5mg/（kg·d），每日 2 次，膦甲酸钠 60mg/kg，每 8h1 次，或 90mg/kg 静脉注射，每 12h1 次，疗程为 3 周，免疫抑制的患者则应维持 6 周；对于 HHV6 脑炎（无论是 A 型或 B 型），则建议用膦甲酸钠 60mg/kg，每 8h 使用 1 次；对于 HHV6 脑炎（B 型），可选择更昔洛韦（5mg/kg 每 12h1 次）替代治疗；对于怀疑 H1N1 引起的脑炎，可选用抗病毒药物奥司他韦和金刚乙胺治疗。

3. 肾上腺糖皮质激素　此类激素是免疫抑制剂，能破坏或减少淋巴细胞，抗 B 细胞和 T 细胞的功能，抑制炎症反应、干扰素和抗体形成，也能改变神经胶质、胶质瘢痕而使脑组织再生，故使用有其利弊。尽管临床上应用已久，但目前意见尚未完全一致。考虑激素有抗炎、消肿、稳定溶酶体系统而防止抗原抗体反应时产生有害物质，因此适时使用、掌握适当的剂量和疗程，是有治疗价值的。不少人主张早期、大剂量、短疗程的方法。一般用地塞米松 15～20mg 加糖盐水 500ml 静脉滴注，每日 1 次，10～14 天，以后改口服泼尼松，逐渐减量。

4. 免疫疗法

（1）干扰素及其诱生剂：许多实验表明干扰素可抑制病毒在细胞内增殖，对 RNA 和

DNA 病毒均有效，对宿主细胞损害极小。但宿主特异性甚高，只在人体细胞内产生的干扰素才对人类病毒性疾病有效，且不易制备大量、纯净及高浓度的制剂。干扰素诱生剂，如聚肌苷聚胞啶酸（PolyL：C）和聚鸟苷聚胞啶酸（PolyG：C，在人体是抗核酸酶的聚肌胞衍生物）、青枝霉素、麻疹活疫苗等，可使人体产生足量的内源性干扰素。近已确定干扰素及其诱生剂能抑制病毒血症并防止病毒侵入脑部，故在感染病毒后潜伏期使用，效果较显著。近来还在研究诱生干扰素的增效剂，以期提高疗效。

（2）转移因子：是从迟发型变态反应者的外周白细胞中提取的一种物质，可使正常淋巴细胞致敏而转化为免疫淋巴细胞。适用于免疫缺损患者，通过逆转细胞的免疫缺陷，可使疾病缓解，有人用以治疗急性病毒性脑炎有一定效果。

5. 对症治疗

（1）对高热患者，宜将室温降至 27～30℃。可应用吲哚美辛（消炎痛）、阿司匹林等退热药，但对体温调节中枢紊乱者效果不著。对中枢性高热可采用物理降温，但应注意以患者不出现寒战或局部肌肉收缩为宜。

（2）对惊厥者，应从高热、缺氧、呼吸道梗阻、脑水肿、低钠血症等方面分析原因，采取针对性措施。抗惊厥药物常用地西泮（安定）10～20mg 静脉注射，也可用水合氯醛、苯巴比妥（鲁米那）等。对癫痫持续状态者，可用安定 100mg 加糖盐水 500ml，于 12h 内缓慢静脉滴注完毕或根据发作情况控制滴速。

（3）脑水肿是引起惊厥、呼吸衰竭的根本原因。可用 20% 甘露醇 1～2g/kg 体重，每 6～8小时 1 次，静脉加压注射，疗程为 5～7 天。对低蛋白血症伴脑水肿者可用白蛋白。

（4）精神症状的处理，可采用氯丙嗪、奋乃静及氟哌啶醇等，开始用小剂量逐渐增至能控制症状为止。

（5）对昏迷无咳嗽吞咽反射或呼吸道分泌物增多者，应考虑行气管切开。对呼吸衰竭尚有自主呼吸者，可用呼吸兴奋剂洛贝林（山梗菜碱）、尼可刹米（可拉明）等。呼吸停止或明显通气不足者则需用人工呼吸器。

6. 高压氧治疗　急性期及恢复期均可采用高压氧治疗。

7. 手术治疗　伴有颅内压增高而药物治疗无效或出现脑疝者，可做脑室引流或去骨瓣减压术。

8. 恢复期治疗　注意营养，积极配合理疗、体疗，以促进肢体功能的恢复。约有 5%～20% 的患者残留不同程度的后遗症，因此积极早期地进行康复治疗很有必要，包括功能、语言、智力、生活自理能力等方面的训练。癫痫者应长期服用抗癫痫药物。

（周红霞）

参考文献

［1］李慎茂．颈动脉狭窄血管内支架治疗并发症的临床分析．中国脑血管病杂志，2005，2（2）：65.

[2] 王拥军. 卒中单元. 北京：科学技术文献出版社，2004.
[3] 王永炎. 中风病防治要览. 北京：人民卫生出版社，2009.
[4] 颜乾麟. 颜德馨中医心脑病诊治精粹. 北京：人民卫生出版社，2006.
[5] 刘茂才. 中医脑病临证证治. 广州：广东人民出版社，2006.
[6] 印会河. 印会河中医内科新论. 北京：化学工业出版社，2010.
[7] 王祥生. 神经病古今名家验案全析. 北京：科学技术文献出版社，2010.

第二十章　神经系统急危重症

第一节　颅内压增高

一、颅内压增高的原因

（一）颅腔狭小

先天或后天颅骨异常都可引起颅腔狭小，使脑组织受压，影响脑的正常发育和生理功能，产生一系列症状和不同程度的颅内压增高。

1. 狭颅症　指婴儿的颅缝一条或几条、部分或完全过早闭合，限制了头颅扩大，导致各种类型颅骨狭小畸形，如舟状头、扁头、尖头等，也称颅缝早闭或颅缝骨化症。多认为是中胚叶发育缺陷引起的先天性发育畸形。病儿除高颅压外，还可有精神衰退、反应迟钝、淡漠、智能低下甚至痴呆，还可有视力障碍、眼球突出、外斜视，常伴有癫痫。

2. 颅底凹陷症　是枕大孔区畸形最常见者，以枕大孔为中心的颅底骨组织内翻，环椎向颅内陷入，枢椎齿突高出正常水平而进入枕骨大孔，使枕骨大孔前后径缩短和颅后窝缩小。其原因分先天性和后天性，前者多见，有人发现与遗传因素有关。后天者可继发于佝偻病、骨软化症、畸形性骨炎、成骨不全、类风湿关节炎等。

3. 颅骨异常增生症　是一种原因不明的骨纤维增殖性疾病，临床少见，见于儿童及青年。颅骨骨质经破骨细胞作用后，被纤维结缔组织所代替。颅骨增殖发育畸形，一般向颅外突出生长，多无明显症状；如向颅内突入生长，则可导致颅内压增高。

4. 畸形性骨炎　为一种原因不明的慢性进行性骨病，我国少见。如有颅底陷入，可导致颅内压增高症状和颅底孔受压引起的听力障碍、视力减退等颅神经受累症状。

5. 向颅内生长的颅骨肿瘤　包括良性和恶性肿瘤。当肿瘤向颅内生长，体积超过颅腔容积代偿空间，可引起颅内压增高。

6. 外伤性颅骨凹陷性骨折　颅骨凹陷性骨折并非都引起颅内压增高，当广泛性骨折压迫脑组织，或伴有脑损伤而引起脑水肿或出血伴有颅内血肿时，可导致颅内压增高；骨折刺破静脉窦可致大出血；如静脉窦受压影响静脉血回流时，可引起颅内压增高。

（二）脑血流量增加

1. 二氧化碳蓄积和碳酸血症　各种原因引起的二氧化碳蓄积和碳酸血症。

2. 高血压脑病　由于普遍而急剧的脑小动脉痉挛，使毛细血管壁缺血、通透性增高，导致急性脑水肿而致颅内压增高。可见于原发性高血压和恶性继发性高血压，如肾小球肾炎、嗜铬细胞瘤、子痫等。慢性高血压患者虽然血压持续升高，很少发生高血压脑病。

3. 颅内血管性疾病　脑出血、大面积脑梗死、蛛网膜下腔出血、颅内静脉堵塞都可因脑水肿或阻塞脑脊液循环通路或颅内占位而引起颅内压增高。

4. 严重颅脑损伤 颅脑损伤时，脑血流自动调节功能紊乱，主要表现为脑血流量降低；另一方面，由于交感神经系统应激兴奋和脑血管痉挛、缺血、缺氧，损伤局部小动脉呈麻痹状态，导致过度灌注，从而引起脑肿胀，血脑屏障受损害，血管通透性增高，血浆蛋白及水分渗出增加，使脑水肿范围急剧扩展，颅内压增高加重。

（三）颅内占位性病变

由于各种原因所致的颅内血肿、肿瘤、脓肿、肉芽肿及脑寄生虫病所致的颅内占位，占据了不能扩张的有限颅内空间，或占位性病变压迫脑组织，导致脑水肿而引起颅内高压。

1. 脑积水

（1）先天性脑积水：可见于婴幼儿交通性脑积水和梗阻性脑积水，后者见于中脑导水管发育畸形、颅脑脊膜彭出、先天性小脑扁桃体下疝、第四脑室闭锁等。

（2）后天性脑积水：由下列几种因素所致。①梗阻性脑积水：各种原因引起的脑脊液循环通路受阻，包括室间孔、第三脑室、第四脑室、第四脑室正中孔、小脑延髓池等的阻塞。②交通性脑积水：各种原因引起的蛛网膜粘连、外伤性或自发性蛛网膜下腔出血及脑炎都可引起脑积水。③脑脊液吸收障碍：各种静脉窦受压或阻塞，耳源性脑积水等。④脑脊液分泌过多：见于脉络丛乳头状瘤等。⑤血脑屏障破坏，导致组织间液渗出增多。如各种原因所致的脑炎、脑膜炎等。

2. 良性颅内压增高症候群 见于静脉窦阻塞、内分泌失调、血液病、药物反应及代谢性疾病。

（四）脑组织体积增加——脑水肿

脑水肿（Encephaledema）指脑组织液体增加导致脑容积增大，是引起颅内压增高的常见因素。从发病机理和病理方面可将脑水肿分5类：

1. 血管源性脑水肿 由于血脑屏障损害，造成脑毛细血管通透性增加，血浆蛋白和水分外溢，使细胞外液增加，引起细胞外水肿。见于脑挫裂伤、脑肿瘤和炎症性疾病。

2. 细胞毒性脑水肿 由于脑缺血、缺氧，钠、钾、钙离子泵的能源 ATP 很快耗损，泵功能衰竭，细胞内钠、钾、钙离子，氧化物潴留，导致细胞肿胀；没有血管的损害，血脑屏障相对完整。水肿主要在灰白质的细胞内，细胞外间隙不扩大，是细胞内水肿。

3. 渗透性脑水肿 由于低血钠和水中毒等病因使血浆稀释时，血浆内水分由于渗透压改变而进入细胞内，并以白质更为明显。细胞外间隙不扩大，血脑屏障相对完整。脑室内脑脊液形成增加，过多的水分也可进入脑室邻近的白质内。

4. 间质性脑水肿 主要见于脑室周围白质，常与脑积水伴发，故又称脑积水性脑水肿。由于脑室结构的改变，使部分脑脊液溢出，渗进邻近白质内的结果。水肿的程度由脑室压的高低决定。脑室周围白质水肿虽然较重，但由于静水压的作用使白质发生萎缩，其蛋白及类脂质含量也降低，故白质体积不但不增大，反而缩小。

5. 流体静力压性脑水肿 任何因素引起的脑毛细血管动脉端或静脉端的静力压增高，都将导致压力平衡紊乱而产生脑水肿。

临床上同一病因常同时或先后发生不同类型的脑水肿，很少一种类型单独出现，要注意以哪种类型脑水肿为主的问题。脑水肿可在脑组织遭到损害后立即发生，24 小时后最为明显，并由病灶区向脑实质区和邻近扩展，如有脑软化和脑内出血，周围的水肿可扩展到整个脑叶。水肿持续时间一般在 3~4 周。

二、颅内压增高的分类

（一）按病因分类

1. 弥漫性颅内压增高　特点为颅腔内各部位及各分腔之间不存在压力差，因此脑组织及中线结构没有明显移位。多见于弥漫性脑膜炎，弥漫性脑水肿，交通性脑积水等，患者压力解除后神经功能恢复较快。

2. 局限性颅内压增高　特点为病变部位压力首先增高，使附近脑组织移位，并可导致脑室、脑干及中线结构移位，见于各种占位病变，如肿瘤、脓肿、血肿、囊肿、肉芽肿等。由于脑组织受压较久，局部的血管长期处于张力消失状态，血管壁肌层失去了正常的舒缩能力，血脑屏障破坏，血管壁通透性增加并有渗出，甚至发生脑实质的出血和水肿，即使压力解除，神经功能在短期内仍不易恢复。

（二）按发生速度分类

1. 急性颅内压增高　常见于急性颅内出血，重型脑挫伤，神经系统急性炎症和中毒等。特点为剧烈头痛、烦躁、频繁呕吐、意识障碍、癫痫发作；如脑干网状结构受刺激或损害时，则出现间歇性或持续性肢体强直，生命体征变化较明显。眼底可见小动脉痉挛，视乳头水肿多不明显或较轻，但部分急性颅内血肿患者，可于短时间内出现视乳头水肿、出血等。

2. 慢性颅内压增高　常见于发展缓慢的颅内局限性病变，如肿瘤、肉芽肿、囊肿、脓肿等。主要有以下几种临床表现。

（1）头痛：特点为持续性钝痛，伴阵发性加剧，因咳嗽、打喷嚏等动作而加重。颅压增高时头痛可能是由于刺激颅内敏感结构，如脑膜、血管和颅神经受牵拉或挤压所致。临床上应注意与神经血管性头痛相鉴别，该类头痛为阵发性、双颞或前额部痛，缓解期完全正常。

（2）恶心呕吐：特点为多发生于晨起头痛加重时，典型表现为与饮食无关的喷射性呕吐，吐后头痛略减轻，呕吐原因是高颅压刺激迷走神经核团或其神经根引起。

（3）视乳头水肿及视力障碍：特点为颅内压增高早期，先出现视网膜静脉回流受阻，静脉瘀血，继而出现视乳头周围渗出、水肿、出血，甚至隆起，早期一般视力正常，晚期则出现继发性视神经萎缩，视力明显障碍，视野向心性缩小，最后导致不可逆性失明。因此早期及时处理颅内高压对保存视力是很重要的。婴幼儿很少发生视乳头水肿。

（4）其他症状：外展神经麻痹、复视、黑矇、头晕、耳鸣、猝倒、精神迟钝、智能减退、记忆力下降、情感淡漠或欣快等。

（5）晚期表现：颅内压增高晚期则出现生命体征改变，最后因呼吸循环衰竭而死亡。

三、颅内压增高分期和临床表现

由于颅内压增高过程各阶段病理生理改变和临床表现各有其特点，可分为代偿期、早期、高峰期和晚期。

1. 代偿期　颅内病变已经形成，所占体积不超过颅腔固有的 8%~10% 的容积限度，颅内压通过自动调节仍可保持正常范围，临床上不会出现颅内压增高的症状和体征。此期经过的时间长短取决于病变性质、部位和发展速度等因素。

2. 早期　病变继续发展超过颅腔的代偿容积，逐渐出现颅内压增高表现。此期脑血管自动调节反应和全身血管加压反应均保持良好，但脑组织已有缺血、缺氧和脑血流量减少，血管管径也有明显改变，出现头痛、恶心、呕吐、视乳头水肿表现。如为急性颅内压增高还可出现血压升高、脉搏变慢、呼吸节律变慢、呼吸幅度加深等库欣氏反应。此期如能解除病因则脑功能可恢复。

3. 高峰期　病变发展到较严重阶段，脑组织严重缺血、缺氧，临床上有意识障碍，此期脑血管自动调节反应丧失，主要靠全身性血管加压反应，如不采取有效措施，则迅速出现脑干功能衰竭。

4. 晚期　病情发展到濒危阶段，临床表现为深昏迷，一切反应和生理反射均消失，双瞳孔散大、固定、去脑强直、血压下降、心跳快弱、呼吸浅速或不规则甚至停止，最后可达脑死亡，此期虽经抢救但多难以挽救生命。

四、良性颅高压综合征

仅有慢性颅内压增高症状，无其他神经系统阳性体征，影像学及脑脊液检查均正常，称为良性颅内压增高（Benign intracranial hypertension）。常见的病因和病机如下：

1. 脑脊液吸收障碍　正常脑脊液吸收主要通过蛛网膜绒毛微小管系统，直接进入静脉窦而被吸收。当静脉窦发生梗阻性病变时，则静脉压超过脑脊液压力，绒毛膜微小管系统发生闭塞，影响了脑脊液的再吸收，而引起颅内压增高。如各种原因引起的静脉窦血栓形成，外伤等原因引起的颅外大静脉闭塞等。

2. 内分泌功能失调　主要见于肾上腺皮质功能不全，甲状腺功能不全的患者，如 Adison 病，长期皮质激素治疗而突然减药或停药。良性颅内高压较常见于肥胖青年女性，这类患者尿中 17 - 羟类固醇和 17 - 酮类固醇排出增多，血液中被结合而无活性的皮质醇多于游离的皮质醇，故机体需要仍不足。另外肥胖的青春前期女孩、月经初期、早期妊娠及口服避孕药而发生颅内压增高者亦较多见，可能是由于这些患者雌激素分泌（或摄入）过多，抑制糖皮质激素分泌所致；皮质激素不足可损害脑细胞膜功能而发生脑水肿及颅内压增高。过多的雌激素还可降低血管平滑肌的张力，而引起脑血管扩张、瘀血，成为颅内高压因素之一。

3. 维生素 A 缺乏　可能因缺乏维生素 A 导致脑脊液分泌增多，引起颅内高压。一次或短时间内服用大量维生素 A 或慢性维生素 A 中毒可引起急性颅压增高。

4. 药物　过量服用某些药物也可引起颅内压增高。常见的有四环素、二苯胺类、庆大霉素、萘啶酸。

5. 其他　急性多发性神经炎及脊髓瘤等，可因脑脊液蛋白含量增多而阻塞蛛网膜颗粒，引起脑脊液吸收障碍，结果导致颅内压增高。缺铁性贫血，其他药物中毒等都可导致脑血流量调节障碍。血脑屏障功能失调或脑脊液产生和吸收障碍等引起脑水肿，造成颅内压增高。

五、颅内压增高的处理

在颅内压增高的过程中，常有某些恶性循环因素的存在，促使病情迅速恶化，例如颅内占位性病变压迫邻近静脉，产生脑局部瘀血、缺氧引起脑组织水肿，或因阻塞脑脊液循环通路引起脑积水，使颅内压增高。又由于脑水肿、脑积水、脑移位，造成静脉系统受压迫的范围扩大，使脑水肿更广泛，脑脊液回流也更为减少。颅内压严重增高时可引起脑疝，脑疝可加重脑脊液和脑血循环的障碍，结果颅内压更高，反过来又促使脑疝更加严重。在严重的颅内压增高过程中，呼吸常受到抑制，造成脑组织缺氧和碳酸增多，可继发脑血管扩张和脑水肿，导致颅内压更加增高，使脑血流量减少，进一步使呼吸抑制和脑缺氧加剧。上述恶性循环因素多出现于急、慢性颅内压增高后期，若处理不及时，将造成严重后果甚至死亡。

（一）颅内压增高的处理原则

颅内压增高是许多疾病共有的综合征，最根本的治疗是病因治疗。对于外伤、炎症、脑缺血缺氧等原因引起的脑水肿，应首先用非手术治疗，包括给氧、抗生素、高渗降压药物等；对颅内占位性病变应切除病灶；由于脑脊液通路受阻而形成梗阻性脑积水者，应做脑脊液分流手术。但颅内压增高患者往往情况紧急，来不及病因治疗，应先对症处理，以争取病因治疗的机会。

（二）一般对症处理

（1）密切观察生命体征变化，从而判断病情变化，以便及时处理。

（2）动态颅内压监护，指导降压治疗。

（3）清醒患者给普通饮食，昏迷患者给鼻饲流质饮食；频繁呕吐者应暂禁食，以防吸入性肺炎；每日给予液体量不超过 1500ml，尿量应维持在 600ml 以上。输液不宜过多，以免增加脑水肿加重颅内压增高。

（4）及时处理促使颅内压进一步增高的一些因素，对已有意识障碍者，注意呼吸道是否通畅，对痰多难以咳出者，及时做气管切开；有尿潴留者及时导尿，大便秘结者用开塞露或缓泻剂。

（三）降低颅内压的药物治疗

脱水治疗是降低颅内压的主要方法，可以减轻脑水肿、缩小脑体积，改善脑供血和供氧情况，防止和阻断颅内压恶性循环的形成和发展，尤其在脑疝前期或已发生脑疝时，正确应用脱水剂常是抢救成败的关键。常用脱水剂有渗透性脱水药和利尿药两大类，激素也用于治疗脑水肿，但目前不主张常规应用。

1. 渗透性脱水药物

（1）药理作用：高渗性脱水药物进入机体后一般不被代谢，又不易从毛细血管进入组织，可使血浆渗透压迅速提高。由于血脑屏障作用，药物在血液中不能迅速转入脑及脑脊液中，在血液与脑组织内形成渗透压梯度，使水肿脑组织的水分移向血浆，再经肾脏排出体外而产生脱水作用。另外，血浆渗透压增高还能增加血容量，同时增加肾血流量，导致肾小球滤过率增加。因药物在肾小管中几乎不被重吸收，因而增加肾小管内渗透压，从而抑制水分及部分电解质的回收而产生利尿作用，故可减轻脑水肿，降低颅内压。

（2）常用药物：

1）甘露醇（Mannitol）：口服不吸收，静注后 20 分钟起效，2~3 小时作用达高峰，可降低颅内压 40%~60%，作用维持 6~8 小时，在体内不被代谢，以原形经肾排出。用后无明显"反跳现象"，为治疗脑水肿的首选药物。用药：静脉滴注或静脉推注，每次按 122g/

kg 体重计算，一般用 20% 甘露醇 125～250ml，于 0.5～1 小时内滴完，每 4～6 小时可重复给药。使用过程中应使血浆渗透压控制在 310～320mOsm/L 以内。主要不良反应包括一过性头痛、眩晕、视力模糊等，大量久用可引起肾小管损害，肾功能受损，活动性脑出血。肺水肿及脱水或有明显心力衰竭者忌用。

2）山梨醇（Sorbitol）：为甘露醇的同分异构体，作用、用途及不良反应等均与甘露醇相似。但因本品在体内部分转化为糖原而失去高渗作用，因此脱水作用较甘露醇弱，可降低颅内压 30%～40%。因其溶解度较大，可制成较高浓度的溶液，且价廉，因此临床上可作为甘露醇的代用品。

3）甘油（Glycerin）：目前临床多用甘油盐水，优点是不引起水和电解质紊乱，降颅内压作用迅速而持久，无"反跳现象"，可供给热量，能改善脑血流量和脑代谢；无毒性，无严重不良反应。用法：静脉滴注按每日 0.7～1.2g/kg 体重计算，以 10% 甘油盐水静脉滴注，成人约 250ml，1 日 2 次。口服给予 50% 甘油盐水溶液，每隔 6～8 小时一次。不良反应：轻度头痛、眩晕、恶心、血压升高等，高浓度（30% 以上）静脉滴注，可产生静脉炎或引起溶血、血红蛋白尿等，故注射速度不宜太快。

4）葡萄糖（Glucose）：高渗葡萄糖有脱水和利尿作用。因葡萄糖易分散到组织中，且在体内易被氧化代谢，使血浆渗透压增高不多，故脱水作用较弱，降颅内压作用小于 30%。但因高渗葡萄糖作用快，注射后 15 分钟起效，维持时间约 1 小时，在体内还可提供热量且具有解毒作用，又无明显不良反应，因此临床上也用于脑水肿等以降低颅内压。但葡萄糖可通过血脑屏障，有"反跳现象"，目前也不主张常规用于降颅压治疗。用法：静注，50% 葡萄糖溶液 40～60ml，4～6 小时静注 1 次，与甘露醇或山梨醇交替使用可提高疗效。

5）人血白蛋白（Human seroal bumin）：为胶体性脱水剂。白蛋白具有很强的亲水活性，血浆中 70% 的胶体渗透压由其维持，其维持渗透压的功能相当于全血浆的 5 倍，此外还能补充白蛋白的不足。但因价格昂贵，多用于脑水肿伴低蛋白血症者。用法：静脉注射 25% 人血白蛋白溶液 60～80ml，亦可用 5%～10% 葡萄糖溶液稀释至 5% 的溶液缓慢静脉滴注。

6）冻干人血浆（Human plasma dried）：可增加血容量、血浆蛋白和维持血浆胶体渗透压。主要用于脑水肿合并体液大量丢失伴休克者。用法：每次给予 1 个剂量（相当于 400ml 全血），用前以 0.1% 枸橼酸溶液，无菌注射用水或 5% 葡萄糖溶液稀释至 200ml，过滤后静脉滴注。

2. 利尿脱水药物

（1）药理作用：可抑制肾小管对氯和钠离子的再吸收，随着这些离子和水分的大量排出体外而产生利尿作用，导致血液浓缩，渗透压增高，从而间接使脑组织脱水，颅内压降低。其利尿作用较强，但脱水作用不及甘露醇，降颅压作用较弱，且易引起电解质紊乱，需与渗透性脱水剂同时使用，可增加脱水作用并减少脱水剂的用量。

（2）常用药物：

1）呋喃苯胺酸（速尿，Furosemide）：为速效强效利尿剂。静脉注射后 2～5 分钟起效，0.5～1 小时发挥最大效力，作用持续 4～6 小时。用法：缓慢静脉推注或加入小壶中，每次 20～40mg，一日量视需要可增至 120mg。不良反应相对少，除电解质及代谢紊乱外，可产生耳毒变态反应，细胞外液容量下降可产生高尿酸血症及高血糖。类似的药物还有利尿酸钠、丁尿酸氢氯噻嗪、氨苯喋啶，但临床不常用于脱水治疗。

2）乙酰唑胺（醋唑磺胺，Acetazolamide，Diamox）：为碳酸酐酶抑制剂，利尿作用不强，但可抑制脑脉络丛的碳酸酐酶，使 H^+ 和 HCO_3^- 生成减少，从而抑制脑脊液的生成，达到降低颅内压目的，适用于脑脊液分泌过多的慢性颅内压增高者。口服 30 分钟起效，2h 达作用高峰，可持续 12 小时。用法：口服每次 0.25~0.5g，一日 2~3 次。久用可引起低钾血症和代谢性酸中毒。

3. 激素治疗

（1）药理作用：肾上腺皮质激素可减轻组织渗出和组织水肿，可用于预防和治疗脑水肿。其作用机理可能是多方面的，可改善和调整血—脑屏障功能，降低血管通透性，改善微循环，减少不适当的脑灌流，有利于脑血管的自身调节。对血管源性脑水肿疗效较好，对神经组织损害较少的脑水肿，如脑瘤或脑脓肿及脑囊虫病周围的脑水肿，效果也较明显。对于脑血管病引起的脑水肿目前不主张应用激素治疗。糖皮质激素也可能有减少脑脊液生成作用。其中地塞米松降颅内压作用较强，水钠潴留的不良反应较弱，为该类药物的首选药物。

（2）常用药物：地塞米松（Dexamethasone）20~40mg 加 250ml 5% 葡萄糖或生理盐水静脉滴注，好转后减量。

4. 其他降颅内压药物　以往认为巴比妥类药、山莨菪碱、氨茶碱都有减轻脑水肿作用，但目前临床不用于降颅内压治疗，目前临床常用药物为甘露醇，甘油盐水、利尿剂和激素，其剂量视病情而定。

（李立新）

第二节　急性中枢神经系统感染

一、基本概念

急性中枢神经系统感染是由各种生物源性致病因子侵犯中枢神经系统，包括脑实质、脑膜及脑血管等，引起的急性炎症性疾病，主要的病原体包括病毒性感染、化脓性细菌感染、结核感染、真菌感染等。

急性中枢神经系统感染的途径一般有血源感染、直接感染和神经干逆行感染。临床表现多为发热、头痛、意识障碍，可并发脑积水、硬膜下积液和颅神经受累，侵犯脑膜时出现脑膜刺激征，脑脊液异常和病原菌检测可明确诊断。急性中枢神经系统感染病情多较严重，如不能早期确诊并及时予以有效的抗感染治疗，将遗留不同程度的神经系统后遗症，甚至死亡。

二、常见病因

常见病因为病毒、细菌、立克次体、螺旋体、真菌、寄生虫等侵犯中枢神经系统。

三、发病机制

1. 病毒性脑炎脑膜炎　由已知或可疑的病毒直接或间接侵入中枢神经系统所引起。病毒侵入机体后直接或经病毒血症不同程度地侵犯脑实质，也可累及脑膜。①脑膜炎病理上呈现软脑膜弥漫性淋巴细胞浸润，脑组织有围管性淋巴细胞浸润、胶质增生、神经节细胞肿胀及点状出血；脉络膜丛及脑室上皮亦有非特异性炎症改变。②脑炎以颞叶、边缘叶及额叶受累最为严重，其他脑叶及脑干均可被累及。在致死病例中，呈现脑实质广泛性破坏性改变，可见坏死性、炎症性或出血性损害。单纯疱疹病毒感染可在受累神经细胞核内见嗜伊红性包涵体（称为急性包涵体脑炎），是本病的特征性改变，电子显微镜下可见包涵体内含有病毒抗原及疱疹病毒颗粒。另一类为变态反应性脑炎，主要侵犯白质，致大脑白质弥漫性坏死、软化及髓鞘脱失，神经胶质弥漫性增生，可见血管周围淋巴细胞浸润。

2. **细菌性脑膜炎** 多种细菌均可感染中枢神经系统，引起细菌性脑膜炎，因细菌感染除结核杆菌和布氏杆菌外，均有化脓性改变，故又称为化脓性脑膜炎。最常见的主要病原菌为脑膜炎球菌、肺炎球菌和流感杆菌。新生儿细菌性脑膜炎以 B 组链球菌、金黄色葡萄球菌和革兰阴性杆菌（大肠埃希菌）为主；5 岁以下儿童以流感杆菌和李斯特菌为主；医院获得性细菌性脑膜炎以耐药程度高的革兰阴性杆菌为主；颅脑外伤、手术或脑脓肿破溃后脑膜炎可由金黄色葡萄球菌和铜绿假单胞菌引起，也可引起混合性细菌性脑膜炎，如需氧菌和厌氧菌的混合感染。病原菌可通过多种途径侵入脑膜：可由血行、直接上呼吸道、颅脑外伤或手术、临近解剖部位感染，如鼻窦炎、中耳炎、乳突炎等。而细菌释放内毒素或细胞壁成分刺激局部炎症反应引发化脓性脑膜炎。

各种病原菌所致的急性化脓性脑膜炎病理变化基本相同。早期软脑膜及大脑浅表血管充血、扩张，炎症沿蛛网膜下腔扩展，大量脓性渗出物覆盖脑表面，常沉积于脑沟及脑基底部脑池等处。随着炎症扩展，浅表软脑膜和室管膜均因纤维蛋白渗出物覆盖而呈颗粒状。病程后期则因脑膜粘连引起脑脊液吸收及循环障碍，导致交通性或非交通性脑积水。儿童病例常出现硬脑膜下积液、积脓。偶可见静脉窦血栓形成、脑脓肿或因脑动脉内膜炎而至脑软化、梗死。

3. **结核性脑膜炎** 中枢神经系统的结核感染是通过呼吸道吸入含结核杆菌的微粒，经血行播散至全身各脏器所致。感染 2～4 周后，机体产生细胞介导的免疫反应，在组织中形成结核小结节、干酪样病灶，感染后的炎症反应程度取决于宿主的免疫能力和其他一些尚未阐明的遗传因素。如果机体免疫力下降或宿主存在基础免疫缺陷，干酪样中心的病原会继续增殖，导致结核结节破溃，释放出的结核杆菌和有毒抗原产物进入脑组织或脑脊液，从而引起渗出性结核性脑膜炎。主要病理改变为脑膜广泛性炎症反应，形成结核结节，蛛网膜下腔产生大量炎症和纤维蛋白渗出，尤其在脑基底部的 Willis 动脉环、脚间池、视交叉池及环池等处，充满黄厚黏稠的渗出物，使脑膜增厚、粘连，压迫颅底脑神经及阻塞脑脊液循环通路，引起脑积水。脑膜血管因结核性动脉内膜炎及血栓形成而引起多处脑梗死及软化。

4. **隐球菌脑膜炎** 新型隐球菌为条件致病菌，广泛存在于土壤和鸽粪中，鸽子是主要传染源。与其他部位相比，隐球菌最易侵犯中枢神经系统。在原有慢性疾病，尤其是长期使用抗生素、激素或免疫抑制剂的患者，更易发生此病。新型隐球菌主要通过呼吸道、消化道和皮肤 3 条途径传播至脑膜。脑膜炎是由脑膜感染沿血管周围鞘扩张进入脑实质引起，或由脑血管栓塞造成，颅底、软脑膜病变较显著，蛛网膜下腔有广泛渗出物积聚，内含单核、淋巴细胞及隐球菌等，可形成局限性肉芽肿。隐球菌可在血管周围间隙中增殖，并在灰质内形成许多肉眼可见的囊肿，囊肿内充满隐球菌。

四、临床特征

1. 一般症状　急性中枢神经系统感染常有突出的发热、头痛症状，伴频繁呕吐、颈肌强直。头痛常剧烈，呈弥散性、持续性跳痛或撕裂样痛，转头或咳嗽时头痛加剧。

2. 病毒性脑炎脑膜炎　前驱期多为非特异性症状，如发热、咽痛、头晕、肌痛、恶心、腹泻、全身不适和上呼吸道感染的症状。发病早期以精神异常表现为主，包括神志淡漠、躁动不安、幻觉、行为异常、谵妄等；中期可出现大脑功能障碍，如抽搐、肢体瘫痪、失语、视野改变、意识障碍和椎体外系症状等，累及脑膜时除脑实质损害表现外，可出现颈项强直、病理反射阳性等脑膜刺激征；后期昏迷加深，出现视神经盘水肿和脑疝形成。

3. 细菌性脑膜炎　典型表现为感染、颅内压增高和脑膜刺激征3方面。急性起病、高热、头痛、呕吐，病情进展可出现意识障碍、惊厥。体征有颈项强直，克氏征、布氏征阳性等脑膜刺激征。新生儿和老年人常起病隐匿，缺乏典型表现，须引起警惕。

常见病原菌引起的细菌性脑膜炎临床特点如下：

(1) 脑膜炎球菌性脑膜炎：又称为流行性脑脊髓膜炎，简称流脑。冬春流行，多见于儿童。除典型细菌性脑膜炎临床表现外，可见皮肤及黏膜瘀点、瘀斑，部分患者脑膜炎球菌可不侵犯脑膜而仅表现为败血症，严重者可呈暴发型发作，出现循环衰竭或以脑实质损害、颅内压增高为突出表现。脑脊液或皮肤瘀点组织液涂片、培养可获得病原菌。

(2) 肺炎球菌性脑膜炎：常继发于肺炎、中耳炎、鼻窦炎伴菌血症或败血症的患者，约85%发生意识障碍，脑神经损害约占50%，主要累及动眼神经和面神经，皮肤瘀点少见，因渗出物中纤维蛋白含量多，易造成粘连，故硬膜下积液或积脓、脑脓肿等并发症较其他化脓性脑膜炎多见。

(3) 流感杆菌性脑膜炎，多见于5岁以下儿童，秋冬发病率最高，起病较其他化脓性脑膜炎缓慢，临床表现和其他化脓性脑膜炎基本相同。脑脊液涂片常见短小的革兰阴性杆菌。

(4) 葡萄球菌性脑膜炎：发病率低于脑膜炎球菌、肺炎球菌和流感杆菌所致脑膜炎，多发生于夏季。本病多因脑膜附近组织葡萄球菌感染直接扩散或脓肿破裂而发病，病程中可见荨麻疹样、猩红热样皮疹或小脓疱，出现脑脓肿的机会较多。脑脊液混浊、易凝固，血及脑脊液涂片、培养可获阳性结果。

(5) 肠道革兰阴性杆菌性脑膜炎：新生儿及2岁以内小儿多见，以大肠埃希菌最多见，常并发脑室膜炎，起病隐匿。新生儿临床表现多不典型，预后差，病死率高。

4. 结核性脑膜炎　起病隐匿，但婴儿可急性起病，症状轻重不一。主要表现为一般结核中毒症状，发热，伴畏寒、全身酸痛、食欲减退、盗汗、精神萎靡、易激惹等。神经系统症状，包括：①脑膜刺激征：早期即可出现。②颅内高压：剧烈头痛、喷射性呕吐、视盘水肿、意识障碍，严重者出现脑疝、枕骨大孔疝。③脑神经损害：常见受损神经包括动眼神经、面神经和展神经。④脑实质损害：刺激性症状，如惊厥或癫痫发作；坏死性症状，表现为瘫痪、意识障碍等。

5. 隐球菌脑膜炎　多起病隐匿，为慢性或亚急性病程，但严重免疫功能低下患者可急骤起病。病前可有呼吸道感染史，多数患者以发热、头痛为初始症状，初期头痛多为阵发性，以后呈持续性并日益加重，伴恶心、呕吐。早期脑膜刺激征明显，视盘水肿等颅内压增高症状多见，有些患者可有颅神经受损表现，主要以视神经、听神经、面神经和眼球运动神经损害为主，也可见阻塞性脑积水表现。临床病情呈进行性加重，未经治疗的患者在数月内死亡，因在明确诊断前用药针对性不强，常使病情迁延。

五、辅助检查

1. 周围血象检查　细菌性脑膜炎多表现为白细胞总数增多，达 $15 \times 10^9 \sim 30 \times 10^9/L$，分类以中性粒细胞为主。病毒、结核、真菌性脑膜炎白细胞正常或早期略高，以淋巴细胞增高为主。急性寄生虫感染血嗜酸性粒细胞可明显增高。

2. 脑脊液检查　是快速诊断中枢神经系统感染和病原体鉴别的主要检查方法之一。常见脑膜炎的脑脊液变化，见表 20 - 1。

表 20 - 1　常见脑膜炎的脑脊液变化

脑膜炎	压力（mmHg）	外观	WBC 总数（$\times 10^6/L$）	细胞分类（%）	蛋白质（g/L）	葡萄糖（mmol/L）	病原体
病毒性	正常/↑	清亮	<1000	L 为主	正常/↑	正常	病毒分离（+）
细菌	↑	混浊/脓样	>1000	N 为主	↑↑	↓↓	涂片、培养（+）
结核性	↑	毛玻璃样	100 ~ 500	L 为主	↑		抗酸染色、培养（+）
真菌性	↑↑	清亮/微混	10 ~ 800	L 为主	↑	↓	墨汁涂片、隐球菌培养（+）

病毒性脑炎脑膜炎的脑脊液呈轻度炎性改变，脑脊液压力可增高，白细胞轻度增多，以淋巴细胞为主，蛋白质正常或轻度增高，糖和氯化物多为正常。

细菌性脑膜炎则表现为脑脊液压力增高，外观混浊或呈脓性；白细胞明显增加，可达 $1000 \times 10^6/L$ 以上，以中性粒细胞为主，部分细菌性脑膜炎或治疗后的细菌性脑膜炎脑脊液白细胞数增高可不明显；脑脊液中葡萄糖含量对于细菌性脑膜炎有较好的诊断和鉴别价值，同步糖含量（脑脊液糖与血糖的同步浓度）对鉴别细菌性与病毒性脑膜炎很重要，病毒性中枢神经系统感染脑脊液糖含量常不降低，细菌性感染糖含量明显降低。另外，蛋白明显增加及氯化物降低。

结核性脑膜炎脑脊液压力增高，外观清亮或呈毛玻璃样，静置数小时后液面上可形成薄膜，白细胞增多，$100 \sim 500 \times 10^6/L$，淋巴细胞为主，但在疾病早期，可以中性粒细胞为主，蛋白含量增高，糖和氯化物降低。

隐球菌脑膜炎脑脊液压力明显增高，多超过 $20cm\ H_2O$，外观清亮或微混，细胞数轻至中度增高，蛋白含量增高，糖和氯化物降低。

常见脑膜炎的脑脊液变化见表 20 - 1。

3. 病原学检查　是中枢神经系统感染诊断最可靠的依据。病原学检查包括咽拭、血、皮肤瘀点和脑脊液的细菌涂片及培养，以获得病原菌。抗酸染色涂片、结核杆菌培养可获得结核感染的病原诊断。脑脊液墨汁涂片或培养见隐球菌，是确诊真菌性脑膜炎的依据。

4. 免疫学检查　常用的检查方法包括放射免疫测定法（RIA）和酶联免疫吸附法（ELISA），用于测定脑脊液中的抗原或抗体，特异性高。对不能镜检和分离困难的病原体如病毒，检测脑脊液或血中 IgM 抗体可用于早期诊断，如乙脑病毒 IgM 抗体阳性结合病史即可确诊。IgG 抗体滴度恢复期比急性期增高 4 倍以上具有诊断意义。

（1）分子生物学检查：采集脑脊液或血液进行核酸杂交、PCR、RT－PCR 等检测难以培养的细菌、支原体、螺旋体等的核酸，特异性及敏感性较高，应注意排除假阳性。PCR 病毒核酸检测具有快速、灵敏的特点，能提供早期诊断，目前已广泛应用于临床。

（2）影像学检查：对中枢神经系统感染仅有定位定性的辅助意义。化脓性脑膜炎早期 CT 扫描可无异常发现，出现并发症如交通性脑积水时可见脑室扩大。对脑脓肿、硬膜下脓肿、硬膜外脓肿及颅内结核、真菌、寄生虫性肉芽肿病 CT 检查可判断其位置、大小、形态及数量。胸部 X 线或 CT 发现粟粒性结核或真菌感染时，需进一步查脑脊液有无并发结核性或真菌性脑膜炎。病变部位在脑部，头颅 CT 可显示低密度区位置。MRI 检查诊断意义与 CT 相似，但 MRI 影像发现病变更敏感，观察病变更细致，较 CT 更能准确显示各类病毒性脑炎病变的性质、部位及形态。

（3）其他特异性检查：①脑电图检查有助于急性期脑炎的预后评估。病毒性脑膜炎早期脑电图主要是低至中幅度慢波活动增多，背景 α 波节律不规则；急性期常持续出现高波幅 θ 波或 δ 波，或单个尖波。脑炎早期脑电图为 α 波逐渐减少，频率减慢，θ 波为主；中期以多形性高波幅 δ 波为主混有 θ 波；极期在广泛慢波幅背景上出现暴发性抑制；最后可呈平坦波。②乳胶凝集试验对于诊断隐球菌感染甚为重要，敏感性和特异性均达到 90% 以上，在真菌培养和鉴定结果出来前，血、脑脊液的乳胶凝集试验结果可作为早期、快速诊断依据。

六、诊断思路

1. 病毒性脑炎脑膜炎　根据急性起病、发热、脑实质损害等临床表现及脑脊液检查等实验室结果，排除其他病原体引起的中枢神经系统感染及脑肿瘤等颅内占位病变后，可考虑本病。确诊需用血清和脑脊液的病毒免疫学检查。

2. 细菌性脑膜炎　根据临床表现、体征及脑脊液检查，典型病例可确诊。细菌学检查可明确病原菌，必要时应用免疫学方法帮助诊断。对经过不规则抗感染治疗的化脓性脑膜炎，脑脊液检查结果不典型、涂片和培养均阴性者，应结合病史及临床表现等综合考虑作出诊断。在明确诊断时需与其他病原体引起的中枢神经系统感染相鉴别。

3. 结核性脑膜炎　有密切结核接触史；有呼吸系统、泌尿生殖系统、消化系统等结核病灶；发病缓慢，具有结核毒血症状，伴颅内高压、脑膜刺激征以及神经系统症状体征；脑脊液检查符合非化脓性脑膜炎表现者，考虑本病。确诊需病原学依据，同时须与其他脑膜炎、颅内占位性病变鉴别。

4. 隐球菌脑膜炎　临床表现为中枢神经系统感染症状，起病亚急性或慢性，有视盘水肿等颅内高压症状，脑脊液检查为感染性脑膜炎表现，尤其是患者有免疫力低下或养鸽习惯，应高度怀疑本病。本病的临床表现和脑脊液改变与结核性脑膜炎、病毒性脑膜炎及不典型化脓性脑膜炎很相似，其诊断有赖于脑脊液墨汁涂片、真菌培养，以及隐球菌乳胶凝集试验结果。

七、救治方法

（一）病原治疗

1. 病毒性脑炎脑膜炎　抗病毒治疗，包括阿昔洛韦、更昔洛韦等抗疱疹病毒药物，金刚烷胺抗甲型流感病毒药物，利巴韦林等广谱抗病毒药物。

2. 细菌性脑膜炎 抗菌药物应用原则包括：

（1）根据细菌培养结果和药敏结果，尽早选择敏感并易通过血脑屏障的杀菌剂。

（2）剂量高于一般常用量。

（3）疗程足：对细菌性脑膜炎的疗程因病原菌不同而异，普通社区感染如肺炎链球菌、流感嗜血杆菌、脑膜炎奈瑟球菌引起的脑膜炎，疗程为 2 周左右，对革兰阴性杆菌性脑膜炎，疗程需达 4 周以上。

（4）病原菌未明前，根据患者年龄、病史选择经验性抗菌药物进行治疗，对于婴幼儿、老年人及抵抗力低下及耐药菌株感染者应考虑联合用药。目前，社区获得性细菌性脑膜炎经验性治疗方案为：头孢曲松或头孢噻肟；医院获得性脑膜炎，尤其是颅脑手术后、脑外伤或脑室引流初始治疗方案为：万古霉素加美罗培南、头孢吡肟或头孢他啶。对于治疗 3 天内临床症状及细菌学检查无改善病例，应及时更换抗菌药物。常用细菌性脑膜炎抗菌药物见表20-2。

表 20-2 常用细菌性脑膜炎抗菌药物

细菌	首选抗生素	次选抗生素
脑膜炎双球菌	青霉素/氨苄西林	头孢曲松/头孢噻肟
肺炎链球世界各国（青霉素敏感）	青霉素/氨苄西林	头孢曲松/头孢噻肟
（青霉素中度敏感）	头孢曲松/头孢噻肟	万古（去甲万古）霉素
（青霉素高度耐药）	万古霉素/去甲万古霉素	
流感嗜血杆菌（敏感株）	氨苄西林	头孢曲松/头孢噻肟
（耐药株）	头孢曲松/头孢噻肟	
金黄色葡萄球菌	万古（去甲万古）霉素，可联合利福平或磷霉素	
大肠埃希菌	头孢曲松/头孢噻肟	美罗培南
铜绿假单胞菌	头孢他啶＋庆大霉素	美罗培南
李斯特菌	氨苄西林＋庆大霉素	

3. 结核性脑膜炎 目前易透过血脑屏障的抗结核药物有异烟肼和吡嗪酰胺，利福平也可达到有效脑脊液浓度，因此结核性脑膜炎治疗包括异烟肼、吡嗪酰胺和利福平三联，也可视情况加用乙胺丁醇。成人剂量：异烟肼 600～900mg/d，吡嗪酰胺 2g/d，利福平 450～600mg/d，乙胺丁醇 1g/d，待病情稳定后减量。用药过程中需注意监测抗结核药物的毒副作用。结核性脑膜炎的总疗程至少需 1 年，但吡嗪酰胺一般宜限于早期 4 个月内应用。

4. 隐球菌脑膜炎 抗真菌治疗：隐球菌脑膜炎初始治疗方案首选仍为两性霉素 B 和 5 - 氟胞嘧啶（5 - FC）联合用药，以减少单药剂量。两性霉素 B 使用方法为"渐进"累积剂量，即第 1～5 天，总量依次为每天 1mg、2mg、5mg、10mg、15mg，第 6 天起按体重 0.5～0.7mg/（kg·d）计算，总累积剂量 3～4g。5 - 氟胞嘧啶剂量为 150mg/（kg·d）。两者同步，疗程多在 3 个月以上。出现肾功能减退者，可选用两性霉素 B 脂质体替代两性霉素 B。治疗过程中不能耐受上述方案者，可改为氟康唑持续长程治疗。

（二）对症治疗

控制颅内压、减轻脑水肿，高热患者要降温治疗，有并发症的要积极治疗并发症，如癫

·443·

痫的抗癫痫治疗、占位性病变的手术治疗、硬膜下积液穿刺放液治疗等。另外，如在两性霉素 B 治疗过程中，低钾血症发生率高，需密切监测血钾浓度并及时纠正。

肾上腺皮质激素能减轻病毒性脑炎、结核性脑膜炎脑水肿症状，改善颅内高压、椎管阻塞等症状和体征，应早期应用。隐球菌脑膜炎确诊 2～4 周内的病死率高，多与颅内高压相关，因此早期应用肾上腺皮质激素降颅压是降低其早期病死率的关键。

支持治疗：加强护理，注意患者营养、水和电解质平衡、呼吸道通畅及维持静脉通路等。

八、最新进展

如今，各类中枢神经系统感染的实验室检查技术在不断地更新发展，特别是免疫学及分子生物学检查的日益更新，给病原的快速诊断带来先机。

检测脑脊液和血液中病原体的抗原有临床参考意义，如真菌半乳甘露糖（GM）试验可测出脑脊液或血液曲霉菌 GM 抗原敏感性达 $1\mu g/L$，是曲霉菌感染筛选指标之一；对真菌细胞壁成分 1，3 – β – D 葡聚糖（glucan，G）抗原检测（G 试验）敏感性达 $1ng/L$，提示真菌感染可能。

目前结核也有特异性抗体、结核抗原检测，其中抗原测定是诊断结核感染的直接证据。血、脑脊液中 T – SPOT 检测，快速便捷，对于原本较难诊断的结核感染是一强有力的新手段。另外 PCR 检测脑脊液中分枝杆菌的 DNA 片段，利用免疫酶点技术测定结核感染中特异性 B 细胞，以及结核杆菌硬脂酸（TBSA）检测，都是提高结核杆菌检测率的新方法，并在进一步的研究中。

另外，研究发现，动态脑电图与常规脑电图相比，更可以监测到脑部神经元群阵发性异常放电，提高病毒性脑炎的早期诊断率。

在治疗方面：近年来由于病原菌谱变化，各类病原菌耐药性增加，激素、免疫抑制剂、颅内手术及相关创伤性内置物应用的增多，静脉吸毒，HIV 感染的增加，给抗病原治疗，特别是耐药性细菌治疗带来困难。因此，对待急性中枢神经系统感染，更应尽快获得病原培养依据及药敏结果，对症下药。对于静脉给药以外的治疗方式如鞘内注射抗菌药物，尚无定论。除病原治疗外，对症治疗对于缓解中枢神经系统感染急性期症状，减少急性期病死率有重要作用，如早期肾上腺素及激素的短期应用。另有研究表明，人免疫球蛋白与抗病毒治疗的联合应用，有助于减轻病毒性脑炎脑膜炎的临床症状，缩短住院天数。

（于　兰）

第三节　脑肿瘤卒中

脑肿瘤在生长的过程中，因多种因素的作用可发生肿瘤出血，且常侵及周围组织，形成颅内血肿和/或蛛网膜下腔出血，出血量少者可无临床症状和体征，出血量大者表现为急性颅内高压征和病情急剧恶化，酷似脑卒中发作，临床上称之为"脑肿瘤卒中"。脑肿瘤卒中患者常可因颅内大血肿、蛛网膜下腔出血、脑室铸形等而导致患者猝然死亡。因此探讨脑肿瘤卒中的发生机制、临床表现及其诊断，有助于采取有效的急救措施来预防其发生，对易于卒中的肿瘤尽早切除而避免其卒中。如不及时处理，将导致患者预后不良甚至危及生命，故应被视为神经外科急诊之一。一旦确诊，应立即采取对策紧急手术清除血肿，切除肿瘤以期良好的预后。

脑肿瘤卒中在临床上并不少见，它约占同期所有颅内出血的 1%～10%，而严重的颅内出血源于肿瘤的至少占 2%。1994 年 Darth 等的一组 16 例脑肿瘤卒中患者，约占同期颅内出血的 2.7%，其中胶质瘤 3 例，转移瘤 6 例，同时发现良性肿瘤卒中约占 30%。1994 年 Philip 等发现脑膜瘤、神经鞘瘤和脉络丛乳头状瘤卒中最常并发蛛网膜下腔出血，其他脑实质内肿瘤卒中则易形成颅内血肿。Albert 总结了一组 50 例脑肿瘤出血的临床资料后认为，卒中作为首发临床表现占 50%，卒中后死亡的占 20%。

易于出血的颅内肿瘤有垂体腺瘤、转移瘤、恶性胶质瘤、脑膜瘤、黑色素瘤、少突胶质瘤、神经鞘瘤及脉络丛乳头状瘤。其中以垂体瘤卒中最为常见。

脑肿瘤卒中的原因是多方面的，一般可分为易出血因素、促发因素和加速因素。肿瘤的血管结构和状态异常可被认为是易出血因素。血管结构的异常，如：①内皮细胞增生引起血管堵塞。②堵塞远端血管坏死。③肿瘤生长迅速引起血管挤压、牵拉。④肿瘤侵犯血管壁。⑤颅内压增高导致静脉压力增高。⑥还有如头颅外伤，头部暴露于日光中过久及放疗等引发肿瘤血流动力学改变，促发出血。促发因素常为全身或局部的凝血功能异常，将促发和加速出血的发生。

一、非垂体瘤卒中

（一）诊断

脑肿瘤卒中一旦发生，必然产生严重的神经系统损害表现，可为首发症状，亦可使原有的症状加重。卒中后最常见的症状是头痛和意识模糊，而且再次出血的发生率极高，预后更差。

1. 脑肿瘤卒中的临床诊断　脑肿瘤卒中的发病形式大致有 3 种：①急性起病型：发病突然，剧烈头痛、抽搐，意识及肢体活动障碍，多为转移瘤及恶性胶质瘤，常迅速出现脑疝而昏迷。②原有头痛加重起病，逐渐昏迷，呈亚急性起病过程。③原有神经系统受损症状如视力视野缺损等突然加重：多见于垂体腺瘤。患者表现突发头痛、呕吐，视力急骤下降、失明。

2. 脑肿瘤卒中的影像学诊断　对考虑脑肿瘤卒中的患者，应尽快进行影像学检查，以便及时确诊。CT 扫描表现为出血征象和肿瘤征象并存，表现为：①血肿好发部位随肿瘤类型不同而不同，多位于脑内皮质区域，而高血压脑出血多位于基底节区。②灶周水肿与血肿期龄不符，出血后早期即有明显灶周水肿，而高血压脑出血早期仅有轻微灶周水肿。③出血灶形态不规则或密度不均匀，而高血压脑出血一般为均匀高密度类圆形影。④出血灶一侧可见瘤体、钙化或坏死灶，增强后可见血肿周围瘤体或瘤壁强化。⑤囊变肿瘤出血可见液平面，上半部为低密度囊液，下半部为高密度血液。CT 扫描可提供脑肿瘤卒中部位，出血量和血肿发展方向，可预见性地评估治疗和预后。但因 CT 对不同性质的脑肿瘤密度差别较小而具有局限性。脑肿瘤卒中是由于上述原因致使肿瘤血管及周围组织血管破裂出血，除含有血肿成分外，病灶内还含有肿瘤组织、肿瘤血管、坏死、囊变、钙化等多种成分。MRI 具有良好的组织分辨率，能反映不同成分的 MRI 信号。因此脑肿瘤卒中 MRI 信号特点主要表现在血肿信号不均匀，瘤结节可出现强化不均一。MRI 可显示肿瘤与周围脑组织的关系，尤其对颅底垂体瘤、三叉神经鞘瘤等及脑干部位肿瘤能清晰显示病变，对于脑瘤定位和显示肿瘤出血明显优于 CT。

（二）鉴别诊断

1. 肿瘤卒中与高血压脑出血的鉴别　后者多有高血压病史，年龄偏大，出血部位典型，多位于基底节区、丘脑、小脑、桥脑和脑干，多表现为脑内血肿，出血量大者可破入脑室。CT 表现为均匀高密度类圆形影，增强周围无强化。MRI 上高血压病脑出血遵循血肿信号强度的演变规律，即高信号带由外周向中央伸展，最终使血肿呈高信号；增强扫描高血压病脑出血一般无强化，也可有轻度强化，而肿瘤出血多有强化，有时可见到强化的瘤结节。高血压病脑出血血肿周围水肿带薄，持续时间短，肿瘤出血灶周围有较广泛的大片脑水肿区，且持续时间长。

2. 动脉瘤　患者多为中老年，发病前多有诱因：情绪激动、血压波动、用力排便等。动脉瘤好发于 Willis 环，主要引起蛛网膜下腔出血合并血肿，多位于脑底池区域。表现为颅内血肿，可以合并蛛网膜下腔出血和脑室内出血。前交通动脉瘤的血肿多在额叶内侧，颈内动脉末端动脉瘤的血肿位于额叶眶面或颞叶内侧面。大脑中动脉瘤血肿多发生于侧裂内及颞上、中回。CT 检查示密度不同的同心环形图像，"靶环"征是巨大动脉瘤的特征性表现。MRI 检查除能显示血肿外，常能发现呈流空现象的动脉瘤，可明确诊断。

3. 血管畸形　引起出血的血管畸形主要有动静脉畸形（AVM）、海绵状血管瘤和隐匿性脑血管畸形，其中以 AVM 最常见。血管畸形的发病年龄、出血部位及临床病史均与脑肿瘤卒中有相似之处，故有必要行 MRI、MRA 或数字减影血管造影（DSA）进行鉴别。血管畸形出血好发于额叶和顶枕叶，出血多为脑内血肿，可伴蛛网膜下腔出血和脑室内出血。MRI 可显示血肿内或附近有流空的血管信号影，T_1WI、T_2WI 均表现为低信号，部分患者可见到匍行的畸形血管。一般认为 DSA 为诊断血管畸形的金标准，但是 DSA 未见异常也不能排除血管畸形，待血肿和水肿消退后早期复查 MRA 或 DSA 或可明确诊断。

4. 出血性烟雾病　成人烟雾病患者多表现为脑室内出血，可有脑内血肿和蛛网膜下腔出血。

5. 淀粉样变性出血　好发于老年人，血肿多发于顶枕、颞顶、额叶等部位，有破入脑室和硬膜下腔的趋势。淀粉样变性的血管多较脆，双极电凝止血困难，手术应慎重。

6. 出血性脑梗死　脑梗死后部分患者出现梗死区域的出血，MRI 表现为高、低混杂信号，特征性表现为出血与血管分布范围一致，呈楔形，如果皮质受累，多呈脑回状。手术应慎重，以免造成更大的出血和更严重的功能损伤。

（三）治疗及预后

出血性脑肿瘤卒中一旦发生，必然产生严重的神经系统损害，而且再次出血的发生率极高，致使患者预后不良。故一旦确诊，即应积极争取早期手术，尽可能清除血肿和切除肿瘤，患者预后取决于手术前病情和肿瘤性质两方面。肿瘤部位和出血量也与预后有关。对于考虑动脉瘤、动静脉畸形诊断的血肿不要贸然手术，以免造成更严重的出血。

手术是最重要的方法，但术后和其他常规肿瘤手术一样，术后根据肿瘤病理性质，后续治疗包括放射治疗、化学治疗、激素治疗、中医中药治疗和免疫治疗等。

1. 手术治疗　为目前颅内肿瘤卒中的基本治疗方法。进行脑瘤卒中手术，要考虑下列原则：①生理上允许。②解剖上可达。③技术上的可能。④得多于失，利多于害。显微手术在神经外科的广泛应用，有助于切除在肉眼难以识别的病理组织，且能避免损伤正常脑组织。近年来，超声吸引器（CUSA）与 CO_2 激光都已用于神经外科领域，为脑瘤切除创造了新的条件。手术的方式如下：

（1）完全切除：脑肿瘤卒中情况下能否完全切除，决定其性质与部位。在保证生命安全、尽量避免严重残废前提下，凡属良性肿瘤，分化良好的胶质瘤等，争取全切。

（2）次全切与部分切除：肿瘤因部位所限或因浸润性生长周界不清，或已累及脑的重要功能区，生命中枢，主要血管，只能达到有限度的切除。有时采用清除血肿后仅对瘤结节予以切除，难以沿肿瘤水肿带切除。

（3）减压性手术：脑肿瘤卒中后行颞肌下减压术，枕下减压术，去骨瓣减压术与眼眶减压术（肿瘤累及颅眶部位）。这些手术的目的，是由于肿瘤卒中后在当时条件下达不到全切除，尤其在术中合并脑肿胀或因手术后脑水肿反应严重时采用。手术切除一部分颅骨，并敞开硬脑膜减张缝合，达到缓解颅内压增高的效果。

（4）脑脊液分流术：是在颅内肿瘤卒中同时引起梗阻性脑积水或脑脊液吸收不良引起颅内压增高情况下，将脑脊液循环改道分流。将脑脊液直接引至静脉系统、淋巴系统及体腔内，以降低颅内压。如松果体瘤卒中不能切除时，因导水管受阻，可行脑室腹腔分流术。

（5）脑肿瘤卒中术后颅内压可在减压术后得到缓解，可以改善患者自身情况，有利于争取进行放射治疗，化学治疗等。

2. 放射治疗　在颅内肿瘤卒中的综合治疗中，除手术外，放射治疗是比较有效的治疗措施。颅内肿瘤卒中后不能彻底手术切除者，术后辅以放射治疗可以提高疗效，减少复发或延长寿命。

3. 化学治疗　化学药物治疗是颅内肿瘤卒中术后综合治疗的一部分。但许多化学药物毒性较大，而且不能通透血脑屏障，不能达到有效的浓度，影响治疗效果。化学治疗有几种途径，周身给药，定向由动脉向肿瘤内注药与术中同时放置为日后行局部化疗的装置。氯己环乙亚硝脲（CCNU），卡氮芥（BCNU），博来霉素，长春新碱等是常用药物。尚有同时采用几种药物联合配伍治疗，但效果都有限。

4. 中医中药治疗　中医中药治疗脑肿瘤卒中对消除脑瘤卒中后引起的脑水肿有一定效果，但目前文献报道不能达到根治的作用，尚待继续研究。也可用于改善患者周身情况，消除放射治疗反应等。

5. 免疫治疗　脑瘤抗原的免疫原性弱，不易引起强烈的免疫反应，又由于血脑屏障的存在，抗癌免疫反应不易落实至脑内。这方面尚需有进一步的实验研究与临床观察、总结与发展。

二、垂体卒中

垂体卒中（Pituitary apoplexy）即垂体腺瘤卒中，是指垂体腺瘤生长过程中突发瘤内出血或坏死致瘤体突然膨大引起的并发症，多急性起病，故有"卒中"之称。主要表现为突发性鞍旁压迫综合征和/或脑膜刺激征。轻者于数日后自行缓解，重者可迅速出现严重的神经系统症状，昏迷、甚至死亡。

垂体腺瘤卒中的发病率为 $0.6\% \sim 12.3\%$，具有典型垂体腺瘤卒中表现的患者不到10%。典型垂体腺瘤卒中患者易于诊断，但大多数患者无典型临床症状，通常是在病理检查或手术中发现。但随着影像学的发展及 MRI 的普遍应用，不典型卒中病例检出率明显提高。垂体卒中男性患者较女性为多，垂体卒中一般见于大腺瘤，偶有报道发生于垂体微腺瘤者。其中又以泌乳素腺瘤最常见。

（一）病因

垂体卒中的确切原因尚不清楚，目前认为可能与以下因素有关。

1. 缺血因素　当垂体腺瘤的生长速度超过血液供应能力时，瘤组织内出现缺血坏死区，继而发生出血；垂体有独特的血管供应，仅通过来自垂体柄处的垂体门脉系统供给，当垂体腺瘤向鞍上生长时，可以嵌入鞍膈切迹和垂体柄的中间狭窄部位，阻断了垂体远侧部和肿瘤的营养血管，导致整个前叶和肿瘤的缺血、坏死和出血；垂体腺瘤向侧方生长压迫海绵窦，外因使海绵窦压力增加，引起肿瘤内静脉压增高，使肿瘤供应动脉受损而梗塞。

2. 血管因素　垂体腺瘤内血管丰富，形成不规则血窦，血窦壁菲薄，肿瘤体积增大引起局部压力增高导致血管破裂出血。

3. 肿瘤类型　文献报道垂体腺瘤卒中以泌乳素腺瘤多见，这不仅因为它在垂体腺瘤中较多见，而且由于该类型垂体瘤体积一般较大，易引起局部血液循环和血供障碍。以往认为垂体卒中多见于体积较大的腺瘤，但目前认为小腺瘤亦可发生，许多微小腺瘤卒中后，临床症状不显著，称为亚临床垂体卒中。

4. 诱发因素　外伤、放疗，药物如雌激素、溴隐亭、氯丙嗪等均可诱发垂体卒中。

（二）临床表现

不是所有垂体腺瘤出血的患者都表现为垂体卒中的症状，因为由于出血量的不同，临床表现亦不同。垂体卒中主要表现为严重的出血所致的脑膜刺激症状，及对周围组织的压迫症状。根据肿瘤卒中后对周围结构的影响和病情缓急及严重程度，将垂体卒中分为四种类型。

1. 暴发性垂体卒中（Ⅰ型）　指出血迅猛，出血量大，直接影响下丘脑，此时患者均伴有脑水肿及明显颅内压增高，出血后 3 小时内即出现明显视力视野障碍，意识障碍进行性加重，直至昏迷甚至死亡。

2. 急性垂体卒中（Ⅱ型）　指出血比较迅猛，出血量较大，已累及周围结构，但未影响下丘脑，也无明显脑水肿及颅内压增高，临床表现为头痛，视力视野障碍，眼肌麻痹或意识障碍，在出血后 24 小时达到高峰，在观察治疗期间症状和体征无继续加重倾向，但占位效应明确。

3. 亚急性垂体卒中（Ⅲ型）　出血较缓慢，视力障碍或眼肌麻痹，原有垂体腺瘤症状轻度加重，无脑膜刺激征及意识障碍，常被患者忽略。

4. 慢性垂体卒中（Ⅳ型）　出血量少，无周围组织结构受压表现，临床上除原有垂体腺瘤的表现外，无其他任何症状，往往是 CT、MRI 或手术时才发现。

（三）诊断

对于以前即存在垂体腺瘤症状在病程中出现垂体卒中的诊断并不困难，对于以前无症状的则不易立即做出诊断，易被误诊为动脉瘤、脑膜炎或球后视神经炎。

目前垂体卒中诊断依据：

（1）突然头痛并伴有呕吐和脑膜刺激征。

（2）有鞍内肿瘤影像学证据，伴有或不伴有鞍上侵犯。

（3）突然视力视野障碍。

（4）眼肌麻痹。

如果只有前两点出现，同时出血来源不太明确时，应行血管造影排除颅内动脉瘤。有时进行性头痛是垂体卒中的唯一报警信号。

影像学检查对于垂体卒中的诊断及鉴别诊断有着十分重要的意义。

（1）X 线检查：X 线平片可发现蝶鞍扩大，前床突消失，鞍底变薄或破坏。

（2）CT 扫描：CT 平扫时；肿瘤可呈现为低密度，也可出现高密度区（出血），注射造影剂后肿瘤可呈现周边性强化。CT 扫描尚可明确蛛网膜下腔出血的扩散范围以及是否向脑室内扩展，对垂体腺瘤出血的病程和时间可作出诊断，对手术选择入路有一定参考价值。

（3）脑血管造影：当怀疑为鞍区动脉瘤或是血管病时需行 DSA 检查，以明确诊断。

（4）MRI 检查：垂体卒中发生时，在 T_1 和 T_2 加权图像上，可显示病灶内为高信号区。如为梗塞所致，则整个或是大部分病灶显示低信号区域。

（四）垂体腺瘤卒中的治疗

垂体卒中的临床发展过程常难以预测。一经确诊应立即给予激素替代治疗，维持水电解质平衡，以增强应激能力和减轻视神经、视丘下部的急性水肿，使临床症状趋于稳定，降低手术病死率。急性垂体腺瘤卒中是急诊手术的指征，而亚临床卒中，由于有再出血致症状加重的可能，故患者无论有无神经系统症状和体征，都应尽早治疗。经蝶入路手术是理想的手术方法。过去一般认为对于肿瘤已向鞍上生长较多或蝶窦气化不全时宜选用经额入路，但现在认为选用经蝶入路更适宜，因为这类患者的肿瘤体积虽大并向鞍上生长，但其肿瘤大部分已液化坏死，出血极易吸除，无须牵拉脑组织，亦可避免在出血的视交叉池进行操作，可减低损害视交叉血液供应的危险性。

（于 兰）

第四节 头痛

一、概述

头痛在人群中是非常普遍的，一生中很少有不发生头痛的；对于神经内科医生来说，头痛是门急诊最经常遇见的主诉之一。头痛是症状，引起头痛的原因很多，凡是发生在眉毛以上、枕部以上之间的疼痛都属于头痛的范畴。本章所要描述的不包括颅内占位、炎症等引起的继发性头痛。

头痛是由于各种致病因子对头部敏感组织结构的刺激所造成的，对疼痛刺激敏感的组织结构有：静脉窦以及引流到静脉窦的皮质静脉，颅底的动脉，硬脑膜，部分脑神经（三叉神经、迷走神经和舌咽神经）和 C_{1-3} 的神经根。

参与头痛的一些生化因素包括 5-羟色胺、P 物质、缓激肽等，有关头痛的发病机制随着分子生物学和基因技术的发展也有新的发现，与头痛有关的 5-羟色胺受体亚型、5-羟色胺受体后机制、P/Q 钙通道 α1A 亚基基因以及皮质扩散抑制假说等都是近年来的新发现，这也带动了头痛治疗学的进展。

二、偏头痛

偏头痛为神经血管性头痛，是指脑血管的神经调节障碍导致的脑血管正常的舒缩功能紊乱，典型的表现为发作性偏颞侧疼痛，发作前有视觉先兆，伴有或不伴有局灶神经系统症状和体征。可以自行缓解，缓解后局灶的神经症状消失。

部分偏头痛的发生有着明显的家族遗传性和性格特点，环境因素也是发作的重要诱发因素。疲劳、饮酒、情绪低落、进食高热量食物、上呼吸道感染等也常常引起偏头痛发作。女性的发病率明显高于男性，男女之比约为 1：3~1：4。流行趋势从 10 岁即可发病，高峰在 25~35 岁，流行的趋势是南方高于北方，西部高于东部；我国偏头痛的发病率低于欧美。

（一）病因和发病机制

有关发病机制的认识随着分子生物学和基因技术的发展，已经从最初的神经血管机制、神经源性学说逐渐深入到偏头痛家族性基因定位和细胞通道学说，以及皮质扩散抑制假说。早在 20 世纪 60 年代 Wolff 就提出了血管源学说，这种观点认为：偏头痛发作是由于颅内外血管扩张，血管周围组织产生血管活性多肽，导致无菌性炎症，诱发头痛发作。视觉先兆的出现是由于脑部不同部位的神经元对缺血的敏感性差别引起的。家族性偏头痛相关基因的发现丰富并完善了偏头痛的发病机制理论，约 60%~80% 的偏头痛患者有家族史，通常为多因子遗传，也有患者呈现常染色体显性遗传。1993 年 Joutel 发现染色体 19P13 与家族性偏头痛有关，后来的许多研究证实家族性偏头痛基因确实定位于 19 号染色体；1996 年 Ophoff 等发现家族性偏瘫性偏头痛患者在 19 号染色体编码的脑特异性电压门控 P/Q 通道亚单位基因有异常；也有人发现典型偏头痛患者中多巴胺受体基因异常。这些都是分子生物学的发展为偏头痛的机制研究带来的成果，为在分子水平认识、研究偏头痛的机制，也为治疗和新型药物的研制，提供了分子生物学的基础。

5-羟色胺一直是偏头痛研究中的热点。20 世纪 80 年代以前，血管源性学说占主导地位，认为 5-羟色胺作为血管活性物质与偏头痛发作有关，尿中 5-羟色胺代谢物 5-羟吲哚醋酸水平升高，间接证明了血小板释放的 5-羟色胺引起了颅内外血管的异常舒缩。近年来有关 5-羟色胺的研究主要集中在 5-羟色胺受体上，认为某些因素刺激了 5-羟色胺受体，引起神经递质释放，刺激颈-三叉神经-血管通路，引起无菌性血管炎症和硬脑膜水肿。

血浆蛋白外渗学说，即神经源性学说指出：某种刺激传导至三叉神经末梢，P 物质、降钙素基因相关肽和神经肽等物质释放，使血管扩张，蛋白外渗，肥大细胞脱颗粒，释放组胺，产生神经源性炎症，引起头痛。

皮质扩散抑制学说认为：分布于脑膜血管周围的三叉神经纤维去极化过程引发了头痛。动物实验提示：在大脑皮质局部受到有害刺激时，局部出现的脑电活动以 3mm/min 的速度扩展，称之为皮质扩散抑制（CSD），相应地偏头痛先兆期的低灌注状态也以 2~3mm/min 的速度向前推进，故提出 CSD 学说。此学说可以充分地解释偏头痛伴发的神经功能缺失。

（二）分类

1. 根据临床症状分类

（1）典型偏头痛。

（2）普通偏头痛。

（3）眼肌麻痹型偏头痛。

（4）基底动脉型偏头痛。

（5）偏瘫型偏头痛。

2. 1988 年国际头痛学会分类

（1）没有先兆的偏头痛。

（2）有先兆的偏头痛。

1）有典型先兆的偏头痛。

2）有持续性先兆的偏头痛。

3）家族性偏瘫性偏头痛。

4）基底动脉性偏头痛。

5）有偏头痛先兆但无头痛。

6）急性先兆发作的偏头痛。

（3）眼肌麻痹型偏头痛。

（4）视网膜性偏头痛。

（5）可能为偏头痛先驱或与偏头痛有关的儿童周期性综合征。

（三）临床表现

1. 典型偏头痛　有发作先兆为本型偏头痛的特征，约占偏头痛的 10%。一般在青春期发病，大多数有明显的家族史，约占 50% 以上，且发病年龄相对较小。典型的先兆出现在发作前的 20~30 分钟，主要表现为视觉先兆，闪光幻觉，患者常描述为"眼前冒金星"、"电光闪烁"等，有时是闪烁的暗点，形态和持续的时间各不相同，有时可以表现为锯齿状的曲折线或者类似古代城堡上的城垛样。一些患者还可以表现为一过性同向性偏盲；几乎所有的患者都描述有畏光、流泪现象。部分患者表现为哈欠连天和疲劳感。

头痛开始表现为一侧眶上或眶后、额颞部钝痛，也可以出现在枕部；以渐进增强的方式达到高峰，呈现搏动性头痛，然后为持续性疼痛。头痛在高峰时甚至扩展为半侧头部或颈部。患者一般都伴有自主神经症状，通常是恶心、呕吐、面色苍白，全身乏力等；患者往往手按疼痛侧，痛苦不堪，喜呆在暗处，讨厌光线和声音的刺激，喜欢安静的环境；未经治疗的患者约 70% 以上持续 4 小时缓解，也有持续 1 天以上者。在几天里可反复发作。诱发因素包括：进食高热量食物（巧克力）、情绪刺激、饮酒和月经来潮。

2. 普通偏头痛　最常见的偏头痛类型，一般没有明显的先兆，发作时间比典型偏头痛短，症状也不如典型偏头痛严重，发作前可以有一些非特异性前驱症状，如精神障碍和胃肠道症状。疼痛的性质也可以为搏动性，伴有恶心呕吐等，部分患者有家族史。

3. 眼肌麻痹型偏头痛和偏瘫性偏头痛　患者往往发病年龄大一些，眼肌麻痹和肢体偏瘫一般发生在偏头痛之后或减轻之时，可以持续较长的时间，眼肌麻痹主要为偏头痛同侧眼外肌麻痹，以动眼神经麻痹最常见，也可侵犯滑车和外展神经，瘫痪发生在偏头痛的对侧。皮质扩布抑制机制可以很好地解释瘫痪的发生。要注意鉴别其他原因引起的眼肌麻痹，例如后交通动脉瘤和痛性眼肌麻痹。

4. 基底动脉型偏头痛　主要发生在少年和青年女性，与月经有关，先兆为视觉变化，后表现为全盲和意识模糊，包括其他的脑干症状，如耳鸣、构音障碍、共济失调和面部感觉异常。一般持续半小时左右，注意与脑干病变相鉴别。

（四）诊断

1. 典型偏头痛

（1）青少年或青年起病，女性多见，可以有家族史；

（2）偏侧头痛伴有畏光、流泪；

（3）有视觉先兆；

（4）呈发作性，持续时间多在半天。

2. 普通偏头痛

（1）偏头痛不伴有先兆；

（2）发作至少持续 4~72 小时；

（3）至少有以下两个症状特点：

1）单侧；

2）搏动性头痛；

3）程度为中重度；

4）运动可以诱发。

（4）至少有以下一个症状：

1）恶心；

2）畏光；

3）畏声。

3. 其他偏头痛　特殊类型偏头痛有其独特的临床特点，如眼肌麻痹和肢体偏瘫等。

（五）治疗

偏头痛的治疗以预防为主，注意避免诱发因素要比发作时药物治疗更有效，药物的治疗要在发作的早期，用药遵循个体化原则。心理指导治疗也是临床医生应当具备的，解除患者的精神紧张因素常常可以达到理想的效果。

1. 5-羟色胺拮抗剂　麦角胺咖啡因，麦角类制剂，是预防偏头痛发作的有效药物，短期内重复使用不会成瘾，不良反应常见，严重的为胸膜纤维化。阿米替林是 5-HT$_2$ 受体拮抗剂，阻止 5-羟色胺的摄取，由于其抗胆碱能副作用而少用。

2. β-受体阻滞剂　普萘洛尔可用于抗偏头痛，每日用量在 50~100mg，降低交感神经的活性，降低血小板的黏附。副作用为心率减慢。有传导阻滞者慎用。

3. 钙离子阻滞剂　通过抑制 L 型钙通道达到抑制钙依赖性神经递质的释放；另外钙离子阻滞剂对参与偏头痛的神经递质受体如 5-HT、多巴胺受体或者肾上腺素受体也有作用。氟桂利嗪已经被证明为治疗偏头痛的有效药物。

4. 其他药物　抗癫痫药物卡马西平和丙戊酸钠在治疗偏头痛方面也有作用，50~100mg 卡马西平，每日 3 次；100~200mg 丙戊酸钠，每日 3 次；可以有效地控制偏头痛发作，并且能够预防偏头痛的再次发生，延长再次发作的周期。

新药舒马坦，又名英明格，选择性 5-HT IB/ID 受体协同剂，降低头痛程度的效力强于麦角胺咖啡因，开始消除头痛的时间也缩短，口服和皮下均可给药，口服 100mg 可以有效地控制发作。不良反应为有可能减少心肌供血，故心电图有 ST 段改变者禁用。

另外，偏头痛发作患者应该以进食清淡食物为主，多食水果和新鲜蔬菜；有呕吐者可以适当补液，给予 B 族维生素，维持水电解质平衡。

三、其他头痛

丛集性头痛主要见于男性患者，发病年龄晚，约在 30 ~ 50 岁，为一侧性头痛，发作时常以非常规的方式每天发作，常常连续发作数周至数月。头痛的部位可以在眼睛后面出现牵拉或压迫感，向同侧的额、下颌部放射，合并同侧流泪、畏光、恶心等，一般每次持续约半小时左右，因为常于每天固定的时间发作，故称之为钟表机制；发作频率为 1 天 1 次或数次。酒精可以作为敏感的诱发因素，缓解期酒精的诱导作用不敏感。头痛发作的时间一般在午睡后或凌晨，甚至从睡眠中痛醒。

紧张性头痛以往称肌收缩性头痛，主要为颈部和头面部肌肉持续性收缩而产生的头部压迫感和沉重感，在新的国际分类中将精神性和肌收缩性头痛统称为紧张性头痛。紧张性头痛是指慢性持续性头痛，常以紧张、焦虑、抑郁作为诱发的因素，故称之为紧张性头痛。紧张性头痛往往部位不定，有时为双颞侧、后枕部；性质缓和，呈现为钝痛或者紧箍感，注意力集中时明显，注意力分散时消失，多发生于年轻女性和工作压力大者。紧张性头痛和偏头痛可能有关，有些患者初期表现为症状典型的偏头痛，长期发作以后又具有紧张性头痛的特点。血管扩张剂可以减轻紧张性头痛的发作，说明血管性因素在紧张性头痛的发病中可能起作用。在治疗上，对紧张性头痛的患者应该以消除应激和抗焦虑、抗抑郁治疗为主，向患者说明疾患的功能性、可逆性，增强自信心。松弛疗法是通过简单的方法包括按摩、针灸和封闭等疗法，减轻症状，既解除头痛，又稳定情绪，可同时应用。

（于 兰）

第五节 三叉神经痛

一、概述

三叉神经痛是指原因未明的三叉神经分布范围内的突发性、短暂性、反复性及刻板性的剧烈的疼痛。

三叉神经痛常见于中年女性。该病的发病率为 5.7/10 万 ~ 8.1/10 万。患病率 45.1/10 万。

二、病因及发病机制

三叉神经痛的病因及发病机制目前还不清楚。

（一）周围病变学说

有的学者根据手术、尸体解剖或 MRA 检查的资料，发现很多三叉神经痛的患者在三叉神经入脑桥的地方有异常的血管网压迫（如 zdrman1984 年的报道提示，72% 的三叉神经痛的患者有异常血管的压迫；解放军 91 医院 1992 年的报道提示，90% 的三叉神经痛的患者有异常血管的压迫），刺激三叉神经根，从而产生疼痛。

（二）中枢性学说

根据患者的发作具有癫痫发作的特点，学者认为患者的病变是在中枢神经系统，是与面部疼痛有关的丘脑－皮质－三叉神经脊束核的刺激性病变所致。

（三）短路学说

三叉神经进入脑桥有一段无髓鞘区，由于受血管压迫等因素的作用，可以造成无髓鞘的神经纤维紧密的结合，在这些神经纤维之间形成假性"突触"，相邻神经纤维之间的传入、传出冲动之间发生"短路"（传入、传出的冲动由于"短路"，而都可以成为传入的信号）冲动的叠加，容易达到神经元的痛域，诱发疼痛。

三、病理

有关三叉神经痛的病理报道很少。有的研究发现，患者的三叉神经节细胞有变性，轴突有增生，其髓鞘有节段性的脱失等。

四、临床表现

（一）发病情况

常见于 50 岁左右的女性患者，男女患者的比例为 1 ：3。

（二）疼痛部位

三叉神经一侧的下颌支疼痛最为常见，其次是上颌支、眼支。有部分患者可以累及 2 支（多为下颌支和上颌支）甚至 3 支（有专家提出，如果疼痛区域在三叉神经第 1 支，尤其是单独影响三叉神经第 1 支的，诊断三叉神经痛要特别慎重）。

（三）疼痛特点

疼痛具有突发性、短暂性、反复性及刻板性的特点。发作前没有先兆，突然发作，发作常常持续数秒，很少超过 1～2min，每次发作的疼痛性质及部位固定，疼痛的程度剧烈，患者难以忍受，疼痛的性质常常为电击样、刀割样的疼痛。

（四）伴随症状

疼痛发作时可伴有面部潮红、流泪、结膜充血。

（五）疼痛的扳机点

患者疼痛的发作常常可以由于触摸、刺激（如说话、咀嚼、洗脸、刷牙）以下部位诱发：口角、面颊、鼻翼。

（六）诱发因素

因吞咽动作能诱发疼痛，所以可摄取流食。与舌咽神经痛不同，因睡眠中吞咽动作不能诱发疼痛，故睡眠中不出现疼痛发作。温暖时不易疼痛发作，故入浴可预防疼痛发作，也有的患者愿在洗浴中进食。

（七）体征

神经系统检查没有异常的神经系统体征（除刺激"扳机点"诱发疼痛）。

五、诊断及鉴别诊断

（一）诊断

三叉神经痛的诊断根据患者的临床表现，尤其是其发作特点，诊断并不困难。但是要与继发性的三叉神经痛鉴别。继发性三叉神经痛有以下特点：①疼痛的程度常常不如原发性三叉神经痛剧烈，尤其是在起病的初期；②疼痛往往为持续性隐痛、阵痛，阵发性加剧；⑨有神经系统的阳性体征（尤其是角膜反射的改变、同侧面部的感觉障碍及三叉神经运动支的功能障碍）。常见的继发性三叉神经痛的病因有：鼻咽癌颅内转移、听神经瘤、胆脂瘤及多发性硬化等（表20－3）。

（二）鉴别诊断

三叉神经痛还应与以下几种疾病鉴别。

1. 颞下颌关节综合征　常常为一侧面部的疼痛，以颞下颌关节处为甚，颞下颌关节活动可以诱发、加重疼痛。患者张口受限，颞下颌关节有压痛。

表20－3　原发性三叉神经痛与继发性三叉神经痛的鉴别

	髓内	髓外	硬膜外
椎管梗阻	晚期出现且轻	较早出现	较早出现
脑脊液蛋白增高	轻	明显	明显
脊椎 X 线改变	较少出现	较多见	多见
MRI	髓内病变	髓外病变	髓外病变
椎管造影	梗阻不完全	深杯口状，脊髓移位	锯齿状不全梗阻

2. 牙痛　很多三叉神经痛的患者被误诊为牙痛，有的甚至拔了多颗牙。牙痛常常为持续性，进食冷、热食品可以诱发、加重疼痛。

3. 舌咽神经痛　该病的发作特点及疼痛的性质与三叉神经痛极其相似，但是疼痛的部位有很大的不同。舌咽神经痛的疼痛部位在舌后部及咽部，说话、吞咽及刺激咽部可以诱发疼痛，所以，常有睡眠中疼痛发作。

4. 颞动脉炎　常常见于老年男性，疼痛为一侧颞部的持续性跳痛、胀痛，常常伴有低热、乏力、精神差等全身症状。查体可见患侧颞动脉僵硬，呈"竹筷"样改变。经激素治疗症状可以缓解、消失。

5. 偏头痛　此病的发病率远较三叉神经痛的发病率高：常常见于青年女性，疼痛发作前常常有前驱症状，主要表现为乏力、注意力不集中、精神差等。约65%的患者有先兆症状，主要有视觉的先兆，表现为闪光、暗点、视野的改变等。疼痛表现为一侧头部的跳痛，发作以后，疼痛的程度渐进加重，持续数小时到72h。发作时患者常常有自主神经功能障碍的表现。

六、治疗

（一）药物治疗

目前，三叉神经痛还没有有效的治疗方法。药物治疗控制疼痛的程度及发作的频率仍为首选的治疗方法。药物治疗的原则为：个体化原则，从小剂量开始用药，尽量单一用药并适时注意药物的不良反应。

常用的药物有以下几种。

1. 卡马西平 由于卡马西平的半衰期为 12 ~ 35h，故理论上可以每天只服 2 次。常常从小剂量开始：0.1g，2 次/d，3 ~ 5d 后根据患者症状控制的程度来决定加量。每次加 0.1g（早、晚各 0.05g），直到疼痛控制为止。卡马西平每日的用量不要超过 1.2g。

卡马西平常见的不良反应有：头昏、共济运动障碍，尤其是女性发生率更高。长期用药要注意检测血象及肝功能的变化。此外，卡马西平可以引起过敏，导致剥脱性坏死性皮炎，所以，用药的初期一定要观察有无皮疹。孕妇忌用。

卡马西平是目前报道的治疗三叉神经痛的有效率最高的药物，其有效率据国内外的报道可达 70% ~ 80%。

2. 苯妥英钠 苯妥英钠也可以作为治疗三叉神经痛的药物，但是有效率远较卡马西平低。据国内外文献报道，其有效率为 20% ~ 64%。剂量为 0.1g，口服，3 次/d。效果不佳时可增加剂量，通常每日增加 0.05g。最大剂量不超过 0.6g。

苯妥英钠的常见不良反应有头昏、共济运动障碍、肝功能损害及牙龈增生等。

3. 妥泰（托吡酯，topamax） 系一种多重机制的新型抗癫痫药物。近年来，国内外有文献报道，在用以上两种经典的治疗三叉神经痛的药物治疗无效时，可以选用该药。通常可以从 50mg，2 次/d 开始，3 ~ 5d 症状控制不明显可以加量，每日加 25mg，观察 3 ~ 5d，直到症状控制为止。每日的最大剂量不要超过 250 ~ 300mg。

妥泰的不良反应极少。常见的不良反应有头昏、食欲下降及体重减轻。国内外还有报道，有的患者用药以后出现出汗障碍。

4. 氯硝西泮（氯硝安定） 通常作为备选用的药物。4 ~ 6mg/d。常见的不良反应为头昏、嗜睡、共济运动障碍，尤其在用药的前几天。

5. 氯甲酰氮䓬 300mg/d，分 3 次餐前 30min 口服，无效时可增加到 600mg。该药不良反应发生率高，常见的不良反应有困倦、蹒跚、药疹和粒细胞减少等。有时可见肝功能损害。应用该药治疗应每 2 个月进行一次血液检查。

6. 中（成）药 如野木瓜片（七叶莲），3 片，4 次/d。据我们的临床观察，该药单独使用治疗三叉神经痛的有效率不高，但是可以作为以上药物治疗的辅助治疗药物。此外，还有痛宁片，4 片，3 次/d。

7. 常用的方剂

（1）麻黄附子细辛汤加味：麻黄、川芎、附子各 20 ~ 30g，细辛、荆芥、蔓荆子、菊花、桃仁、石膏、白芷各 12g，全虫 10g。

（2）面痛化解汤：珍珠母 30g，丹参 15g，川芎、当归、赤芍、秦艽、钩藤各 12g，僵蚕、白芷各 10g，红花、羌活各 9g，防风 6g，甘草 5g，细辛 3g。

（二）非药物治疗

三叉神经痛的"标准（经典）"治疗为药物治疗，但以下情况时可以考虑非药物治疗。①经应用各种药物正规的治疗（足量、足疗程）无效；②患者不能耐受药物的不良反应；③患者坚决要求不用药物治疗。非药物治疗的方法很多，主要原理是破坏三叉神经的传导。

常用的方法有以下几种。

1. 神经阻滞（封闭）治疗 该方法是用一些药物（如无水乙醇、甘油、酚等）选择地注入三叉神经的某一支或三叉神经半月神经节内。现在由于影像技术的发展，在放射线诱导下，可以较准确的将药物注射到三叉神经半月节，达到治疗的作用。由于甘油注射维持时间较长，故目前多采用甘油半月神经节治疗。神经阻滞（封闭）治疗的方法，患者面部的感觉通常能保留，没有明显的并发症。但是复发率较高，尤其是1年以后。

2. 其他方法的三叉神经半月神经节毁坏术：如用射频热凝、伽玛刀治疗等。这些方法的远期疗效目前尚未肯定。

3. 手术治疗

（1）周围支切除术：通常只适用于三叉神经第1支疼痛的患者。

（2）显微的三叉神经血管减压术：这是目前正在被大家接受的一种手术治疗方法。该方法具有创伤小、安全、并发症少（尤其是对触觉及运动功能的保留）及有效率高的特点。

（3）三叉神经感觉神经根切断：该方法止痛疗效确切。

（4）三叉神经脊束切断术：目前射线（X刀、伽玛刀等）治疗在三叉神经痛的治疗中以其微创、安全、疗效好越来越受到大家的重视。

4. 经皮穿刺微球囊压迫（percutaneous microballoon compression，PMC） 自Mullan等1983年首次报道使用经皮穿刺微球囊压迫治疗三叉神经痛的技术以来，至今已有大量学者报道他们采用该手段所取得的临床结果。一般认为，PMC方法与当代使用的微血管减压手术及射频热凝神经根切断术在成功率、并发症及复发率方面都有明显的可比性。其优点是操作简单、安全性高，尤其对于高龄或伴有严重疾病不能耐受较大手术者更是首选方法。其简要的方法：丙芬诱导气管内插管全身麻醉。在整个治疗过程中监测血压和心率。患者取仰卧位，使用14号穿刺针进行穿刺，皮肤进入点为口角外侧2cm及上方0.5cm。在荧光屏指引下调正方向直至进入卵圆孔。应避免穿透卵圆孔。撤除针芯，放入带细不锈钢针芯的4号FogartyCatheter直至其尖端超过穿刺针尖12～14cm。去除针芯，在侧位X线下用Omnipaque造影剂充盈球囊直至凸向颅后窝。参考周围的骨性标志（斜坡、蝶鞍、岩骨）检查和判断球囊的形状及位置；必要时排空球囊并重新调整导管位置，直至获得乳头凸向颅后窝的理想的梨形出现。球囊充盈容量为0.4～1.0ml，压迫神经节3～10min后，排空球囊，撤除导管，手压穿刺点5min。该法具有疗效确切、方法简单及副作用少等优点。

（于 兰）

第六节 特发性面神经炎

一、概述

特发性面神经炎是指原因未明的、茎乳突孔内面神经非化脓性炎症引起的、急性发病的面神经麻痹。发病率为（20～42.5）/10万，患病率为258/10万。

二、病因与病理生理

未明。可能因受到风寒、病毒感染或自主神经功能障碍，局部血管痉挛致骨性面神经管内的面神经缺血、水肿、受压而发病。

三、诊断

（一）病史采集要点

1. 起病情况　急性起病，数小时至 3~4d 达到高峰。

2. 主要临床表现　多数患者在洗漱时感到一侧面颊活动不灵活，口角漏水、面部歪斜，部分患者病前有同侧耳后或乳突区疼痛。

3. 既往病史　病前常有受凉或感冒、疲劳的病史。

（二）体格检查要点

（1）一般情况好。

（2）查体可见一侧周围性面瘫的表现：病侧额纹变浅或消失，不能皱额或蹙眉，眼裂变大，闭眼不全或不能，试闭目时眼球转向外上方，露出白色巩膜称贝耳现象；鼻唇沟变浅，口角下垂，示齿时口角歪向健侧，鼓腮漏气，吹口哨不能，食物常滞留于齿颊之间。

（3）鼓索神经近端病变，可有舌前 2/3 味觉减退或消失，唾液减少。

（4）镫骨肌神经病变，出现舌前 2/3 味觉减退或消失与听觉过敏。

（5）膝状神经节病变，除上述表现外还有乳突部疼痛，耳廓和外耳道感觉减退，外耳道或鼓膜出现疱疹，见于带状疱疹引起的膝状神经节炎，称 Hunt 综合征。

（三）门诊资料分析

根据急性起病，典型的周围性面瘫症状和体征，可以做出诊断。但是必须排除中枢性面神经麻痹、耳源性面神经麻痹、脑桥病变、格林－巴利综合征等。

（四）进一步检查项目

（1）如果疾病演变过程或体征不符合特发性面神经炎时，可行颅脑 CT/MRI、腰穿脑脊液检查，以利于鉴别诊断。

（2）病程中的电生理检查可对预后做出估计。

（五）诊断要点

急性起病，出现一侧周围性面瘫的症状和体征可以诊断。

（六）鉴别诊断要点

1. 中枢性面神经瘫　局限于下面部的表情肌瘫痪，而上面部的表情肌运动如闭目、皱眉等动作正常，且常伴有肢体瘫痪等症状，不难鉴别。

2. 格林－巴利综合征　可有周围性面瘫，但多为双侧性，可以很快出现其他颅神经损害，有对称性四肢弛缓性瘫痪、感觉和自主神经功能障碍，脑脊液呈蛋白－细胞分离。

3. 耳源性面神经麻痹　多并发中耳炎、乳突炎、迷路炎等，有原发病的症状和体征，头颅或耳部 CT 或 X 线片有助于鉴别。

4. 后颅窝病变　如肿瘤、感染、血管性疾病等，起病相对较慢，有其他脑神经损害和原发病的表现，颅脑 MRI 对明确诊断有帮助。

5. 莱姆病　是由蜱传播的螺旋体感染性疾病，可有面神经和其他脑神经损害，可单侧或双侧，伴有多系统损害表现，如皮肤红斑、血管炎、心肌炎、脾大等。

6. 其他 如结缔组织病、各种血管炎、多发性硬化、局灶性结核性脑膜炎等，可有面神经损害，伴有原发病的表现，要注意鉴别。

四、治疗

（一）治疗原则
减轻面神经水肿和压迫，改善局部循环，促进功能恢复。

（二）治疗计划
1. 药物治疗
（1）皮质类固醇：起病早期1~2周内应用，有助于减轻水肿。泼尼松30~60mg/d，连用5~7d后逐渐减量。地塞米松10~15mg/d，静脉滴注，1周后改口服渐减量。
（2）神经营养药：维生素B_{12}（500μg/次，隔天1次，肌肉注射）、维生素B_1（100mg/次，每天1次，肌肉注射）、地巴唑（30mg/d，口服）等可酌情选用。
（3）抗病毒治疗：对疑似病毒感染所致的面神经麻痹，应尽早使用阿昔洛韦（1~2g/d），连用10~14d。
2. 辅助疗法
（1）保护眼睛：采用消炎性眼药水或眼药膏点眼，带眼罩等预防暴露性角膜炎。
（2）物理治疗：如红外线照射、超短波透热等治疗。
（3）运动治疗：可采用增强肌力训练、自我按摩等治疗。
（4）针灸和低脉冲电疗：一般在发病2~3周后应用，以促进神经功能恢复。
3. 手术治疗 病后半年或1年以上仍不能恢复者，可酌情施行面-舌下神经或面-副神经吻合术。

（三）治疗方案的选择
对于药物治疗和辅助疗法，可以数种联用，以期促进神经功能恢复，针灸和低脉冲电疗应在水肿消退后再行选用。恢复不佳者可考虑手术治疗。

五、病程观察及处理
治疗期间定期复诊，记录体征的变化，调整激素等药物的使用。鼓励患者自我按摩，配合治疗，早日康复。

六、预后
70%的患者在1~2个月内可完全恢复，20%的患者基本恢复，10%的患者恢复不佳，再发者约占0.5%。少数患者可遗留有面肌痉挛、面肌联合运动、耳颞综合征和鳄泪综合征等后遗症状。

（于 兰）

第七节 多发脑神经损害

一、概述

多发脑神经损害是指单侧或双侧、同时或先后 2 条以上脑神经受损而出现功能障碍。解剖部位的关系和病变部位的不同组合成多发脑神经损害的综合征。

二、病因与病理生理

病因是多种多样的，炎症性疾病、感染后免疫功能障碍、脱髓鞘疾病、肿瘤、中毒、外伤、代谢性疾病等。

三、诊断

（一）病史采集要点

1. 起病情况　不同的病因，起病的急缓是不同的，炎症、外伤或血管病起病急，肿瘤的起病较慢，渐进发展。

2. 既往病史　注意有无感染、肿瘤、化学物接触、代谢性疾病等，以期发现病因。

（二）主要临床表现和体格检查要点

受损脑神经的不同组合形成不同的综合征，将分别描述。

1. 福斯特 – 肯尼迪综合征　嗅、视神经受损；表现为病侧嗅觉丧失、视神经萎缩，对侧视乳头水肿；多见于嗅沟脑膜瘤或额叶底部肿瘤。

2. 海绵窦综合征　动眼、滑车、展神经和三叉神经眼支受损；表现为病侧眼球固定、眼睑下垂、瞳孔散大、直间接光反射和调节反射消失，眼和额部麻木疼痛、角膜反射减弱或消失，眼睑和球结膜水肿及眼球突出；见于感染、海绵窦血栓形成、海绵窦肉芽肿、动 – 静脉瘘或动脉瘤等。

3. 眶上裂综合征　动眼、滑车、展神经和三叉神经眼支受损；表现为病侧眼球固定、上睑下垂、瞳孔散大、光反射和调节反射消失，眼裂以上皮肤感觉减退、角膜反射减弱或消失，眼球突出；见于眶上裂骨折、骨膜炎或邻近肿瘤等。

4. 眶尖综合征　视、动眼、滑车、展神经和三叉神经眼支受损；表现为眶上裂综合征 + 视力障碍；见于眶尖骨折、炎症或肿瘤等。

5. 岩骨尖综合征　三叉神经和展神经受损；表现为病侧眼球外展不能、复视，颜面部疼痛；见于乳突炎、中耳炎、肿瘤或外伤等。

6. 小脑脑桥角综合　三叉、外展、面、听神经受损，病变大时可以累及脑干、小脑或后组脑神经；表现为病侧颜面部感觉减退、角膜反射减弱或消失，周围性面瘫，听力下降、眼震、眩晕和平衡障碍，小脑性共济失调；最多见于听神经瘤，还可见于炎症、血管瘤等。

7. Avellis 综合征　迷走神经和副神经受损；表现为声音嘶哑、吞咽困难、病侧咽反射消失，向对侧转颈无力、病侧耸肩无力；见于局部肿瘤、炎症、血管病或外伤等。

8. Jackson 综合征　迷走、副和舌下神经受损；表现为声音嘶哑、吞咽困难、病侧咽反射消失，向对侧转颈无力、病侧耸肩无力，病侧舌肌瘫痪、伸舌偏向病侧；见于局部肿瘤、炎症、血管病或外伤等。

9. Tapia 综合征　迷走和舌下神经（结状神经节以下的末梢）受损；表现为声音嘶哑、病侧舌肌瘫痪、伸舌偏向病侧；多见于局部外伤。

10. 颈静脉孔综合征　舌咽、迷走和副神经受损；表现为病侧声带和咽部肌肉麻痹出现声嘶、吞咽困难、咽反射消失，向对侧转颈无力、病侧耸肩无力；见于局部肿瘤、炎症等。

11. 枕髁－颈静脉综合征　舌咽、迷走、副和舌下神经受损；表现为病侧 Vernet 综合征＋舌肌瘫痪和萎缩；见于颅底枪弹伤、局部炎症、肿瘤等。

12. 腮腺后间隙综合征　舌咽、迷走、副和舌下神经受损；表现同 Collet－Sicard 综合征，可有同侧 Horner 征；见于局部肿瘤、炎症、外伤等。

（三）门诊资料分析

详细的病史询问和认真的体检，有助于明确病变范围和可能的原因。

（四）进一步检查项目

局部 X 线摄片、颅脑 CT/MRI 检查，必要时脑脊液检查，有助于了解病变部位、范围、性质和病因。

四、治疗

针对病因治疗：感染要抗感染治疗，肿瘤、外伤或血管瘤可以选择手术治疗，脱髓鞘性疾病可予糖皮质激素治疗，代谢性疾病要重视原发病的治疗。

（于　兰）

第八节　格兰－巴利综合征

一、定义

急性炎症性脱髓鞘性多神经炎（acute inflammatory demyelinating polyneuropathy，AIDP）又称格兰－巴利综合征（Guillain－Barre's syndrome，GBS），是一种自身免疫性疾病。其主要病理改变为周围神经系统的广泛性炎性脱髓鞘。临床上以四肢对称性弛缓性瘫痪为其主要表现。

二、病因与发病机制

目前尚未清楚。近年认为与空肠弯曲菌感染后所致的免疫障碍有关。体液免疫在该病的发病和发展中起主要作用。

三、病理

病变部位主要在脊神经根，也可累及脑神经。病理特点为节段性脱髓鞘和炎性细胞浸润（主要是淋巴细胞），轴索损害相对较轻。脊神经前根较后根受损较重，近段较远端重（图

20 - 1，图 20 - 2）。

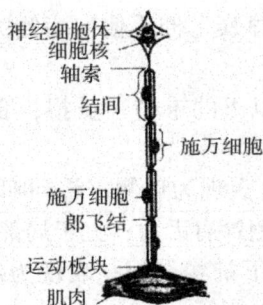

图 20 - 1　正常周围神经　　　图 20 - 2　周围神经节段性脱髓鞘

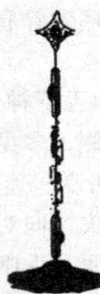

四、临床表现

（一）发病情况

任何年龄均可发病，但以青壮年男性多见。四季均有发病，夏、秋季多见。多呈急性或亚急性发病。起病前有前驱感染史（腹泻或上感）。

（二）四肢无力

对称性下运动神经元性瘫痪。四肢肌张力低下，腱反射减弱或消失，无病理征。瘫痪一般近段较重。通常在 1~2 周内发展到高峰。起病 2~3 周后可有肌萎缩。

（三）呼吸肌麻痹

少数患者可出现呼吸肌麻痹，是 GBS 的严重状态，处理不及时可危及患者生命，应严密监护，必要时行气管切开、呼吸机辅助呼吸。

（四）脑神经麻痹

约半数患者可有脑神经损害，以两侧面神经、舌咽、迷走神经双侧受累多见，其次是动眼神经、滑车神经和外展神经。

（五）感觉障碍

常为首发症状，以主观感觉障碍为主，多为四肢末端的麻木、针刺感。客观检查可有手套、袜套样感觉减退，也可无感觉障碍体征。

（六）自主神经功能障碍

初期或恢复期常有多汗（交感神经受刺激）。部分患者可出现血压不稳、心动过速和心电图异常等。

五、临床分型

本病的临床分型如下几种。

（1）急性炎症性脱髓鞘性多神经炎（acute inflammatory demyelinating polyneuropathy，AIDP）。

（2）急性运动轴索神经病（acute motor axon neuropathy，AMAN）。

（3）急性运动感觉轴索神经病（acute motor - sensory axon neuropathy，AMSAN）。

（4）Fisher 综合征（Fisher syndrome）。

（5）不能分类的格林—巴利综合征。

六、辅助检查

（一）脑脊液

多表现为蛋白增高而细胞数正常或接近正常的蛋白—细胞分离现象。蛋白常升高在发病 2~3 周后达高峰。

（二）血象及血沉

白细胞总数增多和血沉增快，多提示病情严重或有肺部并发症。

（三）肌电图检查

其改变与病情的严重程度及病程有关。典型改变为神经传导速度减慢、F 波或 H 波反射消失、出现率下降或潜伏期延长。

七、诊断与鉴别诊断

（一）诊断要点

（1）急性或亚急性起病。

（2）四肢对称性下运动神经元性瘫痪，感觉障碍较轻或缺如。

（3）脑脊液有蛋白—细胞分离现象。

（4）电生理检查：神经传导速度减慢，F 波或 H 波反射消失、出现率下降或潜伏期延长。

（二）鉴别诊断

1. **急性脊髓灰质炎** 为急性起病的肢体迟缓性瘫。但有明显发热，肢体瘫痪为节段性、不对称，无感觉障碍，脑脊液细胞及蛋白均升高。

2. **急性脊髓炎** 颈膨大以上损害，早期可有四肢迟缓性瘫痪，但有传导束型感觉障碍、二便障碍。随病情发展，肌张力逐渐增高、腱反射亢进，可引出病理反射，脑脊液蛋白、细胞正常或轻度升高。

3. **全身型重症肌无力** 有四肢迟缓性瘫痪，但病情逐渐加重，症状呈波动性，多有晨轻暮重，疲劳试验及新斯的明试验阳性，脑脊液正常。

4. **低血钾型周期性麻痹** 多有反复发作史，无感觉和脑神经损害，脑脊液正常，发作时有低血钾和低钾心电图改变，补钾后症状迅速好转（见表 20 - 4）。

表 20 - 4 GBS 与低血钾型周期性麻痹的鉴别

鉴别点	GBS	低血钾型周期性麻痹
病因	多种病前感染史和自身免疫反应	低血钾、甲亢
病程	急性或亚急性起病，进展不超过4周	起病快（数小时至1d）恢复快（2~3d）
肢体瘫痪	四肢瘫常自双下肢开始，近端较明显	四肢迟缓性瘫痪
呼吸肌麻痹	可有	无

续　表

鉴别点	GBS	低血钾型周期性麻痹
脑神经受损	可有	无
感觉障碍	可有（末梢型）、疼痛	无感觉障碍及神经根刺激症
脑脊液	蛋白—细胞分离	正常
电生理检查	早期 F 波或 H 波反射延迟，运动 NCV 减慢	EMG 电位幅度降低，电刺激可无反应
血钾	正常	低，补钾有效
既往发作史	无	常有

八、治疗

1. 严密观察呼吸功能　出现呼吸肌麻痹时尽早行气管切开、呼吸机辅助呼吸。

2. 加强护理　保持呼吸道通畅，监测生命体征，翻身拍背，肢体置于功能位，吞咽困难者尽早行鼻饲，预防肺炎、压疮、下肢静脉血栓形成。

3. 免疫治疗　血浆交换或静脉滴注大剂量免疫球蛋白。

4. 应用激素　治疗尚有争议。主要用于急性进展期患者。

5. 促进神经修复　维生素 B_1、B_{12} 等。

6. 康复治疗　尽早进行康复训练。

九、预后

（1）大多数患者经积极治疗后预后良好，轻者多在 1~3 个月好转，数月至 1 年内完全恢复。

（2）部分患者可有不同程度的后遗症，如肢体无力、肌肉萎缩和足下垂等。

（3）重症患者常因呼吸肌麻痹或肺部并发症死亡。

（于　兰）

第九节　雷诺综合征

一、概述

雷诺综合征为周围血管功能调节紊乱所引起的肢端小动脉痉挛性疾病。分为原发性与继发性两类，原发性者原因不明，称为雷诺病；继发性者常继发于硬皮病、系统性红斑狼疮等，称为雷诺现象。以阵发性、间歇性指端发白、发绀为其临床特点，常由情绪激动或受寒所诱发。

二、病因及发病机制

雷诺综合征为肢端小动脉痉挛引起，其病理生理机制尚不完全清楚。内皮、血管平滑肌与支配血管的自主神经和感觉神经的复杂的相互作用维持肢端小动脉血管运动功能的稳定，其中的一个或多个因素酶功能出现异常均可引起肢端小动脉的血管运动功能调节紊乱。

1. 依赖内皮细胞的血管调节　依赖血管内皮的调节在雷诺综合征特别是继发的雷诺现象加重过程中可能起主要作用。内皮细胞可通过合成和释放细胞因子、生长因子、前列腺素及其他生物活性大分子调节血管张力，其前列环素和氧化亚氮（NO）可引起血管舒张，内皮素－1可引起血管收缩。内皮细胞还释放神经递质 P 物质、降钙素、乙酰胆碱等对血管有直接影响。雷诺综合征患者血浆内皮素浓度增加，未受影响部位的皮肤动脉对内皮素呈现正常血管反应，提示内皮参与了其病理生理过程，特别是起病后的恶化或加重。继发的雷诺现象内皮细胞损害常见，内皮细胞损害可加重血管痉挛。继发的内皮增生反应和平滑肌收缩可影响其灌注，凝血功能的增强和纤溶活性的降低可促进血管内微血栓的形成，趋化因子和黏附因子的释放可激活局部炎性反应，这些均可加重雷诺综合征。

2. 非依赖内皮细胞的血管调节　支配周围血管的交感神经通过作用于血管平滑肌上的 α_2 肾上腺素能受体引起血管收缩。由冷刺激诱发的雷诺综合征患者皮肤血管收缩主要由仅 α_2 肾上腺素能受体所介导，而非 α_1 肾上腺素能受体介导，α_2 肾上腺素能受体阻断剂可改善皮肤血管的痉挛状态，α_1 肾上腺素能受体阻断剂无此作用，雷诺综合征患者皮肤血管对 α_2 肾上腺素能受体激动剂有放大作用。支配血管壁的神经释放的降钙素可直接作用于血管平滑肌，引起血管扩张；雷诺综合征患者支配受累动脉的神经功能障碍，释放降钙素减少，引起血管扩张障碍。雷诺综合征加重导致伴随再灌注的反复缺血发作，缺血与再灌注损伤导致局部组织损伤，两者相互影响，形成恶性循环。

血Ⅷ因子浓度增高、纤溶活性降低，血同型半胱氨酸升高，血小板聚集与活性增加，白细胞活性增加均与雷诺综合征的严重程度和发作频率有相关性。血小板释放血栓烷 A_2 与继发雷诺现象的严重性相关，血小板释放 5－HT 增加与血管痉挛有关。

3. 非血管因素　雷诺病常有家族史，受影响家族成员的基因组分析显示可能存在基因缺陷。女性易患雷诺病，常在月经期诱发或加重，可能与体内雌激素变化有关。情绪应急和季节变化可能为雷诺现象的触发因素。

雷诺现象的常见病因见表 20－5。

表 20－5　雷诺现象的常见病因

结缔组织疾病	巨细胞性关节炎
硬皮病	原发性胆汁性肝硬化
类风湿性关节炎	各种损伤
系统性红斑狼疮	使用振动工具
混合性结缔组织病	以手指叩击的工作者，如打字员等
皮肌炎与多发性肌炎	
Takayasu 关节炎	寒冷损害的晚期
胸腔出口综合征	中毒
腕管综合征	重金属：铅、砷等
反射性交感性营养不良	药物：麦角碱、β 受体阻滞剂等
动脉病变	
头臂动脉硬化症	接触聚氯乙烯
血栓闭塞性脉管炎	血液病

结节性多动脉炎	冷球蛋白血症
偏头痛或血管性头痛	冷凝集素增多症等
神经系统疾病	巨球蛋白血症
多发性硬化	多发性骨髓瘤
周围神经病	真性红细胞增多症
脊髓横贯性病变	白血病
脊髓空洞症	其他
偏瘫	原发性肺动脉高压症
灼性神经痛	黏液性水肿等

三、临床表现

雷诺病多发生在 20～30 岁女性患者，好发于手及手指，亦可累及趾、鼻尖、耳轮，甚至波及较大区域，两侧对称。多在遇冷或情绪激动时发作，表现为肢体末端对称性变冷、苍白、麻木、疼痛及出冷汗，随后肢端变青紫，再逐渐转为潮红，局部温度升高，然后恢复正常，反复发作，每次持续数分钟到数小时不等。有的患者可仅有指端的苍白，可无随后的发绀和潮红改变。反复发作后可引起血管壁改变而导致手指指端的营养障碍，皮肤出现溃疡、硬变及坏死。检查时可有感觉障碍，皮肤温度低于正常，肢体周围动脉搏动正常；如将病肢浸于冰水或冷水中可激发之，局部加温则可使之缓解。每于寒冷季节发作加剧，入夏而缓解。

雷诺现象临床表现与雷诺病类似，但以下表现提示雷诺现象而非雷诺病：①有原发病表现（表 20-5）。②起病年龄在 30 岁以后，特别是男性患者。③单侧性肢端动脉痉挛现象，特别是局限于 1～2 指者。④起病后较快发生溃疡以及广泛性溃疡或坏死者。⑤伴有发热、全身症状、贫血及血沉增快等其他临床表现者。⑥一支或几支周围动脉搏动减弱或有症状的肢体的动脉搏动消失。⑦血抗核抗体等自身抗体阳性。⑧甲皱微循环检查发现血管袢轮廓模糊、扩张、管腔内压力增高。

四、诊断

雷诺综合征的诊断主要依靠病史，典型发作时的表现，结合激发试验多可做出诊断。雷诺综合征应区分原发性和继发性雷诺综合征，及时给予相关疾病治疗。

五、治疗

1. 一般治疗　一般治疗是所有雷诺综合征治疗的基础，比较温和的雷诺综合征可通过单独的一般治疗而获得缓解。一般治疗包括戒烟、避免接触冷水、避免情绪激动等，在冬季注意整个身体和暴露皮肤的保暖尤为重要，手套、保暖袜、面罩、围巾的使用有积极效果。避免使用有血管收缩作用的药物如 β 受体阻滞剂、麦角碱、安非他明、可卡因和咖啡等可减少发作。

2. 血管扩张剂　对雷诺病的治疗效果比雷诺现象好。最常用的为钙通道拮抗剂硝苯地平，对血管平滑肌具有选择性作用。常从小剂量开始，逐渐加量，对难控制的雷诺现象，日维持量可超过 60mg。其他钙通道拮抗剂如尼卡地平、尼莫地平、阿罗地平（amlodipine）、非洛地平（felodipine）等也有一定临床效果。

血管紧张素转化酶抑制剂氯沙坦（losartan）可减轻雷诺现象发作的频率和严重程度，其短期效果优于硝苯地平。前列环素、选择性 5 - HT 重摄取抑制剂、罂粟碱、利血平等也有一定效果，在对其他药物治疗效果不满意者可试用。

3. 抗栓剂　雷诺综合征，特别是继发的雷诺现象常有手指缺血和血栓形成，对这部分患者血管扩张剂治疗效果多不满意，有报道通过长期抗凝治疗可获满意疗效，甚至可使手指溃疡愈合。常用药物为低分子肝素 4000IU，每日 2 次，皮下注射。

4. 手术治疗　常用方法为手指交感神经切除，适用于药物治疗无效而病情又严重的顽固性患者，可减轻发作的严重程度，结合纤维化动脉外膜切除以开放减压效果更好。

（于　兰）

第十节　特发性自主神经功能不全

自主神经功能不全是指一组以自主神经功能障碍为主要表现的疾患，症状累及自主神经系统的各个部分，包括直立性低血压、瞳孔固定、泪腺分泌减少或消失、唾液分泌减少、无汗、恶心、呕吐、便秘、膀胱充盈、阳痿、心率异常等，不伴有或伴有轻度周围性感觉或运动障碍。自主神经功能不全主要为周围性损害，交感或/和副交感神经的神经节或节后纤维均可受损。

目前多按病因分为：家族性、获得性和特发性自主神经功能不全。

1. 家族性自主神经功能不全。

2. 获得性自主神经功能不全　指由于各种疾病所伴发的自主神经功能不全，包括以下几种病因：①多发性神经病：糖尿病、淀粉样变、慢性肾功能不全引起的多发性神经病。②自身免疫病：格林—巴利综合征、重症肌无力、多发性硬化、类风湿性关节炎、系统性红斑狼疮、干燥综合征等。③代谢病维生素 B_{12} 缺乏症、血卟啉病等。④肿瘤癌性自主神经病等。⑤感染神经梅毒等。⑥药物抗精神病药、抗抑郁药、阿托品类药、心血管疾病用药、消化系统用药、抗肿瘤化疗药。⑦神经毒物乙醇、金属、肉毒毒素等。

3. 特发性急性或亚急性全自主神经功能不全　特发性自主神经功能不全即急性或亚急性全自主神经功能不全，此病非常罕见，是一种急性或亚急性发病的全自主神经功能障碍的周围神经病。病前常有上呼吸道感染或肠道感染等病毒性感染的前驱症状，数天后即出现四肢无汗、皮肤干燥、瞳孔异常或不等大、瞳孔反射消失、视力模糊、口干（唾液减少）、眼干（泪腺分泌障碍）或有时唾液和眼泪分泌过多；心率固定或加快十分明显，直立性低血压或血压升高，无张力性膀胱、阳痿等。少数患者存在温度和痛觉异常。但大部分患者无中枢神经系统和周围神经损害的其他表现。约 40% 患者有脑脊液含量增高，而细胞数正常。部分病例的肌电图检查显示神经源性损害。

腓神经活检无异常发现，但也有报道少量有髓纤维有脱髓鞘和轴索变性，部分无髓纤维出现变性萎缩。神经膜细胞增生和胶原纤维增多，亦见单核细胞和吞噬细胞浸润。

本病发病机制尚不清楚，协和医院报道 5 例中，2 例合并周围性感觉、运动障碍；脑脊液检查 2 例有蛋白-细胞分离现象；肌电图有轻度神经源性损害或传导速度减慢，临床符合格林—巴利综合征，还有 1 例周围神经活检符合干燥综合征，这两种疾病都已被公认为免疫障碍性疾病，因此推测全自主神经功能不全也与免疫障碍有关；而且有的患者用糖皮质激素治疗有一定疗效。但本病是否为一独立的疾病单元还有待于进一步探讨。

本病必须与糖尿病性周围神经病、肉毒杆菌中毒、有机磷中毒、遗传性自主神经功能不全鉴别。

患者可自发痊愈，但也可能死于营养不良、麻痹性肠梗阻或心律失常等并发症，所以对症治疗不能忽视，如促进胃肠蠕动、胃肠减压、灌肠、导尿、加强营养、补充维生素、输血、输液、穿弹力袜等都有助于患者恢复。直立性低血压可用盐皮质激素，如氟氢可的松等，但要注意经常测量卧、立位血压，以免血压过高；生脉饮注射液也有一定疗效。

（于　兰）

第十一节　急性播散性脑脊髓炎

急性播散性脑脊髓炎（ADEM）为一种广泛累及脑、脊髓的急性脱髓鞘病，有多种命名，如：急性播散性血管髓鞘病、过敏性脑脊髓炎、疫苗接种后脑脊髓炎、感染后脑脊髓炎等。多见于青壮年，一年四季散发，常发生于病毒感染后，如麻疹、疱疹、风疹、EB 病毒等。

一、概述

本病确切的病因尚不清楚，因一般多发生于病毒感染（有报道也发生于支原体感染后），故认为可能系感染造成人体髓鞘的破坏，触发了免疫系统对髓鞘碱性蛋白等髓鞘成分的免疫反应。前提条件是仅发生于特异的人体（可能与遗传易感性有关）。也可能是感染或疫苗接种触发了过强的免疫反应。实验动物研究中，外源性给予 MBP，经过一定的潜伏期后，可发生实验性变态反应性脑脊髓炎（EAE），与临床 ADEM 的发病过程和病理改变均十分相似。

二、病理

肉眼观察，脑脊髓表面可见到点状出血，软脑膜有局限性增厚，脑重增加，脑回肿胀。切面上见有片状病灶，位于在大脑半球白质、基底节区、脑干、小脑和脊髓白质，如中脑导水管炎性梗阻，可有脑积水。

镜下所见：病灶及周围组织炎性细胞浸润，主要位于中、小静脉周围白质，为淋巴细胞和少量浆细胞、巨噬细胞等。髓鞘脱失明显，神经元和轴索相对完整，伴部分胶质细胞增生。

三、临床表现

单相病程，没有缓解期，一般无复发。出现神经症状前 1~3 周，常有感染史如麻疹、水痘、风疹感染，也可是腮腺炎、流感等感染，其他如上感、腹泻、病前受凉史，疫苗接种史和各种手术史也可见到。

神经症状以脑、脊髓的弥散性损害为主，有抽搐、精神症状、意识障碍，头痛、呕吐、脑膜刺激征。患者神情呆滞、注意力下降，定向力、计算力障碍，行为障碍，可有欣快、躁动，也可有高热、谵妄、木僵，直至昏迷。此过程常在 2~3d 至 1~2 周内达高峰，因病灶累及脑干、小脑、脊髓，可出现多脑神经麻痹，交叉瘫，颈项强直，脊髓受累可突发四肢弛缓性瘫伴尿便障碍，可有自主神经受累，多汗，下丘脑病变出现中枢性高热、消化道出血。患者脑水肿明显，常有颅压高，有时出现去脑强直发作。

根据临床症状特点，本症又分为脑型、脊髓型和脑脊髓型。

四、辅助检查

1. 腰穿　压力可有增高，脑脊液中白细胞轻度至中度增高（淋巴细胞为主），脑脊液蛋白增高，鞘内合成 IgG 增多，糖、氯化物正常，OB（＋），部分患者脑脊液可正常。

2. EEG　80% 病例出现弥散性慢波，呈中度以上异常，有时有棘波，棘慢综合波。

3. 影像学　CT 为双额、顶叶脑室旁低密度病灶，偶可见于丘脑、基底节区，但不具特异性，可呈结节状或有环状增强。MRI 多为大脑半球白质多发长 T_1、长 T_2 信号，也可见于丘脑、底节和脑干，病灶可有强化，MRI 敏感性高于 CT。

五、诊断与鉴别诊断

主要依据病史，临床表现做出诊断。

好发于儿童，青壮年，一年四季散发，病前往往有感染史或疫苗接种史，1~3 周后出现神经症状（脑和脊髓为主），病灶弥漫、多灶性，病情较重，精神症状、意识障碍等全脑症状明显，EEG、MRI 有助于确诊，但应注意与单纯疱疹脑炎、乙脑、急性 MS 相鉴别。

六、治疗

本病治疗首先应给予免疫治疗。

（一）皮质类固醇

在抗炎、抗过敏、抑制免疫炎症、减轻水肿方面起重要作用，目前主张早期、足量、疗程也要足够，可选用下列治疗：

1. 甲基泼尼松龙（大剂量）　750~1000mg/d（成人），静点，儿童 15~20 mg/（kg 体重·d），3h 滴完，连续 3~7d。后继以地塞米松 15~20 mg/d，静点，1~2 周，渐减量；或甲强龙停用后，直接继以口服泼尼松 60~80 mg/d，每日顿服。

2. 地塞米松　20 mg/d，静点，1~2 周后渐减量，后接口服泼尼松 60 mg/d，渐减量至停药。

3. 促肾上腺皮质激素　ACTH 40 U，Bid，肌注或静点，7 日后减为 20 U，bid，后渐减量。

应注意患者个体差异，酌情增减剂量和调节用药方式及疗程长短，注意血糖、血压、消化道溃疡和感染情况及电解质紊乱等并发症，如出现问题酌情减量或采用针对性保护措施。

（二）其他免疫抑制（调节）治疗

1. 静注免疫球蛋白　对不宜使用激素者（如水痘感染后脑炎、严重消化道出血和伴发严重糖尿病），可试用大剂量静点免疫球蛋白（IVIg），常用方法为：0.4 g/（kg·d），连续5d，疗程剂量达2 g/kg。

2. 血浆置换　此方法需要血浆分离装置，每次交换血浆2～4L，隔日一次或每周2次，达9～12 L为一个疗程，有条件可酌情试用。

3. 其他免疫抑制剂　病程进展严重，可在激素治疗同时，选用环磷酰胺，硫唑嘌呤，或环孢素A，但疗效尚不肯定。试用时则要注意骨髓抑制、出血性膀胱炎和肾功损害等副反应。

（三）对症及支持治疗

（1）加强脑功能状态和生命体征的观察。

（2）脱水降颅压及抗脑水肿治疗。

（3）控制癫痫发作。

（4）控制和治疗精神症状。

（5）预防和控制继发感染。

（6）加强营养支持治疗和护理。

（于　兰）

第十二节　机械通气

机械通气作为一项呼吸功能支持治疗手段，经过多年来临床医学的发展及呼吸机技术的进步，已经成为涉及气体交换、呼吸做功、肺损伤、胸腔内器官压力及容积环境、循环功能等，可产生多方面影响的重要干预治疗措施，并主要通过提高氧输送、肺脏保护、改善内环境等途径成为治疗多器官功能不全综合征的重要治疗手段。近年来，机械通气已成为危重患者救治中越来越重要的治疗手段。

一、机械通气的目标和应用指征

有创机械通气的临床应用中，往往存在两个突出问题：一是过分强调机械通气的指征，而有关指征又局限于呼吸生理指标，对于危重患者来说，难以确定恰当的机械通气时机，使不少患者痛失早期治疗的有利时机，这在重症SARS呼吸衰竭的处理上表现得尤为突出。二是机械通气的目的不明确，导致治疗缺乏个体化，使机械通气未能获得积极的疗效。因此，合理的机械通气首先必须明确机械通气的目标。明确有创机械通气的生理和临床目标，既有助于解决指征问题，以免延误治疗，同时又能使机械通气治疗实现个体化，获得最佳疗效。

1. 机械通气的生理目标

（1）改善或维持动脉氧合：改善低氧血症，提高氧输送是机械通气最重要的生理目标。吸入氧浓度（FiO_2）适当条件下，动脉血氧饱和度>90%或动脉氧分压>60mmHg。由于组织氧输送是由动脉氧分压、血红蛋白浓度和心排血量共同决定，过分强调动脉氧分压达到正常水平对机体并无益处。

（2）支持肺泡通气：使肺泡通气量达到正常水平，将动脉二氧化碳分压水平维持在基本正常的范围内，是机械通气的基本生理目标之一。但对于颅内高压患者，往往需要提高肺泡通气量，使动脉二氧化碳分压低于正常，降低颅内压；对于ARDS患者，由于肺泡容积明显减少，为防止呼吸机相关肺损伤，需采用小潮气量，允许动脉二氧化碳分压有所升高。

（3）维持或增加肺容积：维持或增加肺容积是机械通气中常被忽视的生理目标。肺泡容积明显减少主要见于肺不张、ARDS、肺部感染、肺水肿等，是患者出现呼吸窘迫、低氧血症和肺顺应性明显降低的主要原因。通过应用控制性肺膨胀、间歇性高水平呼气末正压、叹息、俯卧位通气等肺泡复张手段，可明显增加呼气末肺泡容积（功能残气量），改善呼吸窘迫和低氧血症。

（4）减少呼吸功：机械通气替代患者呼吸肌肉做功，降低呼吸肌氧耗，有助于改善其他重要器官或组织的氧供。正常情况下，呼吸肌氧需占全身氧需的1%~3%，呼吸困难或呼吸窘迫时，氧需骤增，使得氧需增加到全身氧需的20%~50%。呼吸氧需的明显增加，势必造成其他器官的缺氧，可能导致或加重多器官功能障碍综合征（MODS），上消化道出血常常是发生MODS的先兆。及时的机械通气治疗，改善呼吸困难，能明显降低呼吸肌氧需，防止MODS。

2. 机械通气的临床目的　强调机械通气的生理目标无疑是很重要的，但机械通气的临床目标对机械通气的指导更直接、更具可操作性。临床目标主要包括①纠正低氧血症：通过改善肺泡通气量、增加功能残气量、降低氧耗，可纠正低氧血症和组织缺氧；②纠正急性呼吸性酸中毒：纠正严重的呼吸性酸中毒，但动脉二氧化碳分压并非一定要降至正常水平；③缓解呼吸窘迫：缓解缺氧和二氧化碳潴留引起的呼吸窘迫；④防止或改善肺不张；⑤防止或改善呼吸肌疲劳；⑥保证镇静和肌松剂使用的安全性；⑦减少全身和心肌氧耗；⑧降低颅内压：通过控制性的过度通气，降低颅内压；⑨促进胸壁的稳定：胸壁完整性受损的情况下，机械通气可促进胸壁稳定，维持通气和肺膨胀。

3. 机械通气的应用指征　在出现较为严重的呼吸功能障碍时，应使用机械通气。如果延迟实施机械通气，患者因严重低氧和CO_2潴留而出现多脏器功能受损，机械通气的疗效显著降低。因此，机械通气宜早实施。符合下述条件应实施机械通气：经积极治疗后病情仍继续恶化；意识障碍；呼吸形式严重异常，如呼吸频率 > 35~40 次/min 或 < 6~8 次/min，呼吸节律异常，自主呼吸微弱或消失；血气分析提示严重通气和（或）氧合障碍：PaO_2 < 50mmHg，尤其是充分氧疗后仍 < 50mmHg；$PaCO_2$ 进行性升高；pH 动态下降。

下述情况机械通气时可能使病情加重：如气胸及纵隔气肿未行引流、肺大疱和肺囊肿、低血容量性休克未补充血容量、严重肺出血、气管食管瘘等。但在出现致命性通气和氧合障碍时，应积极处理原发病（如尽快行胸腔闭式引流，积极补充血容量等），同时不失时机地应用机械通气。

4. 机械通气实施中应遵循以下原则

（1）个体化原则：不同疾病和不同病程，机械通气的设置应有所不同。随病情改变，也需随时调整机械通气的支持条件。重度ARDS肺容积明显降低，需要采用小潮气量，即允许性高碳酸血症。对于轻度ARDS患者，肺容积基本正常，可采用接近正常的潮气量。

（2）氧输送原则：机械通气的根本目的是保证全身氧输送，改善组织缺氧。因此，单纯强调提高动脉氧分压是片面的。过高的通气条件干扰循环，使动脉氧分压的提高以心排血量下降为代价，则降低氧输送，加重组织缺氧，使呼吸治疗得不偿失，血流动力学监测及氧输送监测对机械通气的危重病患者是非常必要的。

（3）肺保护原则：机械通气不当可引起呼吸机相关肺损伤等严重并发症，不但可加重肺损伤，而且对正常肺组织，可导致肺损伤。因此，机械通气时坚持肺保护原则就显得很重要。不应把正常生理指标作为机械通气的目标，如 ARDS 肺容积明显减少，应采取允许性高碳酸血症的通气策略，为防止肺泡跨壁压过高，应保证气道平台压力低于 35cmH$_2$O，防止呼吸机相关肺损伤。

（4）动态监测原则：机械通气过程中，应动态监测潮气量、气道压力、呼吸频率、分钟通气量、PEEP 及内源性 PEEP 的呼吸生理参数。气体闭陷或内源性 PEEP 导致的动态肺过度充气常见于哮喘、慢支等气道阻塞患者，常被忽视。监测内源性 PEEP，才有可能及时发现和防止动态肺过度充气，避免其不良影响。监测上述参数的同时，应监测经皮血氧饱和度（SpO$_2$）、呼气末二氧化碳等，确保机械通气能够有效的改善通气和换气功能。

（5）MODS 防治原则：机械通气不当，不但可加重肺损伤，而且可引起或加重肺外器官功能衰竭即 MODS。以往认为，机械通气对肺外器官的影响主要与循环干扰有关。一般情况下，机械通气对循环功能的影响不明显，但对于血容量明显不足或休克的患者，正压通气对循环具有一定抑制作用。表现为静脉回心血量减少和心排血量降低，导致循环更不稳定和肠道等内脏器官灌注降低。当然，影响程度与机械通气条件和患者代偿能力等因素有关。

二、无创正压通气

无创正压通气（NIPPV）是指无需建立人工气道的正压通气，常通过鼻/面罩等方法连接患者。临床研究证明，在某些病例 NIPPV 可以减少急性呼吸衰竭的气管插管或气管切开及相应的并发症，改善预后；减少慢性呼吸衰竭呼吸机的依赖，减少患者的痛苦和医疗费用，提高生活的质量。

NIPPV 可以避免人工气道的不良反应和并发症（气道损伤、呼吸机相关性肺炎等），同时也不具有人工气道的一些作用（如气道引流、良好的气道密封性等）。由于 NIPPV 不可避免地存在或多或少的漏气，使得通气支持不能达到与 IMV 相同的水平，临床主要应用于意识状态较好的轻、中度的呼吸衰竭，或自主呼吸功能有所恢复、从 IMV 撤离的呼吸衰竭患者；而有意识障碍、有并发症或多器官功能损害的严重呼吸衰竭宜选择 IMV。NIPPV 与 IMV 各自具有不同的适应证和临床地位，两者相互补充，而不是相互替代。

（一）适应证和禁忌证

1. 适应证　患者出现较为严重的呼吸困难，动用辅助呼吸肌，常规氧疗方法（鼻导管和面罩）不能维持氧合或氧合障碍有恶化趋势时，应及时使用 NIPPV。但患者必须具备使用 MPPV 的基本条件：较好的意识状态、咳痰能力、自主呼吸能力、血流动力学稳定和良好的配合 NIPPV 的能力。

2. 禁忌证　意识障碍，呼吸微弱或停止，无力排痰，严重的脏器功能不全（上消化道大出血、血流动力学不稳定等），未经引流的气胸或纵隔气肿，严重腹胀，上气道或颌面部损伤/术后畸形，不能配合 NIPPV 或面罩不适等。

（二）临床应用

Cirault 等人总结 2 年应用 NIPPV 的临床实践表明：64% 的急性呼吸衰竭患者避免了气管插管，而 NIPPV 失败后改用有创通气者，其死亡率仅为 10.5%，因此，NIPPV 可作为临床治疗急性呼吸衰竭的一线选择。但对于不同类型的急性呼吸衰竭，NIPPV 使用的支持证据不同。对于急性加重期 COPD（AECOPD）、急性心源性肺水肿和免疫抑制患者，已有较多的 RCT 研究表明，较早地应用 NIPPV 可降低这类患者的气管插管率和住院死亡率。对于支气管哮喘持续状态、术后可能发生呼吸衰竭和拒绝插管者，仅有为数不多的研究表明 NIPPV 可能对这些患者有效，部分患者有避免气管插管的可能，证据尚不充分，临床可以试用，不作为一线治疗手段。而对于肺炎和 ARDS，目前支持证据很有限，对于病情相对较轻者才可试验性使用，但须严密观察，一旦病情恶化，立即采取气管插管行有创通气治疗，以免延误病情。可见，NIPPV 可作为急性加重期 COPD 和急性心源性肺水肿患者的一线治疗手段。合并免疫抑制的呼吸衰竭患者可首先试用 NIPPV。

（三）呼吸机的选择

要求能提供双水平正压通气模式，提供的吸气压力可达到 $20 \sim 30 cmH_2O$，能满足患者吸气需求的高流量气体（$> 100L/min$），具备一些基本的报警功能；若用于 I 型呼吸衰竭，要求能提供较高的吸氧浓度（$> 50\%$）和更高的流速需求。

（四）连接方式

应准备不同大小型号的鼻罩和口鼻面罩以供不同患者使用。鼻罩和口鼻面罩都能成功地用于急性呼吸衰竭的患者，在应用 NIPPV 的初始阶段，口鼻面罩应首先考虑应用，患者病情改善 24h 后还需较长时间应用者，NIPPV 可更换为鼻罩。

（五）通气模式与参数调节

持续气道正压和双水平正压通气是最常用的两种通气模式，后者最为常用。双水平正压通气有两种工作方式：自主呼吸通气模式（S 模式，相当于 PSV + PEEP）和后备控制通气模式（T 模式，相当于 PCV + PEEP）。因此，BiPAP 的参数设置包括吸气压（IPAP），呼气压（EPAP）及后备控制通气频率。当自主呼吸间隔时间低于设定值（由后备频率决定）时，即处于 S 模式；自主呼吸间隔时间超过设定值时，即由 S 模式转向 T 模式，即启动时间切换的背景通气 PCV。在 ACPE 患者首选 CPAP，如果存在高碳酸血症或呼吸困难不缓解可考虑换用 BiPAP。

BiPAP 参数调节原则：IPAP/EPAP 均从较低水平开始，患者耐受后再逐渐上调，直到达满意的通气和氧合水平，或调至患者可能耐受的水平。

（六）NIPPV 转换为有创通气的时机

在应用 NIPPV 过程中如何及时、准确地判断 NIPPV 的效果，对于是继续应用 NIPPV，还是转换为 IMV 具有重要意义：一方面可以提高 NIPPV 的有效性，又可避免延迟气管插管，从而提高 NIPPV 的安全性。对于能够成功应用 NIPPV 的患者的特征是基础病情较轻，应用 NIPPV 后血气能快速明显改善，呼吸频率下降。可能失败的相关因素为：较高的 APACHE II 评分，意识障碍或昏迷，对 NIPPV 的初始治疗反应不明显，胸片提示肺炎，呼吸道分泌物很多，高龄，满口缺齿，营养不良等。因此，应用 NIPPV 短期病情不能改善应转为有创通气。

三、机械通气的参数设置

（一）潮气量设置

潮气量的设定是机械通气时首先要考虑的问题。容量控制通气时，潮气量设置的目标是保证足够的通气，并使患者较为舒适。成人潮气量一般为 5 ~ 15ml/kg，8 ~ 12ml/kg 是最常用的范围。潮气量大小的设定应考虑以下因素：胸肺顺应性、气道阻力、呼吸机管道的可压缩容积、氧合状态、通气功能和发生气压伤的危险性。气压伤等呼吸机相关的损伤是机械通气应用不当引起的，潮气量设置过程中，为防止发生气压伤，一般要求气道平台压力不超过 35 ~ 40cmH_2O。对于压力控制通气，潮气量的大小主要决定于预设的压力水平、患者的吸气力量及气道阻力。一般情况下，潮气量水平亦不应高于 8 ~ 12ml/kg。

（二）机械通气频率设置

设定呼吸机的机械通气频率应考虑通气模式、潮气量的大小、无效腔率、代谢率、动脉血二氧化碳分压目标水平和患者自主呼吸能力等因素。对于成人，机械通气频率可设置到 8 ~ 20 次/min。对于急慢性限制性通气功能障碍患者，应设定较高的机械通气频率（20 次/min 或更高）。机械通气 15 ~ 30min 后，应根据动脉血氧分压、二氧化碳分压和 pH，进一步调整机械通气频率。另外，机械通气频率的设置不宜过快，以避免肺内气体闭陷、产生内源性 PEEP。一旦产生内源性 PEEP，将影响肺通气/血流比值，增加患者呼吸功，并使气压伤的危险性增加。

（三）吸气流率设置

许多呼吸机需要设定吸气流率。吸气流率的设置应注意以下问题：

（1）容量控制/辅助通气时，如患者无自主呼吸，则吸气流率应低于 40L/min；如患者有自主呼吸，则理想的吸气流率应恰好满足患者吸气峰流的需要。根据患者吸气力量的大小和每分通气量，一般将吸气流率调至 40 ~ 100L/min。由于吸气流率的大小将直接影响患者的呼吸功和人机配合，应引起临床医师重视。

（2）压力控制通气时，吸气峰值流率是由预设压力水平和患者吸气力量共同决定，当然最大吸气流率受呼吸机性能的限制。

（四）吸呼比设置

机械通气时，呼吸机吸呼比的设定应考虑机械通气对患者血流动力学的影响、氧合状态、自主呼吸水平等因素。

（1）存在自主呼吸的患者，呼吸机辅助呼吸时，呼吸机送气应与患者吸气相配合，以保证两者同步。一般吸气需要 0.8 ~ 1.2s，吸呼比为 1 : 2 ~ 1 : 1.5。

（2）对于控制通气的患者，一般吸气时间较长、吸呼比较高，可提高平均气道压力，改善氧合。但延长吸气时间，应注意监测患者血流动力学的改变。

（3）吸气时间过长，患者不易耐受，往往需要使用镇静剂，甚至肌松剂。而且，呼气时间过短可导致内源性 PEEP，加重对循环的干扰。临床应用中需注意。

（五）气流模式设置

许多呼吸机有多种气流模式可供选择。常见的气流模式有减速气流、加速气流、方波气流和正弦波气流。气流模式的选择只适用于容量控制通气模式。压力控制通气时，呼吸机均提供减速气流，使气道压力迅速达到设定的压力水平。容量控制通气中，有关气流模式比较的研究较少，当然，习惯将气流模式设定在方波气流上。

（六）FiO_2 设置

机械通气时，呼吸机 FiO_2 的设置一般取决于动脉氧分压的目标水平、PFEP 水平、平均气道压力和患者血流动力学状态。由于吸入高浓度氧可产生氧中毒性肺损伤，一般要求 FiO_2 低于50% ~60%。但是，在 FiO_2 的选择上，不但应考虑到高浓度氧的肺损伤作用，还应考虑气道和肺泡压力过高对肺的损伤作用。对于氧合严重障碍的患者，应在充分镇静肌松、采用适当水平 PEEP 的前提下，设置 FiO_2，使动脉氧饱和度 >88% ~90%。

（七）触发灵敏度的设置

目前，呼吸机吸气触发机制有压力触发和流量触发两种。由于呼吸机和人工气道可产生附加阻力，为减少患者的额外做功，应将触发灵敏度设置在较为敏感的水平上。一般情况下，压力触发的触发灵敏度设置在 $-0.5 ~ -1.5cmH_2O$，而流量触发的灵敏度设置在 1 ~ 3L/min，根据初步的临床研究，与压力触发相比，采用流量触发能够进一步降低患者的呼吸功，患者更为舒适。值得注意的是，触发灵敏度设置过于敏感时，气道内微小的压力和流量改变即可引起自动触发，反而令患者不适。

（八）PEEP 的设置

应用 PEEP 的主要目的是增加肺容积、提高平均气道压力、改善氧合。另外，PEEP 还能抵消内源性 PEEP，降低内源性 PEEP 引起的吸气触发功。但是 PEEP 可导致胸腔内压升高，导致静脉回流减少、左心前负荷降低。PEEP 水平的设置理论上应选择最佳 PEEP，即获得最大氧输送的 PEEP 水平，临床应用较为困难。对于 ARDS 患者，PEEP 水平的选择应结合 FiO_2、吸气时间、动脉氧分压水平及目标水平、氧输送水平等因素综合考虑。肺力学监测（压力—容积环）的开展，使 PEEP 选择有据可依。一般认为，在急性肺损伤早期，PEEP 水平应略高于肺压力容积环低位转折点的压力水平。对于胸部或上腹部手术患者，术后机械通气时采用 $3 ~ 5cmH_2O$ 的 PEEP，有助于防止术后肺不张和低氧血症。

（九）气道压力的监测和报警设置

呼吸机通过不同部位监测气道压力，其根本目的是监测肺泡内压力。常见的测压部位有呼吸机内、Y 管处和隆突。测压部位离肺泡越远，测定压力与肺泡压力的差异就可能越大。当患者吸气触发时，呼吸机内压力、Y 管压力、隆突压力和肺泡压力依次降低，而当呼吸机送气时，呼吸机内压力、Y 管压力、隆突压力和肺泡压力依次升高。只有当气流流率为零时，各个部位的压力才相同。多数呼吸机的测压部位在呼吸机内，部分呼吸机的测压部位在 Y 管处。

呼吸机对气道压力的监测包括：

1. 峰值压力　峰值压力是呼吸机送气过程中的最高压力。容量控制通气时，峰值压力的高低取决于肺顺应性、气道阻力、潮气量、峰值流率和气流模式。肺顺应性和气道阻力类似的情况下，峰值流率越高，峰值压力越高。一般来说，其他参数相同的情况下，采用加速气流时的峰值压力比其他气流模式高。压力控制通气时，气道峰值压力水平与预设压力水平接近。但是，由于压力控制为减速气流，吸气早期为达到预设压力水平，呼吸机提供的气体流率很高，气道压力可能略高于预设水平 $1 ~ 3cmH_2O$。

2. 平台压力　平台压力为吸气末屏气（吸气和呼气阀均关闭，气流为零）时的气道压力，与肺泡峰值压力较为接近。压力控制通气时，预设压力即为平台压力。

3. 平均压力　平均压力为整个呼吸周期的平均气道压力，可间接反映平均肺泡压力。由于呼气阻力多高于吸气阻力，平均气道压力往往低于肺泡平均压。

4. 呼气末压力　呼气末压力为呼气即将结束时的压力。PEEP 为零时，等于大气压，而应用 PEEP 时，呼气末压力相当于 PEEP。

四、机械通气的实施和模式特点

（一）危重病患者接受机械通气应注意的基本问题

应用机械通气主要应注意以下原则：

（1）呼吸机条件的设置必须与病情相结合。不同疾病、不同病程，机械通气的模式和设置应有所不同，随病情改变，随时改变调整机械通气的支持条件。

（2）机械通气可引起多种并发症或不良影响，机械通气应用不当时尤为突出，因此，应采取相应措施，减少机械通气相关的并发症或不良影响。

（3）要减少机械通气的不良影响，就不应把正常生理指标作为机械通气的目标。允许性高碳酸血症就是为防止气压伤而采取的机械通气新策略，允许动脉血二氧化碳高于正常，而不把动脉血二氧化碳分压接近正常水平作为机械通气的目标。

（4）肺泡过度膨胀、肺泡跨壁压过高是导致气压伤的重要原因，应采取措施防止肺泡跨壁压过高。一般认为，吸气末气道压力即平台压力，可作为估计肺泡跨壁压的临床指标，平台压 > 35cmH$_2$O 易导致气压伤，其肺损害程度远超过吸入高浓度氧。因此，避免平台压 > 35cmH$_2$O 是十分必要的。

（5）气体闭陷或内源性 PEEP 等导致的动态肺过度充气常见于气道阻塞患者，但往往被忽视，必须关注这一问题，测定内源性 PEEP，才有可能及时发现和防止动态肺过度充气，避免其不良影响。

（6）纠正低氧血症是机械通气的首要任务之一，但其根本目的是保证全身氧输送，改善组织缺氧。因此，单纯强调提高动脉氧分压是片面的，过高通气条件则干扰循环，使动脉氧分压的提高以心排血量下降为代价，则降低氧输送，加重组织缺氧，使呼吸治疗得不偿失。肺动脉漂浮导管监测血流动力学及氧输送监测对机械通气的危重病患者有时是非常必要的。

（二）危重病患者接受机械通气治疗的主要准备工作和基本步骤

对于准备接受机械通气的患者，应按以下步骤做准备工作：

（1）首先明确患者是否具有机械通气的指征。

（2）如具有机械通气指征，那么就要判断患者是否具有机械通气的相对禁忌证，进行必要处理。

（3）根据病情确定患者需要控制呼吸或是辅助呼吸：对于呼吸完全停止或虽存在自主呼吸，但自主呼吸影响氧合者，应采用控制通气，主要包括容量控制通气和压力控制通气以及喷射通气等。对于存在自主呼吸，但通气量不足或氧合部分障碍的患者，可采用辅助通气，视病情不同，可分别采用同步间歇指令通气（SIMV）、SIMV + 压力支持通气（PSV）、容量支持通气（VSV）、分钟指令通气（MMV）、PSV、持续气道内正压（CPAP）等。

（4）确定机械通气的每分通气量：一般情况下，按 8 ~ 12ml/kg 计算和预设潮气量和每分通气量，动脉血二氧化碳分压维持在 40mmHg 左右。但每分通气量的设置应考虑到患者肺部疾病情况。严重 ARDS 患者，为防止气压伤，应降低每分通气量，允许动脉血二氧化碳分压高于 40mmHg（允许性高碳酸血症）。慢性阻塞性肺病患者，每分通气量亦应降低，但目的是为了防止肺大泡破裂，引起气胸。另外，患者的代谢情况也影响每分通气量的调整，术后高代谢患者，二氧化碳生成量较大，需适当增加每分通气量，而低温体外循环术后患者，复温阶段的代谢率很低，应降低每分通气量，不过，复温后代谢率又可能高于正常，则需将每分通气量调高。

（5）根据预设的每分通气量和患者情况，设置呼吸频率、潮气量和吸呼比（I∶E）。部分呼吸机还需调整吸气流率（如 Newpon 系列呼吸机）和气流模式（如 Servo 系列呼吸机）。

（6）确定 PEEP 水平：外科术后患者具有急性肺损伤的危险因素，应常规加用低水平 PEEP。严重低氧血症患者，应根据病情，采用适当水平的 PEEP。PEEP 的调节原则是从小到大，逐步增加，每次增加 $2 \sim 3cmH_2O$，以避免干扰循环。

（7）调节触发灵敏度：根据患者病情决定是否需要患者触发。对于需要触发呼吸的患者，一般将触发灵敏度设置在 $-2cmH_2O$ 或 0.2L/s。

（8）确定 FiO_2：一般从 0.3 ~ 0.4 开始，根据动脉血氧分压，调整 FiO_2，不宜超过 0.5 ~ 0.6。

（9）设定气道压力、每分通气量、FiO_2 的报警限：气道峰值压力的报警上限应维持在气道峰值压力之上 $5 \sim 10cmH_2O$，但一般不应高于 $35 \sim 45cmH_2O$。每分通气量的报警范围应设置在预设水平 ±15% 范围内。FiO_2 的报警范围应设置在预设水平 ±5% 的范围内。

（10）检查湿化器是否加水，是否打开，温度是否适当设置：一般应将湿化器温度设置在 34 ~ 36℃。

（11）将呼吸机与模拟肺连接，检查呼吸机是否正常工作，管道是否漏气。

完成以上设置和准备后，才可将呼吸机与患者相连，而且与患者连接后，应密切注意患者呼吸情况和呼吸机监测指标，并随时调节呼吸机参数。

（三）机械通气呼吸模式的特点

1. 容量控制/辅助通气　大多数呼吸机均具有容量控制/辅助（A/C）通气模式。使用该模式时，患者的每一次呼吸均被呼吸机支持，患者呼吸频率可高于设置的机械通气频率。应用 A/C 模式需设置以下参数：潮气量、吸气流率、气流模式、触发灵敏度、机械通气频率等参数。吸气向呼气的切换为时间切换（或容量切换）。该模式具有以下优点：既具有控制通气安全性的特点，又使呼吸机与患者呼吸同步，支持患者的每一次呼吸。

当然，A/C 也具有不少不足，主要表现：

（1）由于峰值流率不足、触发灵敏度低，使患者额外做功，总呼吸功增加。在自主呼吸较强的患者尤为突出。

（2）清醒、非镇静患者往往不能耐受，需用镇静剂使患者与呼吸机协调同步。

（3）常发生过度通气和呼吸性碱中毒。

（4）慢性阻塞性肺病患者应用 A/C 模式，往往使肺内气体闭陷加重。

（5）当同时有压力限制时，患者气道阻力增加、自主呼吸加强或人机对抗时，潮气量就难以保证。

2. SIMV　SIMV 是呼吸机强制指令通气与患者自主呼吸相结合的通气模式，大多数呼吸机均具有该通气模式。呼吸机强制指令通气的送气方式与 A/C 类似，一般在触发窗内如患者有吸气触发，则按预设的潮气量、气体流率、吸气时间给患者送气。如在触发窗内患者无吸气触发，则在该指令通气周期结束后，呼吸机按预设的条件强制送气。在触发窗外患者吸气触发，则呼吸机不予支持，则这次呼吸为自主呼吸。

SIMV 模式需设置下列参数：指令通气的潮气量、吸气流率/吸气时间、频率及触发灵敏度。SIMV 的主要优点：

（1）既保证指令通气，又使患者不同程度的通过自主呼吸做功。

（2）通过调节 SIMV 指令通气频率，既可减少患者做功，也可增加患者做功。

（3）SIMV 是一很好的撤机手段。

当然，SIMV 也存在不少不足，表现如下：

（1）与 A/C 类似，常常引起过度通气和呼吸性碱中毒。

（2）由于按需阀反应较迟钝、呼吸机管道阻力及气体流率不能满足患者吸入需要等因素，患者往往需要额外做功，使呼吸功明显增加。

（3）慢性阻塞性肺病（慢性阻塞性肺病）患者应用 SIMV 时，可能使肺内气体闭陷加重。

3. 压力控制通气（PCV） 大多数呼吸机均具有 PCV 模式。使用该模式时，患者的每一次呼吸均被呼吸机支持，患者呼吸频率可高于设置的机械通气频率。应用 PCV 模式需设置以下参数：压力控制水平、触发灵敏度、机械通气频率、吸呼比等参数。吸气向呼气切换为时间切换。该模式具有以下优点：

（1）具有控制通气安全性的特点。

（2）气流模式为减速气流，吸气早期流速较高，有助于使塌陷肺泡复张，同时该气流模式也较符合患者的生理需要。

当然，PCV 也具有不少不足，表现如下：

（1）潮气量不稳定是应用 PCV 最需注意的问题：潮气量不仅与 PCV 压力水平有关，还与肺顺应性、气道阻力等因素有关。因此，应持续监测潮气量。

（2）清醒、非镇静的患者往往不能耐受，需用镇静剂使患者与呼吸机同步。

（3）易发生过度通气和呼吸性碱中毒。

4. PSV PSV 是一种预设压力、流率切换的辅助通气模式，对患者的每一次呼吸均给予支持。吸入向呼气的切换为流速切换，大多数呼吸机是在吸入流率降低到峰值流率的20% ~ 25%时，切换到呼气。PSV 既可作为呼吸较稳定患者的一种辅助通气模式，也可作为一种撤机手段。PSV 时需设置的呼吸机参数包括预设压力水平和触发灵敏度。部分呼吸机还可设置吸气时的压力升高速度。

PSV 具有下列优点：

（1）呼吸主要由患者自己控制，人机对抗比 SIMV 和 A/C 少，患者较为舒适。

（2）PSV 水平越高，呼吸机做功越多，患者做功就越少。随着 PSV 支持水平的增加，潮气量逐渐增加，而呼吸频率逐渐降低。因此，可根据患者的潮气量和呼吸频率来选择 PSV 的支持水平。

（3）应用 $5 \sim 12 cmH_2O$ 的 PSV 时，呼吸机做功可完全克服气管插管和按需阀的附加阻力，减少患者做功。

（4）通过调节 PSV 支持水平，患者可完全不做功，也可逐渐增加做功水平，有利于呼吸肌的锻炼。

（5）PSV 有助于撤机困难的患者尽早撤机。

PSV 最大的缺陷是潮气量不固定，影响因素多。潮气量不仅与 PSV 压力水平有关，还与肺顺应性、气道阻力、患者吸气力量、人机协调性等因素有关。因此，对于呼吸功能不稳定的患者，应持续监测潮气量。为保证患者的安全，应设置救命通气。

5. CPAP　CPAP 是通过按需阀或持续气流，在气道内形成持续正压，以增加肺容积、改善氧合。CPAP 完全靠患者自主呼吸，因此，应用 CPAP 的患者必须具有正常的呼吸驱动功能。CPAP 可通过两种系统实施：

（1）按需阀系统：大多数呼吸机通过按需阀和 PEEP 阀实现 CPAP。按需阀为压力触发或流量触发。该系统的优点是呼吸机的监测系统能够对 CPAP 进行监测，但其缺点十分突出，由于患者需要打开按需阀，呼吸功明显增加。

（2）持续高流量系统：该系统为独立的 CPAP 装置，通过持续的高流量气流，在系统内形成正压。该系统明显降低患者呼吸功，但往往缺乏监测。

使用 CPAP 时需要设置的参数包括：按需阀系统需设置压力水平和触发灵敏度，持续高流量系统需设置气流域值和基础气流。CPAP 具有下列优点：增加肺容积、促进塌陷的肺泡复张、减少呼吸功、改善氧合，也能抵消内源性 PEEP 或动态肺过度充气。值得注意的是，持续高流量系统可减少患者呼吸功，而按需阀系统有可能增加呼吸功。

CPAP 也有其不足，表现为：

（1）CPAP 压力水平过高，可引起肺过度充气和呼气功增加。

（2）当患者存在肺过度充气时，如患者不耐受，则可明显增加吸气功。

（3）如使用按需阀系统，PEEP 阀的气流阻力高，则增加呼气做功。

6. 成比例通气（PAV）　PAV 是指吸气时，呼吸机给患者提供与患者吸气气道压力成比例的辅助压力，而不控制患者的呼吸方式。采用 PAV 时，患者必须具有正常的呼吸中枢驱动。其优点：

（1）患者较舒适，减少人机对抗和对镇静剂的需求量。

（2）恢复和提高患者的呼吸控制能力，适应自身通气的需求。

尽管上述优点尚无临床证据，目前也没有 PAV 应用于 ARDS 治疗的临床经验，但 PAV 是根据患者自主呼吸设计的通气模式，更接近于生理需求，或许是治疗 ARDS 的更有前途的通气模式。

7. 气道双相正压通气　气道压力释放通气（APRV）是 Down 等 1987 年对持续气道正压通气（CPAP）系统进行改进而形成的通气模式，由 CPAP 系统中呼气端增加了压力释放阀构成。通过周期性的短暂终止 CPAP 而增加肺泡通气量。APRV 通气时，肺泡通气量由压力释放时的释放容积和 APRV 频率决定。释放容积量由压力释放水平、肺顺应性和气道阻力决定。APRV 既可以是控制通气，也可是自主呼吸。其优点：

（1）较长时间保持较高的气道压力，有助于保持肺泡开放。

（2）压力释放时间短或呼气时间使顺应性低的肺泡易于保持充张状态（通过内源性 PEEP），防止其塌陷。

（3）可保留自主呼吸，减少对镇静和肌松剂的需要。

（4）气道压力接近平均气道压力，变化幅度小，有助于减少气压伤。

（5）保留了自主呼吸，APRV 压力水平可降低，减少对肺循环的影响。

双相正压通气（BiPAP）是对 APRV 改进而形成的、可保留自主呼吸的压力控制通气模式，是一种定时改变 CPAP 水平的 CPAP 系统。可调节吸气、呼气时间和高压、低压。高水平 CPAP 使肺扩张，CPAP 的压力梯度、肺顺应性、气道阻力及转换频率决定肺泡通气量。在无自主呼吸情况下，BiPAP 实际上就是压力控制通气，但有自主呼吸时，自主呼吸可在高、低两个水平 CPAP 上进行。Svdow 等对中重度的 ARDS 患者进行研究，患者在 VC 条件下，FiO_2 1.0、PEEP 5cmH_2O、吸呼比 1∶2 时，肺泡-动脉氧分压差均 >300mmHg，观察 VC-IRV 和 BiPAP 对呼吸及循环的影响，结果显示 BiPAP 组在通气 8h 后，患者肺泡-动脉氧分压差和肺内分流显著改善。通气 24h 后，BiPAP 组患者平均气道压力明显降低，全身氧输送略有升高。BiPAP 的优越性显而易见。目前认为 BiPAP 是实施低潮气量通气的最佳模式之一，具有有效优点：

（1）平均气道压力低，可防止气压伤发生。

（2）通过保持不同水平的 CPAP，能更有效的促进塌陷肺泡复张，改善氧合。

（3）由于双向压力和吸呼比可随意调整，具有更大的使用范围。

（4）可保留自主呼吸，对循环干扰较小，并能减少肌松剂和镇静剂使用。

五、机械通气的并发症

机械通气是重要的生命支持手段之一，但机械通气也会带来一些并发症，甚至是致命的。合理应用机械通气将有助于减少甚至避免并发症的产生。因此，了解机械通气的并发症，具有重要的临床意义。

（一）气管插管相关的并发症

人工气道是经口/经鼻插入或经气管切开处插入气管所建立的气体通道。临床上常用的人工气道是气管插管和气管切开。

1. 导管易位　插管过深或固定不佳，可使导管进入支气管。因右主支气管与气管所成角度较小，插管过深进入右主支气管，可造成左侧肺不张及同侧气胸。插管后应立即听诊双肺，如一侧肺呼吸减弱并叩浊音提示肺不张，呼吸音减低伴叩诊呈鼓音提示气胸。发现气胸应立刻处理，同时摄 X 线片确认导管位置。

2. 气道损伤　困难插管和急诊插管容易损伤声门和声带，长期气管插管可以导致声带功能异常，气道松弛。注意插管时动作轻柔，准确，留管时间尽可能缩短可减少类似并发症的发生。

气囊充气过多、压力太高，压迫气管，气管黏膜缺血坏死，形成溃疡，可造成出血。应使用低压高容量气囊，避免充气压力过高，有条件监测气囊压力，低于 25cmH_2O 能减少这类并发症。

3. 人工气道梗阻　人工气道梗阻是人工气道最为严重的临床急症，常威胁患者生命。导致气道梗阻的常见原因包括：导管扭曲、气囊疝出而嵌顿导管远端开口、痰栓或异物阻塞管道、管道塌陷、管道远端开口嵌顿于隆突、气管侧壁或支气管。

采取措施防止气道梗阻可能更为重要，认真的护理、密切的观察、及时的更换管道及有效人工气道护理，对气道梗阻起着防患于未然的作用。一旦发生气道梗阻，应采取以下措施：调整人工气道位置、气囊气体抽出、试验性插入吸痰管。如气道梗阻仍不缓解，则应立即拔除气管插管或气管切开管，然后重新建立人工气道。

4. 气道出血　人工气道的患者出现气道出血，特别是大量鲜红色血液从气道涌出时，往往威胁患者生命，需要紧急处理。气道出血的常见原因包括：气道抽吸、气道腐蚀等。一旦出现气道出血，应针对原因，及时处理。

5. 气管切开的常见并发症　气管切开是建立人工气道的常用手段之一。由于气管切开使气流不经过上呼吸道，因此，与气管插管相比，气管切开具有许多优点：易于固定及呼吸道分泌物引流；附加阻力低，而且易于实施呼吸治疗；能够经口进食，可作口腔护理；患者耐受性好。尽管具有上述优点，但气管切开也可引起许多并发症，根据并发症出现的时间，可分为早期、后期并发症。

（1）早期并发症：指气管切开一般24h内出现的并发症。主要包括：

1）出血：是最常见的早期并发症。凝血机制障碍的患者，术后出血发生率更高。出血部位可能来自切口、气管壁。气管切开部位过低，如损伤无名动脉，则可引起致命性的大出血。切口的动脉性出血需打开切口，手术止血。非动脉性出血可通过油纱条等压迫止血，一般24h内可改善。

2）气胸：是胸腔顶部胸膜受损的表现，胸膜腔顶部胸膜位置较高者易出现，多见于儿童、肺气肿等慢性阻塞性肺病患者等。

3）空气栓塞：是较为少见的并发症，与气管切开时损伤胸膜静脉有关。由于胸膜静脉血管压力低于大气压，损伤时，空气可被吸入血管，导致空气栓塞。患者采用平卧位实施气管切开，有助于防止空气栓塞。

4）皮下气肿和纵隔气肿：是气管切开后较常见的并发症。颈部皮下气肿与气体进入颈部筋膜下疏松结缔组织有关。由于颈部筋膜向纵隔延伸，气体也可进入纵隔，导致纵隔气肿。皮下气肿和纵隔气肿本身并不会危及生命，但有可能伴发张力性气胸，需密切观察。

（2）后期并发症：指气管切开24～48h后出现的并发症，发生率高达40%。主要包括：

1）切口感染：很常见的并发症。由于感染切口的细菌可能是肺部感染的来源，加强局部护理很重要。

2）气管切开后期出血：主要与感染组织腐蚀切口周围血管有关。当切口偏低或无名动脉位置较高时，感染组织腐蚀及管道摩擦易导致无名动脉破裂出血，为致死性的并发症。

3）气道梗阻：是可能危及生命的严重并发症。气管切开管被黏稠分泌物附着或形成结痂、气囊偏心疝入管道远端、气管切开管远端开口顶住气管壁、肉芽增生等原因均可导致气道梗阻。一旦发生，需紧急处理。

4）吞咽困难：也是较常见的并发症，与气囊压迫食管或管道对软组织牵拉影响吞咽反射有关。气囊放气后或拔除气管切开管后可缓解。

5）气管食管瘘：偶见，主要与气囊压迫及低血压引起局部低灌注有关。

6）气管软化：偶见，见于气管壁长期压迫，气管软骨退行性变、软骨萎缩而失去弹性。

（二）正压通气相关的并发症

1. 呼吸机相关肺损伤　呼吸机相关肺损伤指机械通气对正常肺组织的损伤或使已损伤的肺组织进一步加重。

呼吸机相关肺损伤包括气压伤、容积伤、萎陷伤和生物伤。气压伤是由于气道压力过高导致肺泡破裂。临床表现因程度不同表现为肺间质气肿、皮下气肿、纵隔气肿、心包积气、气胸等，一旦发生张力性气胸，可危及患者生命，必须立即处理。容积伤是指过大的吸气末容积对肺泡上皮和血管内皮的损伤，临床表现为气压伤和高通透性肺水肿。萎陷伤是指肺泡周期性开放和塌陷产生的剪切力引起的肺损伤。生物伤即以上机械及生物因素使肺泡上皮和血管内皮损伤，激活炎症反应导致的肺损伤，其对呼吸机相关肺损伤的发展和预后产生重要影响。以上不同类型的呼吸机相关肺损伤相互联系、相互影响，不同原因呼吸衰竭患者可产生程度不同的损伤。

为了避免和减少呼吸机相关肺损伤的发生，机械通气应避免高潮气量和高平台压，吸气末平台压不超过 $30 \sim 35cmH_2O$，以避免气压伤、容积伤，同时设定合适呼气末正压，以预防萎陷伤。

2. 呼吸机相关肺炎　呼吸机相关肺炎是指机械通气 48h 后发生的院内获得性肺炎。文献报道大约28%的机械通气患者发生呼吸机相关肺炎。气管内插管或气管切开导致声门的关闭功能丧失，机械通气患者胃肠内容物反流误吸是发生院内获得性肺炎的主要原因。一旦发生，会明显延长住院时间，增加住院费用，显著增加死亡率。

明确呼吸机相关肺炎的危险因素，有助于预防呼吸机相关肺炎的发生。一般认为高龄、高 APACHE II 评分、急慢性肺部疾病、Clasgow 评分 <9 分、长时间机械通气、误吸、过度镇静、平卧位等均为呼吸机相关肺炎的高危因素。因此，机械通气患者若没有体位改变的禁忌证，应予半卧位，避免镇静时间过长和程度过深，避免误吸，尽早撤机，以减少呼吸机相关肺炎的发生。

3. 氧中毒　氧中毒即长时间的吸入高浓度氧导致的肺损伤。FiO_2 越高，肺损伤越重。但目前尚无 $FiO_2 \leqslant 50\%$ 引起肺损伤的证据，即 $FiO_2 \leqslant 50\%$ 是安全的。当患者病情严重必须吸高浓度氧时，应避免长时间吸入，尽量不超过60%。

4. 呼吸机相关的膈肌功能不全　1% ~5% 的机械通气患者存在撤机困难。撤机困难的原因很多，其中呼吸肌的无力和疲劳是重要的原因之一。

呼吸机相关的膈肌功能不全特指在长时间机械通气过程中膈肌收缩能力下降。动物实验证明机械通气可以导致膈肌功能不全，而临床上由于存在多种因素（休克、全身性感染、营养不良、电解质紊乱、神经肌肉疾病、药物等）可以导致膈肌功能不全，因缺乏机械通气对患者膈肌功能的影响的直接证据，因此，临床诊断呼吸机相关的膈肌功能不全很困难。

保留自主呼吸可以保护膈肌功能。研究表明，实施控制通气时，膈肌肌电图显示肌肉活动减少，并且具有时间依赖性，随着时间延长，损伤明显加重，而保留自主呼吸部分可以减轻呼吸机相关的膈肌功能不全。

机械通气患者使用肌松剂和大剂量糖皮质激素可以导致明显肌病的发生。患者肌肉活检显示肌纤维萎缩、坏死和结构破坏，以及肌纤维中空泡形成。因此，机械通气患者应尽量避免使用肌松剂和糖皮质激素，以免加重膈肌功能不全。

总之，呼吸机相关的膈肌功能不全导致撤机困难，延长了机械通气和住院时间。机械通气患者尽可能保留自主呼吸，加强呼吸肌锻炼，以增加肌肉的强度和耐力，同时，加强营养支持可以增强或改善呼吸肌功能。

（三）机械通气对肺外器官功能的影响

1. 对心血管系统的影响

（1）低血压与休克：机械通气使胸腔内压升高，导致静脉回流减少，心脏前负荷降低，其综合效应是心排血量降低，血压降低。血管容量相对不足或对前负荷较依赖的患者尤为突出。在机械通气开始时，快速输液或通过调整通气模式降低胸腔内压，多能使低血压改善。另外，机械通气可导致肺血管阻力增加、肺动脉压力升高，影响右心室功能。同时，由于左心室充盈不足，导致室间隔左偏，又损害左心室功能。

（2）心律失常：机械通气期间，可发生多种类型心律失常，其中以室性和房性前期收缩多见。发生原因与低血压休克、缺氧、酸中毒、碱中毒、电解质紊乱及烦躁等因素有关。出现心律失常，应积极寻找原因，进行针对性治疗。

2. 对其他脏器功能的影响

（1）肾功能不全：机械通气引起患者胸腔内压力升高，静脉回流减少，导致抗利尿激素释放增加，导致机体水钠潴留；同时机械通气导致静脉回流减少，使心脏前负荷降低，导致心排血量降低，使肾脏灌注减少，同时使肾小球滤过率下降，可导致肾脏功能不全。鉴于机械通气对肾脏的影响，对于肾脏功能不全的患者或肾脏灌注已明显减少的患者，实施机械通气时，应注意机械通气对肾脏的影响，避免肾脏功能的恶化。

（2）消化系统功能不全：机械通气患者常出现腹胀、卧床、应用镇静剂肌松剂等原因可引起肠道蠕动降低和便秘，咽喉部刺激和腹胀可引起呕吐，肠道缺血和应激等因素可导致消化道溃疡和出血。另外，PEEP 的应用可导致肝脏血液回流障碍和胆汁排泄障碍，可出现高胆红素血症和转氨酶轻度升高。

（3）精神障碍：极为常见，表现为紧张、焦虑、恐惧，主要与睡眠差、疼痛、恐惧、交流困难有关，也与对呼吸治疗的恐惧、对治疗的无知及呼吸道管理造成的强烈刺激有关。因此，对于精神障碍紧张的机械通气患者，应作耐心细致的说明工作，必要时，可应用镇静剂和抗焦虑药物。

（四）镇静与肌松相关的并发症

当机械通气患者不耐受气管插管、人机对抗或自主呼吸影响氧合时，常应用镇静剂。但镇静剂的应用可导致血管扩张和心排血量降低，导致血压降低、心率加快。镇静过度抑制了咳嗽反射，使气道分泌物易发生潴留而导致肺不张和肺部感染。因此，在使用镇静剂的镇静方案时，应对镇静效果进行评价。

肌松剂抑制患者运动，抑制了咳嗽反射，容易引起分泌物潴留，导致或加重肺部感染。部分肌松剂可引起组胺释放，诱发或加重支气管哮喘，因此，对哮喘患者应选择组胺释放较弱的肌松剂。应用肌松剂时，患者必须处于充分的镇静状态，禁止单用肌松剂。应用肌松剂的患者，通气完全依赖呼吸机，一旦发生呼吸机管道与气管插管脱开或呼吸机发生故障，患者将处于完全无通气的"窒息"状态，将威胁患者生命。因此，对于应用肌松剂的患者，必须重点护理。

总之，对于机械通气患者，使用镇静剂时，应用镇静方案及评价镇静效果。无论是间断还是持续静脉给药，每天均需中断或减少持续静脉给药的剂量，以使患者完全清醒，并重新调整剂量。机械通气患者一般不推荐使用肌松剂。

六、机械通气的撤离

机械通气的撤离过程是一个重要的临床问题。当导致呼吸衰竭的病因好转后，应尽快开始撤机。延迟撤机将增加机械通气的并发症和医疗费用。过早撤离呼吸机又可导致撤机失败，增加再插管率和死亡率。近年来，大量文献证实呼吸机撤离计划能缩短机械通气的时间，降低机械通气患者的死亡率。

（一）撤机失败的原因

机械通气大于24h尝试撤机失败的患者，应寻找所有可能引起撤机失败的原因，尤其是那些潜在的、可逆的原因尤为重要，常见的原因包括：

1. 神经系统因素　位于脑干的呼吸中枢功能失常，可以是结构上的（如脑干卒中或中枢性窒息），也可以是代谢方面的（如电解质紊乱或镇静麻醉状态）；代谢性或药物性因素也可导致外周神经功能失常。

2. 呼吸系统因素　呼吸肌方面包括失用性肌萎缩，严重的神经性肌病或药物（如神经肌肉阻滞剂、氨基糖苷类药物等）导致的肌病等；呼吸负荷增加常见于机体对通气的需求增加和呼吸力学的改变，如严重感染时通气需求增加，肺水肿、炎症、纤维化等导致肺的顺应性下降，支气管狭窄、炎症及狭窄的气管插管使气道阻力增加。

3. 代谢因素　营养、电解质和激素都是能够影响呼吸肌功能的代谢因素。营养不良导致蛋白质分解代谢和肌肉功能的减退，相反，摄食过度使 CO_2 产生过多，进一步增加了呼吸肌的通气负荷，故适当的营养支持能够增加撤机成功的概率；电解质缺乏也可损害呼吸肌功能，有研究表明血清磷水平正常可增加跨膈压。

4. 心血管因素　心功能储备较差的患者，降低通气支持可诱发心肌缺血或心力衰竭，其可能的机制包括：自主呼吸时代谢增加使循环的负荷增加；膈肌收缩使血液从腹腔转移至胸腔，导致回心血量增加；胸膜腔负压增加左心室后负荷。

5. 心理因素　恐惧和焦虑是导致撤机失败的非呼吸因素。

（二）撤机筛查

导致机械通气的病因好转或去除后应开始进行撤机的筛查试验，筛查试验包括下列四项内容：①导致机械通气的病因好转或去除；②氧合指标：$PaO_2/FiO_2 > 150 \sim 200$；$PEEP \leq 5 \sim 8cmH_2O$；$FiO_2 \leq 0.4 \sim 0.5$；$pH \geq 7.25$；COPD 患者：$pH > 7.30$，$PaO_2 > 50mmHg$，$FiO_2 < 0.35$；③血流动力学稳定，没有心肌缺血动态变化，临床上没有显著的低血压，不需要血管性药的治疗或只需要小剂量的血管活性药物如多巴胺或多巴酚丁胺 $< 5 \sim 10\mu g/(kg \cdot min)$；④有自主呼吸的能力。

医师的经验影响撤机的过程及结果，临床常发生过早撤机或延迟撤机，增加再插管率。可接受的再插管率应该在 5% ~ 15%。再插管使患者的院内获得性肺炎增加8倍，死亡风险增加6 ~ 12倍。而不必要延长机械通气可增加患者感染和其他并发症的风险。不同的ICU患者中再插管率的变化范围是 4% ~ 23%，在精神和神经系统的患者中可高达33%。

（三）自主呼吸试验

符合筛查标准的患者并不一定能够成功的撤机，因此，需要对患者自主呼吸的能力做出进一步的判断，目前较准确的预测撤机的方法是三分钟自主呼吸试验，包括三分钟 T - 管试验和 CPAP $5cmH_2O$/psv 试验，三分钟自主呼吸试验期间医生应在患者床旁密切观察患者的生命体征，当患者情况超出下列指标时应中止自主呼吸试验，转为机械通气：①呼吸频率/潮气量（L）（浅快指数）应 <105；②呼吸频率应 >8 次/min 或 < 35 次/min；③自主呼吸潮气量应 >4ml/kg；④心率应 <140 次/min 或变化 <20%，没有新发的心律失常；⑤氧饱和

度应 >90%。

三分钟自主呼吸通过后，继续自主呼吸 30～120min，如患者能够耐受可以预测撤机成功，准备拔除气管插管。文献报道观察 30min 与 120min 的拔管成功率无差异，在 SBT 阶段进行监测评估，可以得到最有用的撤机信息以帮助临床决策。研究发现通过 SBT 30～120min 的患者至少有77%可以成功撤机。导致 SBT 失败的原因有多种，但应注意气管插管引起的不适或持续气道正压通气（CPAP）伺服阀不敏感/触发不良这些医源性因素。

对于不能耐受 SBT 的患者，应积极寻找并纠正导致 SBT 失败的原因，一旦导致 SBT 失败的原因去除且经评估患者已具备撤机条件，应每 24h 进行 1 次 SBT。虽然 SBT 失败主要反映患者呼吸系统尚未恢复正常，但其他特殊的原因（例如不适当的镇静或镇痛、液体负荷过重、气道痉挛、心肌缺血以及其他一些可以被迅速纠正的疾病过程）也会导致 SBT 失败，临床上应及时发现并去除这些原因。即使上述原因已去除且经评估患者已具备撤机条件，再次进行 SBT 也应与前次 SBT 间隔 24h。首先，Jubran 和 Tobin 等的研究证实导致 SBT 失败的原因主要是呼吸系统异常，而呼吸系统的异常很难在数小时内迅速恢复，因此，在 24h 后再进行 SBT 可能有利于呼吸系统的恢复。其次，Capdevila 和 Vassilakopoulos 分别在各自的研究中证实，SBT 失败会导致一定程度的呼吸肌疲劳，在 24h 内呼吸肌疲劳的恢复可能是不充分的。此外，Esteban 等研究也证实，每天 2 次的 SBT 并不优于每天 1 次，只是增加了临床医疗资源不必要的浪费。

对于不能耐受 SBT 的患者，应给予稳定、舒适且不会导致呼吸肌疲劳的通气模式进行机械通气。可根据患者的具体情况选择间歇指令通气、压力支持通气或双水平正压通气等通气模式并设置合适的参数。虽然有学者提出，在 SBT 失败患者重新进行机械通气的过程中应逐步降低机械通气支持的力度，但大多数学者认为，保持足够的机械通气支持力度可减轻由于过早的降低机械通气支持（SBT 过程中机械通气支持水平低）造成的呼吸肌过负荷，同时也减轻临床医师的工作量。目前尚没有针对 SBT 失败后是否应逐步降低机械通气支持水平的临床研究。

（四）气道评估

拔管失败的原因与撤机失败的原因不同。上气道梗阻或患者气道保护能力差、气道分泌物清除能力不足。气管拔管后上气道梗阻的风险增加与机械通气的时间、创伤和反复或创伤性插管有关。因此，对于通过 SBT 的患者应评估气道通畅程度和保护能力。

1. 气道通畅程度的评价 机械通气时，把气管插管的气囊放气以检查有无气体泄漏，可以用来评估上气道的开放程度（气囊漏气试验）。出现拔管后喘鸣的患者，可以使用糖皮质激素和（或）肾上腺素［也可用无创通气和（或）氦氧混合气］治疗，而不需重新插管。如果患者气量较低，也可在拔管前 24h 使用糖皮质激素和（或）肾上腺素预防拔管后喘鸣。还应注意，漏气量变低可能是由于分泌物在气管插管周围结痂形成外皮所致而非上气道水肿狭窄。当漏气量低的患者拔管时，应将再插管的设备（包括气管切开设备）准备好。

2. 气道保护能力的评价 患者的气道保护能力对拔管成功是至关重要的。对患者的气道评估包括吸痰时咳嗽的力度、有无过多的分泌物和需要吸痰的频率（吸痰频率应 >2h/次或更长）。在神经肌肉病变和脊髓损伤的患者中，有较好的咳嗽能力，预示可以拔管。

（五）长期机械通气的撤机

除非有明确的不可逆疾病的证据（如高位脊髓损伤或晚期的肌萎缩性脊髓侧索硬化），

撤机失败 3 个月，为长期机械通气（permanent mechanical ventilation，PMV）。

在 20 世纪 80 年代以前，这些患者长期在 ICU 中治疗，消耗了大量资源。对于康复的长期机械通气患者 ICU 不是适宜的治疗场所，应在医院内或医院外建立专门的撤机康复病房。部分长期机械通气的患者通过有计划的锻炼仍有撤机的希望，不能撤机的患者应制定终生的机械通气方案。

长期机械通气的患者很少采用每日自主呼吸试验，常使用辅助通气模式并逐步降低呼吸机条件以锻炼患者的呼吸肌。通常大约在通气支持条件降低到一半时，患者可转换到 SBT 步骤。撤机锻炼的过程中医务人员应留在患者身边，给予心理支持并小心避免不必要的肌肉疲劳。

（于　兰）

参考文献

［1］赵宁，沙秀敏，孙又良．现代危重病治疗学．军事医学科学出版社，2010．

［2］朱金生．神经内科危重症监护．科学技术文献出版社，2010．

［3］刘大为．实用重症医学．北京：人民卫生出版社，2010．

［4］黄居科，关春保，胡国斌，徐新献．现代临床危重病诊疗学．湖北科学技术出版社．2010．

［5］赖荣德，李奇林．危重急症识别与处置．北京：科学技术文献出版社，2009．

［6］张印明，鲍明征，沈凤娟．实用危急重症医学．兴界图书出版公司，2014．

第二十一章 老年常见神经系统疾病

第一节 短暂性脑缺血发作

（一）概述

短暂性脑缺性发作（Transient Ischemic Attack，TIA）是指由于一过性局灶性脑缺血，导致突发短暂性可逆性神经功能障碍。通常症状和体征持续数分钟~30分钟完全恢复正常。传统的 TIA 定义时限为 24 小时内恢复。TIA 是脑梗死和心肌梗死的独立危险因素。多数患者反复发作，如不及时控制，容易发展为完全性卒中，可危及生命。

TIA 的年发生率为 0.042%，患病率为 0.252%。TIA 后第 1 年脑梗死的发生率为 11.6%，5 年内脑梗死的发生率为 30%，50% 在 10~15 年发生脑梗死。

（二）临床表现

本病好发年龄为 41~50 岁，65 岁以上占 25.3%，男性多于女性。起病突然，出现神经功能障碍的症状及体征，每次发作时间多为 5~10 余分钟，极少数病例持续仅数秒钟，发作后不留任何神经功能的障碍。反复发作，多数病例发作症状类似。根据受累血管的不同，临床上可分为颈内动脉系统 TIA 和椎 - 基底动脉系统 TIA 发作。

1. 颈内动脉系统 TIA　通常持续时间短，平均发作持续时间 8 分钟，发作频率少，较多进展为脑梗死。表现为大脑半球和眼部的症状，而大脑半球又以大脑中动脉及其与大脑前动脉和大脑后动脉分水岭区的症状多。最常见的症状为单瘫，不完全性偏瘫、偏身感觉障碍、失语、失读、单眼视力障碍等。但其特征性症状包括：眼动脉交叉瘫（病变侧单眼失明，对侧偏瘫及感觉障碍）、失语。

2. 椎 - 基底动脉系统 TIA　通常持续时间长，平均发作持续时间 12 分钟，发作频率多，进展到脑梗死概率少。最常见的症状为眩晕，常伴有恶心、呕吐、复视、眼震、吞咽与构音障碍，一侧或两侧不完全瘫或感觉障碍，很少伴有耳鸣。其特征性症状有二种即猝倒发作（Drop Attack）和短暂性全面性遗忘症（Transient Globle Amnesia，TGA）。猝倒发作表现为患者猛转头时，突然双下肢无力而倒地，无意识障碍，但很快自行站立，恢复正常。其发病机制是由于椎动脉受压引起脑干下段锥体交叉周围短暂性缺血，使肢体肌张力减低所致；短暂性全面性遗忘症表现为患者突然出现短暂性记忆障碍，持续时间 1~24 小时，短暂性的对时间或地点的定向障碍，但谈话、书写及计算力保持良好。其发病机制是由于大脑后动脉的颞支或椎 - 基底动脉缺血，累及边缘系统包括海马、海马两侧和乳头体。

（三）辅助检查

1. 血液常规检查及其他常规检查　血常规检查有助于诊断真性红细胞增多症，血液流变学的检查有助于了解全血黏度、纤维蛋白原的水平、血脂的水平。心电图及心脏彩超检查可了解心脏的结构、功能。以上检查对评价血流动力学状况有一定帮助。

2. 头 CT、MRI 检查　大多数正常。

3. CTA、MRA 及 DSA 检查对　于颈内动脉、椎－基底动脉的狭窄或阻塞均可显示，三种检查各有优缺点，但 DSA 仍为诊断血管狭窄的金标准。

4. 彩色经颅多普勒（TCD）　主要用于检查颈内动脉颅外段的血管状况，有助于发现狭窄、动脉粥样硬化斑块及性质，具有简便、无创、价格低的特点，常用于筛选及随访工作。

（四）诊断及鉴别诊断

TIA 发作都是一过性，医生不易看到 TIA 患者的症状及体征，因此 TIA 的诊断主要根据病史。患者突然发生短暂局灶性神经功能障碍，通常持续数分钟至十余分钟，但 24 小时完全恢复；尤其有高血压、糖尿病、动脉硬化等有明显卒中因素的患者诊断并不难。相应的辅助检查对病因及诱因的确定很有帮助，对治疗方法的选择也有重要的意义。

需与以下疾病鉴别：

1. 局灶性癫痫　发作时间短，持续常在数分钟以内，有典型的运动性抽搐，脑电图检查最具有意义。头 CT 的检查有助于局灶性癫痫的病因诊断。

2. 阿－斯综合征　阿－斯综合征引起阵发性全脑供血不足，主要表现为短暂意识障碍，而局灶的神经功能障碍不明显。注意心脏、脉搏、血压及心电图的检查，诊断较易。

3. 梅尼埃综合征　易与椎－基底系统 TIA 发作相混淆。梅尼埃综合征发作时间长，多伴有耳鸣，多次发作后出现听力下降，且不出现脑干的定位体征。

（五）治疗

治疗原则　消除病因，减少发作，保护高级神经功能，防止脑梗死的发生。

1. 病因治疗　预防和治疗动脉粥样硬化，对高血压、高血脂、高血黏度、心脏病、糖尿病、红细胞增多症、低血压、颈椎病等卒中危险因素进行有效干预。

2. 药物治疗　目的：减少复发，保护神经元，改善脑循环。

（1）抗血小板聚集

肠溶阿司匹林：是目前最常用的抗血小板聚集药物，有较强而持久的抗血小板聚集作用。主要是抑制血小板的环氧化酶的活性，阻止花生四烯酸合成环内过氧化物。剂量：75～150mg，每晚餐前服用，对消化道溃疡及哮喘患者慎用。

噻氯吡啶：主要活化血小板内腺苷酸环化酶使环磷酸腺苷增加，阻止血小板与纤维蛋白原结合抑制血小板聚集。目前认为其抗血小板聚集作用优于阿司匹林，而副作用较少，偶尔出现可逆的中性粒细胞减少。常用剂量：125～250mg，每日 1 次口服。

氯吡格雷：主要是通过不可逆的结合血小板表面 ADP 受体，抑制血小板聚集。常用剂量为 75mg，每日一次口服。

双嘧达莫（潘生丁）：能抑制血小板磷酸二酯酶活性阻止环磷酸腺苷的分解，提高环磷酸腺苷的浓度，从而间接的抑制花生四烯酸生长。常用剂量：25～50mg，每日 3 次口服。

（2）抗凝治疗：对 TIA 发作频繁、程度重，且有逐渐加重趋势者，可及早使用抗凝治疗。TIA 频发者，可立即静注肝素 50mg，然后将肝素 50mg 加入 5% 生理盐水 500ml 静点，维持 24～48 小时。肝素用量以凝血时间判断，凝血时间延长到肝素前 250% 左右为完全抗凝标准。口服华法林剂量为 6～12mg，每晚口服一次，5 日后改为 2～6mg 维持，剂量调整至国际标准化比值（INR）3.0～4.0，用药 4 周后逐渐停药。抗凝治疗的患者，消化道溃疡和严重的高血压为禁忌证。

（3）钙通道阻滞药：具有保护海马神经元，防止脑动脉痉挛，扩张血管，改善脑供血的作用。常用的有氟桂利嗪 10mg，每日 1 次口服，尼莫地平 20～40mg，每日 3 次口服。

3. 手术治疗　对于经 DSA 检查确定 TIA 是由颈部大动脉如动脉硬化斑块导致动脉重度狭窄（颈动脉狭窄＞70%，椎动脉＞50%），可考虑进行颈动脉剥离－修补术，或进行血管内支架植入术，可有效减少 TIA 的发作。

（六）预防和注意事项

TIA 是短暂的一过性的局灶性脑缺血发作，约 1/3 发展为脑梗死，查找其原因并进行积极有效的干预可有效减少脑梗死的发生。

（刘　颖）

第二节　脑梗死

脑梗死（Cerebral Infarction，CI）或称缺血性脑卒中（Cerebral Ischemic Stroke），是指脑血液供应障碍引起缺血、缺氧，导致脑组织坏死形成软化灶，出现局灶性神经系统症状和体征。包括脑血栓形成、脑栓塞、腔隙性梗死、脑分水岭梗死等。

一、脑血栓形成

（一）概述

脑血栓形成（Cerebral Thrombosis）是缺血性脑卒中最常见的类型，由于供应脑组织的动脉因动脉粥样硬化导致血管腔狭窄、闭塞和血栓形成，引起脑组织局部血流减少或中断，脑组织局灶性坏死、软化，出现局灶性神经功能障碍。

（二）病因

最常见的原因是动脉粥样硬化，而且常伴高血压病。而高血压与动脉粥样硬化互为因果，相互促进，高血脂、糖尿病、吸烟等又可促进脑动脉粥样硬化。少见的原因有动脉壁的炎症如病毒、细菌、梅毒、螺旋体、结核等，其他少见原因有药源性（避孕药、可卡因）及血液疾病（真性红细胞增多症、血小板增多症、血栓栓塞性血小板减少性紫癜等）。

（三）临床类型

1. 根据症状体征的变化过程分类

（1）完全性卒中（Complete Stroke）：指发病 6 小时内症状及体征达到高峰者，常为完全性偏瘫，甚至昏迷。

（2）进展性卒中（Progressive Stroke）：局灶性脑缺血症状逐渐进展，呈阶梯式加重，可持续 6 小时至数天。

（3）可逆性缺血性神经功能缺损（Reversible Ischemic Neurological Deficit，RIND）：缺血出现的神经症状一般在 24～72 小时恢复，最长可持续 3 周，不留后遗症。实际上是一种较轻的脑梗死。

2. 根据神经影像学检查分类

（1）大面积脑梗死：一般是指颈内动脉主干、大脑中动脉主干或皮质支完全性卒中，椎－基底动脉主干梗死，梗死面积大，临床症状重。

（2）分水岭脑梗死（cerebral watershed infarction，CWSI）：指相邻的脑血管供应区分界处或分水岭区局部缺血，主要因血流动力学障碍所致。典型发生于颈内动脉狭窄或闭塞的患者突然出现全身血压下降时，也可由于心源性或动脉源性栓塞所致。

Bogousslavsky 根据 CT 扫描结果将分水岭脑梗死分为三型：

1）皮质前型：大脑前与大脑中动脉皮质支之间分水岭区，CT 示病灶位于额中回，沿前后中央回上部带状走行。

2）皮质后型：大脑中、后动脉或大脑前、中、后动脉皮质支分水岭区梗死，CT 示病灶位于顶枕颞交界，呈楔形。

3）皮质下型：大脑前、中、后动脉皮质支与深穿支动脉间的分水岭区。CT 示病灶位于基底节区及侧脑室旁，表现为小的梗死灶。在侧脑室旁者可表现为连成一线或间断的梗死灶。

（3）出血性脑梗死（Hemorrhagic Infarct）：脑梗死后由于缺血区血管再通，梗死区血液溢出，常继发于心源性脑梗死或大面积脑梗死。

（4）多发性脑梗死（Multiple Infarct）：在不同的脑供血系统存在两个或两个以上脑梗死灶，常是反复发生的脑梗死所致。

（四）临床表现

本病好发中、老年人，男女发病比例相近。患者可有某些前驱症状如头痛、头昏等，约25% 的患者有 TIA 病史。多安静下起病，不少患者于睡眠中发病。症状于发病数小时至 1～2 天达高峰。常见症状有偏瘫、失语等局灶症状，意识清楚，生命体征平稳。但大脑大面积梗死或脑干梗死则病情重，可意识障碍，甚至死亡。不同的动脉闭塞常引起不同的临床表现。

1. 颈内动脉血栓形成　临床表现复杂，如果脑底动脉环完整，可有效代偿，当颈内动脉闭塞时，可无任何症状。代偿不全时，可表现为受累颈内动脉同侧视力障碍、同侧 Horner 征、对侧肢体瘫痪或轻瘫，可以出现对侧感觉障碍、对侧同向偏盲，优势半球受累可以出现失语。病情严重者可以出现昏迷。

2. 大脑前动脉血栓形成　大脑前动脉近端闭塞可因前交通支代偿好，可无临床症状。前交通支以后闭塞，引起额叶内侧缺血，可出现对侧下肢运动和感觉障碍，中央小叶损害可引起尿潴留。深穿支闭塞可出现对侧中枢性面瘫、舌瘫及上肢瘫痪。也可能发生欣快、淡漠等精神症状、强握和吸吮反射（额叶受累），甚至运动性失语（主侧半球）。

3. 大脑中动脉血栓形成　大脑中动脉及其分支是最易发生闭塞的脑血管。大脑中动脉主干闭塞时可引起对侧偏瘫、偏身感觉障碍、同向偏盲。优势半球受累可出现失语；优势半球皮质分支闭塞可出现运动性失语、感觉性失语、失读、失写、失用；非优势半球皮质支闭塞可出现对侧偏侧忽视症等体像障碍；深穿支闭塞可引起内囊部分软化，出现对侧偏瘫，一般无感觉障碍及偏盲，优势半球受累时，可引起失语。

4. 大脑后动脉血栓形成　主干闭塞时可引起对侧偏盲和丘脑综合征。

丘脑综合征包括：一过性偏瘫或轻偏瘫、深浅感觉障碍、丘脑性疼痛、舞蹈徐动症、共济失调和震颤。这些症状的发生在病灶对侧。丘脑穿通动脉闭塞，破坏齿状核－红核－丘脑通路和丘脑下部结构，不影响丘脑腹外侧核，临床的主要表现为对侧肢体舞蹈徐动症，而无明显的感觉障碍。

5. 椎－基底动脉血栓形成　双侧椎动脉或基底动脉闭塞，常引起眩晕、复视、眼震、吞咽困难、构音障碍、共济失调，交叉瘫、意识障碍等症状。总体来看，脑桥梗死较多，而且栓塞较多见。椎－基底动脉分别供应脑干及小脑，各部位症状及特点均有所不同。

（1）中脑梗死：常见的综合征有 Weber 综合征：同侧动眼神经瘫及对侧肢体瘫。Benedit 综合征：同侧动眼神经瘫，对侧肢体出现不自主运动。Claude 综合征：同侧动眼神经瘫，对侧肢体小脑性共济失调。Parinaud 综合征：双眼上睑轻度下垂，双眼不能上下随意运动，反射性眼球运动也消失。

（2）脑桥梗死：常见的综合征有 Foville 综合征：病灶侧周围性面瘫，双眼向病灶对侧凝视，对侧上下肢瘫痪。Millard－Gubler 综合征：病灶侧面神经、展神经瘫痪，对侧肢体瘫痪。Locked－in 综合征：四肢上运动元瘫，双侧面瘫及球麻痹，不能言语，不能进食。但神志清楚，只能用眼球上下运动来表达意愿。

（3）延髓梗死：脑干最常见的类型就是 Wallenberg 综合征：临床特点为眩晕、呕吐、吞咽困难、眼球震颤、病灶同侧软腭麻痹、小脑性共济失调、面部感觉障碍、Horner 征、病灶对侧肢体感觉障碍。

（4）基底动脉尖综合征：基底动脉顶端 2cm 内包括两侧大脑后动脉、小脑上动脉及基底动脉顶端呈"干"字形的 5 条血管闭塞所致。梗死灶较广泛，分布于枕、颞叶、丘脑、小脑、脑干。

临床症状主要包括脑干上端梗死症状及颞叶、枕叶梗死即大脑后动脉闭塞症状。①脑干上端梗死症状包括：眼球运动及瞳孔异常如单侧或双侧动眼神经麻痹，一个半综合征，眼球上视不能，光反应迟钝而调节反应存在，意识行为异常包括：睡眠障碍和大脑脚幻觉。感觉及运动异常包括病灶对侧深浅感觉障碍，可伴有共济失调、舞蹈、手足徐动等不自主运动。②大脑后动脉闭塞症状：对侧偏盲或皮质盲是突出的症状之一，可伴有严重的记忆障碍。

（五）辅助检查

1. 神经影像学检查　头 CT 检查在发病 6 小时内大多正常，24～48 小时或以后病灶可出现低密度改变，但在发病后 2～3 周，梗死区水肿减退，吞噬细胞浸润，此时病灶密度可变为等密度区，出现"模糊效应"，增强扫描可显示病灶。MRI 可以显示梗死病灶出现 T_1 低信号，T_2 高信号。而功能磁共振 DWI 可在发病后 2 小时显示缺血病灶。CTA、MRA 为无创检查，可较好的显示颅内动脉的状态，DSA 仍然是颅内血管检查的"金标准"，可显示血栓形成的部位、狭窄程度及侧支循环的情况。TCD 对于颈内动脉颅外段狭窄及斑块性质的判断有重要意义。

2. 常规及生化检查　血常规、血流变学检查及血脂检查，对于进一步明确卒中的危险因素有帮助。

（六）诊断与鉴别诊断

1. 诊断要点

（1）中老年，常伴有高血压、糖尿病、动脉硬化。

（2）安静状态下起病。

（3）局灶神经功能障碍如瘫痪、失语等，但通常神志清楚。

（4）CT 或 MRI 检查可发现缺血梗死病灶。

2. 鉴别诊断

（1）脑出血：起病较脑血栓形成更急，头痛、恶心、呕吐症状重，常伴有不同程度的意识障碍，但二者的鉴别诊断必须经头 CT 或 MRI 检查才能确诊。

（2）脑栓塞：起病急，数秒钟症状即达高峰，可伴有一过性意识障碍或痫性发作，常有心源性栓子来源如风心病、心肌梗死、冠心病、房颤等。

（3）颅内占位性病变：胶质瘤、硬膜下血肿、脑脓肿也可出现类似脑血栓形成的表现如肢体无力、意识障碍等。但多起病较慢，多伴有高颅压症状。CT 或 MRI 检查可确诊。

（七）治疗

1. 急性期的治疗原则　最大限度地挽救半暗带，合理控制血压，防治并发症。

目前循证医学已证实以下四种治疗的模式及方法可有效的改善急性脑梗死的预后。卒中单元 OR：0.71，3 小时内 r－tPA 静脉溶栓 OR：0.88，急性期使用阿司匹林 OR：0.95，抗凝治疗 OR：0.99。

2. 治疗方法

（1）溶栓治疗：脑梗死周围组织存在半暗带是现代治疗缺血性卒中的理论基础。病变中心坏死组织是不可逆的，但及时有效恢复血流，改善供血、供氧，可使半暗带神经元恢复正常。所以，闭塞的血管在治疗时间窗内恢复血流是最合理的治疗。目前静脉溶栓是世界范围公认的最有效的治疗方法，目前常用 r－tPA 剂量 0.9mg/kg 体重，最大用量 <90mg。

适应证：①急性缺血性卒中，神经功能缺失体征持续存在，且较重 NIHSS 7～22 分（肢体肌力 <4 级），无昏迷；②发病在 4.5 小时内，在功能 MRI 指导下可延长至 6 小时；③18 岁 <年龄 <80 岁；④CT 没有明显梗死征象。

禁忌证：①CT 示出血、脑水肿或大片间接水肿征象；②血压经治疗后仍 >185/110mmHg；③2 周内做大手术或创伤；④出血征象：正在应用肝素治疗、血液疾病等。

并发症：梗死后出血、再闭塞。

目前尿激酶的静脉溶栓治疗仍未得到国际的公认。r－tPA 动脉溶栓被认为有希望的治疗方法，但仍在临床观察中。

（2）阿司匹林：国际大规模、多中心随机对照临床研究已证实，缺血性卒中发病 48 小时内，使用阿司匹林 100～300mg/d，可降低死亡率和复发率。在 r－tPA 溶栓的 24 小时内不能使用，可增加脑出血的可能。

（3）抗凝治疗：对多数缺血性卒中病例未显示有效果，但对进展性卒中，脑栓塞的预防及治疗可能有效。常用的药物包括：普通肝素，低分子肝素，华法林等。

（4）脑保护剂：根据缺血性卒中后病理生理的改变，有效干预缺血引发的细胞毒性机制可减轻脑损伤。常用的脑保护剂包括自由基清除剂（依达拉奉、维生素 C、维生素 E 等），钙通道阻滞剂氟桂利嗪、胞二磷胆碱等，但临床的疗效仍有待进一步的证实。

（5）降纤治疗：通过降低血液中纤维蛋白原，增加纤溶系统活性，可抑制血栓形成。常用的药物有降纤酶、蚓激酶、巴曲酶等。临床疗效仍有待进一步证实。

（6）中药治疗：动物实验已显示一些中药单成分或多成分组合如银杏叶制剂、丹参、川芎等具有脑保护作用，也具有降低血小板聚集、改善脑血液循环、降低血液黏度的作用。临床经验也显示对缺血性卒中的预后有益处，但仍缺少循证医学证据的支持。

（7）康复治疗：目前强调早期康复，一旦病情稳定后就应进行早期对瘫痪肢体被动运动和按摩，根据康复要求按阶段进行训练，有助于降低致残率，促进神经功能恢复。

（8）外科治疗：大面积脑梗死导致严重脑水肿，颅压增高明显者，可进行去骨瓣减压，对急性小脑梗死产生的脑肿胀、脑积水者，可行脑室引流术。

此外，急性期的对症支持治疗如合理控制血压、血糖、营养支持疗法也是急性期治疗不可忽视的环节。

二、脑栓塞

脑栓塞（cerebral embolism）系指各种栓子随着血流经颈内动脉或椎动脉进入颅内，导致脑部血管阻塞，造成相应供血区脑组织缺血坏死，引起脑功能障碍。脑栓塞占脑梗死的15%～20%。

（一）病因

根据栓子的来源可以分为3类

1. 心源性 最常见，占脑栓塞病因的60%～80%，以风湿性心脏病瓣膜赘生物脱落最常见，特别是伴发亚急性细菌性心内膜炎时。心律失常尤其是心房纤颤多见，心肌梗死、心脏手术后及二尖瓣脱垂，其他少见的原因有心脏黏液瘤、心肌病、心内膜纤维变性。

2. 非心源性 主动脉弓及其发出的大血管动脉粥样硬化斑块脱落是最常见的原因，颈内动脉颅外段是大动脉粥样硬化最常见的部位之一。其他原因有血管内介入治疗血凝块的脱落、骨折的脂肪栓塞、败血症、肺部感染引起的感染性脓栓等。

3. 来源不明 约占脑栓塞原因的30%。

（二）临床表现

脑栓塞可发生于任何年龄，风湿性心脏病引起的脑栓塞多为中青年，而大动脉病变及冠心病引起的脑栓塞多为老年人。多数无明显诱因及前驱症状，安静及活动中均可发病。起病急骤，是脑血管疾病中发病最快的，数秒或数分钟之内症状达高峰，多表现为完全性卒中。约4/5的脑栓塞发生于颈内动脉系统，多为大脑中动脉，由于梗死面积大，可出现一过性意识障碍及痫性发作，可发生严重脑水肿，数小时后可昏迷。而基底动脉主干栓塞常导致患者突然昏迷、四肢瘫、瞳孔缩小、生命体征改变。症状取决于栓子阻塞的部位及侧支循环的代偿情况。原发疾病的症状较多如心脏杂音、心律不齐、心脏扩大、动脉硬化等。脂肪栓塞常发生于长骨骨折或手术后。

（三）辅助检查

头 CT 检查可确定梗死的部位及大小，24～48 小时可见梗死区低密度改变。若梗死面积大，数小时后即可见水肿的表现如密度轻度减低、双侧脑沟不对称等。功能磁共振（DWI，PWI）可于发病数小时显示病灶。CTA、MRA 可发现颈内动脉及椎 - 基底动脉狭窄程度及颅内动脉阻塞的状况。

超声心动图及心电图对风湿性心脏病、心肌梗死及心律失常的诊断具有重要意义。TCD对于诊断颈内动脉颅外段狭窄及血管壁斑块大小及性质的判定有益。

脑脊液检查颅内压多正常，若为大面积脑梗死，颅内压可增高，出血性脑梗死患者脑脊液可见红细胞。

（四）诊断与鉴别诊断

起病急，数秒或数分钟达高峰，出现神经系统局灶性体征，可有一过性意识障碍或抽搐，有心源性栓子来源，头 CT 或 MRI 检查可确定梗死灶的部位及大小，一般诊断不难。

脑栓塞应与脑出血及脑血栓形成鉴别，头 CT 或 MRI 检查，起病后数秒或数分钟达高峰，栓子来源的证据对诊断最具重要意义。抽搐发作应与癫痫相鉴别。

（五）治疗

1. 一般治疗　与脑血栓形成相同。只要符合静脉溶栓的条件，脑栓塞是早期 r – tPA 静脉溶栓的适应证之一。

脑栓塞常常导致大面积脑梗死，易造成脑疝，应注意脱水降颅压的治疗。对原发疾病的治疗也是整体治疗的一部分，应给予重视。

2. 抗凝治疗　在确认无梗死后出血，无炎性栓子时，使用抗凝治疗可预防形成新的栓子。虽然使用抗凝治疗可使栓死后出血略有增加，但一般不影响患者远期的神经功能，降低脑栓塞复发的获益程度明显高于梗塞后出血的风险。急性期常使用肝素或低分子肝素，口服华法林的效果明显好于抗血小板聚集药物阿司匹林。

三、腔隙性梗死

腔隙性梗死（lacunar infarct）的定义来源于病理研究，是指直径在 3～20mm，位于脑干或大脑深部白质的缺血性小梗死灶。多由长期高血压引起小动脉病变和闭塞所致。常常反复发作，形成多个腔隙。1965 年 Fisher 等人通过病理及临床研究确认其为一个独立的疾病，并归纳 21 型。以前只能在尸检中确认，CT 和 MRI 广泛应用于临床以后，使其诊断相当容易，本病发病率较高，占脑梗死 20%～30%。

（一）病因病理与发病机制

腔隙性梗死的主要发病机制是高血压相关的小动脉病变，表现为 40～200μm 的血管管壁节段性脂性透明变性，管腔狭窄，最终发生闭塞。高血压是腔隙性梗死的独立决定因素，舒张压与梗死数目更为相关。

其他的发病机制为颈内动脉颅外段狭窄或闭塞引起动脉 – 动脉的栓塞，心源性微栓子也可阻塞小动脉。

腔隙性梗死的主要危险因素有：高血压、糖尿病、高胰岛素血症、吸烟、缺少体育锻炼等。

（二）临床表现

腔隙性梗死的症状取决于梗死的部位和病灶的大小，无症状性腔隙性梗死占全部腔隙性梗死的 58%～81%。患者多有高血压病史，活动中急性起病，临床表现多样，通常症状轻，体征单一，预后好。现有 21 种以上的临床综合征，主要类型如下：

1. 纯运动性轻偏瘫（pure motor hemiparesis，PMH）　最常见，占 39%～65%，梗死部位多位于内囊后肢前 2/3 和后 1/3 交界处，或脑桥基底部。病变对侧出现面部、上肢、下肢不同程度的轻瘫，多在 2 周以内开始恢复。PMH 至少有如下 7 种变异型：

（1）合并运动性失语的 PMH：由于豆纹动脉闭塞引起。病灶位于内囊膝部和前肢及邻近的放射冠白质。临床上容易误诊为大脑中动脉粥样硬化性脑梗死。

（2）不伴面瘫的 PMH：由于椎动脉主干闭塞或脑干旁正中支闭塞引起。病灶位于延髓锥体束。起始症状有眩晕、眼震、舌麻等。若双侧锥体束受累，可出现四肢瘫。

（3）合并水平凝视麻痹的 PMH：由于脑桥下端旁正中动脉闭塞引起。病变如在一侧脑桥被盖部，引起同侧桥脑网状结构损伤和对侧已交叉的内侧纵束损伤。患者只有病灶对侧的眼球可做外展运动。

（4）合并动眼神经瘫的交叉 PMH：病灶位于大脑脚。

（5）合并外展神经瘫的交叉 PMH：病灶位于脑桥下端中线旁或被盖部。

（6）伴有精神症状的 PMH：病灶损伤丘脑至额叶的神经纤维所致。表现为意识和精神异常，一侧轻瘫，注意力和记忆力丧失。较少见。

（7）闭锁综合征（Locked－in syndrome）：双侧皮质脊髓束在内囊、大脑脚、脑桥等不同水平受损。患者表现为四肢瘫、神清、不能说话，看似昏迷，可用眼球活动表示意愿。

2. 纯感觉性卒中（pure sensory stroke，PSS）　较常见，占3%～8.5%，病灶多位于丘脑腹后外侧核、内囊后肢或放射冠、脑干甚至大脑皮质。临床表现为一侧面部或肢体麻木、刺痛、发热感等异常感觉，触之过敏，主观感觉重，但客观检查体征少，而且感觉障碍于正中线与健侧分开，属于丘脑型感觉障碍的特点。

3. 共济失调性轻偏瘫（ataxic－hemiparesis，AH）占8%～25.4%，病变位于放射冠纤维汇集至内囊处或脑桥基底部皮质脑桥束受损所致。临床表现为病变对侧 PMH，伴小脑性共济失调，偏瘫以上肢轻，下肢重，面部最轻。

4. 构音障碍－手笨拙综合征（dysarthric－clumsy hand syndrome，DCHS）　约占1%，病灶位于内囊膝部上方、放射冠或脑桥基底部上 1/3 和下 2/3 交界处的旁正中区。临床表现为中到重度的构音障碍，病灶对侧中枢性面瘫及手无力、手笨拙（如辨距不良，轮替动作差，指鼻不准）。

（三）辅助检查

辅助检查是诊断腔隙性梗死的主要根据。头 CT 检查阳性率48.5%～65.8%，而头 MRI 空间分辨力高，特别是对脑干部位的病变显示明显优于头 CT，几乎所有病灶可显示。病灶 T_1 低信号，T_2 高信号。脑脊液检查正常。

（四）诊断及鉴别诊断

1. 诊断　目前国内外无一致的诊断标准，以下标准可供参考：

（1）长期高血压病史。

（2）中老年人，起病急。

（3）临床症状轻，体征较单一。

（4）CT 或 MRI 所示病灶与临床症状及体征相符。

2. 鉴别诊断　需与颅内小量出血、颅内转移瘤、脑脓肿等相鉴别。

（五）治疗

目前尚无循证医学证明的有效治疗方法。由于腔隙性梗死是由于深穿支小动脉阻塞，很难形成侧支循环。目前治疗的目的主要是预防复发。有效地控制血压是预防本病的关键。急性期可使用扩血管药物、钙离子拮抗药及中药等对神经功能恢复可能有益。目前对口服阿司匹林预防腔隙性梗死尚无定论。

（刘　颖）

第三节　脑出血

老年人出血性脑血管疾病仍以脑出血为多见，其次为蛛网膜下腔出血。脑出血是指脑实质内的出血，多见于老年，以动脉出血最为常见，占脑血管病的 10%～20%，可分大脑出血、脑干出血、小脑出血和脑室出血等。由于老年人脑组织有不同程度的萎缩，脑神经细胞代偿能力也较差，所以发生脑出血时，虽然出血范围同中年人一样，但其神经系统缺失症状和体征远较中年人为重，意识障碍程度更为突出，且不易恢复。另外老年人多有多脏器病变，一旦发生脑出血就互相影响，容易发生并发症，使病情复杂，所以老年人脑出血的病死率较高，并随年龄增长而增高。老年人蛛网膜下腔出血也较常见，是由于血管破裂，血液进入蛛网膜下腔引起的。由于老年人生理特点不同，蛛网膜下腔出血有其特殊的临床症状。如头痛症状不明显；而意识障碍突出，约占 73.0%。且年龄越大发病时意识障碍越突出。另外老年人蛛网膜下腔出血时，其脑膜刺激征如颈项强直的阳性率比 Kernig 征为高，但颈项强直出现的时间有时直到发病后 1～6 日才出现。因此老年人突然出现血压升高，意识障碍，虽无头痛和脑膜刺激征，仍应考虑蛛网膜下腔出血的可能。

（一）病因及发病机制

老年人脑出血的常见原因是高血压、脑动脉粥样硬化。其他少见原因有：继发于脑梗死的出血、先天性动脉瘤、各种血液病、抗凝或溶栓治疗、淀粉样血管病、瘤卒中出血等。

持续的高血压可加重脑内小动脉硬化。首先是小动脉壁中膜肌细胞坏死，以后出现血浆性动脉坏死，在此基础上形成粟粒状动脉瘤，这些微小动脉瘤好发于基底节区、大脑皮质、脑桥、小脑等部位。此外，大脑中动脉与所发出的深穿支 - 豆纹动脉呈直角，在用力、激动等外因使血压突然升高的情况下，易使粟粒状动脉瘤破裂出血。

（二）临床表现

发病年龄常在 50～70 岁，以寒冷季节发病较多，发病时血压多升高。多在动态或情绪激动时发病，起病急剧。少数有前驱症状，如头痛、头晕、肢体麻木、不灵活，言语不清等。病情常在数分钟至数小时达高峰。

1. 一般症状及体征

（1）头痛、头晕、呕吐、意识障碍、肢体瘫痪、失语、大小便失禁等。

（2）多数脑膜刺激征阳性。

（3）瞳孔可双侧不等大，有的眼位异常，眼底可见动脉硬化、出血。

2. 因出血部位不同，临床症状与体征

（1）壳核出血

部位：老年人脑出血最常见的出血部位，出血位于壳核、屏状核和外囊附近。

血管：出血动脉为豆纹动脉外侧组。

症状及体征：①突然头痛、呕吐、意识障碍轻或无；②出现三偏症状，即偏瘫、偏身感觉障碍和偏盲；③如出血在优势半球可出现失语。

（2）丘脑出血

部位：丘脑出血为基底节区的内侧型出血。

血管：丘脑穿通动脉及丘脑膝状动脉。

症状及体征：①意识障碍无或有；②语言障碍，优势半球丘脑出血，可出现丘脑性失语；③感觉障碍多为对侧半身痛温觉减退，也可出现对侧深感觉障碍、感觉异常，感觉倒错，半身自发痛等，有的局限于口周及手部的感觉异常，称为口-手综合征；④丘脑出血当出血或水肿波及内囊后支时出现瘫痪症状；⑤眼位改变是丘脑出血的重要特征之一，可见单侧或双侧下视，单眼或双眼视鼻尖，两眼球分离性斜视，眼球浮动，双眼向病灶侧凝视，Horner综合征，双瞳孔不等大，缩小及光反应迟钝等；⑥丘脑出血可出现精神症状，主要表现记忆障碍，精神错乱和痴呆等；⑦丘脑出血可出现睡眠障碍，多表现为嗜睡、睡眠周期紊乱。

另外，丘脑出血范围大或丘脑壳核混合型出血多属重型，起病急、昏迷深、呼吸深大呈鼾声，反复呕吐，甚至呕吐咖啡样物，出血侧瞳孔散大，对侧偏瘫、Babinski征阳性等天幕疝症状。

（3）脑叶出血

部位：出血部位在大脑皮质下白质，占脑出血的10%左右。

血管：脑动脉的皮质支出血。

症状及体征：①头痛、呕吐等脑膜刺激症状及颅内压增高症状；②各叶相应的局灶症状；③也可出现部分性癫痫、单瘫、偏盲、失语等。

（4）脑干出血：多发生于脑桥，其次是中脑或延髓，脑干出血占脑出血的5.0%~13.4%。

脑桥出血：

部位：位于被盖部、基底部，或两者交界处。

血管：主要为基底动脉的旁正中支出血。

症状及体征：①轻症者可出现出血侧的面和外展神经麻痹，对侧肢体的偏瘫，双眼向病灶对侧凝视，也可表现为Foville综合征或一个半综合征；②重症脑桥出血，患者很快昏迷，四肢瘫痪，双侧瞳孔极度缩小呈"针尖样"，持续高热，明显呼吸障碍，少数呈去大脑强直。

中脑出血：较少见，可出现眼球垂直运动障碍，有时表现Parinaud综合征或Weber综合征。重者可因出血压迫中脑导水管造成急性高颅压而迅速死亡。

延髓出血：极为罕见，由于延髓内有重要的中枢多迅速死亡。

（5）小脑出血

部位：好发于一侧小脑半球的齿状核附近，占脑出血的10%~12%。

血管：出血动脉为小脑上动脉的齿状核动脉。

症状及体征：①头痛、眩晕、频繁呕吐；②病灶同侧肌张力低，反射减弱及同侧肢体的共济失调；③重症者昏迷深，常很快出现急性枕骨大孔疝而死亡。

（6）脑室出血：脑室出血分继发性脑室出血和原发性脑室出血。继发性脑室出血多为脑出血破入脑室内的继发性脑室出血。原发者较少见，表现为突然昏迷、双瞳孔缩小、高热、四肢瘫痪、去脑强直等，短期内可迅速死亡。

（三）辅助检查

1. 头颅 CT　确诊老年人脑出血的首选检查。其可准确显示出血的部位、大小、脑水肿情况及是否破入脑室等，有助于指导治疗和判断预后。见图 21－1～图 21－4。

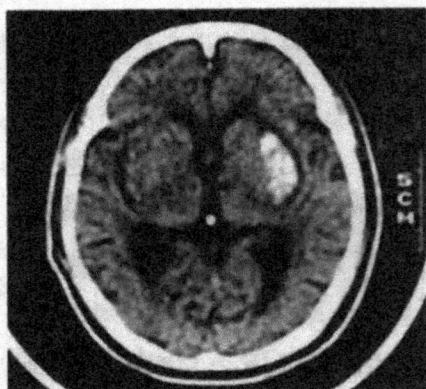

图 21－1　壳核出血

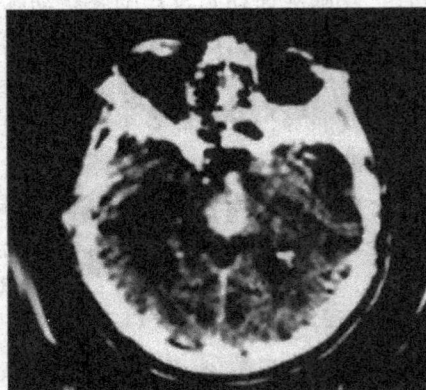

图 21－2　脑干出血

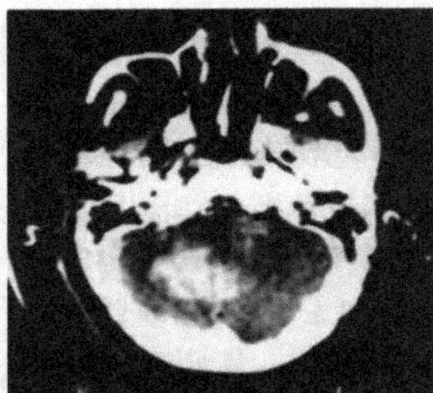

图 21－3　小脑出血

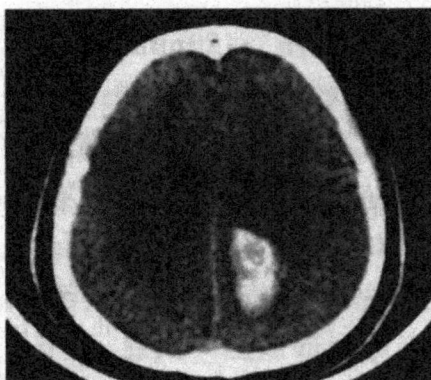

图 21－4　顶叶出血

2. 头颅 MRI　对幕上出血的诊断价值不如 CT，对幕下出血的检出率优于 CT。

3. 脑血管造影　MRA、CTA 和 DSA 等可显示脑血管的位置、形态及分布等，并可发现脑动脉瘤、脑血管畸形及 moyamoya 病等脑出血的病因。

4. 脑脊液检查　脑出血时脑脊液压力常升高，呈均匀血性。当病情危重，有脑疝形成或小脑出血时，腰穿检查禁忌。

5. 对于老年人同时进行血、尿常规，血糖、肝功、肾功、凝血功能、电解质及心电图等检查，有助于了解患者的全身情况。

（四）诊断及鉴别诊断

1. 诊断　主要依据病史、体征及辅助检查，特别是头颅 CT 检查。

2. 鉴别诊断

（1）与外伤性颅内血肿，特别是硬膜下血肿鉴别。这类出血以颅内压增高的症状为主，多有头部外伤史，头颅 CT 检查有助于确诊。

（2）昏迷者应与引起昏迷的全身性疾病进行鉴别，如与低血糖、尿毒症、肝性脑病、药物中毒、一氧化碳中毒等相鉴别。此类疾病多无神经系统局灶体征，应详细询问病史，并进行相关的实验室检查。

（五）治疗

基本治疗原则：脱水降低颅内压力，减轻脑水肿；调整血压；防止继续出血；减轻出血造成的继发损害，促进神经功能恢复；防治并发症。

1. 一般处理

（1）避免搬动患者，绝对卧床。

（2）保持呼吸道通畅，如有意识障碍，痰又很多，则必要时做气管切开或气管插管。

（3）预防感染，防止并发症，有尿潴留者，应留置导尿，并进行膀胱冲洗。

（4）保持营养及电解质平衡。

2. 内科治疗

（1）脱水降低颅内压力，减轻脑水肿。常用脱水药有：①20%甘露醇250ml或125ml静脉滴注，一般在30分钟内滴完，根据病情适当酌减。长期应用甘露醇有的可出现血尿、肾功能改变及电解质紊乱，临床上应注意观察。②10%复方甘油500ml或甘油果糖250ml静脉滴注，甘油降颅压温和，一般不出现反跳，但静点速度快可出现血红蛋白尿。③呋塞米（速尿）20~40ml静脉注射，可与甘露醇两者交替使用。④20%人血清白蛋白50~100ml静脉滴注。⑤脑出血急性期应用肾上腺皮质激素可减轻脑水肿。但对高血压、糖尿病、溃疡病应慎重。

（2）调整血压：脑出血后一般血压有所下降，故多数患者无需降压。如收缩压>200mmHg，舒张压>120mmHg者，可考虑应用降压药。血压降至病前水平即可，不宜降的太低太快。因降的太低会加重出血灶周围脑组织的缺血。

（3）亚低温治疗：局部亚低温治疗是脑出血的一种新的辅助治疗方法，能够减轻脑水肿，减少自由基产生，促进神经功能恢复。

3. 手术治疗　应严格掌握手术适应证和禁忌证。下列情况适于手术治疗：

（1）年龄在65岁以下，无其他内脏疾病。

（2）半球浅部或脑叶出血，以非优势半球为宜，出血量较多者。

（3）临床表现为进行性卒中，表现有颅内压增高或早期天幕疝征象，如昏睡、浅昏迷，一侧瞳孔略大，光反应存在者。

（4）小脑出血出血量在10~15ml或以上，病情恶化，应选择手术治疗。

（5）基底节区出血血肿较大、恢复缓慢，外有包膜，形成张力性血肿，不手术不能吸收者，应考虑手术治疗。

下列情况不宜手术治疗：

（1）年龄超过65岁且伴有心脏病或其他疾病。

（2）血压过高未得到控制。

（3）已出现天幕疝或枕骨大孔疝，血压、呼吸及脉搏等生命体征很不稳定。

（4）出血部位靠近中线，如丘脑、脑干、内囊深处。

（5）对血肿较小者、病情稳定者，无需手术治疗。

4. 康复治疗　只要患者生命体征平稳，病情不再进展，康复治疗应尽早进行。

（六）预后

与出血部位、出血量及是否有合并症有关。中至大量的脑出血，发病后 1 个月内病死率为 30% ~ 35%。

（刘 颖）

第四节 帕金森病

（一）概述

帕金森病（Parkinson Disease，PD），又名震颤麻痹（Paralysis Agitans，PA），以运动障碍为主要表现，是一种常见的中老年神经系统变性疾病。随着人口的老龄化，其发病率呈逐年上升趋势，现已成为公共卫生关注的焦点。65 岁以上的老年人群患病率为 2%。目前，我国的帕金森病患者人数已超过 200 万，给家庭和社会都造成了负面影响。从 1817 年 Parkinson 首次详述了 PD 的临床表征至今，对 PD 的认识已近 190 年。最近的 30 余年，尤其是近 10 多年，无论是对 PD 发病机制的认识，还是对治疗手段的探索，均有了长足的进步。

帕金森病在临床上可分为原发性和继发性两种。原发性帕金森病的最主要病变是黑质变性，而引起黑质变性的原因至今未明。其发病率占全部患者的 75% ~ 80%。继发性帕金森病亦称帕金森综合征或震颤麻痹综合征，占全部患者的 8% 左右，病因可由脑炎、动脉硬化、颅脑外伤、一氧化碳、二硫化碳、锰、汞、氰化物、利舍平、酚噻嗪类和丁酰苯类及某些抗抑郁药等中毒而引起，出现与原发性帕金森病相似的临床表现及病理改变。另外，近年来又提出一种称为帕金森叠加综合征（Parkinsonism Plus）的概念，它包括一组疾病，患者不仅具有帕金森病的临床表现，同时还有一些非锥体外系的症状。换言之，此类患者除了有纹状体黑质系统病理损害，还同时具有其他中枢神经系统的损害，因系几个神经系统的变性重叠发生，故又称为异质性系统变性，占帕金森病的 10% ~ 15%。本节只讨论原发性帕金森病。

（二）病因及发病机制

由于本病的病因及发病机制十分复杂，至今仍未彻底明了，可能与以下因素密切相关：

1. 年龄老化 本病主要发生于 50 岁以上的中老年人，随着年龄的增长，发病明显增多，提示年龄老化与发病有关。有关年龄老化的研究证实，随着年龄的增长，黑质多巴胺能神经元数目逐渐减少，纹状体内多巴胺（DA）递质水平逐渐下降，纹状体的 D_1 及 D_2 受体逐年减少，酪氨酸羟化酶（Tyrosine Hydroxylase，TH）和多巴脱羧酶（Dopa Decarboxylase，DDC）活力亦减低。然而，仅少数老年人患 PD，说明生理性 DA 能神经元退变不足以致病，因此，年龄老化只是帕金森病发病的一个促发因素。

2. 环境毒素 20 世纪 80 年代美国的吸毒成瘾者在应用人工合成的一种吡啶衍生物 1 - 甲基 - 4 - 苯基 - 1、2、3、6 - 四氢吡啶（MPTP）后，出现了帕金森病样的临床症状，并应用 MPTP 成功地建立了帕金森病的动物模型。动物实验证明 MPTP 在脑内星形胶质细胞中经 B 型单胺氧化酶（MAO - B）作用转变为有毒性的 N - 甲基 - 4 - 苯基吡啶离子（MPP^+），选择性地引起黑质致密区多巴胺能神经元变性死亡。现有较多的流行病学调查结果显示，环境中与 MPTP 分子结构相类似的工业或农业毒素如除草剂、农药及杀虫剂等可能是帕金森病的病因之一。

3. **遗传因素** 帕金森病患者中绝大多数为散发病例，仅 10% ~ 15% 的 PD 患者有阳性家族史，多呈常染色体显性或隐性遗传。遗传因素在年轻的（40 岁以下）PD 患者中可能起着更重要的作用。

（三）临床表现

50 岁以上的中老年人多见，男性略多于女性。隐袭起病，逐渐进展。症状常从一侧肢体开始，逐渐扩展至对侧，症状程度不对称。患者最早的感受主要是肢体发板及震颤。老年的 PD 患者以步态障碍和运动不能为主，年轻的患者则以震颤为主。

1. **静止性震颤** 常为本病的首发症状。多从一侧上肢远端开始，表现为规律性的手指屈曲和拇指对掌运动，如"搓丸样"动作，频率为 4 ~ 6Hz。震颤可逐渐扩展至同侧下肢、对侧上肢及下肢。震颤在静止时明显，精神紧张时加重，做随意动作时减轻，睡眠时消失。在疾病晚期，震颤为持续性，但部分高龄老人合并全身感染时，静止性震颤可减轻或消失，全身状况好转后震颤可再度出现。

2. **肌强直** 屈肌和伸肌张力同时增高。当肘、膝关节被动运动时，阻力是均匀一致的，称为"铅管样肌强直"，如合并有震颤，称为"齿轮样肌强直"。

老年帕金森病患者常因肌强直而出现颈、肩、膝关节疼痛及活动受限而被误认为骨关节病或其他疾病等。

3. **运动迟缓** 帕金森病的一种特殊运动障碍。主要表现为启动困难、随意动作减少，运动幅度减低，运动速度减慢，如坐下时不能起立、解系纽扣费力等，晚期则出现翻身起床困难；精细动作受损，出现"写字过小征"；面部表情肌少动，表现为面部表情呆板、瞬目减少，称为"面具脸"。

老年帕金森病患者因动作减少、表情淡漠有时被误认为老年抑郁症。

4. **姿势步态异常** 由于颈部、躯干及四肢肌肉强直，使患者表现为头前倾、躯干俯屈、前臂内收、髋和膝关节略弯曲的一种特殊姿势，即"屈曲体态"；步态异常最为突出，"慌张步态"是帕金森患者的特有体征，表现为行走时起步困难，启动后以极小的步伐前冲，越走越快，不能立刻停住。

5. **其他症状** 讲话缓慢、语调低沉，严重时吐字不清，流涎和吞咽困难。自主神经系统功能紊乱表现为顽固性便秘、排尿困难、夜间多汗、直立性低血压等。皮脂腺分泌亢进表现为油脂面。精神障碍发生率较高，常见有失眠、不宁腿综合征、抑郁症、视幻觉等。疾病晚期可出现智力衰退，24% ~ 31% 的 PD 患者会发展为痴呆，而在 65 岁以上的人群中帕金森病痴呆的发病率为 0.2% ~ 0.5%。

帕金森病临床症状的严重程度判定常采用改良 UPDRS 评分或 Hoehn – Yahr 分型，一般分为早期、中期、晚期帕金森病。

（四）辅助检查

1. **血、尿、脑脊液常规化验均无异常** 采用高效液相色谱分析可检测到脑脊液和尿中多巴胺的代谢产物高香草酸（HVA）含量和 5 – HT 的代谢产物 5 – 羟吲哚乙酸（5 – HIAA）的含量降低。

2. **DNA 印记技术、PCR 及 DNA 序列分析等**可能发现基因突变。

3. 脑 CT 检查正常，MRI 可见黑质变薄或消失。

4. PET 或 SPECT 进行特定的放射性核素检测，可显示脑内多巴胺能神经元减少，壳核和尾状核多巴胺转运体（DAT）功能显著降低，多巴胺递质合成减少及 D_2 型多巴胺受体活性早期超敏、晚期低敏等，对早期诊断、鉴别诊断、监测病情有一定价值。

（五）诊断

中老年发病，缓慢进行性病程，有典型帕金森病的临床表现，排除其他运动障碍疾病，通常诊断并不困难。

1. 临床症状

（1）运动减少：启动随意运动速度减慢。疾病进展后，重复性动作的运动速度及幅度均降低。

（2）至少存在下列一项特征：①肌肉僵直；②静止性震颤 4~6Hz；③姿势不稳（非原发性视觉、前庭、小脑及本体感受功能障碍造成）。

2. 诊断标准　支持帕金森病诊断必须具备下列三项或三项以上的特征：

（1）单侧起病。

（2）静止性震颤。

（3）逐渐进展。

（4）发病后多为持续性的不对称性受累。

（5）对左旋多巴的治疗反应良好（70%~100%）。

（6）左旋多巴的治疗效果持续 5 年或 5 年以上。

（7）临床病程 10 年或 10 年以上。

诊断帕金森病的金标准是随访观察。需与有关疾病相鉴别。

（六）鉴别诊断

帕金森病的典型特征也可见于其他运动障碍疾病，故在鉴别诊断中需注意。

1. 老年性特发性震颤　约 1/3 的患者有家族史，发病年龄为 20~30 岁与 50~60 岁两个发病高峰，以双手及头颈部震颤为常见，表现为持续的双上肢姿势性或动作性震颤、点头或晃头，无肌强直和少动。服用普萘洛尔（心得安）或阿尔马尔治疗有效。

2. 帕金森综合征　有明确的病因导致出现帕金森病样的临床表现。

（1）药物性：有长期应用酚噻嗪类、丁酰苯类、利血平、锂盐、α-甲基多巴、甲氧氯普胺（灭吐灵）等药物史，引起帕金森病样的临床表现，停药后临床症状逐渐减轻或消失。

（2）血管性：常见于多发性腔隙性脑梗死或皮质下动脉硬化性脑病（Binswanger 病），有反复发作的卒中病史、锥体束损害体征、影像学证据可以鉴别，以肌强直和少动为主，震颤不明显。

（3）外伤性：颅脑外伤的后遗症可以有帕金森病样的临床表现，但多见于频繁遭受脑震荡的患者中。

（4）中毒性：以一氧化碳中毒较为多见，CO 中毒后迟发性脑病可表现为帕金森病样临床症状，影像学有弥散性脑损害的征象。其他有 MPTP、锰、汞、甲醇、氰化物等中毒，多有长期接触史，在出现帕金森病样表现之前常有神经衰弱症状。

（5）中枢神经系统感染后：乙型脑炎在病愈期可能出现帕金森综合征，症状一般轻微、短暂。HIV 感染引发 AIDS – 痴呆综合征可有震颤、肌强直表现，脑电图异常。克 – 雅脑病（CJD）可有帕金森病样表现，但病情进展迅速，有其他局灶体征，脑电图有特征性改变。

3. 帕金森叠加综合征　如果帕金森病在病程中出现了复杂的运动障碍或其他神经系统损害的症状和体征，往往提示有帕金森叠加综合征的可能，常见类型有：

（1）多系统萎缩（MSA）：又称多系统变性，临床上在帕金森病的锥体外系症状基础上，还有小脑系统、锥体系统及自主神经系统受累的多种临床表现。如：①橄榄桥小脑萎缩（OPCA），有明显的小脑性共济失调和锥体束征，CT/MRI 显示脑干和小脑萎缩、第四脑室扩大；②Shy – Drager 综合征（SDS），自主神经功能受损明显，常有直立性低血压、头晕、性功能障碍等；③纹状体黑质变性（SND），常有锥体束损害表现，头 MRI 显示双侧壳核铁沉积表现。

（2）进行性核上性麻痹（PSP）：发病较晚，震颤少见，核上性眼肌麻痹多见，头部后仰，容易跌倒，常伴有额颞痴呆、假性球麻痹及锥体束征。

（3）皮质基底核变性（CBD）：有额顶叶局限性萎缩，表现为皮质复合觉缺失、一侧肢体失用、失语和痴呆等皮质损害症状。

（4）弥漫性路易体病（DLBD）：表现为进行性痴呆、反复发作的视幻觉，静止性震颤少见，MRI 提示全脑萎缩。

（七）治疗

帕金森病的治疗应采取综合治疗，包括药物、手术、康复、心理治疗等，药物治疗是首选且是主要的治疗手段。目前应用的治疗手段，无论药物或手术，只能改善症状，延缓疾病的发展，但无法治愈。

1. 药物治疗　通过维持纹状体内乙酰胆碱和多巴胺两种神经递质的平衡，使临床症状得以改善。应坚持"剂量滴定""细水长流、不求全效"的用药原则；用药剂量应以"最小剂量达到满意效果"；药物治疗的目标是延缓疾病进展、控制症状，并尽可能延长症状控制的年限，同时尽量减少药物的副作用和并发症。

（1）抗胆碱能药物：主要有苯海索（安坦），每次 1～2mg，每日 3 次口服。此外有丙环定、苯甲托品、东莨菪碱、环戊丙醇和安克痉。

主要适用于震颤突出且年龄较轻的患者，闭角型青光眼及前列腺肥大患者禁用。该药的副作用不仅有口干、便秘和尿潴留，还可发生中枢症状如幻觉、妄想、精神错乱等，停药或减少剂量即刻消失。由于长期使用该药可影响记忆功能，因此，老年（≥65 岁）男性患者尽量不用，除非有严重的震颤并明显影响日常生活能力。

（2）金刚烷胺：可促进神经末梢释放多巴胺和减少多巴胺的再摄取。每次 50～100mg，每日 2～3 次口服，末次应在下午 4 时前服用，每日总剂量不要超过 200mg。

适用于轻症患者，对少动、强直、震颤均有改善作用，对伴异动症患者可能有帮助。该药的副作用较少见，如失眠、恶心、踝部水肿等，肾功能不全、癫痫、严重胃溃疡、肝病患者慎用，哺乳期妇女禁用。

（3）复方左旋多巴：包括苄丝肼左旋多巴（美多巴）、卡比多巴左旋多巴（息宁）。为多巴胺替代疗法，可补充黑质纹状体内多巴胺的不足，对帕金森病的各种症状均有效。初始用量 62.5～125mg，每日 2～3 次口服，根据病情渐增剂量至疗效满意和不出现不良反应为止，餐前或餐后 1～1.5 小时服药。活动性消化道溃疡者慎用，闭角型青光眼、精神病患者禁用。

长期（5~12 年）服用左旋多巴出现的主要并发症有症状波动、运动障碍（异动症）及精神障碍等。

1）症状波动：包括以下两种形式：A. 疗效减退或剂末恶化，每次用药有效时间缩短，症状随血药浓度发生规律性波动。可增加每日服药次数或每次药物剂量。B. 开关现象：症状在突然缓解与加重间波动，开期常伴异动症，多见于病情较为严重的患者。目前对开关现象的治疗比较困难，使用多巴胺受体激动剂或息宁控释片可改善症状。

2）异动症：表现为舞蹈症或手足徐动样不自主运动、肌阵挛，可累及头面部、四肢及躯干。剂峰运动障碍的出现与用药过量或多巴胺受体超敏有关，减少左旋多巴的单次剂量可缓解，晚期患者需加用多巴胺受体激动药；双向运动障碍可增加服药次数或加用多巴胺受体激动剂；肌张力障碍可在睡前服息宁控释片或多巴胺受体激动剂的控释片。

3）精神症状：表现形式多样，可有抑郁、焦虑、幻觉、精神错乱等，可减少药物剂量或加用抗精神病药物氯氮平治疗。

（4）多巴胺受体激动剂：目前大多推崇多巴胺受体激动剂为首选药物，尤其对于早期年轻的患者。因为这类长半衰期制剂能避免对纹状体突触后膜多巴胺受体产生"脉冲"样刺激，从而预防或减少运动并发症的发生。激动剂均应从小剂量开始，渐增剂量至获得满意疗效而不出现不良反应为止。不良反应与左旋多巴相似，但症状波动和异动症发生率低，直立性低血压和精神症状发生率较高。

溴隐亭（Bromocriptine）：初始剂量 0.625mg，有效剂量每日 2.5~15mg，分 2~3 次口服。

吡贝地尔缓释片（Piribedil）：初始剂量 50mg，每日 1 次，有效剂量 50~250mg，需要大剂量治疗时可分 2~3 次口服。

二氢麦角隐亭：2.5mg，每日 2 次，有效剂量每日 30~50mg，分 3 次口服。

同类药物还有卡麦角林（Cabergoline）、罗匹尼罗（Ropinirole）、普拉克索（Pramipexole）、罗替戈汀（Rotigotine）、麦角乙脲（Lisuride）、阿朴吗啡（Apomorphine）。

（5）单胺氧化酶 B（MAO-B）抑制药：目前国内有司来吉兰，2.5~5mg，早、午服用，勿在傍晚服用，以免引起失眠。胃溃疡者慎用，禁与 5-羟色胺再摄取抑制剂（SSRI）合用。同类药物还有拉扎贝胺（Lazabemide）和雷沙吉兰（Rasagiline）。

（6）儿茶酚-氧位-甲基转移酶（COMT）抑制药：通过抑制左旋多巴在外周代谢，维持左旋多巴血浆浓度的稳定，加速通过血脑屏障，增加脑内纹状体多巴胺的含量。该药单用无效，须与复方左旋多巴合用，减少症状波动反应。目前有恩托卡朋（Entacapone）或托卡朋（Tolca-pone），须严密监测肝功能。

2. 药物选择原则

（1）老年前期（≤65 岁）患者，早期治疗可有如下选择：①多巴胺受体激动药；②司来吉兰，或加用维生素 E；③复方左旋多巴+COMT 抑制药；④金刚烷胺和（或）抗胆碱能药；⑤复方左旋多巴：一般在①、②、④方案疗效不佳时可加用，若出现认知功能减退或需要显著改善运动症状，复方左旋多巴也可作为首选。

（2）老年（≥65 岁）患者，或伴认知功能障碍，早期治疗首选复方左旋多巴，必要时可加用多巴胺受体激动药、MAO-B 抑制药或 COMT 抑制药。

2. 手术治疗　早期药物治疗显效，而长期治疗疗效明显减退，同时出现异动症者并药物治疗难以改善者可以考虑手术治疗。但手术仅是改善症状，不能根治疾病，术后仍需药物治疗。帕金森叠加综合征患者是手术禁忌证，对处于早期 PD、药物治疗显效的患者也不宜手术。手术对肢体震颤和肌强直效果较好，对姿势步态异常、平衡障碍无明显疗效。有关手术的适应证、安全性、远期疗效的综合评价尚在进一步探索中。

目前开展的手术方法主要有神经核毁损术、脑深部电刺激术（DBS），DBS 因其相对无创、安全和可调控性而作为主要选择。手术靶点包括苍白球内侧部、丘脑腹中间核和丘脑底核。

3. 康复与心理治疗　教育、心理疏导、支持、营养和锻炼也是 PD 治疗中不容忽视的辅助措施，对改善 PD 症状有一定作用，同时可提高患者生活质量，减少晚期卧床患者并发症的发生。

（八）预后

帕金森病是一种缓慢进展的神经系统变性疾病，生存期 5～20 年。目前尚无根治办法，但多数患者若能早期诊断和正确治疗，数年内仍可继续工作或保持较好的生活质量。疾病晚期，由于严重的肌强直、全身僵硬致卧床不动。本病的直接死亡原因是肺炎、骨折等各种并发症。

（李秀娟）

第五节　老年痴呆

痴呆（demantia）是在意识清晰的情况下全面持续性的智能障碍，是获得性进行性认知功能障碍的综合征。所谓获得性是与先天性精神发育迟滞相区别，持续性（数月以上）是指应排除急性脑损伤、代谢、中毒等病变所致的意识错乱，智能障碍表现为不同程度的记忆障碍、语言障碍、视空间功能障碍、人格异常及认知能力下降。认知能力包括计算力、判断力、想象力、创造力、思维能力、综合能力、分析解决问题能力等。智能障碍导致患者的生活自理及行使社会职责能力明显减退。

痴呆的发病率和患病率随年龄增长而增加，痴呆病因通常包括变性性和非变性性，前者如阿尔茨海默（Alzheimer）病、Pick 病、路易体痴呆等，后者包括血管性痴呆、感染性痴呆、外伤性痴呆等；老年期尤以 Alzheimer 病、血管性痴呆最为多见，故在本章中着重阐述，其他类型的痴呆仅在鉴别诊断中简单介绍。

一、Alzheimer 病

阿尔茨海默病（Alzheimer's disease，AD）由 Alois Alzheimer 于 1907 年首先报道。国际疾病分类诊断标准第 9 次修订（ICD-9）将本病 65 岁前起病者称为早老性痴呆，65 岁以后发病则称为（Alzheimer 型）老年性痴呆，但两组的病理和临床过程相同，故而 ICD-10 中将其通称为阿尔茨海默病。国内统计 65 岁以上人口中 2%～3% 患有 AD，且发病率随年龄增加而增高，女性略多于男性。

（一）病因和发病机制

病因及发病机制尚未确定，可能与多种因素有关。

1. 遗传　研究证实，人体第 1、14、19、21 号染色体上都存在有与 AD 相关基因位点，约 15% AD 为常染色体显性遗传。

2. 外伤　反复头部外伤可能是产生 AD 危险因素，如从事拳击运动可产生痴呆，患者脑部可观察到 AD 特征性病理改变如神经原纤维缠结等。

3. 中毒　在 AD 患者神经元胞核中常有铝沉积，实验发现铝可导致神经原纤维缠结；兴奋性毒素如谷氨酸盐可能诱导神经细胞死亡。

4. 感染　AD 与亚急性海绵状脑病（CJD）、库鲁病（Kuru）等已证实由慢病毒感染所致的疾病在临床和病理上有相似之处。

5. 神经递质改变　海马和皮质的胆碱能神经元递质功能紊乱被认为是记忆障碍等认知功能减退的重要原因。5－羟色胺、γ－氨基丁酸等非胆碱能递质也有不同程度下降。

6. 其他　病理检查发现 AD 患者脑内老年斑周围有小胶质细胞增生，为炎性免疫反应的改变，"慢性炎症学说"可能与炎症因子、免疫调节异常有关。实验研究显示钙失调、胆固醇水平升高可能是 AD 形成诱因。长期暴露于低频电磁场人群 AD 患病率较高提示发病与环境因素关系密切。

（二）诊断

1. 临床表现

（1）症状

1）本病起病隐袭、缓慢进行性发展。

2）首发症状常为记忆力障碍，尤其以近事遗忘明显；继而出现远期记忆障碍、视空间功能受损、命名障碍等，早期人格尚完整，简单工作和社会活动仍能胜任。

3）继续进展可出现精神症状和广泛认知功能障碍，如失语、失用、失认等，部分日常生活需照顾；至疾病晚期，智能严重衰退，大小便失去控制，生活完全不能自理。

4）死亡原因多为全身衰竭和继发性感染。

（2）体征

1）疾病早期神经系统检查无异常发现。

2）疾病进展到一定时期，易引出抓握反射和吸吮反射，活动明显减少或缄默，步履不稳与步幅减小，可查及强直（肌张力增高）、运动减少等锥体外系受累的征象，偶见肌阵挛和舞蹈样多动。

3）晚期患者立行不能，四肢蜷曲，卧床不起。

2. 辅助检查

（1）血液、脑脊液无明显异常。

（2）脑电图：正常或呈弥漫性慢波，但无特异性。

（3）诱发电位：部分患者听觉诱发电位潜伏期延长，事件相关电位（P300）可区分皮质型和皮质下型痴呆。

（4）CT：呈脑萎缩改变，以额颞区明显。可用于排除脑梗塞、脑积水及硬脑膜下血肿等可引起痴呆的疾病。

（5）MRI：除了应用于鉴别诊断外，还可用来测量海马体积，患者海马多明显萎缩。

（6）PET：FDC－PET 或 ^{15}O－PET 显像表现为额叶、顶叶、颞叶葡萄糖代谢减少，脑氧利用（$CMRO_2$）降低，而该区域的脑血流无明显下降，呈代谢/血流分离现象。目前 FDA 已批准 Florbetapir F18 注射液用于评估阿尔茨海默病和其他原因发生的认知障碍。该药为

β－淀粉样蛋白显像剂，它能与阿尔茨海默病标志性的淀粉样蛋白斑块结合，通过正电子发射断层扫描平均敏感度为95％，为该病的诊断和研究提供有力支持。

3. 神经心理学检查常用的检查量表

（1）简易精神状态量表（MMSE）：是国内外应用最广泛的认知功能量表，主要用于AD的筛查及认知功能障碍严重程度的评估。其优点是操作简便、耗时短，适用于老年人群和流行病学调查等大样本研究，缺点是一些项目设计相对简单，对于轻度和极重度的AD患者不够敏感，训练效应及年龄、受教育程度，文化背景等因素对结果有影响。

（2）日常生活能力量表（ADL）：主要用于评估老年人伤残程度或需要帮助的程度。AD协作研究组（ADCS）将其改良为两个版本（ADCS - ADL19），包括了主要的基本日常生活能力，适用于严重的AD患者；而由23个项目组成的版本（ADCS - ADL23）包括了更复杂的生活能力，适用于轻、中度AD患者的评估。该量表受诸如年龄、性别、肢体运动障碍以及其他伴随疾病（肺气肿、心脏病）等因素的影响。

（3）神经精神科问卷（NPI）：是目前应用广泛的神经行为评定量表，评定痴呆患者的精神行为症状。

（4）AD评定量表 - 认知部分（ADAS - cog）：是AD患者专用的认知功能损害的量表，该量表最主要用于AD患者药物疗效的评估，被认为是评价中轻度AD疗效的"金标准"。但对痴呆早期和晚期患者的认知评价不够敏感，也不能用于痴呆病因的鉴别诊断，部分项目需要受试者有一定的阅读书写能力。

（5）临床痴呆评定（CDR）、总体衰退量表（GDS）和功能评定分期量表（FAST）：主要用于全面评估痴呆患者的功能减退，也可用于临床试验时对痴呆病程的分期，描述痴呆的严重程度。

（6）Hachinski缺血量表（HIS）：多用于帮助AD和血管性痴呆（vascular dementia，VD）的鉴别。

（7）其他：此外还有严重损害量表（SIB）、临床总体印象量表（CGI）、AD协作组，临床医生对病情变化总体印象（ADCS - CGIC）、AD行为病理症状（BEHAVE - AD）、AD相关生活质量（ADRQL）、AD生活质量（QOL - AD）、进行性衰退量表（PDS）等多种量表，均需根据不同测试人群和研究目的进行选择。

4. 诊断标准　AD确诊只能通过组织病理学的方法，即脑组织活检或尸检而得到证实，本文节选目前应用较多的1984年NINCDS - ADRDA制定诊断标准。

（1）AD临床诊断标准：通过临床检查确定痴呆，如应用MMSE、Blessed痴呆量表等收集资料，通过神经心理学检查验证；两项或多项认知功能的恶化；进行性记忆或其他认知功能的恶化；无意识障碍；40~90岁发病，最常见于65岁以后；没有可导致进行性缺陷的全身性疾患或其他脑部疾病（表21－1）。

表 21－1　AD 临床评分

· Hachinski 评分法	项目	评分	项目	评分
AD <4 分，VD >7 分	急性起病	2	情感不稳定	1
	阶梯状恶化	1	高血压史	1
	波动性病程	2	卒中史	2

· Hachinski 评分法	项目	评分	项目	评分
	夜间精神错乱	1	伴动脉硬化	1
	人格保持良好	1	局灶性神经系统症状	2
	抑郁	1	局灶性神经系统体征	2
	躯体疾患	1		
· 改良 Hachinski 评分				
AD <2 分，VD >5 分	急性起病	2	CT	
	有卒中病史	1	孤立病灶（低密度）	2
	神经系统症状	2	多发病灶（低密度）	3
	神经系统体征	2		

（2）AD 诊断标准：由上述标准加上从活检或尸检所获得的组织病理学证据。

2011 年美国国家衰老研究所（National Institute of Aging，NIA）和阿尔茨海默病学会（Alzheimer's Association，AA）对前述诊断标准进行了修订，将 AD 视为包括轻度认知损害（mild cognitive impairment，MCI）在内的连续疾病过程，并将生物标志纳入诊断标准中，但此标准尚未能提出具有可操作性生物标记物诊断分界值。NIA - AA 阿尔兹海默病（AD）诊断标准如下：

符合痴呆诊断标准，并具备以下特征：

A. 隐袭起病。症状数月或数年内渐进发展，而非数日内突然发生；并且

B. 通过报告或观察有明确认知功能下降病史；

C. 病史和检查有明显认知缺损，表现以下两种类型之一：

a. 遗忘：学习能力及近期所学信息回忆能力受损。至少具备一项前面定义的其他认知领域功能损害。

b. 非遗忘

语言障碍：最明显的是找词困难，也可能出现其他认知内容损害。

视觉障碍：最明显的是空间认知，包括物体失认、面孔失认、视觉图像组合失认和失读症，也可能出现其他认知内容损害。

执行功能障碍：推理、判断和解决问题能力受损，及其他认知内容损害。

D. 有以下情形不应使用很可能 AD 诊断：

a. 存在时间上与认知损害发生或加重相关卒中病，或多发或广泛梗死或严重白质高信号负荷。

b. 有路易体痴呆突出特征。

c. 行为变异型痴呆（bvFTD）突出特征。

d. 语义变异型原发性进行性失语或非流利型/语法缺失变异型原发性进行性失语。

e. 可用其他伴随神经系统疾病或影响认知功能药物使用解释不同确定性水平。

确定衰退：基于知情者提供信息和正式神经心理学测试或标准精神状态检查证明。

很可能 AD，突变基因携带者符合很可能 AD 的核心临床标准，存在

（APP，PSEN1 或 PSEN2）遗传突变增加了 AD 病理原因的可能性。apoE ε4 等位基因纳

入此类的特异性不充分。

很可能 AD 伴 AD 病理生理学过程：

符合很可能 AD 核心临床标准的人群中生物标志物可以增加是 AD 病理生理学改变所致临床综合征的可能性。目前不提倡常规诊断中使用 AD 生物标志物测试，主要基于以下原因：①核心临床标准在大多数患者中具有很好的诊断精确性；②还需要更多的研究确定生物标志物的标准；③不同场所生物标志缺乏标准化；④社区机构的生物标志可获得性存在很大的差异。以下三种情况使用生物标志物可能增加 AD 病理生理学诊断的确定性：调查研究、临床试验和可获得并能被医生合理的评价。

非典型病程：

符合 AD 型痴呆认知损害的特征，或者突然发病，或是缺少充分的病史或客观认知测试结果肯定认知功能的进行性减退。

混合表现：

符合 AD 的核心临床标准，但存在：①证据显示有共存脑血管疾病，存在时间关联的卒中史或存在多发或广泛梗死或严重白质高信号符号；或②存在 DLB 的特征；或③其他神经疾病、非神经疾病或影响认知的药物使用能够解释

可能 AD 伴 AD 病理生理学过程：

此分类是为符合非 AD 的痴呆临床标准而 AD 病理生理学生物标志物阳性的患者而设。如患者符合 LBD 或 FTD 的临床诊断标准，但 AD 生物标志物阳性或尸检结果符合 AD 的病理学诊断标准。

（三）鉴别诊断

1. 血管性痴呆　多有脑卒中病史，认知障碍发生在脑血管事件 3 个月内，神经系统体检和影像学检查提示脑血管病病灶，常用 Hachinski 缺血量表鉴别，Loeb（1988 年）对缺血量表进行了修订。有些特殊部位的脑血管病常可导致痴呆，如角回、丘脑前部或旁内侧部等。

2. 皮质下痴呆　如慢性进行性舞蹈病、进行性核上性麻痹及帕金森病痴呆等。帕金森病痴呆常见于帕金森病晚期患者，多先有震颤、肌强直等锥体外系症状，以后逐渐出现痴呆；经抗震颤麻痹药物治疗后痴呆症状可随神经系统症状好转而有所改善；病理特点为黑质、蓝斑色素脱失，间脑、脑干的单胺能神经元、脊髓侧角等部位可见 Lewy 小体（胞浆内同心圆性嗜伊红包涵体），而在大脑皮质极少出现 Lewy 小体。慢性进行性舞蹈病、进行性核上性麻痹等常伴构音障碍，早期即有肌张力改变、不自主运动等。

3. 路易小体痴呆（Lewy body dementia，LBD）　多见于老年人，呈波动性的认知衰退，可有发作性意识模糊和意识清醒间期，常伴有锥体外系症状及锥体束征；病理特点为黑质、蓝斑、Meynert 基底核及整个大脑皮质神经元内均可见路易小体分布。

4. 匹克病（Pick disease）　较少见，女性发病率高于男性，主要症状为进行性痴呆，特点为缓慢进展的性格改变及社会性衰退，随后才出现智能、记忆等功能的损害，少数患者可有癫痫；CT 和 MRI 显示额叶和（或）颞叶、顶叶萎缩；病理检查可见明显的叶性萎缩及 Pick 小体（胞浆内细小球形嗜银包涵体）。

5. 亚急性海绵状脑病（CJD）　又称为皮质纹状体脊髓变性，初表现行为异常、记忆障碍，以后迅速出现进行性痴呆，常伴有肌强直、肌阵挛、肢体瘫痪、腱反射亢进、共济失

调等，脑电图可见阵发性三相波。

6. 正常颅内压脑积水（NPH） 多发生于蛛网膜下腔出血、头部外伤和颅内感染后，也有特发性 NPH。临床表现为进行性智力衰退、共济失调步态与尿失禁三联征，CT 或 MRI 提示脑室扩大而腰穿脑脊液压力正常。

7. 假性痴呆 老年抑郁症患者在接受精神智能状态检查时可能显示认知功能障碍，但其记忆力改变较痴呆患者突然，且程度较轻，不再发展，按抑郁症治疗可获改善（表 21 - 2）。

8. 其他 AD 尚应与其他可引起痴呆的疾病作鉴别，如脑外伤、脑炎、酗酒、甲状腺功能减退、维生素缺乏等引起的痴呆有明显的病因病史及相关症状，再如神经梅毒引起的痴呆常合并瞳孔异常、共济失调等体征，血清学和脑脊液也有助于鉴别。

表 21 - 2 AD 鉴别

AD 与抑郁症		痴呆	抑郁症
	起病	慢	急
	病情经过	情感行为可变动	固定的抑郁
	症状持续时间	长	短
	回答提问	错答	不知道
	对自己评估	未感到能力低下	自感能力低下
	认知障碍	不变	有变动
AD 与意识障碍		痴呆	意识障碍
	起病	慢，进行性加重	急，常可缓解或治愈
	症状	智能低下，低级精神活动保存	全面精神活动降低
	症状波动	不明显	明显
	进展	缓慢	迅速
	体征	无特殊	常有神经系定位征
	脑电图	少特异性	弥漫性慢波

（四）治疗

迄今无特效治疗，通过药物治疗可能延缓部分患者病情进展及改善认知功能。

1. 乙酰胆碱酯酶抑制剂 该类药物通过减少突触间隙处胆碱酯酶对突触前神经元释放的乙酰胆碱的水解，增加了此处乙酰胆碱的含量，从而改善症状。常用的有多奈哌齐（donepezil，aricept）5 ~ 10mg/d。利伐斯的明（rivastigmine）是双重胆碱酯酶抑制剂，开始可用 1.5 ~ 3mg/d，以后加至 6 ~ 12mg/d 分次口服。加兰他敏也被 FDA 批准用于治疗轻中度 AD，常用剂量为 16mg 或 24mg/d。还有哈伯因（Huperzine A）：100μg，每日 3 次。

2. NMDA 受体拮抗剂 近年来兴奋性氨基酸尤其是谷氨酸（Clu）在 AD 中的神经毒性作用越来越受到重视。NMDA 受体为谷氨酸盐受体亚型，美金刚是一种具有中度亲合力的 NMDA 受体拮抗剂，能通过拮抗 NMDA 受体而阻断过多谷氨酸盐的释放而改善 AD 患者的临床症状。由于其具有良好的耐受性和安全性而被 FDA 批准用于中重度 AD 的治疗。是第一个在 AD 和 VD 方面有显著疗效的 NMDA 受体拮抗剂。

3. 营养和保护神经药物 抗氧化剂、吡拉西坦、麦角类药物、银杏制剂等。

4. 其他药物 如降胆固醇药物、罗格列酮、非类固醇类抗炎药和皮质醇类抗炎药、B

族维生素等，因这些药物可能降低相关疾病的血管损害，也在临床研究中。

5. 免疫治疗 ①主动免疫，Aβ 多肽疫苗刺激产生抗 Aβ 抗体，促进 Aβ 清除。②被动免疫，是将体外产生的抗 Aβ 单克隆抗体应用于患者体内，促进大脑内 AB 转移或清除。

6. 基因治疗 将治疗基因（如神经生长因子）转染给靶细胞，再将其移植入脑内，通过其分泌基因产物而达到治疗的目的，此类方法目前尚处于实验阶段。

7. 对症及营养支持治疗 根据病情应用抗精神病或抗抑郁药物，如 5 - 羟色胺再摄取抑制剂（SSRI）、氟哌啶醇、劳拉西泮等；进行认知治疗、体育锻炼；加强营养和护理，预防合并症等。

二、血管性痴呆

血管性痴呆（VD）是由脑血管疾病导致的智能及认知功能障碍综合征。

血管性认知功能损害（VCI）指存在临床卒中或亚临床脑血管损伤，引起至少一个认知功能区受损的一组综合征，其中最严重形式是血管性痴呆。VCI 组成应包括从轻度认知功能损害（MCI）发展到明显痴呆的所有脑血管疾病相关认知功能损害。血管性因素是老年人群 VCI 和痴呆重要原因。神经血管单元功能障碍和脑血流量调节机制障碍是 VCI 进程（从轻度认知功能受损到痴呆）中重要因素。

（一）病因及分类

1. 多发性脑梗死性痴呆（MID） 较为常见，由多发的、较大的脑动脉梗塞引起，常可同时累及大脑皮质和皮质下组织。

2. 单一梗死引起的痴呆 常见于角回、丘脑、额底部及边缘系统等，其中丘脑性痴呆较为多见。单一的大面积脑梗死病灶尤其是额叶和颞叶部位受累者易导致痴呆。

3. 小血管病变引起的痴呆 如皮质下动脉硬化性脑病（Binswanger 病）、多发性腔隙性脑梗死、脑淀粉样血管病等。

4. 出血性痴呆 慢性硬膜下血肿、蛛网膜下腔出血后遗症和淀粉样血管病性脑出血等均可引起 VD。

5. 脑低灌注状态 如继发于心脏停搏或严重持续性低血压的全脑缺血、缺氧等。

6. 混合型痴呆 VD 和 AD 或其他类型的痴呆并存或先后发生。

7. 其他 各种脑血管炎和先天性脑血管异常等引起。

（二）诊断

1. 临床表现

（1）痴呆的精神症状，如记忆力差、计算力、定向力减退；根据病变部位不同可出现各种相关神经精神症状，如大脑优势半球皮层病变可能出现失语、失用、失读等症状，皮质下病变可能出现相应的运动、感觉障碍，还可出现幻觉、木僵、淡漠等精神症状。MID 痴呆病程多呈阶梯式进展，每次发作后可残留一些神经精神症状，反复发作叠加，直到智能全面衰退。

（2）血管病继发的神经损害症状：单一脑梗死多急性起病，常伴明显的神经系统受损症状和体征，如瘫痪、失语等。

2. 辅助检查

（1）血液检查：多有血液流变学异常如血黏度、红细胞比容、纤维蛋白原增高及血小板聚集率升高等，此外还常伴有血脂、血糖升高。

（2）经颅多普勒超声（TCD）：可了解颅内血管有无狭窄、闭塞及狭窄程度。

（3）头部 CT 和 MRI：可显示单个或多个梗死或出血灶，常伴有不同程度的脑室扩大、白质疏松等，MRI 还可显示 CT 难以分辨的微小病灶。

（4）正电子发射断层扫描（PET）：显示脑血流和脑氧利用减低呈局灶性，且与某一特定动脉分布区有关，相应病灶葡萄糖代谢降低，代谢与血流减低呈对应性。

3. 诊断标准　目前公认诊断血管性痴呆必须具备 3 个条件。

（1）临床上必须有痴呆症状。

（2）有患脑血管病证据，包括病史、体格检查及影像学等证据或经神经病理检查证实。

（3）痴呆必须与脑血管病有关，即应在脑血管病发生后 3 个月之内出现。

（三）鉴别诊断

1. 脑血管病引起的神经精神症状　如各种失语、谵妄、幻觉等，但这些症状持续时间一般较短，可随着脑血管病变改善而好转甚至消失，而且症状单纯，不伴其他认知功能障碍。

2. 与 Alzheimer 病、假性痴呆及其他可引起痴呆的疾病作鉴别，详见前部分。

3. CADASIL（常染色体显性遗传性脑动脉病伴皮质下梗死和白质脑病）　多见于青壮年，常有家族史，除痴呆症状外还有反复发生的短暂脑缺血发作、皮质下缺血性梗死和腔隙性梗死，常伴有偏头痛、抑郁等，MRI 可见皮质下多发的小梗死灶，脑或皮肤活检可见血管壁增厚、血管平滑肌中层细胞嗜锇颗粒沉积，目前本病可通过基因诊断来鉴别。

（四）治疗

目前尚无特效治疗，关键在于对脑血管病的预防和治疗，及时发现并控制脑血管病危险因素，如高血压、高血糖、高血脂等。可选用改善脑循环、营养和保护神经类药物如二氢麦角碱类、钙通道阻滞剂、吡拉西坦、维生素 E 等，研究表明胆碱酯酶抑制剂如多奈哌齐对血管性痴呆也有较好疗效，还可根据病情适当应用抗抑郁、抗焦虑、镇静、安眠等药物对症治疗，此外，心理治疗、语言训练及营养支持疗法亦很重要。

（刘　颖）

第六节　老年抑郁症

抑郁症（depression）表现为持续性情绪低落，伴焦虑、躯体不适和睡眠障碍等。同时可有各种认知障碍和躯体症状。一般亚急性或慢性起病，部分有精神刺激或躯体疾病等促发因素可急性起病。国外抑郁症占 65 岁以上总人口的 7%～10%，有躯体疾病的老年人比例可高达 50%。根据世界卫生组织发表的《2002 年世界卫生组织报告》，抑郁症目前已成为世界第四大疾患，到 2020 年可能成为仅次于心脏病的第二大疾病，是一个全球性的严重问题。

（一）病因

常由社会心理因素或躯体疾病诱发，造成患者缺乏自信、悲观失望，部分患者的发病与生化方面的改变有关，如脑内的去甲肾上腺素或 5 – HT 水平下降等。

（二）诊断

1. 临床表现

（1）情绪低落，苦闷忧伤，兴趣索然，缺乏信心，常回忆过去而谴责自己。1/3 的患者有自卑感，常伴有焦虑、心烦、易激惹等。病程大于两年。

（2）常感精神不振、疲乏、睡眠障碍、反应迟钝、思维缓慢。

（3）常伴躯体不适感，如头痛、四肢酸痛、胃部不适、腹泻或便秘、胸闷、心悸，但相应的体格检查及实验室检查无阳性发现。

（4）部分患者有疑病倾向，大约 1/3 的老年组患者以疑病为抑郁症的首发症状。疑病内容常涉及消化系统，有自杀念头。但运动性抑郁不明显，无早醒、昼夜节律改变、体重下降等表现。

2. 鉴别诊断

（1）抑郁症假性痴呆：往往亚急性起病，症状进行性加重，认知功能检查时往往给予笼统性回答。上午病情较重，患者对记忆丧失的主诉强烈，能认识到疾病。老年痴呆为慢性隐匿性起病，缓慢进行性加重，无自知力。可进行脑影像学检查作为诊断手段，必要时试用抗抑郁剂治疗。

（2）躯体疾病和药物所致的精神障碍：某些老年疾病如癌症、内分泌性疾病、贫血等可伴发抑郁症状，长期使用某些药物如利血平、甲基多巴、可乐定、皮质类固醇等也可引起抑郁，注意了解患者的躯体疾病病史和用药史即可鉴别。

（3）脑器质性疾病所致精神障碍：脑血管疾病、帕金森病、颅脑肿瘤等伴有抑郁情绪，特别是在阿尔茨海默病有 20% ~ 30% 出现抑郁症状，详细询问病史和体格检查，颅脑 CT 或 MRI 检查异常发现可鉴别。

（三）治疗

1. 心理治疗：解释消除患者焦虑，鼓励患者正确对待心理社会因素与危机。

2. 药物治疗

（1）三环类药物：如多塞平（doxepin）。

（2）四环类药物：马普替林（maprotiline）、米安舍林等。对各种抑郁有效，不良反应少，显效较快，有轻度镇静作用，较为适于老年人，日剂量为 75 ~ 150mg，病情好转后可逐渐减量，不良反应有口干、嗜睡、血压升高。已较少应用。

（3）5 – 羟色胺再摄取抑制剂（SSRI）：具有对 5 – HT 高度选择性，增加 5 – HT 能神经传递，对其他受体无拮抗作用；SSRI 口服吸收良好，生物利用度较高，耐受性好，不良反应较少，依从性佳。氟西汀（fluoxatine，百优解）、帕罗西汀（paroxetine，赛乐特）、佐乐复、西酞普兰等 20mg，每天 1 次，2 ~ 4 周起效，疗效好，副作用小，较为适于老年人，是目前应用最广泛的抗抑郁药。

（4）非典型抗抑郁药：5 – HT 受体拮抗剂和 5 – HT 重吸收抑制剂（SARI）：曲唑酮；去甲肾上腺素和多巴胺再摄取抑制剂（NDRI）：安非他酮，是目前唯一应用广泛的 NDRI，而且接受性好，安全性好，对心血管系统影响小，是临床治疗单相抑郁症及双向抑郁症的首选药物。

（5）5-羟色胺受体增强剂：噻奈普汀（达体朗）12.5mg，每日3次。效同SSRI，不良反应较少。

（6）α₂受体阻滞剂：米氮平（瑞美隆）15~30mg/d，不良反应为体重增加、镇静。

（7）非三环类去甲肾上腺素：文拉法辛25~50mg/d，常见的副作用为恶心、嗜睡等。

（8）中药治疗：可酌情使用。

（李秀娟）

参考文献

[1] 耿德章. 中国老年医学（上册）. 1版，人民卫生出版社，北京，2004：1.

[2] 耿德章. 中国老年医学. 北京：人民卫生出版社，2002.

[3] 刘汸生，张恩雄. 实用临床老年病学. 北京：中国医药科技出版社. 2001.

[4] 潘天鹏，石津生. 现代系统老年医学. 北京：科学出版社，1998，361-372.

[5] 皇甫玉珊，陈菊梅. 现代老年感染病学. 北京：人民军医出版社，1997，111-154.

[6] 王维治，罗祖明. 神经病学. 北京：人民卫生出版社，2005：126-161.

[7] 中华医学会神经病学分会运动障碍及帕金森病学组. 帕金森病治疗指南. 中华神经科杂志，2006，39（6）：409-412.

[8] 聂靖炜，李颖，王瑞涛. 葛根素对Aβ25-35诱导的PC-12细胞损伤的保护作用. 《中国老年学杂志》，2007，23.

第二十二章　高压氧

第一节　概述

一、基本概念

1. 大气压　地球上空的大气对单位物体表面的压力，称为大气压强。在纬度45°的海平面上，温度为0℃时，测出每平方厘米可承受的压强为760毫米汞柱（mmHg），称为1个大气压。

1个大气压=100kPa（千帕）=0.1MPa（兆帕）

2. 高压　凡超过1个大气压的压力称为高压。

3. 绝对压（atmosphere absolute，ATA）　高压氧治疗时，常用绝对压作为治疗压力单位。绝对压=常压（1个大气压）+附加压，常压以外所增加的压力，称附加压。附加压通过压力表显示，故又称"表压"。

4. 高压氧（hyper baric oxygen，HBO）　机体处于高气压环境下所呼吸的与环境等压的纯氧，称为高压氧。患者置身于高压氧舱内，进行加压、吸氧以治疗疾病的方法称为高压氧疗法。

5. 氧分压　氧在混合气体中独自产生的压强，称为氧分压。

6. 氧张力　溶解于液体中的氧的分压，通常称为氧张力。

二、高压氧治疗的基本原理

1. 增加血氧含量，提高血氧分压　高压氧下，血液含氧量的增加，主要是提高血浆内的物理溶氧量。在0.3MPa下血浆内的物理溶氧量可达6.5mL/dL，此数值与常压下呼吸空气时人体的平均动、静脉差6mL/dL（也即是组织平均的摄取氧量，活动的肌肉、心肌组织则稍高，约为10mL/dL）大致相等，也就是说此时血浆内单纯物理溶氧量，已可以满足组织细胞的需氧量，而不用氧合血红蛋白离解供氧。

高压氧治疗增加血氧含量，可以治疗多种缺氧性疾病，如脑缺氧的抢救；可以应用于变性血红蛋白症或血红蛋白失活的疾病，如一氧化碳及其他急性有害气体中毒的治疗；也可作为代偿血流量急剧减少时的一种应急措施，如对失血性休克的抢救。

2. 增加血氧弥散量，提高组织氧储量　高压氧下，血液内氧分子数量增加，血氧分压升高，氧从毛细血管向组织弥散的范围扩大。常压空气下机体内毛细血管中氧的有效弥散距离为30μm，而在0.3MPa氧下，有效弥散距离增至100μm。在靠近毛细血管周围的组织细胞和体液中的氧含量及氧分压，也必定会增加，这在临床上具有很大的实用意义：①高压氧下，由于组织细胞氧含量增加，可作为一个"氧储量"，在循环中断时，可延长生命时间。

因此在高压氧内进行心血管、脑血管、器官移植术、创伤外科手术等各种手术，在阻断循环后，心、脑、肾等重要器官的缺氧程度会减轻，手术时间可以延长，从而提高手术成功率。②高压氧下，氧的有效弥散范围增大，可用于组织水肿致毛细血管与周围细胞间距增加的情况，如脑水肿；也可用于毛细血管损伤或血流阻塞而造成组织缺氧的疾病，如烧伤、冻伤、植皮、断肢（指）再植、脑梗死、心肌梗死等。

3. 促进侧支循环的生成　高压氧下血氧分压和细胞外液的氧分压均增高，在 0.2 ~ 1.25MPa 氧下，组织的氧分压可达 13.3 ~ 33.25kPa（100 ~ 250mmHg），刺激血管纤维母细胞的活动和分裂，以及胶原纤维的形成，促进了新血管的生成，加速了侧支循环的建立。

4. 消除体内气泡栓塞　高压氧下，气泡很快被压缩。在 0.2MPa 下，气泡缩小 1/2；在 0.3MPa 下，气泡缩至 1/3。随着压力升高，气泡不断缩小，被气泡堵塞的血管恢复血液流通。同时血中的氧气可将气泡内的氮气置换出来，然后气泡内的氧气可加以利用，气泡逐渐消失。

5. 抑制厌氧菌生长　在氧分压为 33.26kPa（250mmHg）时，产气梭状芽孢杆菌的外毒素产生受到抑制。故在 0.25 ~ 0.3kPa 氧压下，人体组织内的氧分压足以使所有的厌氧菌都不能繁殖。

6. 高压氧下 CO_2 滞留的生理作用从生理角度分析，CO_2 一方面维持血管化学感受器的兴奋性，另一方面可使局部血管产生一定程度的舒张反应。

7. 高压氧可增强放疗和化疗对恶性肿瘤的作用

（1）高压氧可提高某些肿瘤细胞对放疗和化疗的敏感性，主要与高压氧使肿瘤组织中氧张力升高和改变肿瘤细胞分化周期有关。

（2）高压氧对肿瘤细胞的毒性作用与放疗和化疗产生协同作用。高压氧可使肿瘤细胞产生过氧化基团以及过氧化氢，两者均有强氧化作用，使酶蛋白及其他蛋白质等受损甚至破坏，从而产生协同作用。

（王伟涛）

第二节　治疗机制与临床治疗作用

高压氧的治疗机制包括：①直接作用；②间接作用（人体吸入高压氧后对机体各系统产生的综合效应）。高压氧治疗可产生三种临床治疗作用，即：①高压氧的病因治疗作用；②高压氧的对症治疗作用；③高压氧的康复治疗作用。

一、高压氧的直接作用

（一）体内物理溶解氧增加

常压下吸空气，空气中的氧从肺泡经肺泡和毛细血管壁的膜性屏障扩散入血液，绝大部分与血红蛋白结合成氧合血红蛋白，仅一部分溶于血中（每 100ml 血中溶解氧仅 0.3ml）。亨利定律：气体向液体中扩散（物理溶解）是与气体的压力成正比。机体处在高压氧下，由于氧分压很高，因此高分压氧由肺泡向血液及体液的扩散方式主要是物理溶解，在 2.5 ~ 3ATA 下吸纯氧，每 100ml 血中溶解氧量从常压下吸空气的 0.3ml 提高到 5.6ml 以上，增加近 20 倍左右，动脉血氧张力升至 1770mmHg（235.9kPa）。体内物理溶解氧增高到已满足机体对氧的需求。高压氧下物理溶解氧增加后的意义是：

1. 实现无血生存 高压氧下血红蛋白结合的氧离解极少，甚至完全不离解。实验证实，在高压氧下，当机体血红蛋白减少至几乎为"0"时，心电图仍无任何缺氧征象，提示在高压氧治疗条件下即使没有血红蛋白，仍可暂时维持有血生物生存。

2. 物理溶解氧是跑在红细胞前面的氧，因此对缺血而不缺组织液性缺氧有独到的疗效。在静息状态的正常人，处于不同氧分压情况下，其血氧张力和血氧含量见表 22 - 1。

表 22 - 1 不同氧分压下血氧张力和血氧含量的变化

压力 (ATA)	呼吸气体	肺泡 PO_2 (mmHg)	动脉血					
			PO_2 (mmHg)	HbO_2 饱和度%	O_2 含量 (ml%)	结合 O_2	溶解氧	
							ml	增加倍数
1	空气	102	100	97	19.8	19.5	0.3	0
1	O_2	673	650	100	22.1	20.1	2.0	6
2	O_2	1433	1400	100	24.3	20.1	4.2	13
2.5	O_2	1813	1770	100	25.4	20.1	5.3	17
3	O_2	2193	2160	100	26.6	20.1	6.5	20

（二）组织氧储量增加

组织的氧储量：氧不断地从血液到达组织细胞，细胞不断地消耗氧，在此动态平衡过程中组织内经常保持着一定的余量氧，这就是组织的氧储量。在常温常压下，平均 1kg 组织的氧储量约为 13ml，正常情况下平均每千克组织耗氧量为 3 ~ 4ml/min。按理论计算，循环阻断的安全时限为 13 ÷ （3 ~ 4） = 3 ~ 4 分钟。在 3ATA 下吸纯氧时，平均每千克组织的氧储量增至 53ml，此时循环阻断的安全时限可延长到 8 ~ 12 分钟。实验证明，在低温下组织细胞的耗氧量减少，安全断血时间更长，组织氧储量更为增加。若体温降低 5℃，血中物理溶解氧量增加 10%，心肌耗氧量降低 20%，脑的耗氧量降低近 50%。故高压氧配合低温，循环阻断的安全时限可进一步延长（表 22 - 2），从而为心脏手术创造条件。

表 22 - 2 不同条件下的循环阻断安全时间

温度	压力（ATA）	气体	循环阻断安全时间（分钟）
常温	1	空气	3 ~ 3.5
	3	O_2	8 ~ 12
	3	$O_2 + 2\% CO_2$	17 ~ 26
低温	1	空气	6 ~ 8
	1	O_2	20 ~ 25
	3	O_2	27 ~ 30
	3	$O_2 + 2\% CO_2$	45 ~ 64
深低温	3	$O_2 + 2\% CO_2$	75 ~ 80

（三）氧的弥散率和有效弥散距离增加

氧的弥散率和有效弥散距离，即氧的穿透力取决于扩散区与被扩散区氧张力的梯度大小。高压氧可使肺泡与血液间、血液与组织细胞间的氧张力梯度大大增加，由于氧张力梯度大，所以氧的扩散速度快、氧的弥散率和有效弥散距离大（即氧的穿透力大）。

在常压下，每分钟从肺泡弥散入血的氧为 900 ~ 1200ml。

在常压下血液中氧的有效弥散半径为 30μm。

在高压氧下血液中氧的有效弥散半径可达 100μm 以上。

高压氧治疗的许多独特治疗作用是由氧的穿透力增加所致。氧的穿透力增加有利于纠正血流障碍或血管阻塞所造成的组织细胞性缺氧。局限性组织或细胞水肿时，缺氧与水肿可形成恶性循环，常压氧因不能通过水肿区很难生效，而高压氧具有独特的作用，其作用机制见图 22 - 1。高压氧有较强的穿透力，因而对组织缺血梗死有较好的治疗作用，可使半暗带复活，从而缩小梗死范围。

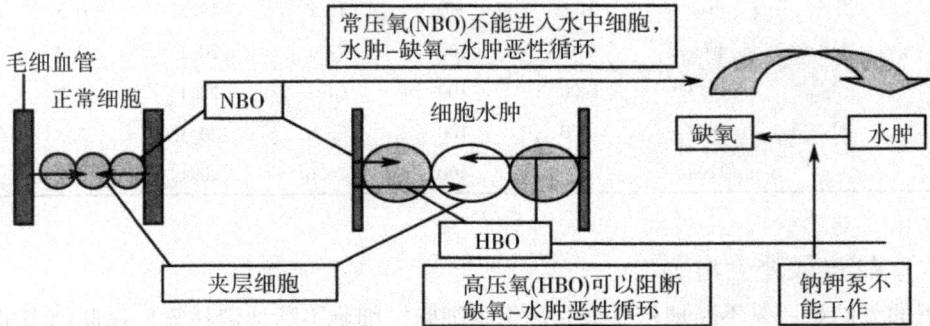

图 22 - 1 穿透力强的高压氧可切断缺氧 - 水肿恶性循环

（四）抑制厌氧菌的生长与繁殖

1. 高压氧对厌氧菌有较强的抑制作用 氧张力越高对厌氧菌的生长抑制作用越强，因此高压氧对厌氧菌感染具有很好的疗效。在过去缺乏高压氧治疗时一旦发生肢体气性坏疽，为了挽救生命常常采取截肢。而有了高压氧治疗后，只要治疗及时一般都可避免截肢。

高压氧抑制厌氧菌与厌氧菌缺乏氧化酶有关。由于厌氧菌缺乏细胞色素和细胞色素氧化酶、过氧化氢酶和过氧化物酶，所以厌氧菌不能在高压氧条件下生长、繁殖。在高压氧下巯基（ - SH）可氧化为二巯基，巯基是许多酶类的组成部分，如辅酶 A、硫辛酸、谷胱甘肽等辅酶都含巯基；在琥珀酸脱氢酶和转氨酶等中，巯基是必需基。巯基被氧化，上述酶类便被灭活，菌体的代谢发生障碍，致厌氧菌的生长与繁殖受到抑制。

一般产气夹膜菌在氧张力达 30mmHg 以上时就不能生长。在 2.5ATA 条件下，人体组织内氧张力可提高到使所有厌氧菌都不能生长的水平。

2. 高压氧对某些需氧菌也有抑制作用。此外高压氧还增强白细胞的噬菌能力，并可增强某些抗菌药的抗菌作用。

（五）压缩和溶解禁锢在体内的气体（高压氧对气泡的作用）

波义尔 - 马略特定律和亨利定律告诉我们，气体被禁锢在体内时如减压病、气栓症，高气压和高压氧治疗是唯一的、特殊的和最好的治疗方法。高压氧治疗禁锢在体内的气体包括气体压缩、气体溶解和氧气置换 3 种作用：①气体压缩，禁锢在体内的气体在高气压作用下压缩，即根据波义尔－马略特定律，每增加 1 个大气压，气体的体积缩小 1 倍；②气体溶解，亨利定律提示，高气压下气体溶解增加；③氧气置换，在高气压下吸纯氧或高浓度氧，高压氧又可把气泡内的气体置换出来，加速气体的吸收和排除。所以只要治疗及时确实能获得"压到病除"，转危为安的效果。

（六）高压氧直接作用的适应证（表 22 - 3）

表 22 - 3　高压氧直接作用的适应证

作用	适应证
1. 物理溶解氧增加，氧的储备增加，氧的弥散力增加	缺氧性疾病： ①急性全身性缺氧—氧化碳中毒及其中毒性脑病，各种药物、有害气体、化学药品中毒、呼吸功能衰竭、各种意外事故（溺水、窒息、缢伤、触电等），青紫型先天性心脏病的心内膜缺损修补、心肺复苏后、各种休克、高原病、贫血、心搏骤停、麻醉意外等 ②慢性和局部缺氧周围血管病（脉管炎、动脉炎、静脉炎、雷诺征等），慢性缺氧性脑病，脑血管痉挛、血栓形成、血管栓塞等，缺血性溃疡、压疮、伤口不愈、突发性耳聋、梅尼埃病、眩晕、缺血性眼底病、断肢（趾、指）再植、冠心病、器官移植及器官保存等
2. 改善微循环	微循环障碍性疾病：各种原因引起的脑水肿、肺水肿、肢体水肿、创伤性肢体肿胀，如挤压伤、烧伤、冻伤，心肌梗死、皮瓣移植、植皮、骨髓炎、骨不愈合等
3. 抑制厌氧菌	气性坏疽、破伤风、放线菌病、侵蚀性皮肤溃疡、肉毒杆菌中毒等
4. 调节细胞周期	配合化疗，放疗治疗肿瘤
5. 压缩气体	减压病、气栓症、肺气压伤、肠壁囊样积气症、麻痹性肠梗阻等
6. 综合作用	脑震荡及其后遗症、重症神经官能症、进行性肌营养不良、老年性智能障碍、慢性骨髓炎、放射性骨坏死、血管性头痛、偏头痛、经期头痛、荨麻疹、过敏性鼻炎、慢性牙周病等

二、高压氧的间接作用

1. 对心血管和侧支循环的影响　高压氧可使许多器官或组织（脑、心、肾、四肢等）的血管发生收缩，阻抗增加，导致灌注范围内血流量减少（表 22 - 4）。

表 22 - 4　不同氧压下各主要脏器血流减少率

氧压（ATA）	脑血流	冠状动脉血流	肾血流	四肢血流
1	10% ~12%	18.7%	17% ~19%	9% ~10%
2	21%	25%	32% ~33%	19% ~29%
2.7	18% ~23%			
3.5	25%			
4		31%	34%	32%

高压氧使全身血管（椎动脉和肝动脉除外）收缩，血压升高。因此对低血压有治疗作用，而对血压过高者进行高压氧治疗必须慎重。高压氧下脑血流减少，对减轻脑水肿和颅高压有一定的作用。

高压氧下心率减慢、心肌传导减慢、心肌收缩力减弱、心肌耗氧量减少，因此冠心病是适应证，但心内传导阻滞、心动过缓者进行高压氧治疗需要慎重。

高压氧下椎动脉和肝动脉扩张，因此高压氧对椎动脉供血不全、昏迷患者、肝病患者有治疗作用。

有实验证实，高压氧可促使血管成纤维细胞活动和分裂，胶原纤维的形成增加，从而促进侧支循环的形成。

2. 高压氧可使凝血功能轻度降低，红细胞减少，因此过去曾将贫血和出血性疾病视为相对禁忌证。经过长期临床观察发现其作用较弱，现在只是将活动性颅内出血定为禁忌证，而将妇女月经期禁忌高压氧治疗予以取消。红细胞减少作用和轻度抗凝作用则对脑梗死、冠心病、红细胞增多症有益。

3. 高压氧可使消化液分泌减少，胃肠蠕动增强，肝功能改善，并可促进肠内气体吸收。因此高压氧可用于消化性溃疡、肠气囊肿病、肝病等。

4. 高压氧对内分泌系统有兴奋和调节作用　可促进肾上腺皮质激素分泌增加，相当于应用糖皮质激素，因此高压氧对多种变应性疾病有一定的疗效；高压氧可使肾上腺髓质分泌的肾素增加（是高压氧升高血压原因之一）；高压氧可促使胰岛素分泌并对其功能有改善作用，因此对糖尿病有疗效；高压氧可促使甲状腺激素分泌，对甲状腺功能低下者有治疗作用。实践中发现常规高压氧对轻度的甲状腺功能亢进患者也有治疗作用，因此高压氧对内分泌功能不单纯是兴奋作用，而是兴奋加调节作用。

5. 高压氧对机体免疫功能有抑制加调节作用　高压氧可抑制细胞免疫和体液免疫，对变应性疾病（免疫功能紊乱）、器官移植排斥反应有一定的治疗作用。近年将高压氧用于病毒性疾病，以及动物研究发现高压氧对免疫功能有较好的调节作用。所以高压氧对免疫不单纯是抑制，而是抑制加调节，并且主要是调节作用。因此高压氧对免疫功能低下性疾病，如艾滋病有治疗作用。过去主要考虑高压氧可抑制免疫，因此可能对恶性肿瘤不利，而近年研究发现高压氧可增强机体对癌症的免疫力，所以现在人们对高压氧会促进肿瘤生长和转移的担心也在越来越小。并有研究报道高压氧不会促进肿瘤生长和转移，相反有个别报道高压氧对肿瘤有较弱的抑制作用。

6. 高压氧对肾脏的作用　肾血管收缩，肾血流量减少，但是肾小球的滤过率增加，肾功能改善。一般情况下必须扩张肾血管增加肾血流才能改善肾功能，而高压氧收缩肾血管为何能改善肾功能呢？可能与高压氧收缩肾血管是以收缩出球动脉大于入球动脉有关。

7. 高压氧对中枢神经有轻度的兴奋作用，大脑是全身耗氧量最大的器官，高压氧可促进脑内氧化代谢，改善其功能。高压氧对昏迷患者有促进苏醒作用。高压氧下血脑屏障的通透性增加，可以增加药物对脑病的作用。

8. 高压氧可增强放疗和化疗对恶性肿瘤的作用　其机制可能与以下两点有关：

（1）高压氧可提高某些肿瘤细胞对放射和化疗的敏感性，这主要是与高压氧使肿瘤组织中氧张力升高和改变肿瘤细胞分化周期有关。

（2）高压氧对肿瘤细胞的毒性作用与放疗和化疗产生协同作用。高压氧可使肿瘤细胞产生过氧化基团以及过氧化氢，两者均有强氧化作用，使酶蛋白及其他蛋白质等受损甚至破坏，从而产生协同作用。

9. 高压氧对损伤的修复作用　组织损伤时，受损区出现渗出、水肿、变性、坏死等改变。高压氧治疗下使受损组织的氧分压增高，缺氧状态得以改善，新陈代谢加强，ATP 生成增多，纤维细胞增殖活跃，胶原纤维合成增加。使受损组织的局部血液循环得以改善，渗出、水肿得到消除，新生血管形成，侧支循环再建立。从而上皮组织及损伤组织的修复和伤口的愈合加速。

实验室和临床实践均证实，早期高压氧治疗可减轻脊髓出血、水肿和缺氧状态，从而使更多的受损神经组织得到挽救，促进神经功能的恢复；加快烧伤创面的修复，提高移植皮片的成活率；促进骨折区新生血管的再生，加速新骨形成。

三、高压氧的临床治疗作用

临床治疗作用可分为病因治疗作用、对症治疗和康复治疗作用。多数药物只有一种治疗作用，部分药物兼有两种治疗作用，几乎没有一种药物具有三种临床治疗作用。但是高压氧治疗兼有三种治疗作用见表22-5。

（一）高压氧的三种临床治疗作用及其适应证（表22-5）

表22-5　高压氧的三种临床治疗作用及其适应证

	作用与适应证	与药物及普通吸氧比较
病因治疗作用	纠正缺氧	常压氧疗不能取代，局部、细胞性缺氧，如水肿的细胞缺氧，血液性缺氧，红细胞不能带氧时，血供障碍等时普通吸氧不解决问题
	抑制厌氧菌，治疗气性坏疽	抗生素不能取代
	压缩溶解禁锢在体内的气体（治疗气栓症、减压病）	药物、手术等其他手段都不能取代
对症治疗作用	消炎（收缩血管－缓解充血，减少渗出，促进氧化代谢，促进细胞内水钠泵出，消除水肿）	药物虽然可脱水治疗水肿，但脑水肿时，药物脱水可引起脑循环高渗诱发梗死，不利于脑复苏，高压氧不会引起血液浓缩，可促进脑复苏
	止痛（缺氧导致血管扩张或痉挛均会疼痛）	药物有效，但不良作用也较多
	降低颅内压、眼压	药物降颅压作用较HBO强，但脱水剂、利尿剂可导致脑循环高渗不利于脑复苏
	抗休克，治疗脑水肿、肺水肿	高压氧调节全身功能产生抗休克作用，对肺水肿和脑水肿的作用明显，且与药物不同
康复治疗作用	促进有氧代谢，恢复功能；促进细胞分化（增加干细胞）修复组织	药物有类似作用，但不能替代高压氧，其作用途径不同，二者合用会产生累加作用

（二）高压氧三种临床治疗作用的时间分布

高压氧可产生三种临床治疗作用，但是三种治疗作用不是同时产生，它有特殊的时间分布，不同的时机产生不同的作用。及时治疗才会获得病因治疗作用，较及时治疗才可产生对症治疗作用，不及时的治疗只能产生康复治疗作用（图22-2）。

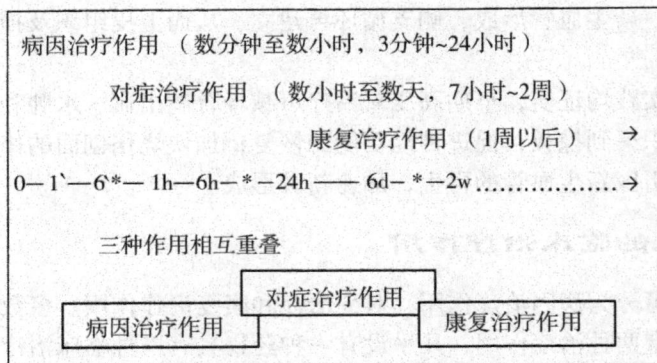

图 22 - 2　高压氧三种临床治疗作用的时间分布

（王伟涛）

参考文献

[1] 许长春. 神经内科常见病诊疗学. 广州：世界地图出版社，2013：133-150.

[2] 李宁，黄怀，吴桂梅，骆春瑶. 高压氧临床治疗学. 北京：中国协和医科大学出版社，2007.

[3] 肖平田. 高压氧治疗学. 北京：人民卫生出版社，2013.

[4] 刘晓燕. 临床脑电图学. 北京：人民卫生出版社，2013.

[5] Ali K, Lawthom C. Epstein - Barr virus - associated cerebrellar ataxia. BMJ Case REP, 2013.

[6] McNab JA, Miller KL. Steady - state diffusion - weighted imaging：theory, acquisition and analysis. NMR Biomed, 2010, 23（7）：781-793.

第三篇　神经内科疾病的护理及康复

第二十三章　脊髓损伤的康复

第一节　概述

脊髓损伤（spinal cord injury，SCI）是由于各种原因引起的脊髓结构和功能损害，造成损伤平面以下脊髓神经功能的障碍，是一种严重的致残性伤病。

脊髓损伤可分为两大类：外伤性和非外伤性。非外伤性脊髓损伤主要因脊柱、脊髓的病变（肿瘤、畸形、炎症等）引起，约占脊髓损伤的30%。外伤性脊髓损伤由直接或间接暴力造成，多伴随脊柱骨折、脱位，致伤原因多为高处坠落、车祸、重物砸伤、运动损伤等。

据调查，2002年北京地区脊髓损伤发病率为60/百万；最常见的致伤原因是高处坠落，其次是车祸。另外，自然灾害如唐山大地震也造成了大量的脊髓损伤患者。脊髓损伤的年发病率在美国为50/百万左右。据美国国家脊髓损伤资料研究中心统计，每个患者从入院到出院需耗资3.7万~3.8万美元，此后一生中还要耗费23（截瘫）万~40（四肢瘫）万美元，全年耗资在所有脊髓损伤患者身上的金额达24亿美元。因此，脊髓损伤是一种致残重、耗费大的伤残。在和平时期必须通过完善安全生产制度、加强安全教育、利用多种形式开展科普宣传来大力预防工伤、交通事故、运动损伤等的发生来减少脊髓损伤的发生。

（李　丹）

第二节　脊髓损伤的康复评定

一、脊髓的解剖与损伤时病理生理改变

1. 脊髓解剖　脊髓位于椎管的中央，呈扁圆柱状，成人全长40~45cm，重25~30g。根据部位可分为颈、胸、腰、骶、尾髓5部分。上端较大与延髓相续，下端变尖形成脊髓圆锥，自圆锥以下成为细长的条索，称为终丝，终丝下行经骶管止于第2

尾椎的背面。

由于脊髓生长速度不及椎管，成人后脊髓与椎管的对应关系如下：上颈椎（$C_1 \sim C_4$）＝对应脊髓节段；下颈椎及上胸椎（$C_5 \sim C_6$、$T_1 \sim T_4$）＋1＝对应脊髓节段；中胸椎（$T_5 \sim T_8$）＋2＝对应脊髓节段；下胸椎（$T_8 \sim T_{12}$）＋3＝对应脊髓节段；第1腰椎（L_1）＝骶尾髓节段。

脊髓由灰质和白质组成，灰质位于脊髓的中央，由神经细胞体和树状突及神经末梢构成，白质位于脊髓周围，由神经纤维组成。位于颈膨大和腰膨大的前角运动神经元的定位排列：由内向外为躯干肌和上肢肌（或下肢肌），由腹侧向背侧为伸肌和屈肌。白质内主要由纤维束组成，在横截面很小的脊髓内有很多重要的神经传导束通过（表23－1）。

表23－1　脊髓内重要的神经传导束

上行传导束	位置	控制类型
薄束和楔束	后索	躯干、四肢的本体感觉和精细触觉
脊髓小脑前束	外侧索	传导下肢本体感觉、协调下肢整体的运动和姿势
脊髓小脑后束	外侧索	传导下肢本体感觉、调节下肢个别肌肉的运动和姿势
脊髓丘脑束	外侧索	传导痛、温觉和粗触觉、压觉
下行传导束	位置	控制类型
皮质脊髓侧束	外侧索	对侧四肢肌的随意运动
皮质脊髓前束	前索	双侧躯干肌的随意运动
红核脊髓束	外侧索	调控屈肌肌张力、肢体远端肌的运动
前庭脊髓束	前索	调控伸肌肌张力、身体平衡
顶盖脊髓束	前索	调控颈肌活动、完成视听反射
网状脊髓束	外侧索、前索	调控肌张力

神经传导束在脊髓内有明确定位关系：薄束位于内侧（见于脊髓全长），楔束位于外侧（见于 T_4 以上），由外向内依次为颈、胸、腰和骶段的神经纤维排列而成。脊髓丘脑束和皮质脊髓束由外向内依次为骶、腰、胸和颈部的神经纤维排列而成。

2. 脊髓损伤的临床表现　脊髓损伤后，受损水平以下的运动、感觉、反射和自主神经功能均发生功能障碍。根据受伤部位的不同，临床上一般分为四肢瘫和截瘫。

四肢瘫（tetraplegia）指由于椎管内的颈段脊髓受损而造成损伤节段以下运动和（或）感觉等功能的损害或丧失。四肢瘫导致上肢、躯干、下肢及盆腔器官的功能损害，但不包括臂丛损伤或者椎管外的周围神经损伤。

截瘫（paraplegia）指脊髓胸段、腰段或骶段（不包括颈段）椎管内脊髓损伤之后，造成相应节段的运动和（或）感觉等功能的损害或丧失。截瘫患者上肢功能保留，根据相应的损伤平面，躯干、下肢及盆腔脏器可能受累。截瘫也包括马尾和圆锥损伤，但不包括腰骶丛病变或者椎管外周围神经损伤。

并发症：脊髓损伤后可导致机体多系统、多器官功能紊乱，出现各种并发症，如压疮、泌尿生殖系统多种并发症、消化系统多种并发症、痉挛、骨质疏松、异位骨化、下肢深静脉血栓、直立性低血压、神经痛、自主神经反射亢进、体温调节障碍等。

3. 脊髓损伤的病理变化　脊髓损伤的神经学损害是由两种机制引起的，即原发性损伤和继发性损伤，均会加重致残程度和增加死亡率。

原发性脊髓损伤包括机械损害、出血等，被动地发生在损伤后短时间内（一般认为4h内）且产生的神经损害是不可逆的。

继发性脊髓损伤包括水肿、炎症反应、缺血、细胞因子、再灌注等对脊髓产生的毒害作用，是在原发性损伤后的数分钟到数天内逐渐形成，并伴随一系列的细胞内代谢和基因改变，包括兴奋性氨基酸释放、与脂质过氧化反应有关的自由基损伤、钙离子的内流等。是一种细胞和分子水平的主动调节过程，具有可逆性且可被调控。

脊髓损伤后随时间进展发生一系列变化，几小时即可造成细胞坏死。一旦出现血循环障碍、微循环衰竭等血管反应，即使除去脊髓所受的暴力、刺激或压迫，仍不能阻止脊髓继续出血水肿、神经元退变，其病理过程是不可逆的。研究发现，脊髓严重损伤后手术治疗仅能起到降低上升性脊髓病变的发生率和有利于损伤节段以上神经根的恢复，但对脊髓本身病理损害恢复无任何意义，无法纠正脊髓的继发性损伤。

二、损伤平面的确定

1. 运动平面（motor level）　运动平面是指身体两侧均具有正常运动功能的最低脊髓节段。运动功能正常是指该脊髓节段所支配肌肉的肌力至少3级，同时其上一节段关键肌肌力必须为5级的关键肌所代表的平面。由于左右两侧的运动平面可能不一致，因此需分别评定。

在某些脊髓平面，如 $C_1 \sim C_4$、$T_2 \sim L_1$、$S_2 \sim S_3$，其相应肌节的肌力无法通过徒手检查获得，只能假定其运动平面与感觉平面相同。即若该节段的感觉功能正常，则运动功能亦正常。

2. 感觉平面（sensory level）　感觉平面即身体两侧具有正常感觉功能的最低脊髓节段，是指身体两侧针刺觉和轻触觉功能均正常的最低脊髓节段，或者是其下一个平面即出现感觉异常的节段。确定感觉平面时，须从 C_2 节段开始检查，直到针刺觉或轻触觉 <2 分的平面为止。紧邻针刺觉或轻触觉开始减退或消失的节段的上一正常节段即为感觉平面。由于左右两侧的感觉平面可能不一致，因此需分别评定。

3. 神经平面（neurological level）　神经平面是指身体两侧具有正常的感觉和运动功能的最低脊髓节段。实际上，感觉、运动正常的神经节段在身体两侧常常不一致。

当双侧感觉、运动平面均不相同时，可以产生4个不同的平面，单一的神经平面是指在双侧对称、运动和感觉平面均正常时的平面。只有25%～30%的完全性损伤患者运动和感觉平面相同，并且在损伤后1年，运动平面可能会比感觉平面低2～3个节段。由于对自理及转移能力的预测通常是以运动平面为基础，因此当感觉和运动平面不一致时，采用单一的神经平面预测功能活动水平的预后可能会出现错误。

三、损伤完全性的评定

1. 完全性损伤（complete injury）　完全性损伤是指最低骶段（$S_4 \sim S_5$）的感觉和运动功能完全消失。

2. 不完全性损伤（incomplete injury）　不完全性损伤是指在神经平面以下包括最低位的骶段（$S_{4 \sim 5}$）保留部分感觉和（或）运动功能。

骶部感觉包括肛门黏膜皮肤交界处的感觉和肛门深感觉。骶部运动功能检查是通过肛门指检确定肛门外括约肌是否保留自主收缩功能。

3. 部分功能保留带（zone of partial preser – vation，ZPP）　部分保留带只适用于完全性脊

髓损伤患者，是指在神经平面以下保留有部分神经支配的皮节或肌节。有部分感觉和运动功能的节段范围称为部分保留带，它们应按照身体两侧感觉和运动功能分别记录。保留感觉或运动功能的最下端节段界定了感觉或运动 ZPP 的范围。在记录 ZPP 时，应左右两侧分别描述。

允许完全损伤的部分保留带超过 3 个节段，但 $S_{4\sim5}$ 节段必须无感觉和运动功能残留。

4. ASIA 残损分级（ASIA impairment scale, AIS）　该分级源于 Frankel 分级，以下为 ASIA 残损分级的具体规定。

（1）A 级：完全性损伤，$S_4 \sim S_5$ 节段无感觉和运动功能保留。

（2）B 级：不完全性损伤，在神经平面以下包括 $S_{4\sim5}$ 节段保留感觉功能，但无运动功能。

（3）C 级：不完全性损伤，在神经平面以下保留运动功能，且神经平面以下至少一半关键肌肌力 <3 级（分为 C 级必须至少具备下列两条件之一，即肛门括约肌有自主收缩；运动平面以下至少有 3 个节段保留运动功能）。

（4）D 级：不完全性损伤，在神经平面以下保留运动功能，且神经平面以下至少一半关键肌肌力 ≥3 级。

（5）E 级：正常，感觉和运动功能正常。

四、运动功能的评定

依据《脊髓损伤神经学分类国际标准》（图 23 - 1）要求，急性期应尽量减少患者的搬动，以免造成二次损伤，为了保证评定的一致性，所有运动功能检查必须在仰卧位进行。准确的检查只能用于四肢肌肉，躯干肌肉不适用。

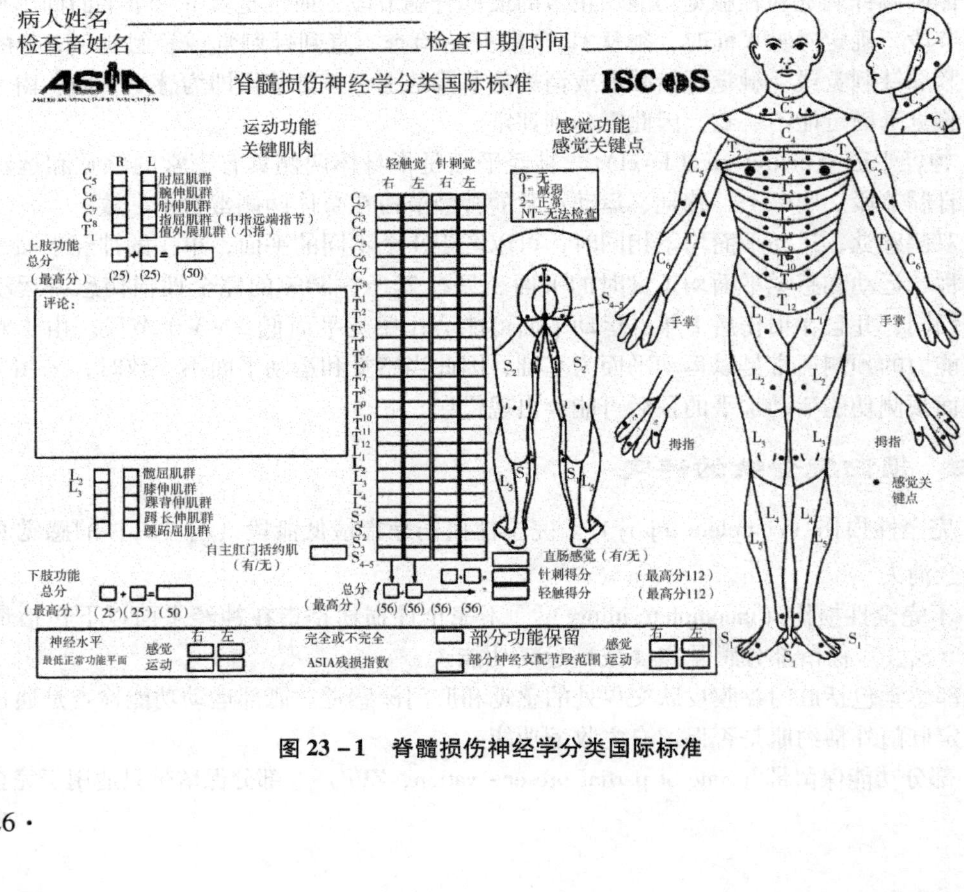

图 23 - 1　脊髓损伤神经学分类国际标准

1. 关键肌 必查的肌肉（关键肌）用于确定运动评分及运动平面。选择关键肌的理由：所有关键肌均代表一定的神经节段；每块关键肌均有其功能意义；每块肌肉均能在仰卧位下完成检查。

运动检查的关键肌及其所代表的神经节段：

C_5 屈肘肌

C_6 腕背伸肌

C_7 伸肘肌

C_8 屈指肌（中指指深屈肌）

T_1 小指外展肌

L_2 屈髋肌

L_3 伸膝肌

L_4 踝背屈肌

L_5 踇长伸肌

S_1 踝跖屈肌

2. 肌力分级 采取传统的 6 级徒手肌力检查法进行肌力分级。

0 级：检查时不能看到或触及肌收缩。

1 级：检查时可看到或触及肌收缩。

2 级：消除重力影响下肌肉可带动相应肢体部分完成至少 1 次全关节范围活动（或最大可用关节活动范围）。

3 级：抗重力情况下肌肉可带动相应肢体部分完成至少 1 次全关节范围活动（或最大可用关节活动范围）。

4 级：对抗一定阻力时肌肉可带动相应肢体部分完成至少 1 次全关节范围活动（或最大可用关节活动范围）。

5 级：对抗正常阻力情况下肌肉可带动相应肢体部分完成至少 1 次全关节范围活动（或最大可用关节活动范围）。

若无抑制因素存在，肌肉可对抗"正常"阻力亦可认为是正常肌力。

NT（无法检查）：患者不配合检查或由于肢体制动、疼痛及截肢等原因无法活动。

3. 运动评分 计算运动评分时，首先对每侧的 10 块关键肌进行 0 ~ 5 级分级。正常时每块关键肌的肌力为 5 级，每个肢体 25 分，每侧 2 个肢体 50 分，4 个肢体总计 100 分。任何一块关键肌没有或无法检查时，都不能计算运动总分。

五、感觉功能的评定

1. 关键点 28 个特殊皮肤部位被推荐作为关键感觉点，所有关键点均能在仰卧位下完成检查。

感觉检查的关键点及其所代表的神经节段：

C_2 枕骨粗隆

C_3 锁骨上窝

C_4 肩锁关节顶部

C_5 肘前窝外侧面

C_6　拇指近节背侧皮肤

C_7　中指近节背侧皮肤

C_8　小指近节背侧皮肤

T_1　肘前窝内侧

T_2　腋窝顶部

T_3　第 3 肋间

T_4　第 4 肋间（乳线）

T_5　第 5 肋间（在 $T_4 \sim T_6$ 的中点）

T_6　第 6 肋间（剑突水平）

T_7　第 7 肋间（在 $T_6 \sim T_8$ 的中点）

T_8　第 8 肋间（在 $T_6 \sim T_{10}$ 的中点）

T_9　第 9 肋间（在 $T_8 \sim T_{10}$ 的中点）

T_{10}　第 10 肋间

T_{11}　第 11 肋间（在 $T_{10} \sim T_{12}$ 的中点）

T_{12}　腹股沟韧带中点

L_1　T_{12} 至 L_2 距离的一半（L_1 在股前之中点上）

L_2　大腿前中部

L_3　股骨内髁

L_4　内踝

L_5　第 3 跖趾关节足背侧

S_1　足跟外侧

S_2　腘窝中点

S_3　坐骨结节

$S_{4 \sim 5}$　肛门周围（作为 1 个平面）

2. 轻触觉

（1）检查方法：检查时用 1 个尖的棉花束（也可用安全别针的钝端，但需注明），轻轻而快速地划过皮肤，接触皮肤的范围不能超过 1cm。

（2）分级记录：每个关键感觉点检查后，根据以下分级定义进行。

0 级：缺失，患者不能正确可靠地说出被触及。

1 级：障碍，患者能正确说出被触及，但描述与面部感觉不一样（更重、更轻或其他不同）。

2 级：正常，患者能正确说出被触及，且描述与面部感觉一样。

NT（无法检查）：患者在面部检查时不能可靠地描述轻触觉。或关键感觉点（或替代点）因石膏包裹、伤口、烧伤、敷料覆盖或截肢而无法检查。

3. 锐/钝辨别觉

（1）检查方法：以标准安全别针作为检查工具，使用前打开拉直。尖的一端用于检查锐性感觉，钝的一端用于检查钝性感觉。检查患者时，安全别针的钝端和尖端交替触及皮肤，触及皮肤后不再移动，并给予轻的压力。

（2）分级记录：每个关键感觉点检查后，根据以下分级定义进行。

0 级：缺失，患者对安全别针的尖端或钝端都没有感觉，或患者不能可靠区分安全别针的尖端和钝端。

1 级：障碍，患者能可靠区分安全别针的尖端和钝端，但描述被查部位尖的程度与他/她面部相比不一样（更强或更弱）。

2 级：正常，患者能可靠区分安全别针的尖端和钝端，且描述被查部位尖的程度与他/她面部相比一样。

NT（无法检查）：患者面部检查时不能区分安全别针的尖端或钝端。或关键感觉点（或替代点）因石膏包裹、伤口、烧伤、敷料覆盖或截肢而无法检查。

4. 感觉评分 进行感觉评分时需评定身体两侧每个关键点的针刺觉和轻触觉，根据上述的标准分别给予 0～2 分。每侧躯体均有 28 个感觉关键点，正常时每个关键点的两种感觉评分均为 2 分，因此每种感觉的单侧躯体评分最高为 56 分，全身 112 分；全身两种感觉共计 224 分。若有关键点无法检查，则不能计算感觉评分。

5. 肛门深感觉 肛门深感觉的存在有时是临床上不完全性脊髓损伤的唯一证据。因此，当患者肛门周围（关键点是 $S_{4\sim5}$ 皮节）尖或钝觉和轻触觉缺失时，应仔细检查肛门深感觉。推荐的检查方法是使用手指检查。当用手指对直肠壁给予一定压力时，询问患者有无任何感觉，包括触觉和（或）压觉。肛门深感觉应记录为存在或消失（有或无）。

六、反射的评定

球海绵体反射是判断脊髓休克消失的指征之一（另一指征为损伤水平下的肌张力升高和痉挛的出现），但需注意正常人有 15%～30% 不出现该反射。此反射的消失为休克期，反射的再出现表示脊髓休克的终止。具体检查方法是用戴手套示指插入肛门，另一手刺激龟头（女性刺激阴蒂），阳性时手指可以明显感觉肛门括约肌的收缩。

其他神经反射和病理反射均同神经科检查。

七、性功能障碍的评定

此处只简述脊髓损伤男性性功能评定。

1. 检查有无神经性勃起的可能，睾丸的传入纤维进入 T_9，因此如捏睾丸有不适，表示损害未波及 T_9，有精神性勃起的可能，反之则无。

2. 检查有无触摸性勃起的可能，以一手指插入肛门，另一手捏患者龟头，如肛门括约肌有收缩，表示圆锥、马尾和阴部神经完好，有触摸性勃起的可能，反之则无。

3. 检查有无性高潮体验的可能，需按下列顺序做两项检查。先检查外生殖器有无痛、冷、热觉，如有，表示外生殖器的冲动传入外侧脊髓丘脑束至脑的通路存在。然后再让患者按命令收缩肛门括约肌。如能表示由脑锥—体束—外生殖器的通路仍存在。两种检查结果正常意味着有性高潮体验的可能。如有一项不正常，均不可能有性高潮体验；男性不能射精。

八、日常生活活动能力的评定

1. 改良 Barthel 指数（MBI） 改良 Barthel 指数是当前评定日常生活基本活动的流行方法，信度和效度良好，基本思想明确，可评定包括 SCI 在内的多种病损患者的功能，但由于可能缺乏针对 SCI 患者功能变化的敏感性，不一定能满意反映 SCI 患者的康复结局（表 23 - 2）。

表 23 - 2　改良 Barthel 指数（MBI）评定内容

	独立	较少依赖	中等依赖	完全依赖
Ⅰ. 进餐	10	5	2.5	0
Ⅱ. 如厕洗澡	10	5	2.5	0
Ⅲ. 梳饰	5	2.5	1.25	0
Ⅳ. 洗澡	5	2.5	1.25	0
Ⅴ. 更衣	10	5	2.5	0
体位转移	15	7.5	3.75	0
行走　步行	15	7.5	3.75	0
用轮椅	5	2.5	1.25	0
上下楼梯	10		5	0

评分级			
	无失禁	失禁 1~2/d	失禁≥3/d
小便控制	10	5	0
大便控制	10	5	0

2. 脊髓独立性评定　脊髓独立性评定（ spi - nal cord independence measure，SCIM）为评价脊髓损伤患者的功能能力而专门设计的量表，已经过两次修订和国际多中心试验验证，具有良好的信度、效度和灵敏性，可适用于不同文化背景下的脊髓损伤患者的功能能力评定，但该评定方法也存在一定的局限性，如在胸髓损伤患者未能反映 T_2 和 T_8 损伤间的差别，需要进一步完善。

脊髓独立性评定（SCIM）评定内容：

自我照顾（0~20 分）：

1）进食（切、打开罐装食物，把食物送进嘴，握住装液体的杯子）

2）沐浴（抹肥皂，洗、擦干身体和头，操纵水龙头）：A（上半身）；B（下半身）

3）穿脱衣服（衣服、鞋、永久矫形器、敷料）：A（上半身）；B（下半身）

4）修饰（洗手和脸、刷牙、梳头、刮胡子、使用化妆品）

呼吸和括约肌管理：

5）呼吸（0~40 分）

6）括约肌管理——膀胱

7）括约肌管理——肠

8）使用厕所（会阴部清洁、便前便后衣服的整理、使用卫生纸或尿布）

移动（室内和厕所内）（0~40 分）：

9）床上移动和预防压疮的活动

10）床 - 椅转移（锁轮椅、抬起足托、移动和调节臂托、转移、抬脚）

11）轮椅 - 厕所 - 浴盆转移（如使用厕所轮椅：转移来或去；使用普通轮椅：锁轮椅、抬起足托、移动和调节臂托、转移、抬脚）

12）室内移动

13）适度距离的移动（10~100m）

14）室外移动（超过100m）

15）上下楼梯

16）转移：轮椅 - 汽车间转移（接近汽车、锁轮椅、移去臂和足托、汽车与轮椅间的转移、带轮椅进出汽车）

17）转移：地面 - 轮椅间转移

总分：0~100分

3. 四肢瘫功能指数（QIF）　四肢瘫功能指数能够科学有效而准确地反映出四肢瘫患者经过康复训练取得重要功能改善的细微变化，克服了改良 Barthel 指数和 FIM 的部分局限性，但由于是为四肢瘫特别设计的，不包括对移乘功能的评定，不适于评估截瘫患者。

四肢瘫功能指数（QIF）评定内容：

Ⅰ. 转移（16分）

1）床 - 轮椅

2）轮椅 - 床

3）轮椅 - 马桶或坐便器

4）马桶或坐便器 - 轮椅

5）轮椅 - 汽车

6）汽车 - 轮椅

7）轮椅 - 沐浴或盆浴

8）沐浴或盆浴 - 轮椅

Ⅱ. 梳洗（12分）

1）刷牙和处理假牙

2）洗和梳头发

3）剃须（男性）和处理

4）月经带（女性）

Ⅲ. 洗澡（8分）

1）洗和擦干上半身

2）洗和擦干下半身

3）洗和擦干脚

4）洗和擦干头发

Ⅳ. 进食（24分）

1）用杯子或玻璃杯喝水

2）使用勺子

3）使用叉子

4）倒出饮料或水

5）打开瓶盖或罐头

6）涂抹面包

7）准备简单食物

8）使用适宜的设备

V. 穿脱衣服（20分）

1）穿室内上衣

2）脱室内上衣

3）穿室内裤子

4）脱室内裤子

5）穿室外上衣（较繁重）

6）脱室外上衣（较繁重）

7）穿脱袜子

8）穿脱鞋

9）扣纽扣

Ⅵ. 轮椅活动（28分）

1）转弯（直角）

2）后退

3）刹闸

4）粗糙地面上驱动轮椅

5）驱动轮椅上斜坡

6）在坐位里面调整姿势

7）保持坐位平衡

Ⅶ. 床上活动（20分）

1）仰卧－俯卧

2）卧位－长坐位

3）仰卧－侧卧位

4）侧卧－侧卧

5）长坐位保持平衡

Ⅷ. 膀胱功能（28分）

1）自主排空：A. 厕所   B. 便盆

2）间歇导尿（ICP）

3）反射性膀胱

4）留置导尿

5）回肠替代膀胱术后

6）挤压排尿

Ⅸ. 直肠功能（24分）

1）完全控制：A. 厕所   B. 便盆

2）使用栓剂：A. 厕所   B. 便盆或床上或垫上

3）用手指抠：A. 厕所   B. 便盆或床上

4）手指或机械刺激：A. 厕所   B. 便盆或床上

Ⅹ. 护理知识（20分）

1）皮肤护理

2）饮食与营养

3）药物

4）矫形器或其他器械

5）关节活动

6）自主神经反射过度的控制

7）上呼吸道感染

8）泌尿道感染

9）深静脉血栓

10）获得别人的帮助

得分总和 QIF 分数 = 总分/200 × 100

QIF 得分的权重法：

Ⅰ. 转移：各单项得分之和除以 2

Ⅱ. 梳洗：取各单项得分之和

Ⅲ. 洗澡：各单项得分之和除以 2

Ⅳ. 进食：各单项得分之和乘以 0.75

Ⅴ. 穿脱衣服：把第 5 和第 6 项得分各乘以 1.5，再加上第 1 至第 4，第 7 至第 9 项得分，上述总分除以 2

Ⅵ. 轮椅活动：取各单项得分之和

Ⅶ. 床上活动：取各单项得分之和

Ⅷ. 膀胱功能：取得分最高项的分数乘以 7

Ⅸ. 直肠功能：取得分最高项的分数乘以 6

QIF 评分标准

（1）Ⅰ～Ⅶ大项内各细项的 0～4 分的标准

4 分：动作完全独立完成，不需辅助器具；

3 分：借助器具可独立完成动作，不需旁人看护，患者能自己穿上辅助具；

2 分：只需要旁人看护，可以有或无身体接触，看护人员不必上举患者肢体；

1 分：需要一名看护人员抬起患者或患者身体的一部分；

0 分：完全依赖，患者完全不能活动。

（2）第Ⅷ项的评分标准

1）自主排空膀胱

A. 厕所

4 分：患者完全独立完成，如在转移、穿衣、便后处理均不需任何帮助；

3 分：患者转移时不需辅助，但穿衣或便后处理需辅助；

2 分：患者转移时不需辅助，但穿衣和便后处理均需辅助；

1 分：患者转移时需辅助，且穿衣或便后处理也需辅助；

0 分：完全依赖，上述任何动作均不能完成。

B. 便盆

3 分：独立完成，如独立移至便盆上，且穿衣和便后处理不需辅助；

2 分：穿衣或便后处理需辅助；

1 分：穿衣和便后处理均需辅助；

0 分：上述任何动作均不能完成。

2）间歇导尿

3 分：可独立完成所需用具的准备、定位、处理工作，且能独立穿衣和便后处理；

2 分：可独立穿衣，但下列之一需辅助，如所需用具的准备、定位、处理、便后处理；

1 分：上述动作均需辅助，但患者能指导别人如何进行；

0 分：对膀胱的有关情况一无所知。

3）反射性膀胱

3 分：可独立完成，如穿衣、准备用具、便后处理均独立完成；

2 分：可独立穿衣，但下列之一需辅助，如准备用具、便后处理；

1 分：上述动作均需辅助，但患者能指导别人如何进行；

0 分：上述事情均不能办到。

4）留置尿管

3 分：独立完成穿衣、换尿袋和尿管、定位、便后处理；

2 分：下述动作最多需 2 项辅助，穿衣、准备尿管、换尿袋、定位、便后处理；

1 分：上述动作中有 3 项或 3 项以上需辅助，但能指导别人如何进行；

0 分：不能完成上述动作，也不能指导别人。

5）回肠替代膀胱术

3 分：独立完成穿衣、换尿袋和便后处理；

2 分：上述动作之一需辅助；

1 分；上述动作 2 项以上需辅助，但能指导别人如何进行；

0 分：不能指导别人。

6）挤压排尿

3 分：独立完成穿衣、准备物品及便后处理；

2 分：上述动作之一需辅助；

1 分：上述动作 2 项以上需辅助，能指导别人如何进行；

0 分：完全依赖，也不能指导别人。

（3）第Ⅸ项的评分标准

1）完全控制

A. 厕所

4 分：完全独立完成，如转移、穿衣及便后处理均能独立完成；

3 分：转移独立完成，但穿衣或便后处理需辅助；

2 分：转移独立完成，但穿衣和便后处理需辅助；

1 分：转移需辅助，且穿衣或便后处理需辅助；

0 分：上述动作均需辅助。

B. 便盆

3 分：完全独立，如穿衣、移上便盆、便后处理均能独立；

2 分：能移上便盆，但穿衣或便后处理需辅助；

1 分：能移上便盆，且穿衣和便后处理均需辅助；

0分：完全依赖。

2）栓剂

A. 厕所

4分：完全独立，如转移、穿衣、栓剂使用、便后处理均能独立完成；

3分：转移独立，但下述动作之一需辅助，如穿衣、栓剂使用、便后处理；

2分：转移独立，但下述动作中有2项需辅助：栓剂使用、穿衣、便后处理；

1分：上述动作均需辅助但能指导别人如何进行，或能转移但其余动作均需辅助；

0分：完全依赖，如大便失禁。

B. 便盆或床上或垫子上

3分：独立准备物品，使用栓剂和便后处理；

2分：使用栓剂或便后处理需辅助；

1分：使用栓剂和便后处理均需辅助，但能指导别人如何进行；

0分：完全依赖。

3）用手指抠

A. 厕所

4分：独立转移、穿衣、自己抠出大便、便后处理；

3分：独立转移，但下述动作之一需辅助：穿衣、自己抠出大便、便后处理；

2分：独立转移，但下述动作之中有2项需辅助，如穿衣、自己抠出大便、便后处理；

1分：全需辅助，但能指导别人如何进行或独立，转移但其他动作均需辅助；

0分：完全依赖。

B. 便盆或床上

3分：独立准备物品、抠出大便、穿衣、便后处理；

2分：上述动作之一需辅助；

1分：上述动作中有2项需辅助；

0分：完全依赖。

4）手指或机械刺激

A. 厕所

4分：完全独立，如转移、穿衣、刺激、便后处理；

3分：独立转移，但下述动作之一需辅助，如穿衣、刺激、便后处理；

2分：独立转移，但下述动作之中有2项需辅助，如穿衣、刺激、便后处理；

1分：上述动作全需辅助，但能指导别人如何进行或转移独立，但其他动作均需辅助；

0分：完全依赖。

B. 便盆或床上

3分：完全独立，如穿衣、完成刺激、便后处理；

2分：独立完成刺激动作，但穿衣或便后处理需辅助；

1分：上述动作均需辅助但能指导别人如何进行；

0分：完全依赖。

（4）第 X 项的内容

1）皮肤护理

A. 经多长时间皮肤减压 1 次：a. 轮椅上每隔 15min，床上每隔 2h. b. 轮椅上或床上都需每隔 2h；c. 轮椅上每隔 2h，床上每隔 4h；d. 1d 3 次。

B. 你不应该用下述哪一种方法来减压：a. 空气垫；b. 轮椅垫；c. 橡皮圈；d. 羊皮。

C. 预防压疮不适宜的一种方法是：a. 定期减压；b. 在皮肤发红的地方经常检查；c. 长期坐位；d. 保持皮肤干燥和清洁。

D. 检查皮肤、定期减压、加强皮肤的主要责任者是：a. 护理人员；b. 家庭成员；c. 你的朋友；d. 你自已。

2）饮食和营养

A. 合理的饮食和营养对脊髓损伤患者是很重要的，因为：a. 保证直肠功能；b. 预防深静脉血栓；c. 预防上呼吸道感染；d. 减轻皮肤压力。

B. 下列食物中你不需要的是：a. 谷物、面包、面团；b. 炸面饼、糕点、冰激凌；c. 水果和蔬菜；d. 肉、鱼、家禽。

3）药物

A. 请举一例目前你正服用药物的名称、用药目的、剂量、服法。

名称：　　目的：

剂量：　　服法：

B. 按处方给的药已经服完时怎么办：a. 停止服药；b. 只要能找到药就接着服用；c. 告诉医生另开处方；d. 自己动手制作相似的药物来服用。

4）矫形器

A. 矫形器夹板用于：a. 保护双手免受外伤；b. 防止肌肉挛缩；c. 把关节、肌肉、韧带保持在功能位；d. b 和 c；e. a 和 b。

B. 取下矫形器后皮肤发红的部位说明已经受压，你应该过多长时间告诉 OT 重新调整夹板：a. 1h 以后. b. 1d 以后；c. 20min 后；d. 立刻。

C. 可以用来清洗塑料夹板的是：a. 温和的肥皂和凉的或微温的水. b. 热水和强力清洁剂；c. 热水和温和的肥皂；d. 塑料夹板放水中会变形。

D. 如果夹板断裂或丢失怎么办：a. 从药店买一相似的；b. 与 OT 联系；c. 叫匠人重新做 1 个；d. 与地方安全部门联系。

E. 轮椅修理的地方是：a. 自己或在自己的监督下. b. 家庭成员或朋友；c. 卖主；d. a、b、c 均可。

F. 改装矫形器应该通过：a. 由医师处方，OT 推荐后去购买. b. 卖主处直接购买；c. 由医师处方，OT 制作；d. a 和 c。

G. 夹板在热天遗留在汽车上会：a. 裂开. b. 熔化；c. 被偷；d. a、b、c 都不是。

5）关节活动

A. 关节活动的益处是：a. 增强肌力；b. 利于循环；c. 预防感染；d. 保持软组织和肌肉的长度；e. b 和 d。

B. 关节活动的关键是：a. 定期进行. b. 从手到脚趾都活动；c. 出现问题及时找专业人员；d. 关节活动的每个动作终了时应轻轻用力；e. a 和 d 均应遵守。

C. 可能造成关节活动受限的是：a. 高血压；b. 膀胱感染；c. 上肢或下肢肿胀；d. 脊髓休克。

D. 下肢痉挛时活动关节的方法：a. 快速用力活动．b. 慢速缓缓地用力活动；c. 痉挛停止后再活动；d. 根本不能活动。

6）自主神经反射异常

A. 自主神经反射过度的意思是：a. 活动亢进难以控制；b. 活动减退易于控制；c. 通常发生于T6平面以下脊髓休克过后；d. a～c的全部含义。

B. 反射异常的原因：a. 膀胱过于扩张；b. 直肠过于扩张；c. 痉挛、感染、膀胱结石；d. a～c均可引起。

C. 反射异常的表现：a. 头部跳痛．b. 脉缓；c. 血压上升；d. 包括a～c的全部症状。

D. 反射异常发生时，应该：a. 坐起来测一下血压；b. 检查膀胱是否排空；c. 检查粪便排空情况；d. a～c均应进行；e. a～c均无须进行。

7）上呼吸道感染

A. 上呼吸道感染的表现有：a. 一般有病的感觉；b. 低热；c. 可能肌肉酸痛；d. 心慌；e. a～d的全部症状。

B. 深呼吸和辅助咳嗽为什么有预防作用：a. 增强胸肌．b. 增强腹肌；c. 增加回心血量；d. 使气道开放和通畅。

C. 截瘫为何诱发上呼吸道感染：a. 肺活量下降，分泌物积聚；b. 增加膀胱结石；c. 肺功能受损；d. 咳嗽无力；e. a和d。

D. 当怀疑有上呼吸道感染时何时去看医生：a. 病情严重或长期经常发病；b. 胸痛；c. 咯血；d. 痰堵；e. 高热；f. 出现a～e的症状均应去。

8）泌尿系感染

A. 泌尿系感染的表现是：a. 发热；b. 寒战；c. 尿浑浊、有臭味；d. 痉挛加重；e. a～d的全部症状。

B. 当可疑有泌尿系感染时：a. 留尿样送检；b. 增加活动量；c. 停药；d. 增加饮食。

C. 为预防泌尿系感染，不应该：a. 每天在不同的时间插尿管以训练膀胱；b. 有规律饮食；c. 定期服药；d. 全错。

9）深静脉血栓

A. 下肢肿胀时：a. 卧床．b. 叫医师；c. 抬高患肢；d. 全对。

B. 深静脉血栓起因于：a. 不活动；b. 吃得多；c. 饮得少；d. 训练。

C. 有预防意义的是：a. 使用弹力袜．b. 下肢定期关节活动；c. 合适体位；d. a～c的全部内容；e. 全错。

10）获得别人帮助

A. 下述哪个问题可就近求助于SCI康复中心：a. 各种矫形器；b. 抑郁感觉长期不好转；c. 膀胱或直肠功能问题；d. a～c的任何问题。

B. 下述哪种情况不能为健康保险提供经费：a. 医疗保险．b. 保险公司；c. 医疗技术；d. 按规定需自费的项目。

C. 当你突然患病但找不到主管医师时不应该：a. 到最近的急诊室．b. 叫救护车送你上医院；c. 到最近的康复中心急诊室；d. 强忍着，一直到找到原来的主管医师。

D. 有助于四肢瘫患者社区生活的机构是：a. 家庭护理机构；b. 职业康复机构；c. 社区保健机构；d. a~c 的任何机构；e. 全错。

E. 购置矫形器付款时应得到有关部门的"事先批准"以防止：a. 有人被骗．b. 医师的经济损失；c. 购置的矫形器不适合用；d. 自行其是地处理自己的事。

F. 你遇到自己不能解决的问题时，应该：a. 积极和合适的人或机构取得联系；b. 不告诉任何人就放弃；c. 想办法惩罚那些对你漠不关心的人；d. 不去想它，希望这件事自然会解决的。

（5）第 X 项各题的正确答案：

1）皮肤护理：A. a；B. c；C. c；D. d

5）饮食/营养：A. a；B

3）药物：A. 回答问题正确；B. c

4）矫形器：A. d；B. c；C. a；D. b；E. d；F. d；G. b

5）关节活动：A. e；B. e；C. c；D. b

6）自主神经反射异常：A. a；B. d；C. d；D. d

7）上呼吸道感染：A. e；B. d；C. e；D. f

8）泌尿系感染：A. e；B. a；C. a

9）深静脉血栓：A. b；B. a；C. d

10）获得别人的帮助：A. d；B. d；C. d；D. d；E. c；F. a

（6）第 X 项各题的评分方法和注意事项

1）对于"皮肤护理、关节活动、自主神经反射异常、上呼吸道感染、获得别人的帮助"这 5 个项目，按答对的题目数量给分。如果 4 个题全对，给 4 分；如果只有 3 个题对，给 3 分，以次类推。

2）对于"泌尿系感染和深静脉血栓"这两个项目，计分方法如下：3 题回答正确 = 4 分；2 题回答正确 = 3 分；1 题回答正确 = 2 分；全错 = 0 分。

3）对于"矫形器"这一项目，计分方法如下：7 项回答正确 = 4 分；5~6 题回答正确 = 3 分；3~4 题回答正确 = 2 分；1~2 题回答正确 = 1 分；全错 = 0 分。

4）对于"饮食"这一项目，2 题全对给 4 分，1 题对给 2 分。

5）对于"药物"这一项目，评分方法：所有题都正确给 4 分；B 题正确，但 A 题部分正确给 3 分；A 题正确，但 B 题不正确给 2 分；B 题正确，A 题错误给 1 分；A 题和 B 题都错误给 0 分。

（7）总分的求得：将权重后的得分代入下式即可求出：

QIF 分 = 权重后的总分/200 × 100

4. 功能独立性评测（functional independencemeasurement，FIM）　具体内容见下文，评定详尽办法请参阅相关章节。

FIM 评定方法：

级别　功能状况

7　完全独立（参考时间性和安全性）　不需帮助

6　通过辅助具独立（使用助具）　部分依赖

5　监护

4　最小帮助（患者用力达75%以上）　　需要帮助

3　中等帮助（患者用力相当于50%以上）完全依赖

2　最大帮助（患者用力相当于25%以上）

1　完全帮助（患者用力相当于0～25%）

九、不同水平脊髓损伤的康复目标

由于脊髓神经功能支配的节段性特点，使得不同节段的脊髓损伤患者具有不同的功能保留水平，因而具有不同的康复目标。

脊髓损伤的康复目标：

C_4　用口棍或气控开关控制环境控制系统（ECU），用颏控或气控开关控制电动轮椅

C_5　用辅助工具自己进食；利用手摇杆控制电动轮椅；在他人帮助下完成从床到轮椅的转移

C_6　自己穿衣；利用加大摩擦力的手轮圈，用手驱动轮椅；独立进行某些转移动作

$C_7 \sim T_2$　独立自由地使用轮椅；独立进行各种转移；独立进行大小便的处理

$T_3 \sim T_{12}$　除 $C_7 \sim T_2$ 功能外，借助支具和拐杖进行站立和治疗性步行

$L_{1\sim2}$　除 $T_3 \sim T_{12}$ 功能外，借助支具和拐杖进行家庭功能性步行

$L_{3\sim5}$　除 $L_{1\sim2}$ 功能外，借助支具和手杖进行社区性功能性步行

十、脊髓损伤康复疗效评定

脊髓损伤康复疗效评定见表23-3。

表23-3　脊髓损伤康复疗效评定

分级	日常生活活动能力（ADL）	
	截瘫（MBI）	四肢瘫（QIF）
优	≥75分	≥80分
中	≥50分	≥50分
差	≤25分	≤20分

（李　丹）

第三节　脊髓损伤的康复治疗

一、康复目标及治疗方法的制定

不同水平脊髓损伤的患者其康复目标不尽相同，治疗方法也有所区别，下面以完全性损伤为例分别叙述之。

（一）颈$_4$完全性脊髓损伤

患者除头部能做自由活动外，四肢和躯干均不能活动，日常生活完全不能自理，完全需他人帮助。

由于患者头、口仍有功能，应训练他们用嘴咬住一根小棒（口棒）或头来操作电动轮

椅、环境控制系统或做其他活动。由于呼吸肌大部分受损，故呼吸功能差，应加强呼吸功能的训练，可通过做深呼吸，大声唱歌和说话来达到这一目的。

另外，每天应通过各种方法使患者有一定的站立时间，以减缓骨质疏松的发生和有利于大小便排泄。可采用斜床站立，逐渐抬高其角度，至接近 90°为止。每天都应由他人进行被动关节活动（即活动四肢所有关节），以预防四肢及手足关节僵硬，每个关节每次活动 10 ~ 15 次，应为全关节范围活动，每天至少 1 次。

（二）颈$_5$完全性脊髓损伤

患者肩关节能活动，肘关节能主动屈曲，但缺乏伸肘和腕、手所有功能；由于肋间肌麻痹而致呼吸功能差，躯干和下肢完全瘫痪；不能独立翻身和坐起；自己不能穿戴辅助具；日常生活绝大部分需他人帮助。

对患者的训练主要有：增强肱二头肌（屈肘肌）的肌力；学习使用矮靠背轮椅，并在平地上自己驱动；有条件时可使用电动轮椅；学会使用固定于轮椅靠背上的套索进行前倾减压；可把勺子固定于患者手上，练习自己进食；呼吸功能训练、站立训练、关节活动训练同颈$_4$。

（三）颈$_6$完全性脊髓损伤

患者缺乏伸肘、屈腕能力，手功能丧失，其余上肢功能基本正常；躯干和下肢完全瘫痪；肋间肌瘫痪，呼吸功能减弱。患者能驱动轮椅（平地），可在手轮圈上缠橡皮条和戴防滑手套，以增大摩擦力；学会坐位时用肘关节勾住把手给对侧臀部减压及其他减压和调整坐姿的不同方法；利用床栏能翻身；利用肘屈肌勾住系于床脚的绳梯可以从床上坐起；利用万能袖带（需要时套在手上，可插勺、笔、梳子等）可完成进食、梳洗、写字、打字、打电话等。患者能达到小部分生活自理，需中等量帮助。

对患者的训练：增强肱二头肌（屈肘）和桡侧伸腕肌（伸腕）的肌力；驱动轮椅的训练；单侧交替地给臀部减压（用肘勾住轮椅扶手，身体向同侧倾斜，使对侧减压），每半小时进行 1 次，每次 15 s；利用床脚的绳梯从床上坐起；站立、呼吸、关节活动训练同颈$_4$。

（四）颈$_7$完全性脊髓损伤

患者上肢功能基本正常，但由于手的内在肌神经支配不完整，抓握、释放和灵巧度有一定障碍，不能捏；下肢完全瘫痪；呼吸功能较差。患者一般情况下在轮椅上基本能完全独立；平地上能独立操作轮椅；在床上能自己翻身、坐起和在床上移动；能自己进食，穿、脱衣服和做个人卫生（自我导尿）；能独立进行各种转移。此类患者能达到大部分生活自理，需少量帮助。

对患者的训练：上肢残存肌力增强训练；坐在轮椅上可把双手撑在扶手上进行减压，半小时 1 次，每次 15 s；用滑板进行转移；关节活动、呼吸、站立训练同颈$_4$。

轮椅靠近床边呈 30°，刹闸，卸下靠床侧扶手，滑板架在轮椅和床之间；患者做一系列支撑动作向床挪动。

（五）颈$_8$ ~ 胸$_2$完全性脊髓损伤

患者上肢功能完全正常，但不能控制躯干，双下肢完全瘫痪，呼吸功能较差。患者能独立完成床上活动、转移，能驱动标准轮椅，上肢肌力好者可用轮椅上下马路镶边石，可用后轮保持平衡，独立处理大小便，检查易损伤部位皮肤，能独立使用通讯工具、写字、更衣、能进行轻的家务劳动，日常生活完全自理，可从事坐位工作，可借助长下肢支具在平行棒内站立。

对患者的训练：加强上肢肌肉强度和耐力的训练，可通过使用哑铃、拉力器等各种器材来达到这一目的；坐位注意练习撑起减压动作；尽力进行各种轮椅技巧练习，以提高患者的适应能力；转移训练仍然必要；由于上肢功能完好，应进行适宜的职业训练。

（六）胸$_3$~胸$_{12}$完全性脊髓损伤

患者上肢完全正常，肋间肌部分或全部正常，因而呼吸功能基本正常，躯干部分瘫痪，双下肢完全瘫痪。此类患者生活完全能自理，能独立使用标准轮椅和完成转移动作，能进行一般的家务劳动，可从事坐位的工作。利用长下肢支具、拐、助行器或平衡棒做治疗性步行训练，此种步行虽无实用价值，但给患者能独立行走的感觉，使患者产生强大的心理支持。下肢负重可减缓骨质疏松的发生。下肢活动可改善血液、淋巴循环，促进大小便排泄，减少对他人的依赖，因此应大力开展这项训练。

患者除颈$_8$~胸$_2$脊髓损伤的患者所做的训练之外，应主要进行站立和治疗性步行，其中包括使用长下肢支具、助行器、双腋拐，先在双杠内练习站立平衡和行走，然后在杠外练习行走，胸$_6$~胸$_8$脊髓损伤患者练习迈步，胸$_9$~胸$_{12}$脊髓损伤患者练习迈越步。有条件时可做减重步行训练。

（七）腰$_1$~腰$_2$完全性脊髓损伤

患者上肢完全正常，躯干稳定，呼吸功能完全正常，身体耐力好，下肢大部分肌肉瘫痪，他们能进行胸$_3$~胸$_{12}$损伤患者的一切活动，能用长下肢支具或短下肢支具（能固定踝关节）和肘拐或手杖在家中进行功能性步行，即能在家中用长或短下肢支具行走（距离短，速度慢），能上下楼梯，日常生活完全自理。在户外长时间活动或为了节省体力和方便仍使用轮椅。

对患者的训练：患者练习用四点步态行走，这是一种很稳定的步态；练习从轮椅上独自站起；上下楼梯；身体条件优越者应练习安全的跌倒和重新爬起，这对借助支具和拐行走的患者非常重要，以免跌倒时易于损伤和倒地后不能自主爬起；其他训练同胸$_3$~胸$_{12}$损伤的患者。

（八）腰$_3$~腰$_3$以下完全性脊髓损伤

患者上肢和躯干完全正常，双下肢有部分肌肉瘫痪，用手杖和穿高帮鞋即可达到实用步行的能力，腰$_5$以下损伤不用任何辅助用品亦可达到实用步行的目的。

对患者的训练：因这类患者残疾程度相对较轻，康复训练主要以双下肢残存肌力训练为主，可利用沙袋、器械等各种方法来提高肌力；用双拐练习四点步态；用手杖练习行走；早期的训练方法同腰$_1$和腰$_2$损伤的患者。

二、康复治疗程序

（一）评定

通过问诊、检查，辅助检查，根据患者脊柱骨折及脊髓损伤的处理情况，全身情况，现有残疾及并发症，以及精神、心理智力状况，年龄、性别、社会经济背景等，对患者的残疾状况进行综合评定。

（二）制定康复目标

根据初期评估的情况制定合理的初期和远期康复目标。

（三）制定治疗程序及实施治疗

根据初期评估的情况及康复目标制定治疗程序，并按照该程序实施治疗。

（四）再评定

根据患者的病情变化及治疗进展情况，再次进行客观的评定，了解是否按预期康复目标进展，据此修正和补充康复目标及治疗程序。

（五）决定去向

通过康复治疗及反复评估，确认患者康复已达顶点之后，决定患者今后的去向，回归原工作或调换工作，回归家庭或疗养院等，并提出相关注意事项。

三、功能训练中的物理治疗

（一）卧床期（急性不稳定期、并发症需卧床期）的康复治疗

1. 正确的体位摆放　急性期卧床阶段正确的姿势摆放，不仅有利于脊柱骨折部位的愈合，而且有利于预防压疮、关节挛缩及痉挛的发生。常见的卧位姿势有仰卧和侧卧。

（1）仰卧位：上肢，双肩向前，肩下垫的枕头要足够高，确保两肩不致后缩。双上肢放在身体两侧的枕头上，肘伸展。腕关节背屈30°~45°以保持功能位。四肢瘫患者手指自然屈曲，手掌可握毛巾卷，以防形成功能丧失的"猿手"。截瘫患者上肢功能正常，采取自然体位即可。下肢，髋关节伸展，在两腿之间放1~2个枕头，以保持髋关节轻度外展。膝关节伸展，膝关节下可放小枕头，以防止膝关节过度伸展；双足底可垫小方垫，以保持踝关节背屈，预防足下垂的发生；足跟下放小软垫，以防止出现压疮。

（2）侧卧位：上肢，双肩均向前，呈屈曲位，肘关节屈曲，前臂旋后，上面的前臂放在胸前的枕头上，腕关节自然伸展，手指自然屈曲。躯干，背后放一枕头给予支持。下肢，下面的髋和膝关节伸展，上面的髋和膝关节屈曲放在枕头上与下面的腿分开，踝关节自然背屈，上面踝关节下垫一枕头。

2. 关节活动范围的维持与扩大　尽早进行适当的关节被动活动，可保持肌肉的生理长度和张力，保持关节正常活动范围，防止关节受限。每日活动关节2次，动作要轻柔，避免用力过大。

注意事项：①对于胸腰椎骨折术后早期的患者，屈髋不能超过90°。②对于存在颈椎不稳定性骨折的患者，肩关节的屈曲和外展应限制在90°内，禁止牵张。③合并痉挛的患者，早期积极开展被动活动及体位转换等可以预防挛缩的发生。④合并严重骨质疏松、下肢肌肉痉挛的患者，被动活动时应注意强度，防止骨折出现，例如牵拉屈膝肌群（患者取直腿坐位，两上肢向前平伸，治疗师站在患者身后，双手放在患者双肩上，辅助患者进行躯干和髋关节的前屈）极易造成腰椎的骨折。

3. 肌力维持与增强　加强患者肢体残存肌力的训练，可以提高机体的运动功能，增强日常生活能力，为患者重返社会奠定基础。

训练方法：下面以股四头肌为例，简述0~4级肌力的训练方法。①0级和1级肌力主

要训练方法为被动活动、肌肉电刺激以及生物反馈治疗。②2级肌力时，患者侧卧位，训练一侧下肢在下方，膝关节屈曲，治疗师面向患者站立，一只手托起上方肢体，让患者主动伸展下方下肢的膝关节，同时治疗师的另一只手在下方下肢小腿后方稍加辅助力量；根据患者肌力情况，随时调节辅助量；每组做20次，共做3组。③3级肌力时，患者坐位，主动伸膝，要求慢慢上抬肢体，在伸直位停留1~2s，再慢慢放下；次数同上。④4级肌力时，可行抗阻主动运动；患者坐位，慢慢伸膝，治疗师给予阻力，加阻力不可过急，宜缓慢，使运动中的肌收缩时间延长，1次动作2~3s完成；次数同上。肌力未达到4级时，用2个手指下压，加压位置在小腿的上1/3；达到4级肌力时，用手掌下压；接近5级时，治疗师把肘伸直，用自己的体重下压作为阻力。4级肌力加压位置在小腿下2/3，比4级略强可在踝关节处加阻力。

对于胸腰椎术后早期的患者，双下肢肌力训练宜行等长收缩。对于合并有四肢骨折未愈合的患者，酌情行等长收缩。对于伴有痉挛的脊髓损伤患者，肌力训练时体位摆放应是抑制诱发痉挛的体位。对于伴有压疮的脊髓损伤患者，肌力训练时应该在避免患处受压的情况下开展练习。

4. 呼吸训练　四肢瘫或高位胸段脊髓损伤的患者伤后均存在不同程度的肺功能障碍，并可引起多种呼吸系统并发症。而呼吸系统并发症是造成颈髓损伤患者早期死亡的主要原因之一。呼吸功能训练对改善颈髓损伤患者的呼吸状况，预防和减少呼吸系统并发症有重要意义。

在进行呼吸功能训练前，应先协助患者翻身、叩背排痰，有效地排出呼吸道分泌物，保持呼吸道通畅。

呼吸锻炼应从缓慢的、放松的膈式呼吸开始，逐渐过渡到用手法将一定阻力施加于患者膈肌上的呼吸方式，可给患者上腹部增加一定重量（如放置沙袋等），每次约15min。

5. 膀胱训练　脊髓损伤患者通常由于支配膀胱的中枢神经受到破坏，进而引起泌尿系统病理生理的改变、排尿功能障碍表现为尿动力学的变化，如处理不当很容易出现反复泌尿系感染、泌尿系结石，甚至引起肾积水及肾功能损害。因此，尽早评估泌尿系功能的障碍，确定正确的阶段性膀胱管理模式并进行恰当地防治至关重要。

（1）膀胱功能障碍评估：方法包括记录排尿日记、测膀胱容量及残余尿量、尿流动力学检查、泌尿系造影、泌尿系统超声、尿常规、中段尿培养、肾功能检查等。

（2）泌尿系统管理措施：①尽早停止留置尿管（生命体征平稳、不需大量输液、24h尿量控制在2 000ml左右时即可停止留置尿管），实行间歇导尿。具体要求为每日控制饮水量在1 500~2 000ml，最好在每天10：00~20：00每小时均衡摄入125ml左右，使24h尿量控制在2 000ml以下；间隔4~6h导尿1次，每次导尿时膀胱容量不超过500ml；根据残余尿量调整导尿次数：如残余尿量200ml以上，每日导尿4次；残余尿量150~200ml，每日导尿3次；残余尿量100~150ml，每日导尿2次；残余尿量80~100ml，每日导尿1次；残余尿量80ml以下可以停止导尿。②根据尿动力学的结果应用恰当的排尿方式和药物使膀胱保持低压储尿（<40cmH_2O）及低压排尿（<60cmH_2O）的状态。③定期检查泌尿系统超声、尿常规、中段尿培养、尿流动力学。④培养良好的个人卫生习惯、注意保持会阴部的清洁。⑤可口服预防结石形成的药物。⑥对于长期无症状菌尿无须应用抗生素，以避免引起多种耐药菌的繁殖与感染风险。

6. 肠功能训练　脊髓损伤后，由于排便低级中枢与高级中枢的联系中断，缺乏胃结肠反射，肠蠕动减慢，肠内容物水分吸收过多，最后导致排便障碍，是神经源性大肠功能障碍。

（1）反射性大肠：骶$_{2~4}$以上的脊髓损伤，即排便反射弧及中枢未受损伤的患者，因其排便反射存在，可通过反射自动排便。但缺乏主动控制能力，这种大肠功能状态称为放射性大肠。

评定：①用局部刺激（如手指刺激或甘油栓剂等）能排出大便。②每次大便耗时多少及大便情况，每次排便通常应在半小时内完成，且量应适中，稠度合适。③每次大便间隔时间基本固定。

训练方法：反射性大肠排便的基础是应用排便反射。对于伤后早期的患者，在确认直肠内有大便后应进行刺激，坚硬的大便应用手抠出；若为软便，即戴上手套，抹上润滑剂，手指轻柔地插入直肠做环形运动，顺时针刺激肠壁 30~60s，以刺激直肠排空。一般情况下，患者每日或隔日 1 次大便，先施用栓剂（如开塞露），施用栓剂时应越过括约肌，贴近肠壁上，注意勿损伤肠壁。然后做 10~15min 的手指刺激以促进排便。如果患者能坐直到 90°，应让患者坐在便池或坐便椅上，让重力协助排便。开始排便训练时应记录：①1 次大便需要多少时间。②大便的量和组成。③大便失禁的情况。如 1 次耗时达数小时，即应考虑灌肠。

（2）弛缓性大肠：骶$_{2~4}$以下的脊髓损伤（含骶$_{2~4}$）以及马尾损伤，破坏了排便反射弧，无排便反射，这种大肠功能状态叫做弛缓性大肠。

评定：①用局部刺激不能排出大便。②两次排便间隔期间是否有大便失禁；余同反射性大肠评定的②、③两项。

训练方法：弛缓性大肠因为排便反射的丧失，处理更加困难，又因为其内、外括约肌功能均丧失，经常可发生大便失禁；开始时，患者每天使用栓剂，坚硬的大便应用手抠出，手指刺激无用，因而也不必要。施用完后 20min 检查直肠，如有大便，应立即转移到坐便池上，让大便排出。有的患者在大便完后出门活动前应检查直肠，以确保下段直肠无大便，这种检查在患者能很好地管理大便时才可取消。

（3）急性期的处理：脊髓与马尾的完全性损伤，甚或严重的不全损伤，可导致休克期反射性的肠道功能丧失，表现为麻痹性肠梗阻，肠鸣音消失，腹部膨胀（胸$_{10}$脊髓以下损伤少见），可引起食物反流并可能影响膈肌运动，因而在四肢瘫患者可产生呼吸困难。这一过程可持续 2~3d 或更长。需小心监护，同时应用胃肠减压肠外营养支持。必要时可新斯的明 0.2~0.5mg 肌内注射。帮助恢复肠道运动。

（4）稳定期的处理

资料收集：在进行肠功能训练前应了解①损伤前排便习惯及规律。②饮食结构是否合适，营养能否满足。③液体摄入情况，应摄入适量的水以预防便秘。④每日活动情况及能否坐直到 90°。⑤损伤平面。⑥损伤时间。

训练原则：急性期过后，一旦肠鸣音恢复，预示着麻痹性肠梗阻的消失，不论损伤平面如何，都应鼓励患者进行排便训练。①如果可能，尽量沿用伤前的排便习惯。②应考虑患者出院后的情况，尽量安排在方便的时间进行。③如果患者有陪护，尽量安排在陪护在的时间进行。④避免长期使用缓泻药，如排便规律良好，缓泻药是不需常规用的。⑤当出现问题时，应找出发生的原因。⑥患者不是每天都需要排便，也不应强迫患者进行。⑦应尽量少用药物，可使用大便软化药，但用量应个别掌握。⑧应向患者讲解脊髓损伤后排便障碍的有关问题，以取得患者的理解配合。⑨鼓励患者参与解决问题。

饮食：应为高纤维素、高容积和高营养饮食。每日至少有3次蔬菜或水果，或每日2次每次1茶匙的麦麸。便秘时，多吃桃、樱桃、杨梅等食物，腹泻时加茶、白米、苹果酱等。

药物：①容积性泻药。含多糖或纤维素，在大便中能吸收和保留水分以增加粪量，以利排便。麦麸10~20g/d。车前子嗜水胶浆剂4~7g，一天1~3次。②润滑性泻药。甘油、液状石蜡，每次10~30ml。③高渗性泻药。服用后未被吸收的双糖使肠腔内渗透压升高，使水在肠腔中积聚，增加肠腔内容量，以利排便。乳果糖2~7.5g，一天2~4次。④刺激性泻药。能刺激肠的蠕动以促进排便，番泻叶3~5g/d，水煎服。⑤软化性泻药。为基本不吸收的表面活化剂，能使粪中水和脂肪易于混合而软化之，可增加肠内水分。二丁酸辛基磺酸钠100mg，一天2~3次。⑥灌肠和栓剂。开塞露每次1~5支；肥皂水每次500~1 000ml。⑦中成药。麻仁润肠丸，1~2丸，2/d。

（二）离床期的康复治疗

1. ROM训练　关节活动度训练是指通过外力使丧失运动能力的肢体产生运动。可由设备、他人或本人的健康肢体协助进行。

（1）基本原则：①进行关节被动活动训练时，操作要轻柔、缓慢而有节奏。②从近端到远端活动全身每一个关节。③每个关节均做全运动方向最大活动范围的运动。④有痉挛者，应缓解痉挛后再做被动运动。

（2）注意事项：①下肢髋关节屈曲时同时要外展（<45°），膝关节伸展要缓慢，不能过度伸展。②髋关节内旋、外旋要在髋关节屈曲90°，膝关节屈曲90°时进行。③当患者下段胸椎或腰椎有不稳定骨折时，做屈膝屈髋动作时要格外小心，屈髋不能超过90°，勿使其腰椎活动。④被动活动要限制在无痛范围内。⑤在对颈髓损伤患者进行腕关节和手指被动运动时，禁止同时屈曲腕关节和手指。

2. 肌力增强与维持　上肢针对胸大肌、三角肌、肱二头肌、肱三头肌、肱桡肌，屈伸腕部和屈伸手指肌群等进行强化训练。可利用徒手、哑铃或其他器械进行训练。躯干部针对背肌、腹肌进行强化训练。

下肢针对腰方肌、髂腰肌、股四头肌、胫前肌、踇长伸肌、腓肠肌、臀大肌、臀中肌、阔筋膜张肌等进行训练。

3. 平衡能力训练　脊髓损伤患者多采用长坐位和端坐位进行平衡维持训练。

（1）静态平衡的保持：患者取长坐位，在前方放一姿势镜，患者和治疗师可随时调整坐位的姿势。当患者在坐位能保持平衡时，再指示患者将双上肢从前方、侧方抬起至水平位。

（2）动态平衡的保持：治疗师可与患者进行抛球、传球的训练，不但可加强患者的平衡能力，也可强化患者双上肢、腹背肌的肌力及耐久力。

4. ADL训练

（1）进食：四肢瘫痪者大都不具备手的抓握功能，因此需要借助自助具（万能袖带）完成进餐动作。该自助具还可用于完成刷牙、写字、击键等动作，但患者至少必须具备肘关节的屈曲功能，方可进行。颈₅脊髓损伤的患者利用辅助具可自己进食，颈₆、颈₇损伤的患者经训练可独立完成。训练用的餐具如碗、盘应特殊制作，具有防滑、防洒的功能。截瘫患者因上肢功能正常，故可独立完成进食动作。

（2）梳洗：截瘫患者因上肢功能较好，基本可独立完成洗脸、刷牙、修剪指甲等个人卫生动作。四肢瘫痪者则需要借助自助具或他人协助完成。

（3）如厕：脊髓损伤患者的日常生活动作障碍特点之一是大小便没有感觉，不能自主控制。因此在大小便的排泄过程当中需要采取特殊的辅助办法。脊髓损伤患者如厕转移的方法可参考下文介绍的轮椅转移动作。由于四肢瘫患者坐位平衡能力差，坐位时在墙上可固定一个海绵垫，以支撑头颈部，提高坐位平衡。穿脱裤子的方法请参考更衣训练的内容。

（4）更衣：由于低位损伤患者（腹肌正常的患者）完成穿衣动作没有困难，以下介绍的内容是为颈髓损伤患者或高位胸髓损伤患者提供参考。训练用的衣服宜宽大、简单、衣扣和带子改为尼龙搭扣。

脊髓损伤水平与穿脱衣服动作的能力：

1）颈$_7$水平损伤：肘关节和腕关节都具有主动屈曲功能，因此可以完成全身更衣动作；

2）颈$_6$水平损伤：可完成穿脱简单的和改制的上衣动作，但不能完成系袖口及衬衫纽扣，女患者不能完成穿戴乳罩，穿脱裤子的动作花费时间过长，但经过训练仍可以完成；

3）颈$_5$水平损伤：由于肘关节控制功能及坐位平衡功能较差，只能完成小部分更衣动作；

4）颈$_4$水平损伤：不能完成更衣动作。

穿脱套头衫：

1）穿法：将左手插入同侧衣袖内，在右手协助下使左手手腕伸出袖口；重复同样的动作穿上另一侧袖子，然后双手上举同时头向前伸套入并钻出领口；整理衣服。

2）脱法：躯干尽量前屈，双手将衣服由后领向上拉，直至退出头部；退出一侧肩与手；再退出另一侧肩与手。

穿脱前开襟衣服：

1）穿法：衣服里面向上（衣领靠近患者），将一手伸入同侧衣袖内并伸出手腕；用同样方法完成另一手；系纽扣或使用尼龙搭扣代替纽扣。

2）脱法：解开衣服纽扣，躯干尽量前屈；双手由衣领处向上拉并使衣服过头；恢复躯干伸展坐位，一只手拇指勾住对侧衣袖腋窝处使手退出衣袖；用同样方法再退出另一手。

穿脱裤子：

1）四肢瘫患者的穿法：先从床上坐起，用右手放在同侧膝关节下面向上拉，使膝关节屈曲，再把裤腿套在右脚上；相同方法完成左腿；利用屈膝及手掌滑动，将裤子穿到腿上，并尽可能向上拉；躺下双手交叉，重复进行左右摆动至身体转成左侧卧位；右手伸至背后，拇指勾住裤子皮带环拉到右侧臀部以上；另一侧方法相同。脱法与穿法顺序相反。

注意：痉挛较强时，采用床上长坐位，躯干前屈将双侧裤腿分别套在脚上，向上利用手掌滑动将裤腿穿到腿上并尽可能向上拉，其余动作相同。

2）截瘫患者的穿法：先把裤腿套在脚上，用手、腕或前臂使膝关节稍屈曲，将裤子拉到大腿上，必要时可用肘部支撑身体；用同样的方法完成另一腿的穿裤子动作；右肘支撑身体向右倾，左手把裤子提到左侧臀上，交替反复，将裤子提到腰部。脱法与穿顺序相反。

（5）入浴：入浴动作包括移动到浴室；穿脱衣服；进入浴盆里；洗身；洗发。

1）入浴评定：包括在浴室的移动能力，起居动作能力，更衣能力，淋浴用的器具及使用肥皂、毛巾等工具的能力。确认在浴室里是否有台阶，浴盆的高度，淋浴的位置，把手的位置，椅子的高度等。

2）入浴训练：脊髓损伤患者的入浴动作，最大的困难是患者不能独立完成转移动作。颈₈脊髓损伤患者的一部分，颈₈以下脊髓损伤患者可能独立完成转移动作。四肢瘫患者的转移可借助转移装置。洗澡时的姿势一般采用长坐位，身体向前倾，头颈部屈曲。皮肤的管理非常重要，防止烫伤。

（6）交流：四肢瘫患者通常语言交流无障碍，由于手功能差，不能握笔写字，拿电话也困难，因此无法进行书信交流和电话交流。另外，由于同样的原因，患者无法使用家庭电器设备。为解决上述问题，作业治疗师可根据患者上肢功能状况，制作不同的自助具（如利用万能袖带写字）或改装电话，使患者能进行书信交流和电话交流。患者也可以使用口棍完成击键动作，进行网上交流。并根据患者的经济情况，选用头控、颌控、手控或气控的环境控制系统（environmental control unit，ECU）来完成开关电灯、窗帘、看电视、打电话等，以提高患者的生活质量。

（7）家务：胸₁以下脊髓损伤患者一般能够做家务。但是由于患者必须坐在轮椅上，因此，患者的生活环境需要进行改造。例如，厨房的位置、厨房门的宽度必须适应轮椅的进出，灶台的高度必须调整，使患者坐在轮椅上能够看清楚锅底部，只有这样，患者才能够完成炒菜的动作。生活环境改造的具体标准请参考《环境改造》有关章节的内容。

（8）外出：脊髓损伤患者外出时一般都需要坐轮椅，因此，公共场所如商场、邮局、医院等应该进行无障碍改造以方便轮椅出入。外出必须注意，坐在轮椅上时，一定要每30min左右用上肢撑起躯干或侧倾躯干使臀部离开椅面减压1次，以免坐骨结节等处形成压疮，如自己不能进行，需由他人帮助。如果有条件可以乘汽车外出。经过训练，截瘫患者可以学会轮椅和汽车之间的转移动作。患者转移进入汽车以后，将轮椅折叠起来放置。对于四肢瘫患者可以使用升降装置来完成转移动作。一般来说，如果汽车的控制装置进行适当的改装，颈₇以下的脊髓损伤患者都可以学会独立驾驶汽车。

5. 轮椅技巧的训练

（1）轮椅转移训练：头、双肩和躯干前屈，使头部前伸超过膝关节；把足放在地板上，让足与地面垂直，在转移中最大限度地让足负重。四肢瘫患者只能完成同一高度的转移动作，而大多数截瘫患者经过训练后能够完成不同高度的转移动作。四肢瘫患者可利用滑板完成转移动作。

1）侧方转移：轮椅靠近床边呈30°，刹闸；头和躯干都前屈，向床的反向摆动，一手撑床，一手撑轮椅扶手，提起臀部向床移动。

2）直角转移：轮椅与床呈直角，距离30cm处，刹闸；用右侧前臂勾住轮椅把手，以保持坐位平衡；将左手腕置于右膝下，通过屈肘动作，将右下肢抬起放到床上；用同样方法将左下肢放到床上；打开轮椅车闸，向前推动轮椅紧贴床缘，再刹闸；双手扶住扶手向上撑起，同时向前移动到床上。平行转移（左侧身体靠床）：轮椅与床平行放置，刹闸；卸下扶手将双腿抬上床（方法同直角转移）；躯干倾向床侧，将右腿交叉置于左腿上，应用侧方支撑移动的方法将躯干移动到床上。

（2）乘坐轮椅上下马路镶边石的训练：患者在进行轮椅上下马路镶边石的训练之前，必须先学会抬起轮椅前轮，用后轮保持平衡。

1）训练人员指导患者用后轮保持平衡：A. 指导者把患者放在平衡位；B. 向前驱动时，轮椅向后倾；C. 向后拉轮椅时，轮椅回到直立位；D. 非接触性保护让患者反复体会，掌握住平衡要领（图23-2）。

2）用安全装置。患者独自练习用后轮保持平衡，方法同①（图23-3）。

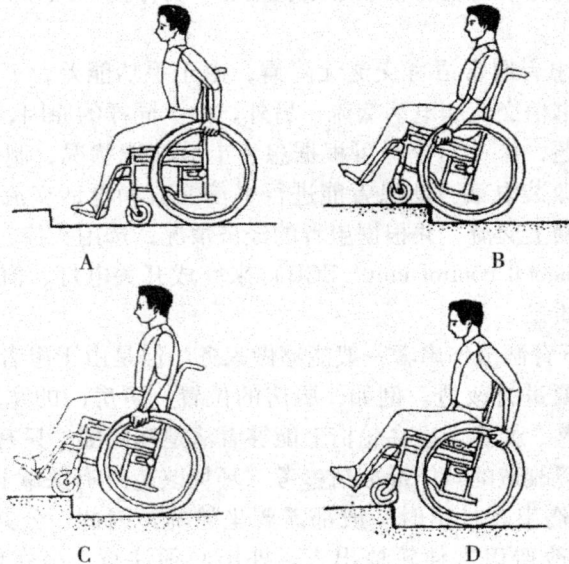

图23-2　轮椅上马路镶边石

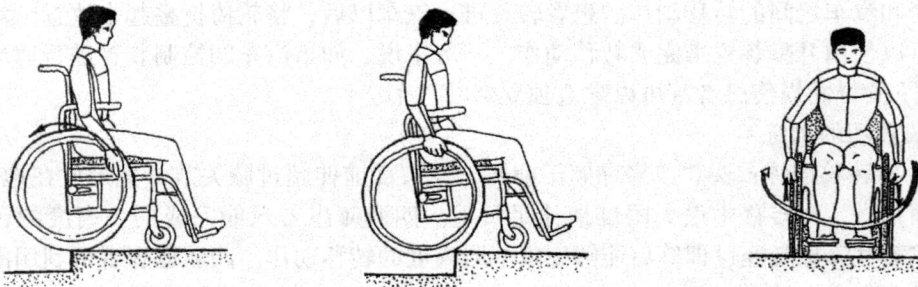

图23-3　轮椅下马路镶边石

（3）轮椅-地面转移的训练：掌握轮椅与地面之间的转移能力，可丰富患者的生活内容，如使患者能在海滩上下水，在地板上与孩子玩耍等。也是一个重要的自救措施，当患者从轮椅上摔下后，应用此项技术从地板上、大街上、篮球场上回到轮椅中。

轮椅—地面转移的第一步是把轮椅摆好并刹住闸。一旦轮椅放好并刹住后，患者即可从侧面、前方或后方完成此动作。

1）侧方转移法。A. 开始位；B. 臀部置于轮椅坐垫上；C. 手在腿上移动；D. 坐直（图23-4）。

2）前方转移法。A. 开始位；B. 从地上提起臀部；C. 双手撑在扶手上，提起身体，放松一只手，扭转身体坐在轮椅上（图23-5）。

3）后方转移法。A. 开始位；B. 从地上提起臀部；C. 扶椅站起，向后移动臀部坐在轮椅上（图23-6）。

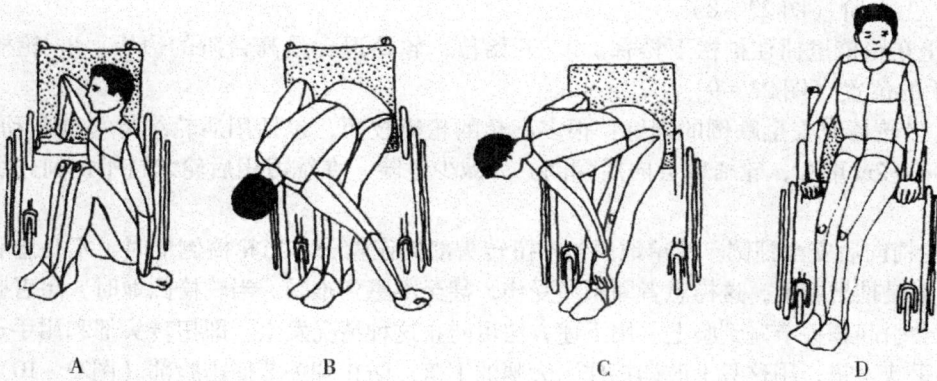

图23-4　轮椅-地面侧方转移法

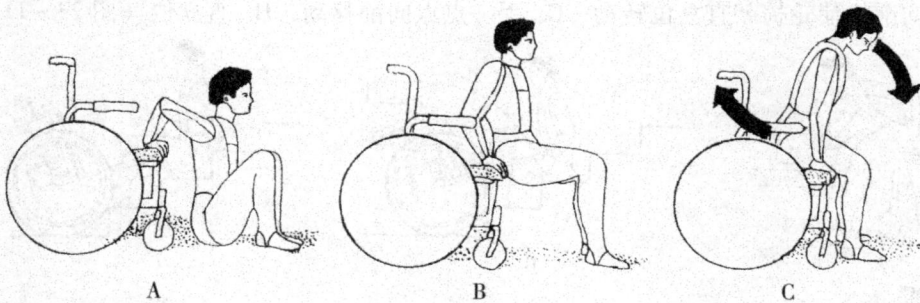

图23-5　轮椅-地面前方转移法

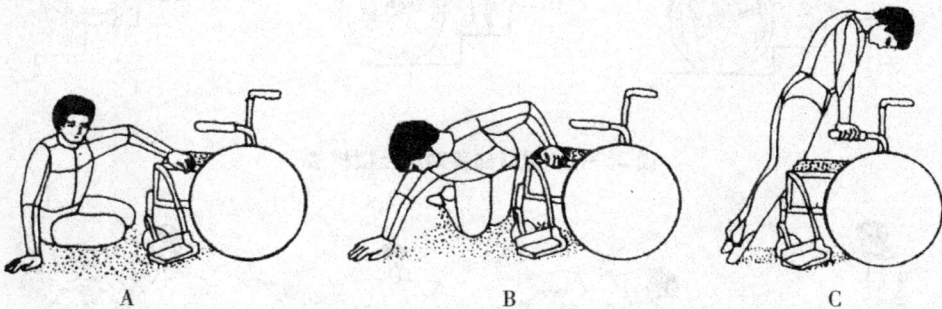

图23-6　轮椅-地面后方转移法

（4）坐轮椅上下楼梯的训练：掌握坐轮椅上下楼梯的方法，可大大扩展残疾人的社交活动范围。

1）用臀部移动法上楼梯。A. 移动到台阶上；B. 把轮椅向后放倒在楼梯上；C. 向上移动一个台阶；D. 重新放后腿的位置；E. 拉轮椅上一个台阶；F. 稳住轮椅向上移一个台阶（图23-7）。

2）坐在轮椅里上楼梯。A. 双腿和轮椅绑在一起；B. 轮椅向后放倒在楼梯；C. 准备上台阶；D. 上台阶（图23-8）。

3）坐在轮椅里抓住护栏下楼梯。A. 开始位，轮椅退到最高台阶的边缘；B. 轮椅下台阶；C. 手的位置（图23-9）。

（5）坐轮椅时安全跌倒的训练：很多高超的轮椅技巧，包括用后轮维持平衡驱动轮椅，患者不小心移过重心，轮椅就会向后翻倒。为减少危险，在练习用后轮维持平衡前先练习安全的跌倒。

1）轮椅向后安全翻倒。简单地说包括扭转头部抓住轮子，当轮椅倒地时，不是患者头部和背部，而是推把着地，这样患者即不易受伤，甚至不感到难受。当轮椅倒地时，患者腿的冲击力可能会引起膝关节碰到脸上。用下述方法可防止这种情况发生，即扭转头部和用手迅速抓住对侧扶手或坐垫，用这只上肢即挡住了大腿的下落，防止膝关节撞击脸部（图23-10）。

2）跌倒后重新坐直训练方法。A. 开始位，臀部坐在坐垫上，双腿挂在坐垫边缘；B. 通过拉轮椅前部提起躯干；C. 手放在地板上；D. 抓住对侧轮子；E. 轮椅向后拉；F. 支撑臀向上向前推使轮椅朝直立位转动；G. 手一点点向前移动；H. 直立位（图23-11）。

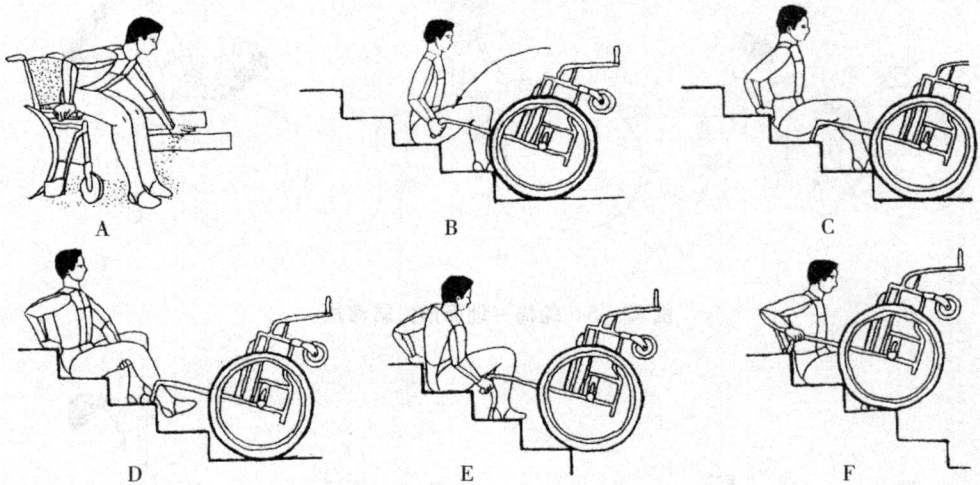

图23-7 用臀部移动法上楼梯法

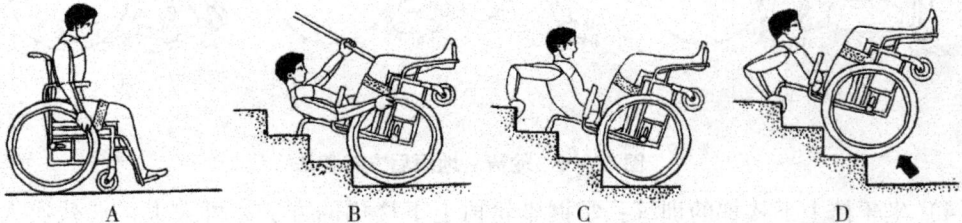

图23-8 坐在轮椅里上楼梯法

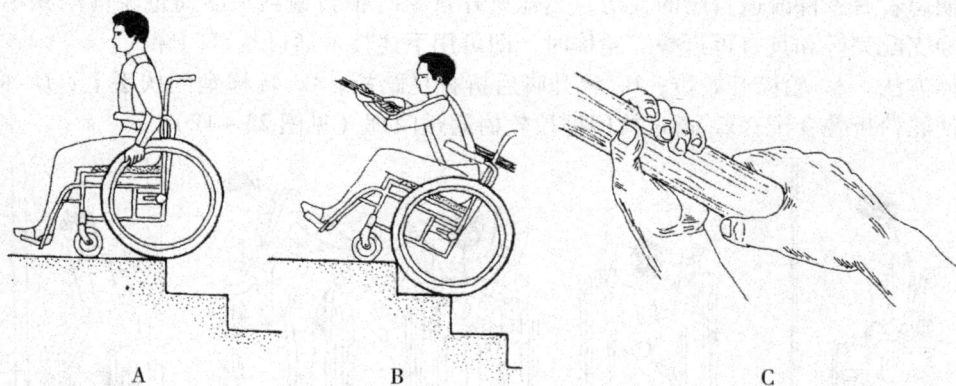

图 23 – 9　坐在轮椅里抓住护栏下楼梯法

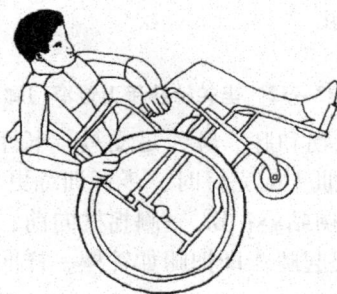

图 23 – 10　安全向后跌倒法

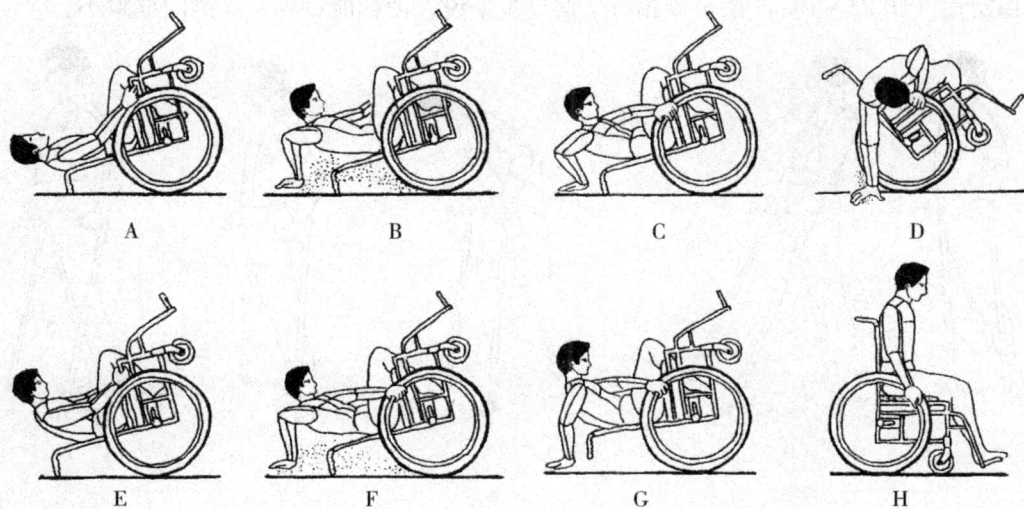

图 23 – 11　跌倒后重新坐直法

（6）坐轮椅通过狭窄门廊的训练。私人家门廊窄，不能通过轮椅，在卫生间中更是如此，即使患者有条件改造自己的住房，当他离开自家时也会碰到不能通过轮椅的狭窄门廊。上肢神经支配完好和具有可折叠之轮椅时，即可用下述技术通过狭窄门廊。

具体方法。A. 轮椅开始位；B. 移开脚后折叠足踏板；C. 转移坐到扶手上；D. 向上拉坐垫，使轮椅折叠变窄；E. 通过拉门框拉轮椅通过门廊（见图 23－12）。

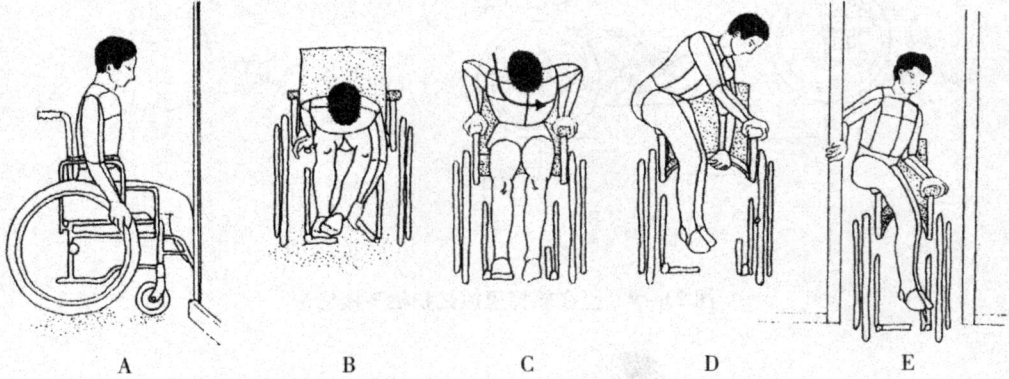

A   B   C   D   E

图 23－12   坐轮椅扶手上过窄门廊法

（7）步行能力的训练：用双拐和膝、踝、足支具（长下肢支具）行走。步行对于上肢功能完好的患者较为容易，当腹肌支配完好时，步行训练更易达到且更有意义。

1）四点步态的训练。A. 平衡站姿；B. 一侧拐杖向前；C. 通过提髋提起对侧腿，低头并扭向摆动腿的对侧；D. 一旦提起腿，即把腿如钟摆一样向前摆动；E. 一条腿向前平衡站姿。重复上述动作即完成步行。

2）摆至步的训练。A. 平衡站姿；B. 双拐前置；C. 通过伸肘，压低和伸展肩胛骨，低头并提起骨盆和双腿；D. 双腿摆过双拐，重新建立平衡站姿；E. 拐杖迅速前置，以获得更大的稳定性（图 23－13）。摆至步相对于摆过步来说，消耗能量少，摔倒的危险小。

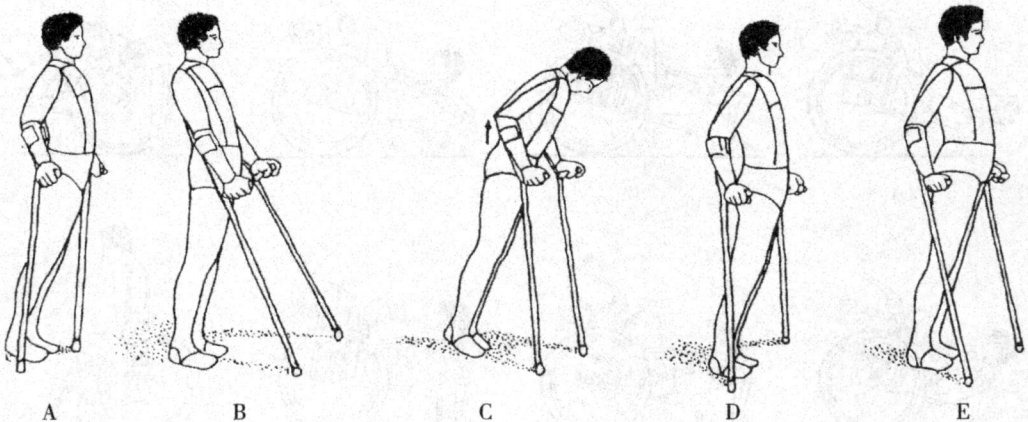

A   B   C   D   E

图 23－13   摆至步训练法

3）摆过步的训练。A. 平衡站姿；B. 双拐前置；C. 双肘伸展，压低和伸展肩胛骨，低头来提腿和骨盆；D. 一旦提起，躯干和腿即如钟摆一样向前摆动；E. 足跟着地；F. 通过抬头，收缩肩胛骨和推动骨盆向前，重新取得平衡站姿（图23－14）。

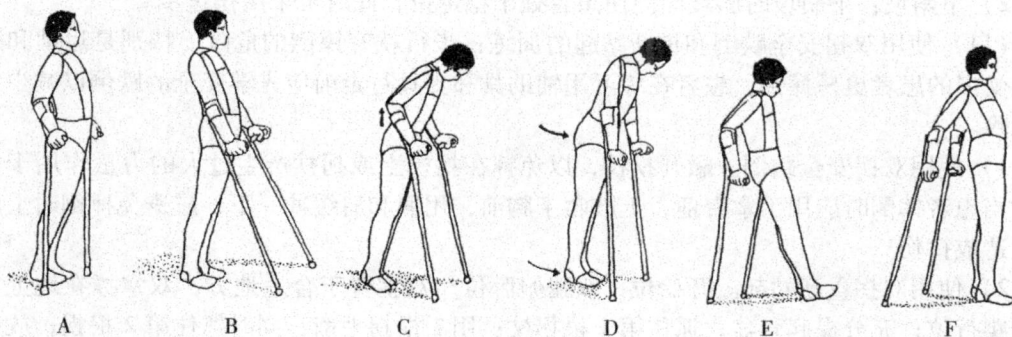

图23－14 摆过步训练法

（8）使用双拐步行时上下台阶的训练

1）上台阶的训练。A. 脚尖位于台阶边缘平衡站姿；B. 双拐置于台阶上；C. 通过伸肘，压低肩胛骨，依靠拐杖，把双脚提上台阶；D. 通过向后摆头和收缩肩胛骨来推动骨盆向前（图23－15）。

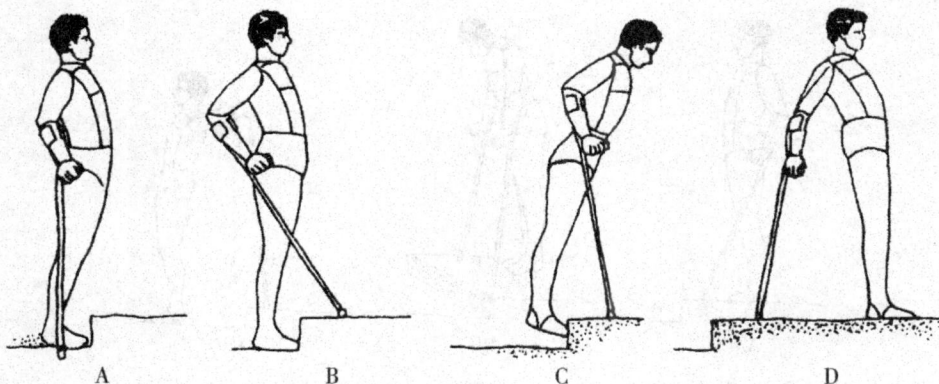

图23－15 用双拐上台阶

2）下台阶的训练。A. 双拐置于平台边缘平衡站立；B. 摆过步；C. 通过向后摆头和收缩肩胛骨来推动骨盆向前（图23－16）。

（9）使用双拐上下楼梯的训练

1）使用后退法上楼梯。A. 离最低一级楼梯几寸远平衡站立；B. 双拐置于楼梯上；C. 伸肘，压低肩胛骨，依靠双拐，把双脚提上台阶；D. 重获平衡站姿（图23－17）。

2）一手扶栏杆，一手用拐下楼梯，另一拐拿在手里（图23－18）。

（10）使用双拐步行时上下斜坡的训练：患者在斜坡上步行，最大的问题是要避免滑倒，当穿着固定踝关节的支具在斜坡上步行时，髋关节、支具均向下倾斜。为提高患者在坡地上的行走能力，患者应尽可能在陡的坡度上练习。

1）上斜坡：上斜坡时，双拐应置于双脚前方，为增大稳定性，应使身体与斜坡成一定角度，骨盆前倾，用摆至步而不用摆过步。

2）下斜坡：下斜坡时斜坡倾向使患者处于稳定位，此时可采用摆过步。

（11）使用双拐安全跌倒和重新站起的训练：步行就有摔倒的危险，特别是运动和感觉功能受损的患者更易摔倒，患者在练习用辅助具和支具行走前应先学安全的跌倒以减少损伤的危险。

1）使用双拐安全跌倒。撇开拐杖，以免摔在拐杖上或拐杖产生过大的力量作用于上肢上；当患者摔倒时应用手掌着地，上肢收于胸前，用肘和肩缓冲一下，应避免摔倒时上肢僵硬，造成摔伤。

2）使用双拐重新站起。开始位，双腿俯卧位，双拐置于合适地方，双掌撑在地上；身体摆爬行位；充分提起骨盆；抓住第1根拐杖；用1根拐平衡，同时抓住第2根拐；放好前臂套环；把身体推直；站直。

（12）从轮椅上站起的训练：功能性步行要求患者具有从轮椅上站起的能力。下面讲的技术是从轮椅上站起，但也可用在其他的一些坐位平面上，如坐便池、汽车和标准椅上。

从轮椅中站起的具体方法。一手放在扶手上，一手扶住拐杖，坐在坐垫前缘；通过转动头部同时撑住拐杖和扶手提起骨盆；平衡好站姿；抓住另1根拐杖；另1根拐杖放在地板上。

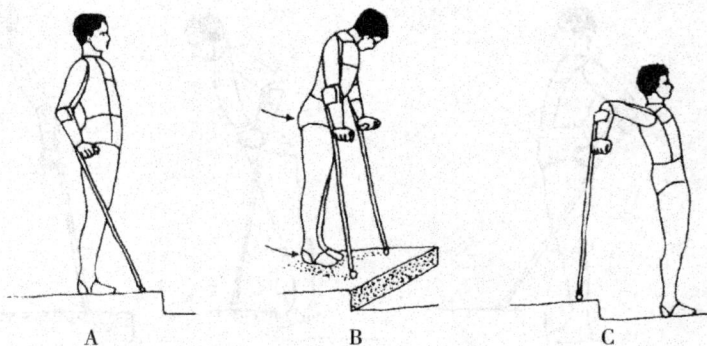

图 23 - 16　用双拐下台阶

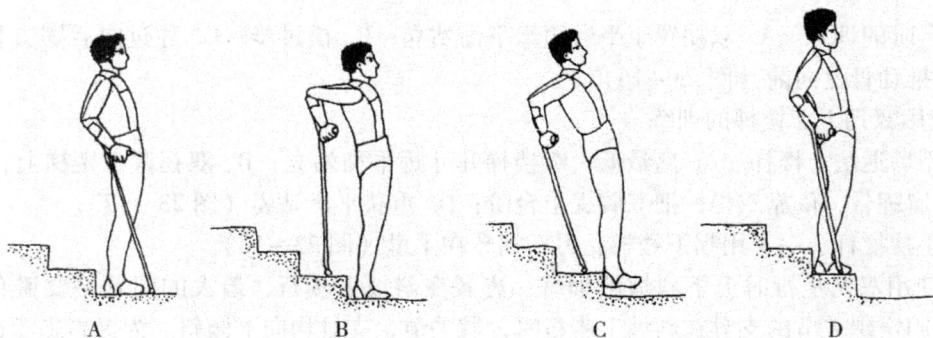

图 23 - 17　后退法上楼梯

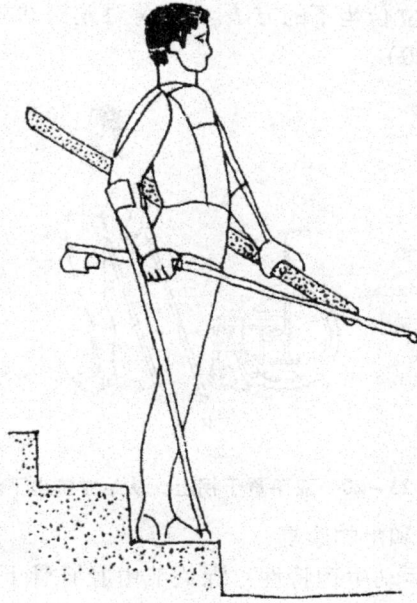

图 23－18　一手扶栏杆，一手用拐下楼梯

（13）从站位坐下的训练：功能性步行要求患者在行走后有安全坐下的能力，下面讲的这些技术是针对轮椅而言，但也可用于其他类似的平面。

坐回轮椅相对来说容易一些，患者把自己降低放在轮椅里，要避免伤及皮肤或把轮椅弄翻。要做到这一点，患者就须控制住放低身体的速度，使其正好坐在坐垫上，而不是扶手或靠垫上。

1）双手放在扶手上，从站位坐下的方法。A. 面对轮椅站立；B. 双手放在扶手上（先把一只手从拐上移至扶手上，再移另一只手）；C. 双手撑在扶手上向一侧旋转，然后松开一只手继续向支撑侧旋转（图 23－19）。

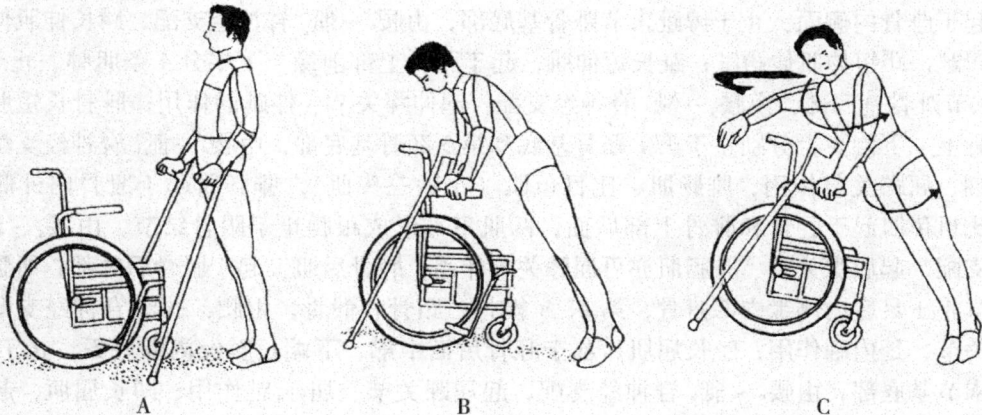

A　　　　　　　　　B　　　　　　　　　C

图 23－19　双手放在扶手上，从站位坐下法

2）双手置于拐上，从站立位坐下的方法。A. 背对轮椅站立；B. 拐杖重新后置；C. 降低身体坐在坐垫上（图23－20）。

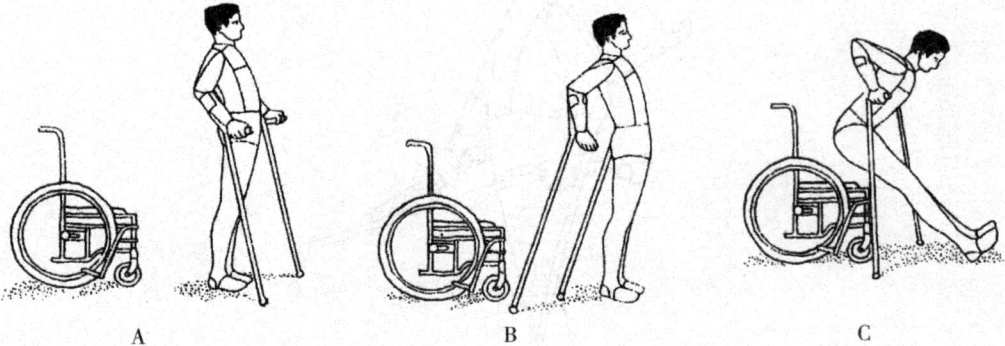

A   B   C

图23－20　双手置于拐上，从站立位坐下法

（14）脊髓损伤的踝关节和足的康复

a. 踝关节和足的解剖和运动生理特性：踝关节由胫腓骨下端和距骨组成，是全身负重的最大关节。在行走和跳跃等活动中，踝关节的运动亦非常重要，在踝关节的康复中，既要考虑到踝关节的稳定性以利负重，又要考虑到踝关节的灵活性，否则将影响踝关节功能的恢复。踝关节由胫骨下端内侧向下的骨突形成内踝，胫骨下端后缘突出为后踝，腓骨下端突出为外踝，距骨位于内外后踝组成的踝穴内，有6个关节面，其上面距骨滑车和胫骨下端凹形关节面相接，两侧关节面与内外踝关节面相接，距骨下面分别与距骨和舟状骨关节面对合。踝关节的关节囊由前后关节囊组成。前关节囊由胫骨下端前缘至距骨颈，后关节囊由胫骨下端后缘至距骨后结节、前后关节囊较松弛，以利踝关节屈伸活动。两侧关节囊由侧副韧带加强，内侧副韧带又称三角韧带、十分坚固，不易断裂。外侧副韧带由距腓前韧带，跟腓韧带和距腓后韧带组成，较内侧副韧带强度弱，易损伤。

作用于踝关节活动的肌肉位于小腿，其中包括胫骨前肌，起于胫骨外侧面、止于足底内侧缘中部的第1距骨基底及第1楔骨，由腰$_{4\sim6}$脊神经支配，起伸踝关节的作用；踇长短伸肌，起于腓骨内侧面，止于踇趾末节趾骨基底部，由腰$_5$～骶$_2$脊神经支配，踇长伸肌伸踝关节及踇趾，踇短伸肌伸踇趾；趾长短伸肌，起于腓骨上部前缘，下端分4条肌腱，止于2～5趾末节趾骨基底部，由腰$_5$～骶$_2$脊神经支配，起伸踝关节、伸趾的作用；腓骨长短肌，起于腓骨上、下侧面，分别止于第1距骨基底和第5跖骨基底部，由腰$_5$～骶$_1$脊神经支配，起足外翻、屈踝关节作用；腓肠肌、比目鱼肌（小腿三头肌），腓肠肌起于股骨内外侧髁上缘，比目鱼肌起于胫骨和腓骨上部后面，两肌下端形成跟腱止于跟骨结节，由腰$_4$～骶$_2$脊神经支配，起屈踝关节、腓肠肌亦可屈膝关节作用；胫骨后肌，起于胫骨后中部，肌腱经内踝后方止于足底内侧缘中部舟骨，第2、3楔骨，跖骨和骰骨，由腰$_5$～骶$_2$脊神经支配，起屈踝关节、足内翻作用；趾长屈肌，起于胫骨后面中部、下端长腱经内踝后方，止于2～5趾骨末节基底部，由腰$_5$～骶$_2$脊神经支配，起屈踝关节、屈$_{2\sim5}$趾作用；踇长屈肌，起于胫骨后面中部、肌腱经由内踝后方止于踇趾末节趾骨基底部，由腰$_5$～骶$_2$脊神经支配，起屈踝关节、屈踇趾作用。

踝关节的功能位为男性90°，女性110°，中立位为足和小腿呈90°交角，无内、外翻，踝关节的运动主要是屈伸运动；踝关节的活动范围为背伸幅度 20°～30°，跖屈幅度为 40°～50°；踝关节矢状面屈伸运动轴（自内踝顶端至外踝顶端）与胫骨纵轴交角为 80° 左右，踝关节背伸时足尖朝外，足发生外旋，踝关节跖屈肘时足尖朝内，足发生内旋，其旋转角度约为 20°。这种运动变化是由于距骨滑车关节面形状所决定。

由于解剖关系，踝关节背伸受伤时易发生骨折，而踝关节跖屈时易发生韧带损伤，尤以内翻状态损伤多。

踝关节运动和距下关节与足的运动是联合进行的，踝关节背伸时，足呈外翻外旋状态，踝关节跖屈时，足呈内翻、内旋状态。足是负重、行走和吸收震荡的结构，足有内外 2 个纵弓和 1 个横弓，足弓的结构和作用主要依靠足底的韧带、肌肉肌腱和跖腱膜完成；足底跟骨负重约 50%，蹈趾和小趾球部联合负重约 50%；足由 14 块趾骨、5 块跖骨、7 块跗骨和 2 个籽骨构成，各趾骨之间构成的趾间关节，跖骨和趾骨近端之间构成跖趾关节，各跖骨基底之间构成跖骨间关节；足背的肌腱和肌肉分为两层，浅层自内向外有胫骨前肌腱，蹈长伸肌腱，趾长伸肌腱和第 3 腓骨肌腱，深层有蹈短伸肌和趾短伸肌，此二肌起于跟骨上外侧面，分别止于蹈趾和 2～4 趾的近端趾骨基底部，由腰$_4$～骶$_1$ 脊神经支配。

足底的肌肉分为两部分，一部分屈蹈长肌、屈趾长肌、胫后肌、腓骨长短肌。另一部分是短小内在肌，分为 3 群，内侧群包括蹈外展肌、蹈短屈肌、蹈内收肌，均起于跟骨、舟状骨，距长韧带止于蹈趾近端趾骨基底，由腰$_5$～骶$_2$ 脊神经支配，外侧群包括外展小趾肌，屈小趾短肌和小趾对跖肌，均起于跟骨、跖骨、跖长韧带，止于小趾近端趾骨基底和第 5 跖骨头。由骶$_{1-2}$ 脊神经支配，中间群包括屈趾短肌、跖方肌、蚓状肌、骨间跖侧肌和骨间背侧肌。屈趾短肌起于跟骨结节和跖腱膜，止于 2～5 趾第 2 节趾骨基底部，腰$_5$～骶$_1$ 脊神经支配。跖方肌起于跟骨，止于屈趾长肌腱，由骶$_{1-2}$ 脊神经支配。蚓状肌起于屈趾长肌腱，止于近节趾骨和趾背腱膜，由腰$_5$～骶$_2$ 脊神经支配，骨间跖侧肌和骨间背侧肌起于跖骨，止于第 1 节趾骨，由骶$_{1-2}$ 脊神经支配；足的运动包括足趾的伸直、屈曲、趾的展收。足趾的展收，除足趾运动外，足部还有内翻、外翻、内收、外展、旋前、旋后运动。其中，旋前、旋后运动是足各关节的综合运动，旋前是外翻和外展共同作用的结果，旋后是内翻和内收共同作用的结果。

综上所述，踝和足的复杂结构和运动生理以及神经支配是施行康复的基础知识，掌握了踝和足的运动生理状态，才有可能使各种原因造成的踝足运动功能障碍通过康复手段最大限度地恢复其功能。而踝、足的功能又是人体站立、步行、完成最重要生活、工作的基本条件。是生活质量的基本保证。一个不能站立和步行，长期坐轮椅代步的患者，在没有无障碍设施的家庭和工作场所，几乎难以达到回归家庭和社会的康复最终目的。因此，踝足的康复重要性则不言而喻。

2）踝关节和足的各种功能障碍和康复手段：踝关节和足的功能障碍原因有踝关节和足的关节囊和韧带损伤，由于踝关节和足有负重和步行，跳跃等功能，因而关节囊和韧带包括跖腱膜均有可能出现运动中的损伤，严重的会出现韧带撕裂伤，断裂伤，部分外伤需手术缝合，因而伤后均需有功能位外固定（石膏固定）制动，外固定时间超过 20d 以上，易出现肌腱、韧带粘连和关节活动轻度受限，其中跖腱膜挛缩会造成马蹄内翻足或弓形足，跟腱挛缩会造成马蹄足；踝关节和足的骨折，踝关节或足骨会因冲击，挤压和砸伤，火器伤造成 1个或多个骨损伤，目前的骨科手术（内固定术）部分或完全达到骨的解剖复位，但仍需石膏外固定于功能位，长时间的固定（2~3个月）亦会造成关节活动障碍，如果同时合并有肌腱、韧带损伤会造成粘连挛缩而致关节活动障碍加重。

各种原因所致中枢神经系统或周围神经系统损伤影响到小腿及足的肌肉瘫痪或部分瘫痪，造成踝关节和足的功能异常，如马蹄足，马蹄内、外翻足，跟行足等。

各种原因所致小腿肌肉痉挛所致踝关节及足位置及功能异常。以上各种原因所致踝关节及足的功能异常均会影响到步态异常，因而康复治疗中应在步态分析检查中制定出科学康复治疗方案，并用此法检验康复效果。

踝关节与足的康复。在踝关节与足的康复中，首先要明确康复目标，踝关节与足的功能恢复有一个前提，就是首先要完成髋关节和膝关节的正常功能。如果髋关节和膝关节存在功能障碍，会直接干扰踝关节与足的正常功能，因而单纯强调局部踝关节和足的功能恢复是没有作用的。仍然会造成步态的异常。其次，踝关节与足的功能恢复康复目标制定必须有细微的检查和障碍学分析，有针对性地制定康复计划。最后，上述几种原因造成踝关节与足的功能障碍，应采用临床治疗手段，包括手术和药物、理疗、水疗等各种方法祛除病因，康复才可顺利进行。

下面，简述踝关节与足功能障碍及步态。

a·踝关节功能检查：在正常步态中，蹬地动作是十分重要的。蹬地是由屈曲、伸展的踝关节和强有力的小腿三头肌完成的。当然，也包括距下关节的功能。首先，检查矢状方向蹬地系统。踝关节检查应叫患者坐于高椅上，屈髋和屈膝关节，使小腿肌肉松弛，然后令足尖抬起和放下，来检查踝关节可动性的角度，踝关节屈曲、伸展大的达到35°~40°，运动中阻力可以判断小腿三头肌和足背伸肌的肌力。另外，要同时检查第1足趾的屈伸运动是否正常，跖趾关节（特别是第1足趾）在蹬地动作中亦非常重要，因为第1跖骨头在后足蹬地双足支撑期结束时必须呈弯曲状态。

其次，检查侧方蹬地系统和距下关节旋转。用一只手抓住两踝上部，另一只手活动跟骨使之内翻和外翻，检查侧方运动。另外，用手抓住足跟，检查内旋、外旋运动。距下关节活动障碍，会造成跟骨上的侧方活动（侧方蹬地）和水平面上的旋转运动受到阻碍，给侧方蹬地和骨盆旋转系统带来影响。

最后，检查跗横关节和跗跖关节，用右手抓住足跟固定，用左手握住前足部交替向内收，外展方向推，检查跗横关节。用右手抓住足跟，左手使前足部在前后轴的周围旋转，以检查跗跖关节的旋前、旋后功能。

b. 前足部功能障碍：蹞趾僵硬和蹞外翻是跖趾关节常见障碍，步行时会造成足外旋，蹬地动作中、小腿三头肌不能发挥作用，在后足蹬地和双足支撑期足跟抬不起来，因而步幅变短。

c. 距下关节、跖部关节功能障碍：主要表现距下和跖部关节僵硬和强直，使足不能向侧方蹬地，加之距下关节不能旋转，使步幅减小，步向角变小。

d. 踝关节功能障碍：踝关节强直，会造成鞠躬型身体前倾的跛行步态，步幅减小，如果同时有尖足位强直，会使身体前倾加重，膝关节亦会出现屈曲状态；踝关节疼痛性挛缩，尤其是尖足位挛缩时，为了使踝关节不活动，把下肢放在额状面内，步向角加大到90°，髋关节极度外旋，骨盆处在3/4斜位上，这种位置于无痛性使用距下关节，起一部位踝关节代替作用；踝关节强直同时易出现膝反张，以减少身体前倾角度；跟足亦属于踝关节功能障碍，踝关节蹬地时应有30°角的跖屈，而跟足状态只有5°活动范围，所以步行中膝关节必须处于屈曲状态，即所谓"坐位步行"。如果小腿三头肌无力而足背屈肌挛缩，就可造成这种跟足状态。使步态异常，步幅变小。另外，非固定性尖足（下垂足）没有踝关节活动障碍，主要是足背屈肌瘫痪造成，对前足着地支撑和单足支撑都带来障碍，脊髓、马尾神经损伤亦可造成双侧垂足状态。

e. 足部的功能障碍：一般足功能障碍多表现为内翻、内收和尖足。在矢状面上可看到步幅减少，前足部托付力臂固跖骨内翻，横向变形而被抑制，因而妨碍了踝关节蹬地运动，在额状面上，由于两足尖向内，双足分开，单足支撑时，躯干均需向侧方摆动，在水平面上，步向角闭锁，表现出足部变形，使距下关节旋转受到阻碍。

3）关于踝关节与足的康复，主要从以下几个方面简述：

a. 要有整体康复概念。踝关节与足的重要性已论述，局部功能障碍的康复必须建立在从肩、髋、膝功能基本正常的前提下进行，重力线必须直达足的3个着力点，力线有偏离，即使踝关节和足功能正常，也难以完成正常步态。

b. 踝关节与足的关节松动术，应与其他临床治疗相结合，如外科、理疗、中医治疗的介入，前面所述骨折的关节囊、韧带损伤均需综合治疗，骨折的对位、对线、解剖复位、韧带关节囊撕裂伤的缝合，解剖功能位固定，都是非常重要的。内外固定后，应尽早进行关节活动训练，防止肌腱粘连和关节韧带、关节囊的挛缩，已粘连和挛缩的，经过关节牵扯松动术亦可有功能改善，一定要在无痛、小范围关节活动开始训练，不能过度牵扯，否则会造成新的损伤和更广泛的粘连和挛缩，要有耐心，要持之以恒，康复效果才会缓慢出现。

c. 支配踝关节和足功能的几组肌肉的肌力训练，必须掌握各组肌肉的起止点和功能。单纯肌力不足（不包括神经损伤）造成拮抗肌力量不均衡，应加强肌力弱肌群的肌力增强训练，使踝关节和足的各种功能得以恢复。

d. 中枢神经系统及周围神经系统的损伤造成小腿各组肌肉瘫痪或部分瘫痪，康复训练是难以恢复肌力的，要积极采取神经损伤的恢复手段（如神经恢复药物的使用，例如神经节苷脂、神经生长因子等药物的使用），难以恢复的亦可采用干细胞，嗅神经鞘细胞的移植，以利神经支配功能的恢复。另外，使用外科手段，如肌腱移位，马尾神经吻合，亦可代偿部分已丧失的功能。各种临床手段难以奏效的，应考虑矫形器（支具）的佩戴和训练，如足下垂和足内、外翻，可定制矫形器来矫正，配合其他支具（如腋拐、肘拐、助行器、四角拐）的配合完成站立和移动。当然，除小腿肌瘫痪需佩戴小腿矫形器外，同时有大腿肌瘫痪应配长腿支具。同时固定膝、踝关节，并且防止膝关节反张。足弓的维持亦可在鞋中加垫解决。

如果小腿有肌痉挛造成踝关节和足的功能障碍，应使用解痉临床治疗手段，如药物（巴氯酚类），局部注射酚溶液、肉毒素、直肠电刺激、后根神经部分切断等。单纯康复手法治疗痉挛效果不明显。

e. 综合治疗和康复训练手段中，可以解决踝关节和足功能的，尽量不采用外科手段，如跟腱挛缩可以用站立斜床足踏板角度调节，利用身体重量缓慢牵拉跟腱亦可完成松解，跟腱延长术如果过度，会造成立位保持和踝、膝关节的不稳定。垂足的三关节固定术，亦可严重影响踝关节和足的功能，因而选择外科治疗手段要极为慎重。

综上所述，踝关节与足的康复训练应基于局部解剖和正常关节活动而开展，特别注意肌力均衡，充分了解持重状态下，步行步态的基本规律，才有可能恢复踝关节和足的生理功能。提高生活质量，完成回归家庭和社会的最终康复目标。

四、功能训练中的作业治疗

1. 卧床期　患者的 OT 治疗内容与 PT 治疗内容基本相同。

2. 轮椅期　对于四肢瘫患者，由于大都不具备手的抓握功能，因此需要借助自助具（万能袖带）完成进餐动作。该自助具还可用于完成刷牙、写字、击键等动作。但患者至少必须具备肘关节的屈曲功能方可进行。颈$_5$神经损伤患者利用辅助具可自己进食，颈$_6$、颈$_7$神经损伤患者经训练可独立完成。训练用的餐具如碗、盘应特殊制作，具有防滑、防洒功能。根据患者的经济情况，选用头控、颌控、手控或气控的环境控制系统（environmental control unit，ECU）开关电灯、窗帘，看电视、打电话等，以提高患者的生活质量。

对于截瘫患者，因上肢功能正常，故可独立完成进食和梳洗动作。重点进行排泄、更衣、穿脱裤子、入浴、做家务、外出购物等方面的训练。条件允许时，如汽车的控制装置进行适当改装，还可进行驾驶汽车的训练。

五、文体治疗

选择患者力所能及的一些文娱、体育活动，对患者进行功能恢复训练，如轮椅篮球、网球、台球、乒乓球、射箭、标枪、击剑、轮椅竞速、游泳等，一方面恢复其功能，一方面使患者得到娱乐。文体活动的好处在于可以增加患者运动系统的活动，从而提高其功能和改善体质，增加耐力；从心理上增强患者的自信心和自尊心。除此之外，参加文体活动可以分散他们对自身残疾的注意，加上许多文体活动可和健全人一起进行，对他们重返社会，积极参与社会活动都有好处。因此，在脊髓损伤康复中应积极开展文体活动。

六、心理治疗

脊髓损伤患者的心理反应：从受伤起通常经历休克期、否认期、焦虑抑郁期、承认适应期。

受伤伊始，由于突然而来的横祸，使患者感到茫然不知所措，对疾病或外伤所致的残疾毫无认识，此时反应迟钝，属于心理反应休克期。此期过后，患者对伤残往往不能理解，不相信残疾的来临及其严重性，坚信自己能痊愈，此为否认期。随着时间的推移，患者逐渐认识到残疾将不可避免，此时性情变得粗暴，把自己内心的不满和痛苦向外发泄，冷静下来后，常感到悲观失望，情绪变得焦虑、抑郁，此为焦虑抑郁期。此期过后会逐步承认现实，对残疾状态能够接受，能比较正确地对待身边的人和事，此为承认适应期。PT、OT 应了解各期的基本特点，在训练过程中主动与心理工作者互相配合，采取认知、行为、支持等心理治疗，使患者尽快进入承认适应期。

七、社会康复

社会工作者在患者住院时，帮助患者尽快熟悉和适应环境，帮助患者向社会福利、保险和救济部门求得帮助；在出院前，协助患者做好出院后的安排，包括住房调配及无障碍改造。出院后帮助他们再就业，与社会有关部门联系以解决他们的困难并进行随诊。

八、中医康复

中医治疗对脊髓损伤康复也有一定的帮助，如针灸对不全瘫肌力的恢复，中药的润肠通便都有不错的效果。

（李　丹）

参考文献

[1] 周士坊，范振华．实用康复医学．南京：东南大学出版社，2008.

[2] 张通主编．神经康复治疗学．北京：人民卫生出版社，2011.

[3] 简文豪．神经系统疾病的理疗．北京：人民卫生出版社，2004：829-864.

[4] 梁和平．康复治疗技术．北京：人民卫生出版社，2002.

[5] 朱镛连，张皓，何静杰主编．神经康复学．北京：人民军医出版社，2010.

[6] 王介明．脑血管病学．中国科学技术出版社，2004.

[7] 李丹，陈长香，马素慧，赵雅宁，李淑杏．脑梗死患者执行功能障碍程度的危险因素研究．现代预防医学，2013，(40) 21.

[8] 李丹，邢琰，陈长香，郝习君，王静．脑梗死患者执行功能障碍程度的影响因素．中国老年学杂志，2014，(12) 34.

第二十四章　感觉障碍的康复治疗

脑卒中是一种发病率、致残率和死亡率较高的疾病，位于人口死因的第三位。卒中后很多患者在运动功能受损的同时伴有感觉障碍的出现。感觉功能出现感觉丧失、迟钝、过敏等障碍，严重影响偏瘫肢体运动功能的恢复。感觉障碍是脑卒中后的常见症状，其发生率约为60%。由于感觉障碍与运动障碍并存，且运动障碍对肢体功能的影响更为突出，因而导致人们更着重于对脑卒中后运动障碍的研究，而忽视了对患者存在的感觉障碍的研究。现代康复对卒中康复的研究已提出康复训练不仅包括运动控制还需包括浅感觉和深感觉训练。通过康复干预，浅感觉恢复率62.79%，深感觉不同程度的恢复有待进一步探讨。

第一节　概述

一、感觉传导的相关解剖

周围感受器接受内外环境的各种刺激，并将其转变成神经冲动，沿着传入神经元传递至中枢神经系统，最后至大脑皮层，产生感觉。另一方面，大脑皮质将这些感觉信息整合后，发出指令，沿传出纤维，经脑干和脊髓的运动神经元到达躯体和内脏效应器，引起效应。因此，神经系统内存在着两大类传导通路：感觉（上行）传导通路和运动（下行）传导通路。从总体上说，它们分别是反射弧组成中的传入和传出部分，但只有不经过大脑皮质的上、下行传导通路才称为反射通路。

1. 本体感觉传导通路　所谓本体感觉是指肌、腱、关节等运动器官本身在不同状态（运动或静止）时产生的感觉，又称深感觉，包括位置觉、运动觉和振动觉；该传导通路还传导皮肤的精细触觉（如辨别纹理粗细等）。此处主要述及躯干和四肢的本体感觉传导通路（因头面部尚不十分明了），有两条，一条是传至大脑皮层，产生意识性感觉；另一条是传至小脑，不产生意识性感觉。

（1）躯干和四肢意识性本体感觉和精细触觉传导通路：由3级神经元组成。第1级神经元为脊神经节细胞，其周围突分布于肌、腱、关节等处的本体觉感受器和皮肤的精细触觉感受器，中枢突经脊神经后根的内侧部进入脊髓后索，分为长的升支和短的降支。其中，来自第5胸节以下的升支行于后索的内侧部，形成薄束；来自第4胸节以上的升支行于后索的外侧部，形成楔束。两束上行，分别止于延髓的薄束核和楔束核。第2级神经元的胞体在薄、楔束核内，由此二核发出的纤维向前绕过中央灰质的腹侧，在中线上与对侧交叉，称内侧丘系交叉，交叉后的纤维在椎体束的背方呈前后方向排列，行于延髓中线两侧，再转折向上，称内侧丘系。内侧丘系在脑桥呈横位居被盖的前缘，在中脑被盖则居红核的外侧，最后止于背侧丘脑的腹后外侧核。第3级神经元的胞体在腹后外侧核，发出纤维经内囊后肢主要投射至中央后回的中、上部和中央旁小叶后部，部分纤维投射至中央前回。此通路若在内侧丘系交叉的下方或上方的不同部位损伤时，则患者在闭眼时不能确定损伤同侧（交叉下方损伤）和损伤对侧（交叉上方损伤）关节的位置和运动方向。

（2）躯干和四肢非意识性本体感觉传导通路：非意识性本体感觉传导通路实际上是反射通路的上行部分，为传入至小脑的本体感觉，由 2 级神经元组成。第 1 级神经元为脊神经节细胞，其周围突分布于肌、腱、关节的本体感受器，中枢突经脊神经后根的内侧部进入脊髓，终止于 $C_8 \sim L_2$ 节段胸核和腰骶膨大第 Ⅴ ～ Ⅶ 层外侧部。由胸核发出的 2 级纤维在同侧侧索组成脊髓小脑后束，向上经过小脑下脚进入旧小脑皮质；由腰骶膨大第 Ⅴ ～ Ⅶ 层外侧部发出的第 2 级纤维组成对侧和同侧的脊髓小脑前束，经小脑上脚止于旧小脑皮质。以上第 2 级神经元传导躯干（除颈部外）和下肢的本体感觉。传导上肢和颈部的本体感觉的第 2 级神经元胞体在颈膨大部第 Ⅵ、Ⅶ 层和延髓的楔束副核，这两处神经元发出的第 2 级纤维也经过小脑下脚进入小脑皮质。

2. **痛温觉和粗触觉压觉传导通路**　该通路又称浅感觉传导通路，由 3 级神经元组成。

（1）躯干和四肢痛温觉和粗触觉压觉传导通路：第 1 级神经元为脊神经节细胞，其周围突分布于躯干和四肢皮肤内的感受器；中枢突经后根进入脊髓。其中，传导痛温觉的纤维（细纤维）在后根的外侧部入脊髓经背外侧束再终止于第 2 级神经元；传导粗触觉压觉的纤维（粗纤维）经后根内侧部进入脊髓后索，再终止于第 2 级神经元。第 2 级神经元胞体主要位于第 Ⅰ、Ⅳ、Ⅶ 层，它们发出纤维上升 1 ～ 2 个节段经白质前连合到对侧的外侧索和前索内上行，组成脊髓丘脑侧束和脊髓丘脑前束（侧束传导痛温觉，前束传导粗触觉压觉）。脊髓丘脑束上行，经延髓下橄榄核的背外侧，脑桥和中脑内侧丘系的外侧，终止于背侧丘脑的腹后外侧核。第 3 级神经元的胞体在背侧丘脑的腹后外侧核，它们发出纤维称丘脑中央辐射，经内囊后肢投射到中央后回中、上部和中央旁小叶后部。在脊髓内，脊髓丘脑束纤维的排列有一定的顺序：自外向内，由浅入深，依次排列着来自骶、腰、胸、颈部的纤维。

（2）头面部的痛温觉和触压觉传导通路：第 1 级神经元为三叉神经节细胞，其周围突经三叉神经分支分布于头面部皮肤及口鼻黏膜的相关感受器；中枢突经三叉神经根入脑桥，传导痛温觉的纤维再下降为三叉神经脊束，止于三叉神经脊束核；传导触压觉的纤维终止于三叉神经脑桥核。第 2 级神经元的胞体在三叉神经脊束核和三叉神经脑桥核内，它们发出纤维交叉到对侧，组成三叉丘系，止于背侧丘脑的腹后内侧核内。第 3 级神经元的胞体在背侧丘脑的腹后内侧核，发出纤维经内囊后肢，投射到中央后回下部。在此通路中，若三叉丘系以上受损，则导致对侧头面部痛温觉和触压觉障碍；若三叉丘系以下受损，则同侧头面部痛温觉和触压觉发生障碍。

二、脑卒中后感觉障碍的病因

深浅感觉的传导路径不一样，但都经脑干、丘脑、内囊上至大脑皮层中央后回的不同部位而产生不同的感觉刺激。因卒中后使正常的感觉传导通路受到破坏引起不同的感觉障碍。脑卒中后感觉通路任何部位的损伤都会引起各种不同类型的感觉障碍。感觉障碍经常发生在丘脑、脑桥或内囊的损伤。目前还没有充分的临床影像学证据证明：大脑皮层的损伤罕有纯感觉性卒中或以感觉症状为主的障碍。关于疼痛和感觉异常是感觉卒中的后遗症这一结论，目前仍存在争论。脑卒中后顶叶皮质的损伤包括中央后回的感觉初级皮层 S Ⅰ 区会引起皮质型感觉障碍。应用 PET 研究表明热刺激前臂皮肤可以记录到顶盖的局部脑血流量的增加。

因此，脑岛和顶盖区的皮质被认为是感觉的次级中枢SⅡ区。此区的功能可能是调节疼痛或热的感觉。有研究表明皮肤和肌肉的不愉快的感觉与双侧岛叶的激活有关。另一项研究表明顶盖部皮质与确定如痛觉有关，然而对伤害性刺激的所激发的情感反应与岛叶皮质有关。手的躯体皮层定位一般位于中央后回（SⅠ区），拇指的代表区要比其余四指的大些。因此，不同部位的感觉障碍由躯体皮层定位的不同和躯体不同部位的敏感性不同所致。

即使感觉功能的皮层投射在人类基本相同，但也存在一定的差异，其原因是由于神经功能的可塑性。此外，感觉的投射地图形成也依赖于后天的对感觉经验的积累及认知功能。然而，由于先天因素的限制，可以解释有些脑卒中后存在感觉障碍的患者无法完全恢复其感觉功能。

三、感觉障碍的临床表现

脑卒中患者根据病变的性质、部位和范围，可伴有不同程度的感觉障碍。感觉障碍的临床分类依其病变性质可分为刺激性症状和抑制性症状两类：刺激性症状：感觉径路刺激性病变可引起感觉过敏（量变），也可引起感觉障碍如感觉倒错、感觉过度、感觉异常及疼痛等（质变）。感觉过敏是指轻微的刺激引起强烈的感觉，大多由于外界的刺激（如检查时的刺激）和病理过程的刺激相加所致。感觉倒错指刺激的认识完全倒错，如非疼痛刺激却诱发疼痛感觉。感觉过度一般发生在感觉障碍的基础上，感觉刺激阈增高，达到阈值时可产生一种强烈的定位不明确的不适感，且持续一段时间才消失，见于丘脑和周围神经损害。感觉异常是指无外界刺激而自发的感觉，如麻木感、肿胀感、沉重感、痒感、蚁走感、针刺感、电击感、束带感和冷热感等。另一刺激性症状为疼痛，国际疼痛研究协会将之定义为由于真正潜在组织损伤而引起的或用损伤来描述的一种不愉快的感觉或情绪。从感受器到中枢的整个传导通路的任何病灶刺激都可引发疼痛，没有外界刺激而感觉到疼痛者，称为自发性疼痛。抑制性症状：感觉通路受到破坏时出现的感觉减退或缺失。同一部位各种感觉均缺失称为完全性感觉缺失，同一部位仅某种感觉缺失而其他感觉保存称为分离型感觉障碍。除特殊感觉如视觉的偏盲、听觉的听力理解障碍之外，以偏身感觉障碍最为常见，其中包括一般感觉的感觉障碍如浅感觉的痛、温、触觉和深感觉的关节位置觉、振动觉、运动觉和压觉以及高级中枢——大脑皮质的复合感觉如实体觉、定位觉、两点辨别觉和图形觉等障碍。根据感觉障碍出现的部位不同，可将偏瘫感觉障碍分为如下几种：

①偏身感觉障碍为最常见的表现形式，如丘脑病变时，以深部感觉障碍为主，引起对侧半身全部感觉障碍，且伴有自发痛及痛觉过敏现象。②假性神经根型感觉障碍：在半身感觉障碍中有时伴有假性神经根型感觉障碍，多见于上肢，在上肢的桡侧或上肢尺侧呈条带头分布，可见于顶叶病变和丘脑病变。③手掌、口综合征：围绕口周围的半侧部分和同侧手掌同时存在的感觉障碍称为手掌、口综合征，提示在顶叶中央后回下部和丘脑腹后侧核有局限性病变。④交叉性感觉障碍：延髓外侧病变损害了脊髓丘脑侧束及三叉神经脊束、脊束核，产生交叉性的感觉障碍，即同侧面部和对侧半身痛觉、温度觉缺失，如延髓外侧综合征、小脑下后动脉血栓引起的病变。⑤同侧性感觉障碍：即表现为病灶同侧肢体运动、感觉障碍，这可能是由于人体传导路不交叉引起的；比较少见。⑥皮质型：大脑皮质感觉中枢在中央后回及旁中央小叶附近（第3、1、2区）。它们支配躯体的关系与中央前回运动区类似，也是自下而上依次排列，即口、面、手臂、躯干、大腿以及小腿和会阴部的感觉支配位于半球内侧

面。因皮质感觉区范围广，病变只损害其中一部分，因此感觉障碍只局限于对侧的一个上肢或一个下肢分布的感觉减退或缺失，称单肢感觉减退或缺失。皮质型感觉障碍的特点是出现精细性感觉（复合感觉）的障碍，如实体觉、图形觉、两点辨别觉、定位觉、对各种感觉强度的比较等。皮质感觉中枢的刺激性病灶可引起感觉型癫痫发作。

（李　丹）

第二节　感觉障碍的评定与影响

一、感觉障碍的评定

Bobath 在 1978 年提出，康复治疗要依赖感觉功能来促进正常的运动，抑制异常的姿势。Reding 和 Potes 在 1988 年的一项临床研究也表明，95 例脑卒中后偏瘫患者，同时存在感觉及运动功能障碍的患者的康复效果要差于只有运动功能障碍的患者。存在感觉功能障碍能够解释一些脑卒中患者为什么动作笨拙，给予感觉功能的训练，会使运动功能取得巨大的进步。如果我们对感觉功能障碍不能很好的认识和评定，就无法训练感觉功能及监测其进步。更为重要的是，在制订康复训练计划时不能够满足患者的真正需要，因此而无法取得最好的治疗效果。物理治疗师、作业治疗师及康复医师已经达成共识，感觉功能的评定为康复预后的判断和患者的住院康复时间的确定提供重要的信息。长期以来，康复治疗工作者往往忽略患者的感觉障碍，其中一个可能的原因为缺乏感觉障碍的神经功能的可靠客观的评定方法。

1. 浅感觉障碍的评价　痛觉检查：充分暴露检查部位，在其两侧对称部位用大头针力量均匀地轻刺患者皮肤，并请患者回答"痛"还是"不痛"，如痛觉有障碍再上、下对比，查出痛觉障碍的范围；温觉检查：分别用凉水（5~10℃）试管和热水（40~50℃）试管，轮流接触患者皮肤，观察其能否辨别冷热。如不能辨别即为温觉障碍。正常人能辨别出相差10℃的温度。触觉和压觉检查：检查触觉可用棉签或软纸片，患者回答"有"、"无"或"报数"。能够感受触觉的患者，应进一步让其说出所触的皮肤部位，此即定位觉。触觉正常的患者，定位觉可以正常也可以不正常。定位觉正常误差手上 <3cm，其他部位 <10cm。在偏瘫患者，测定定位觉更重要。压觉检查是用手指或钝物如笔杆交替地轻触和下压皮肤，请患者分辨压迫的轻重。

2. 深感觉的评价　位置觉和运动觉：这两项感觉是检查关节被动运动的能力的，位置觉能感知某个关节或肢体的位置，运动觉能感知各关节被动运动的方向，这两项深感觉常同时测量。患者闭眼情况下检查者被动活动患者肢体各个部位，如轻轻移动患者的手指及脚趾，让患者说出移动的方向、关节处的位置，移动幅度约5°，移动时检查者的手指放在移动方向的两侧，用力宜轻，以免压觉的干扰，当发现有障碍时可加大幅度，倘患者仍无感受，再试验较大的关节，最后做出记录。这种检测可先在患者睁眼的情况下进行，以便让患者了解检查的目的和熟悉检查的要求，然后再在闭目的情况进行检测。此外尚可以用以下方法检查：①拇指试验：患者闭眼，检查者把持患者前臂，让患者拇指伸直，并使患者作腕关节伸屈活动 2~3 次后而停止于某一位置，此时让患者用其健手寻找患肢的拇指，当有位置觉障碍时，则手指方向偏误，手指进行不能呈直线。②合掌试验：患者闭目，让患者两手合掌，左右手指交互合掌。一侧有深层感觉障碍时，当作手指交互合掌时该侧手两指并合而不感知。振动觉：把振动的音叉置于骨突出部位，请患者回答有无振动的感觉。

3. 复合感觉的评价　两点辨别觉：用双脚规以一或两点交替接触皮肤，让患者说出是一点或两点，至能回答两点最小距离为止。正常身体各部位辨别两点能力不一，指尖为 3 ~ 8mm，手掌 8 ~ 12mm，手背 20 ~ 30mm，上臂和大腿 60 ~ 70mm，前胸 40mm，背部 40 ~ 70mm。实体觉：是了解患者用手触、摸来判别物体名称的能力。有人认为实体觉丧失是属于失认症的一种。检查时将患者熟悉的物品放其手中，让他闭目充分触摸，说出物品的名称或特性（大小、形状、软硬、原料等）。正常人可识别出拿在手里的物品，但偏瘫患者往往不能识别，该方法是评价脑卒中患者的重要内容。重量觉用重量相差至少 1 倍的两物体先后放入一侧手中，让患者区别。感觉检查很繁琐又容易发生误差，注意选择患者的精神状态良好，意识清楚时检查。检查前让其了解检查的方法和意义，争取患者充分合作。检查时均请患者闭目或遮住检查部位，注意左右相应部位和远近端的对比。检查顺序一般从感觉障碍区至正常区。过度疲劳可使患者感觉阈增高，可分几次完成。

4. 相关量表的评价　Fugl – Meyer 感觉评价量表应用检查者的手指触摸被检查者的手臂、腿部、手掌和足底的皮肤来评价轻触觉。应用上肢肩关节、肘关节、腕关节、拇指的运动位置，应用下肢髋关节、膝关节、踝关节和蹈趾的运动位置来评价位置觉。因此，即使按照此量表逐项记录了评分，也无法细致地反映感觉功能的真实水平。一项关于此量表的研究表明，其信度、效度及敏感度均较低，并不适用于脑卒中患者感觉功能的临床评价。Rivermead 躯体感觉评定量表（RASP）是由 Winward 发明的相对较新的临床评定量表，测量了五种初级感觉，包括针刺觉、表面压力觉、触觉位置觉、温度觉及关节运动觉。两种次级感觉（精细触觉和两点辨别觉）。为了增加测量的可信度，设计了一种电针仪来提供均匀一致的压力刺激；一种装置提供精确的温度，以保证一致性；定做了四角规来测量指垫的两点辨别觉。Winward 研究了 RASP 的可信度，结果表明此量表具有很好的评定者内及评定者间信度。Carey1993 年发明了触觉检查方法，在 1997 年又做了轻微的修改，目的在于发展量化和标准化的检查方法。用于临床上检测脑卒中患者的主动触觉敏感性。测试主要为在塑料的表面分隔等距离的边缘，由患者主动用手去触摸这些凸凹不平的边，如果患者上肢功能很差，无主动运动，则由评定者辅助患者完成触摸动作。此测量方法的优点在于量化较好、较规范可靠，而且有标准的指导语。然而在测量所需要的时间方面仍存在问题，其局限性在于只能测量手部的触觉。Dannenbaum 发明了一种测量动态的和静止的触压觉的方法。具体的方法为：测量动态的触压觉是通过不同质地的毛刷在受试者示指的末节手指上刷擦，让受试者指出用的是哪一把毛刷。测量静止的触压觉是通过用绳子吊起不同质量的球，在受试者的小鱼际上反复施加压力，让受试者用手主动握住球来感觉。球和手接触的频率应是 20 秒内不少于 5 次，否则会产生感觉的遗忘。经研究证明此方法具有较好的信度及效度。研究认为此方法评价的是高级皮层感觉的实体觉。此方法的局限性为只是测量了手部的触压觉。Kim 与 Choi – Kwon 应用圆盘刺激器来测量拇指、中指和小指末端的两点辨别觉。刺激器两个点的距离分别为 2 ~ 8mm 不等的可调范围。应用此刺激器的缺点为刺激的压力和速度的不同，导致了结果的主观和不可靠。Carey 研究发现测量手的两点辨别觉并不可靠，因为许多脑卒中后的患者健侧手和患侧手的两点辨别觉没有差别。诺丁汉感觉评价量表（NSA）由 Lincoln 在 1991 年正式提出，用于临床上检测感觉功能障碍。其内容包括轻触觉、压觉、针刺觉、温度觉、触觉定位觉、本体感觉、两点辨别觉及实体觉。

5. 评价感觉功能损伤的客观方法是躯体感觉诱发电位（SEPs），诱发电位的产生是神经系统对感觉刺激产生的电信号反应。躯体感觉诱发电位（SEPs）检查的意义在于检查由大脑的感觉中枢至周围神经的感觉传导通路是否完整。其检查结果与临床检查得到的结果具有一致性，尤其是关节位置觉。脊髓病损时 SEP 的共同点是：凡引起深感觉障碍者，其相应 SEP 为异常；仅有浅感觉障碍时其相应 SEP 多属正常，如脊髓丘脑束切断术对 SEP 无任何影响。脑干局灶性梗死或腔隙性梗死时 SEP 的检测结果主要取决于病灶是否累及内侧丘系。病灶略大则内侧丘系受累的几率较大，若累及内囊的体感传导通路，N20 可能缺如。脑干或丘脑出血性脑血管病时除 N13 正常外，其后各波多为异常或消失。脑干或丘脑血管病的恢复期 N13 ~ N20 和 N13 ~ P25 峰间潜伏期（IPL）的改善多与临床病情好转相一致。大脑半球的病损包括大脑皮层、皮层下白质和灰质病损，其体感诱发电位的特征为：临床感觉障碍与一级体感皮层原发反应异常的相关性较差，如大脑血管病有各种不同程度的感觉障碍者40 例。其中 27 例 SEP 异常；无感觉障碍者 34 例，其中 25 例 SEP 异常。而深感觉障碍与N20、P25 异常有一定的相关性，与痛、温觉障碍程度无关；其后皮层早成分异常则与各种感觉障碍严重程度相关。SEP 异常反应形式主要为病例各成分波幅降低或增高，潜伏期变化少见。通常有深感觉障碍者 SEP 早成分均受累，有痛觉和温度觉障碍者，多选择性地影响N35 和 P45，各种皮层病损时 P45 和 N65 最易受累。临床病情与 SEP 相关性：病情加重时原先异常 SEP 的异常程度加重，但病情好转时则 SEP 改变不一，有的 SEP 结果随之改善或恢复到正常范围，有的 SEP 则无任何改变，这可能与引起 SEP 改变的病变性质和部位等多种因素有关。机械刺激法 SEP 结果与感觉障碍相关，大脑半球病损时用机械性刺激法检测SEP，其结果有感觉障碍者 18 例，其中 15 例 SEP 异常；9 例无感觉障碍者，SEP 均为正常，似乎这种检测法其 SEP 结果与临床感觉障碍相关性较好。病灶大小与一级体感皮层原发反应变化：有研究表明 50 例急性脑梗死患者的 SEP 结果，发现病灶大小与 N20 的关系为：①中央后回小梗死灶，N20 保存（有或无形态改变）。②中央后回及其下方白质大梗死灶，N20 完全消失。③累及丘脑者，N20 亦缺失。④皮层病灶急性期 N20 尚保存，恢复期 N20可消失。⑤急性期 N20 可较早地提示感觉功能的预后。早期 N20 完全消失者，恢复期无 1例感觉功能有改善。病灶部位与体感诱发电位变化：据 22 例基底节以上单个局灶性病损者的 SEP 研究报道（定位由临床体征和影像学检查确定，SEP 以耳垂为参考，以受检者自身健侧为对照），其结果如下：①额前区病灶共 5 例，SEP 均正常（包括中央前区，P22 ~ N20和中央后区 N20 ~ P25 ~ P45）。②中央前区病灶共 4 例，中央前区 P22 ~ N30 波幅降低或消失，而中央后区 N20 ~ P25 ~ P45 保存。③中央后区（顶叶）病灶共 7 例，中央前区 P22 ~N30 保存，中央后区 N20 ~ P25 ~ P45 减弱或消失，或为 P25、P45 异常。④顶叶小病灶共 2例，临床仅有实体觉与图形觉丧失，N20 ~ P25 减弱或消失，而中央前区 P22 ~ N30 正常。由此可见，半球病变时 SEP 检测以耳垂为参考对中央沟前、后部病变定位有其价值。Pereon研究表明：卒中后一周测量躯体感觉诱发电位（SEPs），其结果对感觉功能的恢复预后有十分重要的意义。Feys 研究表明，运动任务完成情况的检查与 SEP 检查相结合能够准确地预测上肢运动功能的恢复。临床上，感觉障碍评定较粗，且主观成分多，缺乏量化、客观、全面的指标。动物实验方面，还没有检索到评价脑卒中后感觉障碍的方法及可靠公认的动物模型。

二、感觉障碍对康复的影响

感觉功能与运动功能密切相关，在低等动物，中枢神经系统处理整合的能力有限，仅能够根据感觉引起自发的运动反应，无论这种反应对自身有利或是有害。在高等动物，如人类，中枢神经系统十分发达，即使相同的感觉输入也会引发不同的运动反应。例如，同是由受伤引发的疼痛的感觉输入，人们在战场和运动场会有不同的运动反应。我们能够预测运动的结果，所以人们不会为了使自己痒而自己搔抓自己。运动的功能与感觉损伤的程度呈负相关。Musa 在 1986 年及 DeSouza 在 1983 年分别证明了灵长类即使运动功能完整，如果感觉功能缺失也无法活动肢体。如果没有感觉系统提供运动的初始位置和运动时外界环境变化的反馈，就无法形成有效及协调的运动。肌肉和关节的运动是对预先运动计划的执行，是对感觉输入信息的反应。这一过程通过感觉皮层收集来自周围神经的感觉信息，将这些信息编码后发送至相关大脑皮层解释，在这些信息到达运动皮层之前，基底节和小脑负责处理这些信息。小脑需要持续的感觉反馈才能够调节动作的目的性和准确性。因此，一旦感觉输入中断，输出的运动也会受损。Nudo 一项在 2000 年的研究表明，由于大脑运动皮质损伤引起的运动功能障碍，其中一部分原因是由于感觉皮层或感觉皮层与运动皮层的联系纤维受损所致。在上肢与手的灵活性运动中，需要小肌肉的有目的精确的收缩，感觉功能的反馈尤其重要，感觉功能训练的目的就是通过感觉反馈和既往体验的积累来提高运动控制能力。完整的感觉输入是感觉与运动相互作用的基础，监测及评定感觉功能是脑卒中患者康复训练过程中和评定功能恢复程度中的重要内容。

感觉是运动的动力，正常的感觉系统对正常肌力的维持是很重要的。与运动功能直接有关的感觉障碍有偏盲、关节位置觉和运动觉的丧失以及疼痛等。内囊后肢的视放射和枕叶视觉中枢的病变可引起对侧同向偏盲和对侧象限盲，产生视野缺损，患者看不见患侧整个或部分的物体，进而产生姿势异常和步态异常。患者为了弥补患侧视野缺损总是把头转向患侧来观察该方向的物体，以避免碰撞或摔倒。走路时非常紧张，协调性差，并且由于头部转动带动躯体向患侧转，进而导致偏瘫步态加重。关节位置觉和运动觉的丧失可产生感觉性共济失调的运动障碍，即患者丧失了对身体某些部分的空间定位感觉，丧失了对运动方向和范围的感觉，特别当没有视觉控制时更为明显，出现动作不准确，静态或动态的平衡障碍以及姿势异常。这类患者在运动中由于关节位置的反馈信号的传递和接收异常往往需要以视觉来补偿，走路时不但要看前面而且要看自己在什么位置以调整平衡和姿势。偏瘫患者有否压觉障碍直接影响其站立功能及软瘫期肌张力的提高。疼痛影响患者运动的能力和兴趣，疼痛可以限制被动和主动的活动，使关节活动度减少，痉挛加重。常见的肩关节疼痛往往是妨碍上肢功能活动的主要原因，由于疼痛限制，可使日常生活动作不能完成，而且疼痛可以加重患侧上肢的水肿，进而影响手的功能。由于疼痛患者不愿主动训练患肢，甚至拒绝治疗，一旦形成肩关节已固定或半固定则更不利于疼痛的缓解。总之，一般来说，有严重、持久感觉障碍的偏瘫患者，其运动功能的恢复是很差的。

有报道认为患侧下肢的感觉功能障碍可以引起立位静态平衡的受损、步速的异常、动态平衡的受损和步态不协调。如果不对感觉障碍进行干预，症状会在发病后 3 个月内好转，但也会遗留一定程度的感觉障碍症状。有两项研究证实了评价感觉训练对脑卒中后下肢功能的影响，Morioka 和 Yagi 在脑卒中患者的康复期中对硬度的辨别觉进行训练，结果患者的姿势控制能力显著改善，但是两点辨别能力无明显提高。由于硬度的辨别训练需要在立位进行，所以对姿势控制的改善也许与立位保持时间延长促进了姿势控制有关。Hillier 和 Dunsford 对脑卒中后遗症期（病程大于 2 年）的 3 例患者进行 2 周的感觉功能训练。结果发现 2 例患者轻触觉改善明显，但是本体感觉无明显改善，姿势控制能力亦无明显改善。其余 1 例患者在单肢支撑姿势控制能力方面明显改善。需辨别能力的感觉如本体感觉和实体觉经常受损，而轻触觉、针刺觉、痛觉和温度觉往往保持完整。本体感觉功能对运动计划的理解和控制及发起运动十分重要。严重的感觉缺失可以影响患侧手的运动，即使随意肌出现运动，手部动作也不能完成。这种行为的异常与习得性失用有关，也可以在灵长类动物的感觉失传入时看到，这种行为异常会使运动行为进一步地损伤。因此，感觉功能的恢复，尤其是本体感觉，对脑卒中后躯体功能的恢复有十分重要的意义。脑卒中后感觉障碍的严重性依次为本体觉、触觉、痛觉和温度觉，皮质盲或视野缺损，可导致患者触摸困难，持物不稳，站立和行走困难以及技巧性运动不协调，皮质盲者影响阅读及文字交流，身边工作不能完成致使生活质量下降。

躯体感觉系统完整不仅对于运动的协调性和准确性十分重要，同样也对自身与周围环境的相互作用有积极的作用。它有助于我们了解周围的环境，提示哪里有危险，哪些姿势不舒服，避免皮肤的压疮和摩擦伤，提供与他人交流的方法，也是体象感觉的重要组成部分。感觉功能的障碍对脑卒中患者的护理十分不利，降低日常生活自理能力。

（李　丹）

第三节　感觉障碍的康复治疗

1. 感觉障碍的恢复　一些临床和基础的研究均表明，通过改变感觉输入可以改变大脑感觉皮层的躯体定位图，如果感觉皮层周围卒中，会引起皮层的神经功能重组。Wikstrom 在 2000 年应用脑磁波描记技术（magnetoencephalography MEG）发现，轻触觉和两点辨别觉在脑卒中后 2~3 个月的回复过程与躯体感觉区诱发记录到的磁场范围的增加相平行，提示在初级躯体感觉皮质周围存在功能的重建。此项研究的局限性在于只对初级感觉皮质进行了观察，而且 MEG 的空间分辨率也不及 fMRI。Carey 在 1997 年研究 1 例脑卒中患者，通过触觉分辨测验（Tactile Discrimination Test）诊断为触觉障碍，分别在卒中的 2 周、3 个月及 6 个月行全脑的 fMRI 检查，感觉区的再次激活发生在卒中后的 3 个月，表明了此时期出现感觉功能的恢复，并且一直持续到卒中后 6 个月。而感觉功能障碍较重的 2 周时，没有记录到功能区的激活。

Julknen 和他的同事们观察了 5 例急性脑卒中伴有感觉障碍的患者，分别在卒中后的 1 周、3 个月和 12 个月做了 SEPs 检查，同时应用量化的感觉检查量表检查，项目包括触觉、两点辨别觉、皮肤定位觉、运动觉、皮肤书写觉、关节位置觉、实体觉、重量辨别觉、大小辨别觉、质地觉、温度觉和振动觉，同时对患者的主观感受进行记录。观察结果发现，存在感觉障碍症状但 SEPs 结果正常的患者，其感觉功能较容易恢复；而未能引出 SEPs 波形的患者并不意味着感觉功能无法恢复。发现大多数感觉功能的恢复在卒中后的前 3 个月较为容易，而温度觉、振动觉和两点辨别觉在卒中后的 3~12 个月间都有提高恢复的空间。主观感觉恢复的评定结果与客观检查的结果相一致。皮肤书写觉是脑卒中后判断感觉障碍最敏感的指标，检查部位应选择上臂、前臂和大小鱼际，在每个部位画3个不同的图形，所画图形应为小而简单的图形，如果患者能够答对50%则记为有效。Smith在1979年研究了老年脑卒中患者辨别性感觉的恢复，发现最显著的恢复发生在卒中后的3个月内，感觉功能的障碍会影响脑卒中的预后并且延长住院时间。然而，此项研究也有其自身的局限性，入组了31例患者，纳入标准和排除标准都不十分明确具体，此项研究排除了存在言语交流障碍和认知障碍的患者，但是没有说明评定这两种障碍的具体方法。综上所述，此项研究结果的可信度还有待验证。感觉障碍的恢复特点与脑卒中后的其他障碍相同，最主要的恢复发生在前3个月，但是对于身体各部位的具体恢复过程鲜有研究。

2. 感觉障碍的治疗　研究表明，感觉功能在卒中后通过康复训练治疗会有一定的恢复，其理论基础在于感觉皮层的代表区是依赖经验所形成的，脑的可塑性理论也为感觉训练提供了理论基础，常常是与认知和运动功能同时进行，其目标是通过综合措施，促进患肢功能恢复，充分发挥残余功能，调整心理状态，学习使用辅助器具，指导家庭生活，以争取达到生活自理，回归社会。Ruch等早在1938年就研究指出存在感觉障碍的人与灵长类经过感觉功能训练，其感觉功能可以得到一定的恢复。近几年相关方面的研究也都得出了积极的结果，大多数的文献都将重点放在上肢的感觉训练。临床上的感觉功能的重组与动物实验相一致，都是建立在感觉通路及解剖结构相对完整的基础上。一些研究结果表明：脑卒中后针对上肢的感觉训练，取得了积极有效的结果，这4项研究中的3项发生于脑卒中恢复的慢性期，只有一项发生于康复初期。感觉训练使患者集中暴露于各种感觉刺激中，以提高感觉的功能。如辨别物体的质地、形状和重量，训练关节位置觉，物体辨别能力，触觉训练和对感觉缺失的教育。Sma－nia等在2003年做了关于感觉运动训练的研究，具体方法为患者坐在摇椅上，偏瘫侧的上肢带上充气的夹板，摇动摇椅的过程中通过间断的空气的压迫来刺激感觉和运动功能的恢复，每次治疗30分钟。

Chen等在2005年通过观察46例急性脑卒中患者为研究对象，研究了通过以温度为干预方法促进感觉和运动功能的恢复。具体方法为，应用冷热两个毛巾片，热的温度为75℃，冷的温度为小于0℃，将偏瘫侧的手和腕关节盖上15～30秒，鼓励患者在感到不舒服时主动将患侧手从刺激物上面移开，每日训练两次，冷热各一次每周训练5天，训练6个星期。实验对象有37%脱落，感觉功能检查应用Semmes－Weinstein单丝（Semmes－Weinstein monofilament）检查法进行评定，运动功能应用Brunnstrom分期进行评定，结果患侧上肢腕关节的主动活动范围和感觉功能在训练后均有较大提高。观察到在实验组肢体其他部位的运动功能提高也高于对照组，然而较高的病例脱落率和观察例数相对过少影响了结果的可信性。Yekutiel和Guttman在1993年评价了20例脑卒中后2～3年恢复期患者的手部的感觉功能并进行了康复训练。训练的具体措施包括对32例患者制订了个体化的训练方法，根据感觉缺失的具体情况，重点在患者可完成能力范围内的感觉任务训练，设对照组19例。利用视觉和健侧手的帮助来学习训练方法，要频繁更改训练内容以帮助提高患者的注意力。每节训练课45分钟，每周3次，持续6周。排除标准为患者有交流障碍、严重的认知和情感障碍等，但是具体这些障碍的评价标准并没有注明。对其感觉障碍具体的项目如触觉、定位觉、关节位置觉、两点辨别觉和实体觉，评价的方法也不严格。在训练前后检查患者的正答率，结果实验组在所有的感觉检查项目中均有较大提高，而对照组则没有变化。该项研究之所以选择脑卒中后2～3年的患者，其原因为去除自然恢复的影响。

　　另一项研究调查了感觉训练的有效性，研究对象为 21 例脑卒中后病程 6 个月 ~ 7 年的患者，入选标准对上肢的运动功能和步行能力做了规定，如独立步行不少于 100 步。对符合标准的实验对象随机分为 A 组和 B 组，A 组先进行 4 周感觉训练，再进行 4 周运动训练，B 组先进行 4 周运动训练再进行 4 周感觉训练，训练内容根据每个患者的具体功能、注意能力及对动作的重复能力来决定。感觉训练的具体内容为将手伸入到一个不透光的盒子中，盒内装有大米、豆类等物品，训练的任务是根据命令取出相对应的物品。感觉训练的目的是提高感觉分辨的准确性和速度，同时感觉运动的反馈也是提高运动控制能力的基础。运动训练的具体内容为动作的任务性训练，如捡起卡片和钉子等小的物品。因此无论是感觉训练还是运动训练都需要感觉系统和运动系统间的功能整合。结果表明两组超过 20% 的患者在功能的独立性和上肢的功能均有提高，在训练 8 周后两组的感觉功能检查结果无显著性差异，B 组在运动动作的控制方面结果好于 A 组。Feys 在 1998 年进行了一项单盲、多中心的研究，对脑卒中后病程 2 ~ 5 周的 100 例患者评价感觉运动训练的有效性。分为实验组和对照组，具体的干预方法为患者坐在摇椅上，偏瘫侧上肢戴有充气夹板，用偏瘫侧上肢用力保持摇椅摇晃 30 分钟，行短波透热电疗法。对照组也坐在摇椅上摇晃相同的时间，但是偏瘫侧上肢放在膝盖上不给予干预，每周训练 5 天，训练 6 周。结果表明，实验组的运动功能经 Fugl - Meyer 评分，在训练 6 ~ 12 个月与对照组相比有显著性差异。因感觉功能评价方法的限制，该研究并未对感觉功能的恢复进行评价，经过上肢功能评定和 Barthel 指数评定结果表明两组在残疾水平上无显著差异。因此，虽然这项研究的目的是研究感觉运动训练方法的有效性，但是对感觉功能恢复的训练指导意义并不大。Cambier 在 2003 年进行了一项初步的研究，具体内容为实验对象是脑卒中后病程不超过一年的患者，纳入标准为对言语的听理解可达简单口头指令水平，无认知功能障碍。实验组和对照组均为 11 例，实验组的干预手段为偏瘫侧上肢间断用血压计袖带充气，每次 3 分钟，每天 10 个循环，峰值为 40mmHg，对照组行每天假偏瘫侧肩部理疗 30 分钟。应用修订的 Nottingham 感觉量表对感觉功能进行评分，具体项目为触觉（脸部、躯干、上肢），本体感觉、实体觉等。经过一段时间的训练，实验组和对照组的躯体感觉功能均有所提高，但是实验组提高得更显著。该研究的不足之处在于样本例数过少，从而影响了其结果的可信性。Smania 在 2003 年的一项关于纯感觉卒中患者感觉功能恢复的研究得到了阳性的结果，内容为 4 例个案报道，患者为脑卒中后病程 6 ~ 20 个月，都存在偏瘫侧手的感觉和运动控制功能障碍，干预的训练为针对刺激感觉和运动功能，每次 50 分钟，30 次为一个疗程。训练具体分为：触觉分辨、物体识别、关节位置觉、重量辨别觉、运动觉。所有的患者感觉功能均有不同程度的改善，其中 3 例据报道患侧上肢的日常生活活动能力提高，但是这种评价的依据是患者的主观感觉，因此结果并不可信。

　　近年来，有关于专门恢复本体感觉疗法的报道，而这种疗法需要先利用反馈的方法对感觉障碍的程度进行评估分级。在过去，有学者研究认为干预后感觉功能的恢复是"感觉冲击"的结果，"感觉冲击"就是将受累肢体被动的暴露在各种不同的感觉刺激的条件下，刺激包括强有力的摩擦、拍打、压迫、振动和冰刺激。虽然将冰刺激应用在"感觉冲击"的治疗中，但是目前没有足够的证据说明单用冰刺激可以干预本体感觉。冰刺激是一种强烈的温度刺激，可以启动冷受体细胞的动作电位的高频释放。信号上升传导至初级躯体感觉皮质，该皮质代表区尤以手和手指代表面积为大。即使脑卒中使部分代表区遭到损伤，其他未受损的区域仍能对周围传来的刺激做出反应，这也是手部感觉恢复训练的理论基础。此外，应用一种刺激（如冷刺激）可以促进其他各种感觉的恢复（如触觉和本体感觉），其原因是感觉神经元在次级躯体感觉皮质和后顶叶皮层是聚合在一起的。

针灸对中枢神经的影响是多层次的，其效应的产生可能是各级中枢整合和相互作用的结果。针灸对运动功能影响的报道较多，但对单纯感觉障碍的治疗作用较少。针灸能促进中枢神经的侧支长芽以形成新的突触，使卒中后偏瘫患者的感觉功能得以恢复。有关资料表明针灸医学与康复医学在治疗适应证上有着相同的疾病谱，在治疗方法和科学理论上有极强的互补性。针灸对卒中患者受损功能的恢复有积极的作用，但其对于卒中后感觉障碍的恢复影响程度有待进一步的临床疗效研究。

感觉功能的再训练有浅感觉训练法和功能性电刺激法，但一般多进行与运动功能有着密切关系的深感觉及复合觉功能的训练。如用触觉训练板进行的素材识别训练及触摸各种道具的（平时熟悉的物品）触摸训练即为一种实体觉训练法；日常生活动作如穿脱衣服、进食用餐，可以使用患肢进行反复训练，以提高患者自理生活的能力。感觉性共济失调时引起的协调性障碍的训练，对于患者控制主动运动，提高动作质量即建立正确的运动模式有着重要的作用，如钉钉操作、黏土造形操作、纺织作业等作业疗法，即为训练协调性和改善手功能的最佳方法（由于上肢和手功能对于生活自理和劳动至关重要，而手部功能恢复又较慢，故需对上肢进行强化训练，重点是训练手部动作的精确性、完成速度和节奏性）。Rood 法、Bobath 法、Brun－strom 法以及神经肌肉本体易化法为运动疗法中的易化技术，但均强调了感觉对运动的重要性。

综上所述，目前对于感觉障碍的研究不是很深入，没有一套完善的检查及规范程序。在动物实验方面，尚没有公认的脑卒中后深浅感觉障碍模型及筛查方法。治疗方面主要是通过作业治疗，增强多种感觉输入，使患者逐步提高感觉能力，并且与运动训练相结合，而且病程越长越难恢复。因此要早期训练，使其能够得到完善，进一步提高生活质量。影响偏瘫预后的因素，不仅要考虑偏瘫本身的严重程度，重视感觉障碍的有无及感觉功能的再训练也是非常重要的影响因素。

（李　丹）

参考文献

[1] 朱镛连，张皓，何静杰主编. 神经康复学. 北京：人民军医出版社，2010.

[2] 李红玲，许晓冬，王文清. 脑卒中康复. 北京：科学技术文献出版社，2011.

[3] 燕铁斌，窦祖林，冉春风. 实用瘫痪康复. 第二版. 北京：人民卫生出版社. 2010.

[4] 吴江. 神经病学. 北京：人民卫生出版社，2005.

[5] 邹艳. 帕金森患者的康复及护理方法研究. 医药. 2015（10）.

[6] 李丹，窦娜，陈长香，马素慧. 精神分裂症患者生存质量及影响因素分析. 中国公共卫生，2014，9，（30）9.

第二十五章　认知功能障碍评定与康复治疗

认知是指人在对客观事物的认识过程中对感觉输入信息的获取、编码、操作、提取和使用的过程，是输入和输出之间发生的内部心理过程，这一过程包括知觉、注意、记忆、思维和语言等。

认知功能障碍是脑卒中、脑外伤以及各类痴呆患者常见的神经心理学症状。在脑损伤患者的康复过程中，认知功能损害是阻碍患者肢体功能与日常生活活动能力改善与提高的重要因素。大量临床观察已表明，各种原因引起的脑损伤所导致的不同形式和程度的认知功能障碍，将影响患者日常生活活动能力以及自理程度，如注意障碍患者不能执行指令，记忆障碍患者学习效率下降；失算症患者不能进行心算而无法上街购物等。甚至有时认知障碍对日常生活活动能力的影响要大于躯体功能障碍对它的影响。严重认知障碍的患者在生活上将需要依赖他人并需要更多的专业护理。因此，若能及时发现脑病损或损伤患者存在的认知障碍，可以制订正确的治疗方案和出院计划，不但有利于认知功能障碍的康复，对于促进肢体功能障碍的康复和提高日常生活的独立性均具有积极的现实意义。及时发现和诊断认知障碍也有助于制订正确的康复和护理计划并预测患者的残疾状况，有助于缩短脑损伤患者的康复疗程，促进脑损伤的康复。

第一节　注意障碍

一、基本概念

注意（attention）是心理活动指向一个符合当前活动需要的特定刺激，同时忽略或抑制无关刺激的能力。注意是记忆的基础，也是一切意识活动的基础。许多脑卒中偏瘫患者不能在康复治疗过程中保持注意状态。存在注意障碍的患者在加工和接收新信息或技术时将面临困难。

二、注意障碍的临床表现

脑卒中患者的注意障碍体现在注意的觉警程度、广度、持久性、选择性、转移性和分配性等多个方面。因损伤部位不同，临床表现的侧重点亦有所区别。

觉警程度下降表现为患者对于刺激的反应能力和兴奋性下降，表现为注意迟钝、缓慢。患者的注意范围显著缩小，主动注意减弱。注意维持出现障碍时患者在进行持续和重复性的活动时缺乏持久性、注意力涣散、随境转移，易受干扰，不能抑制不合时宜的反应。因此，患者不能完成阅读书报、听课任务；在康复训练时由于患者不能将注意力长时间保持在所进行的活动上而影响康复治疗效果。选择性注意障碍的患者不能有目的地注意符合当前需要的特定刺激及剔除无关刺激，很容易受自身或外部环境因素的影响而使注意不能集中，如不能在较嘈杂的环境中与他人进行谈话，丧失了从复杂或嘈杂背景环境中选择一定刺激的控制能力。当注意的转移出现困难时，患者不能根据需要及时地从当前的注意对象中脱离并及时转向新的对象，因而不能跟踪事件发展。在进行康复训练时，患者在指令下从一个动作转换到另一个动作会出现困难。注意的分配障碍患者常常不能同时利用所有有用的信息，表现为不能在同一时间做两件事如一边做饭一边听收音机。

上述注意障碍种种表现的存在会对语言加工、工作记忆、计算等产生负面影响。

三、评定

1. 反应时检查　指刺激作用于机体后到明显的反应开始时所需要的时间，即刺激与反应之间的时距。检查测量时，给被试者以单一的刺激，要求其在感受到刺激时尽可能快地对刺激做出反应。可分别进行听觉反应时间和视觉反应时间的测定。反应时检查需要使用专用设备。

2. 注意广度的检查　检查包括视觉和听觉注意广度。视觉注意广度是以一定速度呈现黑色圆点，记录被试在规定时间内能清楚把握注意对象的数量。数字距尤其是倒背数字距，是检查听觉注意广度的常用检查方法。被试根据检查者的要求正向复述（顺背）或逆向复述（倒背）逐渐延长的数字串。

正常人顺背数字距为 7 ± 2，数字距为 4 时则提示患者处于临界状态或异常；数字距等于 3 时，可确定障碍存在。倒背数字距通常比正数少二位，即倒背数字距为 6 ± 2；数字距为 3 时提示患者为临界状态或异常，而数字距等于 2 时则可确诊异常。

3. 注意维持的检查　注意维持的测验包括连续作业测验（continuous performance test，CPT）和连续减 7。100 – 7 是临床中常用的检查方法。连续减 7 的任务需要被试将注意保持在减法的结果上才得以正确地完成连减的任务。对于失算症患者或正常老年人在做连续减 7 的算数题时会出现错误，此时可用倒数 12 个月份替代。如患者仍不能做，可让患者倒数 1 个星期的 7 天。

4. 注意选择的检查　Stroop 字色测验为经典的视觉选择性注意测验方法，又称颜色与文字的冲突实验（color word conflict test），用来评价抑制习惯性行为的能力。传统的 Stroop 测验是在有字义干扰的状况下测定对颜色的识别速度。当字义和文字的颜色不一致时，被试的读取速度变慢。在命名字的颜色时，如果字义本身与颜色不符（如用绿色墨水书写"红"字时）即字色发生冲突时，颜色命名时间要长于词义与颜色一致时或其他中性条件（如用绿色墨水书写一个与颜色无关的匹配字）。这之间的差异就是字义对颜色命名的干扰量。该项测验需要采用专用设备进行。

5. 注意转移的检查　采用连线测验进行检查。连线测验分 A、B 两套。A 套：在一张纸上印有分散的 25 个数字，要求被试尽快地按数字次序用笔划线连接起来，记录时间；B 套：在纸上印有数字（1～13）和字母（A～L），要求将数字和字母按 1 – A – 2 – B 顺序交替连接，记录时间。连线测验 B 可检查两个概念之间交替转换的能力。

6. 注意分配的检查　采用视觉和听觉双任务或双耳分听任务进行测验。

7. 划销测验　测验可采用数字、字母或图形，指定目标分布其中。要求被试以最快的速度准确地划去指定目标刺激。根据考察目的不同（注意广度、选择性和分配性等），划销任务可有多种设计。

由于注意测验呈现刺激的时间和刺激间隔时间是严格设定的，检查结果均以测量反应时间等指标来反映，因此采用计算机辅助的专用评价软件进行上述注意评定应作为首选。与传统的纸笔测验比较，计算机辅助评定注意时，范式设计和结果计时都更加精确。中国康复研究中心研究并发表的注意成套测验，包含上述五个维度的评定，建立了正常标准常模，具有较好的信度，是临床开展注意评定的必备工具。

（李 丹）

第二节 记忆障碍

一、基本概念

记忆是指获得的信息或经验在脑内储存和提取的神经过程，是有意义地追忆经历。记忆包含 3 个基本过程：①识记：是感知外界事物或接受外界信息的阶段，也就是通过各种感觉系统向脑内输入信号的阶段，是接收信息的过程。②巩固：是所接收的信息在脑内编码、储存和保持的阶段。③提取：是将储存于脑内的信息再现于意识中的过程。提取有再现和再认两种回忆方式。记忆随年龄增长会有所减退；当各种原因的损伤累及记忆相关的神经结构（如脑外伤、脑卒中）或神经递质（如老年性痴呆）时可以出现永久性的记忆障碍。

二、临床表现

不同种类的记忆损害表现各异。记忆功能低于正常时仅表现为记忆减退，患者在识记、巩固、再现和再认方面功能全面减退，对日期、年代、专有名词、术语等的回忆发生困难。记忆减退是痴呆患者早期出现的特征性表现，也见于正常老年人。遗忘为记住新知识即近事的缺陷。进行性的记忆损害是血管性痴呆的主要特征，先有近期记忆受损，随之远期记忆也受损。错构是对过去实际经历过的事物，在其发生的时间、地点、情节上，有回忆的错误。往往将日常生活经历中的远事近移，并坚信是事实。多见于老年性和动脉硬化性精神病患者。虚构也是一种记忆错误。患者以从未发生的经历回答提问，回答不仅不真实且奇特、古怪，或者以既往的经历回答当前的提问。脑卒中患者的记忆障碍常常表现为近期记忆障碍，它将干扰和影响偏瘫患者的运动再学习（特别是在学习新的、不熟悉的技术时），进而影响康复疗效。

三、评定

（一）瞬时记忆

信息保留的时间最长 1~2 秒，又称感觉记忆。言语瞬时记忆的常用检查方法为数字顺背和倒背测验，即数字广度测验。一次重复的数字长度在 7±2 为正常，低于 5 为瞬时记忆缺陷。非言语记忆可用画图来检查，如同时出示四张几何图卡，让患者看 30 秒钟后将图卡收起或遮盖，立即要求患者将所看到的图案默画出。不能再现图案，或再现的图案部分缺失、歪曲或不紧凑均为异常。

（二）短时记忆

信息保留的时间在 1 分钟以内，又称工作记忆。短时记忆可以从再现和再认两方面进行评定。内容包括记住和回忆言语、图形、人像等内容。

（三）长时记忆评定

保留信息的时间在 1 分钟以上，包括数日、数年直至终生。情节记忆是长时记忆的主要检查的内容。

情节记忆指与个人亲身经历有关的事件及重大公众事件的信息的记忆，涉及事件的时间、地点及活动内容。情节性记忆障碍是长时记忆障碍的最常见表现。情节性记忆障碍包括逆行性遗忘和顺行性遗忘两种类型。前者包括自传性记忆、著名事件以及著名人物记忆。根据被试者年龄及文化水平可采用问卷式提问，对成长的不同时期（如儿童期、青壮年期以及近期）的个人经历和伤前发生的重大历史事件（如抗日战争、文化大革命、香港回归等）进行回顾。患者不能回忆病前某一段时间的经历或公众事件，遗忘可能是完全的或部分的；后者指表现为病后不能学习新信息，也不能回忆近期本人所经历过的事情，例如对如何受伤、如何住院等回忆不起来，不能回忆当天早些时候的对话等。逆行性遗忘和顺行性遗忘是器质性脑损伤的结果。脑卒中患者近期记忆出现障碍时，由于不能学习新知识而影响康复进程和疗效。老年性痴呆患者顺行性和逆行性记忆障碍并存，既识记新知识能力受损又有回忆远期知识困难。

此外，各种延迟回忆也属于长时记忆评定范畴。

（四）标准化成套测验

临床常用的有临床记忆量表、韦氏成人记忆量表、Rivermead 行为记忆测验等。

1. 临床记忆量表 临床记忆量表是 1984 年由中国科学院心理研究所设计编制。该量表包括语文记忆和非语文记忆两个方面的内容，包括五项分测验：联想学习、指向记忆、无意义图形再认、图像自由回忆和人像特点联系回忆。备有性质相同、难度相当的甲、乙两套材料，可供前后比较用。临床记忆量表的 5 个分量表得出的分数均为原始分。根据这些原始分，换算量表分的等价值表，查出各分量表的量表分，计算出总量表分；然后按照不同的年龄组的总量表分的等值记忆商数换算表，即可查得记忆商数（MQ）。记忆商 ≥90 为正常，80~89 分为中下，70~79 分为差，≤69 分为很差。

2. 韦氏成人记忆量表 包括 7 个分测验。①个人的和日常的知识：如"你是哪年生的？""你们国家的总理是谁？"②定向力：时间和地点的定向能力。如"这是几月份？""这是什么地方？"③计数：主要检查注意力，如从 20 倒数到 1，从 1 连续加 3 到 40。④逻辑记忆：立即回忆主试者朗读的两段故事。⑤数字广度：顺背和倒背数字。⑥视觉记忆：用纸笔立即回忆所呈现的简单图案。⑦成对联想学习：包括意义关联强的词对（如婴儿 - 啼哭）和无意义关联的词对（如服从 - 英寸）。要求被试者先学习，随后做即时回忆，根据正确回忆次数评分。综合上述 7 个项目的记分，得出记忆商（MQ），即记忆的总水平。

3. Rivermead 行为记忆测验 Rivermead 行为记忆测验（The Rivermead behavioural memory test，RBMT，second edition）由英国 Rivermead 康复中心设计，首次发表于 1985 年，1999 年发表了 Rivermead 行为记忆测验扩展版。2003 年，更新发表了 RBMT - Ⅱ。RBMT - Ⅱ包括 12 个项目：记姓和名、记所藏物品、记约定、图片再认、故事即时回忆、故事延迟回忆、脸部再认、路线即时回忆、信件即时回忆、定向和日期、路线延迟回忆、信件延迟回忆。每一项都经由初步积分换算成筛选分数和标准分数，之后计算总分。22~24 分为正常；17~21 分为记忆轻度障碍；10~16 分为记忆中度障碍；0~9 分为记忆重度障碍。

（李　丹）

第三节　失算症

一、基本概念

计算功能是一种非常复杂的认知过程，需要语言、视知觉、空间、记忆、注意和执行功能等认知成分的参与。脑部病变导致进行计算任务的能力丧失被称为失算症（acalculia）或获得性计算障碍（acquired dyscalculia）。失算症常见于痴呆和脑部局限性病变（即脑卒中、脑外伤等）。它可以表现为对书面数字的理解丧失（即对数字的失读）、空间障碍导致笔算时不能正确的排列数字、不能提取或使用算术事实和对算术概念的原发性丧失等。失算症分为原发性失算症（primary acalculia）和继发性失算症（secondary acalculia）两类。原发性失算症是因为计算能力的原发性受损；继发性失算症是源于其他认知功能障碍（如语言、记忆障碍等），其继发于语言、空间、执行等多种功能的受损。

二、继发性失算症的临床表现

失语患者经常出现计算困难，与语言受损相关。Wernicke 失语患者在数字计算过程中表现出言语记忆障碍。Broca 失语患者可出现计算语法方面的困难。传导性失语患者可以在心算和笔算任务中都出现很多错误，而复述障碍可以影响连续的运算（如 2 连续加 3）和倒序数数。失读（即顶颞叶失读，或失读伴失写）患者不能阅读书面的数字和数学符号。通常表现为笔算能力严重受损，而心算能力相对较好。纯失读（枕叶失读，或无失写的失读）表现为阅读多位数能力明显差于阅读单位数，笔算能力差，不能成功地排列数字和进位。失写患者不能书写数量词导致的计算障碍。右半球脑损伤患者可以出现空间型失算，常伴有单侧空间忽略、空间失读失写、结构障碍和其他空间障碍。患者常出现阅读数字时遗漏数字、颠倒数字。

三、失算症评定

失算症的评定项目包括数字加工和数字计算两大部分。数字加工是指对数字的理解和数字的生成；计算能力包括识别运算形式、算数知识、执行运算程序。因此，在检查时应包括数字序列、点的计数、数字编码转换、计算符号、比较大小、简单的事实提取、按规则进行的运算、心算和笔算以及一般数学常识等。目前失算症评定采用标准化评定量表，公开发表的有 EC301 计算和数字加工成套测验（EC301 calculation and number processing battery）与数字加工和计算成套测验（number processing and calculation battery，NPC）。

（李　丹）

第四节　思维障碍

一、基本概念

思维属于高级的认知活动，是大脑对事物进行分析、综合、比较、分类、抽象和概括的过程。分析就是将事物的整体分解为个别的部分或特征；综合是把事物的多个部分或特征组合成为整体；比较是通过对比，确定不同事物或特征的异同；抽象是从事物许多特征中找出共同的本质特征；而概括则是根据事物共同的本质特征去认识同一类的所有事物。通过思维，人们就可以对事物进行理解和认识。虽然思维活动到处可见，但更多、更主要的思维现象是与问题情境相联系的。因此，问题解决可视为一种最重要的思维活动，思维活动是一个解决问题的过程，而解决问题是思维活动的一个最普遍、最主要的表现形式，也是思维活动的主要目的。

二、临床表现

患者的抽象、概括能力下降，如对于谚语的解释常常表现出简单重复谚语的意思，不能总结出其深层含义。思维片面具体，不能够举一反三。脑卒中患者常见形成类概念上错误，不能够对所呈现的物品进行正确分类，即便能够正确分类，也不能清晰地说出其分类的标准。问题解决的能力下降或受到损害将影响患者日常生活的各个方面。患者去朋友家串门需要乘车却搞不清楚该乘哪路公共汽车；不明白该怎样安排一顿饭；在一定的社会环境或处境中不知该如何做或做出不恰当的反应。不能计划、组织和实施复杂的作业或工作。

三、评定

1. 谚语解释　检查患者的抽象概括及理解口头隐喻的能力。额叶损伤患者由于不能抑制无关的联系与选择，或过分强调事物的某一面，因此在解释谚语时常常做出具体的解释，而不是抽象思维。检查者提出谚语，如隔靴搔痒，仅直接简单地解释谚语，如"隔着靴子挠痒"，表明患者在认识和选择事物的主要和共同特征方面存在缺陷。具体的回答或简单重复谚语的意思均提示存在障碍。

2. 类比测验　通过检查患者识别一对事物或物品在概念上的相同之处的表现，考察其对比和分类、抽象与概括的心智操作能力。给患者出示成对词组，如：西红柿—白菜、手表—皮尺、诗—小说、马—苹果等。要求患者通过比较上述两种事物或物品指出其在概念上的相似之处。正确的回答必须是抽象的概括或总体分类；额叶损伤或痴呆患者仅指出它们的非主要特征，只回答出一对词组中一个词的性质，或所作的概括与其不相关或不恰当。洛文斯顿成套测验（LOTCA）包含物品分类和几何图形分类测验。

3. 推理测验　在解决某些问题时，要在所提供的条件中，通过推理去寻找规律并验证这种规律。因此，推理测验是评价问题解决能力的一个重要部分。推理测验可分为言语推理和非言语推理。非言语推理可采用瑞文（Raven）推理测验进行测试。此测验由无意义图形组成，较少受文化背景知识的影响，可测验知觉辨别能力、类同比较能力、比较推理能力、抽象推理能力以及综合运用能力。洛文斯顿成套测验（LOTCA）包含图形推理和言语推理测验。

4. 故事排序测验　给患者几张含有动作含义和背景的图片，这些图片之间形成一定的联系，要求患者按照自己的理解将这几张图片排序。

5. 问题解决能力测验　例如，有九个球，其中一个质量较其他球轻。要求被检查者用天平称两次，将其找出。向患者提出各种突发事件应如何处理的问题。例如，你在早上8：00前2分钟起床，突然想起自己要在8：00到市中心出席一个重要的会议，你该怎样做？假如当你回家的时候，发现水管破裂，厨房被水浸，你会怎样做？患者在每天实际生活中的表现也还需要从家属或住院期间从医务人员处了解。

（李　丹）

第五节　执行功能障碍

一、基本概念

执行功能（executive function）是复杂、更高级的认知功能。指人独立完成有目的、自我控制的行为所必需的一组技能，包括计划、判断、决策、不适当反应（行为）的抑制、启动与控制有目的的行为、反应转移、动作行为的序列分析、问题解决等心智操作。执行功能是前额叶皮质的重要功能，前额叶损伤将产生长期、毁坏性的功能缺陷。见于额叶萎缩引起的额叶型痴呆（Pick病）、双侧大脑前动脉梗死、蛛网膜下腔出血（前交通动脉瘤）、重度闭合性脑外伤、肿瘤等。

二、临床表现

患者不能在需要时开始动作，表现为行为被动、丧失主动性或主观努力，表情淡漠、对周围事物漠不关心并毫无兴趣，反应迟钝，"懒惰"。此外，不能够抑制不恰当的反应行为，患者不能利用现有信息做出一个恰当的反应，常表现为过度反应和冲动。脑卒中患者在不存在影响其操纵轮椅手闸的知觉障碍的情况下从轮椅上站起来之前不刹手闸，或在明确需要辅助时却急于独立行走等都是不能抑制不恰当反应的临床表现。再者，思维或行为转换困难。患者由于反应抑制和反应转移或变换障碍而不能根据刺激变化而改换应答，表现出持续状态（persever – ation），即在进行功能性活动时不断地重复同一种运动或动作。例如，洗脸时反复洗一个部位。最后，患者缺乏计划能力、缺乏远见、行为不能与目标一致等；使用和形成抽象概念的能力受到损害。不能够根据抽象思维解决问题的患者只能在熟悉的环境中活动。

三、评定

（一）威斯康星卡片分类测验（Wisconsin card sorting test，WCST）

WCST是最常用的评价执行功能障碍的测验。它由四张模板（分别为1个红三焦形，2个绿五角星，3个黄十字形和4个蓝圆）和128张根据不同的形状（三角形、五角星、十字形、圆形）不同颜色（红、黄、绿、蓝）和不同的数量（1、2、3、4）的卡片构成。要求受试者根据四张模板对总共128张卡片进行分类。受试者完成6次分类或将128张卡片分类完毕，整个测试结束。WCST提供的指标有13个之多，但应用最多的评定指标有：持续性错误数、完成分类数、不能持续完整分类数、非持续性错误数、完成第一个分类所需应答数、概念化水平、持续性反应数。

（二）言语流畅性检查

用于检查前额叶皮质的启动功能。如蒙特利尔认知评估量表（Montreal cognitive assess-ment，MoCA）测验中，要求患者在一分钟内尽可能多地列举出以某一个词的拼音字首为"F"开头的单词。人名、地点和衍生词（如高兴的衍生词如高兴的、高兴地、不高兴的等）不允许使用。高中毕业文化水平以上的正常人一分钟内至少可以说出 11 个单词。

（三）反应－抑制和变换能力检查

1. 做－不做测验（go，no go task）　当检查者举起两个手指时，要求患者举起一个手指；当检查者举起一个手指时，要求患者举起两个手指。共做 10 遍。检查时要确认患者理解检查要求。完全模仿检查者的动作或反复持续一个动作均提示患者缺乏适当的反应抑制，不能按不同的刺激来变换应答（是额叶损伤的特征表现）。

2. 连线测验（trail making test，TMT）　测验分为 A、B 两个部分，其中 B 部分，纸上包含了数字 1～13 和字母 A～L，要求被试在数字 1～13 和字母 A～L 之间进行交替转换地连线（即：1－A－2－B－3－C－－…）。要求被试尽快地完成任务，分析指标是完成任务的时间和错误数。

（李　丹）

第六节　知觉障碍评定

一、基本概念

人脑将当前作用于感觉器官的客观事物的各种属性（感觉）综合起来以整体的形式进行反映时，被称作知觉。从感觉到知觉是一个发生在大脑皮层的信息加工的过程。各种感觉信息经多个联合皮层的"分析器"协同工作而成为有意义的结果。人们最终看到或听到的已不是特异性感觉体验，而是对多种感觉刺激分析、综合并与以往经验和知识整合的结果。所谓"听"、"看"是感觉，而"听到"、"看到"则是知觉。因此知觉是高于感觉的感知觉水平，是纯心理性的大脑皮层的高级活动。在生活中，人实际上都是以知觉的形式来直接反映客观事物的。

二、知觉障碍分类

知觉障碍是指在感觉传导系统完整的情况下，大脑皮层联合区特定区域对感觉刺激的解释和整合障碍。可见于各种原因所致的局灶性或弥漫性脑损伤患者。损伤部位和损伤程度不同，知觉障碍的表现亦不相同。临床上常见的主要障碍有：躯体构图障碍、空间关系障碍、失认症及失用症等，每一种类型的障碍又分为若干亚型（如下）。本节将就临床常见的症状进行阐述。

主要障碍分型：

1. 躯体构图障碍

躯体失认

单侧忽略

左右分辨障碍

手指失认

疾病失认

2. 空间关系障碍

图形 – 背景分辨

恒常性

空间关系

空间定位

地形失定向

结构性失用

穿衣失用

3. 失认症

视觉失认：物体失认、面容失认、同时失认、颜色失认

听觉失认

触觉失认

4. 失用症

意念性失用

意念运动性失用

三、单侧忽略

（一）基本概念

单侧忽略（unilateral neglect）是躯体构图障碍，又称单侧不注意、单侧空间忽略以及单侧空间失认。单侧忽略是脑损伤尤其是脑卒中后立即出现的最常见的行为认知障碍之一。患者的各种初级感觉（可以）完好无损，但却不能对大脑损伤灶对侧身体或空间呈现的刺激（视觉、躯体感觉、听觉以及运动觉刺激）做出反应。单侧忽略的发病率未见统一报道，大约11.0% ~ 37.8%的脑损伤患者出现单侧忽略。

（二）临床表现

单侧忽略的症状表现轻重不一。症状轻者可以不影响功能活动，仅在检查中发现。检查时患者可以表现为对刺激无反应或反应缓慢。患者可以单独对来自对侧的刺激做出反应，但在接受同时来自双侧的刺激时就会出现问题。右侧半球损伤引起的单侧忽略症状常常比左半球损伤引起的症状重。症状严重者不仅检查明显可见，日常生活和学习活动如吃饭、穿衣、梳洗、走路、阅读等也受到显著的影响。患者可表现为单侧空间忽略或单侧身体忽略，以左侧忽略为例，单侧空间忽略患者进餐时，吃完盘中右半边的饭菜，剩下盘中左半边的饭菜。症状严重者，吃饭时将整个身体远离患侧向右倾斜并逐渐将盘子推向右边；穿衣或梳洗时，不注意或不使用放在左侧视野内的用品；驱动轮椅或行走时，会撞到位于左边视野的门框或家具上；在与他人交流中，尽管可以听见和听懂谈话，但并不注视坐在左边与其谈话的人；阅读时常常从页面的中线开始阅读而不是从左边开始。因此患者不能理解所读文章。

左侧身体忽略患者坐位时，头、眼和躯干明显向健侧倾斜；进餐时，忽略不用患侧上肢，患者的手可能会在不注意的情况下放到左边的汤碗或菜碗里；穿上衣时，只穿健侧的袖子，不穿患侧袖子便接着去做其他事；梳洗时，仅梳右半边的头发，刮胡子仅刮右半边；从床边转移到椅上时，由于患者只顾及健侧而使椅子的右半边空着，左半边身体悬空于椅外。

（三）评定

1. 二等分线段测验　由 Schenkenberg 等设计，嘱患者用笔将每条线在其中点处做一标记，等分为二。要求患者注意每一条线段，尽量不要遗漏。每条线上只能画一个标记。计算每一患者的平均偏离百分数。切分点偏移距离超出全长10%；或与正常组对照，若偏离大于3个标准差者为异常。左侧忽略患者，切分点常向右偏移。

2. 划销测验　在一张 26cm×20cm 的白纸上，有 40 条线段，每条长 2.5cm。要求患者划销所看到的线段，最后分析未被划销的线条数目及偏向。

正常者可划销所有线段。有左侧忽略者，左侧线段划销少，甚至不划。

3. 画图测验　检查者将画好的房子、表盘、或人物画出示给患者。要求患者按照样本临摹。只画出图形的一半，一侧缺失（左侧），或临摹的图画显著偏置在纸的右侧，均提示存在单侧忽略。

四、左右分辨障碍

（一）基本概念

有左右分辨障碍（right/left discrimination）的患者不能命名或指出自身或对面方身体的左、右侧。损伤灶位于左侧顶叶。左侧脑损伤合并左右分辨障碍的患者常常存在失语症。

（二）临床表现

患者由于左、右不分而影响日常生活能力如不认路或穿衣服时左右颠倒；不能分辨坐在对面的人的左、右侧；不能准确模仿他人动作等。患者会出现与语言能力受到损害有关的表现，如患者不能执行含有"左—右"概念的口令如"在十字路口向右拐"。

（三）评定

洛文斯顿认知成套测验（LOTCA）对于左右失认采用如下方法进行评定。

1. 按照口令做动作　检查者发出动作要求，患者执行。例如，"伸出你的左手"，"用你的左手摸摸你的右耳"。

2. 动作模仿　检查者做一个动作要求患者模仿如将右手放在左大腿上。左右分辨障碍患者表现为镜像模仿。

五、躯体失认

（一）基本概念

躯体失认（asomatognosia）是患者缺乏人体结构的概念，有此障碍的患者不能按指令识别、命名或指出自己和检查者身体的各个部位以及各部位之间的相互关系。有的躯体失认的患者也可以出现穿衣障碍。该症状在临床上并不常见，较少独立存在，多与其他认知障碍同时存在如疾病失认、失用症、言语困难等。一般认为，损伤部位在优势半球顶叶或颞叶后部。因此，该障碍主要见于右侧偏瘫的患者。但也有临床病例显示损伤部位在右顶叶。

（二）临床表现

在进行转移动作训练时不能执行动作口令如"以双脚为轴心移动你的身体，将手放在椅子的扶手上"；"双手在胸前交叉并触摸肩部"等。患者也不能模仿他人的动作。有的患者表现出对自己身体的感知产生歪曲变形而将身体或身体某一部位看得比实际大或比实际小。患者常常诉患侧肢体有沉重感。

（三）评定

1. **按照指令指出人体部位**　被检查者要按照指令指出或回答以下身体部位（自己、检查者、人体画或人体拼图）的名称，如①嘴。②颏。③鼻子。④头发。⑤肘。⑥肩。⑦膝。⑧脚。⑨后背。在检查躯体失认时不要使用"左"和"右"字以避免合并左右分辨障碍的患者被误诊。

在合理的时间内能够正确地说出所有部位的名称者为正常，否则提示异常。人体部位识别障碍者不仅在人体部位识别检查中表现异常，常常左右分辨亦会表现异常。单纯左右分辨障碍的患者却能较好地辨别身体各部位。

2. **模仿动作**　要求患者模仿检查者的动作，如触摸下巴、左手、右小腿等。由于不是检查左右分辨障碍，因此患者模仿时即便是镜像反应也并非异常。

3. **画人体图**　给患者一支笔和一张白纸，嘱患者在纸上画一个人。要求画出人体的 10 个部分，每一部分 1 分，共 10 分。这 10 个人体部位是：头、躯干、右臂、左臂、右腿、左腿、右手、左手、右脚、左脚。10 分为正常；6～9 分，轻度障碍；5 分以下提示重度障碍。

六、手指失认

（一）基本概念

手指失认（finger agnosia）指在感觉存在的情况下不能按照指令识别自己的手指或他人的手指，包括不能命名或选择手指，不能指出被触及的手指。可以表现为单手失认或双手同时失认。手指失认是躯体构图障碍的一种表现形式。无论左利手还是右利手，损伤均位于左侧半球顶叶角回或缘上回。由于脑卒中常常引起较小范围的局部损伤，因此手指失认最常见于脑卒中患者。手指失认很少单独出现，多与失语症或其他认知障碍合并存在。当双侧手指失认同时合并左右分辨障碍、失写、失算时称为 Gerstmann 综合征。Gerstmann 综合征与优势半球角回损伤有关。

（二）临床表现

手指失认常表现为双侧性且多见于中间三个手指的命名或指认错误。手指失认一般不影响手的实用性，但严重时则影响患者手指的灵巧度，进而影响与手指灵巧性密切相关的活动能力，如系纽扣、鞋带，打字等。

（三）评定

1. **手指图指认**　在被检查者面前出示一张手指图。嘱患者将手掌朝下放置于桌面上。检查者触及其某一手指后，要求患者从图中指出刚刚触及的手指，如右边第二个手指、左边第三个手指、右边第四个手指等。要求患者睁眼和闭眼分别指认 5 次，然后进行比较。

2. 命名指认　检查者命名的手指名称，要求患者分别从自己的手、检查者的手及手指图上进行指认（各 10 次）。

3. 动作模仿　患者模仿手指动作，如示指弯曲、拇指与中指对指。

七、图形背景分辨困难

（一）基本概念

为视空间关系障碍，常见于大脑右半球后半部损伤，以顶叶损伤为主。视觉图形背景分辨困难（difficulty in figure – ground identification）指患者由于不能忽略无关的视觉刺激和选择必要的对象，故不能从背景中区分出不同的形状。

（二）临床表现

图形背景分辨困难的患者不能从视野范围内不显眼处发现重要或所需的物品，如不能从笔记本中或抽屉里找到所要东西，不能从衣服上找到扣子，不能从单一颜色的衣服上找到袖口；在下楼梯时，不能告之本层楼梯的结束与下一层楼梯的开始。不能在白床单上找到白衬衫，不能在轮椅上找到手闸，不能在杂乱的抽屉里找到眼镜等。由于有图形背景分辨困难的患者很容易分散注意力，故常导致注意广度缩短，独立和安全性下降。

（三）评定

1. 辨认重叠图形　如 LOTCA 测验中，给患者出示一张将三种物品重叠在一起的图片，然后要求患者用手指勾画或者说出所见物品的名称。如果患者不能确定，可用提示板从中挑选。

2. 功能检查　从白床单上拿起白色的浴巾或洗脸毛巾。穿衣时，找到袖子、扣子、扣眼儿以及衬衫的下部。在厨房里，从柜橱里找出一件用具或从未按分类摆放的抽屉中找出勺子。将衬衣按袖子的长短分开摆放等。

八、空间定位障碍

（一）基本概念

空间定位（position in space）知觉，即方位知觉指对于物体的方位概念如上、下、前、后、左、右、内、外、东、南、西、北等的认识。判断物体所处方位，除了视空间关系知觉外，还需要语言理解。空间定位障碍者不能理解和判断物与物之间的方位关系。

（二）临床表现

方位概念丧失时将使患者的功能活动受到影响，主要体现在当家人或治疗人员的口头指令中包含方位性介词时。例如，让患者将上肢举到头的"上"方或是把脚放在轮椅的脚踏板"上"，或要求患者将废纸扔进桌子"下"面的纸篓里时，由于缺乏方位概念，患者表现出不知道做什么。

（三）评定

1. 绘图　将一张画有一只盒子的纸放在患者面前，令患者在盒子的下方或上方画一个圆圈。

2. 图片检查　将几张内容相同的图片呈"一"字排列在被检查者面前。每一张图片中都画有两个不同的物品，如一只鞋和一只鞋盒子，但每张图片中鞋相对于鞋盒的位置均不同，如鞋子位于盒子的上方、侧方、后方及盒内盒外。要求被检查者描述每一张图片中鞋与鞋盒子之间的位置关系。

3. 功能性检查（实物定位）　将一些物品如杯子、勺、茶盘放在被检查者面前并根据要求安排这些物品的位置，如"将杯子放到盘子上"、"将勺子放到杯子里"、"将茶盘放到杯子旁"等。亦可将两块正方形积木放在患者面前，要求被检查者将其中一块积木围绕另一块积木来变换摆放位置，如放在它的上面、两侧、前面、后面。

九、空间关系障碍

（一）基本概念

空间关系（spatial　relation）知觉指对两个或两个以上的物体之间以及它们与人体之间的相互位置关系的认识，如距离和相互间角度的知觉的建立等。不能判断两物体之间的空间位置关系以及物体与自身之间的位置关系时称为空间关系功能障碍。

（二）临床表现

1. 影响日常生活活动能力　穿衣时患者由于区别一件衣服的前与后、里与外有困难而前后、里外反穿；找不到袖子、裤腿或扣眼（图形背景分辨困难）；错将领口当袖口；两条腿同时穿进一条裤腿中；错位系扣等。患者戴眼镜时上下颠倒，将下列假牙安在口腔内上方。重症空间关系障碍患者可以给镜子里的人刷牙或洗脸，这种情况提示患者同时存在躯体失认。

2. 转移和移动活动　当家属或治疗人员帮助患者从床边（坐位）站起时，患者的躯干不是配合地前倾而是向后倾斜。偏瘫患者一手驱动轮椅时，将健手错误地放在轮椅的扶手上并向前下方压和推，仿佛在驱动轮椅的轮椅。

（三）评定

1. 绘图　一张纸的左半边有一个点阵图，各点之间用线连接后形成一个图案。纸的右半边有一个相同图案的点阵图，要求患者用线将点连接成一个和左侧一模一样的图案。此外，示范卡画有若干个十字标。要求被检查者完全按照示范卡将十字标及其位置在白纸上准确无误的复制出来。

2. 结构性运用检查　绘图如花儿、表盘等。观察画面的布局，表盘内代表时间的数字的排列情况。

不能正确完成上述检查时应考虑患者存在空间关系障碍。

十、结构性失用

（一）基本概念

结构性失用（constructional　apraxia）是组合或构成活动障碍。表现为不能复制和根据口令画图，不能组装二维和三维的模型或结构。结构性失用发病率虽无文献报道，但临床病例并不少见。

结构性失用是顶叶后部病变所引起的涉及视空间功能的运用技巧障碍，但完成这些活动也需要运动技能和运用功能。因此，虽然临床上以右半球损伤多见且症状较重，但脑其他部位如左半球（包含运动技能和运用功能）损伤的患者也可能出现有关空间结构任务的困难。临床病例观察亦证实，左右半球损伤均可引起结构性失用。人们推断左、右脑损伤所致的结构性失用的病理基础各不相同。右脑损伤所致的结构性失用被认为是视空间知觉障碍的结果；左脑损伤所致的结构性失用是执行或概念障碍的结果。

（二）临床表现

结构性失用最常见的表现是不能自发地或根据指令用图画、积木或其他零件或物品制作或组装出二维或三维结构。患者虽然认识每一个部件，但却不能将它们正确的组合在一起。严重的结构性失用将影响那些需要将不同部分或零件组装在一起的活动如穿衣、摆放餐具、做夹馅儿的食品、裁剪衣服、组装家具、手工艺品及玩具或画一座房子的布局等。

（三）评定

1. 复制几何图形　复制三维几何图形如长、方立方体，或复杂的二维平面几何图形如简易精神状态检查量表（MMSE）中的两个相互交叉重叠的五边形。Rey-Osterrieth 复杂图形测验也可用于结构性失用的检查。所绘图画无缺失或多余的线条，空间排列正确者正常；一些线段缺失或弯曲，空间排列不合理，但尚不妨碍识别图形者提示结构性失用存在。

2. 复制图画　要求被检查者默画房子、花、钟面，一张白纸画一幅。手眼协调性差的患者在表盘内填写代表时间的数字时可选用数字模型代替手写。无法识别所绘图画提示重度结构性失用。

3. 复制模型　根据积木、火柴棒或木钉盘模型设计进行复制。复制模型如积木时，遗漏、角度偏斜或错放位置均提示异常。

4. 功能活动　采用立体拼插、组装玩具进行实物组装。通过穿衣、做饭、剪裁、组装家具等活动观察其日常生活能力是否受到影响。

十一、穿衣失用

（一）基本概念

穿衣失用（dressing apraxia）指患者辨认不清衣服的上—下、前—后及里—外，因而不能自己穿衣服。穿衣失用是视空间关系障碍，因而穿衣失用可以是结构性失用、躯体构图障碍或单侧忽略的结果。损伤部位常见于大脑右半球顶叶或枕叶。

（二）临床表现

穿衣失用可因损伤的原因不同而表现各异。空间关系障碍患者由于区别一件衣服的前与后、里与外有困难而前后、里外反穿；或找不到袖子、裤腿或扣眼；将领口当袖口，两条腿同时穿进一条裤腿中；错位系扣等。躯体失认患者可以出现将上衣当裤子穿的情况。右侧单侧忽略患者会忽略了穿左半边的衣服。

（三）评定

采用功能评价方法。嘱患者脱或穿上衣，观察其动作表现。如患者是否不能决定从哪个部位开始穿或从哪儿找到袖孔？是否忽略穿身体左半侧的衣服？是否穿衣时将衣服的里外及前后颠倒？扣子是否扣到正确的扣眼？回答肯定则是穿衣失用的临床表现，并非运动瘫痪所引起。也可用结构性失用的评定方法检查穿衣失用。患者穿脱衣裤动作过程和结果异常，且异常并非肢体功能障碍所致，应考虑穿衣失用的存在。

十二、失认症

（一）基本概念

失认症（agnosia）是物品、人、声音、形状或气味的识别能力丧失的总称，指在特定感觉正常的情况下，患者不能通过该感觉方式认识以往熟悉的事物，但仍可以利用其他感觉途径对其识别的一类症状。失认症并非由于感觉障碍、智力衰退、意识不清、注意力不集中等情况所致，而是感觉信息向概念化水平的传输和整合过程受到破坏的结果。常见于脑外伤及中风患者。根据感觉方式不同，失认症分为视失认、触觉失认和听失认。临床中，单纯性触觉失认极为少见。本节将介绍临床常见的症状——视觉失认。

视觉失认（visual agnosia）指不能识别视觉刺激的意义。患者能看见视觉刺激（目标）但不能赋予其意义，即不知其是什么。视觉失认是一种高级皮质功能障碍，包括物体失认、面容失认、同时失认及颜色失认。

（二）临床表现

1. 物体失认（object agnosia）　物体失认是失认症中最常见的症状。指在视力和视野正常的情况下，患者不能通过用眼睛看来识别常用物品。多数患者有双侧损害。患者表现出能看见呈现在面前的物品但却不认识它是什么。患者虽然不能用眼睛识别常用物品，却仍然可以通过其他感觉如触、听觉识别出该物品。例如，拿一只铃铛问患者，"这是什么？"，患者不认识，但用手触摸或听到叮当声后知道是铃铛。

2. 面容失认（prosopagnosia）　指脑损伤后不能识别以往熟悉的面孔。面容失认患者可以分辨不同的面部表情，但不能分辨他/她是谁。患者仅通过脸部特征不能认出熟人，还必须依赖其他提示如说话的声音、步态、服装或发型等才能识认。症状严重时，患者甚至不能识别亲朋好友，不能从镜子里认出自己。面容失认常与视野缺损或其他视觉失认并存，亦可在无物体失认的情况下独立存在。

3. 同时失认（simultaneous agnosia）　指不能同时完整地识别一个图像。患者在观看一幅动作或故事图画时可识别局部微小的细节，每一次只能理解或识别其中的一个方面或一部分，患者不能获得整体感，因而不能指出该幅图画的主题。复制时可将主要的具体细节分别记录下来，但不能将每一部分放在一起组成一幅完整的画。同时失认是视觉信息的整合障碍。常见病因为脑血管病。

4. 颜色失认（color agnosia）　患者能感觉和区别两种不同的颜色，但不能将颜色分类即不能选择或指出检查者命名的颜色，是颜色信息的提取障碍；患者有颜色命名障碍时不能根据检查者的要求（出示指定颜色）命名颜色。由于不能命名颜色，因此不能将颜色的名称与颜色进行匹配。左侧偏盲、失读症及颜色失认同时出现被称为枕叶综合征。颜色失认常与面容失认或其他视觉失认并存。

（三）评定

1. 物体失认　①将一些常用物品，如梳子、眼镜、钥匙、铅笔、硬币、牙刷等实物或照片逐一呈现，要求患者辨认并命名。患者有运动性失语时，可由检查者说出物品的名称，要求患者从上述诸多物品中指认。检查者也可以拿出一件物品如一把钥匙，然后让患者从一张字词表中挑出"钥匙"一词（名称选择）。②当患者不能指认目标物品时，可要求患者继续进行相似匹配，即用同类不同物（两种外形不一样的鞋子）。③如仍然不能匹配，则最后进行相同匹配。④在不能睁眼条件下命名时，要求患者闭目，用手触摸物品，失认症患者通常在触摸后可对其命名。

2. 面容失认　怀疑患者有面容识别障碍时，进行下列检查。①面部特征描述，检查被试者分析和描述面部组成特征的能力。②面部识别和命名，辨认和命名亲人、朋友或公众人物如国家领导人，体育、电影明星或歌星等的照片。也可让患者照镜子，观察其是否能认出自己。③面部匹配，从若干照片中挑选出两张相同的（面部的拍摄角度和光线可不一样）。④面容失认的患者常常通过声音、步态、服装、发型等特征来识别熟人。

3. 颜色失认　怀疑患者存在颜色失认时，进行下列检查。①颜色辨别，将两种不同的颜色放在一起，要求患者回答是否相同。②颜色匹配，检查者命名一种颜色，要求被试者从色卡或物品中挑出指定颜色，或在许多色卡中匹配相同颜色。③颜色命名，检查者出示一种颜色，要求被试者说出颜色的名称，即对所见颜色进行命名。④颜色知识（非颜色视觉检查）及应用，检查有关颜色信息的提取能力。向被试者提问，如香蕉是什么颜色？树叶是什么颜色等。然后，给被试者绘有苹果、橘子、香蕉形状的无色图形，要求被试者用彩笔涂上相应的颜色（自由填充）。

4. 同时失认　①数点一张整版印有印刷符号如小圆点的作业纸，要求患者数点。注意患者是否仅注意排列在中央的部分或其他某一部分。②描述或复制图画要求患者就一幅通俗的情景画做描述。还可以让患者复制一幅画，观察是否复制完整。如果患者数点时仅注意版面的某一部分，仅仅描述情景画的具体细节而不能对其做整体描述，应考虑患者存在同时失认。

十三、失用症

（一）基本概念

失用症与中央前回、基底节、脑干或脊髓损伤引起的瘫痪或肌无力不同。失用症（apraxia）是指由于不能正确地运用后天习得的技能运动，因而在没有瘫痪的情况下不能执行有目的的运动的运用障碍。它是一组反映运动系统在皮层功能水平上的障碍的综合征（躯体运动中枢除外）。失用症的发生与肌力下降、肌张力异常、运动协调性障碍、感觉缺失、视空间障碍、语言理解困难、注意力差或不合作无关。根据症状表现和产生机制不同，将失用症分为意念性失用和意念运动性失用。失用症多见于左侧脑损伤，且常合并失语。其发生率尚未见报道。临床上，失用症多发于脑卒中患者和痴呆患者，故老年患者多见。根据障碍发生的阶段不同，失用症分为意念性失用和意念运动性失用。

（二）临床表现

1. 意念性失用　动作意念产生和概念形成包括了对物品功能的理解、对动作的理解以及对于动作顺序的理解。意念性失用是意念或概念形成障碍，是动作的构思过程受到破坏而导致的复杂动作的概念性组织障碍。意念性失用是较严重的运用障碍。患者对于做一件事的目的和做成一件事需要做什么、怎样做和用什么做都缺乏正确的认识和理解。

因此，患者不能自动或根据指令完成有目的的协调、复杂的多步骤动作。他可以正确地完成复杂动作中的每一个分解动作，但不能将这些分解动作按照一定顺序排列组合并串联在一起而成为连贯、协调的功能活动。表现为动作的逻辑顺序出现混乱，或某一个动作被省略、重复。例如，沏茶时要先将茶叶放进茶壶，加开水，然后盖上壶盖。意念性失用患者每一个步骤的动作，即放茶叶、倒水、盖上壶盖的动作都可以正确地完成，但顺序出现错误如先倒水而不是先放茶叶。意念性失用患者也不能描述一项复杂活动的实施步骤。

意念性失用患者还可以表现为工具的选择和使用障碍，患者在不使用工具的情况下可以很好地模仿运动，但是当实物放在面前时则出现选择和使用错误。尽管患者能够认识物品本身，但却不能告知物品的功能或用途，物品被错误地使用。例如，在餐盘中摆放筷子、铅笔、牙刷，患者可能会选择铅笔或牙刷用于吃饭；用洗脸毛巾洗脸盆；用牙刷梳头；如果给患者烟和火柴，令其点燃香烟，患者可能会将火柴放进口中，或用未点燃的火柴去"点燃"香烟。意念性失用可见于检查中，也可在日常生活中表现出来。

不同的病例报道显示，左侧额叶（前额叶皮层、运动前区）、顶叶或顶枕颞叶交界处损伤均可导致意念性失用。意念性失用也常见于弥漫性脑损伤如脑动脉硬化、与痴呆有关的疾病。

2. 意念运动性失用　意念运动性失用由储存运动记忆的左半球顶下小叶与负责制订运动计划的前运动皮层之间联系中断导致运动记忆的计划和编排障碍。根据累及部位不同，意念运动性失用可分为肢体失用和口腔—面部失用。

意念运动性失用的患者不能执行运动口令。患者不能按照口令用手势表演（演示）使用某一种工具的活动，模仿可使表现有所改善，但仍不正常。使用实物进行作业时动作的准确性明显提高。患者虽然不能正确地按照口令用手势演示或模仿使用某种工具的活动，但仍然能够在适当的时间与地点下意识完成那些从前熟练操作的技能动作并能够描述动作过程。例如，意念运动性失用患者不能在指令下拿起牙刷或启动刷牙动作，但是在早晨起床后却可以到盥洗室自发地拿起牙刷，将牙膏挤到牙刷上，然后刷牙。意念运动性失用仅仅在检查时发现。

运用的神经加工过程需要有左半球顶下小叶、两侧半球前运动区、躯体运动中枢及胼胝体的参与。该神经加工传导路中任何部位的损伤都可以引起肢体的意念运动性失用症。根据损伤部位的不同，肢体失用可以表现为双侧或者单侧。左顶叶损伤时导致双侧上肢失用。前运动区或补充运动区损伤时，表现为左手动作"笨拙"。此时，运动记忆印记仍然存在，但进行运动的能力被破坏。病灶累及中央前回则右侧肢体出现完全瘫痪或轻瘫。胼胝体病变（如肿瘤直接压迫或大脑前动脉梗死或出血）时也可引起胼胝体失用症（callosal apraxia）。虽然胼胝体不直接参与技能运动的记忆与加工，但它是联系左右大脑半球的连合纤维（胼胝体前 1/3 联系两侧额叶）。按口令控制左侧肢体运动时，需要将左侧额叶前运动皮层的信息经胼胝体传递到右侧前运动皮层。胼胝体前 1/3 损伤将阻止左右前运动皮层间信息的传递。因此，右上肢能完成指定运动，但左上肢则不能，在临床上仅表现为左上肢失用。胼胝体失用症常见于肿瘤或大脑前动脉卒中。

意念性失用通常与意念运动性失用同时存在，意念运动性失用则可独立存在。

（三）评定

意念运动性失用症患者平时可自发地完成日常生活活动动作，只在检查中发现异常。因此询问和了解患者从事日常生活活动的能力情况，尤其是有关使用日常用品、用具的能力尤为重要。上述内容可通过询问患者本人或护理人员（家属或护工）获得。

判断有无失用症采用动作检查。检查者要求被试者使用某种工具完成特定作业的动作并观察动作表现。意念性失用和意念运动性失用的检查方法相同。鉴别两者的关键在于患者对于检查的反应。意念运动性失用的患者不能按指令做动作，但在恰当的时间和地点就能够自动地完成该动作。意念性失用患者既不能按指令也不能自动地完成。根据从难到易的原则，评价分三个步骤或三个能力水平上进行，即：①用手势执行动作口令。②模仿检查者的动作。③用实物实际操作。

1. 执行口令 根据口令用手势演示完成一个任务，需要被试者能够理解口令和能够想象在没有实物的情况下如何正确地运用和运动。因此，通过打手势表现一个动作或做一件事情对患者来说最为困难，它代表了运用的最高水平。

要求患者用手势表演使用工具的动作。例如，用手势演示如何用锤子将钉子敲进（想象中的）墙上，用螺丝刀拧螺丝，用剪刀剪纸，用锯子锯木头，削土豆皮，用打蛋器打鸡蛋等。

意念运动性失用患者和意念性失用患者均不能正确地执行口令。意念运动性失用患者可表现出动作重复、笨拙、握工具的手的位置不正确，或动作在错误的平面上进行，或目标放置位置错误，或运动不正确、用身体的某一部分代替使用工具如用拳头当锤子而不是手握一把锤子的手势。意念性失用患者表现出动作步骤错误。当检查者要求患者"假设你手里有一把钥匙，用它将门打开"，肢体失用患者可能会前后摆动手腕而不旋转手腕，或先旋转手腕再做插钥匙的动作。

2. 动作模仿 模仿检查者的动作或行为较之执行口令容易。一个不能用手势演示如何使用钥匙的患者可能能够模仿检查者的手的运动。因此，当患者不能执行口令时，检查者做示范动作，要求患者模仿。此外，检查者示范各种姿势和肢体运动要求患者模仿。意念运动性失用患者不能正确地模仿他人的动作或手势。意念性失用患者则可以很好地模仿各种运动。

3. 实物操作 使用实物进行操作是最容易完成的作业。在检查者示范后，患者也不能模仿其动作时，应给予实物进行操作。另外，意念性失用患者虽然可以很好地模仿各种运动，但不能正确地选择和使用工具，因此，实际应用检查很有必要。检查可从单一步骤到多步骤复杂动作到复杂动作。检查者也可以给患者一把钥匙，牙膏和牙刷；信封、信纸、邮票和胶水等进行实际操作。意念运动性失用患者使用实物后，动作准确性明显提高。意念性失用患者可表现为动作顺序错乱或物品（工具）挑选和使用错误。

按口令完成大多数动作，无需实物者为正常；在提供实物的情况下，患者能正确完成大多数动作者提示存在异常；即便给予实物也不能做规定动作者，提示重度障碍。

明确诊断有无失用症十分重要。由于意念运动性失用仅仅在检查时发现，患者并不知道自己存在失用症，因而没有接受 OT/PT 治疗。不能及时发现脑损伤（脑卒中）患者存在失用症将大大影响康复疗效。此外，失用症的结局之一是患者独立生活能力消失。因此，明确诊断有助于患者早期接受康复治疗和康复专业护理。

（李 丹）

第七节　认知障碍康复

一、认知康复训练的原则

脑具有极大的冗余度，即功能的重复性、普遍性。这种特征成为脑在受损伤后具有惊人的自身重组能力的生理基础。在进行认知康复训练时，应遵循以下原则：

● 训练计划的制订应以评定为基础，以保证训练计划具有针对性。
● 训练方法必须具有专业性，切忌将小学教材或游戏与专业训练混为一谈。
● 训练内容的设计应具有连续性、训练程度由易到难，循序渐进。
● 一对一、面对面训练与计算机辅助训练相结合。
● 基本技能的强化训练与能力的提高训练相结合。
● 强化训练与代偿训练相结合。

二、计算机辅助认知康复训练的应用与优势

当前，采用计算机化的认知障碍康复训练已成为一个主要的工作模式。计算机辅助训练模式采用专门设计的认知康复训练软件，其具有针对性、科学性；训练难度可自动分等级，循序渐进，具有挑战性；训练题材丰富，针对性强，选择性高；训练指令准确、时间精确、训练标准化；评估或训练结果反馈及时，有利于患者积极主动参与。这种训练模式不仅充分利用和发挥了多媒体的优势，训练效果显著，同时也有效地节约了人力资源。恽晓平等进行的多中心、大样本、随机、对照研究结果表明，采用以神经心理学和康复医学为基础的认知专用康复设备对各种不同的认知障碍的康复具有显著的疗效。

三、注意障碍康复训练

（一）基本技能训练

基本技能训练包括反应时训练，注意的维持、注意的选择性、注意的转移性以及分配性训练。在治疗性训练中，要对注意的各个成分进行从易到难的分级训练。由于注意训练需要严格、精准地把握时间，因此计算机辅助的训练是注意障碍康复训练的唯一有效手段。

（二）适应性调整

1. 作业的适应性调整　作业的适应性调整或改造的目的是为了最大限度地降低对注意的要求。在治疗的初期阶段，应减少或限制一次呈现给患者的信息量。如简化作业指导，每一次仅指导一个步骤；减少一次呈现给患者的项目或选择的数量。随着患者注意力的进步，延长治疗时间并增加治疗性作业活动的复杂程度。

2. 环境的适应性调整　开始训练时应在有组织、整齐和安静的环境中进行。应当限制环境中杂乱和分散注意力的各种因素，如拔掉电话线，关上窗户、关上收音机等。在进行刷牙作业时，应当将无关的用品从水池边移走，而所需用具应当具有鲜明的对比色彩。牙膏、牙刷和杯子的对比色起到了提示作用，有助于患者注意不同的物品。随注意力改善，环境应逐渐接近正常，不需要刻意组织、安排环境。

四、记忆障碍康复训练

对于以记忆障碍为主的患者，康复治疗的总体目标应当是逐渐增加或延长刺激与回忆的间隔时间，最终使患者在相对较长时间后仍能够记住应当进行的特定作业或活动，提高日常生活活动能力的独立程度。改善或补偿记忆障碍的方法大体分为基本技能训练和外辅助两类。

（一）基本技能训练

在记忆功能评定的基础上进行基本技能训练，包括言语记忆、视空间记忆、人像记忆、听觉记忆、前瞻性记忆、语义记忆、情节记忆等的训练；训练方法可采用复述、视意象、奇像顺序记忆、首词记忆术、PQRST 法等。上述方法均已在计算机辅助记忆训练的专用软件中得到实现，已被广泛使用。记忆的难度通过刺激呈现与回忆的间隔逐渐缩短以及刺激呈现的复杂程度来实现。定时、定量、分级并且可将记忆力训练的结果进行量化是人工训练所不能替代的。

（二）外辅助

外辅助是一类代偿技术，即指借助于他人或他物来帮助记忆缺陷者的方法。通过提示，将由于记忆障碍给日常生活带来的不便减少到最低限度。

记忆的外部辅助工具可以分为：储存类工具，如笔记本、录音机、时间安排表、计算机等；提示类工具，如报时手表、定时器、闹钟、日历、寻呼机、留言机、标志性张贴；将环境安排有序；口头或视觉提示等。

此外建立活动常规及有序的环境，培养患者养成良好的生活习惯十分重要。如果患者总是记不住手表放在哪儿了，则每摘下手表时就将其放在一个固定的地方如床头柜。反复多次，使其学会将这个固定的地方和"我的手表在哪里"联系在一起，以后每当要戴手表时就从床头柜上取表。调整环境是为了减轻记忆的负荷。包括环境应尽量简化，如房间要整洁、家具杂物不宜过多；常使用的物品要放在固定的位置上便于使用；在家中学会使用醒目的标志提醒患者找物品、安排时间等。

五、失算症康复训练

训练方案建立在正确地诊断和分型基础上。例如，额叶型失算患者要运用控制策略来改善注意力障碍，减少持续现象。空间型失算患者常伴有单侧空间忽略。可以运用划销任务、图形复制、视觉搜查任务、均分线段任务和画钟任务，帮助改善单侧空间忽略。同时使用阅读记号标注技术帮助空间型失算患者阅读。训练包括数字加工、计算负荷、算术事实、算术法则、心算、笔算、估算、日常生活（理财）能力训练等。

六、思维障碍的康复训练

基本技能训练

1. 类概念　训练患者对不同的物品或事物进行分类，从粗分类到进一步细分类。如将食品类进一步细分为肉、奶制品、蔬菜、豆制品、水果等。向患者出示成对的、有共同点的物品或词组，让患者回答每一对物品有何共同之处。

2. 推理 推理训练可以采用图形和数字等非语言性推理和言语性推理。

3. 抽象与概括 各种谚语分析。

4. 思维策略训练 从认识问题解决的目标和现有状态之间的差距着眼，通过设立若干个阶段目标，通过逐个实现而不断逼近目标，直至最终消除差距，达到目标，解决问题。该策略在问题解决中的思维操作步骤如下：

（1）认清问题的初始状态和目标状态；

（2）分解问题的总目标为若干个阶段目标；

（3）选择手段将初始状态向第一个阶段目标推进；

（4）达到第一个阶段目标后，再选择手段向第二个阶段目标推进；

（5）如果某一手段行不通，就退回原来状态，重新选择手段，直至达到最终目标。

给患者提出不同的问题，如迷路了怎么办？看到一幢大楼里冒烟怎么办？家门的钥匙被锁在屋子里怎么办等，患者可依据上述策略步骤训练自己的问题解决能力。治疗师观察患者的表现并提供不同的帮助，包括分解问题解决的步骤、给予提示、让患者将解决问题的步骤写下来以便增强记忆等。

七、执行功能障碍的康复训练

开放性作业需要一个人具有启动和制订目标计划、追踪时间、作出选择以及确定优先重点和排序的能力。因此，设计和选择开放性作业是执行功能障碍的康复训练手段。用于思维与执行功能障碍康复训练内容包括：①类概念训练。②序列思维训练。③推理训练。④问题解决训练。⑤组织和计划、时间分配、追踪训练。⑥决策训练。

八、知觉障碍的康复训练

各种知觉障碍的康复训练同样包括基本技能的强化训练、功能活动训练和代偿性训练。通过再训练行为的特定知觉成分以改善功能活动状况。基本技能活动的训练通过专业认知康复训练设备（认知康复工作站）进行。

1. 躯体构图障碍的康复训练 躯体构图障碍（左右分辨障碍、躯体失认、手指失认、单侧忽略等）的治疗目标是加强患者对其身体存在的意识和认识。基本技能训练可包括识别自体和客体的身体各部位，身体的左右概念等。此外，临床上还采用感觉整合疗法治疗上述障碍，即由治疗师通过提供并控制各种感觉刺激输入如来自前庭、肌肉、关节和皮肤的感觉输入，以及执行正确的发育运动模式来帮助患者重新建立对身体各部位及其关系的认识。

2. 空间关系综合征的康复训练 基本技能训练与功能训练相结合。例如，对空间定位障碍患者，基本技能训练时可设计各种需要分辨不同空间方位的作业让患者进行练习；功能训练则可安排患者从事整理壁橱或橱柜内容物一类的活动。通过功能性活动实践使已掌握的基本的空间定位概念最终泛化到实际生活中。

3. 结构性失用的康复 包括基本技能训练和功能训练。基本技能训练主要是训练患者的构成能力。通过培养患者细致观察和理解各个部分之间的关系，训练其视觉分析和辨别能力，使患者最终能够正确地将各个部分组合成一个整体。训练主要采用各种复制作业（木块、钉盘、虚线连接、拼图等），用实物复制时，从简单图案到复杂图案；从根据实物复制到参考照片、图画复制，从复制平面图到复制立体图。对于脑卒中 6 个月以后的患者，在进行基本技能训练的基础上，应根据患者的实际需要有目的地进行实用功能活动训练，如做饭、摆餐桌、组装家具、裁剪衣服等。

4. 失认症的康复 物品失认患者可进行与物品相关的各种匹配强化训练，如图形—汉字匹配、图形的相似匹配、声—图匹配、图形指认等。视觉失认症患者虽然不能通过眼睛认识以往熟悉的事物，但仍可以利用其他感觉途径如触觉、嗅觉、听觉等对那些"视而不认"的物品、人物进行识别。因此，功能代偿训练在视失认康复中具有重要的作用和意义。在训练中要鼓励患者利用其他正常的感觉输入方式，如利用触觉或听觉辨识人物和物品，训练面容失认的患者学习和掌握通过固定衣服的颜色或发型来认识生活在自己身边的熟人。

5. 失用症的康复 对于意念性失用的患者，可采用故事图片排序。根据患者的进步可逐渐增加故事情节的复杂性。可采用连环技术，即将活动分解成一系列动作，让患者分步学习，待前一步动作掌握后，再学习下一步动作，逐步将每个动作以串联的形式连接起来使患者最终完成包含一整套系列动作的活动。可根据患者具体情况采用视觉、触觉或口头的方法进行自我提示。在进行某一项作业活动训练时，首先要求患者闭眼并在脑海中呈现该活动中每一个动作的顺序。患者也可以在动作之前观看治疗师示范一套完整的动作。口头提示指让患者大声说出活动步骤，逐渐变为低声重复，直至默念。

（李　丹）

参考文献

[1] 南登昆，黄晓琳．实用康复医学．北京：人民卫生出版社，2009.

[2] 励建安．康复医学．第二版，北京：科技出版社，2008.

[3] 王玉龙．康复功能评定学．北京：人民卫生出版社，2008.

[4] 何成奇．内外科疾病康复学．第二版，北京：人民卫生出版社，2014.

[5] 刘泰，吴林．神经内科中西医结合诊疗手册．北京：化学工业出版社，2015.

[6] 李丹，马友精，陈长香，邢琰．日常饮食习惯对脑梗死老年患者执行功能的影响．现代预防医学，2013（40）8．

[7] 李丹，陈长香，徐金献，马素慧，郝习君．体感交互技术对脑卒中患者执行功能的疗效．现代预防医学，2013，（40）21．

第二十六章 神经肌肉疾病的康复

第一节 重症肌无力的康复

重症肌无力（MG）是乙酰胆碱受体抗体（AChR-Ab）介导的，细胞免疫依赖及补体参与的神经-肌肉接头（NMJ）处传递障碍的自身免疫性疾病。

一、病因及发病机制

重症肌无力的发病机制尚不完全清楚，其病因及可能的发病机制如下：

1. 胸腺在 MG 中的作用　约 15% 的 MG 合并胸腺瘤，约 70% 的 MG 有胸腺肥大，AChR-Ab 由 B 细胞在增生的胸腺中产生，在正常和增生的胸腺中都能发现载有 AChR 的"肌样细胞"，且已检测到 AChR 亚单位的 mRNA。因此推测在一些特定的遗传素质个体中，由于病毒或其他非特异性因子感染胸腺，导致肌样细胞表面的 AChR 构型发生变化或脱落，刺激机体免疫系统产生 AChR-Ab，发生免疫反应而发病。

2. 自身免疫反应　经研究发现 MG 的可能发病机制为：体内产生 AChR-Ab，在补体参与下与 AChR 发生免疫应答。足够的循环抗体能使 80% 的肌肉 AChR 达到饱和，经由补体介导的细胞膜溶解作用使大量 AChR 破坏，导致突触后膜传递障碍产生肌无力。

二、诊断

（一）临床表现

1. 发病情况　女多于男，起病隐袭，眼外肌麻痹常为首发症状，出现非对称性眼肌麻痹和上睑下垂、斜视、复视。重者眼球运动明显受限，甚至眼球固定，瞳孔光反射不受影响。

2. 临床表现

（1）临床特征：受累肌肉呈病态疲劳，呈规律的晨轻暮重。临床检查：受累肌无力和易疲劳，受累肌肉持续活动导致短暂性肌无力加重，短期休息后好转。

（2）典型特点：肌无力呈斑片状分布，程度随活动而变化，不能证明符合某一神经或神经根支配，提示为神经肌肉传导障碍，为本病典型特点。

（3）受累肌肉明显局限于某一组

1）面肌：面部皱纹减少，表情困难，闭眼和露齿无力。

2）咀嚼肌：连续咀嚼困难，进食中断。

3）咽喉肌：饮水呛咳，吞咽困难，声音嘶哑，讲话鼻音。

4）颈肌：无力，抬头困难。

5）呼吸肌、膈肌：出现咳嗽无力，呼吸困难。

6）肢体：重者可见无力，四肢受累，多上肢重于下肢，近端重于远端。平滑肌和膀胱括约肌一般不受累。

（4）危象：患者急剧发生咽喉肌、呼吸肌严重无力，不能维持换气功能为危象。如不及时抢救可危及生命。

（二）临床分型

1. 成人肌无力

（1）Ⅰ型、眼肌型：仅眼肌受累。

（2）Ⅱ$_A$型、轻度全身型：进展缓慢，无危象，可有眼肌受累，对药物敏感。

（3）Ⅱ$_B$型、中度全身型：骨骼肌、咽喉肌严重受累，无危象，对药物敏感欠佳。

（4）根据发病年龄、性别、伴发胸腺瘤、AChR – Ab、HLA 相关抗原可分为两个亚型

1）具有 HLA – A$_1$、A$_8$、B$_8$、B$_{12}$和 DW$_3$抗原的 MG 患者，女性多，20～30 岁发病，合并胸腺增生，AChR – Ab 检出率低，早期胸腺摘除效果好。

2）具有 HLA – A$_2$、A$_3$抗原的 MG 患者，女性多，40～50 岁发病，合并胸腺瘤，AChR – Ab 检出率高，皮质类固醇效果好。

（5）Ⅲ型、重症急进型：症状严重，进展迅速，数周或数月达高峰，可发生危象，药效差。

（6）Ⅳ型、迟发重症型：症状同Ⅲ型，从Ⅰ型发展为Ⅰ$_A$、Ⅱ$_B$型，经 2 年以上进展期发展而来。

（7）Ⅴ型、肌萎缩型：MG 起病半年内出现肌萎缩。

2. 儿童肌无力包括新生儿肌无力、先天性肌无力

（1）新生儿肌无力：12% 的肌无力母亲的新生儿出现吸吮困难、哭声微弱、肢体无力特别是呼吸功能不全的典型症状。出生后 48h 出现症状，持续数日至数周，逐步改善，直至完全消失。母亲及患儿均可检出 AChR – Ab。严重呼吸功能不全可血浆置换、呼吸机维持、营养支持。

（2）先天性肌无力：少见，症状严重，有家族史，新生儿期常无症状，婴儿期表现为眼肌麻痹、肢体无力。由于 AChR 基因突变，导致离子通道病，包括：①慢通道综合征（离子通道开放期异常延长，对 ACh 反应增强，奎尼丁有效）；②快通道综合征（对 ACh 反应减弱，抗胆碱酯酶药物可能有效）。

（三）辅助检查

1. 一般检查　血、尿和脑脊液常规检查正常。胸部 X 射线和 CT 平扫可发现胸腺瘤，常见于 40 岁以上患者。

2. 电生理检查　可发现神经肌肉传递障碍，约 90% 全身型患者 3Hz 或 5Hz 重复电刺激出现衰减反应，眼肌型阳性率低，正常不能排除诊断；单纤维肌电图显示颤抖增宽和（或）阻滞。

3. AChR – Ab 滴度　85%～90% 全身型、50%～60% 单纯眼肌型滴度增高。抗体滴度与临床症状可不一致。85% 的胸腺瘤患者可见肌纤蛋白（如肌凝蛋白、肌球蛋白、肌动蛋白）抗体，可为早期表现。

（四）诊断方法

1. 疲劳试验　受累肌肉重复活动后使肌无力明显加重。

2. AChR – Ab 滴度　AChR – Ab 滴度增高支持重症肌无力的诊断，特异性可达 99%，敏感性为 88%；但滴度正常不能排除诊断。

3. 神经重度电刺激检查　分别用低频（5Hz）和高频（10Hz 以上）重复刺激尺神经、腋神经或面神经，出现动作电位波幅递减 10% 以上为阳性。约 80% 患者在低频刺激时出现阳性反应。应停用抗胆碱酯酶药 24h 后检查，否则可出现假阳性。

4. 抗胆碱酯酶药物试验

（1）新斯的明试验：新斯的明 1~2mg 肌内注射，20min 后肌力改善为阳性；

（2）阿托品 0.4mg 肌内注射可拮抗流涎增多、腹泻和恶心等反应；腾喜龙试验：腾喜龙 10mg 用注射用水稀释至 1ml，静脉注射，先给予 2mg，如可耐受在 30s 内注射其余 8mg，30s 内观察肌力的改善，并持续约 5min，症状迅速缓解为阳性

三、治疗

重症肌无力是一种自身免疫性疾病，其治疗以调节肌体免疫力为主。

1. 药物治疗

（1）抗胆碱酯酶药：溴吡斯的明片，60mg，4 次/d，口服。可根据患者症状确定个体化剂量，若患者吞咽困难可在餐前 30min 服药。

（2）皮质类固醇：泼尼松片，60~80mg/d，口服，当症状好转时可逐渐减量至维持量（隔日服 5~15mg/d）。甲基泼尼松龙冲击疗法：反复发生危象或大剂量泼尼松不能缓解的病例可试用，1g/d，连用 3~5d。

（3）免疫抑制剂：硫唑嘌呤，严重的或进展型病例尽管做了胸腺切除术，并用抗胆碱酯酶药症状改善仍不明显者可试用；骁悉，选择性抑制 T 和 B 淋巴细胞增生，1g 口服，2 次/d。

（4）免疫球蛋白：通常剂量为 0.4g/（d·kg），静脉滴注，连用 3~5d，用于各类危象。

2. 血浆置换　用于病情急剧恶化或肌无力危象患者可暂时改善症状，或胸腺切除术前处理，避免或改善术后呼吸危象，疗效持续数日或数月。

3. 胸腺切除　60 岁以下的患者可行胸腺切除术，适用于全身型 MC（包括老年患者），通常可使症状改善或缓解。眼肌型除非合并胸腺瘤，一般不适合手术；眼肌型伴复视可考虑胸腺切除（症状重者）。

四、康复

通过运动、心理康复及饮食治疗可改善患者生活能力

1. 运动康复

（1）被动运动：平卧，先屈双髋 90°，再伸直双下肢；屈双膝 90°，再伸直双小腿；协助患儿左右转动双踝关节，再背伸，屈趾。

（2）离床主动运动：可下床轻度活动，在病房内行走，自由活动，严禁剧烈活动，防止摔倒、跌伤。可逐步练习做下蹲、翘腿、快步走等动作。

（3）日常生活活动能力指导：让患者自己洗脸、梳头、更衣、入厕以及下蹲、系鞋带、捡东西等。

2. 饮食配合　指导患者进食充足的高蛋白、高维生素饮食，鼓励多饮水，多食蔬菜、水果等。

3. 心理康复　对于患者及其家属表现出焦虑、急躁的心理，要仔细讲解病情和预后，使其以健康乐观的情绪配合康复训练。

（李　丹）

第二节　进行性肌营养不良的康复

进行性肌营养不良（progressive muscular dystrophy）为一组遗传性骨骼肌的退行性疾病，表现为肌肉的变性、无力和萎缩，目前缺乏有效的特异性治疗方法。对患者而言，康复的目标是维持运动功能，尽可能提高自理能力，防止畸形出现，并且使患者获得较好的社会适应能力。完整的康复治疗小组由多方面的学科人员组成，应当包括医师、护士、治疗师、社会及职业咨询师，还有心理医师等。治疗前应制订预期目标，尽可能使用不同形式的治疗方法，比如肢体伸展及关节活动度的训练，或必要的外科手术以防止脊柱畸形和挛缩发生，当然支具也可以改善身体移动能力和增强肢体功能。适度负重或有氧运动可改善慢性进行性肌病患者的肌肉力量、心血管功能。而那些患有严重限制性呼吸障碍肺病的肌病患者，正压通气往往可以改善患者的呼吸状况，使他们可以更安全、舒服。另一些肌病患者可能有十分严重的心脏并发症，可能需要特别的监护。营养调理、心理疏导以及考虑患者的适应能力都是康复治疗的一部分。医学生物学以及计算机科学的快速发展为患者提供了更好机体功能恢复设备，由此可以使患者得到较高水准的生活质量。

一般来说，若病情处于相当稳定阶段，或是轻症患者，可以门诊治疗和居家为主，不必住院康复治疗。再者，肌病是一种慢性病，无休止地住院治疗也是不切合实际的。因此，对大多数患者来说应以门诊治疗和居家为主。对于肌病重症患者、急性患者或是病情处于急性进展阶段，或是需要手术治疗的患者，就应该到条件较好的医院住院治疗。另外，对于一些经多方治疗效果不理想的较重患者，也应考虑住院观察治疗。

一、假肥大型进行性肌营养不良

1. 临床表现　Duchenne 型肌营养不良（Duchenne muscular dystrophy，DMD）为儿童中最常见的疾病，为性染色体隐性遗传，XP21 - XP223 序列基因缺陷所致，均影响男性。该型出生时即发病，肌无力出现于 3~5 岁，6~13 岁丧失独立步行能力，20~30 岁死亡，脊柱变形、心肌受累及限制性呼吸困难为致死原因。患儿的临床发病时间、独立步行能力丧失时间和死亡时间为本病 3 个阶段性的标志。

DMD 的临床诊断依据：一般在 5 岁以前发病；临床特点为进行性对称性肌无力，以肢体近端受累多见，起病常于下肢开始；体查无肌颤，无感觉障碍，多伴有腓肠肌假性肥大；血清肌酸肌酶增高数十或数百倍；肌电图呈肌源性损害；肌活检表现为肌纤维长短不一，出现坏死与降解，纤维透明化，出现结缔组织与脂肪组织代偿增生，免疫组化分析可见 dystrophin 缺如；有家族史，呈 X 连锁隐性遗传；病情进行性加重。

Merlini 总结 43 例家族性 DMD 患者，首发症状出现的平均时间为 16 个月（11~30 个月），小儿站立和步行较其他正常孩子为晚，家长发现 2~3 岁时容易摔跤，步行笨拙，登台阶费力，爬楼梯困难，3～4 岁时症状明显，患儿不会跑，5 岁时病情更趋明朗，有明显的马蹄足，脊柱前突，可有骨盆带肌及腓肠肌的假性肥大，步态蹒跚，称鸭步态，仰卧位起立不能，必须先行俯卧位，然后以双手支撑双膝部和下肢才能站起，称为 Gower 现象。此年龄段由于臀肌、股四头肌和足伸肌的力弱开始出现屈肌挛缩，并导致马蹄足，屈膝和髋的屈曲外展畸形。随着病情的进展，患儿由椅子上起立困难，在丧失步行能力的最后阶段，由于下肢肌无力的不对称性，更加重了挛缩。

全部 DMD 患者均涉及病理性的脊柱静态或动力学的改变，脊柱的损害通常有 3 种类型，即脊柱后侧突、脊柱前侧突（即脊柱侧弯）和过度脊柱前突所致的脊柱僵直（Granata 等，1982）。以上脊柱畸形直接影响呼吸泵，使之功能低下，呈现以肺活量降低为主的限制性换气综合征，如肺泡换气量低下，低氧血症及高碳酸血症，肺活量的降低与年龄有一种独特的相关趋势，即 12 岁以前为加速相，13～14 岁以后为减速相，肺活量迅速下降，病程中呼吸衰竭的发展分两个阶段，第一阶段为无症状期，可持续数年，为逐渐发生的肺活量低下及睡眠过程出现的低氧血症。由于夜间低氧血症的逐渐发展，甚至在白天可有严重的症状即窒息感或心肺衰竭，此为第二阶段。Alexander 等指出，呼吸衰竭的第二阶段多发生在 15 岁以后（平均 10～20 岁），由于有效的咳痰功能丧失，容易发生窒息，当肺活量降低至 700ml 以下，患者有随时死亡的可能。Emery 指出，DMD 死亡年龄为 15～18 岁，90％死于呼吸衰竭。本病可累及心脏传导系统或心肌，以心电图改变为常见，偶见心律失常。

Becker 型肌营养不良（Becker muscular dys trophy，BMD）呈 X 连锁隐性遗传，临床表现与 DMD 类似，但发病年龄较晚，病情呈良性发展。

BMD 的临床诊断依据：①一般 10 岁左右发病；②临床特点为进行性对称性肌无力，以肢体近端受累多见，起病常于下肢开始；③体查无肌颤，无感觉障碍；④血清 CK 增高数十或数百倍；⑤肌电图呈肌源性损害；⑥肌肉活检：肌纤维长短不一，出现坏死与降解，纤维透明化，随着病程的发展出现不同程度的结缔组织与脂肪组织代偿增生；⑦有家族史，呈 X 连锁隐性遗传；⑧病程呈良性过程。

2. 治疗和管理　确立诊断的患儿应每 4～6 个月去医院随诊、评定，包括徒手肌力检查，关节活动范围测量，等速肌力测定，呼吸功能监测（一般从 5 岁开始），首次发现脊柱侧弯后应每年检查坐位脊柱 X 线片以及心功能的评定。

对于神经肌肉疾病的评定，徒手肌力检查是应用最为广泛的测定肌力的方法，但因其检查烦琐，耗时过多，难以让患儿接受。量化肌力计测定肌力有一定优越性，需令患儿手握肌力计，找准受力点及关节的正确位置，即使同一个患者，成功的重复此试验也难于兑现（Delitto，1990）。等速肌力测定不存在以上缺点，精确性高，有良好的重复性，Merlini 等（1991）做了 8 例神经肌病膝关节肌力的测定，本组患者股四头肌肌力下降（徒手肌力检查均不能抗重力），4d 当中重复试验对其相关系数进行研究，结果伸肌为 0.99，屈肌为 0.95。用等速肌力测量仪即 Cybex 测定肌力，可测知受测肢体关节活动不同角度时的微小肌力极其变化，如屈肌为 8～28N·m 和伸肌为 1～18N·m 时，Cybex 的优点在于不能抗重力的肌肉活动可行主动抗阻力的训练，它可评估和训练髋、膝、踝、肩诸关节以及躯干的活动，但对时间和机器设备的消耗为其惟一缺点。

Cook，Glass（1987）和 Delitto（1990）在神经肌病的回顾性研究中指出，应用徒手肌力检查方法的错误倾向，Bertorini（1991）更指出直至目前仍沿用徒手肌力检查来评定神经肌病，应予以纠正。

Emery（1987）指出过去和现在用过的和被推荐的很多治疗方法均无明显效果。物理治疗如热疗、按摩、主动与被动活动、夜间夹板与脊柱支具，药物治疗如对羟苯甘氨酸、氨基酸、合成代谢类固醇、维生素 E 和维生素 B_6、生长激素抑制药、钙拮抗药、皮质醇以及血管活性药物等，均已被证明不能改变其自然病程。沈定国报道了联苯双酯可以抑制肌营养不良仓鼠的心肌坏死，并着手进行胎肌肌母细胞移植的研究。

在没有特效治疗的情况下，多数学者认为关节的被动活动及物理治疗适时的应用，不失为良策，Rideau 指出对髋、膝、踝关节的被动活动，可延缓其挛缩出现的时间，改善其步行能力，治疗前步行困难者，经过一段时间治疗甚至可以跑动并改善其由卧位起立时的能力，认为其治疗时间应始于 4 岁，4~6 岁阶段应坚持治疗，某些患儿若已出现关节挛缩，则应行外科矫正，外科矫正后仍应坚持关节的被动活动。

DMD 的患儿 7~13 岁丧失独立步行能力，此间若能实施适宜的矫正手术，尚可再恢复步行能力 2~3 年（Heckmatt 等，1985；Granata 等，1988），这些手术包括跟腱延长术、表浅的臀肌及腘绳肌切开术等（Williams 等，1984）。Granata 等对 40 例 8~13 岁丧失独立步行能力的 DMD 患者进行了研究，他们全部应用了下肢卡钳，即膝踝足矫形支具（KAFO），其中 35 例曾行下肢挛缩矫正手术，矫正手术包括皮下臀屈肌、腘绳肌以及双侧跟腱松解术，全部 40 例儿童均成功地获得不需辅助的步行能力，平均延长独立步行能力 2.8 年（1~4年），指出对 DMD 患者均应提供类似上述治疗，可使患儿在停止步行能力前有较好的下肢功能及心理状态。

Rideau 等指出，当早期发现 DMD 患儿的脊柱侧弯症状时应及时行脊柱稳定手术，可以阻止脊柱侧弯的进展，此点已为大家所共识。20 世纪 70 年代早期一般用哈氏棒内固定和脊柱融合术（Swank 等，1982），但术后患儿需卧床制动 12 个月，产生很多并发症，1981 年 Luque 采用节段性脊柱内固定术矫正脊柱侧弯取得较好效果，现在认为凡 10~13 岁的 DMD 患儿肺活量不低于正常的 40% 而 Cobb 角 <40° 且丧失步行能力者，均应考虑节段性脊柱内固定术，此时手术危险性较小。

疾病晚期多出现呼吸衰竭，在无症状期，表现为夜间睡眠时低氧血症及白天肺部通气量的降低，随着病情的发展出现慢性限制性综合征，严重者呼吸肌（肋间肌和膈肌）的生物电活动可以停止，此时必须用呼吸肌辅助呼吸，以改善肺部的通气量。通过口腔的正压通气可以避免了气管切开并且使患者的生活质量有所保留，双水平气道正压通气（bimodal positive airway pressure，BiPAP）是最好的最初辅助通气方法，可以在家中实行而且应该作为患者首选的通气辅助手段。如果患者需要更好的呼吸辅助，那么可以考虑气管切开手术。

慢性低通气量的症状包括头痛、失眠、嗜睡、智能障碍，以上症状出现后将迅速发生夜间通气障碍，经过治疗可以提高夜间的血氧饱和度及改善白天的动脉血氧分压及二氧化碳分压。

Alexander 等指出 DMD 患者在家中使用正性或负性呼吸器辅助呼吸可以延迟呼吸衰竭出现 2 年以上，此外如体位引流，腹式呼吸系统感染的发生，从而延缓或减轻了慢性限制性疾病的出现。

3. 预防 DMD 基因已在 XP21 被分离出来，为染色体中间缺失，复制品已在 DMD 65%以上患者中发现（Den Dunnen 等，1989），用这种分子基因技术和限制断裂长的多形核键的分析以及免疫细胞化学的方法对肌肉基因障碍传递者的情况可作出正确评估，使肌病在出生前作出诊断成为可能（Ginjaar 等，1991），我国郭玉璞、孙念怙等用胎肌穿刺活检在产前作出诊断，得以及时终止妊娠。

二、面肩肱型肌营养不良

1. 临床表现　面肩肱型肌营养不良为染色体显性遗传，性别无差异，青春期起病，首先波及面部及肩胛带肌肉，可有肌病面容，双睑闭合无力，颜面表情缺乏，额纹及鼻唇沟消失，不能鼓腮、吹口哨。肩带肌受累多不对称，冈上肌、冈下肌、前锯肌为著，肱二头肌、肱三头肌也受影响，出现翼状肩胛，晚期可致腹肌、骨盆带肌、大腿肌肉以及腕部和手指伸肌无力与萎缩。本型为良性过程，极少数患者需乘坐轮椅，挛缩及变形少见（Padberg，1982）。

FSHD 的诊断标准：儿童或青少年期发病；临床特点为面肌、肩带肌和上臂肌无力和肌萎缩；体查有特殊的面部表情缺如；半数的患者血清肌酸激酶水平中度增高；肌电图呈肌源性损害；肌肉活检呈肌源性损害；有家族史，呈染色体显性遗传；病程进展缓慢。

2. 治疗　McCartney 等指出虽然在某些患者中进行积极主动的训练，但没有证据表明其有助于功能的改善，重度面肌无力可行美容术，部分患者通过手术改进上肢功能，手的小肌萎缩者可用上肢夹板、支具补偿部分丧失的功能。

3. 预防　由于 FSHD 为常染色体显性遗传，医师发现患者时，应对其双亲进行详细的检查，临床也见到其双亲无遗传病的发现，则可能为基因突变。1990 年 Wijmenga 将 FSHD 的基因绘出 4q 染色体，这种新的证明对 FSHD 的诊断时有益的。

（李　丹）

第三节　遗传性运动和感觉神经病的康复

遗传性运动和感觉神经病（hereditary motor and sensory neuropathies，HMSN）1886 年由 Charcot、Marie 和 Tooth 首先报道，80% 有遗传性，20% 可为散发，前者为常染色体显性遗传，后者为常染色体隐性遗传。

一、临床表现

HMSN 至少分为 8 个亚型，Ⅰ型最常见，为肥大型，多见于男性，10～20 岁发病，为双下肢远端开始无力，不能跑动，继之大腿下 1/3 以下出现肌萎缩，称仙鹤腿，由于足的伸肌萎缩弓形足明显，亦可影响前臂及手的小肌肉，出现无力及萎缩，四肢远端感觉障碍，腱反射减退或消失。Ⅱ型比Ⅰ型发病年龄晚。电生理的检查对分型有帮助，Ⅰ型 EMG 表现为运动末端潜伏期延长及感觉传导速度减慢，Ⅱ型则为动作电位波幅下降。其他型不在此介绍。

HMSN 的临床诊断标准：①青少年起病；②临床主要表现为双下肢对称性肌无力、肌萎缩；③体查可见大腿下 1/3 以下肌萎缩，弓形足，有感觉障碍；④血清肌酶正常；⑤肌电图为神经源性损害；⑥肌肉活检为神经源性肌萎缩，神经活检可见脱髓鞘改变或轻度轴索变性；⑦有家族史，可呈常染色体显性遗传、常染色体隐性遗传、X 连锁隐性遗传和 X 连锁显性遗传；⑧病情进行性加重。

二、治疗

对于单纯足下垂患者适当用足托或矫形鞋，可有效改善步行能力（Alexander，Johnsm，1989），多数学者认为对于足的屈曲挛缩畸形，进行伸展训练无效。大多数 HMSN 患者需要短腿支具或足踝矫形器。这些器械需要较轻的材料定制，比如聚丙烯或碳素纤维脂都是适用的材料，能提供良好的固定和防止压疮的出现。HMSN 患神经性关节炎（Charcot 关节炎）和皮肤溃疡的风险很高，因此每次都应该对他们的皮肤以及负重的关节进行仔细检查。如果不能确定支具是否有效应该首先试用非定形模具，此时需要医师密切地监督评估，大多数对他们的机体起作用之后需接受一短时程的理疗。

若通过矫形器治疗效果不理想，则应考虑外科手术治疗，如肌腱延长、肌腱移植、截骨术等，以形成足骨的正确排列，并缓解疼痛，但对外科手术长期效果的评估尚有争议。

三、预防

本组疾病虽为遗传病，为 X 连锁显性或隐性遗传，但其基因的表达千差万别，甚或基因突变，因此在遗传咨询方面尚有一定困难或疑点。

HMSN Ⅰ型常染色体显性脱髓型复制已被建立，发现染色体 17 对疾病做出突变应答（Raey maekers 等，1991），复制的成功为某些患者可以确立诊断，但在家族型 HMSN Ⅰ型中也常发现染色体 1，因此 HMSN Ⅰ型的遗传类型及方式仍有待进一步的研究。

（李　丹）

参考文献

［1］张通.神经康复治疗学.北京：人民卫生出版社，2011.

［2］李晓捷.实用小儿脑性瘫痪康复治疗技术.北京：人民卫生出版社，2014.

［3］杜春萍.康复医学护理手册.北京：科学出版社，2011.

［4］吴敏，康复护理学.上海：同济大学出版社，2008.

［5］彩娥，李秀云.实用康复护理学.北京：人民卫生出版社，2012.

［6］鲍秀芹.康复护理学.北京：人民卫生出版社，2009.

第二十七章　神经系统疾病护理

第一节　概述

脑血管疾病（cerebral vascular diseases，CVD）是由各种血管源性病因引起的脑功能障碍的一组疾病的总称，又称脑血管意外或脑卒中。是神经系统常见病和多发病，并以发病率高、致残率高、死亡率高为特点。随着国民经济的快速发展，生活条件和生活方式的明显改变，人口老龄化，脑血管病已成为危害中老年人健康和生命的主要疾病。与恶性肿瘤、心血管病同为人类 3 大死亡原因。主要病理表现是脑组织的缺血或出血，其特征为：中年以上，突然起病，有局灶性神经功能缺失和脑部症状。

一、脑血管病分类

急性脑血管病分类方法，见图 27 - 1。

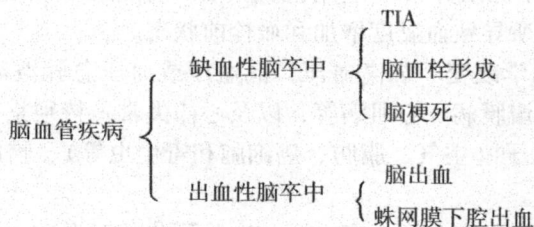

$$
脑血管疾病
\begin{cases}
缺血性脑卒中
\begin{cases}
TIA \\
脑血栓形成 \\
脑梗死
\end{cases} \\
出血性脑卒中
\begin{cases}
脑出血 \\
蛛网膜下腔出血
\end{cases}
\end{cases}
$$

图 27 - 1　脑血管病分类

1. 根据神经功能缺失持续时间　不足 24h 者称为短暂性脑缺血发作（TIA），超过 24h 者称为脑卒中。

2. 根据病情严重程度分为小卒中（minor stroke）大卒中（maj or stroke）和静息性卒中（silent stroke）。

3. 根据病理性质可分为缺血性卒中（ischemic stroke）和出血性卒中（hemorrhagic-stroke）；前者又称脑梗死，包括脑血栓形成和脑梗死；后者包括脑出血和蛛网膜下腔出血。

二、脑的血液供应

脑部的血液供应，主要来自两个系统，即颈内动脉（前循环）和椎基底动脉系统（后循环）。颈内动脉系统发出的大脑中动脉和大脑前动脉的血液供应大脑半球前 3/5 部分，大脑半球后 2/5 部分和脑干小脑的血液供应来自椎 - 基底动脉系统，两侧大脑前动脉由短的前交通动脉使之互相沟通，大脑中动脉和后动脉由后交通动脉互相沟通，在大脑底部形成脑底动脉环，亦称威利斯（Willis）动脉环，以保证脑部的血液供应。

脑是代谢活动最活跃的器官之一。血液需要量大：正常成人脑仅重约 1 400 克，约占全身体重的 2%，而脑的血液供应占心排血量的 20%，耗氧量占全身的 20%；正常时脑组织没有能源物质的贮存，耐缺氧能力差，主要靠血液不间断的循环，为脑组织提供氧和葡萄糖。所以脑对血液供应的依赖性很强，当血供减少或中断时，必定引起严重的神经精神症状和体征。脑血管具有自动调节的功能，脑血液供应在平均动脉压 60～160mmHg 范围发生改变时仍可维持恒定。血压升高时，小动脉管腔内压力增高，小动脉收缩，血流量减少；血压下降时，小动脉管腔扩张，血流量增加．这种自动调节称 Bayliss 效应。当超越自动调节范围或脑血管发生病变时，自动调节功能受到损害，脑血流随血压升降而增减。另外脑血流量同样受到血液中各种有形成分、血液黏度、血管阻力等影响。

三、病因及发病机制

（一）病因

1. 血管壁病变　动脉粥样硬化和高血压性动脉硬化最常见，其次为结核、梅毒、结缔组织疾病和钩端螺旋体所致的动脉炎，先天性血管疾病，如动脉瘤、血管畸形和先天性的血管狭窄，外伤、颅脑手术、插入导管和穿刺导致的血管损伤，以及药物、毒物和恶性肿瘤等导致的血管疾病。

2. 血液成分和血液流变学改变　如高黏血症（见于脱水、红细胞增多症、高纤维蛋白原血症和白血病等），凝血机制异常（应用抗凝剂、口服避孕药和弥散性血管内凝血等），血友病及血液流变学异常所导致血黏度增加和血栓前状态。

3. 心脏病和血流动力学改变　如高血压、低血压或血压急骤波动，心功能障碍、传导阻滞、风湿性或非风湿性瓣膜病、心肌病等，以及心律失常，特别是心房纤颤。

4. 其他病因　包括栓子（空气、脂肪、癌细胞和寄生虫等）、脑血管痉挛、受压和外伤等。部分脑卒中病因不明。

总之动脉粥样硬化常伴有高血压，高血压与动脉硬化相互促进。高脂血症、糖尿病可加速脑动脉硬化等血管病的发展。其中尤以管壁损伤最重要。高血压是脑出血最常见的原因，动脉粥样硬化是脑血栓形成最常见的原因，心源性栓子的脱落是脑梗死最常见的原因，颅内动脉瘤为蛛网膜下腔出血最常见的原因。

（二）危险因素

1. 一类是无法干预的　如年龄、基因、遗传、性别种族、季节与气候、家族史。

2. 另一类是可以干预的　如高血压、心脏病、糖尿病、吸烟、酗酒、血脂异常、颈动脉狭窄（TIA）、高半胱氨酸血症、血小板聚集性高、膳食营养缺乏、促凝危险因素、缺乏合理运动、食盐摄入量高、口服避孕药、滥用药物等。

（三）发病机制

1. 缺血性神经元损伤　神经元的代谢需求与局部血循环所能提供的氧及其他营养物之间骤然供不应求所致。局部血循环的紊乱可能因为供应血管破裂的出血，或是血管的狭窄、闭塞而使血流中断。

2. 继发性神经元损伤　因血管闭塞致供应区缺血而超过一定时限后，即发生脑梗死。梗死灶中心区病灶部神经元坏死，周边部存在一定尚可恢复的神经元和水肿带，称缺血半暗带。缺血半暗带中所发生的神经元损伤称为继发性神经元损伤。梗死灶大小和可逆程度，取决于闭塞动脉口径的大小和侧支循环建立的有效性。如果血流迅速恢复，损伤仍然可逆；神经细胞仍可存活并恢复功能。保护这些可逆性损伤的神经元是急性脑梗死治疗的关键。

3. 再灌注神经元损伤　脑血流再通，超过了再灌注时间窗时限，此时血流再灌注会使脑组织损伤继续加剧叫再灌注损伤，研究证实脑缺血超早期治疗时间窗为 3~6h，可以避免再灌注损伤。

4. 出血性神经元损伤　和缺血性神经元损伤不同的是，脑出血大多迅速引起神经元损伤和坏死。机制有以下几个方面：出血时局部神经元组织的直接破坏作用；出血后血流成分和分解吸收的中间产物对局部脑血管和神经元的刺激作用；血肿对病灶周围组织压迫，导致周围组织发生缺血缺氧的病理生理变化。

5. 血流动力学因素　如血压的突然升高或降低，血流速度的缓慢和血液流变学因素，如血红细胞增多，血小板聚集性及血液黏度增高或降低，常见为激发脑卒中发病的机制。

四、脑血管病治疗与护理进展

急性脑血管病的发病率高，发病年龄趋向年轻人群；死亡率高，是我国疾病死亡原因的第 2 大原因；致残率高，是当前导致老年人残疾、生活依赖和丧失社交能力的首要原因。采取消除或减少其危险因素，及时、合理、规范化治疗脑血管病，加强脑血管病康复治疗的 3 级预防治疗方案，成为脑血管病防治的金标准，有效的降低卒中的发病率、致残率和死亡率。

（一）一级预防

脑血管病的一级预防系指发病前的预防，即通过早期改变不健康的生活方式，积极主动地控制各种危险因素，从而达到使脑血管病不发生或推迟发病年龄的目的。从流行病学角度看，只有一级预防才能降低发病率。

1. 一致认为治疗高血压能显著降低脑卒中的发生　建议 ≥35 岁者每年测量血压 1 次，高血压患者应经常测量血压（至少每 2~3 个月测量 1 次），以调整服药剂量。当血压水平 <140/90mmHg 时，可明显减少脑卒中的发生。有糖尿病和肾病的高血压患者，降压目标应更低一些，以 <130/80mmHg 为宜。同时健康的生活方式对血压水平在正常高值的人群尤为重要。

2. 心脏病　各种类型的心脏病都与脑卒中密切相关。有心脏病的人发生脑卒中的危险要比无心脏病者高 2 倍以上。心房纤颤是脑卒中的一个非常重要的危险因素。所以对成年人（≥40 岁）应定期体检，早期发现心脏病；确诊为心脏病的患者，应积极专科治疗；对非瓣膜病性房颤患者，在有条件的医院可使用华法林抗凝治疗，但必须监测国际标准化比值（INR），范围控制在 2.0~3.0；对年龄 >75 岁者，INR 应以 1.6~2.5 为宜；或口服阿司匹林 50~300mg/d，或其他抗血小板聚集药物。

3. 糖尿病　糖尿病是缺血性卒中的独立危险因素，非胰岛素依赖型糖尿病患者发生卒中的危险性增加 2 倍。应定期检测血糖，2~3 个月通过控制饮食，血糖控制仍不满意者，应选用口服降糖药或使用胰岛素治疗。美国 TIA 防治指南建议：空腹血糖应 <7mmol/l（126mg/dl）。

4. 血脂异常　大量研究已经证实血清总胆固醇（TC）、低密度脂蛋白（LDL）升高，高密度脂蛋白（HDL）降低与心血管病有密切关系。对高脂血症患者应定期（3～6个月）进行血脂检测，戒烟、减轻体重、增加有规律的体力活动。LDL－C目标值为＜100mg/dl。

5. 颈动脉狭窄 对无症状性颈动脉狭窄患者一般不推荐手术治疗或血管内介入治疗，首选阿司匹林等抗血小板药或他汀类药物治疗。对于重度颈动脉狭窄（＞70%）的患者，在有条件的地方可以考虑行颈动脉内膜切除术或血管内介入治疗术。

6. 其他危险因素 高同型半胱氨酸血症、"代谢综合征"、口服避孕药可能会增加卒中的危险，建议一般人群应以饮食调节为主，对高半胱氨酸血症患者，可考虑应用叶酸和B族维生素治疗。对腹型肥胖、血脂异常、血压升高、胰岛素抵抗（伴或不伴糖耐量异常）等预防同前。应尽量避免长期使用口服避孕药。

（二）脑血管病的规范化治疗

1. 卒中单元 卒中单元（stroke unit）是指改善住院卒中患者的医疗管理模式，专为卒中患者提供药物治疗、肢体康复、语言训练、心理康复和健康教育、提高疗效的组织系统。卒中单元的工作是多元医疗模式，卒中医疗小组由神经科医生、经过专业培训的护士、物理治疗师、作业治疗师、心理师、语言治疗师和社会工作者组成，小组成员有机地结合，根据治疗指南（guideline）制订临床操作规程和标准，在统一领导下正确实施。它强调多学科小组固定时间和固定方式召开会议，讨论工作以及对患者的健康教育。卒中单元是治疗卒中的最佳方法，它的效果优于目前所有的治疗方法。按照收治对象和工作方式，卒中单元可分为以下4种基本类型。

（1）急性卒中单元（acute stroke unit）：收治急性期的患者，通常是发病1周内的患者。强调监护和急救，患者住院天数一般不超过1周。

（2）康复卒中单元（rehabilitation stroke unir）：收治发病1周后的患者，由于病情稳定，康复卒中单元更强调康复，患者可在此住院数周，甚至数月。

（3）联合卒中单元（combined acute and rehabilitation stroke unit）：也称综合卒中单元（comprehensive stroke unit），联合急性卒中单元和康复卒中单元的功能。收治急性期患者，但住院数周，如果需要，可延长至数月。

（4）移动卒中单元（mobile stroke unit）：也称移动卒中小组（mobile stroke team），此种模式没有固定的病房。患者收到不同病房，由一个多学科医疗小组去查房和制定医疗方案，因此没有固定的护理队伍。也有人认为，此种形式不属于卒中单元，只是卒中小组。

2. 急性脑血管病规范化治疗

（1）一般治疗规范：入院前急诊完成ABC（呼吸、血压、心肺功能）；急诊CT检查，明确临床诊断；完成神经功能缺损评分；治疗时间窗的选定和脑出血治疗方案划分，患者分流。控制血压，降血压的标准＞200/100mmHg；降压速度不宜过快和过慢。规范血糖，脑梗死患者发病24～48h内原则上不用葡萄糖水或必须用胰岛素中和；合并糖尿病者，按比例使用胰岛素中和。

（2）特殊治疗规范：溶栓治疗，溶栓治疗的使用有一定的时间性．只有在超早期治疗，即一定的"治疗时间窗"（therapeutic time window）内才能奏效。"最佳时限"6h内进行。溶栓治疗的途径主要有静脉、动脉用药两种。动脉注入溶栓药，可增加局部的药物浓度，减少用药剂量，一旦再通即刻停止用药，便于掌握剂量；但费用昂贵。静脉用药虽剂量大、出血并发症多，但方便迅捷。

1）静脉溶栓治疗规范

适应证：发病6min之内（2～3min）；头颅CT检查排除脑出血；无明显意识障碍；肢体瘫痪<3度；年龄<75岁；患者或家属知情同意。

禁忌证：溶栓治疗之前，临床表现已明显改善；全身性活动性出血、血小板计数<60×10^9/L、颅内动脉瘤、动静脉畸形、可疑蛛网膜下腔出血、近6个月有脑出血、脑梗死及颅内、脊椎手术、外伤者；近6个月内消化道出血，近3个月内急性心肌梗死、感染性心内膜炎、近6周内外科手术、分娩、器官活检及严重创伤；严重心功能不全、败血症性血栓性脉管炎、糖尿病性出血性视网膜炎及已知严重肾功能不全；妊娠；正在使用肝素等抗凝治疗；收缩压<100mmHg，疑为血流动力学机制所致脑梗死。

用药方法：尿激酶：50万U加25ml生理盐水静脉推注（5min），观察10min；肌力恢复>1度，追加25万U/100ml生理盐水静脉滴注，30min疗程结束；肌力恢复<1度，追加50万～100万U加50ml生理盐水静脉推注（15min）；再观察15min，肌力恢复>1度，疗程结束；恢复仍不明显，无脑出血表现时，可再追加25万U加100ml生理盐水静脉滴注30min，疗程结束。重组型纤溶酶原激活物（r-tPA）：总量0.85mg/kg；总量的10%静脉推注，其余的90%，静脉滴注，60min滴完。

2）动脉溶栓疗法：作为卒中紧急治疗，可在DSA直视下进行超选择介入动脉溶栓。尿激酶动脉溶栓合用小剂量肝素静脉滴注，可能对出现症状3～6h的大脑中动脉分布区卒中患者有益。

监测指标：治疗前、后2h及21d神经功能缺损评分；一次性溶栓治疗结束后随访头颅CT；治疗前、结束后EKG；治疗前、后3、5、7、10d的PT、KPTT、凝血因子I及大便OB；治疗前、后21d血、尿常规、肝肾功能及血脂。

3）抗凝治疗规范

适应证：发病6h之后，48h之内；头颅CT检查排除脑出血；无明显意识障碍；无出血病史及出血倾向；无严重肝肾功能损害；年龄<80岁；患者或家属知情同意。

禁忌证：明确为心源性脑梗死；严重难治性高血压，收缩压>200mmHg，舒张压>110mmHg；CT示脑出血、出血性梗死或大面积脑梗死伴脑水肿；严重肝、肾功能损害；昏迷；2周内有大手术；血小板计数<60×10^9/L。

用药方法：低分子肝素4 000～5 000U，腹壁皮下注射每12h注射一次，共10d；华法林口服4～5mg/d，急性期前2d剂量增加至10mg/d；速必凝6 000U/d，连续7d；法安明5000u皮下注射，2/d。

监测指标：随访神经功能缺失，治疗前、第10天和21天神经功能评分及Barthel指数；有条件每天随访肝素浓度；治疗前、结束后，头颅CT和EKG；治疗前、后1、3、5、7、10d的PT、KPTT及大便OB；治疗前、后21d血、尿常规、肝、肾功能及血脂。

4）去纤酶治疗规范：去纤酶第1、2天各10万U，第3、4天各5万U；静脉滴注，共30万U。或巴曲酶首剂10BU，以后隔日5BU，静脉注射，共3～4次，安全性好。

监测指标：治疗前、后7d及21d神经功能缺失及Barthel指数；治疗前、结束后头颅CT和EKG；治疗前、后1、3、5、7、10d的PT、KPTT、纤维蛋白原及大便OB；治疗前、后21d血、尿常规、肝、肾功能及血脂。

5）无论使用哪种特殊治疗规范：出现以下情况应停止用药。并发颅内或全身其他部位出血；出凝血时间明显延长；出现药物不良反应，如寒战、过敏、病情突然加重；凝血因子Ⅰ降至0.5~1.0以下；并发明显肝、肾功能损害。

（三）三级预防：脑血管病的康复

1. 脑卒中的康复原则　应尽早进行，脑缺血患者只要神志清楚，生命体征平稳，病情不再发展，48h后即可进行，康复量由小到大，循序渐进。多数脑出血患者，可在病后10~14d开始进行康复训练。

脑血管病的三级预防，康复流程如下：

（1）脑血管病急性期早期康复：时间一般为7d左右，在综合医院内的脑血管病病房实施早期康复，协助临床治疗，防止继发并发症。实施早期坐位能力、进食能力的训练，为离开脑血管病病房进行下一步康复打下基础。

（2）康复科康复治疗：时间一般为20d左右，这阶段以康复治疗为主，临床治疗为辅。康复治疗的任务是提高患者的肢体运动功能及日常生活能力，如站立平衡训练、转移训练、步行能力训练及自行进食、如厕、洗澡、整容洗漱、交流能力等训练。绝大多数患者经过这段训练后，均可达到生活自理，回归家庭，其中80%的转到社区医疗，进行进一步康复训练。

（3）社区、脑血管病专科康复中心康复：一般为2个月左右。社区康复的任务是巩固已取得的康复效果，进一步提高运动功能、交流功能和日常生活能力。其中20%左右尚不能达到日常生活能力完全自理的患者，直接转到脑血管病专科康复中心进行康复治疗。其目的是让患者达到大部分日常生活能自理。

2. 主要神经功能障碍的康复

（1）感觉障碍的康复：建立感觉运动训练一体化的概念，达到最佳康复，具体措施是：每天用温水擦洗感觉障碍的身体部位，以促进血液循环，刺激感觉恢复；同时可进行肢体的被动运动、按摩、理疗及针灸。

（2）痉挛的康复：痉挛的治疗和康复是综合的，需采取多方面措施。抗痉挛药物、运动疗法、物理疗法、生物反馈治疗、手术治疗。

（3）失语症与构音障碍的康复：脑卒中后的失语症有许多类型。每一个类型都有它特殊的表现，康复时要根据这些症状设计方案进行。

（4）吞咽障碍的康复：口腔期障碍，有口腔周围的自主及被动运动、舌肌运动、冰块按摩皮肤、冰块按摩咽喉等或湿热刺激发声训练；咽喉期麻痹，有侧卧吞咽、边低头边吞咽、空气或唾液吞咽训练、小口呼吸、咳嗽、哼唱等。

（5）泌尿功能障碍的康复：有膀胱功能障碍者均应测残余尿量，残余尿<50ml，尿失禁，定时小便程序；残余尿>50ml，逼尿肌正常或反射高，定时小便程序，监测残余尿量；残余尿>50ml，逼尿肌低反射性，间歇性导尿；残余尿>50ml，尿道出口阻塞，泌尿科处理。

3. 运动功能的康复　急性期（早期卧床期）康复。保持良好体位，进行被动运动，床上运动训练和开始日常生活活动能力（ADL）训练和恢复期康复。

（1）恢复期的上肢功能训练：在这个阶段应通过运动疗法和作业疗法相结合的方式，将运动疗法所涉及的运动功能通过作业疗法充分应用到日常生活中，并不断训练和强化，使患者恢复的功能得以巩固。具体训练方法如下。①肩关节屈曲活动：训练者一手扶患肩，另一手握患腕；向前、向上抬起患侧上肢并且指向天花板，保持肘关节伸直。②肩关节外展活动：训练者一手扶患肩，另一手提患腕；将患侧上肢在水平面上向外移动，与躯干呈直角即可。③肘关节伸展活动：训练者一手握住上臂，另一手握住腕部；将肘关节由屈曲位缓慢拉至伸展位。④前臂旋后活动：患者仰卧，肘关节屈曲，前臂立于床面；训练者一手握住上臂，另一手握住腕部，握住腕部的手使前臂做由内向外的旋转动作。⑤腕及手指伸展活动：训练者一手拇指将患者患侧拇指伸直，其余四指握在患侧拇指根部与腕部之间；另一手将患手其余四指伸直，双手同时向手背侧压。

（2）恢复期的下肢功能训练：恢复期下肢功能训练，主要以改善步态为主。内容包括，髋关节屈曲、伸展，踝关节选择性背屈和跖屈运动、双下肢做步行状、自立位向前迈出患侧下肢，患侧下肢负重及平衡能力，向后方迈步，骨盆及肩胛带旋转。具体的训练方法如下。①髋关节屈曲活动：训练者一手放在膝后部，另一手握住足跟并以前臂抵住脚掌，使足与小腿呈90°角；上抬小腿，使髋关节及膝关节屈曲。②髋关节外展活动：患者仰卧，下肢伸直；训练者一手托住膝部，另一手从踝关节内侧握住足跟；两手用力，水平向外活动下肢，髋关节外展。③髋关节伸展活动：患者仰卧，训练者一手托住患侧膝关节，另一手握住足跟；两手用力，使患侧下肢向上活动，伸展髋关节；训练者一手固定健侧下肢，另一手将患肢缓慢放下。④踝关节背曲活动：患者仰卧，下肢伸直；训练者一手握住踝关节上方，另一手握住足跟及跟腱，并以前臂抵住脚掌；向下用力拉足跟，使踝关节背曲。

4. 失用综合征（disuse syndrome）　是由于机体处于不活动状态而产生的继发性障碍。局部失用综合征。①失用性肌无力及肌萎缩，每天做几十分钟锻炼，所用肌力宜为机体最大肌力的20%～30%，而用神经肌肉电刺激也可能预防或减轻肌无力和肌萎缩。②关节挛缩，防治的主要措施是，定时变换体位；保持良好肢位；自主或被动关节活动；机械矫正训练；抑制痉挛治疗（如Bobath法，PNF法）。③失用性骨质疏松，防治方法，负重站立，力量、耐久性和协调性的训练，肌肉等长（需在医生指导下进行，严格掌握禁忌证）、等张收缩等。

5. 肩关节半脱位　在患者上肢处于弛缓性瘫痪时，保持肩胛骨的正确位置是早期预防肩关节半脱位的重要措施。①按照肩关节的肩胛骨的正确位置及肱骨头在肩关节腔内位置进行纠正，恢复肩部的固定机制。②通过逐步递加强度刺激，直接促进与肩关节固定有关的肌群的活动。③在不损伤肩关节及周围组织的条件下，做被动无痛性全关节活动。

6. 肩手综合征　原则是早期发现，早期治疗，一旦慢性化，就没有任何有效治疗方法，特别是发病3个月内是治疗最佳时期。①防止腕关节掌屈。②向心性缠绕压迫手指。③冰水浸泡法。④冷水－温水交替浸泡法。⑤主动和被动运动。

（四）积极防治并发症

由于脑血管病主要发生在中老年人，大多有不同程度的慢性疾病及引起脑血管病的危险因素，当发生脑血管病时，往往促发原有疾病的加重或引发新的病症称并发症。因此，在治疗脑血管病的同时，应积极地防治并发症。

（王　炎）

第二节 颅脑损伤

颅脑损伤可分为颅和脑两部分损伤，颅部包括头皮、颅骨，脑部泛指颅腔内容物，即脑组织、脑血管和脑脊液。对头部来说，损伤包括开放的和闭合的，原发性颅脑损伤与继发性脑损伤。头部损伤是临床上经常遇到的人体创伤之一，由于伤及中枢神经系统，其病死率和致残率均高，历来都被视为人体创伤的险要者。

一、病因

颅脑损伤是因外界暴力作用于头部而引起的。在城市中，引起颅脑损伤的主要原因是交通事故，占总损伤人数的32%，其中自行车和摩托车事故占2/3；其次是打击伤，占头外伤的24%，包括工伤意外、自然灾害以及斗殴等；坠落伤占22%；摔跌伤占15%；刺伤2%；其他伤害为5%。在农村及少数民族地区，以坠落伤为主，占总损伤人数的40%；其他依次为摔跌伤、交通事故、砍伤、火器伤。

二、病理生理

颅脑损伤病理改变的轻重是由致伤因素和致伤方式决定的。由于颅脑解剖生理的影响，头部受伤后引起的病理过程也有其特殊性。暴力作用于头部时，头皮、颅骨作为表面屏障首先对抗外力，如果暴力强度较小，则仅仅引起头皮和/或颅骨的损伤，而脑部无损伤或损伤较轻微；若暴力超过了表面屏障的致伤阈，则头皮、颅骨、脑组织同时受损；若暴力是通过身体其他部位间接作用于头部，则只引起脑组织的损伤，而头皮和颅骨往往完好无损。不仅如此，遭受暴力而受伤的脑组织，除了发生原发性损伤之外，并在受损组织的周围，引起不同程度和不同范围的脑缺血、出血、水肿及变性等一系列继发性损伤。而后或继续加重、恶化，累及全脑甚至全身；或经一定时间逐渐吸收、消退和修复。

三、护理评估

（一）病史

颅脑损伤患者常因有逆行性遗忘，往往不能自述病史，对目睹者或陪送人要详细询问：受伤时间、致伤原因、病情表现和处理经过，特别是对暴力的性质、大小、方向等；对伤后意识的改变，有无昏迷及昏迷的程度、持续时间，是否出现中间意识好转期和清醒的程度；对伤后表现，有无头痛、呕吐、抽搐、瘫痪，是否加重，有无瞳孔异常和耳鼻出血；既往疾病史等，均应一一了解。

（二）临床表现

1. 一般临床表现 颅脑损伤的临床表现虽因损伤机理、损伤部位和就诊时间而有差异，但就其伤后常见的症状和体征，有一些共同的特点。

（1）意识障碍：伤后绝大多数患者都有立即出现的意识丧失，谓之原发性昏迷，也是判断患者有无颅脑损伤的重要依据。昏迷时间可长可短，轻者数秒钟至数分钟可逐渐清醒，重者可持续昏迷直至死亡。

头部外伤后意识障碍可有以下由轻到重的表现：

1）嗜睡：对周围事物淡漠，呈嗜睡状态，各种生理反射存在，对物理刺激有反应，唤醒后可以回答问题，但合作欠佳，不能迅速理解和回答，旋又入睡。

2）朦胧：对外界刺激反应迟钝，瞳孔、角膜及吞咽反射存在，蜷卧或轻度烦躁，能主动变换体位，对检查不合作，不能正确回答问题。

3）浅昏迷：意识迟钝，反复呼唤偶能反应，但不能回答问题，对痛刺激有逃避动作，深、浅反射尚存在。

4）昏迷：意识丧失，常有躁动，对语言无反应，给予痛刺激反应迟钝，浅反射消失，深反射减退或消失，角膜和吞咽反射尚在，常有溺尿。

5）深昏迷：对外界一切刺激均无反应，深、浅反射消失，瞳孔光反射迟钝或消失，角膜和吞咽反射消失，四肢肌张力消失或极度增强，尿潴留。

（2）头痛、呕吐：头部外伤后头痛可因头皮、颅骨的创伤而致。头部局限性疼痛的部位，常代表致伤的着力点，整个头部持续性剧痛伴眼球胀痛不断加重时，常暗示颅内有继发性血肿的可能。伤后呕吐也是常见的症状之一。

（3）眼部征象：眼部的症状和体征对头伤患者的伤情判断和预后估计均有重要意义，特别是当患者处于昏迷状态时，眼部体征更是能够客观反映病情的可靠征象。

1）瞳孔：如果伤后一侧瞳孔立即散大，光反射消失，或同时伴有眼内直肌麻痹，眼球外斜，而患者意识清醒，应考虑动眼神经的直接原发性损伤；若伤后双侧瞳孔不等大，光反应灵敏，瞳孔缩小侧睑裂变窄，眼球内陷，同侧面部潮红、少汗，为同侧霍纳征，系颈交感神经节损伤所致；若伤后双侧瞳孔散大或缩小，而对光反应正常，患者意识清楚，则无临床意义；若双侧瞳孔大小不等，一侧或双侧时大时小，伴有眼球位置歪斜时，表示中脑受损；若双侧瞳孔极度缩小，光反应消失，并伴中枢性高热，为桥脑损伤；若一侧瞳孔先缩小，继而散大，光反应差，患者意识障碍加重，而对侧瞳孔早期正常，晚期亦随之散大，为典型的小脑幕切迹疝表现；若双侧瞳孔均散大固定，光反应消失，多示濒危状态。

2）眼球运动：眼外肌是由Ⅲ、Ⅳ、Ⅵ脑神经及其核所支配，任何一神经受损，均将出现眼球运动及位置异常，且有复视；如果双眼运动不协调，出现眼球分离、歪斜情况时，多示脑干损伤；若双眼同向凝视，常表示对侧额中回后份有激惹性损伤；桥脑侧视中枢受损时，双眼向对侧凝视；眼球震颤多见于小脑或前庭系统的损伤。

3）眼底改变：颅脑损伤后早期多无眼底改变，但偶尔可因严重对冲性额或颞部脑挫裂伤、前凹骨折、伴急性颅内出血或后颅窝血肿时，伤后30分钟即可出现眼底视神经乳头水肿及火焰状出血。

（4）锥体束征：表现为偏瘫或不对称的感觉障碍；若有双侧锥体束征，双侧肌张力增加，腱反射亢进，病理反射阳性，则为脑干受压或后颅窝血肿所致；凡伤后早期没有锥体束征的表现，继后逐渐出现，同时伴有躁动和意识障碍加重，常为颅内继发血肿的信号；若表现阵发性四肢强直，角弓反张，两臂前旋，呈去大脑强直发作，说明脑干受损；若伤后单肢运动障碍，肌张力降低，可能为局限性脑皮质损伤。

（5）生命体征：脑损伤时，患者立即出现意识障碍、面色苍白及四肢松软等一过性表现，同时伴有呼吸、脉搏浅弱，节律紊乱，血压下降，经数分钟或十多分钟后逐渐恢复正常。若伤后呼吸、脉搏、血压的暂时性紊乱时间延长，且无恢复的迹象，则常表现有脑干较严重的损伤；若伤后生命体征已恢复正常，但随后又逐渐出现血压升高、脉压差增大、呼吸脉搏变慢等改变时，即说明有进行性颅内压增高，常暗示颅内有继发性血肿；若患者早期出现休克，除婴幼儿之外，均应考虑身体其他部分合并有创伤性出血。

（6）脑疝：是颅脑损伤后颅压增高的严重后果。最常见的是小脑幕切迹疝和枕骨大孔疝。

2. 特殊表现

（1）小儿和老人颅脑损伤特点：

1）小儿颅脑损伤特点：小儿颅内血肿临床表现较轻，脑疝症状出现较晚，往往病情变化急骤，一旦瞳孔散大，迅速进入濒危状态；不过脑组织代偿能力强，伤后恢复较快，后遗症较成人少。

2）老人颅脑损伤特点：老年人头外伤临床表现个体差异很大，并且进展缓慢。

（2）水、电解质紊乱的特殊表现：颅脑损伤患者，由于中枢神经系统受损，影响了神经内分泌调节，肾脏排泄功能及代谢紊乱，常导致明显的，有时是特殊的水、电解质代谢紊乱，如尿崩症、高钠或低钠综合征。

（3）高渗性高血糖非酮症昏迷：本症起病早期仅表现为口渴、多尿、无力和精神症状，但往往因意识障碍而被掩盖；继而出现脱水征、精神淡漠、嗜睡和四肢不自主运动、摸索行为。病死率高达 50% ~ 70%。

（4）脑性肺水肿：发生于严重颅脑损伤，起病急，发展快，可于头外伤后早期出现呼吸困难、缺氧、发绀、大量血性泡沫痰等，如不及时救治，短期即可死亡。

（5）脑死亡：严重颅脑损伤中枢性衰竭的患者，呼吸已经停止，但借助人工呼吸器还可以继续维持心跳。其诊断标准：①对外界和体内各种刺激均无反应。②连续观察 1h 以上无自主呼吸或运动。③双瞳孔散大、固定，无对光反应，角膜反射消失超过 1h。④脑电图描记增益 $5\mu V/mm$。连续十分钟以上没有脑电反应。需要由专职组织裁定。

（三）分型

分型的目的在于指导治疗，评价疗效及预后。临床常用的方法有三种：临床诊断分类、伤情轻重分类和 Glasgow 昏迷程度分类。

1. 临床诊断分类　适用于临床诊断，是以颅脑解剖部位和损伤病理形态改变而定的诊断术语。

2. 伤情轻重分类　国内公认的标准。

（1）轻型（指单纯性脑震荡伴有或无颅骨骨折）：昏迷 0 ~ 30min；仅有轻度头晕、头痛等自觉症状；神经系统和脑脊液检查无明显改变。

（2）中型（指轻度脑挫裂伤伴有或无颅骨骨折及蛛网膜下腔出血，无脑组织受压者）：昏迷在 12h 以内；有轻度神经系统阳性体征；体温、呼吸、脉搏、血压有轻度改变。

（3）重型（指广泛颅骨骨折，广泛脑挫裂伤、脑干损伤或颅内血肿）：昏迷在 12h 以上，意识障碍逐渐加重或出现再次昏迷；有明显神经系统阳性体征；体温、呼吸、脉搏、血压有明显改变。

（4）特重型（指比重型更急更重者）：脑原发性损伤严重，伤后深昏迷，有去大脑强直或伴有其他部位的脏器伤、休克等；已经有晚期脑疝，包括双瞳散大，生命体征严重紊乱或呼吸已经停止。

3. Glasgow 昏迷程度分类（GCS）

（1）轻型 GCS 评分，总分：13～15 分，伤后昏迷在 30min 以内；

（2）中型 GCS 评分，总分：9～12 分，伤后昏迷时间在 6h 以内；

（3）重型 GCS 评分，总分：3～8 分，伤后昏迷在 6h 以上，或在伤后 24h 以内意识恶化，再次昏迷 6h 以上者。

（四）辅助检查

1. 腰椎穿刺术　目的在于测定颅内压高低；了解脑脊液的生化改变；有无颅内感染征象；引流脑脊液；经椎管给药。

2. 颅脑超声检查　确定颅内各种结构的位置变化和有无异常波形出现，以判断颅脑损伤的情况。

3. X 线平片检查　不但有助于颅骨骨折、颅内积气或异物的诊断，对分析致伤机制、脑伤情况以及血肿的部位均有重要价值。因此，头伤患者若病情允许，均应行 X 光片检查。

4. 脑血管造影检查　适用于无 CT 设备的地区或有外伤性动脉瘤、动静脉瘘的患者，是不可缺少的重要检查手段。

5. 计算机断层扫描检查（CT）可以真实地反映损伤的病理及范围，同时还可以动态地观察病变的发展与转归，对一些特殊性脑损害、迟发性病变以及预后的判定有重要意义。

6. 磁共振成像（MRI）检查　提高了病变的检出率，特别是对颅脑损伤中某些 CT 检查比较困难的病变有明显的优越性。但是对急性头外伤患者首选的检查方法仍以 CT 为佳。

7. 颅内压监护　适用于 Glasgow（GCS）8 分以下的重型颅脑损伤，特别是年龄大、伤情严重、曾有过低血压、缺氧及高碳酸血症的患者。

8. 其他辅助检查　包括脑电图、脑诱发电位及放射性核素检查，适用于颅脑损伤后期并发症，或脑损伤患者的鉴定，较少用于急诊性颅脑外伤。

四、护理诊断及医护合作性问题

1. 疼痛　与损伤有关。

2. 焦虑　与意外伤害有关。

3. 恐惧　与受伤及手术有关。

4. 生活自理能力缺陷　与肢体活动障碍有关。

5. 废用性综合征的危险　与长期卧床有关。

6. 皮肤完整性受损的危险　与长期卧床有关。

7. 受伤的危险　与昏迷、躁动有关。

8. 感知改变　与损伤有关。

9. 体温调节紊乱　与脑干损伤有关。

10. 便秘　与颅脑损伤有关。

11. 潜在并发症　颅内压增高、颅内感染、颅内血肿、脑疝。

12. 潜在并发症　休克与损伤后失血过多有关。

13. 沟通交流障碍　与语言中枢受损有关。

五、计划与实施

（一）观察病情

观察评估临床表现要求护理人员应当熟悉有关神经系统和生命体征的内容，分析病情变化的特点和临床意义，以便正确地反映病情。

（1）意识状态的评估：意识改变是颅脑损伤最常见的症状之一，可表现为清醒、嗜睡、朦胧、浅昏迷、昏迷。其检查与判断的方法一般是：观察患者的表情与姿势，并通过语言刺激，即定时唤醒患者作简单的对话；如无反应则进一步用疼痛刺激，即压迫眶上神经或用针刺，或用手捏胸大肌外侧缘等方法。此时应观察患者的反应。

（2）眼部征象：主要是瞳孔的改变。瞳孔的改变对判断病情和及时发现颅内高压、小脑幕切迹疝非常重要。观察两侧瞳孔的大小是否对称、等圆，以及瞳孔对光反应，并应连续了解其动态改变。

正常瞳孔直径约为 2.5～5mm. 对光反应灵敏。两侧瞳孔大小的差别正常时不超过 1/4mm。此外还要考虑年龄和药物对瞳孔的影响。新生儿和老年人瞳孔较小，青少年则较大；药物如氯丙嗪、吗啡、巴比妥等常使瞳孔缩小；阿托品、肾上腺素、可卡因、麦角等使瞳孔扩大。

双侧瞳孔等圆，大小正常，光反应灵敏—脑组织损伤较轻；一侧瞳孔缩小随之呈进行性扩大，直接与间接光反应迟钝或消失—小脑幕上有血肿或发生严重脑水肿；双侧瞳孔时大时小，直接或间接光反应消失—动眼神经损伤；直接光反应消失或间接光反应存在—视神经损伤；双侧瞳孔时大时小或形状不圆，眼球活动受限—脑干损伤；双侧瞳孔呈针孔样—脑桥损伤或蛛网膜下腔出血；双侧瞳孔散大，光反应消失—伤情危重。

（3）生命体征的观察：一般应 0.5～1h 测量一次呼吸、脉搏、血压、体温，颅脑损伤多有低热，体温常为38℃左右；而中枢性高热多出现于丘脑下部损伤或手术以后，为间歇性高热，四肢远端部分厥冷，应当即时给予降温；当体温逐渐升高，应考虑有伤口、颅内、肺部、泌尿感染的可能性；体温低于正常或不升，表明患者周身衰竭，亦为濒危征象。

（4）头痛、呕吐：头痛剧烈伴有频繁呕吐，患者躁动，常为颅内压急剧升高的表现，应警惕颅内血肿及脑疝发生的可能性。

（二）特殊护理

1. 体位　患者的体位依其伤情采取平卧、侧卧或头高、头低卧位。具体如下：

（1）低颅压：应取平卧位，若采取头高位，头痛会加重。

（2）颅内压增高：宜取头高位，有利于静脉回流，以减轻颅内瘀血，缓解颅内高压。

（3）有脑脊液漏时，应当取平卧位或头高位。以头偏向患侧为宜，以便引流，防止脑脊液逆流造成颅内感染。

（4）重伤、昏迷的患者：取平卧、侧卧或侧俯卧位，以利于呼吸道内分泌物的外流，保持呼吸道通畅。

（5）休克患者取平卧或头低卧位，但持续时间不宜过长，以避免加重颅内瘀血。

2. 伤口的护理　观察患者伤口敷料有无血性液渗透情况，并及时更换；减压性的伤口因颅内压升高，局部张力较大，应避免局部伤口受压。

3. 营养与补液　颅脑损伤可导致患者消化吸收功能减退，由于创伤的恢复、感染或高热等原因，使机体消耗量增加，应维持营养及水、电解质平衡。待肠鸣音恢复后，可采用鼻饲给予高蛋白、高热量、高维生素和易于消化的流质食物。每次鼻饲前检查鼻饲管是否在胃内（方法略），保持胃管通畅，并注意观察有无腹胀。当患者吞咽反射恢复后，即可试行喂食，先从水开始，然后是流食、半流食、普食。

重型颅脑损伤、有意识障碍及开颅后的患者，应禁食 2～3d，给予补液，输液量控制在 1500～2000ml，输液量不宜过多，速度不宜过快，以免加重脑水肿。严重的脑水肿应当先脱水后补液，脱水剂应快速输入。

4. 皮肤护理　勤给患者翻身，每2h 一次，容易发生压疮的部位应当垫气垫、软枕，保持皮肤清洁、干燥、床单平整，大小便浸湿及时更换；执行输液、注射等操作时，严格无菌，防止皮肤及软组织感染化脓。

5. 五官的护理

（1）注意保护角膜：戴眼罩，涂眼药膏，定时滴抗生素液。

（2）有脑脊液鼻漏、耳漏的患者：取平卧或半卧位，将血迹擦干净，不宜用水冲洗，也不宜用纱条填塞，任其自然流出即可。尽可能避免挖鼻孔、打喷嚏和咳嗽，严禁经鼻吸痰和插胃管，以免引起逆行感染。

（3）口腔护理：对重症颅脑损伤的患者每日做好口腔护理；配有义齿的患者，应将义齿取下，防止掉入气管内。

6. 呼吸道护理　保持呼吸道通畅，防止窒息、肺性脑缺氧及肺部感染。

7. 胃肠道护理

（1）胃部容易大出血，要稳定患者生命体征，暂时禁食，必要时给予止血药物。

（2）患者胃肠蠕动减慢、麻痹及腹胀，酌情为患者做轻柔按摩或胃肠减压。

（3）当患者出现腹痛并伴有腹膜刺激征应及时报告医生，防止腹膜炎。

8. 泌尿系的护理　颅脑损伤患者会有不同程度的小便失禁，因此要留置尿管。保持尿管通畅，勿打折、反流；每周更换尿袋，注意无菌操作。

9. 躁动不安的护理　颅脑损伤急性期易发生躁动，由颅内压增高引起，应适当约束四肢，防止自伤或坠床；并及时改善缺氧，对症治疗。

10. 高热护理　凡脑挫裂伤、脑干及丘脑下部损伤伴有中枢高热者，采用冬眠疗法，以达到镇静、安眠、减低脑组织新陈代谢、提高脑组织对缺氧的耐受力，以保护受伤脑组织，减轻脑水肿。常用药物有冬眠Ⅰ号、Ⅱ号、Ⅳ号合剂。护理时应注意：

（1）遵医嘱选用适当的冬眠合剂，待自主神经受到充分阻滞、机体御寒反应消除，患者进入昏睡状态后，再加用物理降温措施。因为如果没有冬眠药物的保护，36℃以下的体温可使机体产生寒战，从而增加机体耗氧，并消耗热能。降温以肛温32～34℃为宜，冬眠时间一般为3～5日。

（2）患者房间应保持安静，光线较暗，室温在18～20℃。有专人看护，并备有急救药品和物品。患者保持平卧，搬动患者或翻身时，动作要轻柔、缓慢以防止发生体位性低血压。

（3）治疗前观察并记录患者的生命体征、意识及瞳孔变化等，以比较治疗前后症状变化。治疗期间严密观察病情，特别是血压和体温的变化，发现异常及时采取措施。

（4）冬眠药物最好静脉滴注，以便通过滴速的调节控制冬眠的深度，使体温稳定在治疗要求的范围内。

11. 心理护理 颅脑损伤的患者容易对病情产生焦虑和恐惧的心理，应当及时与患者进行交流，介绍疾病的知识；同时鼓励患者进行肢体的功能锻炼，并鼓励患者家属参与锻炼，增强亲人的支持。

六、护理评价

（1）患者无疼痛的感觉或疼痛能得到及时的缓解。

（2）患者主诉焦虑、恐惧的感觉下降。

（3）基本的生活需要能够得到满足。

（4）皮肤完整、无破溃。

（5）患者肢体活动最大限度的恢复，无废用性综合征发生。

（6）患者安全，无院内外伤发生。

（7）每日能有规律的排便。

（8）患者能避免因局部感知障碍而造成的伤害。

（9）中枢性高热能得到及时有效的处理，患者的体温维持在正常范围内。

（10）患者不发生休克，或发生休克后能及时观察并处理。

（11）同患者维持有效的非语言沟通。

（王　炎）

第三节　颅内肿瘤

颅内原发性肿瘤可起源于脑及其相邻的组织，有良、恶性之分，儿童以原发性肿瘤为主。颅内继发性肿瘤多为肺、甲状腺、乳腺及胃肠道恶性肿瘤转移而来。有时脑部症状出现在先，原发灶反而难以发现。

颅内肿瘤好发于 3 ~ 12 岁的儿童和 40 ~ 70 岁的成人。颅内肿瘤已成为 15 岁以下儿童的第二大癌症死因。颅内肿瘤以大脑半球者居多，其后依次为鞍区、桥小脑角、小脑、脑室及脑干。70% 的儿童颅内肿瘤位于幕下，而 70% 的成人颅内肿瘤位于幕上。

一、病因与病理生理

（一）病因

原发性颅内肿瘤的病因不明确。有些研究试图揭示遗传、环境因素、病毒等对颅内肿瘤发生的影响。某些肿瘤有先天性基础，如颅咽管瘤。目前认为遗传因素对颅内肿瘤的发生的影响作用很小。同样，目前还没有确切的证据支持颅内肿瘤的形成与暴露在化学、电子环境以及使用移动电话有关。

（二）病理生理

颅内肿瘤是占位性病变，常呈球状团块生长。瘤体会压迫、侵蚀脑组织，有时侵犯颅骨。当瘤体生长迅速、体积较大时，有限的代偿机制不足以维持正常的颅内压。这些都能加速脑水肿和颅内压增高。

颅内肿瘤对脑实质压迫和侵蚀，进而破坏脑组织，出现局灶症状。压迫血管，导致脑的血供减少，进而脑组织坏死或发生癫痫。约30%的颅内肿瘤患者出现局灶性或全身性癫痫发作。局部的水肿、脑脊液循环的改变以及颅腔内组织的增加可导致颅内压增高。肿瘤压迫导水管等使脑室至蛛网膜下腔的脑脊液循环通路阻断可导致脑积水。

二、分类

颅内肿瘤以其组织来源命名，按组织学、细胞特性和恶性程度等特征分类（见表27-1）。

表 27-1　颅内肿瘤的分类

肿瘤	部位	特性	细胞来源
神经胶质瘤 星形细胞瘤	任何部位	恶性、占颅内肿瘤的40%~45%，浸润生长、生长缓慢	星形胶质细胞
胶质母细胞瘤	大脑半球为主	极恶性、高度浸润生长	成熟的星形胶质细胞
少突神经胶质瘤	多见于额叶深部白质，也可以起源于脑干、小脑和脊髓	相对无血管生长，有包膜	少突神经胶质细胞
室管膜细胞瘤	脑室壁；也可以起源于脊髓尾端	占胶质瘤的7%，儿童多见，生长速度各异，侵入脑室和脑组织	室管膜细胞
髓母细胞瘤	小脑蚓部后端。第四脑室顶部，儿童后颅窝中线部位	界限清，生长迅速，恶性程度高，可充满第四脑室，堵塞导水管，引发脑积水	胚胎细胞
中胚层组织肿瘤脑膜瘤	额顶叶矢状窦旁，颅底部，大脑侧裂，嗅沟，蝶骨翼，小脑表面，桥小脑角，脊髓	占颅内肿瘤的20%，好发于中年女性，良性，生长缓慢，界限分明，有包膜，血供丰富	蛛网膜细胞；也可以起源于成纤维细胞
脑神经和脊神经根肿瘤 神经鞘瘤	脑神经（多位于桥小脑角、听神经前庭支或第八对脑神经）	占颅内肿瘤的5%，生长缓慢	雪旺氏细胞
垂体瘤	垂体腺，可侵犯第三脑室	占颅内肿瘤的10%，青壮年好发，良性生长缓慢，类型多（催乳素腺瘤、生长素腺瘤、促肾上腺皮质素腺瘤和混合瘤）	垂体细胞
血管肿瘤 血管瘤	大脑半球后部为主	生长缓慢	先天性动静脉畸形
成血管母细胞瘤	小脑为主	生长缓慢	先天性动静脉畸形
先天性肿瘤 颅咽管瘤	鞍区附近，向上生长侵入第三脑室	占颅内肿瘤的5%，好发于儿童和青少年，男多于女，生长缓慢	残留的垂体囊

三、护理评估

（一）健康史

颅内肿瘤的表现多种多样，这与肿瘤大小、部位以及生长速度有关。无论原发性还是继发性的颅内肿瘤均可直接压迫或侵蚀脑组织，损坏分管视力、运动、平衡、语言、听力、记忆或行为的功能区。护理人员在采集病史时应特别注意以下的情况：初发的严重的头痛，尤以晨起为明显；无法解释的恶心呕吐；视觉问题如视力模糊、复视或视野缺损；逐渐发展的一侧上肢或下肢的感觉或运动障碍；平衡困难，言语障碍，思睡，对日常事物感到困惑；个性或行为改变；癫痫尤其是以往没有癫痫病史，或者内分泌紊乱。另外，护理人员还应询问患者是否有其他部位肿瘤或癌症病史，以帮助判断是否有转移瘤的可能。

（二）临床表现

无论何种颅内肿瘤，其症状和体征多反映了局灶性神经损害和颅内压增高的进程。通常临床表现可分为三类：①意识和/或认知改变、头痛、癫痫和呕吐。②颅内压增高的表现。③特定的局灶性症状。

颅内肿瘤的并发症有脑水肿、颅内压增高、脑疝、脑积水、癫痫以及肿瘤转移。某些特定肿瘤的大小和部位可引起脑组织的移位以及相关的脑疝综合征。如果没有及时治疗以缓解颅内高压，脑疝可引发梗死、出血甚至死亡。

（三）辅助检查

CT 或 MRI 可诊断血管性肿瘤、中线结构移位和脑室大小的改变。PET 扫描同 CT 相似但更能详细反映脑组织的糖代谢。脑血管造影可显示大脑血供及血管分流情况。立体定位活检用于组织细胞学分型。胸片可能提示原发性肺部肿瘤或转移瘤。眼底镜检查可发现视乳头水肿。

（四）心理社会评估

通常患者和家属对诊断和治疗过程会有很多疑问并对被诊断为脑肿瘤感到恐惧。护理人员应了解他们最关心的问题。他们知道得越多越能更好地配合治疗。还要了解他们是否能获得足够的家庭支持。

四、护理诊断及医护合作性问题

1. 潜在的体液不足　与化疗和放疗的副作用有关。
2. 自我形象紊乱　与剃发、身体结构和功能的改变有关。
3. 组织灌注量改变　与肿瘤和脑组织的手术切除有关。

五、计划与实施

护理的目标是要使患者能有足够的体液；能够接受其自我形象的改变；保持患者皮肤的完整性；使患者能够表达恐惧和抑郁的情绪；以及改善患者的脑组织灌注量。

手术切除、放疗及化疗是脑肿瘤的综合治疗方法。治疗的目的在于保存患者的生命和避免中枢神经系统的功能废损。手术是目前治疗脑肿瘤的主要方法，其效果取决于肿瘤的分类及其所在的部位。术中应尽可能多地切除肿瘤组织，同时要尽可能少地损害健康的脑组织。某些肿瘤能完全切除，另外一些则只能切除一部分或根本不能被切除。如果肿瘤生长缓慢，通常是良性的，可以先观察，采取择期手术。有时位于不能进行外科手术的部位即便是良性肿瘤，其预后可能比位于可以手术的部位的恶性肿瘤还要差。对直径小于 3.5cm 且边界清楚的小肿瘤，尤其是脑深部或重要功能结构区的脑肿瘤可以采用立体定向放射治疗如 γ 刀或 X 刀。根据肿瘤性质术后采用放疗和化疗。放疗对于不能手术切除的肿瘤是主要的治疗手段，还可选择能通过血脑屏障的化疗药物治疗脑肿瘤。

（一）手术治疗与护理

1. 适应症和禁忌症　开颅术适用于脑肿瘤切除、脑血管手术、脑积水、肿瘤组织活检和脑外伤修复。经蝶窦手术适用于切除垂体瘤或整个垂体腺。一般情况差而不能耐受手术和麻醉者应避免施行开颅术。

2. 术式与手术过程

（1）开颅术：幕上手术，又称成形骨瓣开颅术适用于切除幕上肿瘤，包括小脑幕以上的额叶、颞叶、顶叶和枕叶，切口在发际后面。幕下手术，又称颅骨切除术，适用于切除幕下肿瘤，包括小脑，切口在颈部稍上处。颅骨切开后，肌肉与颅骨分离作成型骨瓣，打开硬脑膜，暴露脑组织。切除肿瘤后逐层关闭硬脑膜、肌肉、筋膜、帽状腱膜和头皮。包扎头部，创腔置引流管以防皮下积液。颅骨切除术中部分颅骨被切除，术后自然形成外减压，以缓解脑水肿。

（2）经蝶垂体瘤切除术：全麻下，在唇下和齿龈的交界处作一横切口。切开上颌窦和鼻中隔，用孔钻和扩张器进入蝶窦。在显微镜下通过鞍底暴露硬脑膜和肿瘤。切除肿瘤后，用酒精湿润的吸收性明胶海绵填塞在鞍区可消除剩余的肿瘤细胞。鞍隔的缺损会被肌肉或脂肪组织填塞。鼻中隔可再愈合，鼻腔用抗生素凡士林纱布填塞。还须插入一个柔软的鼻通气道，鼻下放一个引流条。

3. 术后并发症　开颅术的并发症可有颅内压增高、血管痉挛、脑梗死、脑积水、脑膜炎、癫痫以及脑神经损伤等。经蝶骨垂体瘤切除术的并发症可有脑脊液漏、复视和斜视、视神经损伤、鼻窦炎、颈动脉撕裂等。

4. 术前护理

（1）向患者和家属解释术前剃发的目的、术中处理、术后头部的保护，指导患者练习深呼吸，介绍术后监护室的环境，鼓励患者和家属说出他们的恐惧和所关心的事情。

（2）检查手术通知单，记录患者基本的神经功能状态和所有其他健康问题。

（3）手术前晚禁食和禁水。

（4）术晨按医嘱给予术前用药。

5. 术后护理　患者术后需要 24h 监护。血流动力学监测和心电监护可以判断心律和体液状态。如果手术过程长，或意识水平改变，则需要机械通气辅助呼吸。输液：为了缓解脑水肿需要维持一种轻微脱水的状态。切口护理：观察是否有过量的渗液；头部敷料要包扎紧密并保留 2～3d 后拆除。鼻腔内填塞和鼻下的敷料在 24～48h 后去除。实验室检查：在最初的 24h 内每 4～6h 监测一次电解质、血和尿的渗透压，以及全血细胞计数。活动：最初的 24h 要卧床休息，然后根据患者耐受程度开始活动。幕上手术后床头抬高 30°～45°，幕下手术后需平卧或床头抬高 20°。

（二）护理措施

1. 提供足够的液体　化疗和放疗可导致严重的呕吐。记录出入液量。鼓励患者多摄入液体以维持足够的体液。遵医嘱给予止吐剂可以减轻恶心和呕吐。

2. 帮助患者接受自我形象的改变　评估患者对自我形象改变的认识和反应。观察患者的社会交往，有无因为尴尬或害怕被社会拒绝而表现出来的退缩。与患者建立一种开放的、值得信任的护患关系。鼓励患者的朋友和家人给予患者以正相的自我形象评价，增加患者的自尊感。鼓励患者向有关的医护人员和亲朋好友开诚布公地表达自己的恐惧和所关心的问题，以缓解焦虑。

3. 增加脑组织灌注量　每 1 ~ 2h 或随时评估神经系统体征，以判断患者病情的改变。监测脑水肿的体征、意识水平的改变、局部的神经系统体征、瞳孔大小改变、脉压增大、心动过缓和呼吸频率的改变。颅脑手术后 24 ~ 72h 易发生脑水肿，若不及时治疗会很快导致脑疝。

（三）健康教育和出院指导

（1）由于部分患者虽经积极治疗和护理，仍遗留某些功能障碍，需要家人承担日后的康复和照料，因此健康教育应该将家属纳入其中。

（2）再次强调治疗的措施对患者康复的重要性。告知药物的名称、剂量、服用的时间、副作用和毒性表现。不要服用过量或自行减量。

（3）向家属解释切口缝合处的处理。在头部敷料去除后需要给患者带个帽子；在缝线拆除后可以洗头，但不能挠抓缝合处周围的皮肤；不能用电吹风，除非头发已经再生。

（4）脑肿瘤的治疗带来一些副作用，如脱发或呕吐。要告知患者可能会有哪些副作用以及如何对待。如有以下情况需报告医生：进行性加重的头痛、颈项强直、体温升高、再次出现肢体无力或感觉丧失、视力改变和/或畏光以及癫痫发作。

（5）出院后的门诊随访很重要。经过治疗的脑肿瘤可以缓解，也可能复发。根据不同类型的肿瘤可以定期地作 MRI 或 CT 了解有无复发，每 3 ~ 6 个月或每年一次。

（6）需要常规的锻炼，教会家属辅助患者做全关节运动。应鼓励患者尽可能独立从事一些活动，但不要超出患者的极限，建议患者不要过度保护，但必要时应使用辅助用具。

（7）告知家属如何处理癫痫发作的紧急情况，如安全措施以及与谁联系等。教会家属如何使用一些安全措施，如床旁护栏、淋浴椅、如何清除零碎的物品，正确使用步行器和拐杖等。

（8）鼓励患者多与亲朋好友接触和沟通，能说出自己的焦虑、恐惧和对自我形象改变的感受。

六、护理评价

（1）体液平衡出入液量平衡、尿液比重在正常范围内、皮肤光滑有弹性、口腔黏膜湿润、生命体征平稳、电解质、血红蛋白和血细胞比容在正常范围内。

（2）患者表示自我形象良好，接受自我形象的改变。

（3）患者的脑灌注量增加。早期发现神经系统体征的改变以揭示病情的恶化并及时采取措施加以控制。

（王　炎）

第四节　脑卒中

脑血管意外（CVA）是指由于脑部本身病变和/或全身血液循环紊乱导致脑血液供给障

碍所造成的神经功能障碍。临床上以急性脑血管病多见，因其发病急骤又被称为卒中，通常分为两大类：80%为缺血性（短暂性脑缺血发作、脑血栓形成、脑栓塞），20%为出血性（脑出血、蛛网膜下腔出血）。慢性脑血管病发病隐匿、逐渐发展，如脑动脉硬化症、血管性痴呆等。本章介绍急性脑血管病。

我国脑卒中发病率约为 120～180/10 万，死亡率约为 60～120/10 万。近十年来，随着社会人群对脑血管疾病知识的逐步了解、对危险因素的控制以及对并发症的治疗，脑血管疾病的发病率和死亡率在某些地区有所下降，但是全国每年新发脑血管患者数仍然约为 130 万～150 万，死亡近 100 万。存活的患者约有 500～600 万，其中 75% 以上丧失劳动能力，重度致残者 40% 以上。脑血管疾病已经成为一个严重威胁人群健康的社会问题。

一、病因

近代流行病学调查研究表明一些因素与脑血管疾病的发病密切相关，包括：①不可控制因素，如性别（男性发病率较高）、年龄（50 岁以上好发）和遗传。②部分可控制因素，如高血压、心瓣膜疾病、心律不齐、糖尿病和高脂血症等。③可控制因素，如吸烟、肥胖、盐分摄取过多、使用口服避孕药、生活压力增加以及长时间坐位等不健康的行为和生活方式。

二、病理机制和病理生理

（一）出血性卒中

1. 高血压性脑出血　因持续高血压使脑内小血管硬化、形成动脉瘤，当血压骤然升高时导致脑实质内动脉、毛细血管或静脉破裂，血液直接破坏神经组织或血肿压迫邻近结构，血肿周围的脑组织发生继发的血管源性脑水肿，产生颅内压增高、脑干受压移位。好发部位分别是壳核（55%）、大脑皮质和皮质下（15%）、丘脑（10%）、脑桥（10%）和小脑半球（10%）。

2. 蛛网膜下腔出血（SAH）　先天性脑动脉瘤、动脉畸形、脑基底异常血管网破裂或外伤、肿瘤等引起脑底部、脑表面或脊髓蛛网膜的血管破裂，血液直接流入蛛网膜下腔。血液进入蛛网膜下腔后主要沉积在脑底部各脑池中，影响脑脊液循环和吸收，脑膜可有轻度的炎性反应，以后可发生粘连，出现不同程度的脑积水。血液还可直接刺激血管或血细胞破坏产生多种血管收缩物质刺激血管，发生脑血管痉挛。

（二）缺血性卒中

脑血栓形成和脑栓塞是脑梗死的主要原因。脑梗死即受累动脉供血区脑组织缺血、软化、坏死和相应的脑功能障碍。栓塞引起脑梗死通常是出血性的，而血栓形成引起的脑梗死通常是缓慢的、缺血性的。出血性脑梗死起初也是缺血性的，出血是因为栓子的破碎、溶解或侧枝循环形成，对受累动脉供血区再灌注所引起的。

1. 短暂脑缺血发作（TIA）　因暂时性的颈动脉受压、脑血管痉挛、微栓塞、血液成分或动力学改变等引起的一时性供血不足，导致局灶性神经功能障碍。

2. 脑血栓形成　血栓形成多位于大血管（如颈内动脉），损伤血管壁。动脉粥样硬化和高血压是基础病变，加上血管损伤（如动脉炎）等因素可引起血栓形成。

3. 脑栓塞　系指来自身体各部位的栓子，经颈动脉或椎基底动脉系统进入颅内，栓子通常栓入大脑中动脉小血管的狭窄处或分叉部位。阻塞脑部血管，引起脑功能障碍。栓子的来源很多，最常见的是左心房或左心室的附壁血栓。菌栓来自细菌性心内膜炎。

4. 腔隙性脑梗死 腔隙性脑卒中是指基底节、内囊、脑干中大血管的细小分支内发生的大小（体积）在 1 平方厘米以内的病变。这些小动脉由于长期高血压而受到损害，导致了小的梗死，这通常是慢性病变过程。由于腔隙性脑梗死局限于皮层下，结果常常是单纯运动或感觉的障碍。

三、护理评估

（一）健康史

护理人员应详细询问患者的发病经过，询问患者是否突然发生单侧面部、手臂或下肢的麻木或无力，突然意识模糊、讲话困难或理解困难，单侧或双眼视物不清，行走困难，共济失调和突发原因不明的剧烈头痛。

护理人员应询问患者既往史以便确定可能引发动脉粥样硬化的危险因素：高血压、糖尿病、高血脂、吸烟史、冠状动脉疾病、冠状动脉搭桥和房颤等病史。了解患者的生活环境和地理位置，有无盐分摄取过多、高脂、酗酒等饮食习惯，有无长期口服避孕药、生活压力增加和大多数时间是坐着等不健康的行为和生活方式。对年轻患者，注意有无外伤、血友病、吸毒（特别是可卡因）、偏头痛，或应用口服避孕药及含有麻黄碱的血管收缩药。近期外伤、偏头痛、口服避孕药、近期感染或癫痫发作史有助于帮助解释患者的症状。家庭成员特别是患者发病时的身边人员能够提供准确的发病时间和发病情况。

知道准确的发病时间对是否选择溶栓治疗非常重要，对于病变在左半球的卒中患者多伴有失语，因此需家属、同事或目击者提供患者较准确的发病时间。

（二）临床表现

症状可分为颈动脉系统（也叫前系统）和椎基底动脉系统（后系统）两大类：①颈动脉系统症状主要是对侧面部和肢体的偏瘫或单瘫、对侧肢体的偏身感觉障碍以及对侧同向偏盲，主侧半球受累时少见言语障碍或完全性失语，非主侧半球受累时可有失用和言语障碍。②椎基底动脉系统症状主要是偏盲、复视或眼球活动受限、构音障碍、小脑性共济失调、猝倒发作等表现。五种类型急性脑血管疾病的临床表现见表 27 - 2。

表 27 - 2 常见急性脑血管疾病的特点

	缺血性脑血管病			出血性脑血管病	
	TIA	脑血栓形成	脑栓塞	脑出血	蛛网膜下腔出血
起病缓急	迅速 几秒到几分	几分到几小时	突然	迅速 几分到 1~2 小时	突然、多变
持续时间	不超过 24 小时	时间较长 多有后遗症	迅速发生变化	时间较长 多有后遗症	2~3 周 一般不留后遗症
与活动的关系	安静时发生	安静时发生	与活动无关	活动、情绪激动时发生	活动、情绪激动时发生，多数与头部外伤有关

续 表

| | 缺血性脑血管病 | | | 出血性脑血管病 | |
	TIA	脑血栓形成	脑栓塞	脑出血	蛛网膜下腔出血
诱因或相关因素	外周和冠状动脉粥样硬化，高血压	同左	大动脉和冠状动脉瓣膜病变，心梗，动脉斑块	高血压，心血管病，凝血功能异常	动脉瘤，脑血管畸形
意识状态	通常清醒	通常清醒	通常清醒	常见昏迷	常见昏迷存在血性，ICP 升高
颈项强直	无	无	无	大多存在	
脑脊液	无色透明	无色透明	无色透明	血性	
痉挛抽搐	罕见	罕见	罕见	可见	可见
头颅 X 线	可以出现颅内动脉钙化	可以出现颅内动脉粥样硬化水肿引起的松果体移位	通常正常	松果体移位，脑水肿，出血或血肿	正常或钙化，动脉瘤

（三）辅助诊断

1. CT 检查 可显示梗死灶的位置和范围。梗死灶在发病后 24h 内 CT 不显示密度变化，24～48h 后逐渐显示与闭塞血管供应区一致的低密度影，伴随着中线和脑室系统移位。

2. MRI 发病 24h 内可确诊脑梗死。出血灶显示出一高密度影。

3. 腰椎穿刺 压力增高；血性脑脊液。

4. 脑血管造影 显示血管闭塞或狭窄，特别是颈动脉闭塞。

5. 经颅多普勒超声（TCD） 检查出血液流经血管的方向和速度。

（四）心理社会状况

意识障碍患者常常给家属带来不安及恐惧，言语障碍的患者会感到孤独、烦恼甚至悲观感觉障碍的患者因自己的感觉异常、疼痛会感到烦闷、忧虑，甚至躁动不安；运动障碍的患者可能产生无能的感觉，从而产生自卑、悲观情绪等等。脑血管疾病患者常对疾病治疗无信心，怕自己会成为一个残废的人而给家庭和社会造成负担，顾虑自己今后的衣食住行；中年患者还有来自对工作、家庭生活、老人的抚养、孩子的教育和就业等的忧虑；老年患者会担心子女将怎样对待自己，他们对生活更缺乏信心。需评估患者有无恐惧、绝望、烦躁、悲观失望、焦虑和情绪不稳定等心理变化，评估家属对患者所患疾病的了解以及家庭、社会对患者的理解和支持程度。

四、护理诊断及医护合作性问题

1. 脑血流灌注不足 与脑血流量不足、颅内压增高、组织缺氧有关。

2. 躯体移动障碍 与意识障碍、肢体瘫痪有关。

3. 自理缺陷 与意识障碍、肢体瘫痪或感觉障碍有关。

4. 言语沟通障碍 与意识障碍或相关的言语功能区域受损有关。

五、计划与实施

通过治疗和护理使患者的颅内压维持在正常范围，头痛减轻或消失；意识障碍无进一步加重，意识恢复清醒；能与外界有效地沟通；学会正确摆放瘫痪肢体、保持身体平衡，无关节挛缩，躯体活动能力增强；以及恢复部分或全部生活自理能力。

实践证明改善脑组织的灌注可以改善患者的运动功能，使他们能够在床上独自翻身更换体位、下床在床旁活动或依靠扶助轮椅活动、自己料理日常生活；另外，通过与人沟通改进自我表达能力，减轻低落与消极的情绪。

据强有力的证据表明：脑卒中患者如果能够得到受过专业训练的医务人员的照顾和指导，那么他们的生活质量是可以提高的。据澳大利亚等国外的文献表明，加强对脑卒中人群的护理，可降低脑卒中患者的病死率和致残率。

1. 急性期的处理原则　体位摆放视病种而定，脑血栓形成和脑栓塞的患者需要增加脑的灌注量，因此床头需保持水平；出血性脑血管病或颅内压增高的患者需要减少脑的灌注量，床头需抬高。使用低温毯，控制中枢性高热和/或降低体温从而减少组织的代谢。鼻饲胃管在疾病初期可用于胃肠减压，如果存在吞咽困难，也可用于喂食。患者颅内压增高时需要使用控制通气和过度通气模式进行辅助通气。给予颅内压监测；进行心电监护，因脑血管病通常有心血管疾病的基础，尤其是脑栓塞；通过动脉血气分析监测呼吸功能和代谢的改变。保留导尿管有助于精确监测液体出入量，以维持体液和电解质平衡。癫痫好发于卒中后第一周，需用抗惊厥药物预防和控制癫痫发作。可用抗凝剂、弹力袜或促进下肢循环的措施预防肺栓塞和血栓性静脉炎。

2. 康复期的处理原则　吞咽困难和意识障碍的患者仍需要鼻饲胃管进行喂食，保证足够的营养并防止误吸。通过膀胱功能训练和排便功能训练来改善尿失禁和排便障碍。适当的体位放置和关节活动范围内的运动训练是必需的，防止关节挛缩。保持皮肤完整。帮助有失语、构音障碍、失用和复视的患者建立有效的沟通。保证移动安全，患者需要学习床上移动、转移和轮椅的使用以及使用拐杖和足－膝矫形器。防治肩手综合征，控制疼痛，被动拉伸患肢以及减轻手和上肢的水肿。运动和感觉功能障碍、沟通交流障碍以及知觉障碍等会影响到性功能；情感障碍也会影响到自尊，需要尽早告知患者、配偶以及家属。指导日常生活活动的再学习：包括沐浴、梳洗、穿衣、进食以及如厕。保证患者不受意外伤害：包括跌倒、烫伤和中毒等。家庭成员将面临危机，因为患者可能并未意识到自己的缺陷，需要不断提供咨询和社会支持。要确定他们所需的社会健康资源，确定监护人。健康教育和支持组织是非常重要的。

（一）药物治疗的护理

1. 防治脑水肿　大面积脑梗死、脑出血和 SAH 患者有明显脑水肿或有脑疝的可能时，应用脱水剂可减轻脑水肿、降低颅内压。常用药物为甘露醇、甘油果糖、速尿等，具有利尿、高渗脱水作用。

2. 抗凝剂　抗血小板聚集剂可以减少 TIA 发作和脑血栓形成。目前主张使用小剂量，如阿司匹林 50～300mg/d，或抵克力得（Ticlid）0.25g 每日两次，通常在进展的缺血性卒中的急性期治疗中静脉输注肝素 3～5d；低分子肝素 4100u 或 5000u 皮下注射，每日 2 次，现在比静脉输注肝素还要广泛使用。华法林只用于高度的动脉狭窄、大血管疾病以及心源性栓塞，尤其是房颤。注意患者的皮肤、黏膜有无出血倾向，有无黑便。长期使用阿司匹林可引起胃肠道溃疡。用药前测出凝血时间和凝血酶原时间等以备对照，用药期间定期随访。应用抗凝剂期间一切护理操作应避免损伤患者的皮肤黏膜，注射后应延长按压针眼的时间。

3. 溶栓剂　经 CT 证实无出血灶，并在监测出凝血时间和凝血酶原时间等条件下，"超早期"，即在脑梗死发生 3~6h 内溶栓治疗可使脑组织获得再灌注，阻止脑损害的进一步加重。常用的溶栓药有：①尿激酶在国内目前应用最广，常用剂量为 50 万 u~150 万 u，其中 25 万 u 作静脉推注，其余部分在 2h 内静脉滴注。②组织型纤溶酶原激活剂（t-PA）是目前唯一的一种通过组织分泌机制达到溶解血栓的药物，其治疗窗为发病后 3~6h。该药物最严重的副作用是引起颅内出血。

4. 钙离子通道阻滞剂　降低细胞内的钙离子水平能扩血管，解除 SAH 引起的脑血管痉挛。通常口服尼莫地平 60mg，每 4h 一次，持续 3 周。

（二）手术治疗的护理

对于反复发作 TIA 的患者，经血管造影证实有颈部血管动脉硬化斑块引起明显狭窄或闭塞的，应考虑颈动脉内膜剥离术、颅内-颅外血管吻合术。对于大脑半球出血量在 30ml 以上和小脑出血量在 10ml 以上的患者，均可考虑施行开颅血肿清除术。对于破入脑室者可行脑室穿刺引流术，也可行经皮颅骨钻孔和血肿穿刺抽吸。对于 SAH 患者在血管造影证实有颅内动静脉畸形或颅内动脉瘤的可采用手术切除、血管内介入治疗或 γ-刀治疗。

颈动脉内膜剥离术可以切除颈内动脉颅外段的粥样硬化斑块，目的在于恢复 TIA 患者的脑血流，减少发生卒中的机会。

1. 适应证　TIA 和颈动脉狭窄者。

2. 禁忌证　同一般的脑部手术禁忌。

3. 术前护理　给予患者及家属术前指导，告知手术的目的、好处和危险，解释监护室的环境和术后的处理。教会患者深呼吸。鼓励患者和家属说出他们的担忧。检查手术通知单，记录患者基本的神经系统体征和所有的健康问题。术前晚禁食、禁饮。按医嘱给予术前用药。

4. 手术过程　手术需要肝素化和夹闭病变部位的上下动脉，然后切开病变部位，取出粥样硬化斑块。

5. 并发症　空气栓塞、脑梗死、第Ⅶ、Ⅹ、Ⅺ和Ⅻ对脑神经损伤、低血压或高血压、心律失常、感染以及声带麻痹。

6. 术后护理　术后需要 24h 监护。监测神经系统体征和生命体征每 15min 一次至平稳，然后每 1~2h 一次。意识改变和局灶性神经系统病征的出现提示脑的灌注不足；颈动脉阻塞可导致严重的脑梗死。如有异常及时报告医生，可能需要急做 CT 检查，并做好急症手术的准备。遵医嘱给药控制血压。低血压可减少脑的灌注甚至缺血；而高血压则会导致出血。心律失常可影响心输出量和脑灌注压。颞动脉搏动消失伴随着神经系统病征出现。给患者吸氧保证足够的通气。鼓励患者咳嗽和深呼吸，预防术后肺炎和肺不张。检查气管有无移位，切口有无渗血、血肿或水肿。术后卧床 24h 后活动逐渐增加，以能耐受为度。

（三）其他护理措施

1. 改善脑组织灌注

（1）评估神经功能：每 15min~1h 要观察患者的病情变化。

（2）监测颅内压（ICP）来确定脑的灌注压（CPP）：ICP>15mmHg（2KPa）超过 15~30min 可以引起脑缺血，CPP 是血压通过大脑产生的梯度（正常值为 80~100mmHg），等于平均动脉压（MAP）减 ICP。

（3）监测血压和心率：当收缩压持续高于 160mmHg（21.3KPa），ICP 升高而 CPP 降低，当 CPP＜60mmHg（8KPa）将导致脑缺血发生。

（4）将床头抬高 30°～45°，保持头部正中位，可以促进静脉血从大脑中流出。因为闭塞的颈静脉阻止静脉血从大脑排出。

（5）避免髋部屈曲、颈部屈曲、用力排便，这些动作都会增加胸腹部的压力，易导致颅内压升高。

（6）监测动脉血气：应用机械通气时要控制 $PaCO_2$ 25～30mmHg（3.3～4KPa），$PaO_2 \geqslant$ 80mmHg（10.7KPa）。血管扩张对二氧化碳非常敏感，$PaCO_2$ 25～30mmHg 可使脑血管产生收缩，减少大脑的血容量和 ICP。保持大脑血液的物质交换，需要足够的氧气，降低氧分压可以增加大脑的血容量。

（7）保证氧气供应，必要时为患者吸痰：吸痰之前要给予氧浓度为 100% 的氧气吸入，每次吸痰不能超过 15 秒，这样可以保持血氧水平稳定；快速吸痰可引起 ICP 升高。

（8）控制环境温度：高热、体温过低可影响脑代谢率，增加脑的代谢率可增加脑血流，而导致 ICP 升高。

（9）监测抽搐发作情况：抽搐发作可增加大脑的新陈代谢，升高 ICP。

（10）实施护理计划，使外部刺激降低到最小，因为细微的刺激都可导致 ICP 急剧上升。

（11）常规应用激素、脱水剂、镇静剂和/或肌肉松弛剂。激素和脱水治疗可以减轻脑水肿；巴比妥类药物可减少大脑的血容量和新陈代谢；肌松剂/镇静剂可以减少患者对不良刺激的反应。

2. 促进患者的康复活动

（1）请康复师参与制定康复计划。

（2）每日实施 ROM 锻炼，患者主动参与锻炼可以阻止关节挛缩，降低发生肩 - 手综合征的危险。

（3）保持肢体处于良好体位。用枕头支撑患肢防止挛缩；用枕头或棉被卷支撑大腿防止外旋；用足底板支撑患足防止足下垂；用力将手指展平防止手指挛缩。每 2 小时为患者翻一次身，同时要注意正在治疗中的患肢的摆放位置。

（4）支起瘫痪侧的床档，如果患者烦躁多动就把两边的床档都支起。指导患者用健侧手臂自主翻身更换卧位，但要注意防止其坠床。

（5）教会患者变换体位的技巧。如指导患者双脚平放床上，屈膝抬臀，使髋部抬起，这样可以更换床单。

（6）教会患者掌握坐起来的技巧。脚离开床，用健侧胳膊支撑直到坐起。

（7）帮助患者保持坐位平衡。床垫要平稳，轻轻搀扶着患者教其如何保持平稳。

（8）教会患者如何安全站立。穿防滑鞋，让患者两腿分开平站在地上以稳定重心；也可让患者学会用健肢扶着椅背支撑站立。

（9）教患者如何安全使用轮椅：系好安全带，降低轮椅座位，把脚踏板放置在患侧，手闸柄放在健手侧，让患者用健侧脚划地推动轮椅。

（10）在轮椅上安装扶手或干净的木板来支撑胳膊和手以防止滑下，手要与车轮保留一定的距离。

（11）教会患者从椅子安全转移到轮椅的方法。如果患者自己不能做，但能站起来时，将轮椅放置在适宜的位置，锁住车闸，护士站在患者的患侧，应用 Bobath 物理治疗方法协助患者转移到床上。

（12）提醒患者在使用轮椅转乘时一定要有人照顾，因为在转乘过程中存在很高的危险性。

（13）行走时适时使用辅助工具，通常患者会使用拐杖，在患腿侧支撑。

（14）指导患者正确使用医生指定的矫正器。患者一般需要使用从踝部到足的矫正器，以确保踝部处于正常或轻微的背屈位。

3. 指导患者独立从事日常生活

（1）专业治疗师指导患者单手进行自我照顾的技能。多数治疗师进行训练时以 ADL 指数作为考核评价标准，以保证治疗师和护士达成共识。

（2）指定长期的照料者，使患者学习新技术更容易，减少挫折感。

（3）如果患者有失语症，训练时增加手势和表情的使用。如果患者没有失语而有知觉问题，应增加暗示语言的应用。

（4）鼓励患者多从事力所能及的自我护理，一方面使患者学会技能，另一方面可使患者感到独立和自尊。

（5）给患者足够的时间完成 ADL 技能，患者更喜欢自己独立完成工作，使患者减少挫败感。

（6）视野定位训练：示意患者应用单眼遮盖法缩小视野观察环境，遮住一只眼睛虽然消除了复视，但使患者感到不安全和迷惑。此法要每天轮流遮住双眼。

（7）向医生汇报患者所学技能坚持应用的情况，以评价康复训练的有效性，并能及时改进训练方法。

（8）评估家庭环境的安全性和可接近性，为使家庭环境变得更适合患者居住，需要改变家庭的布局和设施。

4. 提高患者自我表达能力

（1）拜访演说专家，有助于与患者进行有效的沟通。

（2）给予患者充足的时间去与人交谈，那些思维不太敏捷的患者需要时间组织语言、整理思绪，并尽力和别人进行交谈。

（3）不要帮助患者说他未说完的话，这会使患者产生挫折感。

（4）用符合患者年龄的说话方式与他们交谈。如果患者是小孩儿，不要用专业术语和他们讲话。

（5）要慢而简单地表达自己的意思，让患者听着简单易懂。

（6）说话时要用正常的声调。当患者不能很好地与你交谈时，不要用太大的声音对患者说话，除非患者有听力障碍。

（7）鼓励患者使用手语，帮助医患之间更好地沟通和理解。

（8）确保患者自己能使用呼救灯/铃，以保证患者安全。

（9）估计患者回答是和否的可靠性，使用是和否回答可在紧急情况下能很好地理解患者的需要。

（10）评估患者使用交流板的能力，在紧急情况时使用交流板会使交流变得更容易。

（11）如果你不能理解患者的意思，在事情不算太紧急的情况下，你需要再花几分钟去弄清患者的真正需要。交流困难会使患者的挫折感油然而生，而且还会抹杀掉他去理解别人和表达自己思想的能力。

六、健康教育

包括在家中进行的护理，要教给患者及家属必要的护理方法。要强调家庭护理的重要性，并做一次追踪调查。教给患者药物的名称、副作用、用药时间以及药物疗效。教给患者伤口的处理方法。向患者介绍 TIA 与 CVA 的症状和体征。与患者探讨通过保持身体平衡、低脂饮食、戒烟、增加运动等方式使发生脑卒中的风险性降到最低的重要性。

七、护理评价

1. 患者的脑灌注得到改善　表现为 ICP 保持低于 25mmHg（3.3KPa），意识清楚、定向力正常，没有明显的神经缺损或癫痫发作。

2. 患者运动功能有所恢复　能够自行在床上翻身更换体位，能离开床自行走动或推着轮椅走动。

3. 患者可以独立完成日常生活动作　患者可以自己洗浴、修饰、穿衣、进食、入厕。

4. 患者的自我表达能力增强　患者理解别人和表达自己需要与想法的能力增强了，与人沟通时的挫折感降低了。

（王　炎）

参考文献

[1] 李树贞. 现代护理学. 第1版. 北京：人民军医出版社，2000.

[2] 李红，李映兰. 临床护理实践手册. 北京：化学工业出版社，2010.

[3] 徐连英，钱晓芳. 神经内科护理基本知识与技能，北京：科学技术出版社，2012.

[4] 徐连英，钱晓芳. 神经内科护理基本知识与技能，北京：科学出版社. 2010.

[5] 黄人健，李秀华. 内科护理学. 北京：人民军医出版社. 2014.

[6] 杨莘. 神经疾病护理. 北京：人民卫生出版社，2005.

第二十八章　感染患者的护理

第一节　概述

外科感染（surgical infection）是指需要外科治疗的感染，包括创伤、烧伤、手术、器械检查或有创性检查、治疗后等并发的感染。

外科感染的特点：①多数为几种细菌引起的混合感染，少数在感染早期为单一细菌所致，以后发展为几种细菌的混合感染；②大部分感染的局部症状和体征明显而突出；③感染一般集中在局部，发展后会导致化脓、坏死等，使组织遭到破坏，最终形成瘢痕组织而影响局部功能。

一、分类

（一）按致病菌种类和病变性质分类

1. 非特异性感染（nonspecific infection）　又称化脓性或一般性感染，占外科感染的大多数，常见有疖、痈、丹毒、急性淋巴结炎、急性乳腺炎、急性阑尾炎、急性腹膜炎等，手术后感染多属此类。常见致病菌有金黄色葡萄球菌、大肠杆菌、乙型溶血性链球菌、拟杆菌和绿脓杆菌等。感染可由一种或几种病菌共同导致，一般先有急性炎症反应，继而可致局部化脓。

2. 特异性感染（specific infection）　指由一些特殊的病菌、真菌等引起的感染。不同的病菌可分别引起比较独特的病理变化过程，如结核杆菌、破伤风杆菌、产气荚膜杆菌、炭疽杆菌、白色念珠菌、新型隐球菌等。

（二）按病变进程分类

1. 急性感染　病变以急性炎症为主，病程多在 3 周以内。

2. 慢性感染　病程持续超过 2 个月的感染。

3. 亚急性感染　病程介于急性与慢性感染之间。

二、临床表现

1. 局部症状　急性感染一般有红、肿、热、痛和功能障碍的典型表现。体表与浅处的化脓性感染均有局部疼痛和触痛，皮肤肿胀、色红、温度增高，还可发现肿块或硬结；慢性感染也有局部肿胀或硬结，但疼痛大多不明显；体表病变脓肿形成时，确诊可有波动感。如病变的位置深，则局部症状不明显。

2. 全身症状　随感染轻重等因素而表现不一。轻者可无全身表现，较重感染者可出现发热、呼吸脉搏加快、头痛乏力、全身不适、食欲减退等症状。严重感染者可出现代谢紊乱、营养不良、贫血，甚至并发感染性休克等。

3. 器官与系统功能障碍　感染直接侵及某一器官时，该器官功能可发生异常或障碍。严重感染导致脓毒症时，因有大量毒素、炎症介质、细胞因子等进入血循环，可引起肺、肝、肾、脑、心等器官的功能障碍。

4. 特异性表现　特异性感染的患者可因致病菌不同而出现各自特殊的症状和体征。如破伤风患者可表现为肌强直性痉挛；气性坏疽和其他产气菌引起的蜂窝织炎可出现皮下捻发音；皮肤炭疽有发痒性黑色脓疱。

三、处理原则

局部治疗与全身性治疗并重。消除感染因素和毒性物质（如脓液、坏死组织），积极控制感染，促进和提高人体抗感染和组织修复能力。

1. 局部处理

（1）保护感染部位：避免受压，适当限制活动或加以固定，以免感染范围扩展。

（2）局部用药：浅表的急性感染在未形成脓肿阶段可选用中西药进行积极治疗，如消肿散、鱼石脂软膏、芙蓉膏等外敷或硫酸镁溶液湿敷，以促进局部血循环、肿胀消退和感染局限；感染伤口创面则需换药处理。

（3）物理治疗：炎症早期可以局部热敷或采用超短波或红外线辐射等物理疗法，以改善血液循环，促进炎症消退或局限。

（4）手术治疗：脓肿形成后应及时切开引流使脓液排出。部分感染尚未形成脓肿，但局部炎症严重、全身中毒症状明显者也应做局部切开减压，引流渗出物以减轻局部和全身症状，避免感染扩散。深部脓肿可以在超声、CT引导下穿刺引流。器官组织的炎症病变，应视所在的器官以及病变程度，参考全身情况先用非手术疗法并密切观察病情变化，必要时行手术处理。手术方式为切除或切开病变组织、排脓及留置引流物。

2. 全身治疗

（1）支持治疗：保证休息，提供含丰富能量、蛋白质和维生素的饮食，补充水分和电解质，以维持体液平衡和营养状况。明显摄入不足者，可提供肠内或肠外营养支持；严重贫血、低蛋白血症或白细胞减少者，予以适当输血或补充血液成分。

（2）抗生素治疗：根据细菌学检查及药物敏感试验结果，正确合理使用抗生素种类，监测药物毒性。

（3）中西药治疗：可服用清热解毒类中药。体温过高时，可用物理降温或镇静退热的中、西药；体温过低时应注意保暖。疼痛剧烈者，适当应用止痛剂。

四、护理措施

1. 疼痛

（1）与患者亲切交谈，了解疼痛的部位、性质、持续时间及伴随症状以及患者心理状态。

（2）仔细观察患者表情及行为，评估其语言性暗示的异常程度。

（3）评估有否加重患者痛苦的周围环境因素，如空气、噪声、设备，并设法改善，如空气清新、卧具或坐具舒适、环境清洁、光线柔和。

（4）分散患者注意力，如听收音机、聊天、看书报等，以降低机体对疼痛的感受性。

（5）适当向患者解释引起疼痛的原因，指导患者采取减轻疼痛的方法，如肢体疼痛者，可抬高患肢，以促进静脉回流，减轻局部肿胀而缓解疼痛；局部还可采用金黄散、50%硫酸镁冷湿敷，以促进炎症局限等。

（6）协助患者采取舒适体位。

（7）遵医嘱合理使用止痛药，并观察药物治疗。

2. 体温过高

（1）倾听患者主诉，评估患者的症状、体征及热型。

（2）密切观察体温变化趋势，每天测量 3~6 次，必要时可随时测量。

（3）调节室内温度、湿度，使患者舒适。

（4）体温超过 39℃时，给予物理降温，如醇浴、冰敷等，并观察反应，半小时后复测体温。

（5）遵医嘱合理使用药物降温，并注意患者出汗情况，出汗后予以妥善处理以防虚脱、受凉。

（6）能饮水者，鼓励患者多饮水，以促进毒素排出，也可补充因大量出汗而丧失的水分。必要时遵医嘱行静脉补液，以维持水、电解质的平衡。

（7）卧床休息，寒战时注意保暖，减少能量的进一步消耗。

（8）加强营养，给予清淡、高维生素、易于消化的饮食，以补充能量的大量消耗。

（9）告诉患者体温升高的早期表现，如呼吸增快、脉搏加速、虚弱等。

3. 预防感染知识缺乏

（1）通过观察和交流，评估患者知识缺乏的内容及程度，以因人施教。

（2）结合疾病的具体情况，向患者宣教自防知识。

（3）通过疖肿者，不宜挤压，防止引起化脓性海绵窦栓塞症而危及生命。

（4）不随意搔抓炎症部位。

（5）下肢患丹毒的患者可抬高患肢，减轻疼痛。

（6）颈部蜂窝织炎的患者感呼吸困难时，应及时报告医护人员，避免严重后果的发生。

（7）加强个人卫生，及时治疗各种瘙痒性皮肤病，以防体表化脓性感染的发生。

4. 营养失调：低于机体需要量

（1）为患者提供色、香、味俱全的饮食，以提高患者食欲。

（2）提供促进患者食欲的环境，如空气新鲜、环境清洁等。

（3）进食困难时，应行鼻饲流质，必要时需给予静脉营养液。

（4）允许患者少量多餐，并给予足够的时间进食。

（5）保持口腔清洁，促进食欲。

（赵成梅）

第二节　感染患者的护理

一、护理评估

（一）一般状况

了解患者的一般状况有助于护士判断引起感染的危险因素。患者的年龄、吸烟或饮酒史、现病史、用药情况、家族史及营养状况等，都与感染发生的危险密切相关。护士还应了解患者是否有污染物品的接触史、是否接触过有类似症状的患者或进食污染的食物和饮料等，以利于寻找感染源。动物也可能是感染源或媒介，护士还应询问患者最近是否接触过宠物、近期内是否被昆虫叮咬等情况，包括在家、工作单位或其他场所。此外，护士还应了解患者的旅行情况，是否去过国内外疫区或在旅行中是否接触过疑似患者。

询问患者的性生活史，有助于了解患者是否有性传播疾病的危险因素。询问静脉吸毒和输血史，对于评估患者患乙肝、丙肝、HIV 感染的危险因素非常重要。

患者的局部症状、各部位症状出现的先后顺序对于判断感染的原发灶非常有帮助。

（二）临床表现

1. 感染的临床表现　因致病菌的不同而异。典型的局部表现为红、肿、热、痛等炎性反应的一般症状。感染较重患者还常出现邻近淋巴结肿大、咽喉肿痛和消化道不适等非特异性症状。护士应仔细评估患者感染部位的局部表现，注意检查邻近部位的淋巴结是否肿大、有无咽部充血和咽痛等。

2. 感染的并发症

（1）局部并发症：局部感染如果没有得到有效的控制，会导致感染向周围组织或器官扩散，甚至导致二重感染等并发症。对于局部病灶应及时清创、无菌换药，合理使用抗生素，使局部感染得以控制或尽量缩小感染的范围。

（2）全身并发症：局部组织的感染如不能得到控制，即便是轻微的局部感染，也可能导致寒战、高热，头晕、头痛等全身毒性反应。主要是致病菌进入血液循环，并在体内生长繁殖或产生毒素而引起的。常见的全身并发症有菌血症、败血症等，起病急、进展快，严重者可出现感染性休克、多脏器功能障碍、DIC 等，威胁患者的生命安全（见休克患者的护理一章）。

（三）辅助检查

1. 实验室检查　感染性疾病的确诊，需要找出致病菌。如将血液、体液或组织直接镜检，通常并不能获得致病菌的阳性结果，需要借助实验室技术的帮助来获得致病菌的信息。

（1）细菌培养和药物敏感试验：细菌培养找出致病菌是诊断感染性疾病的"金标准"，细菌培养的标本可来自体液或感染局部的组织，护士应根据医嘱采取培养标本。通常选择患者寒战、高热发作时或给药前抽血化验，以提高检出率。细菌培养后进行药敏试验，可以发现致病菌对抗生素的耐药或敏感性，是合理选择抗生素有效方法。

（2）全血细胞计数：对所有怀疑感染的患者都要进行全血细胞计数的检查，尤其是五类白细胞，即中性粒细胞、嗜酸性粒细胞、嗜碱性粒细胞、淋巴细胞和单核细胞。急性感染患者，尤其是细菌性感染，白细胞计数通常会升高，严重感染或发生败血症者白细胞计数可降低。

（3）红细胞沉降率：是测定红细胞在血浆中沉降的速率，对机体炎症有较大的参考价值。凡体内有感染或组织坏死，红细胞沉降率会加快，如慢性感染、骨髓炎等。

2. 影像学检查　影像学检查可协助诊断致病菌造成组织或器官结构或功能异常的疾病，如 X 线有助于发现肺部感染，CT 和 MRI 有助于发现脊柱或颅脑结核感染等。

（四）心理社会评估

感染通常引发患者不同程度的心理负担，尤其是需要反复检查或诊断暂不明确者。最常见的心理反应是焦虑、烦躁、抑郁、害怕、恐惧感等。护士应评估患者心理和情绪反应、应对能力等。

有些患者担心感染性疾病会通过不同途径传播给家人或其他人，护士应评估患者及其家属对感染相关知识，如发生机制、传播途径和预防方法等的理解和认识，评估疾病对患者的家庭和社会角色的影响，以及对其社会人际关系的影响等。

患有不能被社会接受的感染性疾病者，可能会感到孤立和自责，护士应仔细观察患者的反应，加强沟通，鼓励患者主动说出遇到的困难或发泄不良情绪等。

二、护理诊断及医护合作性问题

（1）体温过高：与疾病有关。

（2）疲乏：与摄入减少、能量消耗增加有关。

（3）社会孤立：与疾病的影响有关。

三、护理计划与实施

（一）体温过高的护理

发热是机体抵抗致病菌的一种反应，但体温过高会给患者带来不适，使代谢消耗增加，甚至可能引发神经系统症状、损伤脑功能等。故体温过高者的护理目标是尽快降低体温或恢复至正常。除了寻找发热的原因，并给予相应的治疗措施外，护士还可采取以下措施：

1. 药物退热　退热药物可有效降低患者体温，但降温效果持续时间较短，且对观察患者的病程带来一定困难。因此，除患者非常难受或对患者造成较大危害外，一般不用药物降温。使用退热药后，患者排汗后体温下降，如降温速度过快、出汗过多时可出现血压下降，甚至引发低血容量性休克。护士应注意监测患者的体温，观察其出汗量和出汗后的反应，注意补充液体，如出现心悸、血压下降等现象应及时通知医生。

2. 使用抗生素　抗生素是治疗和控制感染的主要方法。自20世纪40年代青霉素发明以来，预防和控制感染的抗生素种类越来越多。目前几乎所有的细菌感染都有有效的抗生素，抗真菌的药物少且不良反应大。

抗生素的常见不良反应有恶心、呕吐、皮疹等，有些药物容易引起过敏性反应，严重者可致过敏性休克。护士在给药前应询问患者的药物过敏史，根据需要做皮试。给药后注意观察并记录不良反应，及时通知医生。静脉输液给药时，开始时应控制输液速度，观察患者无不良反应后再调至正常输液速度。

3. 物理降温　高热患者可使用冰毯、冰袋等方法进行降温；体温超过39.5℃时，可为患者进行温水或酒精全身擦浴，尤其是血管明显的部位。物理降温时，护士要注意观察患者是否有寒战，如出现寒战应停止物理降温，注意保暖；待寒战停止后再给予降温措施。

4. 补液　发热患者会因体液的快速蒸发而丢失大量水分，体温越高丢失的水分就越多。护士应鼓励患者多喝水，注意观察患者是否有脱水的表现，如口渴、皮肤弹性降低、黏膜发干等，必要时遵医嘱给予静脉补液。

（二）疲乏的护理

感染的典型症状是不适和疲乏。发热可加快代谢过程，导致体重下降、营养物质丢失；发热还可使心率加快、体液丢失；这些都会使患者感到不适和疲乏。疲乏的护理目标是使患者活动水平逐渐恢复到正常，这一目标能否实现基于能否确定并去除引起疲乏的原因。护士应评估和寻找可能引起患者疲乏的因素，如营养或液体摄入不足、水电解质失衡等。鼓励患者积极配合治疗、摄入足够的热量及蛋白质、卧床休息、保持体力等。护士还应鼓励患者诉说内心的感受，适当活动以恢复正常的活动水平。

（三）社会孤立的护理

患者社会孤立的护理目标是使患者不再感到孤立，宣教是实现这一目标的主要方法。护士应根据患者的具体情况，制订一份宣教计划书，内容主要包括所患疾病的传播途径和预防感染传播的方法等，使患者及其家属了解是患者所患的疾病需要隔离，而不是患者。鼓励患者通过电话与亲属沟通，也可通过电视、广播等方式联系社会。

（四）健康教育

（1）向患者解释疾病的病因、发病机制、进展和预后等知识。

（2）向患者解释疾病是否具有传染性。

（3）如果患者所患的是传染性疾病，应向患者讲明疾病传播途径和预防传播的方法等。

（4）如果患者正处于传染期，护士应向患者及其家属讲明隔离的必要性、隔离期限和预防传播的方法等。

四、护理评价

患者能遵医嘱合理使用抗生素；体温正常；恢复正常的活动水平；学会预防感染传播的措施；没有感染复发的迹象。

（赵成梅）

第三节　浅部软组织的化脓性感染

一、疖

疖（furuncle）俗称疖疮，是单个毛囊及其周围组织的急性化脓性感染。病菌以金黄色葡萄球菌为主，偶可由表皮葡萄球菌或其他病菌致病。常发生于毛囊和皮脂腺丰富的部位，如头、面、颈部、背部、腋部及会阴部等。

（一）护理诊断及医护合作性问题

1. 疼痛　与感染有关。

2. 潜在并发症　颅内化脓性感染。

（二）护理措施

（1）保持疖周围皮肤清洁，以防感染扩散。

（2）避免挤压未成熟的疖，尤其是"危险三角区"的疖，以免感染扩散引起颅内化脓性感染。

（3）疖化脓切开引流后，应及时更换敷料，注意无菌操作，促进创口愈合。

（4）疖伴有全身症状者，要注意休息。全身应用抗生素，加强营养，且不可随便手术，防止感染扩散。

二、痈

痈（carbuncle）指邻近多个毛囊及其周围组织的急性化脓性感染，也可由多个疖融合而成。中医称为"疽"，颈后痈俗称为"对口疮"，背部痈为"搭背"。

（一）护理诊断及医护合作性问题

1. 疼痛　与感染有关。

2. 潜在并发症　全身化脓性感染。

（二）护理措施

（1）保持痈周围皮肤清洁，避免挤压未成熟的痈或感染灶，以防止感染扩散。

（2）伴有全身反应的患者要注意休息，加强营养，摄入含丰富蛋白质、维生素及高能量的食物，以提高人体抵抗力，促进愈合。

（3）严格无菌操作，痈的创面应及时更换敷料、清除坏死组织和脓液。可敷生肌散，促进肉芽组织生长。

（4）脓肿切开引流者，应及时更换敷料、换药，促进切口愈合。

（5）注意个人日常卫生，尤其夏季，应做到勤洗澡、洗头、理发、剪指甲、注意消毒剃刀等；免疫力差的老年人及糖尿病患者尤应注意防护。

三、急性蜂窝织炎

急性蜂窝织炎（acute cellulitis）指皮下、筋膜下、肌间隙或深部疏松结缔组织的急性弥漫性化脓性感染。

（一）护理诊断及医护合作性问题

1. 体温过高　与感染有关。

2. 潜在并发症　呼吸困难。

（二）护理措施

1. 一般护理　患者患处制动，应注意休息，加强营养。摄入含丰富蛋白质、维生素及高能量的食物，以增加人体抵抗力，促进愈合。

2. 病情观察

（1）对体温较高者，给予物理降温，如冰囊、冰袋、温水或乙醇擦浴，同时鼓励患者饮水，必要时静脉补液并监测24h出入的水量。

（2）特殊部位如口底、颌下、颈部等的蜂窝织炎可能影响患者呼吸。因此，应严密观察患者的呼吸情况，注意患者有无呼吸费力、困难，甚至窒息等症状，以便及时发现和处理，警惕突发喉头痉挛，做好气管插管等急救准备。

3. 合理应用抗生素　酌情对创面分泌物进行细菌培养和药物敏感试验，确定抗生素的合理使用。

4. 其他　厌氧菌感染者，注意观察3%过氧化氢溶液冲洗创面和湿敷的效果。

四、丹毒

丹毒（erysipelas）是皮肤淋巴管网的急性炎症感染，好发部位是下肢与面部。

（一）护理诊断及医护合作性问题

疼痛可能与感染有关。

（二）护理措施

（1）做好床边隔离，防止接触性传染。

（2）观察局部及全身症状，及时应用抗生素，加强营养，提高抵抗力。

（3）注意卧床休息，抬高患肢。

五、急性淋巴管炎和淋巴结炎

急性淋巴管炎（acute lymphangitis）指致病菌经破损的皮肤、黏膜或其他感染病灶侵入淋巴流，引起淋巴管与淋巴结的急性炎症。

（一）护理诊断及医护合作性问题

1. 疼痛　与感染有关。

2. 潜在并发症　血栓性静脉炎。

（二）护理措施

（1）肢体感染者，应卧床休息，抬高患股，适当被动活动关节。鼓励患者经常翻身，预防血栓性静脉炎。

（2）注意保持个人卫生，积极预防和处理原发病灶，如扁桃体炎、龋齿、手癣及足癣等感染。

六、脓肿

脓肿是身体各部位发生急性感染后，病灶局部的组织发生坏死、液化而形成的脓液积聚，周围有一完整的脓腔壁将其包绕。

（一）护理诊断及医护合作性问题

1. 体温过高　与感染有关。

2. 营养不良：低于机体需要量　与消耗增加有关。

3. 潜在并发症　坠积性肺炎、血栓性静脉炎。

（二）护理措施

（1）密切观察患者的局部和全身症状，熟悉脓肿波动征，注意面部、颈部感染的发展，尽早发现并控制颅内化脓性感染等严重并发症的发生。监测体温变化，体温过高时，应限制患者活动，保持安静状态，减少产热。当体温超过38.5℃时应采取物理降温，同时鼓励患者多饮水，必要时可静脉输液，补充机体所需的液体量和热量，纠正水、电解质和酸碱失衡，并监测24h出入水量。

（2）加增营养，增强机体抵抗力，鼓励患者进高蛋白、高热量、含丰富维生素的饮食，多饮水，以增强机体的代谢促进毒素的排泄。

（3）感染初起时，可局部使用物理透热法、热敷法和硫酸镁湿敷法，使脓肿消退，限制感染扩散；感染较重时，可根据细菌培养和药物敏感试验结果应用有效的抗生素。如用药2～3d后疗效不明显，应更换抗生素的种类，以提高治疗效果。对于严重感染者可考虑应用肾上腺皮质激素，以减轻中毒症状，改善患者的自身状况。

（4）脓肿切开引流者，要保持创面干燥、清洁，及时更换敷料，注意无菌操作，防止或减少感染发生。对于疼痛不缓解者可给予止痛剂和镇静剂，以保证患者有充分休息和睡眠。

（5）对感染较重或肢体感染者，应嘱患者卧床休息，患肢制动抬高，并协助作患肢运动，以免病愈后患肢活动障碍。卧床期间，要鼓励患者经常做深呼吸、咳痰、翻身等活动，必要时可给患者雾化吸入，并协助翻身、叩背、排痰，以预防坠积性肺炎及血栓性静脉炎的发生。

（赵成梅）

第四节　特异性感染

一、破伤风

破伤风（tetanus）是指破伤风杆菌侵入人体伤口并生长繁殖、产生毒素而引起的一种特异性感染。常继发于各种创伤后，亦可发生于不洁条件下分娩的产妇和新生儿。

（一）护理评估

1. 健康史　了解患者的发病经过，不能忽视任何轻微的受伤史。尤其注意发病前的创伤史、深部组织感染史、近期人工流产及分娩史。

2. 身体状况　了解患者发病的前驱症状及持续时间；观察患者强烈肌痉挛发作的次数、持续时间和间隔时间，以及伴随的症状；评估患者呼吸形态，呼吸困难程度；观察患者有无血压升高、心率加快、体温升高、出汗等症状；了解患者排尿情况以及其他器官功能状态等。

3. 心理社会状况　破伤风患者面对痉挛的反复发作和隔离治疗，常会产生焦虑、紧张、恐惧和孤独的感觉，故应了解患者紧张、焦虑和恐惧表现和程度。了解患者家属对本病的认识程度和心理承受能力，患者对医院环境的适应情况。

（二）护理诊断及医护合作性问题

1. 有窒息的危险　与持续性喉头痉挛及气道堵塞有关。

2. 有体液不足的危险　与痉挛性消耗和大量出汗有关。

3. 有受伤危险　与强烈肌痉挛抽搐，造成肌撕裂或骨折有关。

4. 尿潴留　与膀胱括约肌痉挛有关。

5. 营养失调：低于机体需要量　与痉挛消耗和不能进食有关。

（三）护理目标

（1）患者呼吸道通畅。

（2）体液维持平衡。

（3）未发生舌咬伤、坠床、骨折等伤害。

（4）能正常排尿。

（5）营养的摄取增加，以适应机体的需求量。

（四）护理措施

1. 一般护理

（1）环境要求：将患者置于隔离病室，室内遮光、安静、室温 15～20℃、湿度约 60%。病室内急救药品和物品准备齐全。处于应急状态。

（2）减少外界刺激：医护人员要做到走路轻，语声低，操作稳，避免光、声、寒冷及精神刺激；使用器具无噪音；护理治疗安排集中有序，尽量在痉挛发作控制的一段时间内完成，减少探视，尽量不要搬动患者。

（3）严格隔离消毒：严格执行无菌技术；医护人员进入病房穿隔离衣，戴口罩、帽子、手套，身体有伤口时不要进入病室内工作；患者的用品和排泄物应严格消毒处理，伤口处更换的敷料应立即焚烧。尽可能使用一次性材料物品。

（4）保持静脉输液通畅：在每次发作后检查静脉通路，防止因抽搐使静脉通路堵塞、脱落而影响治疗。

（5）加强营养：轻症患者，应争取在痉挛发作间歇期，鼓励患者进高热量、高蛋白、高维生素饮食，进食应少量多次，以免引起呛咳、误吸。重症不能进食的患者，可通过胃管进行鼻饲，但时间不宜过长。也可根据机体需要由静脉补充或给予全胃肠外营养。

2. 病情观察　遵医嘱测量体温、脉搏、呼吸、血压，常规吸氧，使氧饱和度在 95% 左右。观察患者痉挛、抽搐发作次数，持续时间及有无伴随症状，并做好记录，发现异常及时报告医生，并协助处理。

3. 呼吸道管理

（1）保持呼吸道通畅：对抽搐频繁、持续时间长、药物不易控制的严重患者，应尽早行气管切开，以便改善通气；及时清除呼吸道分泌物，必要时进行人工辅助呼吸。

（2）在痉挛发作控制后的一段时间内，协助患者翻身、叩背，以利排痰，必要时用吸痰器，防止痰液堵塞；给予雾化吸入，稀释痰液，便于痰咳出或吸出。气管切开患者应给予气道湿化。

（3）患者进食时注意避免呛咳、误吸，引起窒息。

4. 维持水、电解质平衡，纠正酸中毒　由于肌痉挛大量出汗，体力消耗极大以及不能进食，均可引起患者水和电解质代谢失调，所以应及时补充纠正，记录 24h 出入水量。

5. 保护患者，防止受伤　使用带护栏的病床，必要时使用约束带，防止痉挛发作时患者坠床和自我伤害；应用合适的牙垫，以防舌咬伤；剧烈抽搐时勿强行按压肢体，关节部位放置软垫，以防止肌腱断裂、骨折及关节脱位；床上置治疗气垫，防止褥疮。

6. 人工冬眠的护理　应用人工冬眠过程中，应密切观察病情变化，做好各项监测，随时调整冬眠药物的剂量，使患者无痉挛和抽搐的发作。

7. 留置导尿　保持持续导尿，每天会阴护理 2 次，防止发生泌尿系统感染。

8. 基础护理　患者生活多不能自理，应加强基础护理。对于不能进食患者要加强口腔护理，防止发生口腔炎和口腔溃疡；抽搐发作时，患者常大汗淋漓，护士应及时轻轻擦汗，病情允许情况下应给患者勤换衣服、床单、被褥；按时翻身，预防压疮发生；高热是病情危急的标志，体温超过38.5℃，应行头部枕冰袋和温水或乙醇擦浴等物理降温。

（五）健康教育

（1）加强宣传教育。增强人们对破伤风的认识，加大宣传力度，可用黑板报、宣传小册子、印制各种图片、授课等形式开展健康教育。

（2）加强劳动保护，防止外伤。不可忽视任何小伤口，如木刺伤、锈钉刺伤，要正确处理深部感染如化脓性中耳炎等，伤后及时就诊和注射破伤风抗毒素。

（3）避免不洁接产，以防止新生儿破伤风及产妇产后破伤风等。

（六）护理评价

（1）患者呼吸道是否通畅，血氧饱和度是否维持在正常范围。

（2）生命体征是否正常，如尿量是否正常，有无脱水、电解质和酸碱失衡等现象。

（3）是否发生伤害，如舌咬伤、坠床或骨折等，强直痉挛和抽搐有无缓解。

（4）是否尿潴留，膀胱括约肌痉挛是否缓解，是否恢复自行排尿。

（5）营养摄入能否满足机体代谢需要，是否恢复经口饮食。

二、气性坏疽

气性坏疽（gas gangrene）通常指由梭状芽孢杆菌所致的以肌坏死或肌炎为特征的急性特异性感染。此类感染因其发展急剧，预后严重。

（一）护理诊断及医护合作性问题

1. 疼痛 与创伤、感染及局部肿胀有关。

2. 组织完整性受损 与组织感染坏死有关。

3. 自我形象紊乱 与失去部分组织和肢体而致形体改变有关。

（二）护理措施

1. 严格隔离消毒 立即执行接触隔离制度，患者住隔离室。医护人员进入病室要穿隔离衣，戴帽子、口罩、手套等，身体有伤口者不能进入室内工作；患者的一切用品和排泄物都要严格隔离消毒，患者的敷料应予焚烧；尽可能应用一次性物品及器具，室内的物品未经处理不得带出隔离间。

2. 监测病情变化 对严重创伤患者，尤其伤口肿胀明显者，应严密监测伤口肿痛情况，特别是突然发作的伤口"胀裂样"剧痛；准确记录疼痛的性质、特点及与发作相关的情况。对高热、烦躁、昏迷患者应密切观察生命体征变化，警惕感染性休克的发生。如已发生感染性休克，按休克护理。

3. 疼痛护理 及时应用止痛剂，必要时给予麻醉止痛剂。亦可应用非药物治疗技巧，如谈话、娱乐活动及精神放松等方法，以缓解疼痛。对截肢后出现幻觉疼痛者，应给予耐心解释，解除其忧虑和恐惧。对扩大清创或截肢者，应协助患者变换体位，以减轻因外部压力和肢体疲劳引起的疼痛。伤口愈合过程，对伤肢实施理疗、按摩及功能锻炼，以减轻疼痛，恢复患肢功能。

4. 心理护理 对患者应以关心、同情、热情的态度，帮助患者进行生活护理。对需要截肢的患者，截肢前，向患者及家属解释手术的必要性和可能出现的并发症等情况，使患者及家属能够了解、面对并接受截肢的现实；截肢后，耐心倾听患者诉说，安慰并鼓励患者正视现实；指导患者掌握自我护理技巧，但绝不勉强患者，避免增加其痛苦和心理压力；介绍一些已经截肢的患者与之交谈，使其逐渐适应自身形体变化和日常活动；指导患者应用假肢，使其接受并作适应性训练。

（三）健康教育

（1）指导患者对患肢进行自我按摩及功能锻炼，以便尽快恢复患肢的功能。

（2）对伤残者，指导其正确使用假肢和适当训练。帮助其制定出院后的康复计划，使之逐渐恢复自理能力。

（赵成梅）

参考文献

[1] 崔燕萍，于丽莎．现代传染病护理学．第1版，北京：人民军医出版社，2011.

[2] 高丽红．内科护理学．第4版，北京：人民卫生出版社，2009.

[3] 李树贞．现代护理学．第1版．北京：人民军医出版社．2000.

[4] 高丽红．内科护理学．第4版，北京：人民卫生出版社，2009.

[5] 尤黎明，昊瑛．内科护理学．北京：人民卫生出版社．2008.

[6] 郭锐．康复护理技术．北京：高等教育出版社，2005.